cood – 7 Sprachen

Histopathologie

Lehrbuch und Atlas für die Kurse der allgemeinen und speziellen Pathologie

Von

Prof. Dr. C. THOMAS

Unter Mitwirkung von

C. P. ADLER, N. BÖHM, N. FREUDENBERG, M. HAGEDORN,
R. HEENE, H.-D. MENNEL, CH. MITTERMAYER, R. ROHRBACH,
K. SALFELDER und P. SCHMITZ-MOORMANN

Zehnte, überarbeitete und erweiterte Auflage

Mit 648 Abbildungen, davon 576 mehrfarbig,
und 10 Tabellen

Schattauer Stuttgart – New York 1986

eeed – Auflagenfolge

1. deutsche Auflage	1965
1. spanische Ausgabe (nach der 1. deutschen Auflage)	1967
2. deutsche Auflage	1967
1. englische Ausgabe (nach der 2. deutschen Auflage)	1967
1. japanische Ausgabe (nach der 2. deutschen Auflage)	1967
1. italienische Ausgabe (nach der 2. deutschen Auflage)	1968
3. deutsche Auflage	1968
2. englische Ausgabe (nach der 3. deutschen Auflage)	1970
2. japanische Ausgabe (nach der 3. deutschen Auflage)	1970
4. deutsche Auflage	1971
2. spanische Ausgabe	1972
3. englische Ausgabe	1972
1. französische Ausgabe (nach der 4. deutschen Auflage)	1974
3. japanische Ausgabe (nach der 4. deutschen Auflage)	1974
4. englische Ausgabe (nach der 5. deutschen Auflage)	1973
5. deutsche Auflage	1973
6. deutsche Auflage	1975
5. englische Ausgabe	1975
4. japanische Auflage	1975
7. deutsche Auflage	1977
6. englische Ausgabe	1978
5. japanische Ausgabe	1978
4. spanische Ausgabe	1978
2. italienische Ausgabe	1978
8. deutsche Auflage	1981
9. deutsche Auflage	1983
7. englische Ausgabe	1984
1. indonesische Ausgabe	1986

1.–6. Auflage von W. Sandritter
7.–9. Auflage von W. Sandritter und C. Thomas

CIP-Kurztitelaufnahme der Deutschen Bibliothek

Thomas, Carlos:
Histopathologie: Lehrbuch u. Atlas für d. Kurse d. allg. u. speziellen Pathologie/von C. Thomas. Unter Mitw. von C. P. Adler... – 10., überarb. u. erw. Aufl. – Stuttgart; New York: Schattauer, 1986.
1.–8. Aufl. u. d. T.: Sandritter, Walter: Histopathologie.

ISBN 3-7945-1110-7

Satz, Druck und Einband: Mayr Miesbach Druckerei und Verlag GmbH, Am Windfeld 15, D-8160 Miesbach, Germany

ISBN 3-7945-1110-7

Vorwort zur zehnten Auflage

Die Lehre der Krankheiten umfaßt die *allgemeine,* die *spezielle* und die *experimentelle Pathologie.* Eine Unterteilung in *Histopathologie* und *Makropathologie* ist sicher ein Kompromiß, der lediglich durch die *Kurse in Allgemeiner Pathologie* und in *Spezieller Pathologie* mit ihren makroskopischen und histologischen Schwerpunkten gerechtfertigt wird. MAKROPATHOLOGIE und HISTOPATHOLOGIE ergänzen sich und bilden erst zusammen eine Einheit. In einem Atlas sollte das makroskopische bzw. histologische Bild bereits in sich die Information tragen und nur durch einen kurzen Text erweitert werden. Ein konventionelles Lehrbuch zu ersetzen, war daher nicht das Ziel dieser beiden Atlanten, die aus diesem Grunde auch nicht nach dem Gegenstandskatalog gestaltet wurden. Die Bücher sollten nicht (nur) zur Vorbereitung zum Staatsexamen dienen, sondern (bevorzugt) die praktische Ausbildung von Studenten und jungen Ärzten unterstützen. Wichtig ist festzuhalten, daß trotz der Fortschritte der Laboratoriumsdiagnostik und der bildgebenden Verfahren (Sonographie, Computertomographie u. a.), die pathologisch anatomische Diagnose immer noch zu den sichersten (über 90%ige Treffsicherheit) und billigsten Untersuchungsmethoden zählt. In der Tumordiagnostik ist sie durch keine andere zu ersetzen. Wichtig ist aber auch, daß der behandelnde Arzt die Vorteile, Aussagekraft und nicht zuletzt auch die Grenzen der Methode kennt. Dies setzt voraus, daß er die »Sprache« des Pathologen versteht.

Die **Pathologie** ist definitionsgemäß das zentrale Lehrfach der Medizin, dementsprechend groß ist auch die Verantwortung gegenüber den Studenten bzw. jungen Ärzten, die noch auf fremde Erfahrung angewiesen sind. Der rasche Wissenszuwachs mit dem wir täglich konfrontiert werden, überfordert nicht nur Studenten, sondern auch die Hochschullehrer, die diese Erkenntnisse vermitteln sollen. In diesem Zusammenhang sollte eine alte Lehrerfahrung berücksichtigt werden: Nur *das* Faktenwissen sollte vermittelt werden, das mit größter Wahrscheinlichkeit auch noch in 5 Jahren Gültigkeit besitzt.

Da die Pathologie die gesamte Medizin umfaßt, ist der Wissensstoff besonders umfangreich und zwingt zu einer Auswahl. Das Gleiche trifft für die Bearbeitung einer Neuauflage zu: Auch hier sind Schwerpunkte zu setzen. Ich habe mich für die Überarbeitung der in den letzten Jahren (vielleicht Jahrzehnten) von Pathologen und Klinikern weitgehend vernachlässigten **Infektionskrankheiten** entschieden. Neue Krankheiten oder das gehäufte Vorkommen von Infektionen, die wir bis vor kurzem noch als exotisch betrachteten, stellen uns vor diagnostische Probleme. Hier sind AIDS sowie verschiedene Parasiten-, Pilz- und Viruserkrankungen (Pneumozystis-Pneumonien, Strongyloides-Infektionen, verschiedene generalisierte Mykosen, Zytomegalie u. a.) zu nennen, die im Rahmen von angeborenen und erworbenen Immundefekten immer häufiger festgestellt werden. Tropische Infektionskrankheiten waren in den westlichen Ländern bis jetzt nur Einzelfälle, die besonders durch den Ferntourismus importiert wurden. Durch den sprunghaften Anstieg der Asylantenzahl in der Bundesrepublik gehören sie aber heute zu unserer Routinediagnostik. Für die Überarbeitung dieses Abschnittes habe ich Herrn Prof. SALFELDER zu danken.

Das Kapitel **Muskelerkrankung** wurde von den Herren Prof. HEENE und Prof. MENNEL vollständig überarbeitet. Mit der Einführung der Enzymhistochemie sind Muskelerkrankungen definiert und unterteilt worden. Diese Technik kann – mit etwas Aufwand – auch in der Routinediagnostik Anwendung finden. Das Gleiche gilt für das Kapitel **Nervensystem.** Herr Prof. MENNEL hat die Gruppe der degenerativen Hirnerkrankungen neu formuliert. Letztlich ist der Abschnitt **Pigmenttumoren** zu nennen, der von Herrn Prof. HAGEDORN unter Berücksichtigung der Systematik und der prognostischen Kriterien differenzierter abgehandelt wurde.

Bücher wie die HISTOPATHOLOGIE und die MAKROPATHOLOGIE können nur durch die Anstrengungen eines größeren Arbeitskreises entstehen und, was noch wichtiger ist, bestehen. So ist es für mich eine angenehme Pflicht, an dieser Stelle allen Beteiligten zu danken: Dies trifft für die im Titel genannten Kollegen, für die Mitarbeiter des Marburger Pathologischen Instituts und für den Schattauer Verlag zu. Mein besonderer Dank gilt – um nur einige zu nennen – Herrn Prof. Dr. Dr. h. c. MATIS, Herrn Geschäftsführer BERGEMANN, Herrn HAUB (Grafische Kunstanstalt Brend'amour) und dem Zeichner, Herrn TSCHÖRNER.

Marburg, im September 1986 C. THOMAS

Inhaltsverzeichnis

Mitarbeiterverzeichnis

ADLER, Prof. Dr. K.-P.,
Pathologisches Institut der Universität,
Albert-Straße 19, D-7800 Freiburg i. Br.

BÖHM, Prof. Dr. N.,
Pathologisches Institut der Universität,
Albert-Straße 19, D-7800 Freiburg i. Br.

FREUDENBERG, Prof. Dr. N.,
Pathologisches Institut der Universität,
Albert-Straße 19, D-7800 Freiburg i. Br.

HAGEDORN, Prof. Dr. M.,
Leiter der Hautklinik des Städtischen Krankenhauses,
D-6100 Darmstadt

HEENE, Prof. Dr. R.,
Leiter der Rehabilitationsklinik »Schwarzwaldklinik«,
D-7812 Bad Krotzingen

MENNEL, Prof. Dr. H.-D.,
Leiter der Abteilung für Neuropathologie, Medizinisches Zentrum für Pathologie,
Klinikum Lahnberge, D-3550 Marburg

MITTERMAYER, Prof. Dr. Ch.,
Vorstand der Abteilung Pathologie der Medizinischen Fakultät an der
Rhein. Westf. Techn. Hochschule, D-5100 Aachen

ROHRBACH, Prof. Dr. R.,
Pathologisches Institut der Universität,
Albert-Straße 19, D-7800 Freiburg i. Br.

SALFELDER, Prof. Dr. K.,
Director del Laboratorio de Investigación en Patología, Facultad de Medicina,
Universidad de los Andes, Mérida, Venezuela.

SCHMITZ-MOORMANN, Prof. Dr. P.,
Leiter des Funktionsbereiches Gastroenterologie, Medizinisches Zentrum für
Pathologie der Universität, Klinikum Lahnberge, D-3550 Marburg

THOMAS, Prof. Dr. C.,
Geschäftsf. Direktor des Medizinischen Zentrums für Pathologie der Universität,
Klinikum Lahnberge, D-3550 Marburg

A. – Einführung – Allgemeines

Die fruchtbare Lektüre eines Lehrbuches für Histopathologie setzt gewisse praktische Kenntnisse und Fähigkeiten voraus. Zur sinnvollen Benutzung des Mikroskopes muß man einige Grundkenntnisse über den Aufbau und das Zusammenspiel der Einzelteile besitzen. Weiterhin ist die Beurteilung eines histologischen Präparates nur möglich, wenn man über die Herstellung der histologischen Schnitte und die Färbungen informiert ist. Darüber hinaus sind solide Grundlagen in der normalen Histologie und allgemeinen Pathologie vonnöten. Die Prinzipien der allgemeinen Pathologie lassen sich auf jeden Einzelfall in der speziellen Pathologie immer wieder anwenden.

Technische Vorbemerkungen

Das Mikroskop und seine Anwendung

Lichtquelle, Linsensysteme mit Blenden und das Auge müssen sinnvoll aufeinander abgestimmt sein, um eine optimale Beurteilung des histologischen Schnittes zu ermöglichen. Die künstliche Lichtquelle mit vorherrschend gelblich-rötlichem Licht wird zur Angleichung an Tageslicht gewöhnlich durch Blaufilter verbessert. Als Beleuchtungsanordnung verwendet man allgemein das Prinzip von KÖHLER: Die *Leuchtfeldblende* wird durch den Kondensor in die Präparatebene abgebildet und wirkt als Begrenzung des Gesichtsfeldes (Leuchtfeld), wobei das ausgeleuchtete Feld mit zunehmender Verkleinerung der Irisblende lediglich kleiner wird, die Helligkeit aber gleichbleibt. Die *Kondensorblende* wirkt dagegen als Aperturblende und verkleinert bei Zuziehen die numerische Apertur des Kondensators ($NA = n \times \sin \alpha$, n = Brechungsindex des Mediums vor dem Objektiv – gewöhnlich Luft –, $\sin \alpha$ = Sinus des halben Öffnungswinkels des Objektivs). Das mikroskopische Bild wird dabei dunkler, der Kontrast erhöht sich. Demnach sollte man ungefärbte Objekte am besten bei maximal geschlossener Kondensorblende ansehen, wenn man kein Phasenkontrastmikroskop zur Verfügung hat. Bei »unscharfen« Bildern erhöht eine Verkleinerung der Kondensorblende den Kontrast.

Das mikroskopische Bild kommt durch Beugung des Lichtes an den Strukturen des histologischen Präparates in der hinteren Brennebene des Objektives zustande (primäres Bild). Das sekundäre Bild, welches wir mit dem Okular betrachten, entsteht aus der Interferenz des Lichtes im primären Bild (*Abbesche Bildentstehungstheorie*).

Objektiv und Okular müssen sinnvoll aufeinander abgestimmt sein. Im histologischen Kursus wird gewöhnlich ein Okular mit 10facher Vergrößerung in Kombination mit folgenden Objektiven verwendet:

1. *Schwache Vergrößerung* (Übersicht, Lupenvergrößerung): Objektiv 2,5/0,08[1] – Vergrößerung 25×.
2. *Mittlere Vergrößerung:* Objektiv 10/0,25 – Vergrößerung 100×.
3. *Starke Vergrößerung:* Objektiv 40/0,85 – Vergrößerung 400×. (Vgl. Deutsche Normen: DIN 58886, 1960.)

Für *stärkste Vergrößerungen,* insbesondere für die Beurteilung von Zellausstrichen (Lymphknoten, Blut), stehen manchmal Ölimmersionsobjektive (100/1,25) mit 1000facher (Okular 10×) oder 1250facher (Okular 12,5×) Vergrößerung zur Verfügung.

---

[1] Die erste Zahl hinter dem Wort Objektiv gibt die Vergrößerung an, die zweite Zahl die numerische Apertur des Objektivs.

Beim Mikroskopieren sollte beachtet werden: Mit monokularem Tubus sind immer beide Augen zu öffnen, die dadurch erreichte Ferneinstellung verhindert eine rasche Ermüdung der Augen durch ständige Akkommodation.
Die schwache Vergrößerung hat wegen der größeren Orientierungsmöglichkeit den Vorrang vor allen anderen Objektiven.
Erscheint das Bild unklar, so ist daran zu denken, daß der Objektträger mit dem Deckglas nach unten dem Objekttisch aufliegt.

Der histologische Schnitt und die Färbung

Die *Herstellung der Schnitte* erfolgt von Gewebsblöcken von etwa 2 × 2 cm Größe. Das entnommene Gewebe wird gewöhnlich in Formol (handelsübliches Formalin, 40%, Verdünnung mit Wasser 1:9, so daß eine etwa 4%ige Lösung entsteht) *gehärtet* (Denaturierung und Vernetzung der Eiweißkörper) und *fixiert* (Hemmung der Autolyse, Heterolyse und bakteriellen Zersetzung). Für die Herstellung von 5–10 μm dicken Schnitten muß das Gewebe eine schneidbare Konsistenz haben. Dazu friert man das Gewebe entweder mit Kohlensäureschnee auf dem Gefriermikrotom (−20° C) ein (sog. Gefrierschnitt für Fettfärbung oder »Schnellschnitte« während der Operation!) oder bringt es nach Entwässerung durch eine Alkoholreihe über Methylbenzoat und Benzol in Paraffin mit einem Schmelzpunkt von 56° C. Das flüssige Paraffin dringt bei 60° C in die feinsten Gewebslücken ein und verleiht damit dem Gewebe eine schneidbare Konsistenz. Nach dem Schneiden auf dem Mikrotom wird der Schnitt auf einen Objektträger aufgezogen und gefärbt. Vor dem Färben wird mit Xylol entparaffiniert.

Merke: Gefrierschnitte erlauben eine Darstellung der Neutralfette – in Paraffinschnitten sind die Fette durch Alkohol entfernt, so daß Fetttröpfchen im Gewebe als optisch leere Hohlräume erscheinen.

Die *Färbung der histologischen Schnitte* erfolgt nach empirisch entwickelten Methoden, deren physiko-chemischer Mechanismus nur in den wenigsten Fällen genau bekannt ist. Neben anderen Faktoren spielen hauptsächlich elektrostatische Bindungen eine Rolle. Negativ geladene Gruppen, z. B. der Nukleinsäuren (Phosphatgruppen) oder Eiweißkörper (COOH-Gruppen) bzw. der Mukopolysaccharide (COOH, SO_4), verbinden sich mit basischen Farbstoffgruppen, die als Kationen auftreten. Saure Farbstoffe (z. B. Eosin) mit elektronegativen Ladungen werden vorwiegend an positive Ladungsgruppen (NH_2-Gruppen) der Eiweißkörper gebunden. Nach der Färbung wird der überschüssige und leicht lösliche Farbstoff durch Differenzierung in Wasser, Alkohol oder schwachen Säuren ausgezogen, anschließend das Wasser durch 70- und 96%igen Alkohol entfernt, der Schnitt in ein Aufhellungsmittel (Xylol) gebracht, in Kanadabalsam eingeschlossen und mit einem Deckglas bedeckt.

Die *Histochemie* hat sich bemüht, chemisch definierte Substanzen im Gewebe, wie Nukleinsäuren, bestimmte Eiweißkörper, Kohlenhydrate, Fermente usw., spezifisch und eventuell auch quantitativ nachzuweisen.

Artefakte im histologischen Schnitt treten meist durch unsachgemäße Fixierung, Einbettung (Risse) oder Färbung (hellere oder dunklere Flecken usw.) auf.

Tab. 1 gibt eine Übersicht der gebräuchlichsten Färbungen.
Mit dem *Fluoreszenzmikroskop* ist nach Färbung mit fluoreszierenden Farbstoffen der Nachweis auch von geringen Farbstoffkonzentrationen möglich, da das einstrahlende ultraviolette Licht (z. B. 350 mμ) eine Sekundärstrahlung im sichtbaren Bereich auslöst. Eine Eigenfluoreszenz zeigen z. B. Lipide, Porphyrine und elastische Fasern.

A. – Tab. 1. **Färbungen**

Methode	Ergebnis		Bemerkungen
Hämatoxylin-Eosin (HE)	**Blau** *Hämatoxylin* basophiles Zytoplasma, Bakterien, Zellkerne, Kalk	**Rot** *Eosin* Zytoplasma, Bindegewebsfasern und alles andere	z. B. S. 62
van Gieson (v. G.)	**Gelb** *Pikrinsäure* Zytoplasma, Muskulatur, Amyloid, Fibrin, Fibrinoid	**Rot** *Fuchsin* Bindegewebe Hyalin	**Schwarz** *Eisenhämatoxylin* Zellkerne z. B. S. 58
Elasticafärbung	**Schwarz** *Resorzin-Fuchsin* Elastische Fasern	**Rot** *Kernechtrot* Zellkerne	z. B. S. 82
Elastica-van Gieson (E. v. G)	In Kombination angewandt, wie oben		z. B. S. 78
Azan	**Rot** *Azokarmin* Zellkerne, Erythrozyten, Fibrin, Fibrinoid, azidophiles Zytoplasma, epitheliales Hyalin	**Blau** *Anilinblau, Orange G* Kollagene Fasern bindegewebiges Hyalin basophiles Zytoplasma Schleim	z. B. S. 80
Versilberung	**Schwarz** *Ammoniakalische $AgNO_3$-Lösung* Retikuläre Fasern Nervenfasern		**Braun** Kollagene Fasern
Fettfärbung	**Rot** *Sudan III, Scharlachrot* Neutralfette	**Blau** *Hämatoxylin* Zellkerne, Zytoplasma	z. B. S. 78
Kongorot	**Rot** *Kongorot* Amyloid	**Blau** *Hämatoxylin* Zellkerne	z. B. S. 188
Fibrinfärbung nach Weigert	**Blau** *Lugol, Kristallviolett* Fibrin, Bakterien	**Rot** *Kernechtrot* Zellkerne	Keine spezifische Fibrinfärbung z. B. S. 110
Berliner-Blau-Reaktion	**Blau** *Ferrozyankalium* Hämosiderin, Fe^{III}	**Rot** *Kernechtrot* Zellkerne	z. B. S. 98
Giemsafärbung (May-Grünwald-Giemsa)	**Blau** *Methylviolett* Zellkerne, Bakterien, alle basophilen Substanzen	**Rot** *Azur-Eosin* Eosinophiles Zytoplasma und Granula, kollagene Fasern	**Metachromasie:** Mastzellen violett Melanin grün z. B. S. 338
Ladewigfärbung	**Blau-Graublau** *Anilinblau* Parenchym Mesenchym	**Rot-Orange** *Säurefuchsin-Goldorange* Muskulatur Fibrin	**Schwarz** *Eisenhämatoxylin* Kerne
Masson-Goldnerfärbung	**Rot-Orange** *Azofuchsin* Parenchym Fibrin	**Grün** *Lichtgrün* Mesenchym	**Schwarz** *Eisenhämatoxylin* Kerne s. S. 190

A. – Tab. 1. **Färbungen** (Fortsetzung)

Methode	Ergebnis		Bemerkungen
Markscheidenfärbung nach Spielmeyer	**Blau-schwarz** *Eisenalaun-Hämato-xylin* Markscheiden Erythrozyten		z. B. S. 314
Ziehl-Neelsen	**Rot** *Karbolfuchsin* Säurefeste Stäbchen Tb-Bakterien Leprabakterien	**Blau** *Hämalaun* Zellkerne	
Perjodsäure-Schiff-Reaktion (PAS) kombiniert mit Hämatoxylin	**Purpur-Rot** *Schiffsches Reagens* Benachbarte Hydro-xylgruppen und Aminoalkohole	**Blau** *Hämatoxylin* Zellkerne	Neutrale und saure Polysaccharide z. B. S. 140 Bewährt für Nachweis Pilze, Parasiten z. B. S. 322
Levaditi	**Schwarz** *$AgNO_3$-Reduktion* *Pyrogallussäure* Spirochaeta pallida, Listeria monocyto-genes		z. B. S. 158
Thionin, Toluidinblau	**Blau** Basophiles Zytoplasma	**Blau** Zellkerne	Metachromasie mit Schleimsubstanzen und Lipiden
Färbung von Zellausstrichen nach Papanicolaou	**Blauviolett** *Hämatoxylin* Zellkerne Bakterien	**Orange-Rot** *Orange-G* Zelluläres Glykogen Keratin **Blaugrün/grün/rosa** *E. A. 36 Farbgemisch (Lichtgrün, Bismarck-braun, Eosin)* Blaugrün: Zytoplasma, basophile Zellen Rosa: Zytoplasma, azidophile Zellen Grün: Schleim	

Vom Befund zur Diagnose

Ein bedeutender Arzt (Franz Volhard) hat einmal gesagt: »*Vor die Therapie haben die Götter die Diagnose gesetzt*« – *vor der Diagnose, so muß man ergänzen, steht die sorgfältige Beobachtung mit der Befunderhebung.* Wie in jeder Wissenschaft steht *vor der Synthese die Analyse.* Mit der Analyse beginnt die Auseinandersetzung des Subjektes mit dem Objekt. Die *sorgfältige Beobachtung* mit dem Vergleich und Unterscheiden, die Trennung des Typischen vom Atypischen, des Allgemeinen vom Besonderen ist hier das Mittel zur Erkenntnis. Anordnung und Farbe, Größe und Form der Gewebselemente und deren Lagebeziehungen zueinander stellen die wesentlichen Merkmale der auftretenden Strukturen dar. Diese

Beobachtung kann nicht vollständig voraussetzungslos sein. Grundkenntnisse theoretischer Art und eine gewisse Erfahrung sind notwendig. Hilfsmittel für das Erlernen einer exakten histologischen Befunderhebung sind das Zeichnen oder die schriftliche Niederlegung des Befundes in knappen Stichworten. Der Begutachter sieht sich dadurch gezwungen, die wesentlichen Formelemente hervorzuheben und die unwesentlichen zu vernachlässigen. Die Skizze ist deshalb in vielen histologischen Kursen obligatorisch.

Erst in einem zweiten Schritt nach der Beobachtung kann man unter Einführung von Begriffen zur Synthese, d. h. zur Diagnose, gelangen. Die flüchtige, unsorgfältige Untersuchung wird sehr leicht ein falsches Urteil zur Folge haben. Die *Diagnose* bedeutet die Einordnung des Befundes in ein durch Übereinkunft und Erfahrung entstandenes zweckdienliches Begriffssystem, in das auch die Hypothese eingehen kann. Sie ist ihrem Wesen nach final und kann sich mit dem Fortschritt der wissenschaftlichen Erkenntnis ändern. So ist verständlich, daß eine exakte Beschreibung auch nach langer Zeit noch Gültigkeit behält, selbst wenn sich Interpretation und Diagnose schon lange geändert haben sollten.

Praktisch geht man bei der Befunderhebung eines histologischen Präparates so vor, daß der Schnitt zuerst mit dem *»unbewaffneten« Auge* betrachtet wird. Die Form und Verteilung der Gewebsstrukturen – kenntlich an verschiedener Färbung – gibt schon wesentliche Aufschlüsse über die Topographie und beeinflußt die nachfolgenden Schritte der Analyse ganz wesentlich. Man kann dazu auch das herausgenommene, umgekehrte Okular als Lupe benutzen und so schon eine grobe Übersicht gewinnen. Dann wird man die *schwache Vergrößerung* anwenden, um die schon gesehenen Strukturen wieder aufzufinden. Von dieser Situation fertigt man eine Lageskizze der wesentlichen Strukturelemente an. Bei *mittlerer Vergrößerung* werden diese Bezirke wieder aufgesucht, und man erkennt jetzt Details, wie Größe und Lage der Zellkerne und des Gewebsverbandes. Bei dieser Vergrößerung verweilt man am längsten, denn bei etwa 10facher Vergrößerung sind alle wesentlichen Strukturen gut zu erkennen, ohne daß der Zusammenhang mit der Gesamtstruktur verlorengeht. Eine Zeichnung sollte hier das Typische festhalten. Praktisch alle histologischen Präparate können mit der mittleren Vergrößerung erkannt werden. Die *starke Vergrößerung* dient dann nur noch dazu, einzelne Details, wie z. B. Form und Verteilung des Kernchromatins, Mitosen usw., besser erkennen zu können.

Dieses methodische Vorgehen ist eine unerläßliche Voraussetzung für eine sorgfältige Befunderhebung und richtige Diagnose.

Nach der neuen Approbationsordnung in der Bundesrepublik Deutschland werden die Examina nur noch schriftlich vorgenommen. Im Kursus Allgemeine und Spezielle Pathologie werden aber eingehende Kenntnisse der pathologischen Histologie gefordert. Der didaktische Wert der Histologie liegt u. E. in der Erziehung zur Befunderhebung an einem Objekt, das sich nicht verändert. Am histologischen Präparat kann man lernen, aus der Fülle der Erscheinungen das Wesentliche vom Unwesentlichen zu trennen – eine Übung, die der Arzt am kranken Patienten unbedingt beherrschen muß.

Bemerkungen zu den schematischen Darstellungen

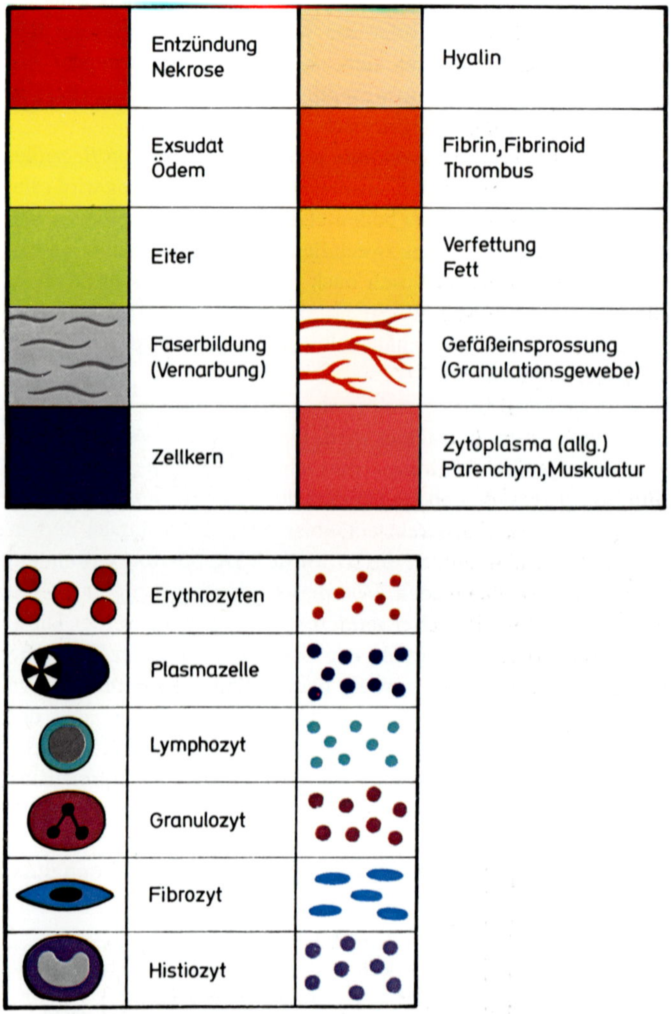

A. – Abb. 1. Erklärung zu den Farben und Symbolen der schematischen Zeichnungen

Die schematischen Darstellungen und Übersichten im vorliegenden Lehrbuch sind so aufgebaut, daß die verschiedenen pathogenetisch wirksamen Prozesse mit einheitlichen Form- und Farbwerten wiedergegeben sind (A. – Abb. 1). Dadurch soll einerseits erreicht werden, daß der Lehrstoff einprägsamer wird, und andererseits sollen die verschiedenen, immer wiederkehrenden Prozesse der Allgemeinen Pathologie hervorgehoben werden. Die einzelnen Formelemente in einem Schema haben Symbolcharakter und basieren wo möglich auf den von der Makroskopie (z. B. Eiter = grüngelb) oder Mikroskopie (z. B. Kollagenfaser = Haarlockenform) her bekannten Eindrücken.

Bemerkungen zur allgemeinen Pathologie

Diese einführenden stichwortartigen Bemerkungen zur allgemeinen Pathologie sollen lediglich dazu dienen, den nach Gesichtspunkten der speziellen Pathologie geordneten Bildteil besser verständlich zu machen. Hinweise auf die entsprechenden Abbildungen sollen eine Benutzung des Buches nach den Prinzipien der allgemeinen Pathologie erlauben.

Die allgemeine Pathologie stellt die Grundlage der Krankheitslehre dar. Die damit erworbenen Kenntnisse und Regeln können auf jedes spezielle Problem angewendet werden, *da dem Organismus zur Beantwortung ganz verschiedener pathologischer Reize nur eine begrenzte Anzahl von Reaktionsmöglichkeiten zur Verfügung* steht. Diese gehen mit einer vorübergehenden bzw. dauernden Steigerung *(Anabiose)* oder Verminderung des Stoffwechsels *(Katabiose)* bzw. *Fehlleistungen* einher. Als komplexe Gewebsantworten treten die *Kreislaufstörungen,* verschiedene Formen der *Entzündung* und *Tumoren* auf.

Prinzipiell können die **pathologischen Reize** auf verschiedenen Wegen die Zellen und Gewebe erreichen (Abb. 2):
1. *direkt* (z. B. Traumen, Strahlen), 2. über die *Blutstrombahn* oder auf dem *Lymphweg* mit direkter Zellschädigung (z. B. Toxine, Störungen des Gefäßinhaltes, wie z. B. Thrombose), 3. *indirekt,* indem der Reiz an der *Gefäßwand* angreift; eine *sekundäre Kreislaufstörung* löst die Zellschädigung aus (z. B. nerval, Permeabilitätsstörung). 4. Die Reizeinwirkung kann vom *Lumen der Kanalsysteme* aus erfolgen. Schließlich ist auch daran zu denken, daß *primäre* (z. B. angeborene) *Stoffwechselstörungen in der Zelle sekundär* eine Reaktion auslösen.

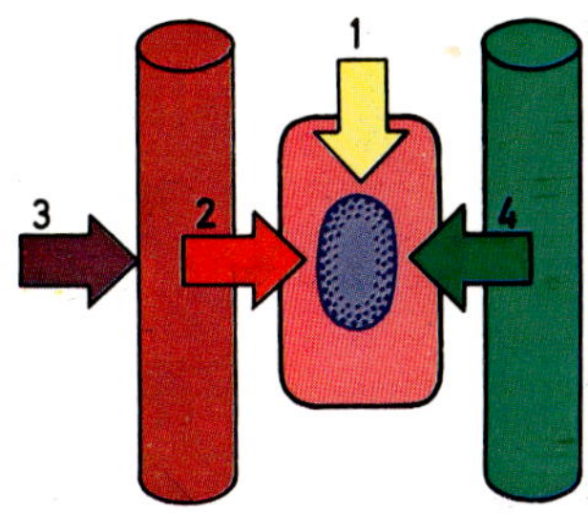

A. – Abb. 2. Siehe Text

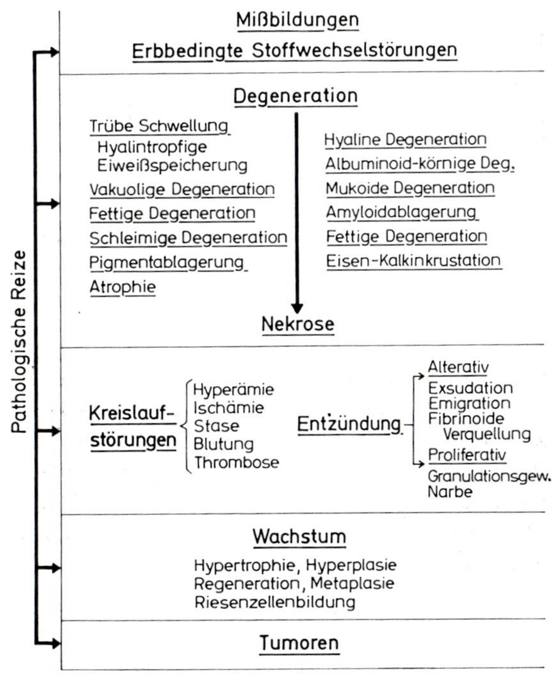

A. – Abb. 3. Schematische Übersicht der Reaktionsmöglichkeiten des Organismus auf pathologische Reize

In Abb. 3 wurde versucht, die Reaktionsmöglichkeiten des Organismus auf pathologische Reize übersichtlich geordnet darzustellen.

Mißbildungen: erbbedingte Stoffwechselstörungen

In der Embryonal- (bis zum 3. Schwangerschaftsmonat) oder Fetalperiode (nach dem 3. Monat) können durch erbliche Störungen im genetischen Material oder pathologische Reize *Mißbildungen* bzw. *Stoffwechselstörungen* auftreten. Diese machen sich z. B. in einer *Agenesie* (Fehlen eines Fermentes, z. B. Galaktosämie; Fehlen der Anlage eines Organs), *Aplasie* oder *Hypoplasie* (zu geringe Entwicklung bei vorhandener Anlage) bemerkbar. Es gibt hier eine große Anzahl verschiedener Erscheinungsformen.

Degeneration

Die verschiedenen Formen der *Degeneration* sind Ausdruck einer *Störung des Stoffwechsels*, die morphologisch in den Zellen (linke Spalte in Abb. 3) oder der Interzellularsubstanz (Binde- und Stützgewebe; rechte Spalte Abb. 3) sichtbar wird.

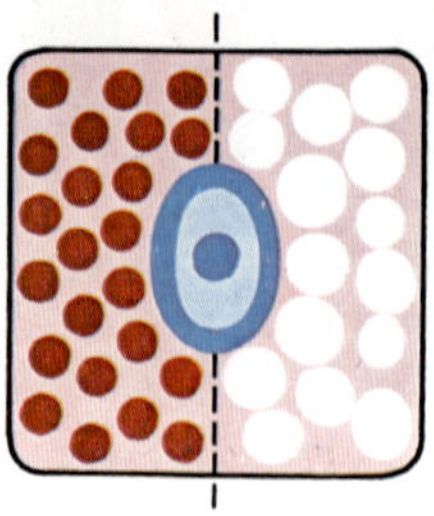

A. – Abb. 4. Trübe Schwellung (links), vakuolige Degeneration (rechts)

Trübe Schwellung und *vakuolige Degeneration* (Abb. 4) sind Folgen einer Störung der Energiesysteme, die das Ionenmilieu der Zelle aufrechterhalten (sog. »Ionenpumpe«). Versagen diese Regulationen, so kommt es zu Natrium- und Wassereinstrom in die Zelle mit Kaliumverlust. Dabei schwellen die Mitochondrien an, und das Zytoplasma erscheint von feinen »Eiweißkörnchen« angefüllt *(trübe Schwellung)*. Diese Trübung ist Folge einer stärkeren Lichtstreuung *(Tyndalleffekt)*. Die Mitochondrien können sich auch in wassergefüllte Bläschen umwandeln *(vakuolige Transformation* der Mitochondrien). Die Ansammlung von Wasser kann auch in erweiterten Zisternen des endoplasmatischen Retikulums oder im Grundplasma erfolgen *(vakuolige Degeneration)*.

Vgl. mikroskopisch: S. 184; elektronenmikroskopisch: S. 17, 67.

Auch der Zellkern kann auf diese Weise anschwellen *(degenerative Kernschwellung)*. Dieser Vorgang ist von der *funktionellen Kernschwellung*, die oft mit einer Vergrößerung des Nukleolus einhergeht, als Ausdruck erhöhter Stoffwechselleistung zu trennen.

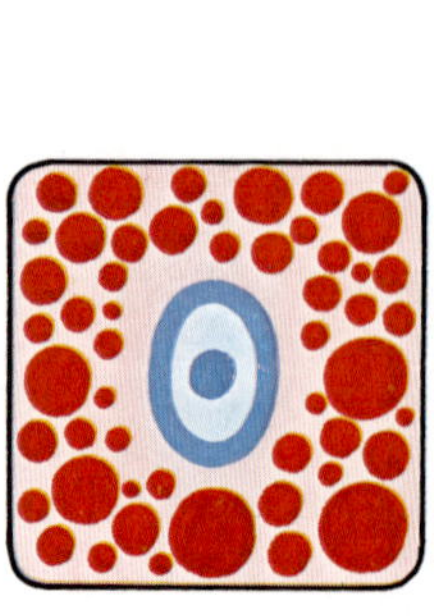

A. – Abb. 5. Hyalintropfige Eiweißspeicherung

Von der trüben Schwellung ist die *hyalintropfige Eiweißspeicherung* (Abb. 5) zu unterscheiden. Mikroskopisch kann das Bild sehr ähnlich aussehen. Bei hyalintropfigen Eiweißspeicherungen handelt es sich aber um eine aktive Arbeitsleistung der Zelle (Anabiose) mit Speicherung von Eiweißkörpern (Koazervatbildung im Zytoplasma), z. B. bei Rückresorption im tubulären System der Niere. Diese Stoffaufnahme erfolgt durch Pinozytose mit Abschnürung kleiner Bläschen von der Zellmembran (vgl. S. 17). Unter Phagozytose versteht man die Aufnahme größerer geformter Bestandteile, z. B. Bakterien, in den Zelleib (vgl. S. 11, 20).

Vgl. mikroskopisch: S. 184; elektronenmikroskopisch: S. 192.

Die *fettige Degeneration* (besser Umwandlung oder Metamorphose), d.h. das Auftreten mikroskopisch sichtbarer Fetttropfen, kann in Form feiner (Abb. 6, rechts) oder großer Tropfen (Abb. 6, links) erfolgen. Die Tropfengröße hängt vom Verhältnis Neutralfett zu Phospholipid ab (große Tropfen, wenig Phospholipid). Die Aufnahme von Fett erfolgt durch Pinozytose in Form von Fettsäuren. Diese werden zu Triglyzeriden synthetisiert, an Phospholipide und Proteine gekoppelt und als Lipoprotein an das Blut abgegeben. Jedes Mißverhältnis zwischen der Menge an Triglyzeriden (z.B. vermehrtes alimentäres Angebot) und Protein (z.B. Hunger) bzw. Phospholipiden (z.B. Cholinmangel) oder fehlende Kopplungsenergie (Sauerstoffmangel, Fermente) führt zur Verfettung.

Vgl. mikroskopisch: S. 58; elektronenmikroskopisch: S. 177.

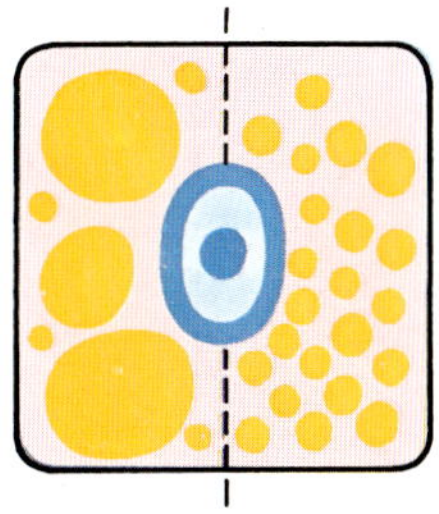

A. – Abb. 6. Fettige Degeneration. Großtropfig (links), feintropfig (rechts)

Fettphanerose tritt bei *Nekrobiose* (morphologisch sichtbares Absterben der Zelle) auf, wobei die strukturgebundenen Fette zu mikroskopisch sichtbaren Tröpfchen zusammenfließen.

Als *Kohlenhydratstoffwechselstörungen* treten Glykogenspeicherung (z.B. bei Diabetes in der Niere) und schleimige Entartung (Mukopolysaccharidproduktion ohne Sekretion), z.B. in Schleimkrebsen, auf (Siegelringzellen, Abb. 7). *Vgl. S. 141.*
Dyskrinie von Schleim hat eine Verstopfung von Ausführungsgängen zur Folge (z.B. zystische Pankreasfibrose). *Vgl. S. 150.*
Eine angeborene Stoffwechselstörung des Kohlenhydratstoffwechsels stellt die *Glykogenspeicherkrankheit* dar.

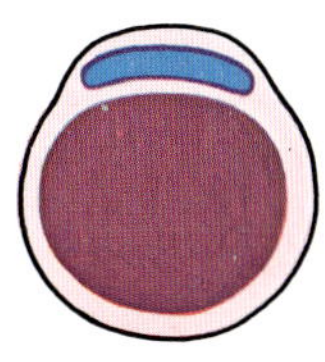

A. – Abb. 7. Siegelringzelle

Pigmente sind Stoffe mit Eigenfarbe, die in diffuser oder granulärer Form in Zellen abgelagert werden. Als Hauptkomponente enthalten sie entweder Bausteine von *Eiweißkörpern* (z.B. Melanin), *Lipoide* (Lipopigmente, z.B. Lipofuszin), oder sie sind Abkömmlinge des *Hämoglobins* (Hämosiderin bzw. Siderin, Hämatoidin, Gallenfarbstoffe). Außerdem gibt es eine große Zahl *exogener Pigmente.*

Vergleiche folgende Abbildungen:
Lipofuszin, S. 10, 56
Melanin, S. 249
Hämosiderin bzw. Siderin, S. 98, 170
Hämatoidin, S. 10, 276
Gallenfarbstoffe, S. 152
Malariamelanin, S. 152
Exogene Pigmente, S. 10, 276

Tab. 2 unterrichtet über die wichtigsten Unterscheidungsmerkmale der verschiedenen Pigmente.
Die *Atrophie* von Zellen (Abb. 8) wird durch Inaktivität oder chronische Mangelernährung hervorgerufen und geht mit Verkleinerung der Zellen *(einfache Atrophie),* eventuell mit Verminderung der Zellzahl *(numerische Atrophie)* einher. *Hypertrophie* bedeutet Zellvergrößerung mit Hyperfunktion.
Die *degenerativen Veränderungen der Binde- und Stützgewebe* betreffen vorwiegend die *Grundsubstanz* mit Demaskierung der

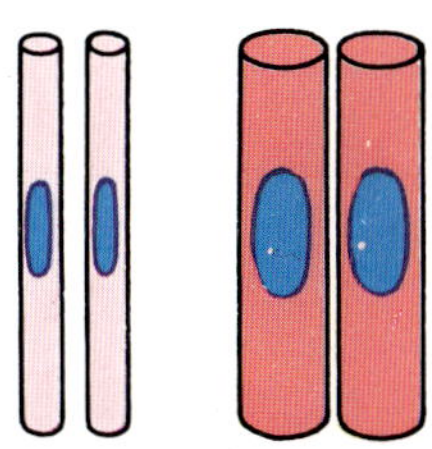

A. – Abb. 8. Atrophie, Hypertrophie

A. – Tab. 2. **Pigmente**

Art	Bausteine	Lokalisation	Eisen-reaktion	Fettfär-bungen	H_2O_2	Säuren	Laugen	PAS[1]	$AgNO_3$[2]	Fluores-zenz[3]	Gmelin-sche Probe
Lipofuszin S. 56	Ungesättigte oxydierte Fettsäuren	in Parenchym-zellen	–	(+)	(+)	–	–	+	+[4)]	+	–
Ceroid	ungesättigte oxydierte Fettsäuren	intrazellulär (mesenchymal)	–	+	–	–	–	+	±	+	–
Melanin S. 249	Tyrosin-abkömmling	intrazellulär	–	–	+	–	(+)	–	+[5)]	–	–
Siderin Hämosiderin S. 98, 170	Eisen Glykoproteid	intrazellulär	+	–	–	+	–	+	+	–	–
Hämatoidin S. 276	Bilirubin	extrazellulär	–	–	–	+	+	–	–		+
Gallenfarbstoffe S. 152	Bilirubin Biliverdin	intra- und extrazellulär	–	–	–	+	+	–			+
Malariamelanin S. 152	Hämoglobin-abkömmlinge	intrazellulär	(+)	–	+	+	+		–		
Formalinpigment S. 276	Protoporphyrin	extrazellulär	–	–	–		+	–		–	
Exogene Pigmente S. 276	z. B. Kohle, Silber u. a.	intra- und extrazellulär	–	–	–			–			–

[1] Perjodsäure-Schiff-Reaktion für den Nachweis von Polysacchariden (α-Glykole).
[2] Reduktion von Silber.
[3] Primärfluoreszenz, ohne Färbung.
[4] braun.
[5] schwarz.

Fasern, Auftreten von Fett und Schleim sowie Ablagerung fremder Substanzen.

Albuminoidkörnige und mukoide Degeneration (Abb. 9) des Bindegewebes sind Folgen einer »Entmischung« der Grundsubstanz mit Ausfällung von Proteinen im Knorpel oder in anderen bradytrophen Geweben. Dabei erscheinen Eiweißkomplexe in der Grundsubstanz, oder Mukopolysaccharide lassen sich vermehrt nachweisen. Die kollagenen Fasern können dabei demaskiert werden *(asbestartige Degeneration* des Knorpels) und schließlich zugrunde gehen, so daß Pseudozysten entstehen (*mukoidzystische Degeneration,* z. B. der Bandscheiben oder Menisci).

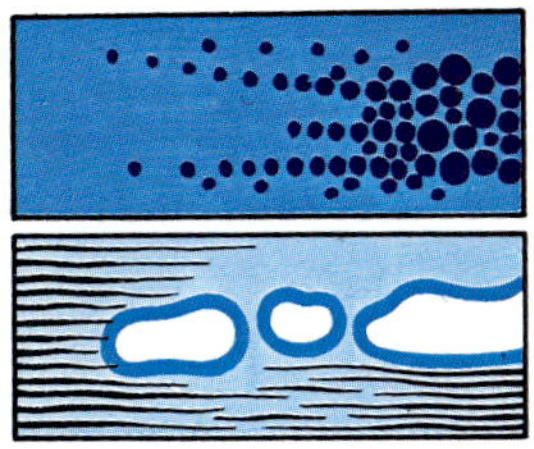

A. – Abb. 9. Albuminoidkörnige Degeneration (oben), mukoidzystische mit asbestartiger Degeneration (unten)

A. – Abb. 10 a. **Schema der Eigenschaften von »Hyalin«**

Hyalin, Fibrinoid, Amyloid Lichtmikroskopisch: **Eosinophil, homogen, stärker lichtbrechend**				
Formen	Lichtmikroskopische Struktur	Elektronenmikroskopische Struktur	Charakteristik	Vorkommen
Epitheliales Hyalin	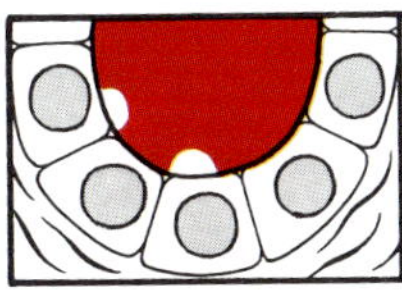	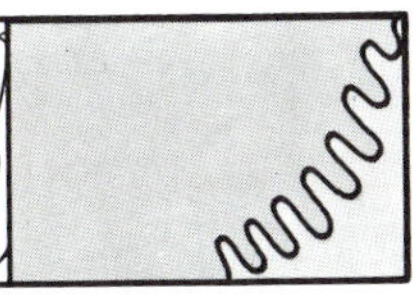	HE, Azan – rot, v. G. – gelb zellulär produzierte Eiweißkörper in den Extrazellulärraum (z. B. Drüsenlumen) sezerniert	Schilddrüsenkolloid, Prostatasekret, Parotismischtumor
	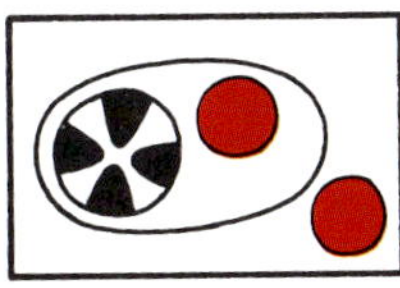	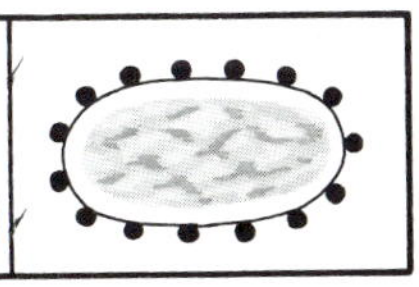	HE, Azan – rot, v. G. – gelb Zellulär (z. B. Plasmazelle) produzierte Eiweißkörper intrazytoplasmatisch oder nach Zytolyse extrazellulär abgelagert	Mallory-Körperchen, Russell-Körperchen
Zelluläres und hämatogenes Hyalin	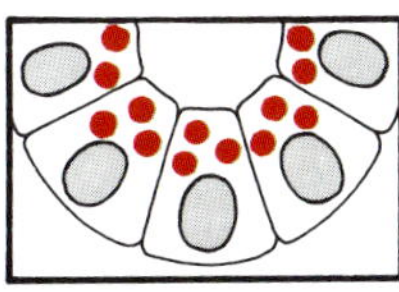	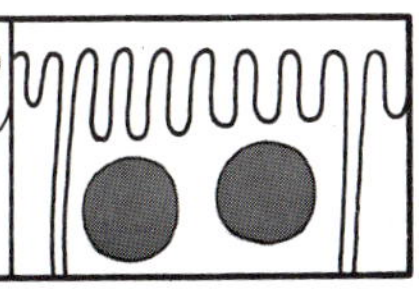	HE – rot, v. G. – gelb Heterophagie von Eiweißkörpern mit intrazytoplasmatischer Speicherung in Lysosomen	Hyalintropfige Eiweißspeicherung in Nierentubuluszellen
	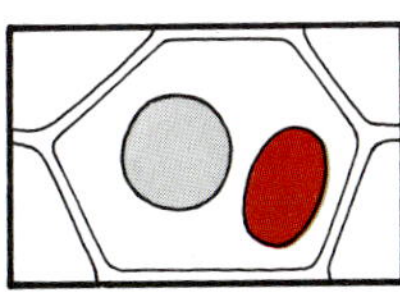	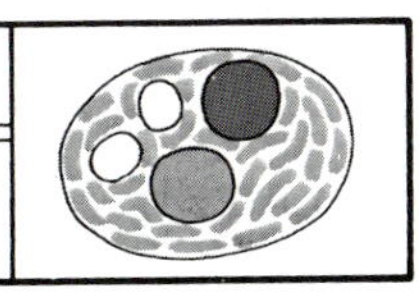	HE – rot, v. G. – gelb nekrotisches Zellmaterial Councilman-Körperchen Hyaline Thromben Blutplasma Fibrin	Councilman-Körperchen, Hyaline Thromben bei Schocklunge, -niere, Hyaline Nierenzylinder, Lungenödem, Hyaline Membranen-Lunge
Bindegewebiges Hyalin	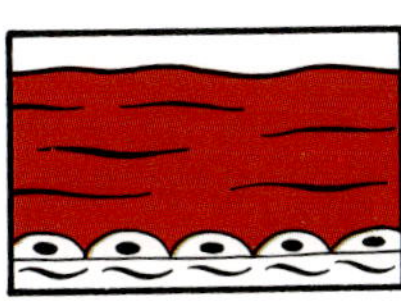	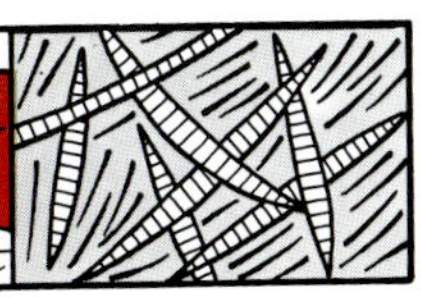	v. G. – rot, Azan – blau Quartärstruktur des Kollagens bei gestörter Fibrillogenese erhalten. Wirre Fibrillenanordnung mit dazwischen gelagerten sMPS + Nonkollagen-Protein	Pleurahyalinose, Milzkapselhyalinose (Zuckergußmilz)

Formen	Lichtmikroskopische Struktur	Elektronenmikroskopische Struktur	Charakteristik	Vorkommen
Gefäßhyalin	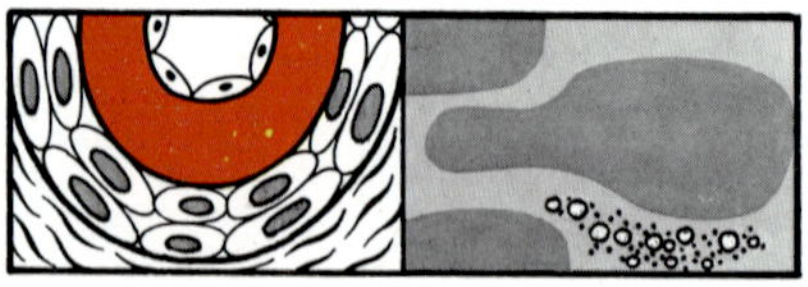		v. G. – rot/gelb Bluteiweißkörper, Lipoproteide + Immunpräzipitate sowie Zelldetritus. Bei Glomerula Mesangiummatrix + Basalmembransubstanz	Hyalinose der Arteriolen, Kimmelstiel-Wilson, Hyaline Glomerula
Amyloid	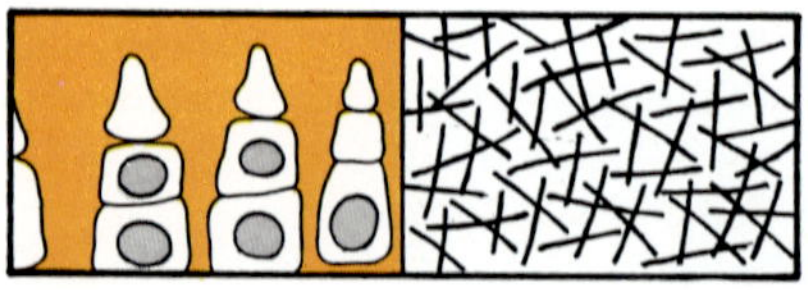		v. G. – gelb, Kongorot – rot Zelluläre Synthese eines Glykoproteids mit Immunglobulinen (Light chain). Intra- und extrazelluläre Aggregation zu stäbchenförmigen Eiweißkörpern	Amyloidose

A. – Abb. 10b. **Schema der Eigenschaften von Fibrinoid**

Quellungsfibrinoid	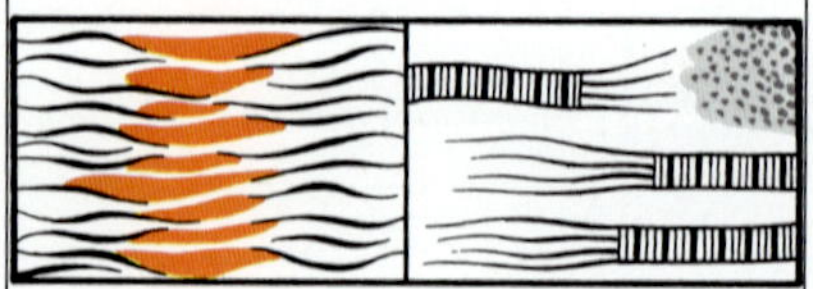		v. G. – gelb Quartärstruktur des Kollagens herdförmig aufgehoben. Protofibrillen z. T. abgebaut. Dadurch erhöhte Löslichkeit. Bluteiweißkörper sowie Kollagen. Antikörper oft nicht nachweisbar.	Aschoffsches Knötchen, Magenulcus
Präzipitationsfibrinoid	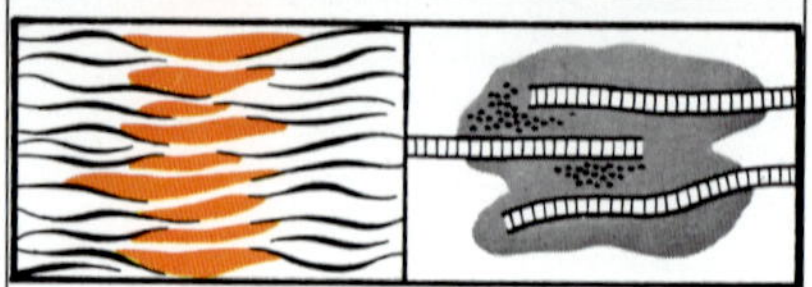		v. G. – gelb Quartärstruktur des Kollagens meist erhalten. Fibrillen auseinandergedrängt und mit Immunpräzipitaten umhüllt.	Rheumatismus nodosus, prim. chron. Polyarthritis
Nekrosefibrinoid	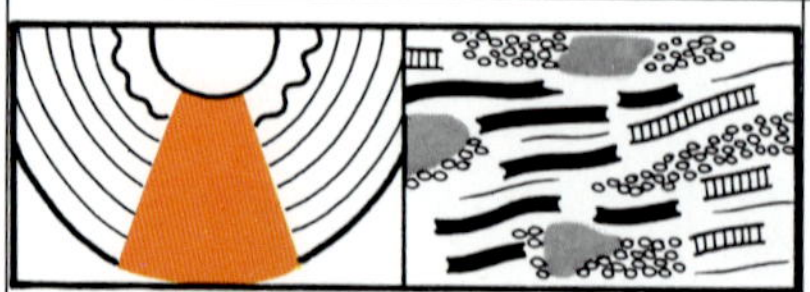		v. G. – gelb Vollständige Kollagenolyse und Elastolyse. Dazu Zelldetritus der nekrotischen Myozyten und Fibrozyten + Fibrin + Immunpräzipitate.	Fibrinoide Nekrose bei Panarteriitis nodosa, Hypertensive Vaskulopathie (maligne Nephrosklerose)

Hyalin

Erfahrungsgemäß hat der Student große Schwierigkeiten mit dem Begriff »Hyalin« (s. Abb. 10a, b). Als Hyalin werden alle Veränderungen in Geweben oder Zellen bezeichnet, die sich mit Eosin rot färben, homogen erscheinen und oft eine starke Lichtbrechung aufweisen (höherer Brechungsindex). Hyalin stellt einen *Arbeitsbegriff* dar, der auf der Ebene der Lichtmikroskopie im obigen Sinne verwendet wird, dem aber Veränderungen unterschiedlicher Lokalisation, Struktur, Herkunft und chemischer Zusammensetzung zugrunde liegen. Man unterscheidet: *Epitheliales Hyalin,* d. h. von Epithelzellen produziertes hyalines Material (z. B. Kolloid). *Zelluläres Hyalin,* z. B. als Sekretionshemmung von Antikörpern in Plasmazellen (sog. Russellsche Körperchen), »Mallory bodies« in der Leber bei Alkoholismus oder die hyalinen Tropfen in den Nierenepithelien bei Rückresorption von Eiweißkörpern. Als »Hyalin« im weitesten Sinne muß man auch die homogenen eosinroten Nekrosen (z. B. Herzinfarkt, s. S. 63) oder Einzelzellnekrosen in der Leber (»Councilman bodies«) bezeichnen.

Hyaline Nierenzylinder bei Proteinurie, hyaline Membranen der Lunge, hyaline Thromben bei Schock sind andere Beispiele (hämatogenes Hyalin). *Bindegewebiges Hyalin* tritt makroskopisch porzellanweiß als Pleurahyalinose oder Milzkapselhyalinose auf. Aufgrund einer Faserbildungsstörung liegen die kollagenen Fasern in ungeordneter Form vor (Ursache unbekannt). Beim *Gefäßhyalin* (Hyalinose der Arteriolen als eine Sonderform der Arteriosklerose) liegt das hyaline Material zwischen Intima und der atrophischen Media. Es besteht aus Bluteiweißkörpern, Lipiden sowie Immunoglobulinen (IgG, IgM), nekrotischen Mediamuskelfasern und Mukopolysacchariden. Das Hyalin in Glomerula wird von den Mesangiumzellen gebildet (Mesangiummatrix).

Amyloid, eine »hyaline« Substanz, die sich mit Kongorot spezifisch anfärbt, liegt elektronenmikroskopisch in Faserform ohne Periodik vor (Abb. S. 12 u. 279). Es wird nach neueren Untersuchungen vorwiegend von Zellen des RES gebildet und extrazellulär abgelagert. Bevorzugte Ablagerungsorte sind Milz, Leber, Niere, Nebenniere und Darm. Näheres s. S. 60. *Vgl. Abbildungen auf S. 154, 188, 228, 284, 278.*

Die verschiedenen Formen des *Fibrinoids* sind histologisch nicht voneinander zu trennen. Alle Formen erscheinen homogen und eosinrot; im Gegensatz zum bindegewebigen Hyalin findet man beim Fibrinoid aber immer eine entzündliche Gewebsreaktion, wie z. B. beim Aschoff-

A. – Tab. 3. **Unterscheidungsmerkmale von Hyalin, Amyloid, Fibrinoid und Fibrin**

Färbung	Hyalin	Amyloid	Fibrinoid	Fibrin	Bemerkungen
Hämatoxylin-Eosin	**Rot** homogen	**Rot** homogen	**Rot** homogen	**Rot** feinfaserig oder homogen	
van Gieson	**Rot**[1]	**Gelb**	**Gelb**	**Gelb**	
Kongorot	–	**Rot**	–	–	
Methylviolett	–	**Rot**	–	–	Metachromatisch rot
Azan	**Blau**[2]	**Rot**	**Rot**	**Rot**	
Fibrinfärbung (nach Weigert)	–	–	±	±	Abhängig von der Art der Fixierung und dem Alter des Fibrins
Trypsin	–	–	+	+	
Pepsin	–	–	–	–	
Gewebsreaktion	–	selten Riesenzellen	geringe akute Entzündung, Granulationsgewebe, Histiozyten	Granulationsgewebe	

Merke: *Hyalin* – keine Gewebsreaktion. *Fibrinoid* – fast immer Gewebsreaktion (Granulom [z. B. Aschoffsches Knötchen, S. 70] oder Granulationsgewebe [Panarteriitis, S. 80]).

[1] Epitheliales Hyalin: gelb.

[2] Epitheliales Hyalin: rot.

schen Knötchen, dem Rheumatismus nodosus oder der Panarteriitis. Im Aschoffschen Knötchen sind die Kollagenfibrillen aufgesplittert und ohne Querstreifung (Quellungsfibrinoid), beim *Rheumatismus nodosus* liegen zwischen den Fibrillen Bluteiweißkörper und Fibrin (Fibrinfärbung evtl. positiv, *Präzipitationsfibrinoid).* Bei der Panarteriitis handelt es sich um eine Nekrose der Gefäßwand oder des Gewebes mit Fibrolyse der kollagenen Fasern, die aufgesplittert sind und keine Querstreifung mehr aufweisen *(Nekrosefibrinoid).*

Nekrose

Die *Nekrose* (örtlicher Gewebstod) wird morphologisch durch einen Untergang der Zellkerne (Pyknose = Schrumpfung, Karyolysis = Auflösung, Karyorrhexis = Zerbrechen in gröbere Chromatinschollen, Abb. 11 u. S. 21), Homogenisierung des Zytoplasmas und verstärkte Eosinophilie sichtbar (vgl. auch S. 62, 67).
Die denaturierten Eiweißkörper des nekrotischen Gewebes rufen in der akuten Phase eine leukozytäre Reaktion (Demarkation durch Granulozyten) hervor. Sekundär kommt es zur Resorption durch Granulationsgewebe und schließlich zur Narbenbildung (Defektheilung). Von diesem regulären Weg gibt es mannigfache Abweichungen, die in Abb. 12 zusammengestellt sind. In seltenen Fällen ist auch eine Regeneration mit Restitutio ad integrum möglich (z. B. Leber, insbesondere bei Jugendlichen).

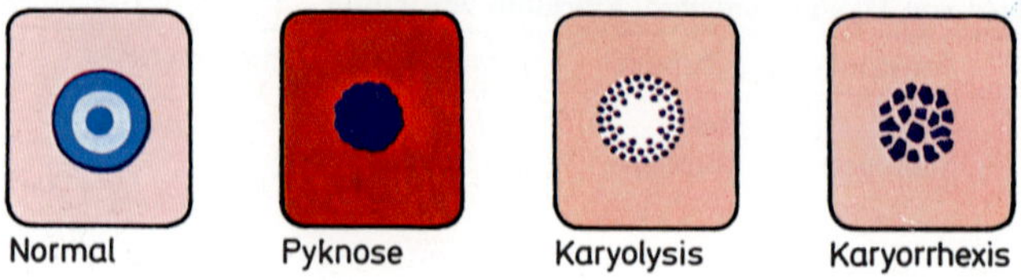

A. – Abb. 11. Schema der verschiedenen Formen des Zellkernunterganges

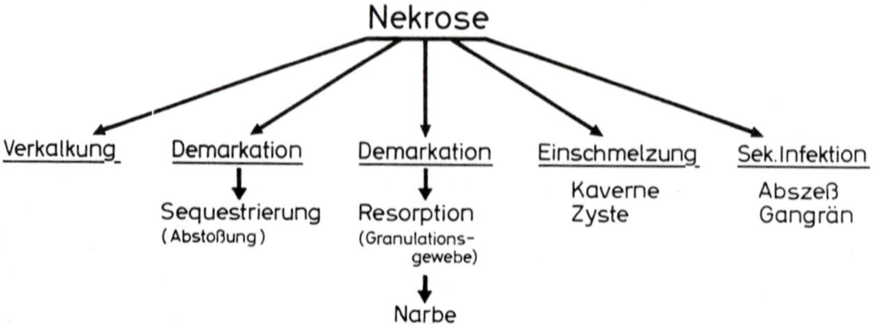

A. – Abb. 12. Schicksal der Nekrose *(Vgl. S. 62, 64)*

Elektronenmikroskopie

Die Fortschritte auf dem Gebiete der Elektronenmikroskopie machen es notwendig, auch die Dimension der Ultrastruktur hier vom allgemein-pathologischen Gesichtspunkt abzuhandeln. Der Vorstoß in diese neue Dimension schließt eine empfindliche Lücke zwischen Lichtmikroskopie und Biochemie. Mit der Elektronenmikroskopie und insbesondere der elektronenmikroskopischen Histochemie sind die Strukturen der Zelle, die als Träger des Stoffwechsels auftreten, erstmals sichtbar gemacht und so auch unserem Verständnis nähergebracht worden. Struktur und Funktion sind damit nicht mehr als Gegensätze, sondern als Einheit zu begreifen.

Ultrastruktur der Leberzelle

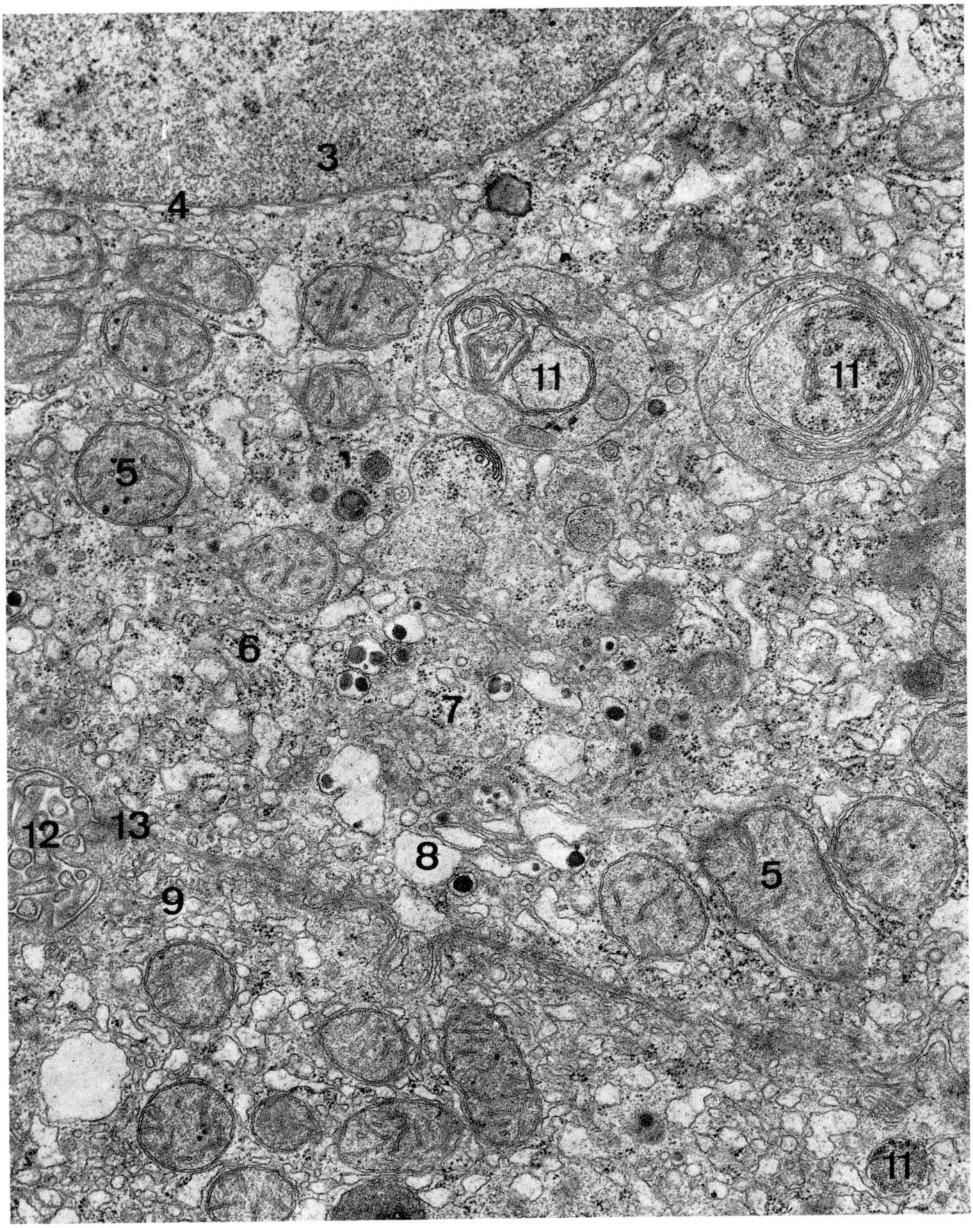

A. – Abb. 13. Leberzelle der Maus. Elektronenmikroskopische Aufnahme. Vergr.: 20600×

Die Einschaltung der elektronenmikroskopischen Bilder erfolgt nach kurzer Einführung auf den folgenden Seiten jeweils zu Problemen der allgemeinen Pathologie und im speziellen Teil bei den entsprechenden Organen. Die Auswahl der Abbildungen war auch hier wieder der schwierigste Teil des Unternehmens[1].

[1] Die in die Bilder eingezeichneten Striche geben als Maßstab 1 µm an, wenn nicht anders vermerkt.

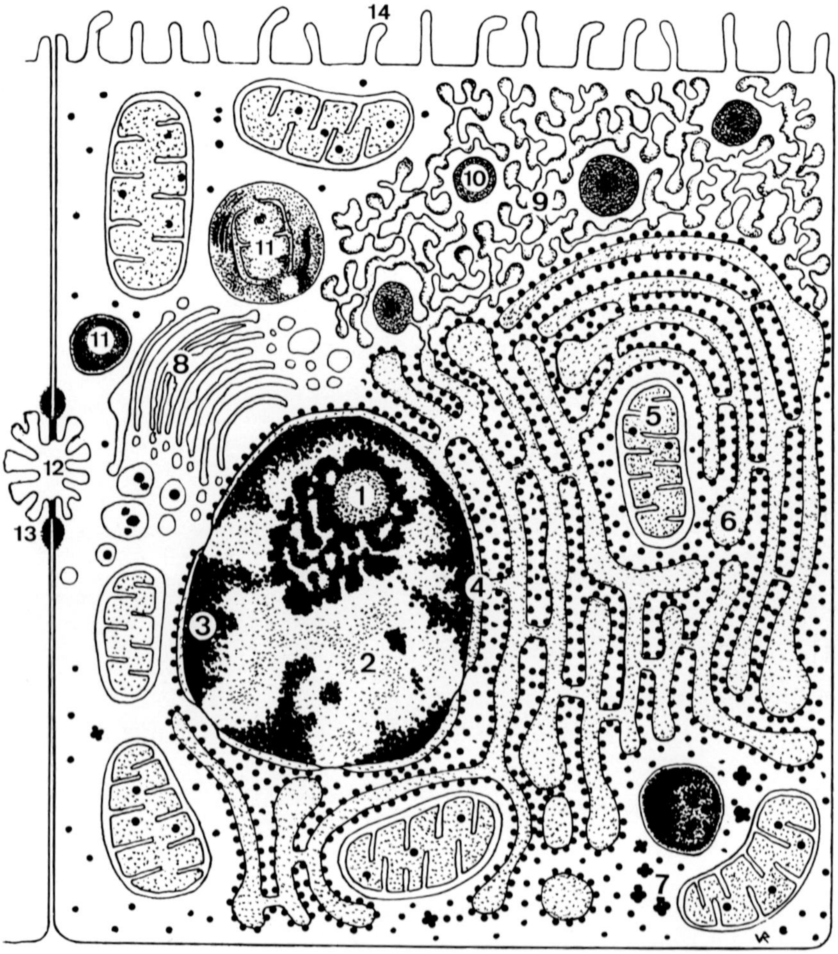

A. – Abb. 14. Schematische Ultrastruktur einer bipolaren Zelle (Typ Leberzelle mit Blutpol und Gallepol). Vgl. die eingezeichneten Nummern auch in Abb. 13. 1. *Nukleolus* (Bildung von Ribosomen) mit Pars amorpha und Nukleolonema. 2. *Lockeres Chromatin* (Euchromatin): Synthese von Messenger-RNS und Transfer-RNS. 3. *Dichtes Chromatin* (Heterochromatin): Genetisch blockiert. 4. *Perinukleäre Zisterne mit Kernporen.* Übergang in das rauhe endoplasmatische Retikulum. 5. *Mitochondrien* mit Cristae (Zitratzyklus, Atmungsfermente, Beginn der Fettsäuresynthese) und Matrixgranula (Lipoprotein mit Kationen, Kalziumspeicher). 6. *Rauhes endoplasmatisches Retikulum* (RER). Membransystem außen mit Ribosomen besetzt. Übergänge des RER in GER. 7. An den *Ribosomen* und *Polysomen* wird mit Hilfe der Messenger-RNS Protein synthetisiert. Der Proteintransport erfolgt in den Zisternen des RER. 8. *Golgi-Apparat.* Hier werden die Syntheseprodukte polymerisiert, kondensiert und so verpackt, daß sie sezerniert werden können. 9. *Glattes endoplasmatisches Retikulum* (GER). Tubuläre Zisternen ohne Ribosomenbesatz. Das RER und GER stellen ein Membrankontinuum dar (Oberbegriff = endoplasmatisches Retikulum). Es entspricht der Mikrosomenfraktion der Biochemiker. Das GER enthält organspezifische Enzyme, wie die Glukose-6-Phosphatase (Glykogenstoffwechsel), Hydroxylase, Demethylase usw., für die Entgiftung und den Abbau von Pharmaka. 10. *Peroxysomen.* Sie enthalten Katalase und wirken der intrazellulären Anstauung von Peroxyden entgegen. 11. *Lysosomen* mit aufgenommenen Organellenanteilen. Sie enthalten saure Hydrolasen, wie saure Phosphatase, β-Glukuronidase, Kathepsin, Kollagenase usw. 12. *Gallekapillare* mit Mikrovilli. Die Restkörper des lysosomalen Abbaus werden hier exkretiert. *Gallepol der Zelle.* 13. *Desmosomen:* Verankerungsstellen der Leberzellen untereinander. 14. *Mikrovilli* an der Zelloberfläche, in den Disséschen Raum hineinreichend. *Blutpol der Zelle*

A. – Tab. 4. **Pathologische Strukturänderungen der Zellorganellen**

Normal	Pathologisch	Bemerkungen
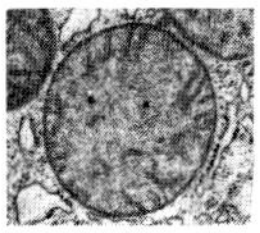 (1)	a) Schwellung **Mitochondrien** 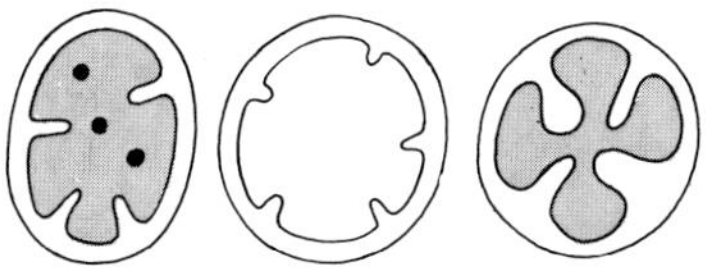 Normal (1) Matrixtyp Cristatyp (2)	**Schwellung:** *Histologisch* entspricht der Matrixtyp der trüben Schwellung. Crista-Typ histologisch unauffällig. Übergang in vakuolige Zytoplasmadegeneration möglich. *Ursache:* O_2-Mangel, Entkoppelung der oxidativen Phosphorylierung, Substratmangel. *Stoffwechsel:* Reduzierte oxidative Phosphorylierung.
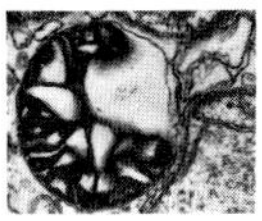 (2)	b) Formveränderung 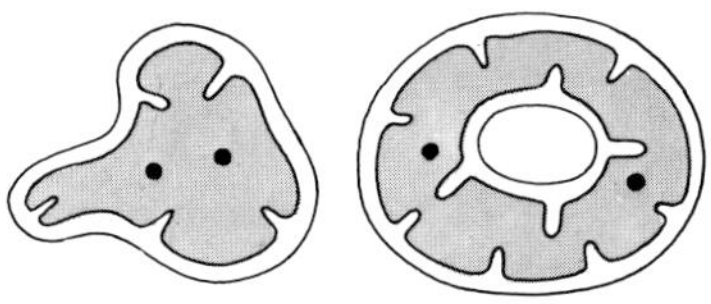	**Formveränderungen:** *Histologisch* kein Äquivalent. Riesenmitochondrien können Mallory-bodies vortäuschen. Formveränderung mit Mitochondrienhyperplasie bewirkt Oxyphilie des Zytoplasmas, (oxyphile Zellen bei M. Basedow). *Vorkommen:* Hypovitaminosen. Chronischer Alkoholismus, Proteinsynthesestörung. *Stoffwechsel:* Zitratzyklus und/oder oxidative Phosphorylierung gestört.
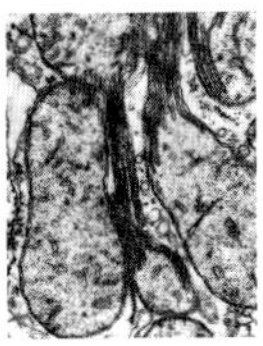 (3)	c) Membranveränderung 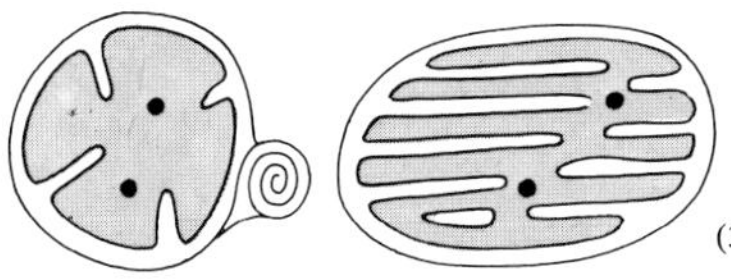 (3)	**Membranveränderungen:** *Histologisch* kein Äquivalent, Myelinartige Degeneration der Außenmembran. Crista-Proliferation. *Ursache:* Chronischer O_2-Mangel. Hohe CO_2- oder O_2-Spannung (Lunge). Muskeltraining. Tumoren. Cholostase.
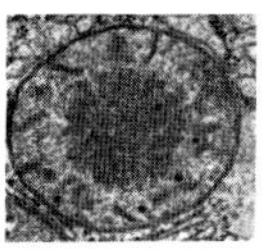 (4)	d) Matrixveränderung 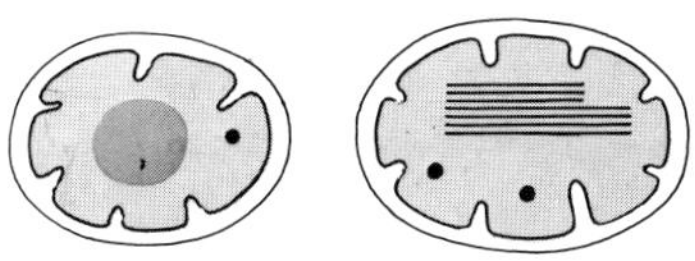 (4)	**Matrixveränderungen:** Amorphe Verdichtung der Mitochondrienmatrix. *Vorkommen:* Mangelernährung, Hypovitaminosen, Methylcholanthren und Alkoholismus. Dichte Matrixaggregate (mit Calcium). *Vorkommen:* Gewebsnekrosen, Nephrokalzinose. Verlust der Matrixgranula. *Vorkommen:* Calcium-Mangel, Ischämie und Nekrose. Kristalline Einschlüsse, *Vorkommen:* Alkoholismus, Morbus Wilson, Polymyositis, Lipoidnephrose, Cholostase, Exsikkose und hypovolämischer Schock.
	Rauhes endoplasmatisches Reticulum	
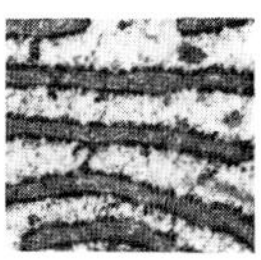 (5)	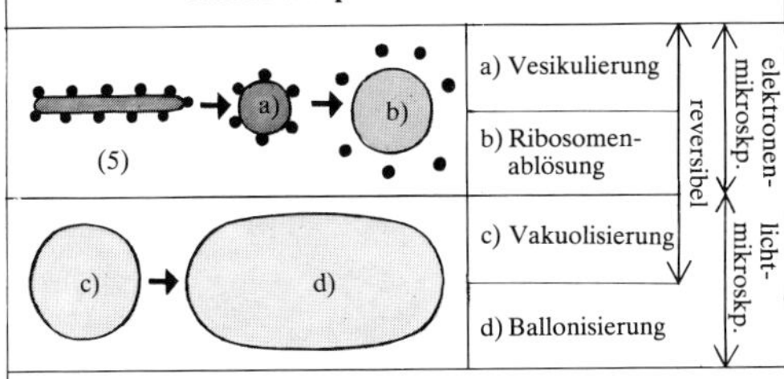	**Rauhes, endoplasmatisches Retikulum:** *Histologisch* erst Vakuolisierung und Ballonisierung erkennbar. Ursache: Ischämie, Toxine, Endstadium vieler Zellschädigungen.
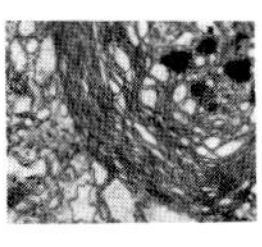 (6)	(6) 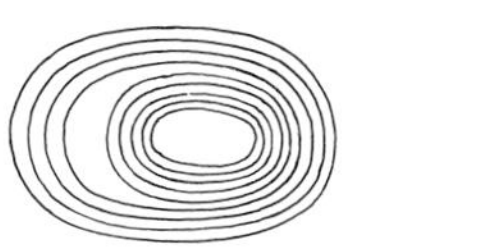	**Fingerprintdegeneration:** *Vorkommen:* Chronische Toxineinwirkung (Kohlenwasserstoffe), gesteigerte Regeneration. Karzinogenese, protrahierte Proteinstoffwechselstörung. Histologisch manchmal als basophile Herde (= sogen. zytoplasmatische Nebenkerne) erkennbar.
	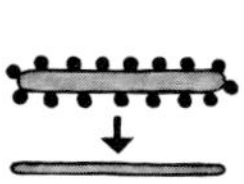 e) 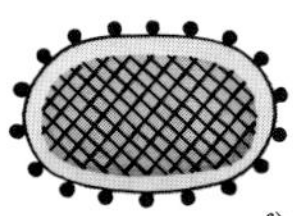 f)	**Zisternenkollaps** (e): Ausdruck einer Membranschädigung durch Peroxidation (z. B. CCl_4). Gedrosselte Syntheseleistung (Hypothyreose). **Zisternen-Obstipation** (f) mit Akkumulation von Syntheseprodukten. *Vorkommen:* In Plasmazellen als Russellsche Körperchen; in Knorpelzellen bei Chondrodystrophie.

A. – Tab. 4 (Fortsetzung)

Normal	Pathologisch	Bemerkungen
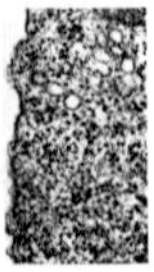 (7)	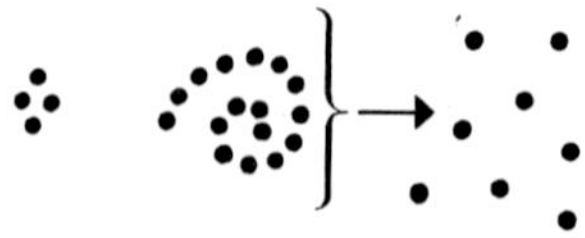	**Ribosomen** Polysomen (= Aggregate von 80 S-Ribosomen) verschwinden, 50 S- und 30 S-Ribosomen treten auf. *Histologisch:* Schollige Zytoplasmabasophilie (RNS) verschwindet. Diffuse Basophilie tritt auf. *Vorkommen:* CCl_4-Intoxikation, Antibiotika. Mangelernährung, Karzinogenese, Ischämie. *Stoffwechsel:* Reduzierte Proteinsynthese
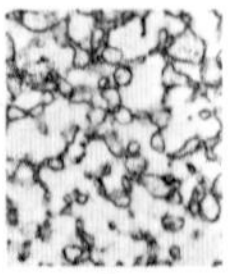 (8)	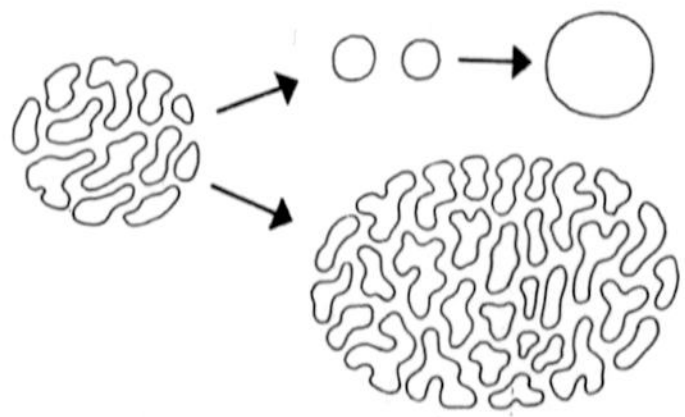	**Glattes endoplasmatisches Retikulum Hyperplasie und Proliferation.** *Histologisch:* sog. Milchglaszellen, hyalines Zytoplasma in hyperplastischen Zellen. *Ursache:* Barbiturate, Antiepileptika, Antidepressiva, Resochin, Kohlenwasserstoffe, Karzinogenese, Alkoholismus, Cholostase, Virus-Hepatitis B. **Vakuolisierung und Ballonisierung** wie beim rauhen endoplasmatischen Retikulum.
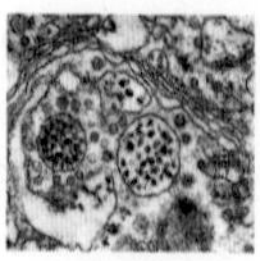 (9)	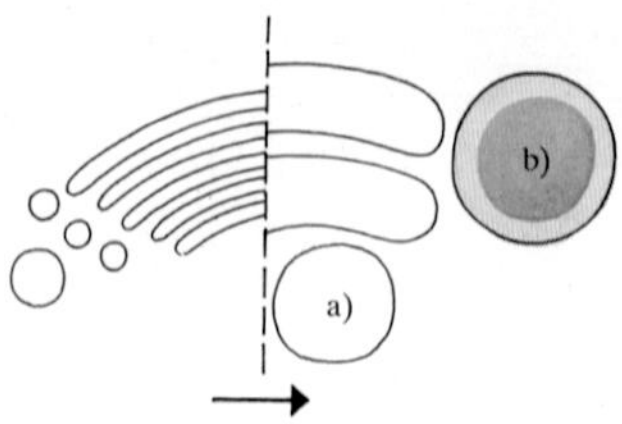	**Golgi-Apparat** a) Hypertrophie durch Schwellung. *Vorkommen:* Sauerstoffmangel, Vitamin-E-Mangel. b) Intrazisternale Speicherung. *Vorkommen:* verschiedenartige Sekretionsstörungen.
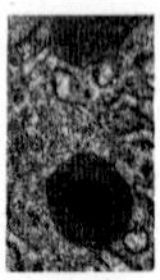 (10)	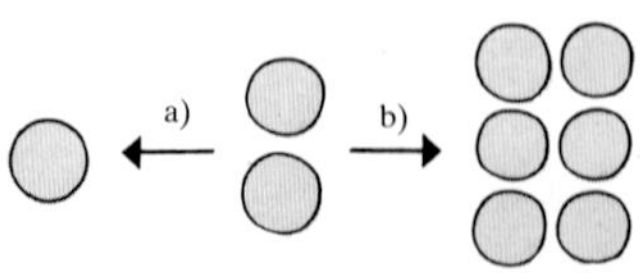	**Peroxysomen:** *Funktion:* Abbau der zelltoxischen Peroxyde (Katalase) a) Hypoplasie bei Nekrose, Malignisierung des Tumors (Hepatome) b) Hyperplasie durch Antihyperlipidämika, Salizylate, Antihistaminika.
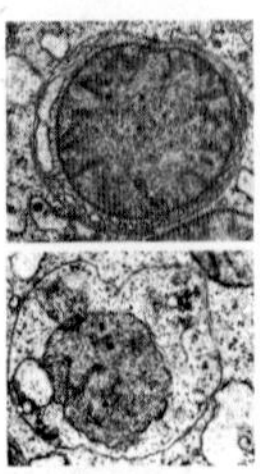 (11)	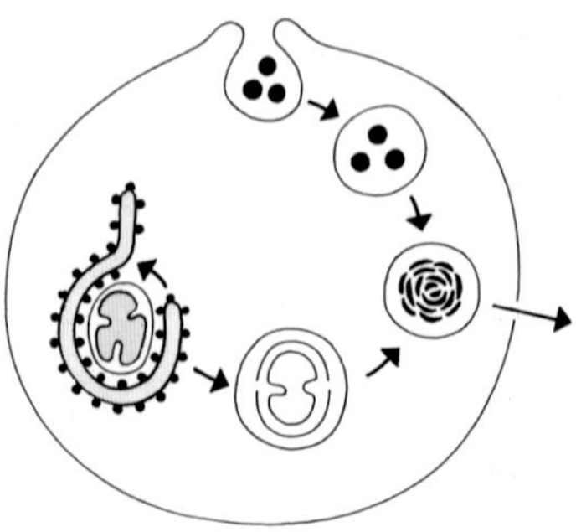	**Lysosomen:** *Autolysosomen:* Aufnahme und Verdauung, zelleigener Zytoplasmaanteile (Organellen, Glykogen usw.) = Autophagie. *Vorkommen* in allen Zellen im Rahmen der »Zellmauserung«, bei subletaler Zellschädigung. Hunger, Inaktivitätsatrophie, seniler Organinvolution. Abbaureste = Lipofuszingranula. *Heterolysosomen:* Aufnahme und Verdauung von Fremdstoffen durch Phagozytose. Abbaustoffe: Fibrin beim Shwartzman-Phänomen, Hämosiderin bei Blutungen, Bakterien und Viren bei Infekten, Eiweiße oder Hämoglobin, Kerntrümmer in Rindfleischzellen bei Typhus. Zelltrümmer in Kupfferschen Sternzellen bei Hepatitis (= Councilman-Körperchen).
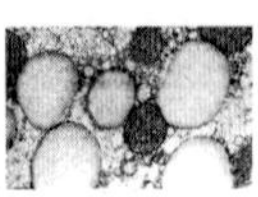 (12)	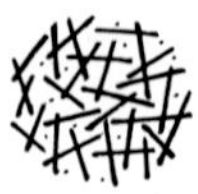 a) 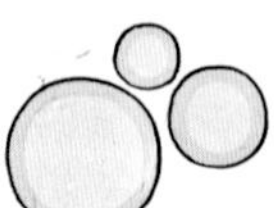 b)	**Hyaloplasma** a) *Amyloid* (Spezialfärbung) b) *Fettige Degeneration:* histologisch Fetttröpfchen in Zytoplasma.

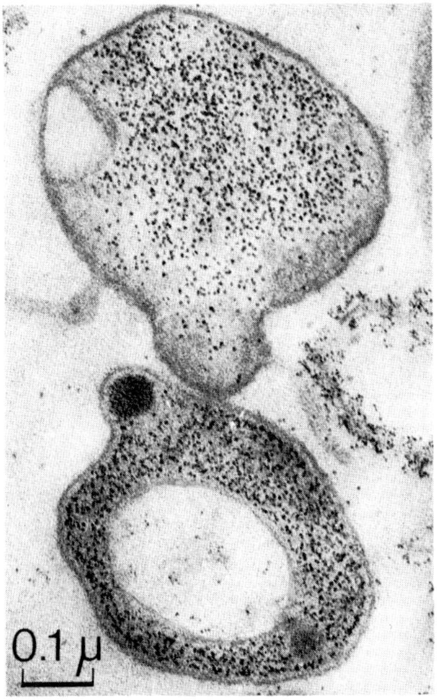

A. – Abb. 15. Makrophage nach Eiseninjektion mit Siderosomen mit Eisenpartikeln in grob- (Siderin) und feinscholliger Form (Ferritinpartikel von 55 Å Durchmesser). Vergr. 50 000 ×. (JONES-WILLIAMS)

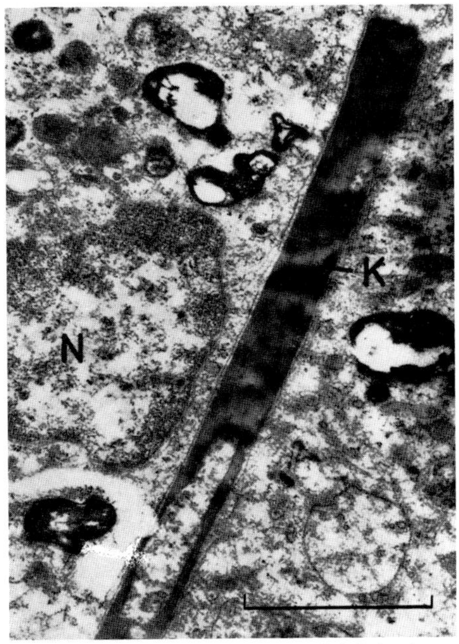

A. – Abb. 16. Hämatoidinkristall (K) in einem Makrophagen, umgeben von eingestülpter Zellmembran (→). N = Zellkern. Vergr. 25 000 ×. (GIESEKING)

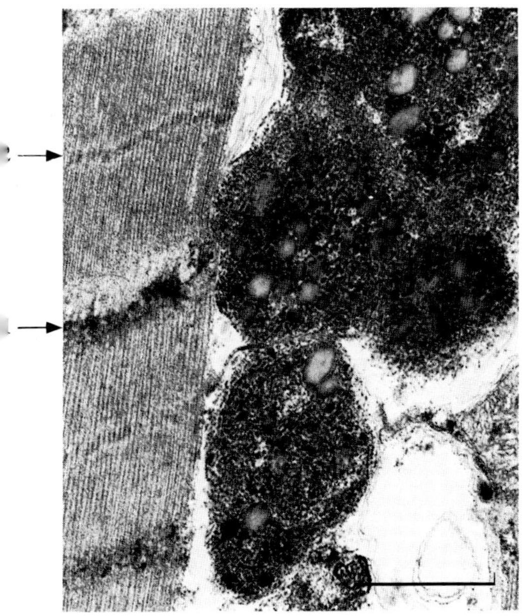

A. – Abb. 17. Lipofuszin im Herzmuskel (Mensch) bei Herzhypertrophie 1→ Z-Streifen, 2→ M-Streifen. Vergr. 30 000 ×

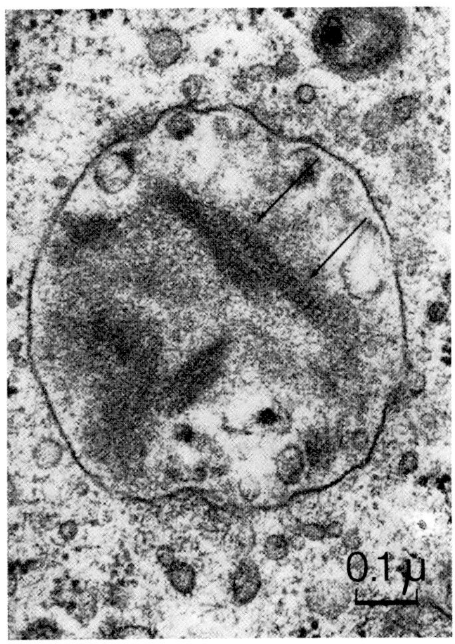

A. – Abb. 18. Fibrin mit Querstreifung (typische Periodik →) in einer Zytoplasmavakuole von Kupfferscher Sternzelle nach Gabe von Endotoxin (»Fibrin-clearing«-Mechanismus bei Shwartzman-Phänomen). Vergr. 71 000 ×. (PROSE)

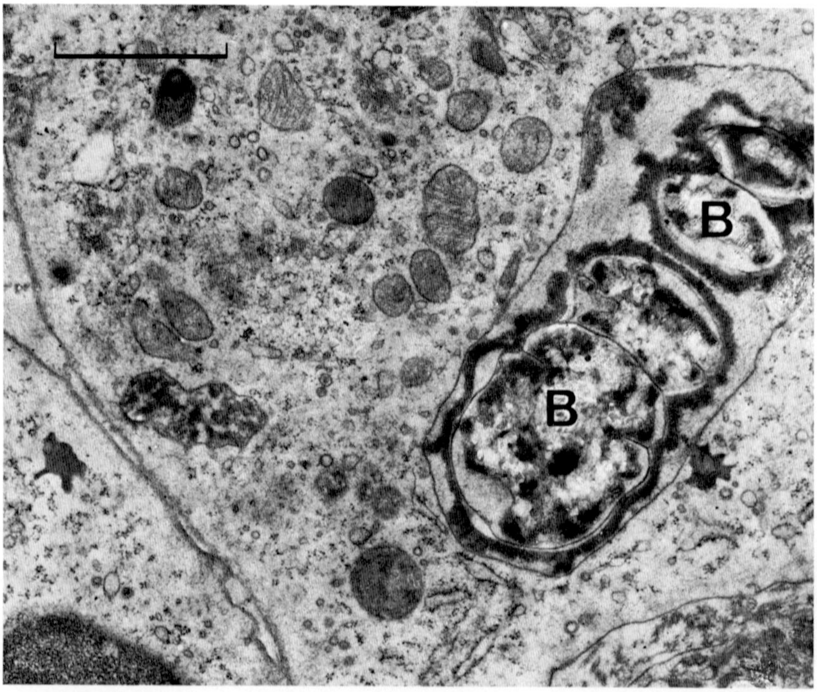

A. – Abb. 19. Phagozytose von Bakterien (B) durch einen Makrophagen aus dem Blut. Vergr. 24000×. (STAUBESAND)

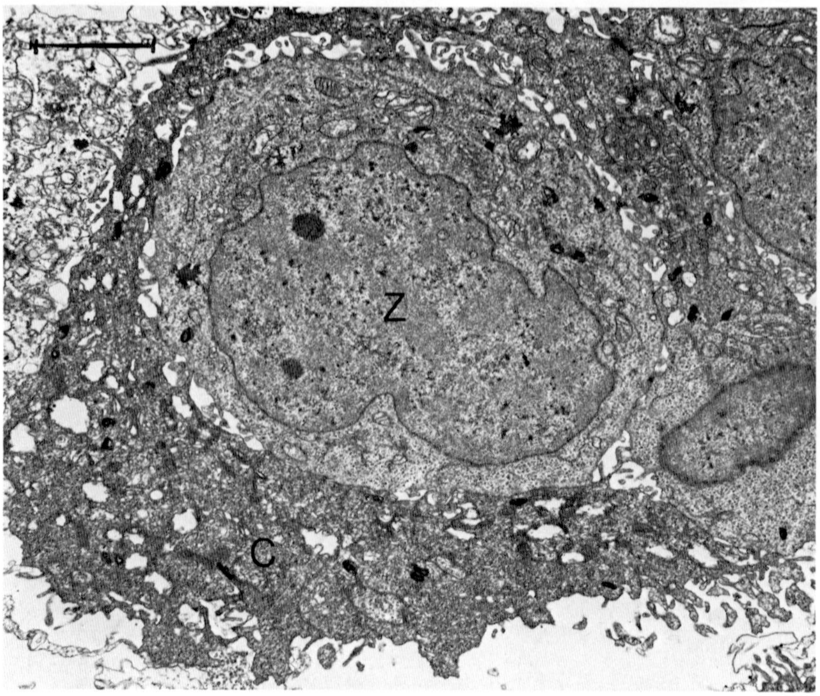

A. – Abb. 20. Phagozytose einer HeLa-Zelle (Z) durch eine andere HeLa-Zelle, deren Zytoplasma (C) die phagozytierte Zelle fast vollständig umgibt. Vergr. 8000×. (STAUBESAND u. WITTEKIND)

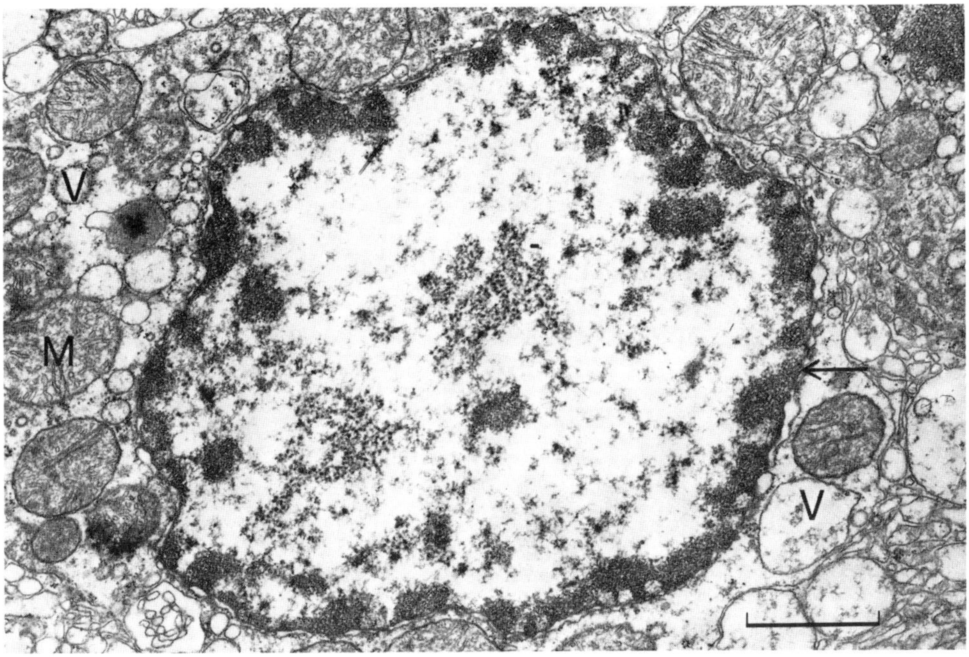

A. – Abb. 21 a. Ischämische Nekrose des Hauptstückepithels der Niere mit Kernwandhyperchromatose (= Verlagerung des Chromatins an die Kernmembran mit Aufhellung im Innern). V = vakuolige Degeneration des endoplasmatischen Retikulums. M = geschwollene Mitochondrien. Vergr. 17000×. (TOTOVIC)

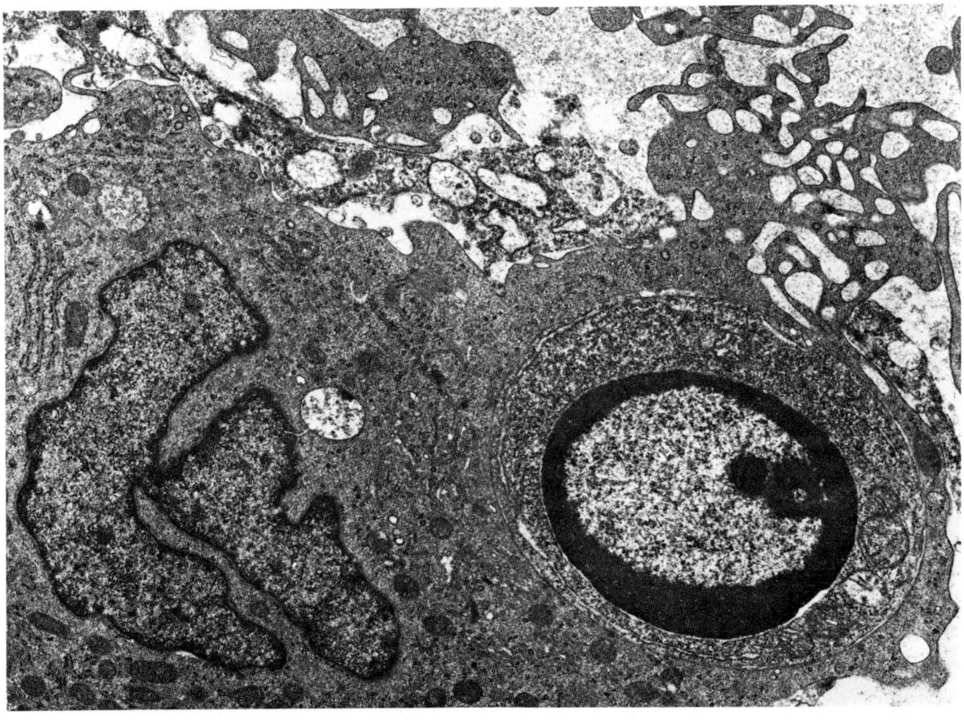

A. – Abb. 21 b. Ultrastruktur einer Kupfferschen Sternzelle mit phagozytiertem nekrotischem Hepatozyten, dessen Zellkern eine typische Kernwandhyperchromatose erkennen läßt (Pfeil). Vergr. 15000×

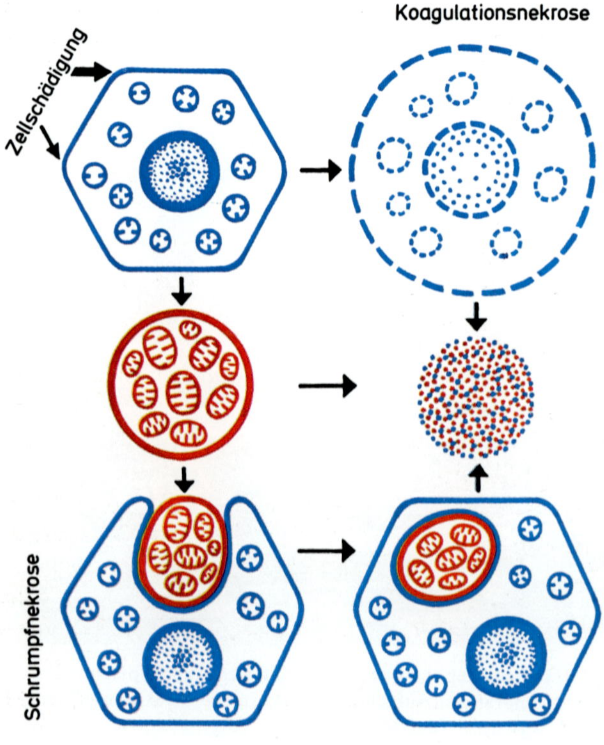

A. – Abb. 22. Formale Pathogenese der Koagulationsnekrose und Schrumpfnekrose

Bei dem Versuch, eine Allgemeine Pathologie auf elektronenmikroskopischer Grundlage in Form einer Tabelle (S. 17 u. 18) zu geben, ist zu bedenken, daß die tabellarische Kürze zu äußerster Beschränkung zwingt. Es können nur einige Grundzüge der Veränderungen von Zellorganellen dargestellt werden. Die Zusammenstellung läßt aber deutlich werden, daß es auch in der Dimension der Ultrastruktur keine spezifischen Zellveränderungen gibt, d. h. die verschiedensten Schädigungen eine recht uniforme Antwort hervorrufen. Mit den eingefügten Bemerkungen zur Biochemie und Lichtmikroskopie wird der Brückenschlag nach beiden Seiten hin versucht.

Zellnekrose

Je nach Schweregrad und der Zeitdauer der Zellschädigung trifft man im Gewebe eine andere Spielart der Zellnekrose an (Abb. 22). Bei kurzfristiger (= akuter) und letaler Zellschädigung tritt eine Koagulationsnekrose auf. Sie beginnt mit einer Membranschädigung und Wassereinstrom. Es entwickelt sich ein Zellhydrops mit schwerster Mitochondrienschwellung bis zur vollständigen Desintegration der Zellbestandteile zu Zelldetritus (Abb. 21 a, b). Die Koagulationsnekrose umfaßt in der Regel ganze Zellgruppen. Bei langfristiger (= chronischer) und subletaler Zellschädigung kommt es zu einer Schrumpfnekrose der Zelle. In diesem Falle herrscht eine Schrumpfung und Verdichtung des Zellkerns und des Zytoplasmas vor. Die Mitochondrien bleiben strukturell und funktionell noch weitgehend intakt. Dieser Nekrosetyp ist in der Regel nur als Einzelzellnekrose (z. B. bei Virushepatitis) anzutreffen. Die »schrumpfnekrotischen« Zellen werden in der Leber oft von anderen Zellen (Hepatozyten und Kupfferschen Sternzellen) phagozytiert und imponieren lichtmikroskopisch als »Councilman-bodies« in Form von hyalin-eosinophilen Einschlüssen. Sie werden nach vollständigem lysosomalen Abbau von der Zelle wieder ausgestoßen.

Kreislaufstörungen

Die *Kreislaufstörungen* sind ebenso wie die Entzündung komplexe Vorgänge, die an Gewebssystemen ablaufen. Die terminale Strombahn mit Arteriole, Metarteriole, Kapillare und Venole ist der Ort, an dem sich diese Vorgänge abspielen. Schon normalerweise findet man hier ein Wechselspiel von Hyperämie (Arbeit) und Anämie (Ruhe), das ins Pathologische zu *passiver* (Blutstauung) oder *aktiver Hyperämie* bzw. *Ischämie* (Minderdurchblutung) gesteigert werden kann. *Stase* bedeutet Stillstand der Blutsäule mit Hämokonzentration (Bluteindickung). Dauert sie länger an, so kommt es zur Nekrose. Je nach Örtlichkeit entwickelt sich ein *anämischer Infarkt* (Koagulationsnekrose; in Organen mit Endarterien, z. B. Herz, Niere, Milz u. a.) oder ein *hämorrhagischer Infarkt* (Nekrose und Blutung; z. B. in Lunge, Darm).
Aus verschiedenen Ursachen kann es zur *Blutung* (z. B. Kapillarwandschädigung, Blutplättchenmangel, Fibrinogenmangel) kommen. Störungen der Gerinnung zusammen mit Blutstromverlangsamung und Endothelschädigung können eine *Thrombose* zur Folge haben (»Koagulationsnekrose« des Blutes), die entweder verschleppt *(Embolie)* oder bindegewebig organisiert wird, verkalkt oder von innen her erweicht *(puriforme Erweichung)* bzw. aufgelöst wird *(Fibrinolyse).*

Vergleiche folgende Abbildungen: Blutstauung, S. 98, 156; Stase, S. 110; anämischer Infarkt, S. 198; hämorrhagischer Infarkt, S. 102; Blutungen, S. 308; Thrombose, S. 88.

Entzündung

Die *Entzündung* besteht in einer komplexen Reaktion des Gefäßbindegewebsapparates auf eine Gewebsschädigung. In der *akuten Phase* kommt es zur *Hyperämie, Exsudation* (vorwie-

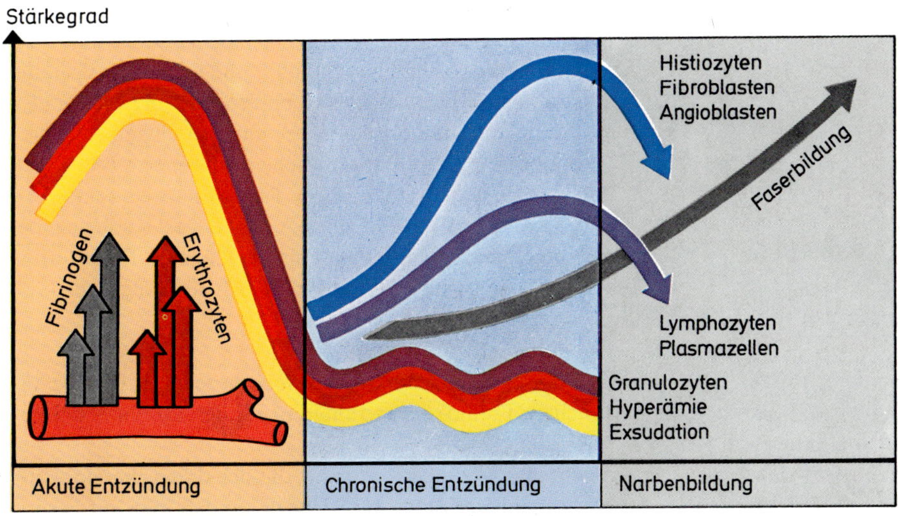

A. – Abb. 23. Schematische Darstellung der Reaktion des Gewebes auf entzündliche Reize

gend Blutserum = *seröse Entzündung;* vorwiegend Fibrinogen [vorw. Blutplasma] = *fibrinöse Entzündung;* Erythrozytenaustritt = *hämorrhagische Entzündung)* und *Emigration* von Leukozyten *(eitrige Entzündung).*
Abb. 23 zeigt schematisch den Stärkegrad der verschiedenen bei der Entzündung beteiligten Elemente im akuten und chronischen Stadium.

Vergleiche folgende Abbildungen: Seröse Entzündung, S. 26, 108; fibrinöse Entzündung, S. 74, 108, 110; hämorrhagische Entzündung, S. 112; eitrige Entzündung, S. 68, 104, 108, 148, 158, 208.

Im *chronischen Stadium* der Entzündung steht die Proliferation von Bindegewebszellen, Histiozyten und Wucherung von Kapillaren im Vordergrund *(Granulationsgewebe).* Es tritt in verschiedenen Erscheinungs- und Funktionsformen überall dort auf, wo lang andauernde, pathologische Reize einwirken oder denaturierte Eiweißkörper (Nekrose, Fibrin) bzw. Fremdkörper im Gewebe zu beseitigen sind. Es handelt sich um ein jugendliches Bindegewebe mit Wucherung von *Fibroblasten* (Faserbildung → Narbe), *Histiozyten* (Verdauungsfunktion) und *Kapillarsprossen* (Ernährungsfunktion). Diesem Grundgewebe können Lymphozyten und Plasmazellen sowie Mastzellen oder auch polymorphkernige Leukozyten in wechselnder Zahl beigemischt sein. Je nach der vorherrschenden Zellart unterscheidet man ein *zellig proliferierendes Granulationsgewebe* mit reichlich Lympho- und Histiozyten, ein *Granulationsgewebe im engeren Sinne* (nur Kapillarsprossen und Fibroblasten) sowie ein *infiltrierendes Granulationsgewebe,* das zwischen den örtlichen Gewebselementen und auch anstelle derselben auftritt.

Nach den vorherrschenden Funktionen des Granulationsgewebes sind zu unterscheiden:
1. *Resorptionsgewebe,* z. B. bei der Resorption von Nekrosen, Thromben oder Fibrin (s. 75);
2. *Ersatzgewebe,* z. B. bei Haut- oder Schleimhautdefekten (S. 243);
3. *Demarkationsgewebe,* z. B. bei der Abgrenzung eines Abszesses (S. 325).

Als Folge tritt immer eine *Narbe* (Defektheilung) auf, in der spezifische ortsständige Gewebselemente fehlen.

Vgl. z. B. S. 64, 139.

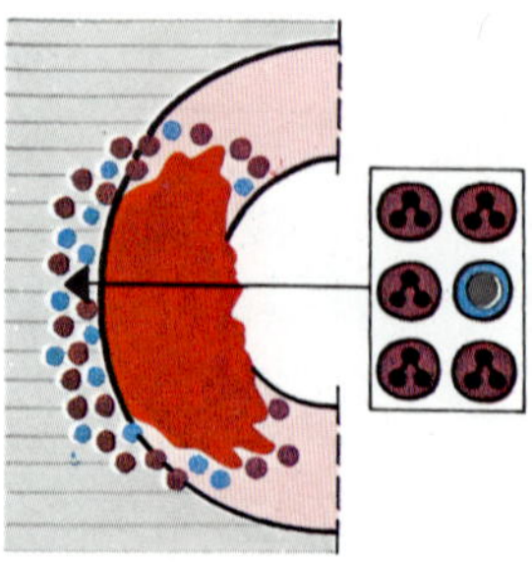

A. – Abb. 24. Fibrinoide Nekrose einer Arterie

Die *fibrinoide Verquellung* bzw. *Nekrose* (Abb. 24) tritt bei einer akuten, schweren Störung der Permeabilität der Blut-Gewebs-Schranke mit plötzlichem Einstrom von Blutplasma in die Gefäßwand und das Bindegewebe auf, wobei die Gewebsstrukturen maskiert oder zerstört werden (vgl. Tab. 3 und S. 13). Die Proteine des Blutplasmas und die kollagenen Fasern bzw. die Mukopolysaccharide können dabei chemische Bindungen eingehen. Fibrin ist oft, auch elektronenmikroskopisch, nachweisbar (Abb. 24). Eine flüchtige, leichte, leukozytäre Reaktion bzw. sekundäre Wucherung von Histiozyten (z. B. Aschoffsches Knötchen bei Rheumatismus) oder von Granulationsgewebe (z. B. Periarteriitis nodosa) mit Resorption des Fibrinoids tritt als Folge auf (vgl. S. 80).

Als *Granulome* werden umschriebene Herde von Granulationsgewebe bezeichnet (histiozytäres Granulom, z. B. Aschoffsches Knötchen; Fremdkörpergranulom; epitheloidzelliges Granulom bei Tuberkulose u. a.). *Vgl. S. 118, 120.*
Unter *spezifischen Entzündungen* versteht man Gewebsreaktionen, die sich durch charakteristische (»spezifische«) morphologische Erscheinungsbilder auszeichnen, so daß man auf besondere Erreger schließen kann (z. B. Tuberkulose). Es entwickelt sich ein typisches »Arrange-

ment« von Zellen und Gewebsstrukturen (oft mit Nekrose). Die Gewebsspezifität gilt allerdings nur in beschränktem Maße, da z. B. epitheloidzellige Granulome bei ätiologisch ganz verschiedenen Krankheiten auftreten können (Tuberkulose, Lues, Brucellose, Histoplasmose u. a.).

Vergleiche folgende Abbildungen: Tuberkulose, S. 120, 121; Lues, S. 158.

Akute Entzündung

Bei der *serösen Entzündung* tritt Blutflüssigkeit aus dem Gefäß aus. Abb. 27 gibt eine Vorstellung von dem lichtmikroskopisch nur schwer faßbaren Zustand. Die Verbindung zwischen den Endothelzellen (normalerweise Desmosomen; S. 16) löst sich. Durch diese Poren (0,1 bis 0,8 µm) tritt Blutserum aus und sammelt sich unter der Basalmembran oder den Perizyten an (Abb. 27). Auch *Granulozyten, Lymphozyten, Monozyten* und *Erythrozyten treten durch diese Poren aus* (Abb. 25 u. 26). In gleicher Weise hat man sich die Exsudation von *Fibrinogen* vorzustellen, wobei es außerhalb der Gefäße zu Polymerisation von Fibrin kommt. Die dichte Lagerung des Fibrins und der enge Kontakt mit kollagenen Fasern lassen diese *fibrinoide Verquellung* mikroskopisch homogen und eosinrot erscheinen. Lysosomale Enzyme und das saure pH im Entzündungsfeld bewirken zudem eine Auflösung der kollagenen Fasern (büschelartige Aufsplitterung). Auch hierbei kann sich Fibrin zwischen die Protofibrillen lagern

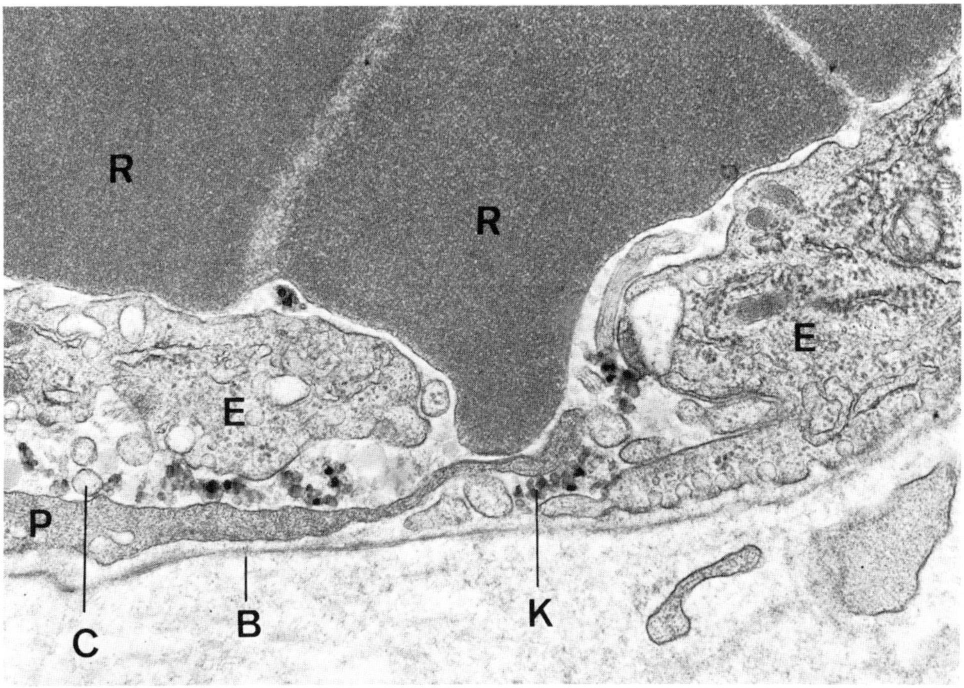

A. – Abb. 27. Seröse Entzündung: Wand einer Venole der Ratte in der Skelettmuskulatur. Lokale Injektion von Histamin und Kohle. Zwischen den Endothelzellen (E) hat sich eine Lücke gebildet, durch die das Kohlepigment (K) sowie Chylomikronen (C) des Blutes ausgetreten sind. In die Lücke hat sich auch ein Teil eines Erythrozyten (R) vorgeschoben. Die Erythrozyten liegen dichtgepackt, ein Zeichen für Stase der Blutsäule. P = Zytoplasmaausläufer eines Perizyten, B = Basalmembran. Vergr. 47500×. (I. Joris)

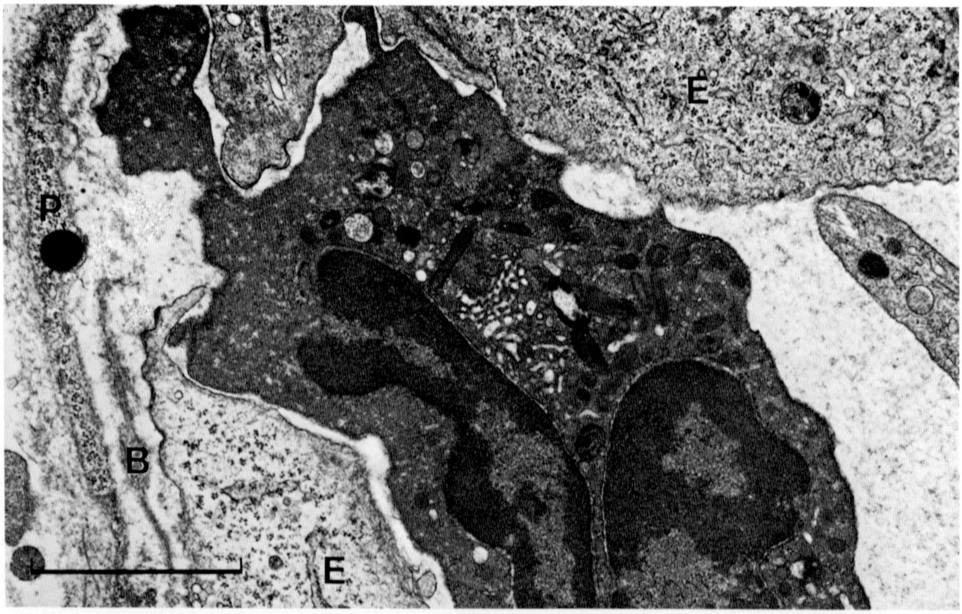

A. – Abb. 25. Frühe Phase der Emigration eines neutrophilen Granulozyten aus einer Venole bei akuter Entzündung am Omentum der Ratte. Der Granulozyt hat sich in der Lücke zwischen zwei Endothelzellen (E) vorgeschoben. B = Basalmembran, P = Zytoplasma eines Perizyten. Vergr. 27500×. (I. Joris)

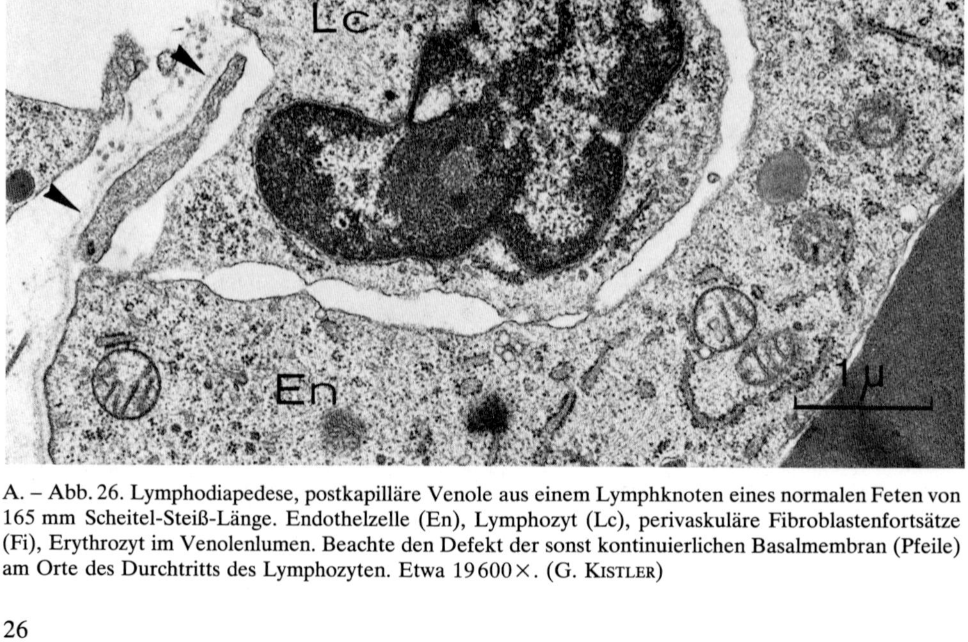

A. – Abb. 26. Lymphodiapedese, postkapilläre Venole aus einem Lymphknoten eines normalen Feten von 165 mm Scheitel-Steiß-Länge. Endothelzelle (En), Lymphozyt (Lc), perivaskuläre Fibroblastenfortsätze (Fi), Erythrozyt im Venolenlumen. Beachte den Defekt der sonst kontinuierlichen Basalmembran (Pfeile) am Orte des Durchtritts des Lymphozyten. Etwa 19600×. (G. Kistler)

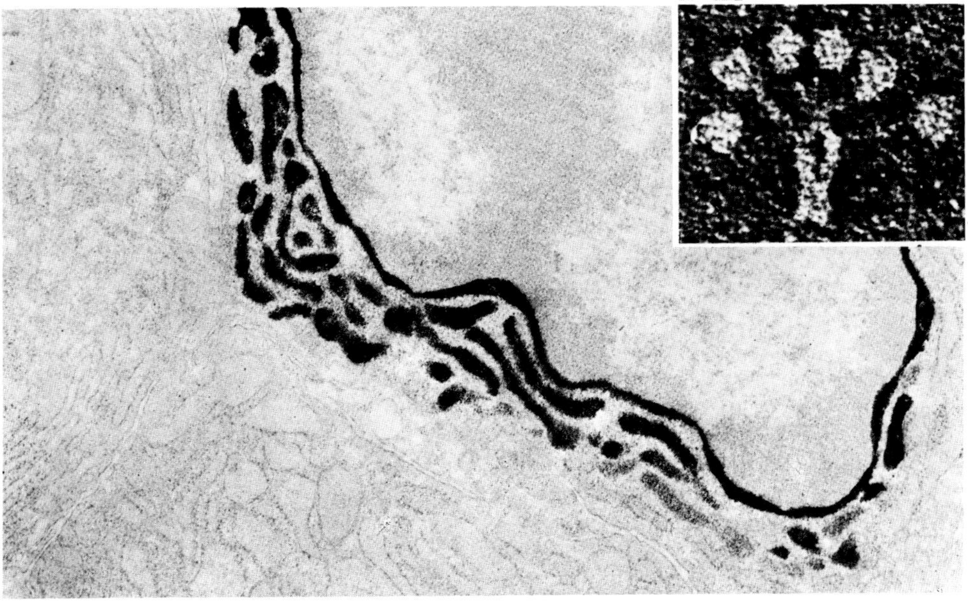

A. – Abb. 28. Spezifische Antikörperdarstellung (Antimeerrettichperoxydase) im Ergastoplasma einer Plasmazelle (6 Tage nach Erstinjektion) (COTTIER). Vergr. 24000 ×. Einschnitt: oben rechts Komplementfaktor C_1 vom Menschen mit 6 Bindungsstellen. Vergr. 1100000 ×. (VILLIGER)

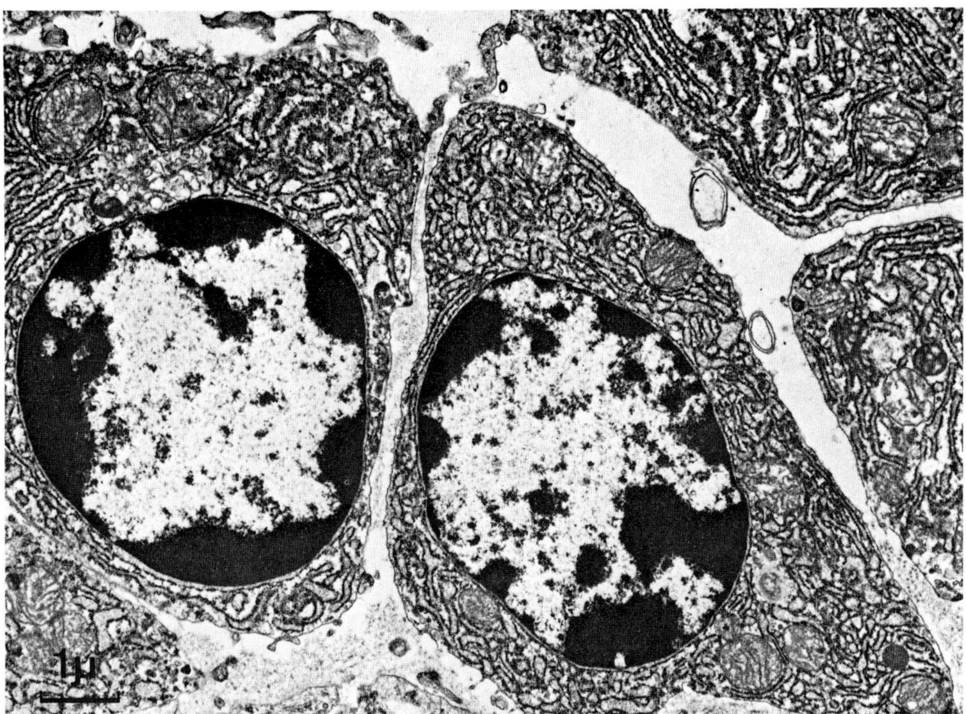

A. – Abb. 29. Plasmazellen aus einem Bronchuskarzinom. Beachte die »Radspeichen«-Struktur der Kerne sowie das ausgedehnte rauhe endoplasmatische Retikulum. Etwa 10500 ×. (KISTLER)

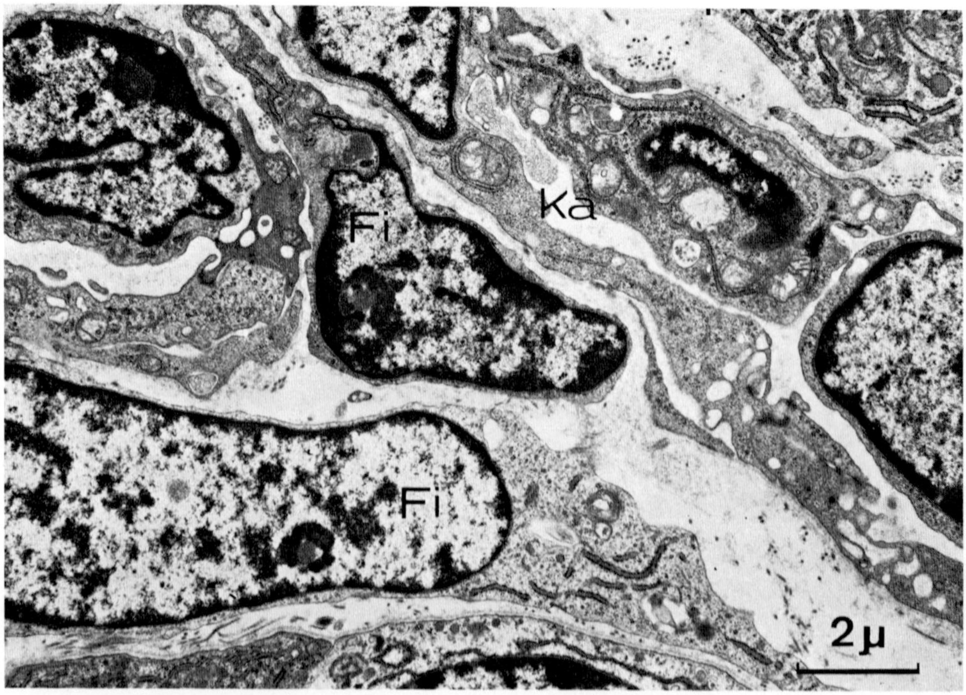

A. – Abb. 30. Fibroblasten (Fi) und Kapillare (Ka) aus dem interstitiellen Bindegewebe des Pankreas eines Feten von 180 mm Scheitel-Steiß-Länge. Vergr. etwa 8500×. (KISTLER)

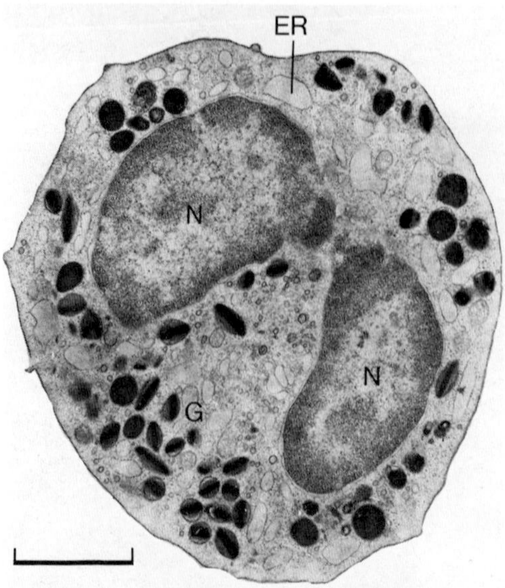

A. – Abb. 31. Eosinophiler Granulozyt aus dem Knochenmark einer Ratte. G = eosinophile Granula mit kristallinen Einschlüssen (Lysosomen); N = gelappter Zellkern; ER = endoplasmatisches Retikulum. Vergr. 7000×. (STAUBESAND)

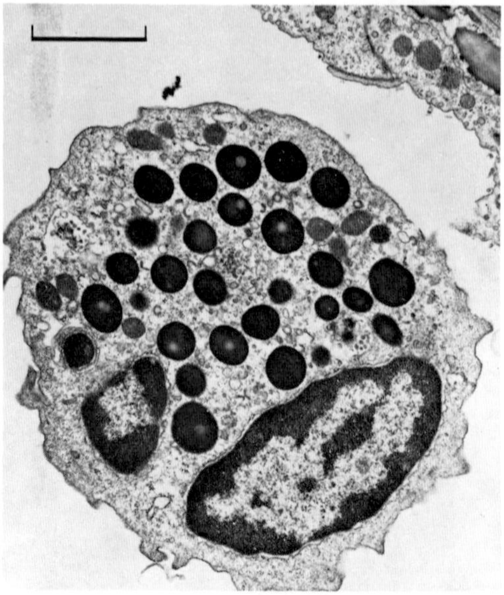

A. – Abb. 32. Mastzelle (Ratte) mit intrazytoplasmatischen Granula, die Histamin und Serotonin enthalten. Vergr. 13000×. (STAUBESAND)

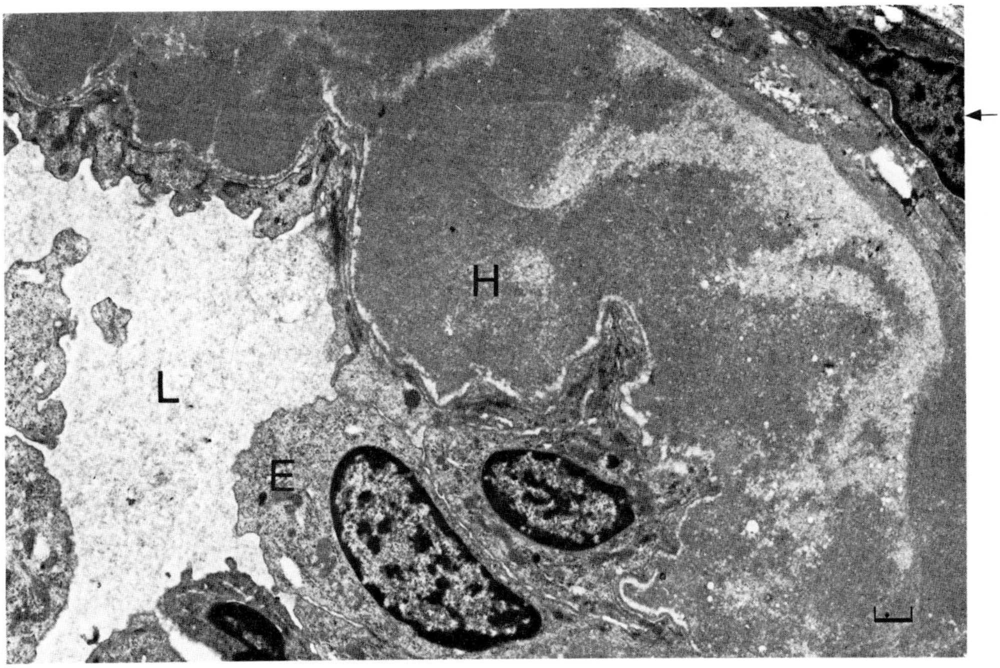

A. – Abb. 33. Hyalinose eines Vas afferens (Mensch) bei Hypertonie. L = Lumen der Arteriole; E = intaktes Endothel; H = amorphes hyalines Material; → nekrotische Muskelzelle der Media. Vergr. 8500×

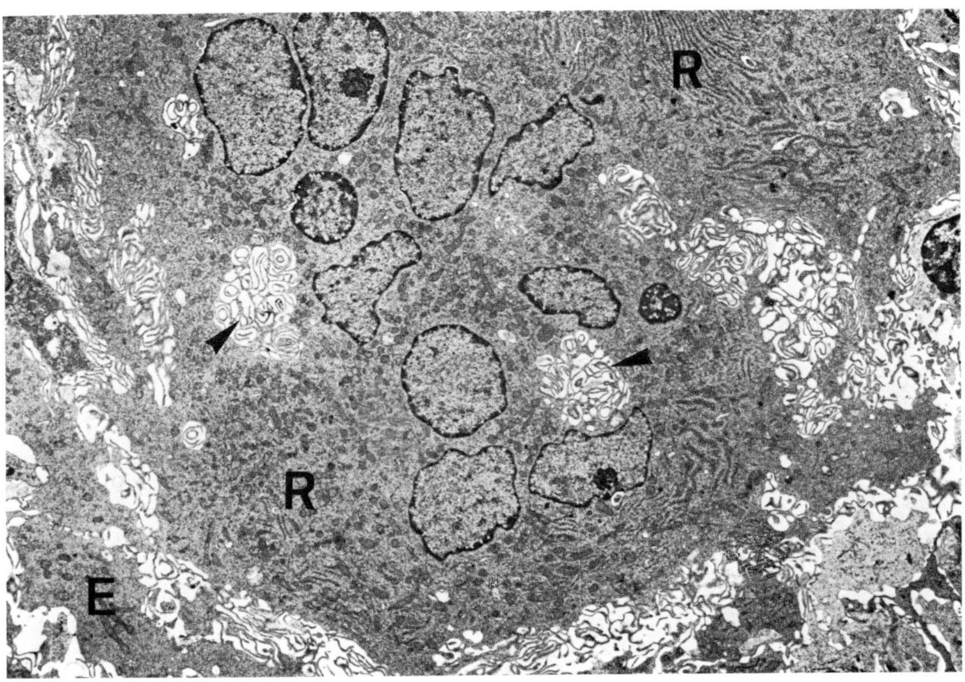

A. – Abb. 34. Langhanssche Riesenzelle (R) aus einem Lymphknoten. Beachte die zahlreichen Zellfortsätze mit Mikrovilli sowie die Membraninvaginationen (Pfeile). Epitheloidzellen (E). Vergr. etwa 1700×. (KISTLER)

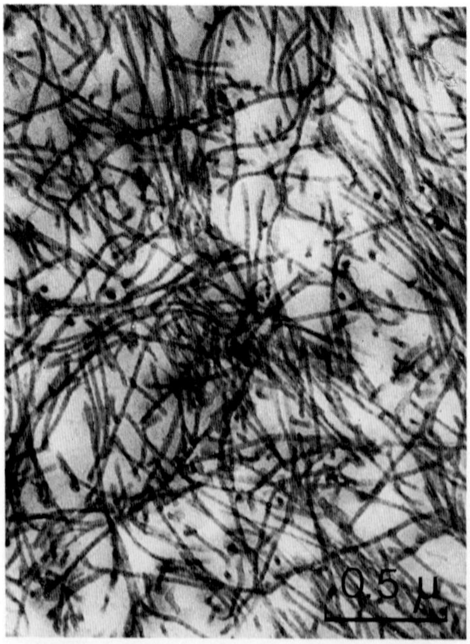

A. – Abb. 35. Hyalinumgewandeltes kollagenes Fasergewebe (Pleuraschwarte) mit Querstreifung (Rekonstitutionshyalin). Vergr. 30 000×. (GIESEKING)

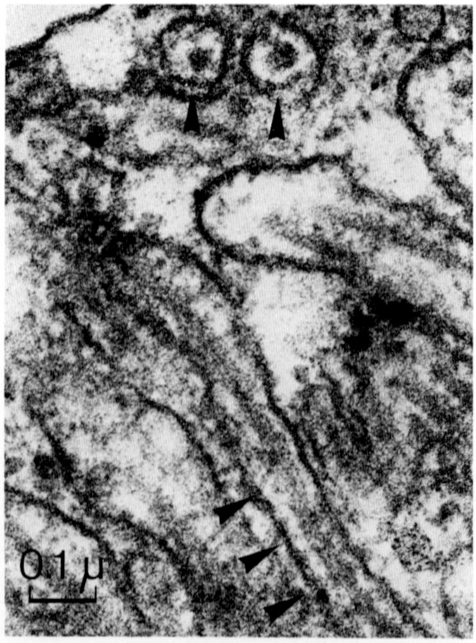

A. – Abb. 36. Chronisch-persistierende Hepatitis B bei 38jährigem Nierentransplantat-Empfänger. Glattes endoplasmatisches Retikulum (Pfeile) eines Hepatozyten mit längs- und quergetroffenem HB-Oberflächenantigen (HB_sAg, »surface antigen«). Vergr. etwa 115 000×. (KISTLER)

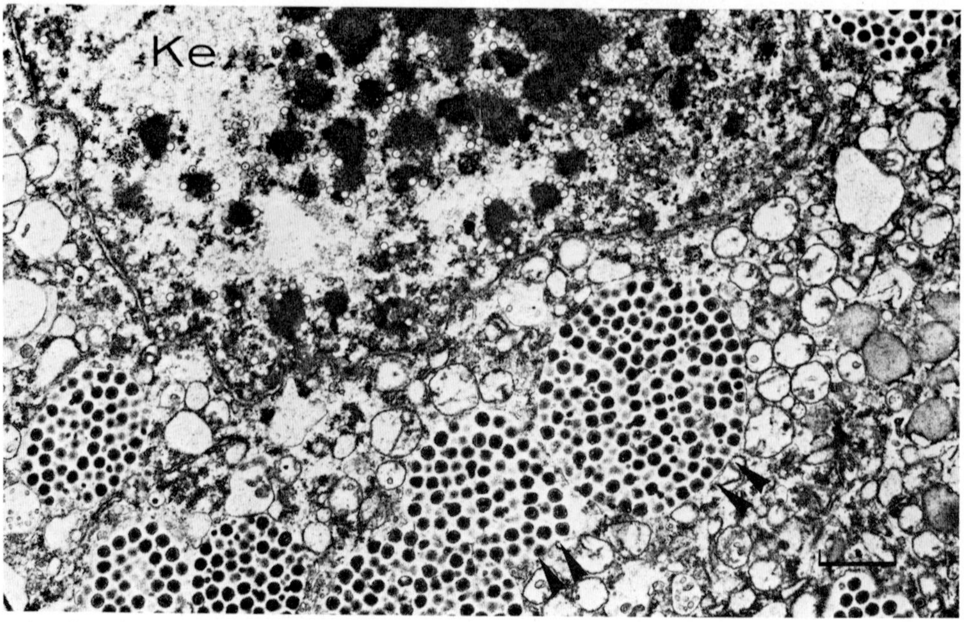

A. – Abb. 37. Zytomegalie bei einem Neugeborenen. Epithelzelle aus dem Hauptstück der Niere mit unreifen Viruspartikeln im Kern (Ke) und vakuolig erweiterten Zisternen des endoplasmatischen Retikulums mit reifen (umhüllten) Zytomegalieviren (Pfeile). Vergr. etwa 10 700×. (KISTLER)

(fibrinoide Nekrose). Die proteolytischen Leukozytenfermente bewirken oft eine Gewebseinschmelzung (Abszeß), wobei kollagene Fasern abgebaut werden. Aus diesem abgebauten Kollagen könnte das Hyalin herstammen (*Rekonstitutionshyalin,* vgl. Abb. 35).

Wachstum und Tumoren

Eine erhöhte Stoffwechselleistung findet morphologisch ihren Ausdruck in einer Vergrößerung der Zellen und Zellkerne (*Hypertrophie,* Abb. 8) eventuell mit Zellvermehrung (*numerische Hypertrophie* bzw. *Hyperplasie*). Vgl. S. 57. Die Bildung von organspezifischem Ersatzgewebe bezeichnet man als *Regeneration.* Dabei kann es zur *Metaplasie,* z. B. Umwandlung von Flimmerepithel in Plattenepithel, kommen. In diesem Falle differenzieren sich die Basalzellen des Gewebes zu ortsfremdem Epithel aus (vgl. S. 94).

Riesenzellen treten unter den verschiedensten Bedingungen und in unterschiedlichen Erscheinungsformen auf (Abb. 39). Oft sind sie Ausdruck einer erhöhten Resorptionsleistung (z. B. Langhanssche Riesenzellen, Fremdkörperriesenzellen, Osteoklasten). Sie entstehen durch Zellverschmelzung. In manchen Fällen können sich Riesenzellen aus Kapillarsprossen entwickeln (z. B. Riesenzelle bei Epulis). Toutonsche Riesenzellen findet man bei chronischen resorptiven Entzündungen im Fettgewebe.
Vergleiche die Abbildungen: Fremdkörperriesenzelle, S. 240; Langhanssche Riesenzelle, S. 120; Riesenzellen bei Epulis bzw. braunem Tumor, S. 128; Riesenzelle im Aschoffschen Knötchen, S. 70; Toutonsche Riesenzelle, S. 240; Hodgkinzelle und Sternbergsche Riesenzelle, S. 270; Osteoklasten, S. 294; Plazentariesenzelle, S. 224; Tumorriesenzelle, S. 254.

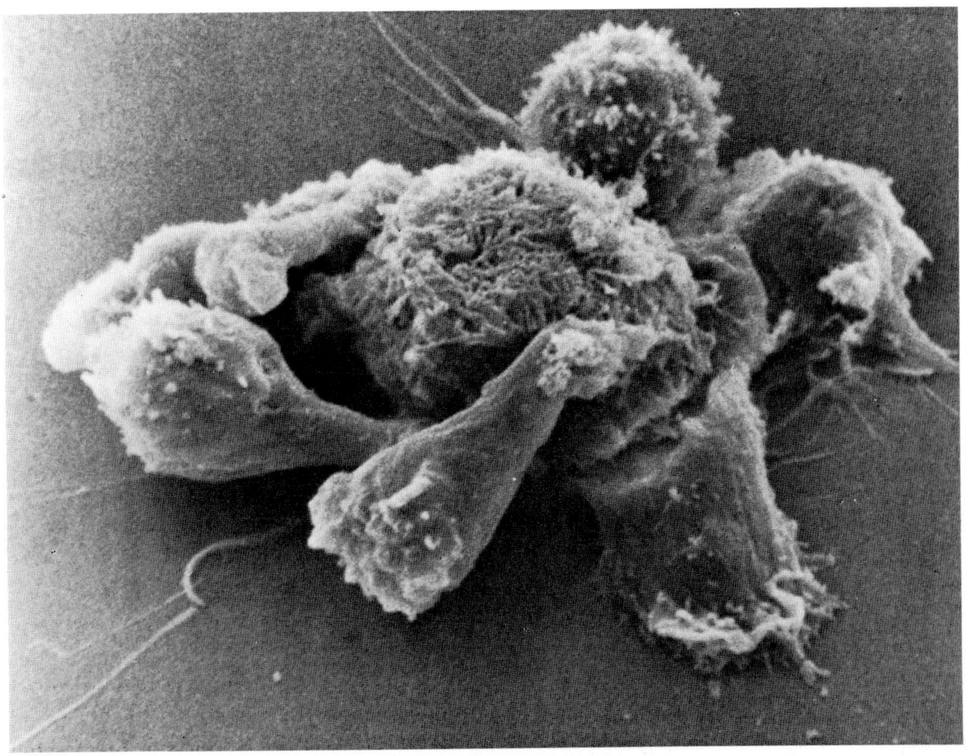

A. – Abb. 38. Zellulärer Angriff stimulierter »Killer«-Lymphozyten auf eine abgerundete Tumorzelle (HeLa-Zelle). Rasterelektronenmikroskopie. 5500×. (Paweletz, Krebsforschungszentrum Heidelberg)

Riesenzellen

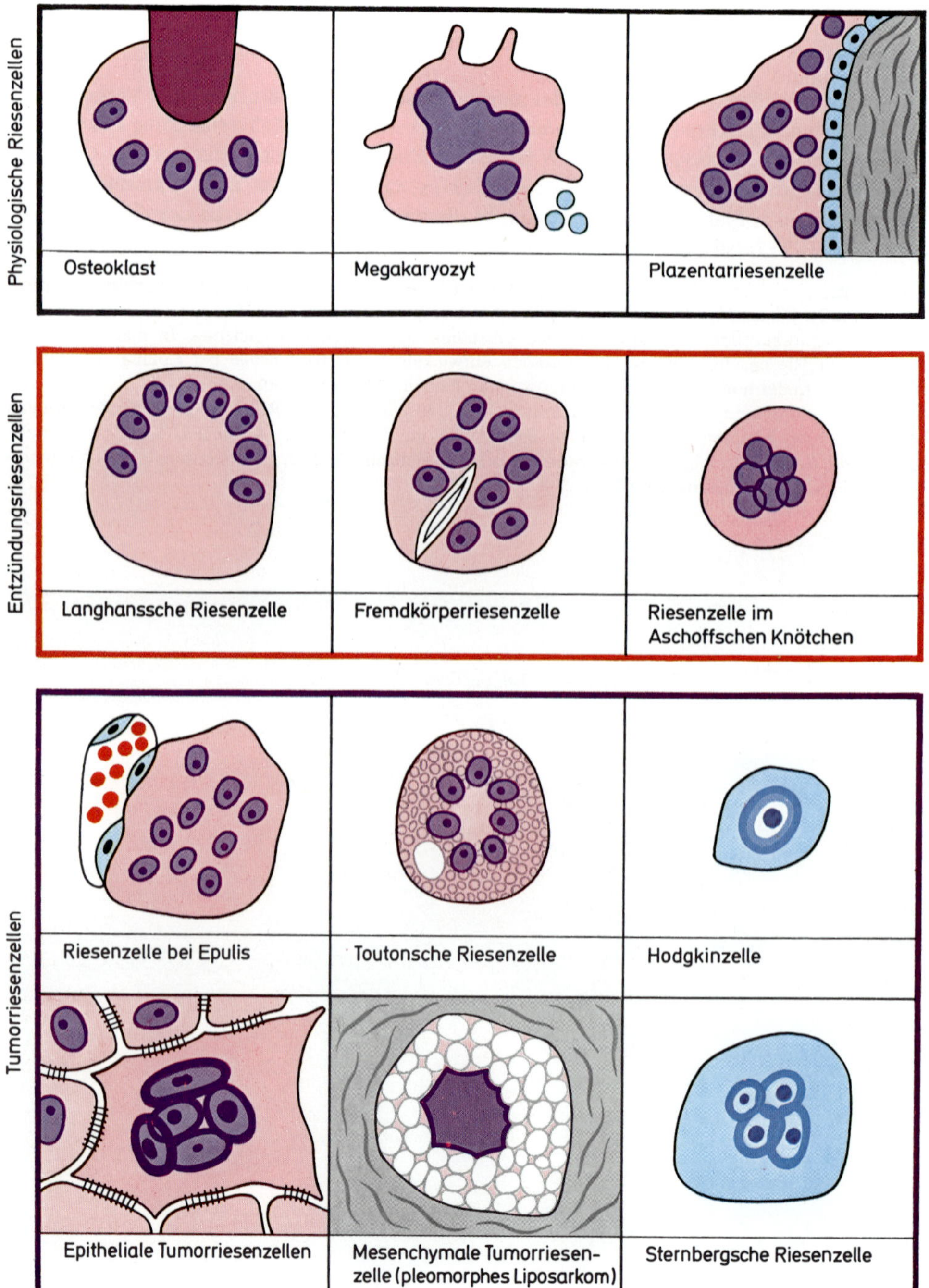

A. – Abb. 39. Übersicht verschiedener unter normalen und pathologischen Bedingungen vorkommender Riesenzellen

Tumoren (Synonyma: Geschwulst, Neoplasie, Neubildung, Gewächs, Blastom) *sind abnorme Gewebsmassen, die durch autonome, progressive und überschießende Proliferation körpereigener Zellen entstehen.*

Für die **Diagnostik** und **Differenzierung** eines Tumors stehen uns mehrere Einteilungskriterien zur Verfügung, insbesondere die Morphologie (feingewebliche Aufbau) und die Histogenese (Nachweis des Muttergewebes, aus dem der Tumor hervorgeht). Sie sollen eine genaue *diagnostische Erfassung* eines Tumors sowie eine Aussage über seine *Prognose* und nach Möglichkeit auch über seine *Therapie* erlauben. Wichtigstes Einteilungsprinzip ist ohne Zweifel die *Dignität,* d. h. das biologische Verhalten des Tumors. Dabei ist zu berücksichtigen, daß die Begriffe *Gut- und Bösartigkeit* anthropomorph sind, also auf den Menschen bezogen, und keine naturwissenschaftlichen Kriterien darstellen. Es gibt Tumoren, die sicher gutartig sind (z. B. Hautwarzen), und andere, die an ihrer Malignität keine Zweifel bestehen lassen (z. B. das maligne Melanom). Für die *Geschwülste von örtlicher Malignität,* die ein lokal destruierendes Wachstum zeigen, rezidivieren, aber nicht metastasieren, wurde der Begriff »semimaligne« geprägt. Zu dieser Gruppe von Geschwülsten wurden das Basaliom, Zylindrom, Karzinoid und der Speicheldrüsenmischtumor gezählt.

In der modernen WHO-Nomenklatur werden Basaliom und Zylindrom als Basalzellenkarzinom bzw. als adenoidzystisches Karzinom bezeichnet und somit eindeutig zu den malignen Geschwülsten gezählt. Karzinoide weisen in Abhängigkeit ihrer Lokalisation ein unterschiedliches Verhalten auf: Appendixkarzinoide sind gutartig. Ileumkarzinoide können in die Leber metastasieren. Der Speicheldrüsenmischtumor wird heute zu den pleomorphen Adenomen gezählt, da er nur nach unvollständiger operativer Entfernung rezidiviert (oder besser »pseudorezidiviert«).

Die diagnostische Erfassung eines Tumors setzt die Erhebung zahlreicher klinischer und pathologisch-anatomischer Einzelbefunde sowie ihre sorgfältige Abwägung voraus. Somit ist die Diagnosestellung letztlich Ausdruck der Erfahrung des einzelnen Pathologen, der aus einem statischen, fixierten Gewebsbild den möglichen späteren Krankheitsverlauf voraussagen soll. Die wichtigsten Befunde sind in der Tab. 5 zusammengefaßt. In der Praxis wird man immer wieder vor die Frage gestellt: *Ist ein Tumor noch gutartig oder bereits bösartig?* Wir wissen, daß eine bösartige Geschwulst (z. B. ein Karzinom) nicht direkt aus einer normalen Zelle hervorgeht, sondern das Endstadium einer Reihe von Veränderungen darstellt, die sich von der normalen Zelle über die Regeneration und den gutartigen Tumor bis zur malignen Geschwulst erstreckt. Dieser Ablauf wird als *Progression* bezeichnet. Nun kann es vorkommen, daß eine Gewebsprobe aus einer Übergangsphase bzw. Zwischenstufe eines Tumors untersucht wird und sich somit die Frage der Dignität nicht eindeutig bestimmen läßt. Hier spricht man von einem *Grenzfall* oder »borderline tumor«.

In den letzten Jahren ist immer wieder beobachtet worden, daß die **Prognose eines Tumors** – gemessen an der 5- oder 10-Jahres-Überlebensrate – von bestimmten pathologisch-anatomischen Befunden abhängt, die im TNM-System berücksichtigt oder als Tumorgrading erfaßt werden. Beim **TNM-System** (T = »tumor«, N = »node«, M = »metastasis«) werden makroskopische Befunde, wie z. B. Tumorgröße, -lokalisation, -ausdehnung, Befall von Lymphknoten, Vorliegen von hämatogenen Fernmetastasen, berücksichtigt. Zur Zeit ist man bemüht, für jeden Organtumor einen TNM-Schlüssel aufzustellen. Beim **Tumorgrading** werden prognostische Rückschlüsse aus dem feingeweblichen Aufbau bzw. aus dem Reifegrad eines Tumors gezogen: Hochdifferenzierte Tumoren sind in der Regel von besserer Prognose als entdifferenzierte Geschwülste (s. Schilddrüsenkarzinome).

A. – Tab. 5. Dignität der Tumoren: Unterschiede zwischen gut- und bösartigen Neubildungen[1]

Merkmale	Gutartiger Tumor	Bösartiger Tumor
	Klinische Befunde	
1. Geschlecht	nicht von Bedeutung	nicht von Bedeutung
2. Alter	vorwiegend bei Jugendlichen	vorwiegend bei älteren Menschen
3. Tumorlokalisation	In allen Organen kommen sowohl gut- als auch bösartige Neubildungen vor. Die Dignität kann durch die Tumorlokalisation bestimmt werden: ein histologisch gutartiger Tumor kann sich (z. B. im Gehirn) bösartig verhalten.	
4. Klinische Symptomatik	eher arm, unspezifisch (zahlreiche Ausnahmen: z. B. endokrine Tumoren)	ausgeprägt, oft erst im fortgeschrittenen Stadium
5. Verlaufsdauer der Erkrankung	lang (Jahre oder Jahrzehnte)	eher kurz (Monate)
6. Spezifische Zelleistung	häufiger vorhanden	fehlt meistens
7. Wachstum	expansiv, verdrängend	infiltrierend, destruierend
8. Metastasen	fehlen	häufiger vorhanden
9. Rezidiv	kann vorkommen	häufig
	Pathologisch-anatomische Befunde	
10. Organveränderung	Druckatrophie	Destruktion
11. Tumorkapsel	vorhanden	fehlt
12. Konsistenz	unterschiedlich	meistens weich
13. Schnittfläche	einheitlich	bunt (rote Blutungen, gelbe Nekrosen)
14. Gewebstyp (Vergleich zum Muttergewebe)	homolog, ausgereift	heterolog, unreif
15. Zellreichtum	oft zellarm	zellreich
16. Zellgröße und -form	regelmäßig, isomorph	unregelmäßig, polymorph
17. Zellatypien	fehlen	häufiger
18. Mitosen: Zahl und Typ	selten, typisch	häufig, atypisch
19. Chromatin	regelmäßig verteilt	unregelmäßig: teils dicht, teils aufgelockert
20. Chromosomen (DNS-Gehalt)	euploid	häufiger aneuploid mit Chromosomenaberrationen
21. Nukleolus	entspricht den Zellen des Muttergewebes	unterschiedlich groß, häufiger prominent
22. Kern-Zytoplasma-Relation	regelrecht	zugunsten des Kerns verschoben
23. Zytoplasmaanfärbbarkeit	regelrecht	häufiger durch RNS-Vermehrung leicht basophil
24. Enzymausstattung der Zelle	regelrecht	häufiger Enzymausfall

[1] Aus »Allgemeine Pathologie«. Siehe dort ausführliche Beschreibung

Tumor-Elektronenmikroskopie

Es gibt kein ultrastrukturelles Kriterium, an welchem eine Krebszelle allgemeingültig zu erkennen wäre. Es sind aber einige morphologische Veränderungen bekannt, die eine normale Zelle von einer Tumorzelle unterscheiden.

Bei Tieren sind onkogene Viren in verschiedenen Tumoren nachgewiesen worden, so z. B. bei Mammakarzinomen, Leukämien und anderen Geschwülsten. Beim Menschen sind sie lediglich bei einigen Papillomen und Hautwarzen identifiziert worden. Allerdings sind virusähnliche Partikel auch beim Menschen in Leukämiezellen und einigen Karzinomzellen beobachtet worden.

Am **Zellkern** ist ultrastrukturell vor allem die Beurteilung der *Kernmembraneinfaltungen* wichtig. Für einige Tumorzellen, wie z. B. für die Mycosis-fungoides-Zelle (Abb. 41) oder die Sternbergsche Riesenzelle beim Morbus Hodgkin, sind tiefe Kernmembraneinziehungen typisch, allerdings nur im Semidünnschnitt (Schnittdicke unter 1 µm) sicher erkennbar.

Auch im **Zytoplasma** finden sich tumorspezifische ultrastrukturelle Veränderungen. Bestimmte Tumoren, wie die Onkozytome, weisen eine pathologisch veränderte *mitochondriale DNS* auf. Die Zellen sind prall mit funktionell insuffizienten Mitochondrien (histologisch oxyphiles, leicht granuliertes Zytoplasma) angefüllt. Tumoren mit einem hohen Malignitätsgrad sind dagegen meist *mitochondrienarm* oder weisen wenige, dafür aber *dystrophe Riesenmitochondrien* auf, gegen die mitochondriale Antikörper nachgewiesen wurden. Das *endoplasmatische Retikulum* ist ebenfalls ein Gradmesser der Differenzierungsstufe eines Tumors. Die Zellen gutartiger Tumoren (Adenome) oder der Leberzellkarzinome von hoher Gewebsreife (Abb. 44), verfügen über ein funktionstüchtiges Proteinsystem. Diese Zellen weisen folglich auch ein gut entwickeltes endoplasmatisches Retikulum auf. In den rasch wachsenden malignen Hepatomen geht dagegen die *metabolische Fähigkeit* der Geschwulstzellen verloren: das glatte endoplasmatische Retikulum fehlt. Mit abnehmender Differenzierung sinkt in Sarkomzellen auch der Membrangehalt des endoplasmatischen Retikulums.

Die ultrastrukturelle Tumoruntersuchung kann zur **Differentialdiagnose** und zur histogenetischen Differenzierung bzw. Systematik beitragen. *Desmosomenartige Interzellularbrücken* sind für ein Plattenepithelkarzinom (Abb. 46) typisch. An den *mikrovilliähnlichen Randdifferenzierungen der Zellmembran* sind die Karzinomzellen erkennbar, die sich von Lumen oder Körperhöhlen auskleidenden Zellen ableiten lassen (Drüsen, Respirationstrakt, Mesothel). Der Nachweis von *intrazytoplasmatischen Granula mit zickzackförmigen Innenstrukturen* spricht für ein Melanom. Bei den spindelzelligen Sarkomen ist eine genaue histogenetische Einordnung oft erst durch die elektronenmikroskopische Untersuchung möglich. Das Vorhandensein von *sarkomerenartig angeordneten Myofilamenten* spricht für ein Rhabdomyosarkom Abb. 42), von dichten *Filamentbündeln* für ein Leiomyosarkom.

Auch über die **Ausbreitung eines Tumors** kann die Elektronenmikroskopie Auskunft geben, insbesondere über die *Tumor-Stroma-Beziehungen.* In diesen Fällen trägt die ultrastrukturelle Darstellung (z. B. der Basalmembran: Abb. 47) zur besseren Abgrenzung der invasiven Stadien von den Präkanzerosen und Krebsfrühveränderungen bei.

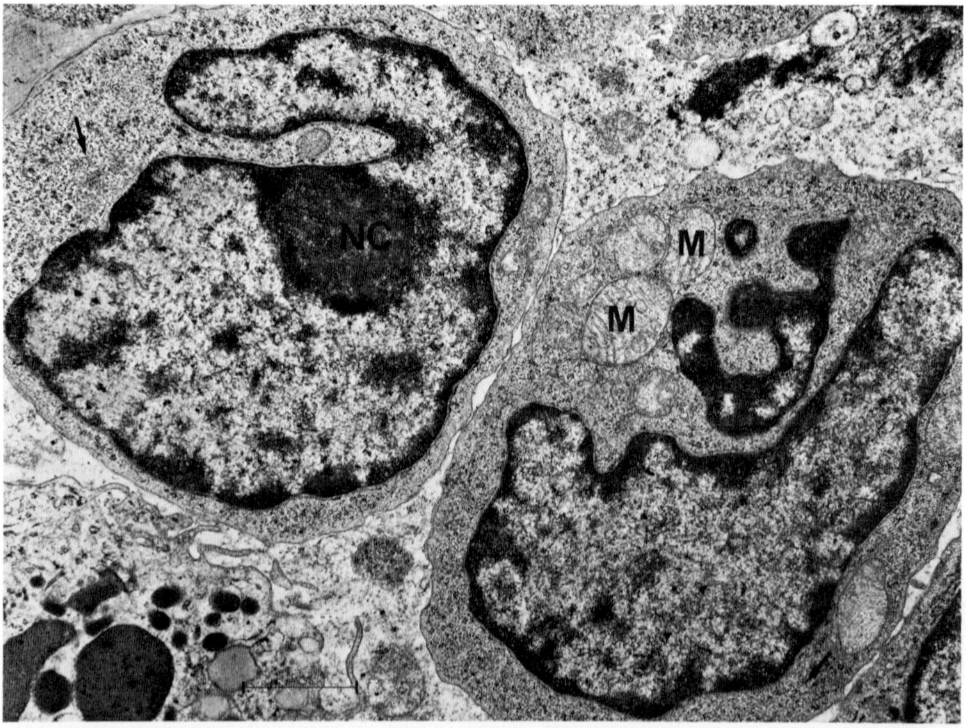

A. – Abb. 40. Burkitt-Tumor. Malignes Lymphom, das vorwiegend bei Kindern im Bereich der Kieferhöhlen vorkommt. Es besteht aus Lymphoblasten mit einem schmalen Zytoplasmasaum und deutlicher Kernpolymorphie (schollig verteiltes Heterochromatin und großer Nukleolus). Im Zytoplasma reichlich freie Ribosomen und Polysomen (→), aber nur vereinzelte Mitochondrien (M). Vergr. 10000×. (Bernhard)

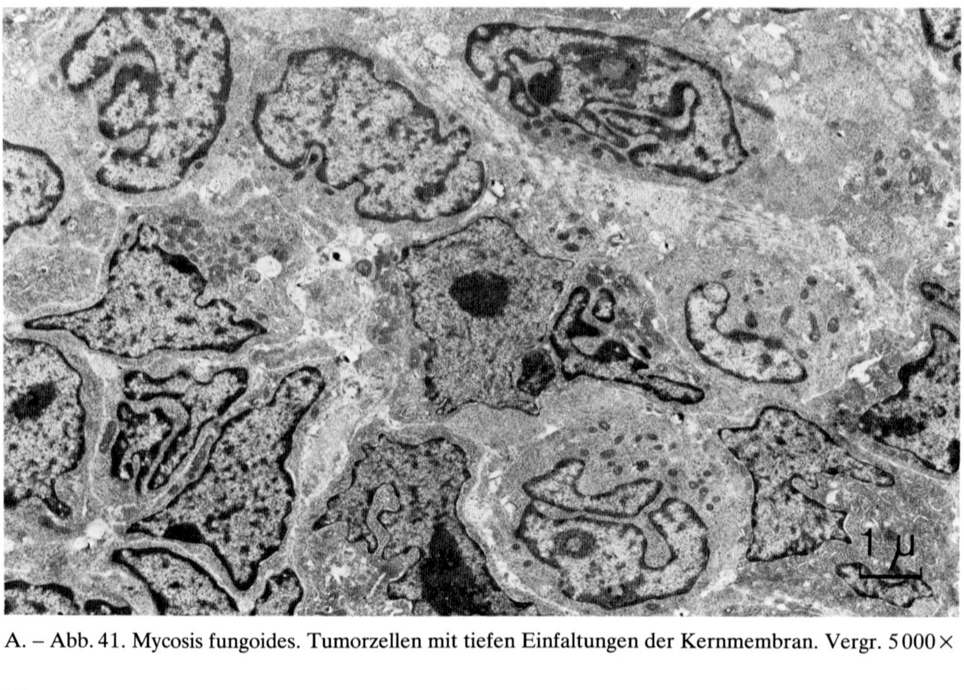

A. – Abb. 41. Mycosis fungoides. Tumorzellen mit tiefen Einfaltungen der Kernmembran. Vergr. 5000×

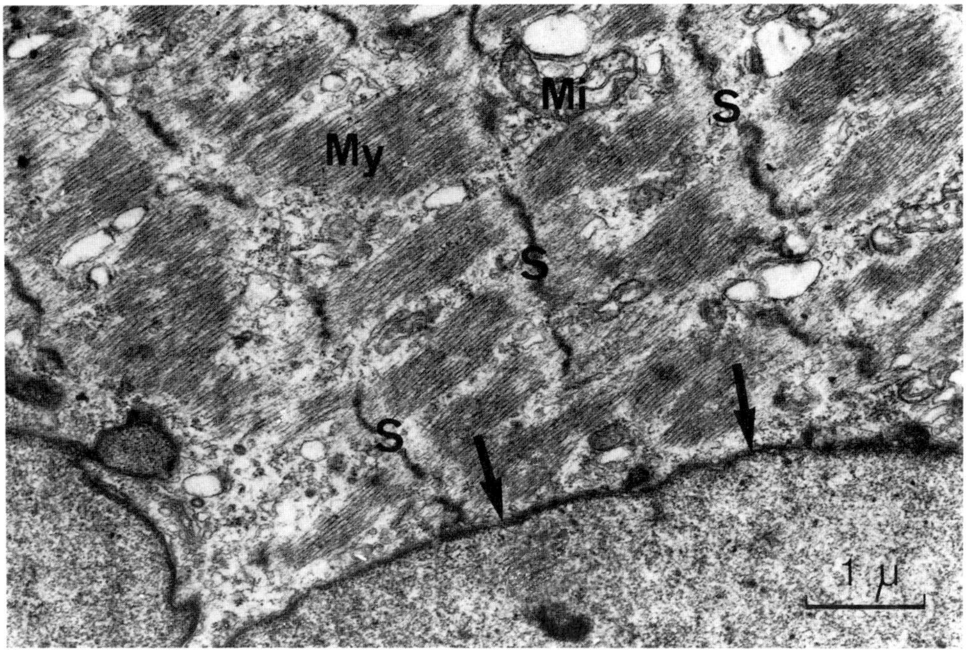

A. – Abb. 42. Ausschnitt aus einer Rhabdomyosarkomzelle. Myofilamente (My) deutlich erkennbar und sarkomerenartig (S) angeordnet. Mi = Mitochondrien. Die Pfeile weisen auf die Kernmembran hin. Vergr. 12000×

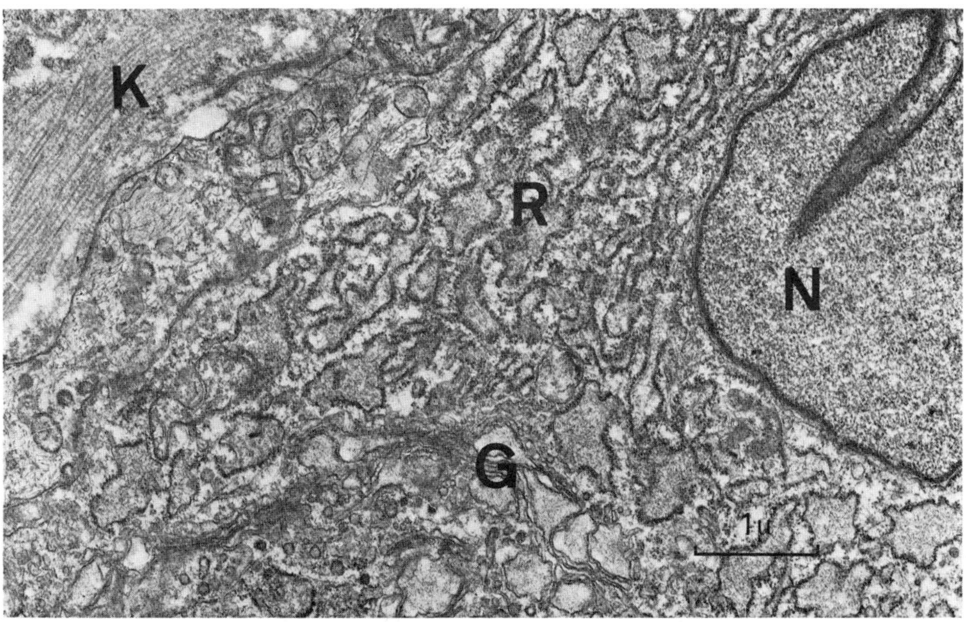

A. – Abb. 43. Ausschnitt aus einer Fibrosarkomzelle. Die Zelle ist von primitiven Kollagenfibrillen (K) umgeben, weist einen gelappten Kern (N) sowie ein gut entwickeltes rauhes Er (R) und Golgi-Apparat (G) auf. Vergr. 12000×

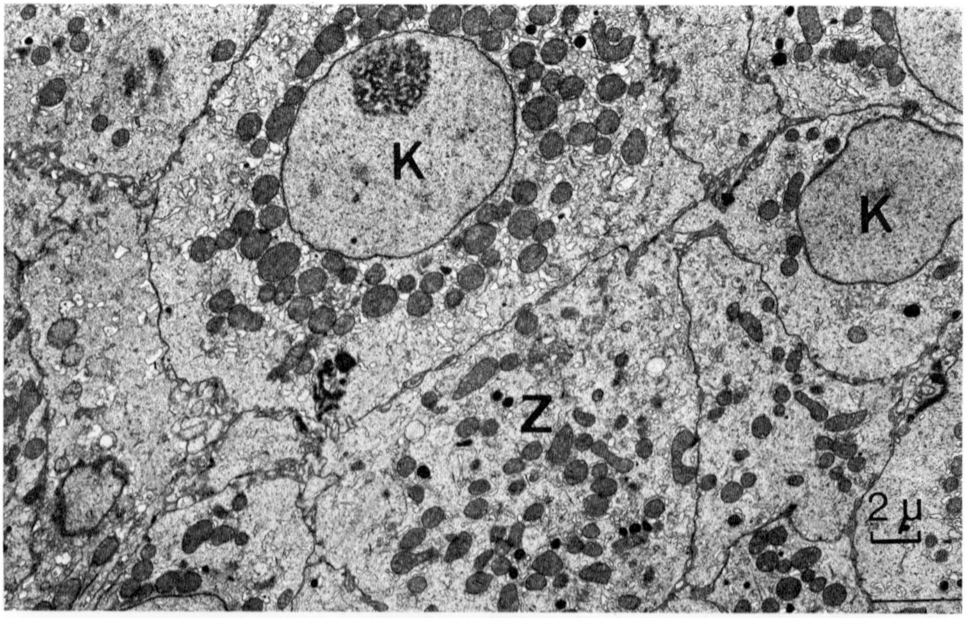

A. – Abb. 44. Ausschnitt aus einem mittelschnell wachsenden Morris-Hepatom. Die Tumorzellen gleichen in ihrer Zytoarchitektur weitgehend den normalen Hepatozyten. Der geordnete Läppchenaufbau fehlt. (Z = Zytoplasma, K = Zellkern). Beachte die großen Nukleolen. Vergr. 7500×

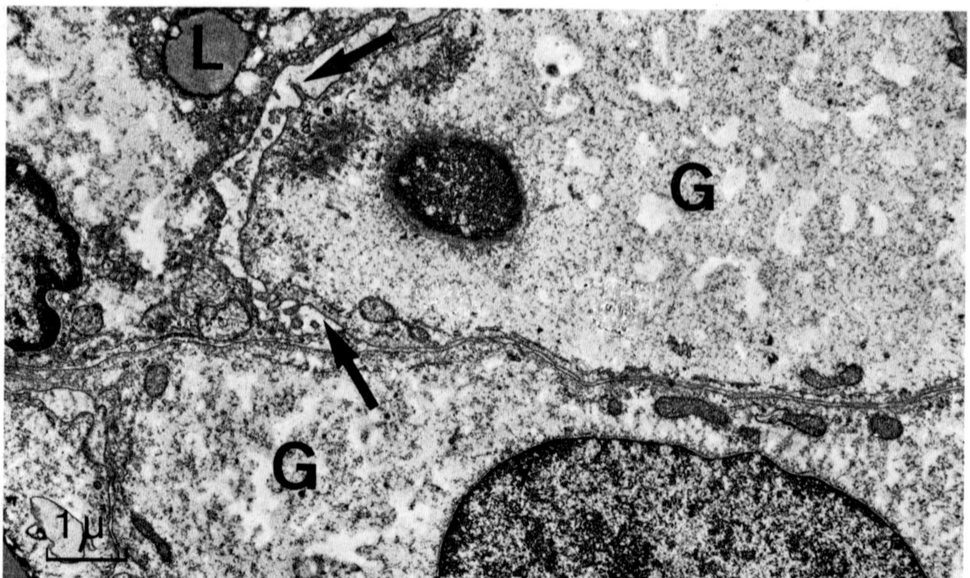

A. – Abb. 45. Ausschnitt aus einer hellen Zelle eines hypernephroiden Nierenkarzinoms. Das Zytoplasma enthält große Glykogenfelder (G) und Lipoidtropfen (L). Die Pfeile weisen auf die bürstensaumähnlichen Differenzierungen der Zelloberfläche hin. Vergr. 10500×. (Kistler)

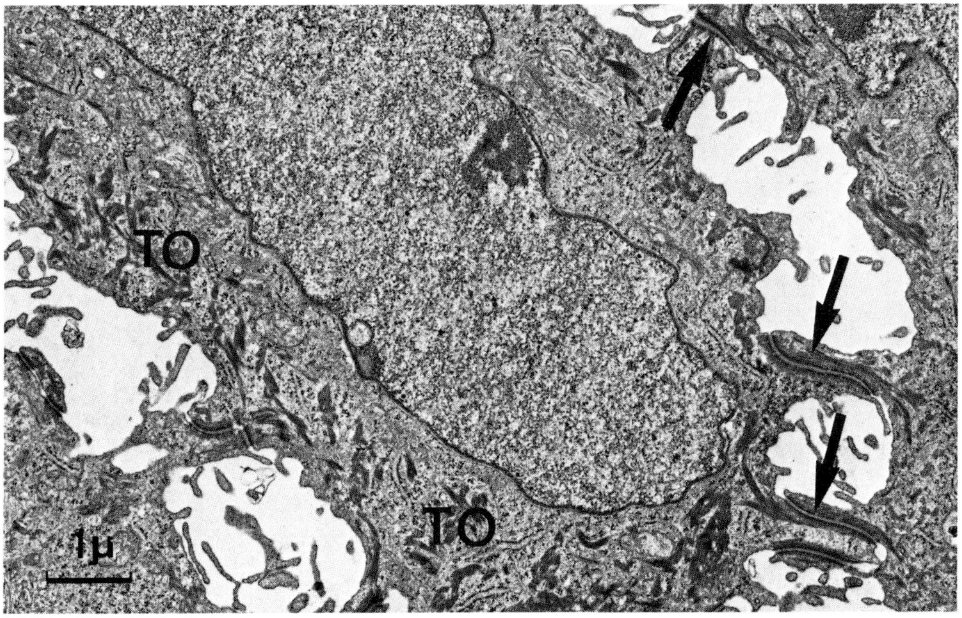

A. – Abb. 46. Ausschnitt aus einer Tumorzelle eines Plattenepithelkarzinoms des Bronchus. Deutlich erkennbar die typischen Interzellularbrücken mit desmosomenartigen Strukturen (→), welche für Plattenepithelien charakteristisch sind. Im Zytoplasma zahlreiche Tonofibrillen (To). Vergr. 12000×. (Kistler)

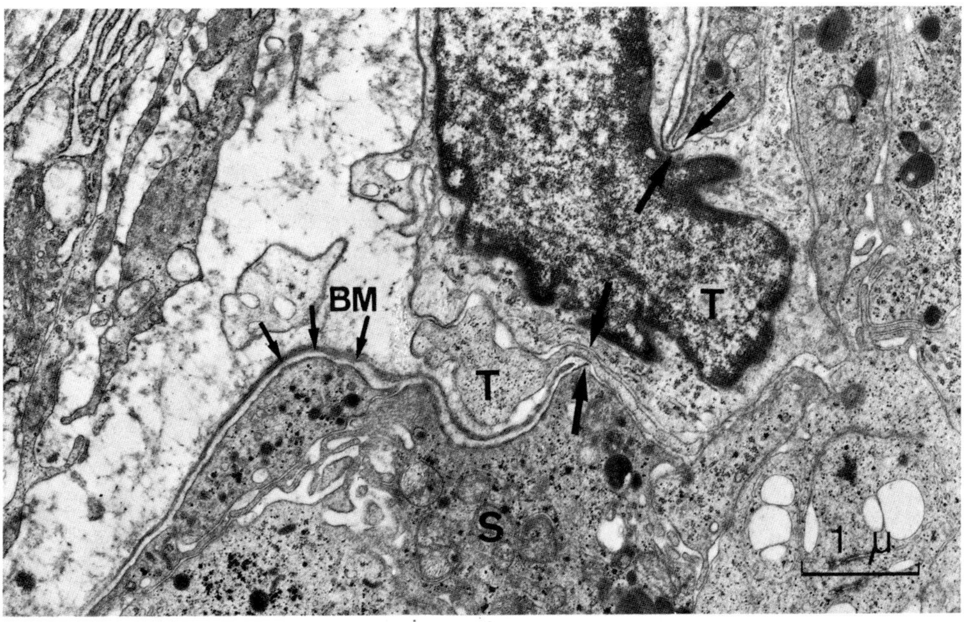

A. – Abb. 47. Epithel-Stroma-Verbindung eines duktalen Mammakarzinoms. Die intraduktalen Tumorzellen (IDT) sind von einer Basalmembran umgeben (BM). Durch eine Lücke in dieser Basalmembran (→) dringt eine Tumorzelle (T) ein. Vergr. 15000×. (Ozello u. Sanpitak)

Systematik der Tumoren

1. Primäre Tumoren

1.1. Epitheliale Tumoren:
(werden bevorzugt nach morphologischen Kriterien unterteilt)

1.1.1. gutartige Tumoren
Adenom (Polyp): trabekuläres, follikuläres, tubuläres, alveoläres, onkozytäres, hellzelliges, azidophilzelliges
Papillom: Plattenepithel-, Übergangszellpapillom
Kystom

1.1.2. maligne Tumoren (Karzinom): solides, medulläres, szirrhöses, drüsenbildendes, verschleimendes, trabekuläres, tubuläres, follikuläres, azidophilzelliges, onkozytäres, hellzelliges, kribriformes, adenoidzystisches (Zylindrom), Siegelringzellkarzinom, Adenoakanthom, Plattenepithelkarzinom, Übergangszellkarzinom, mukoepidermoides, papilläres, intraduktales, lobuläres u. a.

1.2. Mesenchymale Tumoren:
(werden nach dem Muttergewebe aus dem sie hervorgehen unterteilt)

1.2.1. gutartige Tumoren: Fibrom, Myom, Chondrom u. a.
1.2.2. bösartige Tumoren: Fibrosarkom, Myosarkom, Chondrosarkom u. a.

1.3. Neurogene Tumoren:
(werden nach dem Muttergewebe aus dem sie hervorgehen unterteilt)

Neurinom, Neurofibrom, Meningeom, Gliom (Astrozytom, Oligodendrogliom, Glioblastoma multiforme), Ependymom, Medulloblastom, Neuroblastom, Phäochromozytom

1.4. Mesotheliale Tumoren: gut- und bösartige Mesotheliome

1.5. Pigmenttumoren: Pigmentnaevus (Naevuszellnaevus, blauer Naevus), malignes Melanom

1.6. Mischtumoren:
1.6.1. gutartige Tumoren: Fibroadenom, reifes Teratom, Cystadenofibrom
1.6.2. maligne Tumoren: Cystadenosarkom, unreifes Teratom, Lymphoepitheliom

1.7. Besondere Organtumoren: Hepatom, Cholangiom, kleinzelliges Bronchialkarzinom, endometrioides Karzinom, Brenner-Tumor, Granulosa-Thekazelltumor, Gonadoblastom, Chorionepitheliom, Schweißdrüsentumoren, Odontome, Morbus Paget, Wilms-Tumor, Ewing-Sarkom, Karzinoid u. a.

2. Sekundäre Tumoren (Metastasen)

3. Maligne Systemerkrankungen

3.1. Hämopoetisches System: unreife und reife Leukämien, Plasmozytom
3.2. Maligne Lymphome: Hodgkin- und Non-Hodgkin-Lymphome

Gutartige epitheliale Tumoren

Gutartige epitheliale Tumoren (Abb. 48) können von einer Schleimhaut (*fibroepitheliales exophytisches Wachstum* = Papillome oder Adenome) oder von einem soliden, parenchymatösen Organ (*endophytisches Wachstum* = Adenom) ausgehen.

Als Folge einer chronischen Reizeinwirkung oder Entzündung kann es zu einer umschriebenen Schleimhautverdickung kommen. Bei der **Leukoplakie** (Abb. 48a; B. – Abb. 4.5) handelt es sich um ein akanthotisch verbreitertes Epithel, das an der Oberfläche eine parakeratotische Verhornung (Hornlamellen mit Kernen) und zur Tiefe hin ein entzündlich infiltriertes Stroma zeigt. Leukoplakien der Mundschleimhaut, Lippe, Zunge, Kehlkopf und Harnblase *(Xerosis vesicae)* sind als Präkanzerosen zu werten. Die einfache Hyperkeratose *(Pachydermie, leukoplakische Verdickung)* des Ösophagus oder der Portio ist dagegen harmlos.

Pseudopolypen (Abb. 48b) entstehen durch das Vorwuchern eines submukösen Tumors. Beispiel: submuköses oder subkutanes, gestieltes Lipom *(Lipoma pendulans)*.

Papillome (Abb. 48c) sind gutartige, epitheliale breitbasige Neubildungen, die an der Oberfläche von Platten- oder Übergangsepithel überzogen werden. Sie kommen in der Harnblase, Haut, Mundhöhle und als villöse Adenome im Dickdarm (Abb. 48e) vor. Hier werden sie durch die Muscularis mucosae begrenzt. Ihre Infiltration ist ein Zeichen der malignen Entartung (Abb. 48f).

Tubuläre Adenome (Abb. 48d) sind gutartige epitheliale Neubildungen mit einer schmalen Basis und einem langen Stiel. An der Oberfläche werden sie von einem drüsig differenzierten Epithel überkleidet. Beispiel: tubuläres Dickdarmadenom (frühere Bezeichnung: adenomatöser Polyp).

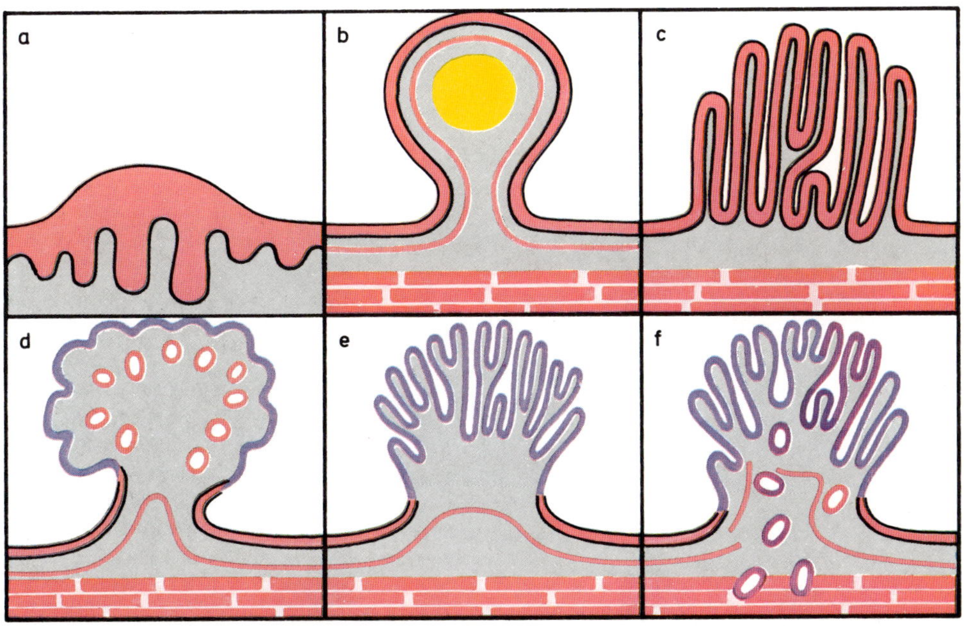

A. – Abb. 48. Schematische Darstellung der Papillome und Polypen. a) Leukoplakie, b) Pseudopolyp, c) Papillom, d) tubuläres Adenom, e) villöses Adenom, f) entartetes Adenom

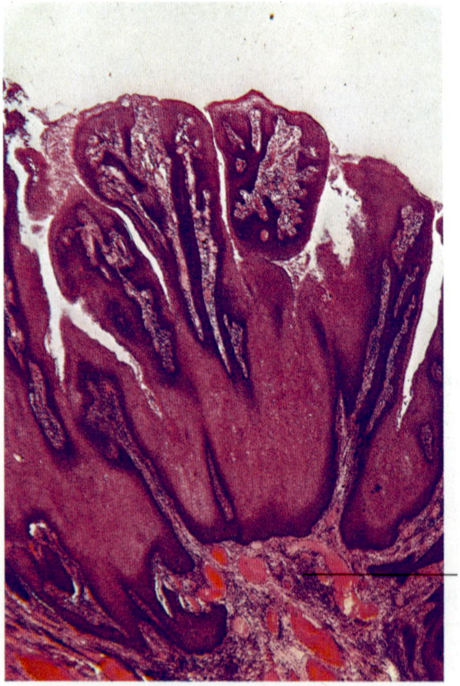

A. – Abb. 49. Condyloma acuminatum; Fbg. HE

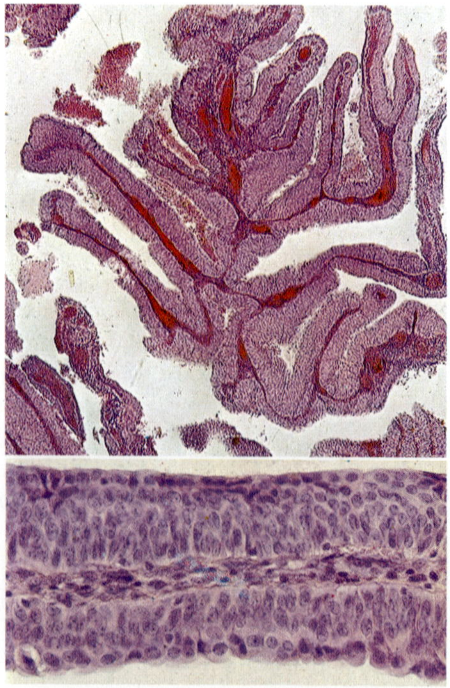

A. – Abb. 50. Übersichtsbild und stärkere Vergrößerung eines Harnblasenpapilloms; Fbg. HE

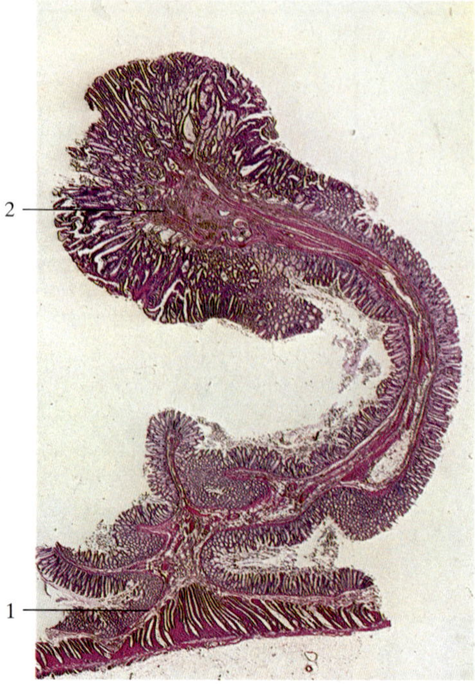

A. – Abb. 51. Tubuläres Rektumadenom; Fbg. HE

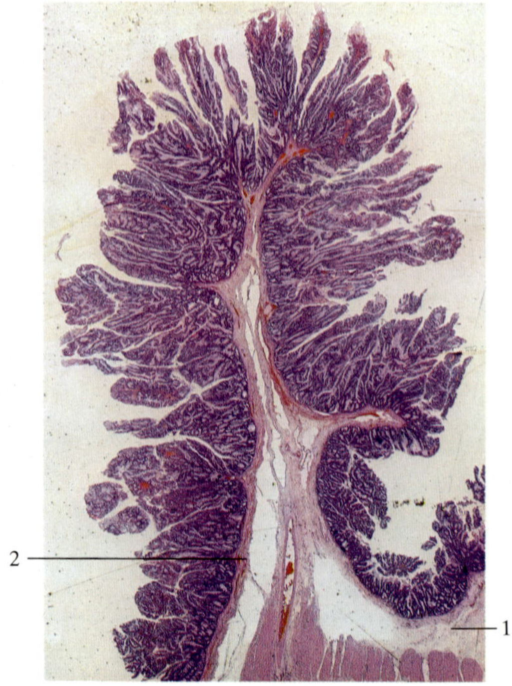

A. – Abb. 52. Villöses (papilläres) Rektumadenom; Fbg. HE

Papillome – Adenome (Polypen)

Condyloma acuminatum (Abb. 49: spitze Feigwarze). *Gutartige, breitbasige fibroepitheliale Neubildung, die bevorzugt perianal, am Penis, am äußeren weiblichen Genitale und periurethral vorkommt.* Histologisch handelt es sich um ein Papillom, das aus einem unterschiedlich breiten bindegewebigen Gerüst besteht, das an der Oberfläche von einem verdickten Plattenepithel überzogen wird (Stratum spinosum mit zahlreichen Mitosen). Das basale Stroma ist entzündlich infiltriert und gefäßreich (→).

Condylomata acuminata sind virusbedingte Schleimhauthyperplasien, die durch eine chronische Reizeinwirkung – gelegentlich auch als Begleiterscheinung einer anderen Krankheit (z. B. Gonorrhoe) – hervorgerufen werden. Sie neigen zum Rezidiv, aber nicht zur malignen Entartung. Diese Veränderungen sind vom *Condyloma latum* (Lues) abzugrenzen.

Das **Harnblasenpapillom** (Abb. 50) *ist eine* **histologisch** *gutartige, exophytisch wachsende, fibroepitheliale Wucherung der Schleimhaut der oberen Harnwege und der Harnblase, die aber häufiger rezidiviert und maligne entartet und daher* **klinisch** *zumindest eine obligate Präkanzerose, häufiger bereits ein hochdifferenziertes Übergangszellkarzinom (Grad I) darstellt.* Im Übersichtsbild (Abb. 50 oben) sieht man die lang ausgezogenen Papillen mit ihrem zarten Stromagerüst. Bei stärkerer Vergrößerung (Abb. 50 unten) erkennt man das mehrschichtige Epithel vom Übergangszelltyp. Papillome mit breitem Zellüberzug (mehr als 7 Zellschichten), Zellatypien (unterschiedlich große Zellen und Zellkerne) sowie Mitosen weisen die Zeichen der verstärkten Proliferation bzw. malignen Entartung auf, dabei kann im untersuchten Material durchaus das infiltrative Wachstum fehlen.

Harnblasenpapillome treten bevorzugt bei 60 bis 70 Jahre alten Männern auf. Bei etwa 70% der Fälle kommt es zu einem Rezidiv, das häufiger niedriger differenziert ist als der Primärtumor. Bei 10% der Papillome liegt bereits ein infiltratives Wachstum vor. Schleimhautneubildungen, die alle zytologischen Kriterien der Malignität zeigen, aber die Basalmembran nicht durchbrechen, werden als *Carcinoma in situ* bezeichnet. Sie weisen eine vorwiegend flache Ausbreitungsform auf.

Adenome des Dickdarms (Abb. 51, 52)

Vorbemerkungen: Adenome des Magendarmtraktes sind gutartige, exophytische Neubildungen der Dickdarm-, seltener der Dünndarm- oder Magenschleimhaut. Klinisch und pathologisch-anatomisch unterscheidet man folgende Formen: 1. Der solitäre *Retentionstyp.* Er kommt bevorzugt bei Kindern unter 6 Jahren vor, ist im Rektum lokalisiert und gutartig. 2. Solitäre *tubuläre Adenome* (Abb. 51) kommen bei Erwachsenen vor und entarten nur extrem selten. 3. Besonders große (über 3 cm Durchmesser), solitäre *villöse Rektumadenome* gehen dagegen häufiger in ein Karzinom über. 4. Bei der *Adenomatosis coli* zeigt fast die gesamte Dickdarmschleimhaut Adenome, die histologisch dem tubulären Typ entsprechen, aber frühzeitig entarten (unter 36 Jahre alte Männer). 5. Bei der *Polyposis intestini Peutz-Jeghers* kommen langgestielte gutartige Polypen im Magendarmtrakt vor, die von einer verstärkten, fleckförmigen Melaninpigmentierung der Lippen und der Mundschleimhaut begleitet werden. Polypen kommen auch beim *Gardner-* und dem *Cronkhite-Canada*-Syndrom vor.

Die Abb. 51 u. 52 zeigen den für die Prognose wichtigen unterschiedlichen Aufbau eines tubulären und eines villösen Rektumadenoms. Beim **tubulären Rektumadenom** (Abb. 51) erkennt man eine schmale Implantationsbasis (→1), einen langen dünnen Stiel und eine kolbenartig verdickte Spitze. Das Stroma schließt Anteile der Muscularis mucosae, Submukosa und Gefäße ein. Im Bereich der Oberfläche (→2) finden sich Ansammlungen von Erythrozyten und hämosiderinhaltigen Makrophagen (Zeichen einer Blutung). Die Oberfläche besteht aus einem teils helleren, verschleimenden, teils dunkleren regeneratorisch-hyperplastischen Epithel mit Mitosen. Das **villöse Rektumadenom** (Abb. 52) zeigt dagegen einen breitbasigen, papillären Aufbau mit einem adenomatös-hyperplastisch umgewandelten Oberflächenepithel. Die geschwulstfreie Submukosa (→1) und die intakte Muscularis mucosae (→2) schließen eine maligne Entartung aus.

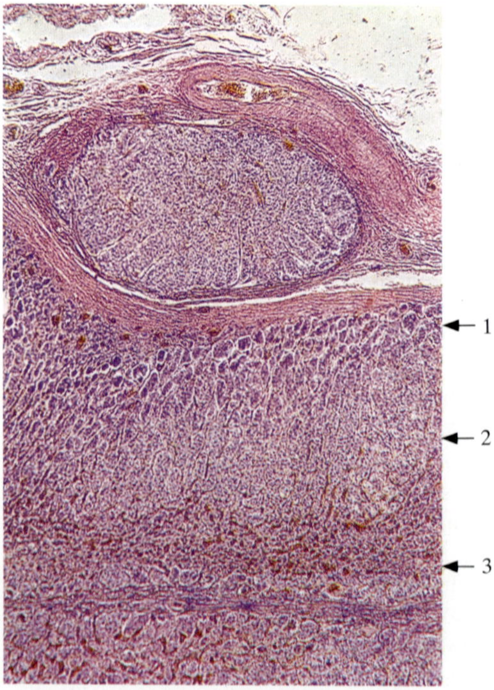

A. – Abb. 53. Nebennierenrindenadenom. Unten normale Nebennierenrinde; Fbg. HE

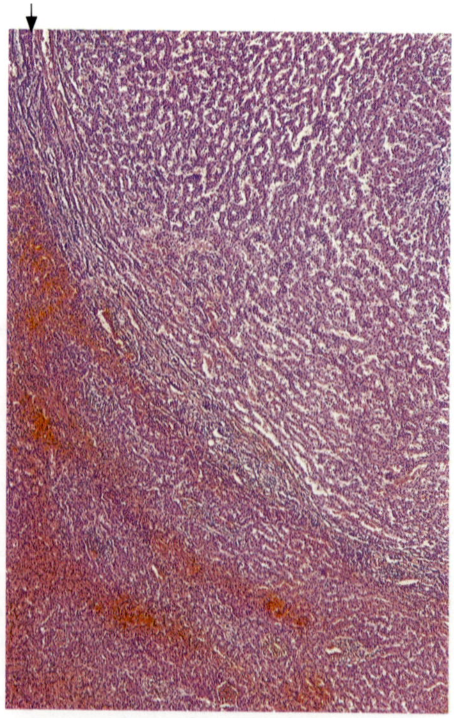

A. – Abb. 54. Gutartiges Hepatom; Fbg. HE

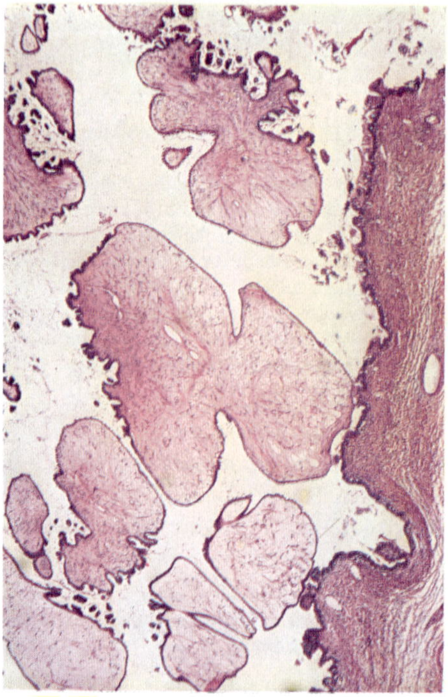

A. – Abb. 55. Seröses papilläres Ovarialkystom; Fbg. HE

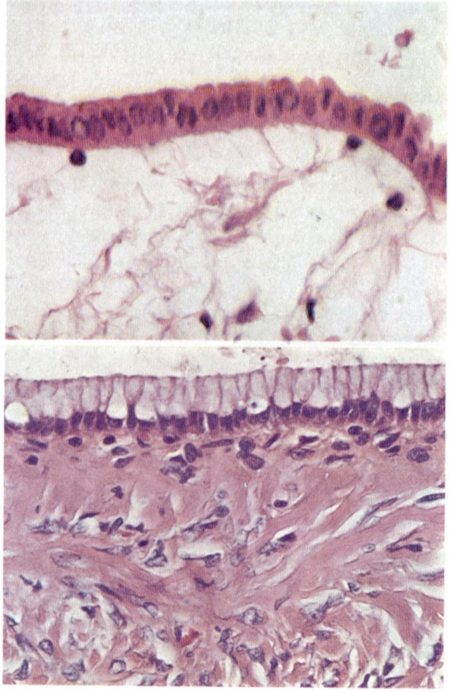

A. – Abb. 56. Oben: Seröses Ovarialkystom, unten: pseudomuzinöses Ovarialkystom; Fbg. HE

Adenome – Kystome

Das Nebennierenrindenadenom (Abb. 53) *ist eine umschriebene, abgekapselte gutartige Neubildung, die von der Nebennierenrinde ausgeht.* Da diese – besonders bei endokrinen Organen vorkommenden – Geschwülste häufiger Ausdruck eines verstärkten hormonellen Anspruches sind, werden sie auch als *Anpassungshyperplasien* angesehen. Das bedeutet, daß sie in Wachstum und Funktion – zumindest am Anfang – einer hormonellen Steuerung unterliegen. Die Abbildung zeigt ein in der Nebennierenkapsel gelegenes Adenom, das von der darunterliegenden Nebenniere isoliert ist. Diese weist (untere Bildhälfte) die normalen Rindenschichten auf: *Zona glomerulosa* (→1), *Zona fasciculata* (→2) und *Zona reticularis* (→3).

Nebennierenrindenadenome kommen häufiger multipel beim Hypertonus vor *(knotige Nebennierenrindenhyperplasie)*. Ferner treten sie auch als echte, autonome Adenome auf. Sie können hormonell stumm oder aktiv sein (Conn- oder Cushing-Syndrom). Diese Adenome sind besonders lipoidreich (gelbe Schnittfläche).

Hepatome (Abb. 54) *sind gutartige Neubildungen, die aus gewucherten Hepatozyten bestehen.* Histologisch erkennt man einen umschriebenen, aber nicht abgekapselten Knoten (→) mit hepatozytenähnlichen, trabekulär aufgebauten Zellen, die sich auch bei starker Vergrößerung nicht von normalen Leberzellen abgrenzen lassen. Das periphere, ortsständige Lebergewebe ist druckatrophisch und blutreich.

Hepatome kommen besonders häufig bei der Leberzirrhose vor und sind im fortgeschrittenen Stadium nicht von einem *Regeneratknoten* abzugrenzen. Isoliert, d. h. in einer normalen Leber, treten sie nur selten auf und sind dann als tumorartige Fehlbildungen *(Hamartome)* zu deuten. Ebenfalls als Hamartome sind die umschriebenen *gutartigen Cholangiome* anzusehen: Sie bestehen aus gewucherten, drüsig-alveolar differenzierten Gallengangsepithelien, die von einem faserreichen Stroma eingeschlossen werden.

Kystome, Kystadenome oder zystische Adenome (Abb. 55, 56). Kystadenome kommen bevorzugt im Ovar, seltener in anderen Organen (z. B. Pankreas) vor. Es handelt sich um ein- oder mehrkammerige Zysten, die von einem abgeflachten oder papillär aufgebauten, einfachen oder pseudomuzinösen Epithel ausgekleidet werden und einen gelben, dünnflüssigen bzw. schleimigen Inhalt einschließen. Unter Berücksichtigung dieses Aufbaus unterscheidet man *uni-* oder *multilokuläre, einfache* oder *papilläre, seröse* oder *pseudomuzinöse Kystome.* Diese Abgrenzung hat prognostische und therapeutische Konsequenzen. **Seröse Ovarialkystome** kommen in etwa 50% der Fälle in beiden Ovarien vor und neigen auch im gleichen Prozentsatz zur malignen Entartung. **Pseudomuzinkystome** treten dagegen isoliert auf, gehen nur selten in ein Karzinom über (weniger als 5% der Fälle) und können nach Perforation zum *Pseudomyxoma peritonei* führen (Ruptur → Schleim und Tumorverbände gelangen ins Peritoneum → Implantationsmetastase → weitere Schleimproduktion und ausgedehnte, intraperitoneale Verwachsungen, besonders der Dünndarmschlingen).

Das seröse, papilläre Ovarialkystom (Abb. 55, 56 oben) besteht aus Hohlräumen, die von einem kubischen Epithel ausgekleidet werden. In der Kystomlichtung erkennt man papilläre Strukturen mit einem aufgelockerten, faserreichen Stroma und einem oberflächlichen Epithel. Bei stärkerer Vergrößerung (Abb. 56 oben) sieht man kubische Zellen mit einem eosinroten Zytoplasma und einem mittelständigen Kern. Häufiger findet man im Stroma kleine konzentrisch geschichtete Kalkablagerungen (Psammomkörperchen).

Das **Pseudomuzinkystom** (Abb. 56 unten) besteht aus einem einreihigen Zylinderepithel mit einem basalen Kern und einer apikalen Schleimvakuole im Zytoplasma. Diese Zellen erinnern an Becherzellen der Dickdarmschleimhaut. Der Kystominhalt besteht aus PAS-positivem Schleim (*Pseudomuzin,* da es durch Essigsäure nicht ausgefüllt wird).

Ovarialkystome werden vom germinativen Ovarialepithel abgeleitet. Die Abgrenzung zwischen einer gut- und einer bösartigen Form ist häufiger sehr schwierig. Bei diesen *Grenzfällen* (»border-line tumor«) sieht man eine beginnende Infiltration des Ovarialstromas durch drüsig differenzierte Zellverbände.

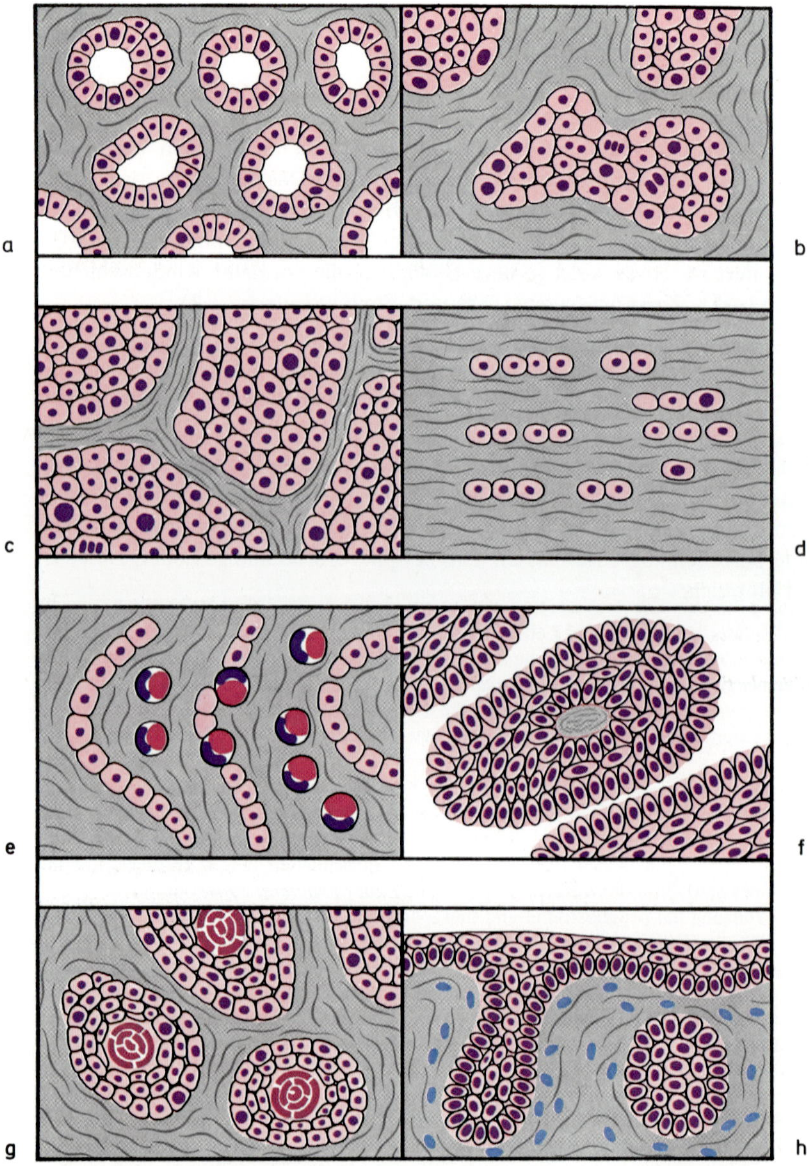

A. – Abb. 57. Schematische Darstellung der Karzinome: a) drüsenbildendes Karzinom; b) solides Karzinom; c) medulläres Karzinom; d) szirrhöses Karzinom; e) Siegelringzellkarzinom; f) Übergangszellkarzinom; g) Plattenepithelkarzinom; h) Basalzellenkarzinom

Karzinom = maligner epithelialer Tumor

Karzinome sind *epitheliale Tumoren, die sowohl klinisch als auch pathologisch-anatomisch Zeichen der Malignität aufweisen.* Sie werden unter Berücksichtigung des Muttergewebes, aus dem sie hervorgehen (z. B. hepatozelluläres Karzinom), oder nach ihrer Zell- und Gewebsdifferenzierung (z. B. Plattenepithelkarzinom oder Siegelringzellkarzinom) unterteilt.
Karzinome, die von einem drüsig-parenchymatösen Organ ausgehen, werden als **Adenokarzinome** bezeichnet. Weisen diese Tumoren eine drüsige Differenzierung auf (z. B. follikuläre, alveoläre, zystische oder zystisch-papilläre Strukturen), dann spricht man von einem **drüsenbildenden Adenokarzinom** (Abb. 57).
Die **entdifferenzierten Adenokarzinome** werden unter Berücksichtigung der Tumorzellen-Stroma-Relation differenziert:

1. Beim **Carcinoma solidum simplex** (Abb. 57) liegen Stroma und Tumorverbände etwa in gleicher Menge vor (Verhältnis 1:1). Abb. 58 zeigt kleine Karzinomverbände, die aus 10–20 Geschwulstzellen bestehen und von einem kollagenfaserreichen Stroma eingeschlossen werden. Mitosen und Atypien kommen – im Gegensatz zum Karzinoid – häufiger vor.
2. Typisch für das **medulläre Karzinom** (Abb. 57) ist das Überwiegen des epithelialen Geschwulstanteiles. Das Stroma ist nur spärlich angelegt. Abb. 59 zeigt ein völlig entdifferenziertes Karzinom, das nur von vereinzelten bindegewebigen Septen (→) durchzogen wird. Rechts im Bild erkennt man Reste des ortsständigen Bindegewebes.
3. Beim **szirrhösen Karzinom** (Abb. 57) steht das kollagenfaserreiche Stroma deutlich im Vordergrund. In ihm eingeschlossen finden sich vereinzelte oder zu kleinen Strängen zusammengefaßte Tumorverbände *(Tumorzellen im Gänsemarsch).* Diese Neubildungen sind von besonders fester, derber Konsistenz und wurden früher als *Linitis plastica* bezeichnet. Alle 3 Tumortypen kommen besonders häufig im Magen und in der Mamma vor.

Siegelringzellkarzinome (Abb. 57) weisen eine besondere Zelldifferenzierung auf. Die Zellen sind rund, schließen in ihrem Zytoplasma eine große, PAS-positive Schleimvakuole ein, die den Kern zur Peripherie verdrängt (Abb. S. 141). Siegelringzellen werden beim Gallertkarzinom der Mamma und beim Frühkarzinom des Magens beobachtet.
Zu den Karzinomen, die von dem Oberflächenepithel ausgehen, zählen das **Transitional-** oder **Übergangszellkarzinom** (Abb. 57: Harnblase und -wege) und das **Plattenepithelkarzinom** (Abb. 57), das sowohl aus dem normalen Pflasterepithel als auch aus einer Plattenepithelmetaplasie hervorgehen kann. Maligne epitheliale Tumoren, die die Basalzellen nachahmen, werden als *Basalzellenkarzinome* (Abb. 57) bezeichnet (s. a. Hauttumoren).

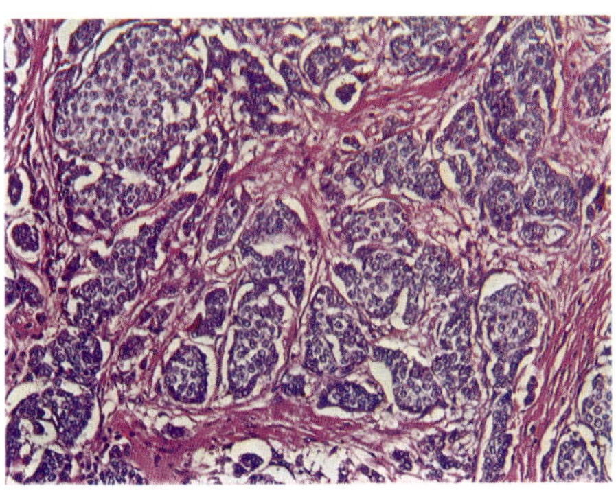

A. – Abb. 58. Carcinoma solidum simplex der Mamma; Fbg.HE

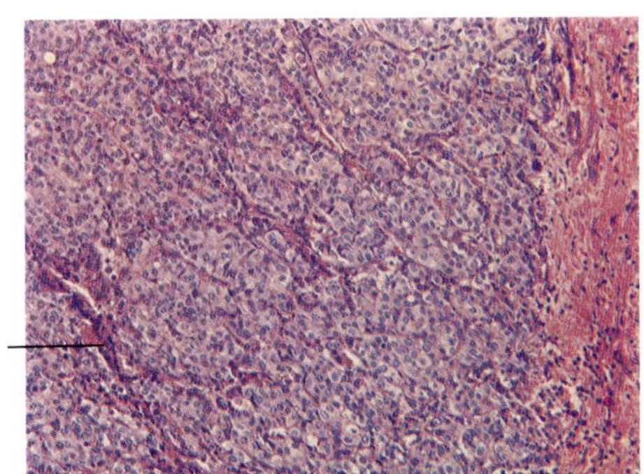

A. – Abb. 59. Medulläres Mammakarzinom; Fbg. HE

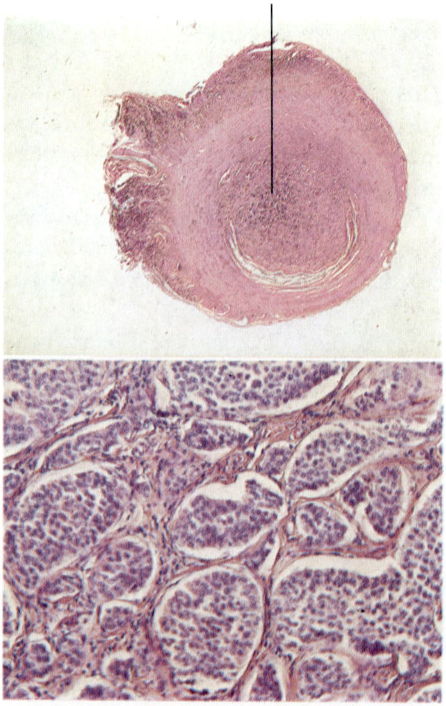

A. – Abb. 60. Karzinoid der Appendix. Oben: Übersichtsbild, unten: stärkere Vergrößerung; Fbg. HE

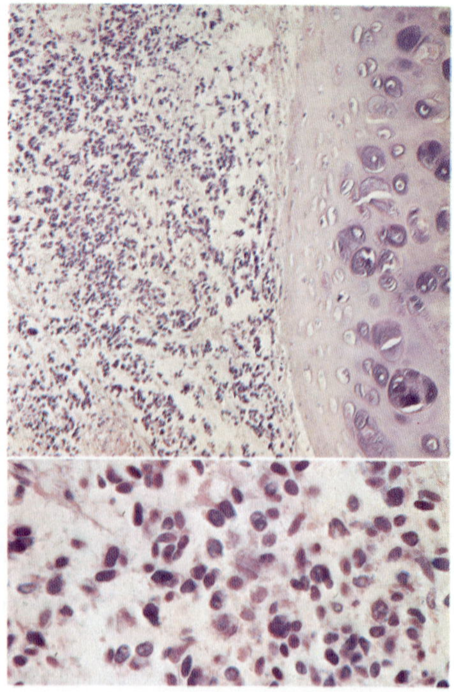

A. – Abb. 61. Kleinzelliges Bronchialkarzinom. Oben: Übersichtsbild, unten: stärkere Vergrößerung; Fbg. HE

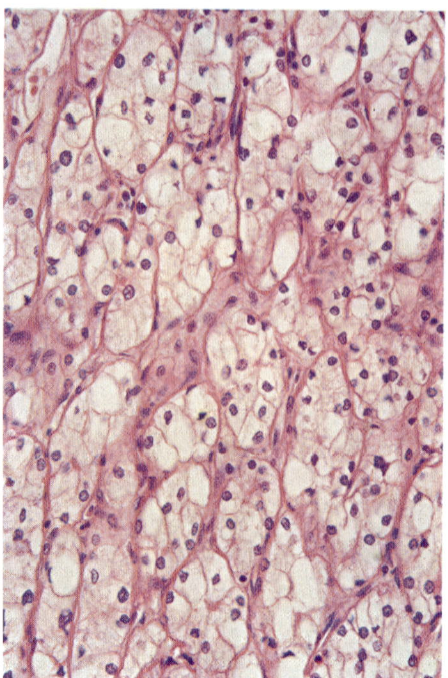

A. – Abb. 62. Hypernephroides Nierenkarzinom mit hellen Zellen; Fbg. HE

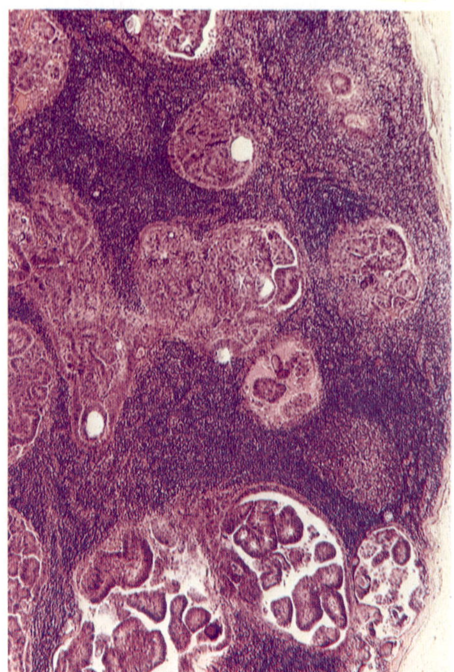

A. – Abb. 63. Lymphknotenmetastase eines Karzinoms; Fbg. HE

Spezielle Tumorhistologie

Das **Karzinoid der Appendix** (Abb. 60). Die Bezeichnung »Karzinoid« weist auf die Ähnlichkeit zwischen diesem Tumortyp und einem echten, soliden Karzinom hin. Beim **Karzinoid** *handelt es sich um einen soliden, infiltrierend wachsenden, extrem selten metastasierenden (Ausnahme Ileum-Karzinoid!) Tumor, der von dem enterochromaffinen System abgeleitet wird.* Die obere Abb. 60 zeigt eine Appendix im Querschnitt mit einer narbig verlegten Lichtung und einer verdickten Muskulatur. In der Übersicht erkennt man bereits eine diffuse Infiltration des Organs (→). Bei stärkerer Vergrößerung (Abb. 60 unten) lassen sich die ballenförmig angeordneten, isomorphen Tumorzellen darstellen. Mitosen sind selten.

Karzinoide kommen am häufigsten in der Appendix (Zufallsbefund bei einer Appendektomie), seltener im Bronchus oder Ileum vor. Sie produzieren Serotonin und Kallikrein, die von der Leber abgebaut werden. Bei einer Lebermetastasierung gelangen die Substanzen in den Kreislauf und rufen ein *Karzinoidsyndrom* hervor. *Paraneoplastische Karzinoidsyndrome* kommen auch bei anderen Tumoren, z. B. beim Bronchuskarzinom vor.

Das **kleinzellige Bronchialkarzinom** (Abb. 61) *ist ein maligner epithelialer Bronchialtumor, der aus lymphozytenähnlichen Zellen besteht.* Die Übersicht zeigt – neben einem noch erhaltenen Bronchusknorpel – die Tumorinfiltration. Bei stärkerer Vergrößerung (unten) findet man teils rundliche (lymphozytenähnliche), teils langgestreckte Zellkerne (»oat cell«-Karzinom). Das Tumorstroma ist nur spärlich angelegt.

Kleinzellige Bronchialkarzinome sind besonders bösartige Tumoren, die sehr frühzeitig Fernmetastasen setzen. Da sie in ihrem Zytoplasma elektronenmikroskopisch nachweisbare Serotoningranula einschließen, glaubt man, daß sie die maligne Variante des Karzinoids darstellen.

Das **hypernephroide Nierenkarzinom (Adenokarzinom der Niere)** (Abb. 62) *ist ein maligner epithelialer Nierentumor, der aus typischen wasserklaren oder pflanzenzellähnlichen Zellen besteht.* Die Tumorzellen sind alveolär oder trabekulär angeordnet, zeigen ein helles, optisch leeres Zytoplasma (Glykogen) und einen rundlichen Kern.

Malignitätskriterien des hypernephroiden Nierenkarzinoms sind: Größe über 3 cm Durchmesser, Einbruch in Gefäße oder Nierenbecken, Mitosen, Atypien und Polymorphie (sarkomartiges Wachstum).
Eine besondere Nierengeschwulst ist der **Wilms-Tumor** (Adenomyosarkom, Abb. 64), der bei Kleinkindern vorkommt und bösartig ist. Histologisch handelt es sich um eine Mischgeschwulst mit einem sarkomatösen Stroma und pseudoglomerulär (→1) sowie pseudotubulär (→2) differenzierten Strukturen.

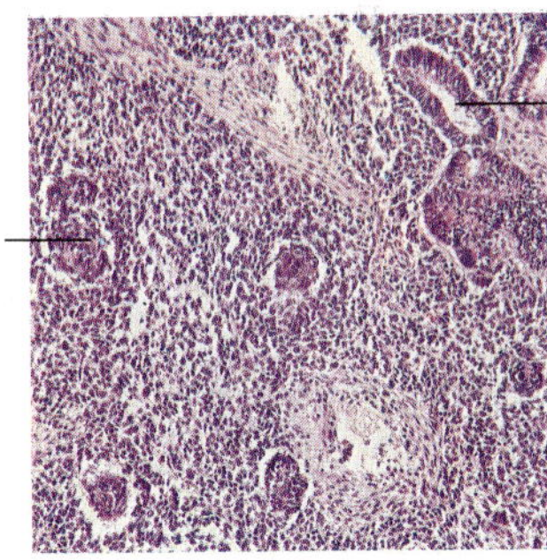

A. – Abb. 64. Wilms-Tumor; Fbg. HE

Lymphknotenmetastasen (Abb. 63). *Der Nachweis von epithelialem Gewebe in einem Lymphknoten spricht in der Regel für die Metastase eines Karzinoms.* Gutartige epitheliale Gewebsektopien (z. B. von Speicheldrüsen-, Schilddrüsengewebe oder Endometrium) kommen nur selten vor. Die Abbildung zeigt ein lymphatisches Organ, das von kleineren eosinroten Karzinomverbänden infiltriert wird.

Der Nachweis einer Lymphknotenmetastase kann von diagnostischer (erste klinische Manifestation eines okkulten Karzinoms), von prognostischer (schlechtes Zeichen) und therapeutischer Bedeutung sein.

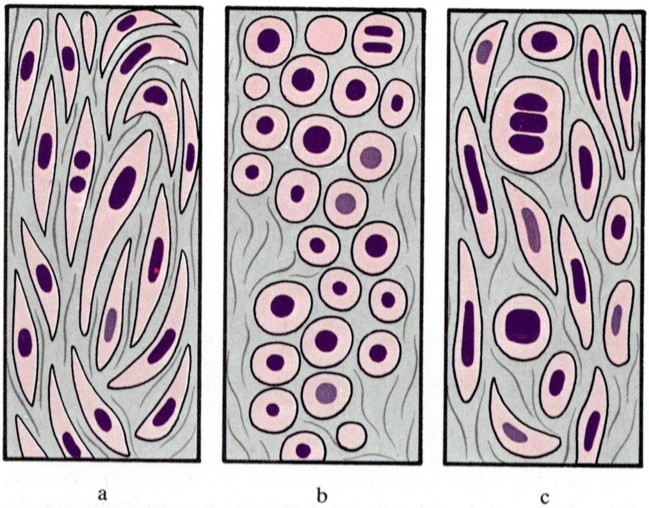

A. – Abb. 65. Schematische Darstellung der Sarkome (morphologische Einteilung):
a) Spindelzelliges Sarkom (Leiomyosarkom, Fibrosarkom)
b) Rundzellensarkom (Lymphosarkom, immunoblastisches Sarkom)
c) Polymorphzelliges Sarkom (Rhabdomyosarkom, Liposarkom, verwilderte Spindelzellensarkome)

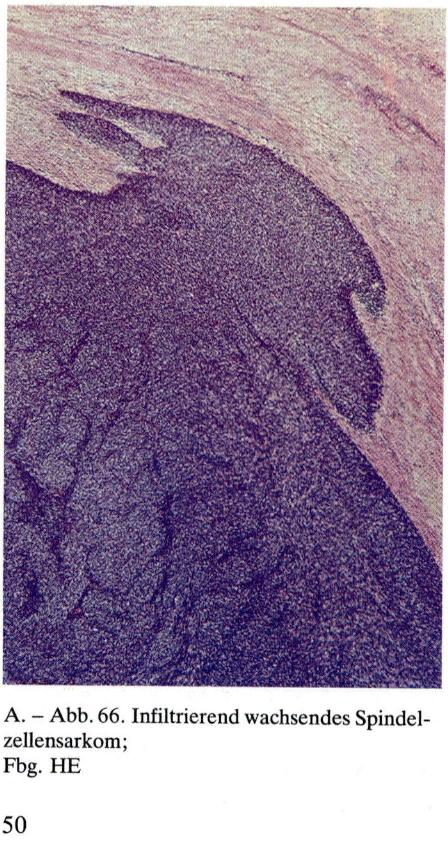

A. – Abb. 66. Infiltrierend wachsendes Spindelzellensarkom;
Fbg. HE

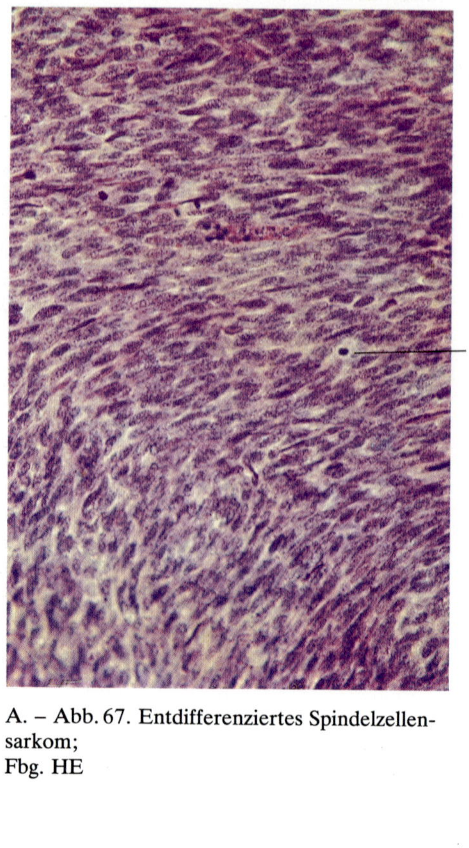

A. – Abb. 67. Entdifferenziertes Spindelzellensarkom;
Fbg. HE

Sarkom = maligner mesenchymaler Tumor

Sarkome *sind maligne Tumoren des Binde- und Stützgewebes.* Sie werden nach morphologischen oder histogenetischen Kriterien eingeteilt. Die Morphologie ist sicher das für den Pathologen einfachste Einteilungsprinzip: Man unterscheidet das **rundzellige,** das **spindelzellige** und das **polymorphzellige Sarkom** (Abb. 65). Es hat sich aber gezeigt, daß Tumoren mit gleichem feingeweblichen Aufbau von sehr unterschiedlicher Prognose sein können. So gibt es Spindelzellensarkome, die sehr frühzeitig metastasieren und besonders bösartig sind. Andere Spindelzellensarkome weisen ein lokal destruierendes Wachstum auf, rezidivieren, setzen aber erst spät Fernmetastasen. Durch die histogenetische Systematik (Einteilung nach dem Muttergewebe, aus dem sie hervorgehen) läßt sich das besonders maligne Leiomyosarkom von dem sog. Fibrosarkom abgrenzen.

Die histologische Systematik stößt bei den entdifferenzierten Tumoren auf Schwierigkeiten. Häufiger lassen sich histologisch keine differenzierten Zellstrukturen oder Interzellularsubstanzen finden, so daß nur noch die Diagnose eines »entdifferenzierten Spindelzellensarkoms« (Abb. 66, 67) gestellt werden kann. In diesen Fällen können Spezialuntersuchungen, wie z. B. die Elektronenmikroskopie, Immunhistologie oder Histochemie, von Nutzen ein. Elektronenmikroskopisch kann man häufiger noch primitive Zellstrukturen, wie Myofilamente (Leiomyosarkom) oder Sarkomeren (Rhabdomyosarkom: Abb. 42), darstellen. Myosin in Muskelsarkomzellen kann immunhistologisch durch ein »Antimyosin-Serum« nachgewiesen werden. Diese Methoden sind aber aufwendig und erfordern in der Regel unfixiertes Material.
Die Abb. 66 und 67 zeigen in der Übersicht und bei stärkerer Vergrößerung ein **entdifferenziertes Spindelzellensarkom.** Es handelt sich um einen zellreichen Tumor, der zapfenförmig das benachbarte eosinrote Bindegewebe infiltriert. Die starke Tumorbasophilie wird durch die dicht nebeneinanderliegenden Kerne hervorgerufen. Bei stärkerer Vergrößerung sieht man die langgestreckten, parallel verlaufenden Zellen mit ihren hyperchromatischen Kernen. Mitosen kommen häufiger vor (67). Zwischen den Tumorzellen ist keine Zwischensubstanz (kollagene Fasern) erkennbar. Wenig differenzierte Spindelzellensarkome (nur spärliche oder keine kollagenen Fasern zwischen den Tumorzellen) rezidivieren (75%) und metastasieren (24%) häufiger als die kollagenfaserbildenden, sog. Fibrosarkome, die lokal destruierend wachsen, rezidivieren (40%), aber nicht metastasieren.
Pseudosarkomatosen: Gelegentlich kommen schnell wachsende Neubildungen vor, die morphologisch an ein Sarkom erinnern, aber – wie ihr späterer Verlauf zeigt – von guter Prognose sind. Sie entsprechen in ihrem feingeweblichen Aufbau einem Fibrosarkom oder einem Lymphosarkom und werden unter der Sammelbezeichnung **Pseudosarkomatosen** zusammengefaßt.

Die **Fasciitis nodularis pseudosarcomatosa** (Abb. 68) *ist eine wahrscheinlich virusbedingte, gutartige, schnell entstehende Gewebsveränderung, die durch eine sarkomartige Proliferation der Fibroblasten in den tieferen Schichten des subkutanen Fettgewebes gekennzeichnet ist.* Histologisch sieht man in der Nachbarschaft der Faszie infiltrierend wachsende Fibroblasten (→1) mit deutlicher Kernpolymorphie und Mitosen. In der Peripherie der Veränderung findet sich ein entzündlich infiltriertes Granulationsgewebe (→2). Metastasen kommen nicht vor.

Pseudosarkomatosen mit lymphozytenähnlichem Aufbau werden als **Pseudolymphome** bezeichnet. Sie wurden in mehreren Organen beschrieben, häufiger im Magendarmtrakt. Histologisch sehen sie wie ein lymphoblastisches Lymphom aus. Ihre Verlaufsdauer von Jahren und Jahrzehnten spricht aber für die Gutartigkeit dieser Veränderung.

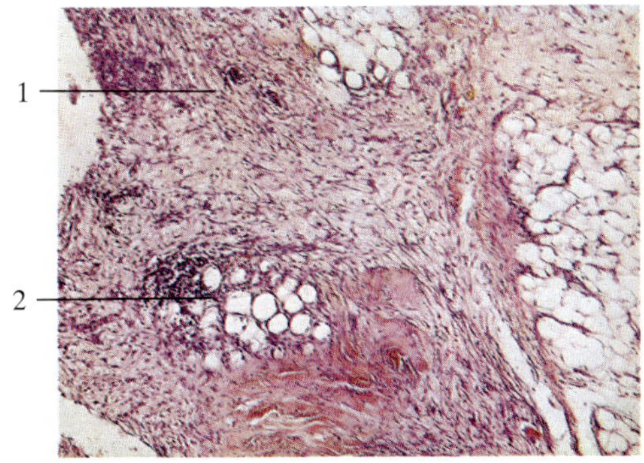

A. – Abb. 68. Pseudosarkomatöse Fasziitis; Fbg. HE

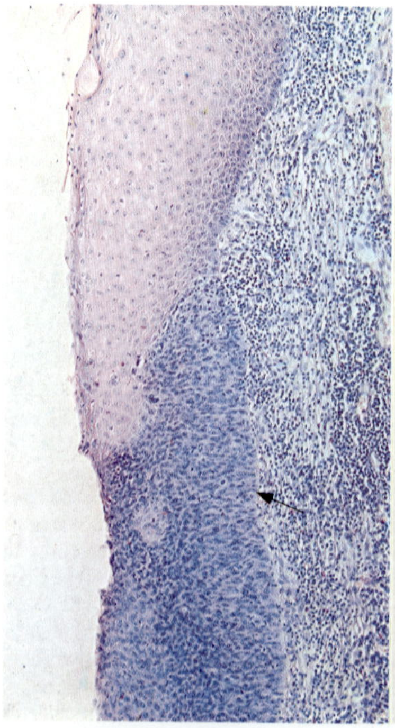

A. – Abb. 69. Carcinoma in situ mit einfachem Ersatz des Oberflächenepithels; Fbg. HE

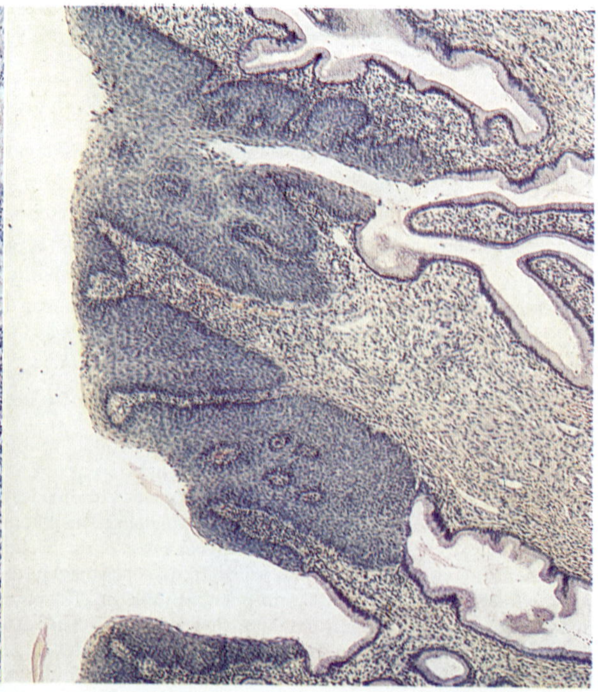

A. – Abb. 70. Carcinoma in situ mit einfachem Ersatz zervikaler Drüsen; Fbg. HE

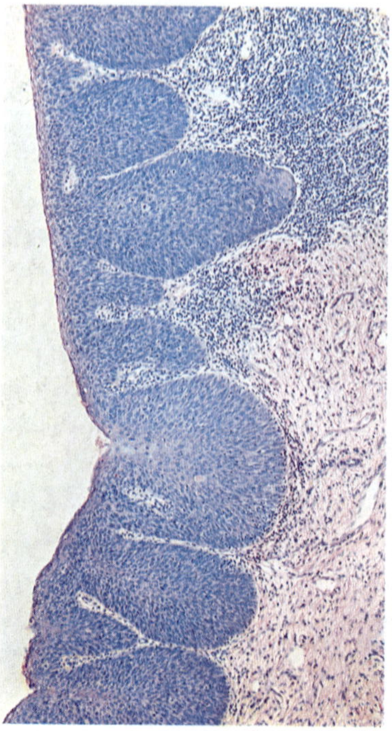

A. – Abb. 71. Carcinoma in situ mit plumpem Verwuchern; Fbg. HE

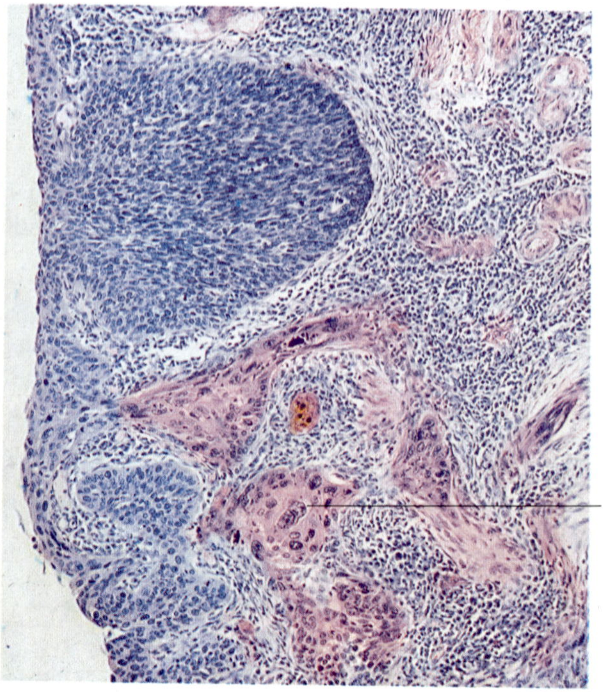

A. – Abb. 72. Carcinoma in situ mit Frühinfiltration des Stromas; Fbg. HE

Präkanzerosen – Carcinoma in situ

Präkanzerosen *sind Gewebsveränderungen oder eigenständige Krankheiten, die in ihrem späteren Verlauf häufiger in ein Karzinom übergehen.* Erfolgt die maligne Entartung in relativ kurzer Zeit (weniger als 5 Jahre) und in einem besonders hohen Prozentsatz (20–50% der Fälle), dann spricht man von einer *obligaten Präkanzerose. Fakultative Präkanzerosen* gehen dagegen erst nach längerer Verlaufsdauer in weniger als 20% der Fälle in einen Krebs über.

Den Begriff **Carcinoma in situ** hat man zunächst für eine Veränderung der Portioschleimhaut verwendet, bei der die zytologischen Zeichen der Malignität vorliegen, die Basalmembran aber noch erhalten ist. Das heißt, bei dieser Schleimhautveränderung, die histologisch wie ein Karzinom aussieht, fehlt das wichtigste Malignitätskriterium: das invasive Wachstum. Carcinomata in situ hat man später auch in anderen Organen beschrieben. Heute unterscheidet man:

1. Das **Carcinoma in situ,** das besonders häufig in der Portio vorkommt und lediglich als Präkanzerose gewertet wird. Unbehandelt soll es in etwa 60% der Fälle in ein invasives Karzinom übergehen.
2. Bei dem **in situ wachsenden Karzinom** (Oberflächenkarzinom, Schleimhautkrebs) handelt es sich dagegen um ein echtes Karzinom, das sich zunächst in der Schleimhaut ausbreitet, später – regelmäßig – die Basalmembran durchbricht und somit in ein invasives Karzinom übergeht (Beispiel: Oberflächenkarzinom des Dickdarms).

Eine Sonderform unter den Carcinomata in situ stellt das **Frühkarzinom des Magens** (s. S. 141 u. Abb. B. – 4.28, Oberflächenkrebs, »early cancer«) dar. Die Tumorzellen sind im Schleimhautstroma lokalisiert, beim SM-Typ sogar in der Submukosa. Obwohl eine Stromainfiltration vorliegt – und es somit einem invasiven Karzinom entspricht –, nimmt es eine Sonderstellung ein, denn über 90% der behandelten Patienten leben über 5 Jahre.

Weitere Beispiele einer präkanzerösen Gewebsveränderung oder Krankheit: Haut *(Morbus Bowen, senile Keratose, Melanosis circumscripta praeblastomatosa Dubreuilh, intraepidermales Epitheliom Borst-Jadassohn),* Vulva *(Morbus Bowen, extramammärer Paget),* Mamma *(Carcinoma lobulare in situ),* Portio *(Carcinoma in situ, mittelgradige und schwere Dysplasie),* Endometrium *(adenomatöse Hyperplasie, Carcinoma in situ),* Penis *(Erythroplasia Queyrat),* Kehlkopf *(proliferierende Leukoplakie),* Dickdarm *(villöse Polypen, Colitis ulcerosa),* Leber *(Zirrhose)* u. a.

Das **Carcinoma in situ der Portio** (Abb. 69–72). *Es handelt sich um eine Präkanzerose des Plattenepithels der Portio, die die zytologischen Zeichen der Malignität aufweist, die Basalmembran aber nicht durchbricht.* Beim **einfachen Ersatz des Oberflächenepithels** (Abb. 69) erkennt man neben einem regelrecht geschichteten, azidophilen Plattenepithel (oben im Bild) das atypische, stärker basophile Epithel. Hier ist die normale Schichtung aufgehoben. Die Zellen zeigen unterschiedlich große Kerne und wenig Zytoplasma. Mitosen kommen häufiger vor. Die erhaltene Basalmembran (→) trennt das Carcinoma in situ von dem entzündlich infiltrierten Stroma. Abb. 70 zeigt einen **einfachen Ersatz zervikaler Drüsen** durch das Carcinoma in situ. Rechts im Bild sind die noch erhaltenen Drüsenlichtungen und das Zylinderepithel zu erkennen. Links sieht man das Carcinoma in situ, das den Drüsenhals ausfüllt und eine Stromainfiltration vortäuscht. Auch hier ist die Basalmembran des Oberflächenepithels und der Zervixdrüsen intakt. Eine weitere Erscheinungsform des Carcinoma in situ ist das **plumpe Vorwuchern** (Abb. 71): Das Carcinoma in situ wölbt sich gegen das darunterliegende Stroma vor, ohne es zu infiltrieren. Den Übergang in ein **invasives Stadium** zeigt Abb. 72: Man erkennt neben einem plumpen Vorwuchern (links im Bild) die kleinen, stärker azidophilen Epithelzapfen mit deutlicher Kernpolymorphie (→). In diesem Fall spricht man von einer **Frühinfiltration** oder **-invasion.** Die **netzige Infiltration** (Karzinomverbände sind netzartig im Stroma untereinander verbunden) wird als **Mikrokarzinom** bezeichnet, wenn sie zur Tiefe hin die 5-mm-Grenze nicht überschreitet. Die *Krebsprogression* von der normalen Zelle bis zum klinisch manifesten, invasiven Plattenepithelkarzinom erstreckt sich über die mittelgradige bis schwere Dysplasie[1], das Carcinoma in situ, die Frühinfiltration und das Mikrokarzinom.

[1] Dysplasie: Zellen mit Dyskaryosen (s. S. 331) und gestörter Zellpolarität.

Anhang

Der Student und der junge Arzt vergessen leicht, daß der Pathologe eine wichtige Aufgabe in der Gesundheitsvorsorge und -fürsorge wahrnimmt. In der Praxis wird diese Funktion bei Untersuchungen an *Probeexzisionsmaterial* jedoch sehr bald offenbar, da häufig die Entscheidung über Leben oder Tod des Patienten von der Diagnose des Pathologen abhängt. Zu einer *einwandfreien histologischen Diagnose* kann der klinische Untersucher durch *Beachtung* einiger *einfacher,* aber wesentlicher *technischer Gesichtspunkte* beitragen. Die Deutung der morphologischen Erscheinungsbilder ist in vielen Fällen ganz wesentlich vom klinischen Befund, dem Ort der Entnahme der Probeexzision, dem Alter und Geschlecht des Patienten abhängig. Für die pathologisch-anatomische Diagnose sind diese Gesichtspunkte häufig entscheidend. Aus diesem Grunde ist die vollständige Ausfüllung des Begleitscheines bei der Einsendung einer Probeexzision von größter Bedeutung, ebenso eine sachgerechte Fixierung (wäßriges Formalin 40%, Verdünnung 1:9, Verhältnis des Volumens des Gewebsstückes zum Volumen der Flüssigkeit mindestens $^{1}/_{20}$, Dicke des Gewebsstückes nicht mehr als 1 cm). Für die *Exzision* selbst sollte grundsätzlich gelten, daß *normales und erkranktes Gewebe zusammen entfernt werden,* um das Verhältnis der beiden zueinander im histologischen Präparat beurteilen zu können. Insbesondere bei Polypen und Papillomen sollte die Basis der Gewebswucherungen möglichst tief von der Exzision miterfaßt werden, um ein infiltrierendes Wachstum histologisch erfassen zu können.

Eine *Schnelldiagnose* kann intra operationem durch einen Pathologen gestellt werden. Man fertigt Gefrierschnitte (Kryostat) an, die innerhalb weniger Minuten hergestellt und gefärbt werden können. Auf diese Weise kann der Chirurg sofort handeln, z. B. beim Mammakarzinom die Lymphknoten der Achselhöhle ausräumen. Die Treffsicherheit der Diagnose am Schnellschnitt ist fast ebenso groß wie beim Paraffinschnitt. Man sollte die Schnellschnittdiagnose aber nicht überfordern und sie auf bestimmte Fragestellungen beschränken. Nichtmetastatische Erkrankungen der Lymphknoten sind z. B. mit dieser Methode nur schwer richtig zu erkennen.

Jede Gewebsprobe muß histologisch untersucht werden – eine Forderung, die der Arzt im Interesse eigener Sicherheit niemals vernachlässigen sollte, auch wenn der makroskopische Befund noch so eindeutig erscheint.

Beherzigt der Arzt diese einfachen Regeln, so hilft er nicht nur seinen Patienten, sondern auch sich selbst.

Leider unterliegen Ärzte seit jeher einer gefährlichen Überschätzung der Treffsicherheit ihrer Diagnosen. Tatsache ist, daß nur 40% der klinischen Diagnosen bei zum Tode führenden Krankheiten ganz richtig sind. 40% sind fast richtig, d. h. eine der zur Auswahl gestellten Diagnosen wurde als »richtig« erkannt (z. B. Herzinfarkt, Lungenembolie, Hirninfarkt). 20% der Diagnosen sind unzureichend oder falsch. Die Treffsicherheit der klinischen Diagnosen wird ganz erheblich verbessert, wenn eine Probeexzision oder Punktion histologisch untersucht wird.

Zur Qualitätssicherung in der Medizin sind die histologische Untersuchung von Gewebspräparaten und die Autopsie absolut notwendig. Wer exstirpierte Organe wie Gaumentonsillen, Gallenblasen, Appendizes mit der Bemerkung »Ist ja normal« in den Abfalleimer wirft, trägt nicht zur Qualitätssicherung bei. Auch die zunehmende Zahl von Kunstfehlerprozessen ist in diesem Zusammenhang zu sehen.

B. Spezieller Teil

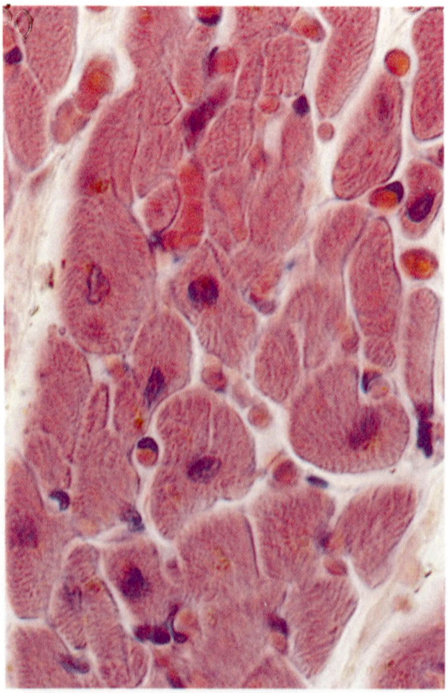

B. – Abb. 1.1. Normale Herzmuskelfaser; Fbg. HE

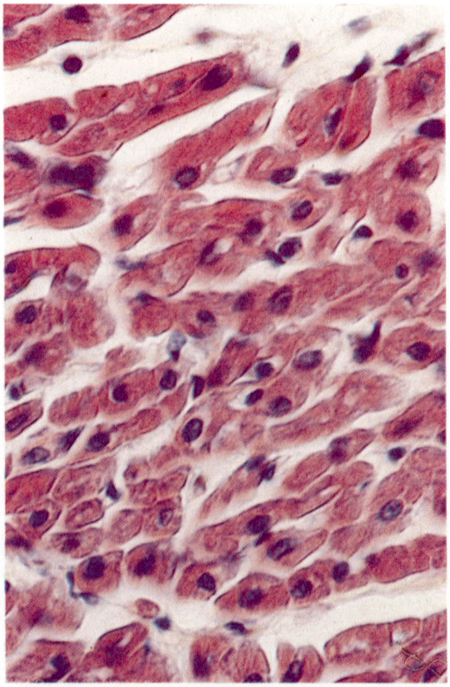

B. – Abb. 1.2. »Wachsender« Herzmuskel eines Kindes; Fbg. HE

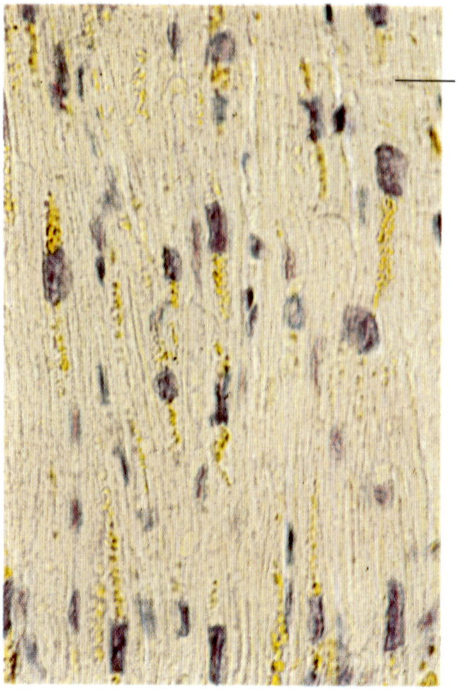

B. – Abb. 1.3. Braune Myokardatrophie (Lipofuszinose); Fbg. H

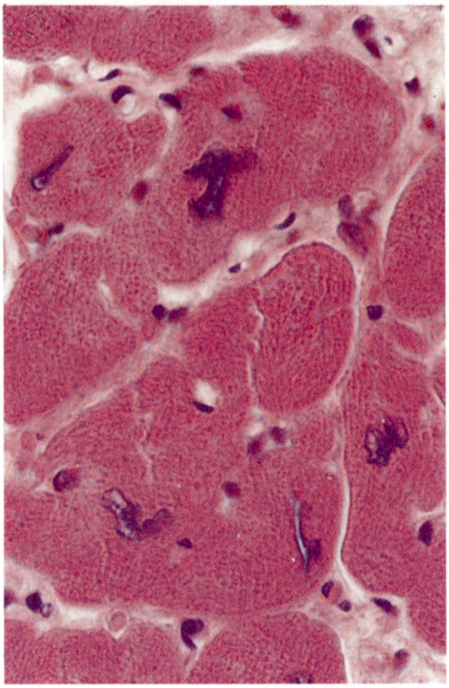

B. – Abb. 1.4. Myokard-Hypertrophie; Fbg. HE

1. Herz

Herzhypertrophie – Herzatrophie – Polyploidisierung

Die Abbildungen 1.1 bis 1.4 wurden mit der gleichen Vergrößerung aufgenommen, um die wichtigsten morphologischen Merkmale im Vergleich zum normalen Myokard zum Ausdruck zu bringen: Faserbreite, Kerngröße, Kernform und Zahl der Zellkerne pro Flächeneinheit. Gegenüber dem **normalen Myokard** (Abb. 1.1: 300 g schweres normales Herz eines Erwachsenen) zeigt der **wachsende Herzmuskel** (Abb. 1.2: 6jähriges Kind) schmale Muskelfasern mit kleinen, runden, chromatindichten Kernen. Bei der **Herzatrophie** (Abb. 1.3: Herzgewicht 200 g) findet man eine relative Vermehrung der Kernzahl pro Blickfeld infolge der Verschmälerung und einer Verminderung der Myokardfasern (numerische Atrophie). Außerdem beobachtet man eine vermehrte intrazytoplasmatische Speicherung von feinkörnigem, gelbbraunem Lipofuszinpigment **(braune Atrophie),** das bevorzugt in Kernnähe abgelagert wird. Bei der **Herzhypertrophie** (Abb. 1.4: Herzgewicht über 600 g) sind die Muskelfasern 2- bis 3mal dicker als normal, die Kerne in einem Blickfeld deutlich vermindert, vergrößert, bizarr gestaltet und sehr chromatindicht (DNS-Gehalt hyperploid). Im Sarkoplasma sieht man die quergetroffenen, verdickten und vermehrten Myofilamente.

Polyploidisierung (Abb. 1.5): Der DNS-Gehalt der Myokardkerne hängt vom Alter des Menschen und von der Herzfunktion ab. Bis zum 12. Lebensjahr findet man diploide (2c: rechts unten im Bild), beim Erwachsenen dagegen bevorzugt tetraploide Zellkerne (4c: rechts Mitte). Bei einer funktionellen Herzbelastung kommt es im Rahmen einer Myokardhypertrophie zur Polyploidisierung (DNS-Gehalt 8 bis 32c: rechts oben im Bild), die morphologisch durch vergrößerte und besonders chromatindichte Kerne gekennzeichnet ist.

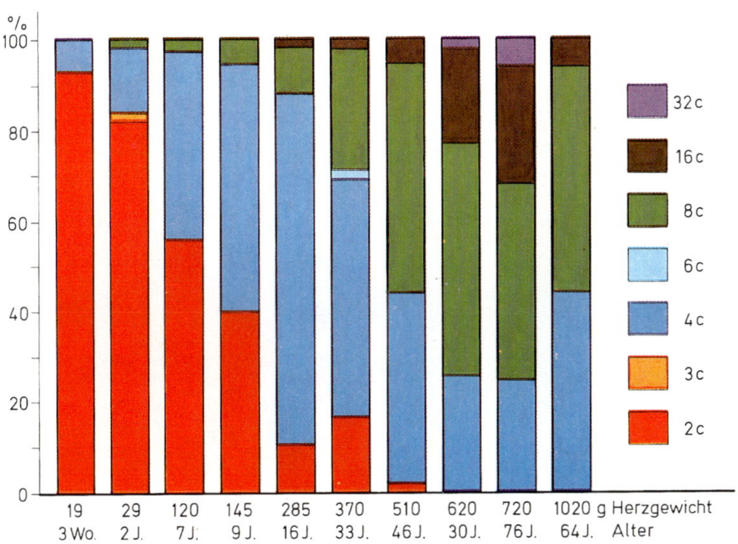

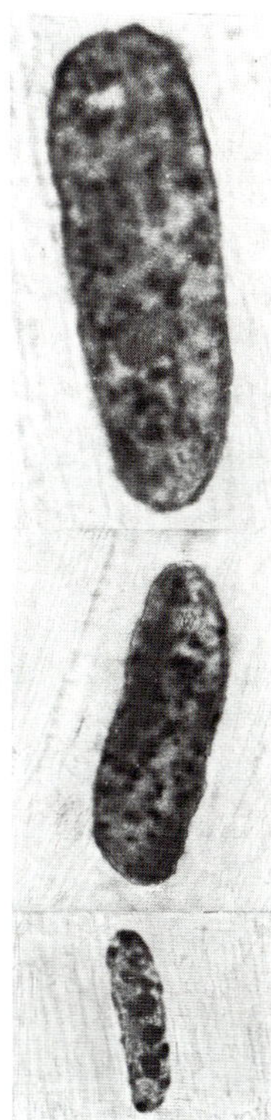

B. – Abb. 1.5. (oben) Polyploidisierungsmuster im menschlichen Herzmuskel; (rechts) Herzmuskelkerne (Feulgen-Reaktion zur Darstellung der DNS). Unten ein diploider (2c), in der Mitte ein tetraploider (4c) und oben ein oktoploider (8c) Zellkern

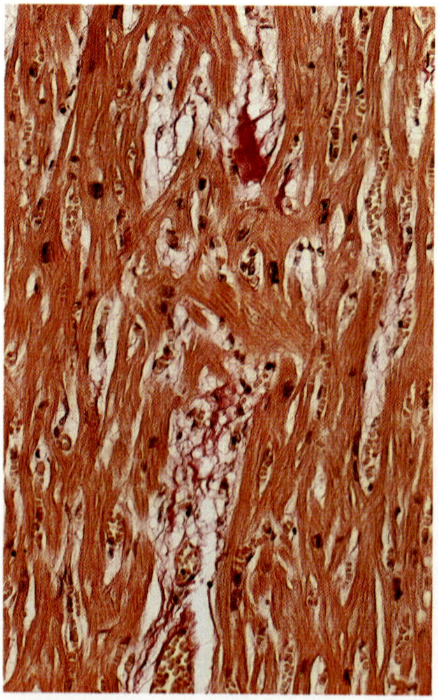

B. – Abb. 1.6. Kardiomyopathie; v. Gieson-Fbg. (Prof. KNIERIEM)

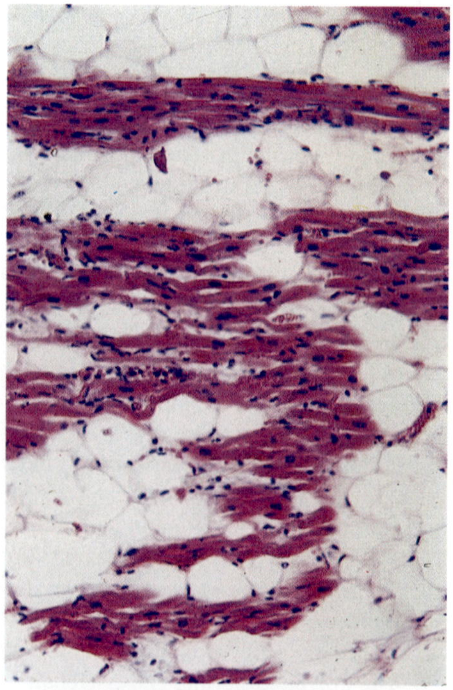

B. – Abb. 1.7. Fettzelldurchwachsung des Myokards; Fbg. HE

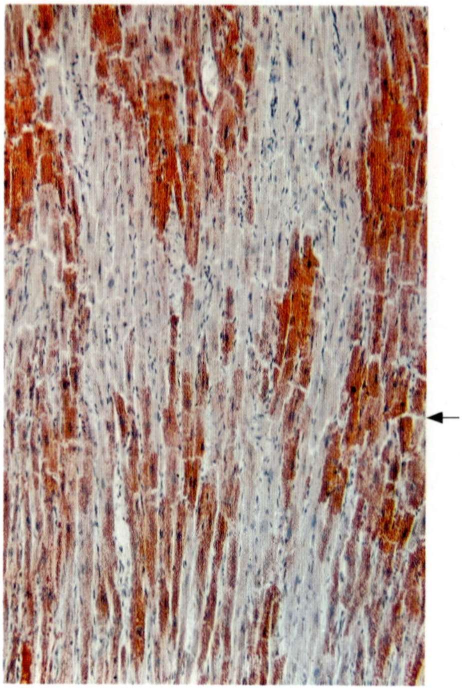

B. – Abb. 1.8. Fettige Herzmuskeldegeneration (Tigerung); Fbg. Sudan-Hämatoxylin

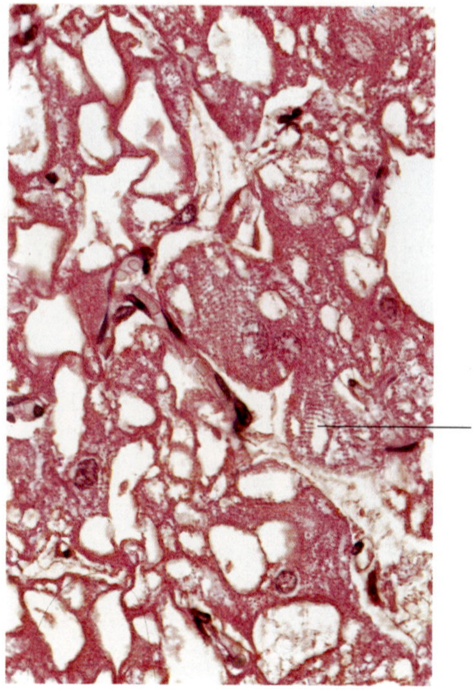

B. – Abb. 1.9. Rhabdomyom; Fbg. HE

Myokardiopathie – Fettzelldurchwachsung – Degenerative Verfettung – Rhabdomyom

Myokardiopathie (MKP): Sammelbegriff für verschiedene Krankheiten, die mit einer Funktionsstörung und Vergrößerung des Herzens einhergehen und nicht auf eine Hypertonie, eine Koronarsklerose oder einen Herzklappenfehler zurückzuführen sind. Ist die Ursache nachzuweisen, dann spricht man von einer **sekundären Myokardiopathie** (entzündlich-, toxisch-nutritiv-, metabolisch-, neuro- oder myopathisch oder tumorbedingte Herzerkrankungen). Bei der **primären, idiopathischen Myokardiopathie** ist die Pathogenese unbekannt. Man unterscheidet eine **hypertrophische** mit oder ohne Obstruktion, eine **kongestive** (mit Ventrikeldilatation), eine **obliterative** (z. B. Endomyokardfibrosen) und **restriktive Form** (Ablagerungen im Myokard bei Stoffwechselstörungen, z. B. Amyloid).

Bei der **hypertrophischen Myokardiopathie** (Abb. 1.6) ist die feingewebliche Textur deutlich gestört: Histologisch sieht man hypertrophische, geflechtartig angeordnete Herzmuskelfasern, die nicht mehr parallel verlaufen.

Fettzelldurchwachsung (Lipomatosis cordis) (Abb. 1.7): Es handelt sich um eine Vermehrung von Fettzellen im Myokard, die in geringem Grade schon normalerweise in der Vorderwand des rechten Ventrikels vorhanden ist und besonders deutlich bei einer allgemeinen Fettsucht vorkommt. Zunächst ist das subepikardiale Fettgewebe vermehrt, später lassen sich die typischen Fettzellen (runde Zellen mit einem optisch leeren Zytoplasma und einem zur Peripherie verdrängten Kern) auch zwischen den jetzt auseinandergedrängten, häufiger leicht atrophischen Myokardfasern nachweisen.

Fettige Degeneration des Herzmuskels (Tigerung) (Abb. 1.8). Der chronische Sauerstoffmangel führt zu einer degenerativen Verfettung des Myokards: Die schwache Vergrößerung zeigt feinste, orange-rote, Sudan-positive Fetttröpfchen im Sarkoplasma. Typisch für die Tigerung ist das parallel zu den Myokardfasern verlaufende Verteilungsmuster der Verfettung. Der Pfeil weist auf eine postmortale Fragmentation der Herzmuskelfasern hin.

Rhabdomyom des Myokards (Abb. 1.9): Sehr seltener, bevorzugt bei Kleinkindern, vorkommender Herztumor, der als ein Hamartom (tumorartige Fehlentwicklung des örtlichen Gewebes) gedeutet wird. Histologisch sieht man unterschiedlich große, unregelmäßig gestaltete Zellen, die Glykogen speichern (optisch leere Hohlräume) und eine angedeutete Querstreifung im Zytoplasma erkennen lassen (→).

Primäre Herztumoren kommen extrem selten vor (Häufigkeit unter 0,01% im Obduktionsgut). Es überwiegen die gutartigen Neubildungen: intrakavitär wachsende **Myxome,** die bevorzugt bei Erwachsenen auftreten und heute als echte Neubildungen gedeutet werden sowie **Rhabdomyome,** die fast ausschließlich vor dem 16. Lebensjahr beobachtet werden. Zu den primären Herztumoren zählen auch Fibrome, Lipome, Hämangiome, Mesotheliome und papilläre Fibroelastome.

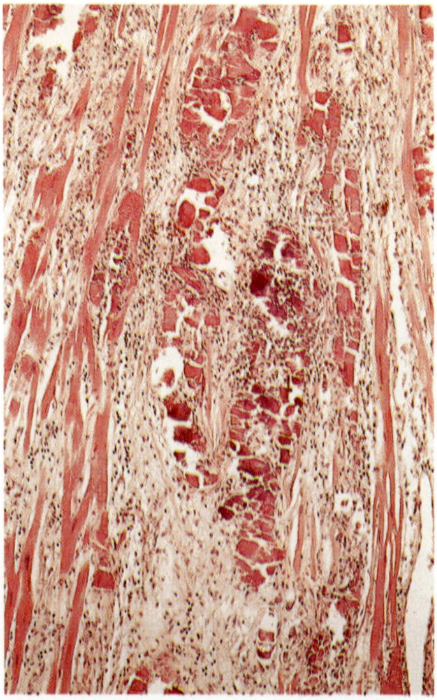

B. – Abb. 1.10. Metastatische Myokardverkalkung; Fbg. HE

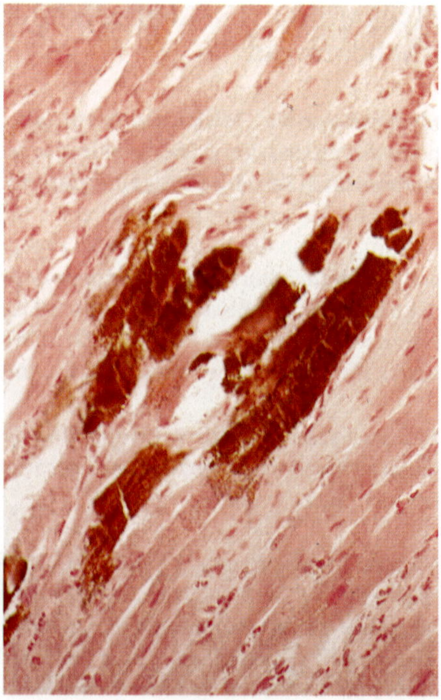

B. – Abb. 1.11. Kalkablagerungen; KOSSA-Versilberung

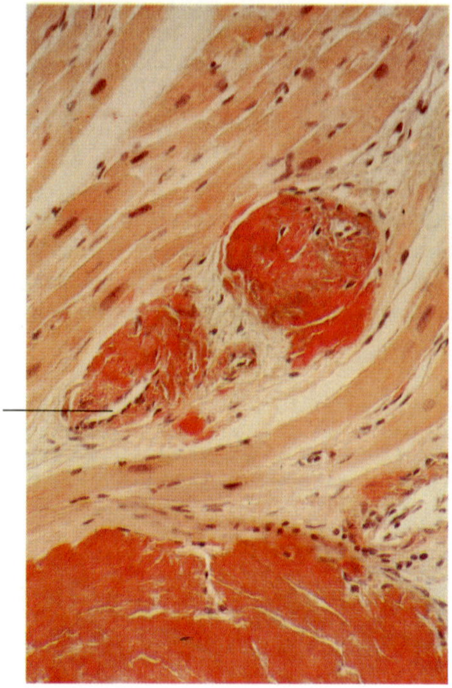

B. – Abb. 1.12. Myokardamyloidose; Kongorot-Fbg.

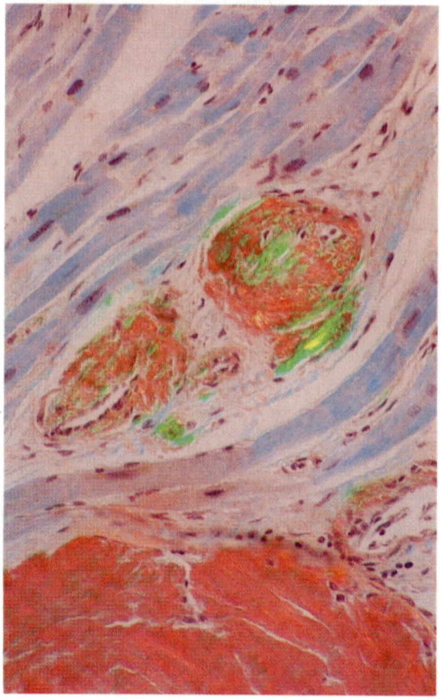

B. – Abb. 1.13. Myokardamyloidose; Kongorot-Fbg./POL

Myokardverkalkung – Herzamyloidose – Myokardsiderose

Myokardverkalkungen (Abb. 1.10, 1.11): Ausgedehnte, mit Nekrosen einhergehende Verkalkungen des Myokards treten bei Hyperkalzämien (z. B. im Rahmen eines Hyperparathyreoidismus) auf. Histologisch sieht man in der HE-Färbung Myokardfasern mit scholligen, bläulichen Kalkablagerungen; später werden sie nekrotisch und zerfallen. Das Interstitium ist entzündlichzellig infiltriert und fibrös verbreitert. Die Kalkmassen stellen sich nach der **KOSSA-Versilberung** als braune Massen dar (Abb. 1.11). Ähnliche Gewebsveränderungen werden auch in der Lunge (Bimssteinlunge) und in der Magenschleimhaut beobachtet.

Herzmuskelamyloidose (Abb. 1.12, 1.13): Bei jeder Form der systemischen Amyloidose kann es zu Amyloidablagerungen im Herzen kommen, am häufigsten kommt sie hier jedoch isoliert vor. In diesen Fällen handelt es sich in der Regel um über 70 Jahre alte Patienten (Altersamyloidose) mit einer diffusen Herzvergrößerung (sekundäre Myokardiopathie). Zunächst kommt es zu fokalen subendokardialen Ablagerungen, später ist auch die Wand der Koronararterien befallen. Histologisch sieht man homogene, Kongo-rote (metachromatische Amyloidmassen (Abb. 1.12), die im polarisierten Licht teilweise einen grünlichen Farbton annehmen (Abb. 1.13). In Bildmitte erkennt man zwei Gefäße mit Amyloidablagerungen (der Pfeil zeigt auf die spaltförmige, von Endothelzellen ausgekleidete Gefäßlichtung).

Herzmuskelsiderose (Abb. 1.14): Bei schweren Hämosiderosen (Hämochromatose) lassen sich Ablagerungen von Eisenpigment auch im Bereich der Myokardfasern nachweisen. Histologisch zeigt die HE-Färbung (Abb. 1.14 oben) ein feinkörniges, bräunliches, intrazytoplasmatisch lokalisiertes Pigment, das mit der Berliner-Blau-Reaktion (Abb. 1.14 unten) als bläuliches Hämosiderin zu identifizieren ist.

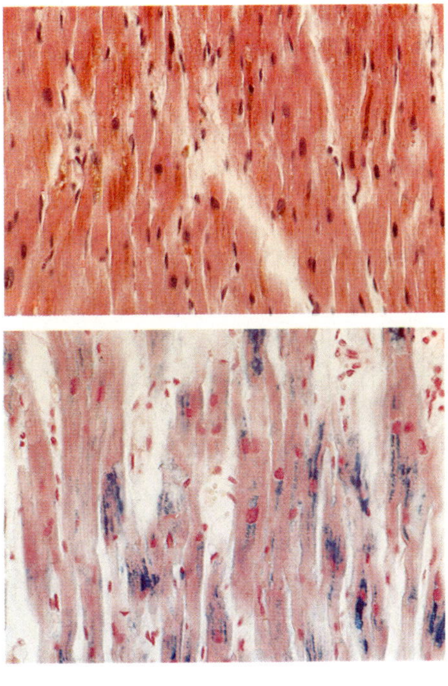

B. – Abb. 1.14. Myokardsiderose;
oben: Fbg. HE
unten: Berliner-Blau-R.

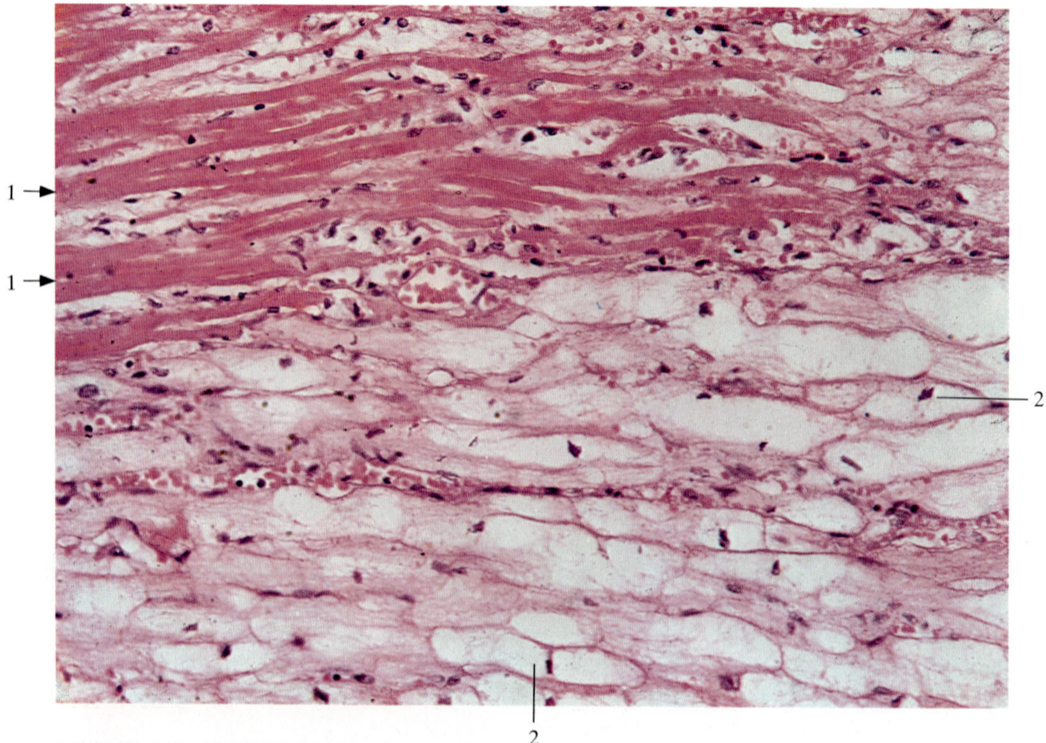

B. – Abb. 1.15. Frische Herzmuskelnekrose mit Sarkolysis; Fbg. HE

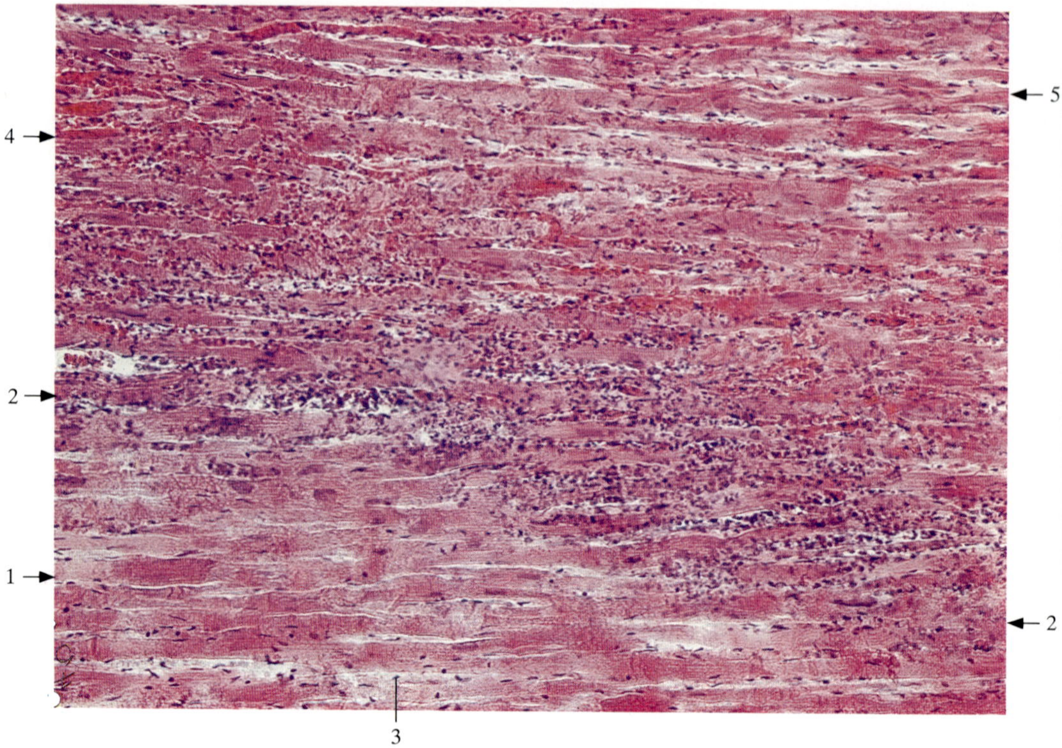

B. – Abb. 1.16. Frische Herzmuskelnekrose mit leukozytärer Demarkation (Granulozyten); Fbg. HE

Herzinfarkt

Der Herzinfarkt stellt eine ischämische Koagulationsnekrose dar, die durch Sauerstoffmangel bei Verstopfung der Kranzarterien (Koronarsklerose, Thrombose, Einengung der Abgänge der Kranzarterien bei Lues oder ganz selten durch Embolie) hervorgerufen wird.
Tab. 1.1 zeigt den *zeitlichen Ablauf* der makroskopischen und mikroskopischen Veränderungen.

B. – Tab. 1.1. **Herzinfarkt im zeitlichen Ablauf**

Zeit	Makroskopisch	Mikroskopisch	Andere Veränderungen
15 Sek.	–	–	EKG-Veränderungen (exp.)
30–60 Min.	–	Faserödem	Elektronenmikroskopische Veränderungen (S. 66) H_2O-Zunahme
2 Std.	–	Hyalinisierung der Fasern (homogen eosinrot)	Kaliumverlust bis zu 24 Stunden
3 Std.	–	Sarkoplasmaverklumpungen fettige Degeneration	Anstieg des Natriumgehaltes. Verminderung von Fermenten des Zitronensäurezyklus im Infarktbereich und CPK
4 Std. 6 Std.	TTC-Reaktion negativ Geringe Aufhellung	Nekrose leukozytäre Reaktion	
9 Std.	Gelb, trocken, fest	vollausgeprägte Nekrose	
18–24 Std.	Gelb, trocken, fest	vollausgeprägte Nekrose	Fermentanstieg im Serum
2.–3. Woche	Rotes Granulationsgewebe	Granulationsgewebe	
5. Woche – 2 Monate	Narbe weiß, derb, sehnig	Narbengewebe	

Erklärung: TTC-Reaktion = Triphenyltetrazoliumchloridreaktion (Nachweis für Succinodehydrogenase nach Zusatz von Bernsteinsäure). CPK = Kreatinphosphokinase.

Frische Herzmuskelnekrose mit Sarkolysis. Betrachtet man die Herzmuskelnekrose bei stärkerer Vergrößerung (Abb. 1.15, vgl. auch S. 67), so kommt die Homogenisierung des Sarkoplasmas (fehlende Querstreifung) deutlich zum Vorschein (→1). Bemerkenswert ist die verstärkte Anfärbung mit Eosin. Die Herzmuskelzellkerne fehlen. Die interstitiellen Bindegewebszellkerne sind noch erhalten. Außerdem sieht man in diesem Bild eine weit fortgeschrittene Sarkolysis, d. h. eine Auflösung des nekrotischen Sarkoplasmas, so daß jetzt nur noch die leeren Sarkolemmschläuche vorliegen (→2). Vorstadien des gleichen Prozesses mit Sarkoplasmaverklumpungen sieht man auf S. 68 (Myokarditis bei Diphtherie). In den Interstitien sind teilweise kollabierte, teilweise erweiterte Kapillaren zu erkennen. Beim narbigen Ersatz bleiben die Sarkolemmschläuche oft lange erhalten.

Beim **frischen Herzinfarkt** (Abb. 1.16) wird die hier etwa 8 Stunden alte Herzmuskelnekrose (→1) von einem breiten Wall von Granulozyten (→2) abgegrenzt. Zur erhaltenen Muskulatur hin schließt sich ein hämorrhagischer Randsaum (→4) an (→5 = normale Muskulatur). Die Muskelfasern im Bereich der Nekrose sind homogen, die Zellkerne fehlen. Beachte die erhaltenen Zellkerne des interstitiellen Bindegewebes (→3).

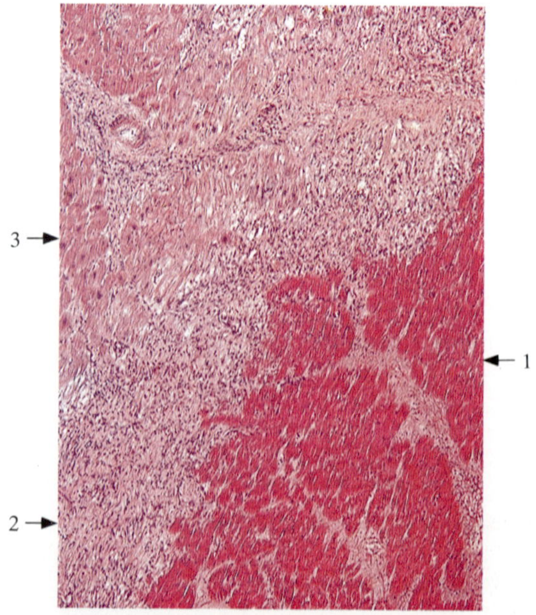

B. – Abb. 1.17. Älterer Herzinfarkt in Organisation; Fbg. HE

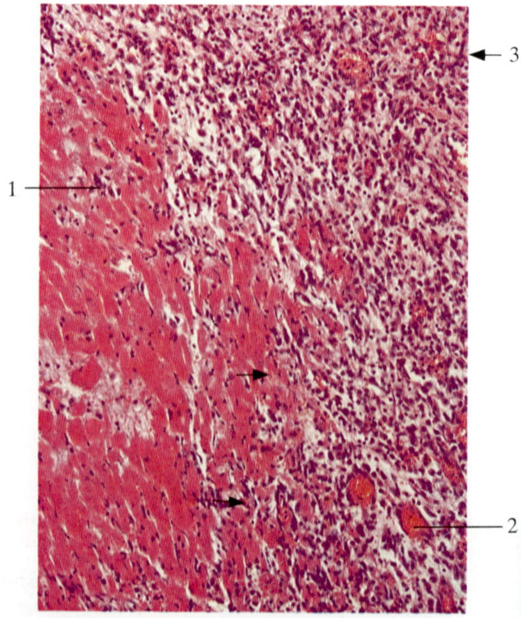

B. – Abb. 1.18. Älterer Herzinfarkt in Organisation (Detail); Fbg. HE

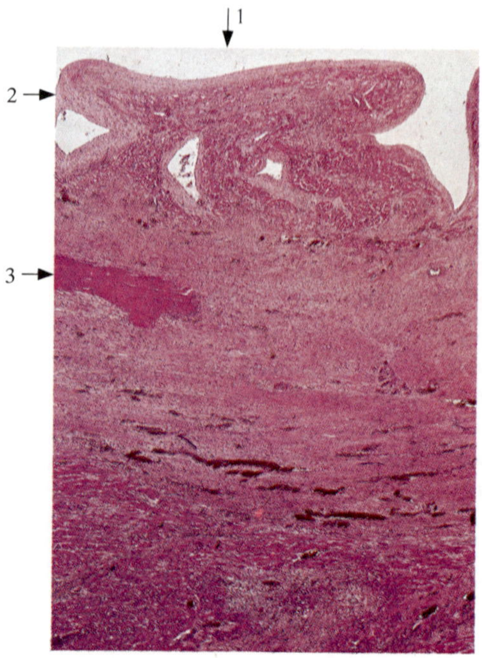

B. – Abb. 1.19. Herzmuskelschwiele (subendokardial); Fbg. HE

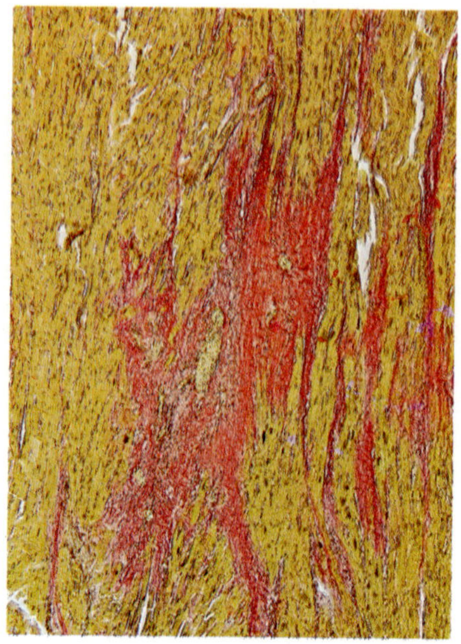

B. – Abb. 1.20. Herzmuskelschwielen bei Koronarinsuffizienz; Fbg. v. Gieson

Die **Herzmuskelnekrose** wird je nach Größe im Verlaufe von 2–3 Wochen von Granulationsgewebe resorbiert. Bei einem solchen **älteren Herzinfarkt in Organisation** (Abb. 1.17) sieht man mit freiem Auge und bei schwacher Vergrößerung einen unregelmäßig begrenzten, intensiv rot gefärbten Herd, die *Nekrosezone* (→1), einen aufgelockerten zellreichen Streifen (blau erscheinend), der die Nekrose umgibt (*Granulationsgewebe*, →2), sowie die weniger stark eosinrot gefärbte *normale Herzmuskulatur* (→3). Die mittlere Vergrößerung zeigt uns die wesentlichen Merkmale: Die Nekrose läßt die kernlosen Herzmuskelfasern erkennen, deren Querstreifung (stärkste Vergrößerung) verlorengegangen ist. Das Zytoplasma der Fasern ist homogen und eosinrot. Auch die interstitiellen Bindegewebskerne sind fast vollständig verschwunden. Vom angrenzenden Granulationsgewebe kann man bei mittlerer Vergrößerung die Kapillaren als kleine runde oder längliche Hohlräume sehen. Dazwischen liegen Fibroblasten und Bindegewebsfasern, deren Textur gerade eben sichtbar wird, sowie Rundzellen (Lymphozyten, Histiozyten). Die Zellinfiltration des Granulationsgewebes greift in geringem Grad auch auf die unveränderte Herzmuskulatur über. Hier kommen die Zellkerne der Muskelfasern gut zur Darstellung.

Die Abb. 1.18, **älterer Herzinfarkt in Organisation** (Detail), zeigt die Grenze von der Nekrose zum Granulationsgewebe bei stärkerer Vergrößerung. In der Nekrose (links im Bild) erkennt man wiederum die kernlosen Muskelfasern mit homogenem, stark eosinrotem Sarkoplasma. Die Zellkerne des interstitiellen Bindegewebes sind teilweise erhalten, z. T. dürfte es sich schon um eingewanderte Histiozyten handeln (→1). Das Granulationsgewebe ist zellreich mit erweiterten Kapillaren (→2). Die in die Nekrose eindringenden »Pioniere« des Granulationsgewebes (→ im Bild) sind Histiozyten mit großen runden bis ovalen Zellkernen und basophilem Zytoplasma. Im oberen rechten Bildabschnitt (→3) ist das Granulationsgewebe weniger zellreich. Zwischen den stäbchenförmigen Zellkernen der Fibroblasten hat sich ein feiner Filz von kollagenen Fasern entwickelt.

Als Endzustand finden wir die **Herzmuskelschwiele** (Abb. 1.19). Hier ist ein Schnitt senkrecht zum Endokard ausgewählt, so daß das Trabekelsystem (→1) an der Herzinnenfläche zu erkennen ist. Das Endokard ist bindegewebig verdickt (→2). Die darunterliegenden Muskelfasern sind größtenteils erhalten (Ernährung vom Herzinnern her). Dann folgt eine breite Schicht zellarmen kollagenen Fasergewebes: die Narbe. Am unteren Bildrand ist die normale Muskulatur mit kleinen Schwielenherdchen zu sehen. Innerhalb des großen Schwielenbezirkes stellt sich ein roter Herd dar (→3): frische Nekrose eines ursprünglich noch erhaltenen Muskelfaserbezirkes (rezidivierter Infarkt):

Herzmuskelschwielen bei Koronarinsuffizienz (Abb. 1.20). *Die Koronarinsuffizienz besteht in einem Mißverhältnis zwischen Sauerstoffbedarf und -zufuhr (z. B. bei Herzhypertrophie und geringer Koronarsklerose oder Verminderung der Sauerstoffspannung bei fehlender Koronarsklerose).* Der wesentliche Unterschied zum Herzinfarkt kommt schon in der Betrachtung mit dem freien Auge zum Vorschein. Statt einer großen Nekrose bzw. Schwiele sieht man eine kleinfleckige, disseminierte Verschwielung des Herzmuskels. Bei der v. Gieson-Färbung kommen die rotgefärbten Schwielen deutlich zum Vorschein. Die Herzmuskulatur ist gelb gefärbt.

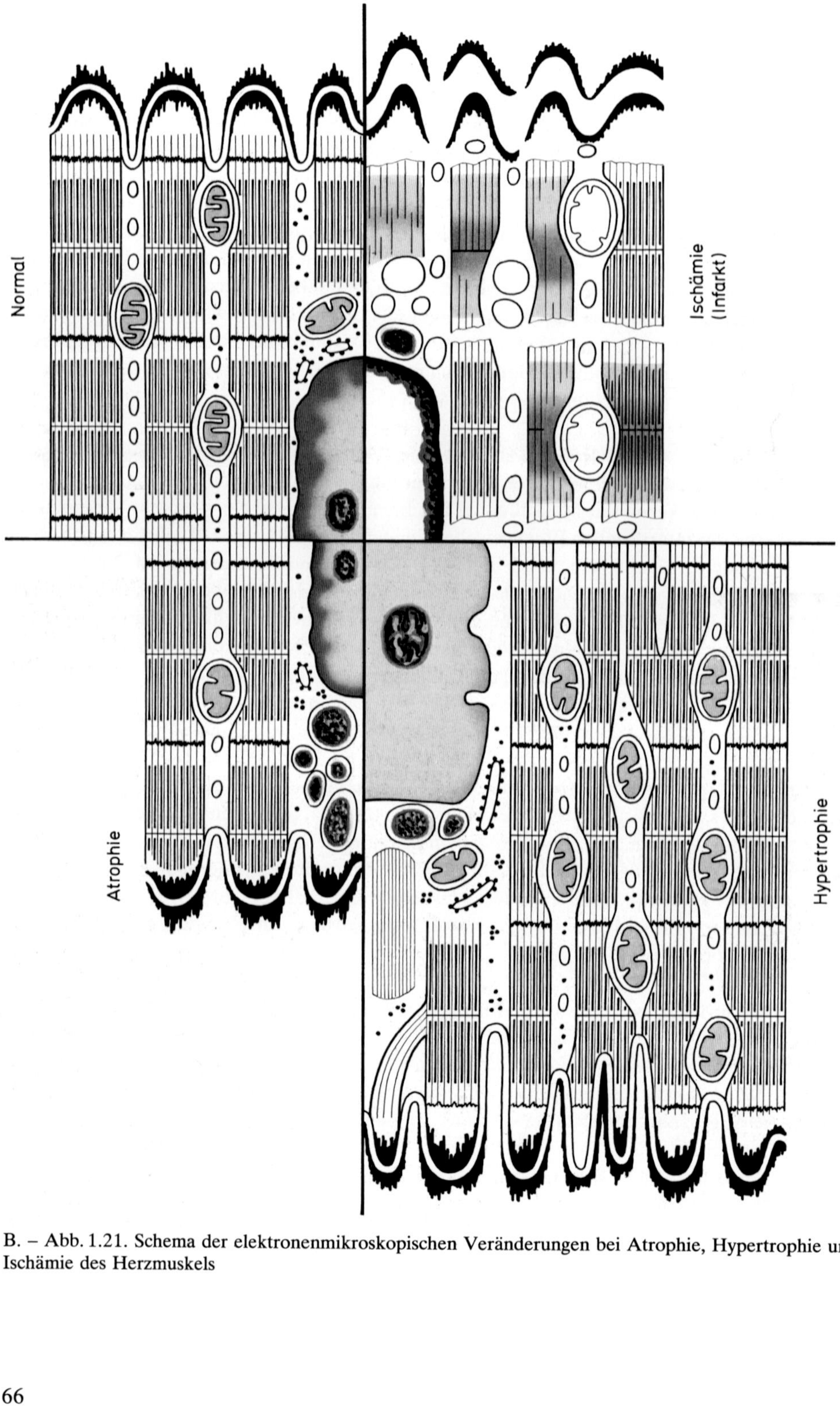

B. – Abb. 1.21. Schema der elektronenmikroskopischen Veränderungen bei Atrophie, Hypertrophie und Ischämie des Herzmuskels

Feinstruktur des Herzmuskels

Im Falle einer *Myokardhypertrophie* sind die Herzmuskelzellen insgesamt vergrößert. Die Elementarfibrillen sind zahlreicher, aber nicht breiter und erscheinen häufiger als normal aufgezweigt. Die Mitochondrienzahl ist aufgrund der Zellvergrößerung erhöht (gesteigerte Leistung!). Im Bereiche der Kernpole sind rauhes endoplasmatisches Retikulum, Lipofuszingranula sowie neugebildete Myofibrillen (ohne Sarkomerenausbildung) angehäuft. Der Zellkern ist samt dem Nukleolus vergrößert (Polyploidie). Die Glanzstreifen (Zellgrenzen) sind stärker als normal gefältelt (Erhöhung des elektrischen Widerstandes, Beeinträchtigung der transmuralen Reizleistung).

Bei der *Myokardatrophie* ist die Herzmuskelzelle samt den Organellen verkleinert und die Anzahl der normalbreiten Elementarfibrillen reduziert. In Nähe der verkleinerten Zellkerne ist Lipofuszin (= Abnützungspigment) angehäuft.

Beim frischen *Myokardinfarkt* sind die Sarkomeren unterbrochen (lichtmikroskopisch Fragmentierung der Herzmuskelzellen) und die Myofibrillenzeichnung durch Verklumpung der Filamente verwaschen. Die Mitochondrien sind vakuolig degeneriert und irreversibel geschädigt. Die Zellkerne weisen als typisches Nekrosezeichen eine »Kernwandhyperchromatose« auf. Die Zellkontakte sind wegen der rupturierten Glanzstreifen aufgelöst.

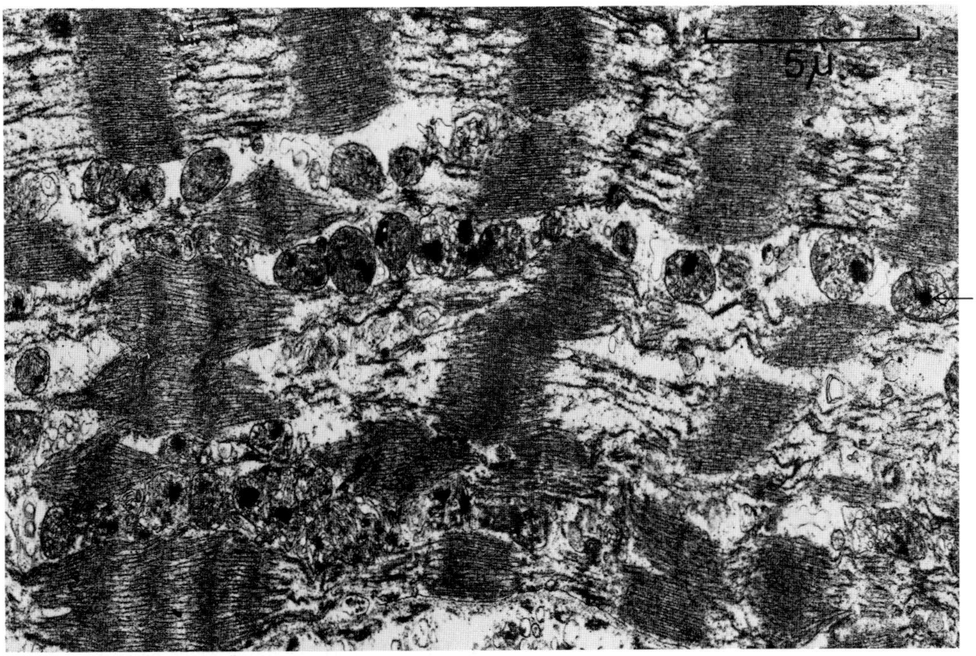

B. – Abb. 1.22. Ultrastruktur eines frischen Myokardinfarkts 6 Stunden nach durch EKG gesichertem Infarktereignis eines 67jährigen Mannes. Deutlich erkennbare Sarkolyse mit beginnender Verklumpung und Fragmentierung der Myofilamente. In fast allen Mitochondrien sind Kalkablagerungen in Form dichter Matrixaggregate zu erkennen (→) (Autopsiematerial). Vergr. 7500×

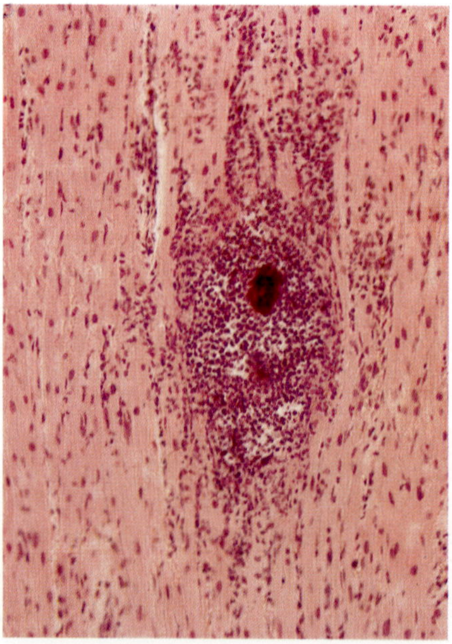

B. – Abb. 1.23. Metastatischer Herzmuskelabszeß; Fbg. HE

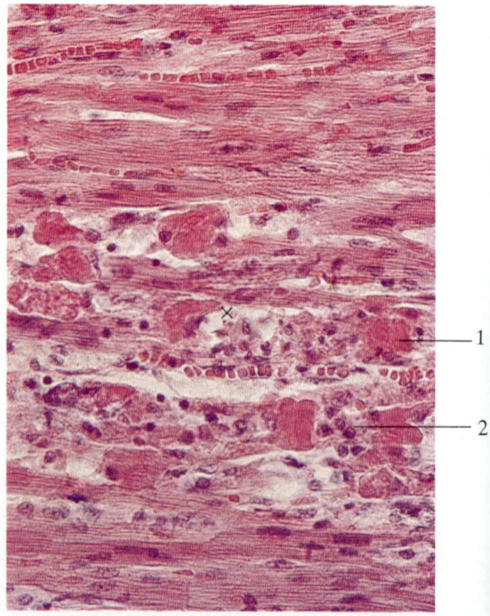

B. – Abb. 1.24. Myokarditis bei Diphtherie; Fbg. HE

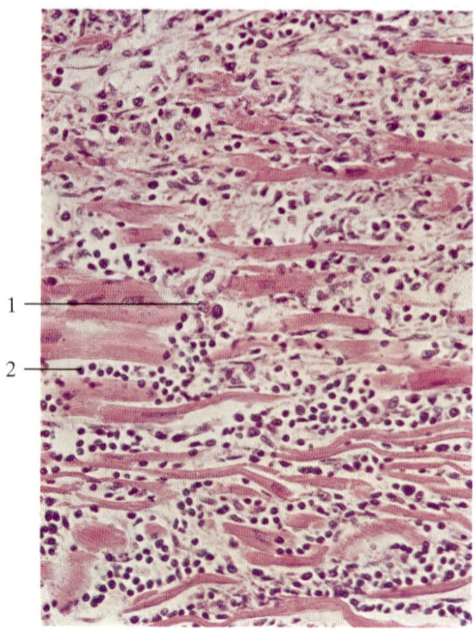

B. – Abb. 1.25. Interstitielle Scharlachmyokarditis; Fbg. HE

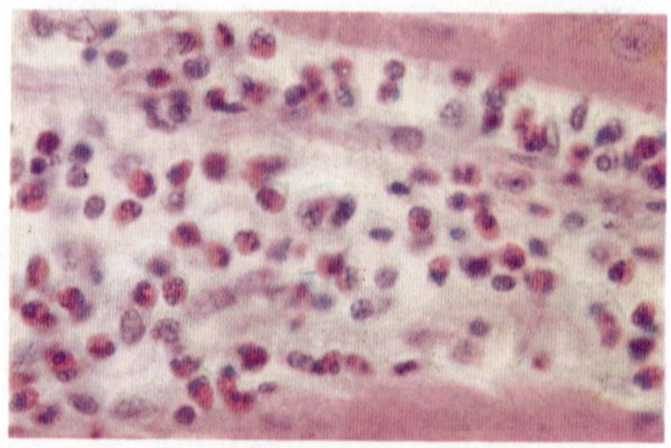

B. – Abb. 1.26a. Idiopathische Myokarditis mit eosinophilen Leukozyten; Fbg. HE

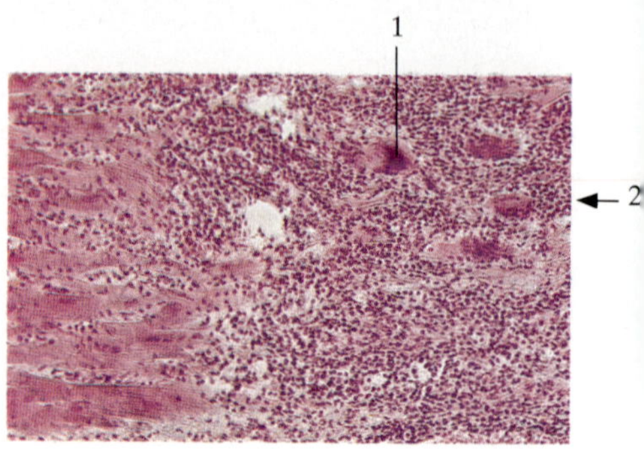

B. – Abb. 1.26b. Idiopathische Riesenzellenmyokarditis; Fbg. HE

Myokarditis

Die **Entzündungen des Herzmuskels** treten in folgenden Formen auf:
1. *Seröse Myokarditis;*
2. *eitrige Myokarditis;*
3. *nichteitrige interstitielle Myokarditis:*
   a) mit degenerativem Einschlag (*toxische Myokarditis. Typ: Diphtherie;* auch bei Ruhr);
   b) lympho-histiozytäre Form (infektallergische Myokarditis: Typ: *Scharlach*);
   c) granulomatöse Myokarditis (*Idiopathische Myokarditis,* sog. Fiedlersche Myokarditis, fieberhafter *Rheumatismus* mit Aschoffschen Knötchen);
4. *nekrotisierende Myokarditis* (meist Virusmyokarditis. Coxsackievirus). Histologisch herdförmige Nekrosen und Infiltrate wie bei Scharlachmyokarditis.

Die *seröse Myokarditis* ist durch ein entzündliches interstitielles Ödem gekennzeichnet (z. B. bei Thyreotoxikose, Schock, Verbrennungen u. a.). Die *eitrige Myokarditis* entsteht meist metastatisch durch Ansiedlung von Bakterien oder bakterienhaltigen Emboli in den Gefäßen (pyämischer Abszeß, z. B. bei Endocarditis thromboulcerosa, vgl. auch Niere, S. 208). Abb. 1.23 zeigt einen **metastatischen Herzmuskelabszeß** mit zentralen Bakterienkolonien (blauschwarze, runde Herde) und dichter Infiltration von polymorphkernigen Leukozyten mit Einschmelzung des Gewebes in diesem Bereich *(Abszeß).* In der Umgebung sieht man eine lockere Infiltration mit polymorphkernigen Leukozyten.

Die **nichteitrige Myokarditis bei Diphtherie** (Abb. 1.24) zeichnet sich durch *vorherrschende degenerative Veränderungen* aus, während die entzündlichen Erscheinungen nicht so stark ausgeprägt sind (alterative Entzündung). In Abb. 1.24 erkennt man verschiedene Stadien des Unterganges von Herzmuskelfasern: Homogenisierung des Sarkoplasmas, Sarkoplasmaverklumpungen (→1) bis zur Sarkolysis (×) (sog. toxische Myolyse, vgl. auch S. 62). Bei schwacher Vergrößerung erscheinen diese Herde stärker eosinrot gefärbt und unregelmäßig gestaltet. Ferner findet man eine herdförmige Verfettung einzelner Faserabschnitte (vgl. S. 58). In der Umgebung der degenerativ veränderten Fasern sieht man mobilisierte Histiozyten (→2), die das zugrunde gehende Material resorbieren, und einzelne polymorphkernige Leukozyten. Bei der Ausheilung entwickeln sich multiple kleine Narbenherde.

Bei der **interstitiellen Scharlachmyokarditis** (Abb. 1.25) steht die *lympho-histiozytäre Zellinfiltration* im Vordergrund. Die degenerative Komponente tritt dagegen zurück. Zwischen den weit auseinandergedrängten Muskelfasern liegen lockere Infiltrate von Histiozyten (→1), Lymphozyten (→2), Fibroblasten und einzelne Plasmazellen. Ferner besteht ein interstitielles Ödem. Die Muskelfasern sind teilweise intakt, teilweise degenerativ verändert und zugrunde gegangen. In der 3. Krankheitswoche nach fieberhaften Infekten auftretend.

Bei Myokarditiden unbekannter Ätiologie **(idiopathische Myokarditis mit eosinophilen Leukozyten)** (Abb. 1.26a) ist der Herzmuskel diffus oder herdförmig von eosinophilen Leukozyten durchsetzt (allergisch bedingt?). Gleichzeitig kann eine granulomatöse Entzündung bestehen **(idiopathische Riesenzellenmyokarditis)** (Abb. 1.26b) mit dichten Zellinfiltraten aus Lymphozyten, Histiozyten, Fibrozyten und Plasmazellen, wobei die Muskelfasern herdförmig völlig zugrunde gehen. Im vorliegenden Bild erkennt man inmitten der entzündlichen Infiltrate Riesenzellen mit verklumpten Zellkernen, die Muskelriesenzellen (→1 u. 2) darstellen (verpuffte Regenerate). Epitheloidzellige Granulome kommen bei Sarkoidose vor.

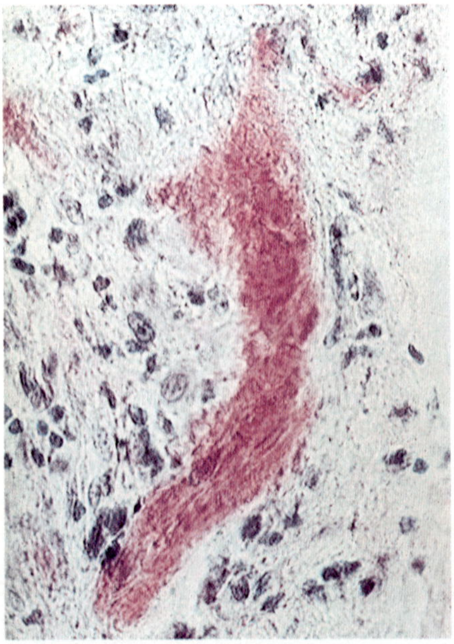

B. – Abb. 1.27. Frische fibrinoide Verquellung; Fbg. HE

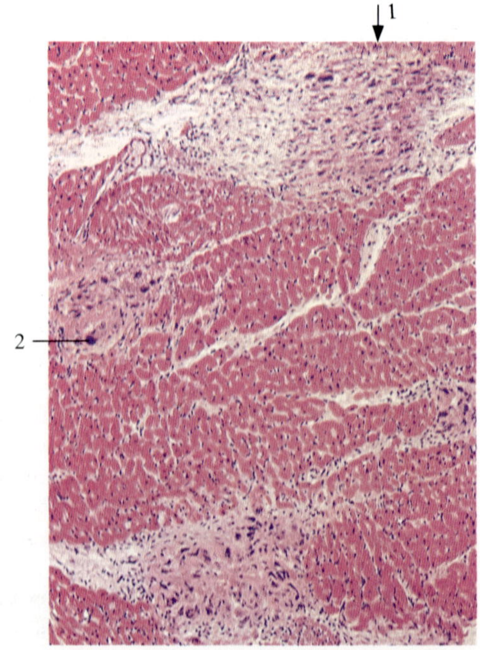

B. – Abb. 1.28. »Blühende« Aschoffsche Knötchen; Fbg. HE

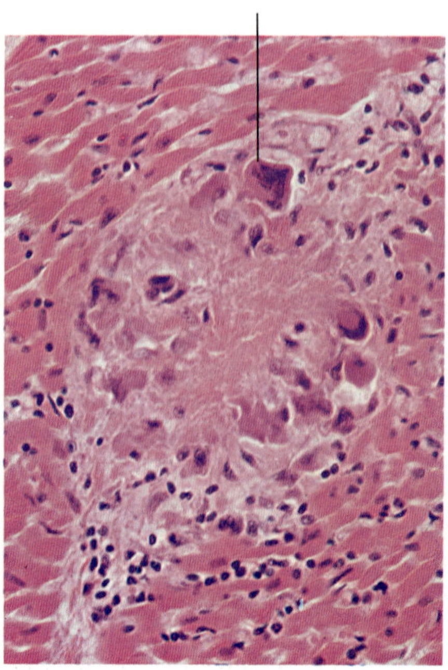

B. – Abb. 1.29. Aschoffsches Knötchen; Fbg. HE

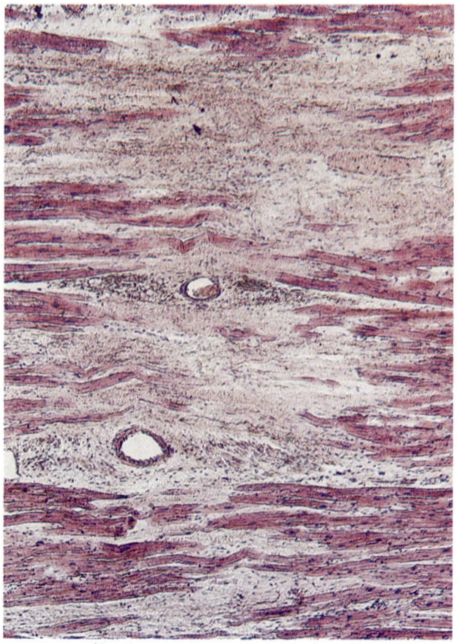

B. – Abb. 1.30. Rheumatische Narben; Fbg. HE

Fieberhafter Rheumatismus

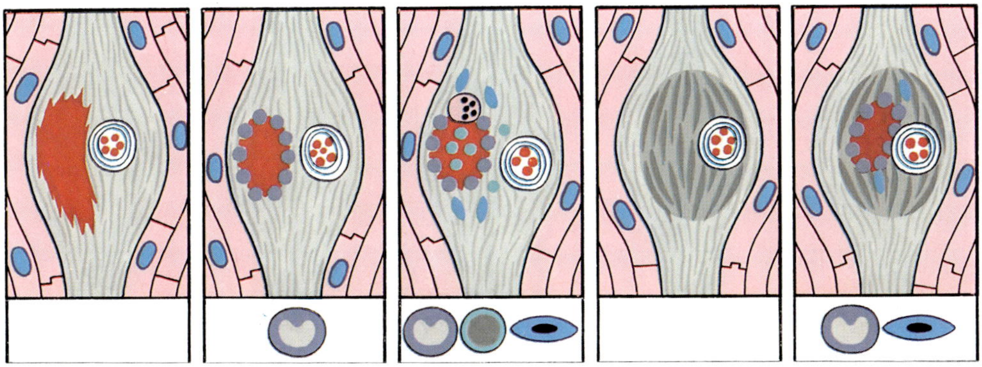

Fibrinoide Verquellung — Beginn der Resorption — „Blühendes" Aschoffsches Knötchen — Spindelige Narbe — Rezidiv

B. – Abb. 1.31. Schema des zeitlichen Ablaufs der rheumatischen Entzündung

Abb. 1.31 zeigt schematisch den **Ablauf der rheumatischen Entzündung** am Herzmuskel beim fieberhaften Rheumatismus. Im Prinzip ähnliche Veränderungen treten an der Aorta, dem peritonsillären Gewebe, den Herzklappen und den Gelenken auf. *Die Erkrankung beginnt mit der fibrinoiden Verquellung (Nekrose) des perivaskulären Bindegewebes* (Quellungshyalin, vgl. S. 13). *Als Reaktion des Organismus tritt ein histiozytäres Granulom mit einzelnen Riesenzellen auf (Aschoffsches Knötchen).* Die Histiozyten räumen das fibrinoide Material ab (Verdauungsfunktion der Histiozyten). *Im Endstadium entsteht eine bindegewebige perivaskuläre Narbe,* wobei die Histiozyten sich in Fibroblasten umwandeln und kollagene Fasern bilden. *Rezidive* lokalisieren sich bevorzugt in den alten Narben.

Bei der mikroskopischen Untersuchung muß man sein Augenmerk auf die größeren interstitiellen Räume richten. Abb. 1.28 zeigt bei mittlerer Vergrößerung mehrere **»blühende« Aschoffsche Knötchen** (→1) mit dicht gelagerten Histiozyten und Riesenzellen (→2). Bei stärkerer Vergrößerung sieht man die Frühveränderungen in Form von **frischen fibrinoiden Verquellungen** (Abb. 1.27). Man erkennt homogenes leuchtendrot gefärbtes Material, das die Bindegewebsfasern völlig maskiert. Die Reaktion des Organismus setzt sofort mit Mobilisation von Histiozyten ein, die an den großen saftigen Kernen und vergrößerten Nukleolen mit unscharf begrenztem, schwach basophilem Zytoplasma kenntlich sind. Einzelne Lymphozyten sind vorhanden. Ein **Aschoffsches Knötchen** in weiter fortgeschrittenem Stadium zeigt Abb. 1.29. Im Zentrum ist noch fibrinoides Material zu erkennen. Am Rande treten Histiozyten auf sowie Riesenzellen, die z. T. Muskelriesenzellen (sog. Anitschkow-Zellen) darstellen (→), da in diesem Falle die Entzündung auf die Muskulatur übergegriffen hat.

Beim Abklingen der akuten Entzündung werden die Histiozyten länglich und bilden kollagene Fasern. Auf diese Weise entsteht die spindelige perivaskuläre **rheumatische Narbe** (Abb. 1.30). Diese Narben sind schon bei schwacher Vergrößerung als längliche, spitz zulaufende, heller rote Bezirke zu sehen. In unserem Bild sind noch einige Histiozyten in das Narbengewebe eingelagert.

Unterscheide: Entzündlicher Rheumatismus (rheumatisches Fieber, primär-chronische Polyarthritis, Morbus Bechterew). *Degenerativer Rheumatismus* (Arthrosis deformans). *Weichteilrheumatismus* (häufigste Form).

Endokarditis

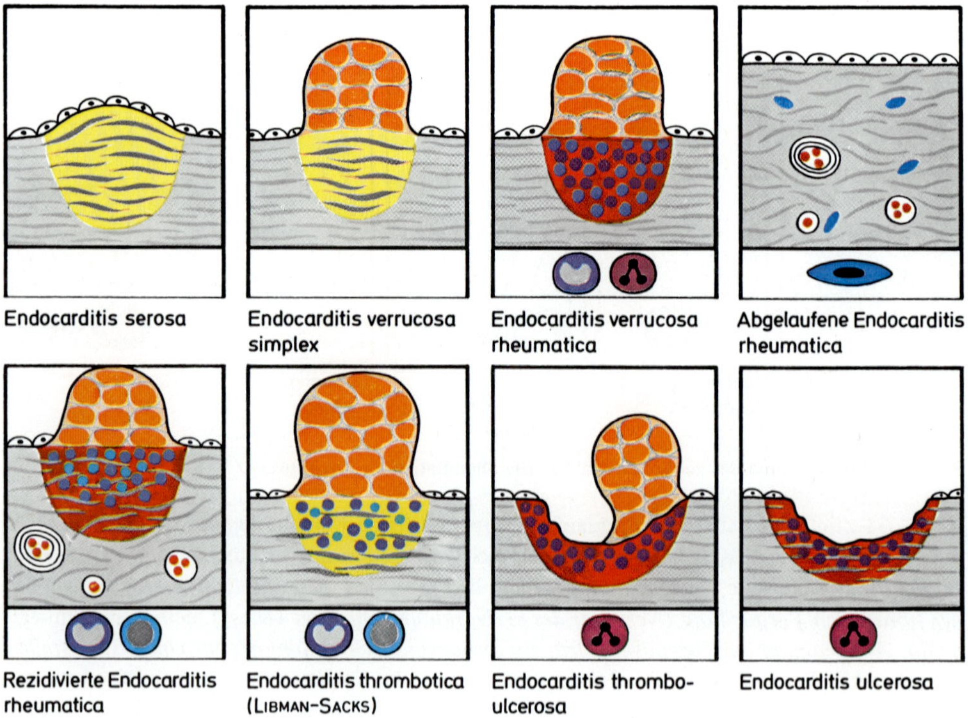

B. – Abb. 1.32. Schematische Darstellung der verschiedenen Formen von Endokarditis

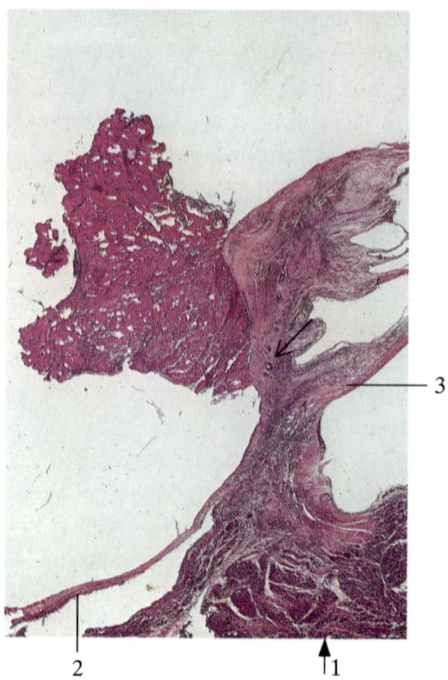

B. – Abb. 1.33. Rezidivierte Endocarditis verrucosa rheumatica; Fbg. HE

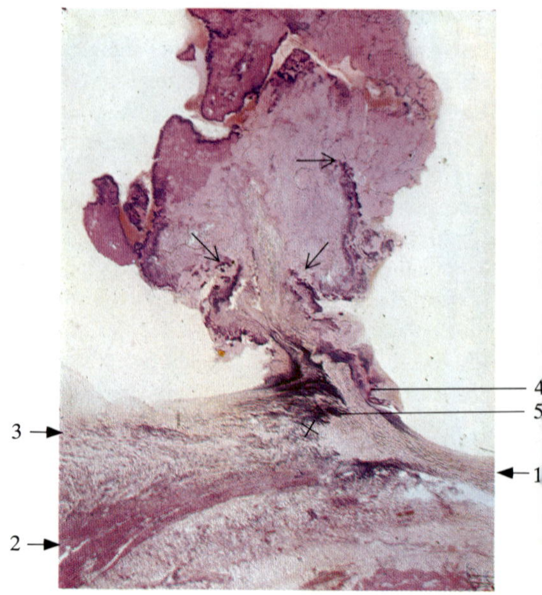

B. – Abb. 1.34. Endocarditis thromboulcerosa; Fbg. HE

Endokarditis

Die Endokarditis stellt eine Entzündung der Herzklappen dar, die mit einer Insudation in das Klappengrundgewebe, entzündlicher Infiltration und thrombotischer Auflagerung einhergeht. Die Veränderungen spielen sich vorwiegend am Schließungsrand der Klappen ab. Die Segelklappen der Mitralis und die Taschenklappen der Aorta sind bevorzugt befallen.

Die leichteste und flüchtigste Form, vielleicht auch der Wegbereiter aller anderen Endokarditiden, ist 1. die **seröse Endokarditis** (Abb. 1.32), bei der Bluteiweißkörper in das Klappengrundgewebe eindringen und zu einer Aufquellung der Fasern mit interstitiellem Ödem führen (makroskopisch: geringe glasige Aufquellung). Die 2. Form, die **Endocarditis verrucosa simplex** (Abb. 1.32), unterscheidet sich nur im Stärkegrad der Insudation und zelligen Reaktion von der Endocarditis rheumatica. Man findet einen Endotheldefekt mit einem aufgelagerten Thrombus, der fast ausschließlich aus Blutplättchen und nur wenig Fibrin besteht. Wird oft bei Schock beobachtet (Abklatschen von zirkulierenden Thrombozytenaggregaten am Schliessungsrand). 3. Die **Endocarditis rheumatica** (Abb. 1.32) bietet mikroskopisch fast das gleiche Erscheinungsbild. Es findet sich aber eine stark ausgeprägte fibrinoide Verquellung im Klappengrundgewebe und dementsprechend auch eine starke entzündliche Reaktion mit Histiozyten und polymorphkernigen Leukozyten. Die Ausheilung (**abgelaufene Endocarditis rheumatica**, Abb. 1.32) erfolgt über eine Gefäßeinsprossung mit sekundärer Narbenbildung (*Herzklappenfehler*). Rezidive treten häufig auf (**rezidivierte Endocarditis rheumatica,** Abb. 1.33). 4. Die **Endocarditis thrombotica** (LIBMAN-SACKS) ist eine abakterielle Endokarditis mit großen, weichen Fibrin- und Plättchenthromben, starker fibrinoider Verquellung im Klappengewebe und ausgeprägter entzündlicher Reaktion (Abb. 1.32). Häufig besteht gleichzeitig ein *Lupus erythematodes disseminatus acutus* mit Nierenveränderungen (Drahtschlingenglomerula). 5. Die **Endocarditis thromboulcerosa** und **ulcerosa** (klinisch auch *Endocarditis lenta* genannt, wenn Streptococcus viridans nachgewiesen, heute auch häufig Staphylokokken und andere Erreger) (Abb. 1.34) sind im Gegensatz zur Endocarditis verrucosa bakterielle Klappeninfektionen. Sie gehen mit Zerstörung des Klappengewebes und starker leukozytärer Infiltration einher.

Bei der **rezidivierten Endocarditis rheumatica** (Abb. 1.33) erkennt man mit schwacher Vergrößerung eine verdickte Mitralklappe mit einer breiten eosinroten Auflagerung. Am Rande ist Herzmuskelgewebe (→1) zu sehen, bei →2 das Endokard des linken Vorhofes. Die mittlere Vergrößerung zeigt das bindegewebig verbreiterte Klappengewebe mit zahlreichen Gefäßen (→). Auch die Sehnenfäden sind bindegewebig verdickt (→3). Der Thrombus besteht aus eosinrotem Material (vorwiegend Blutplättchen). Aus der Tatsache, daß Gefäße im Klappengrundgewebe vorhanden sind, kann geschlossen werden, daß hier früher schon eine Endokarditis abgelaufen ist.

Die **Endocarditis thromboulcerosa** (Abb. 1.34) *stellt eine bakterielle Endokarditis mit Klappenzerstörung und thrombotischen Auflagerungen mit Bakterienrasen dar.* Bei schwacher und mittlerer Vergrößerung erkennt man die Media der Aorta (→1) und die Muskulatur des linken Ventrikels (→2) mit bindegewebig verdicktem Endokard (→3). Reste des Klappengewebes sind gerade noch zu erkennen (→4). Dem Klappengewebe sitzt ein großer, aus Fibrin und Plättchen bestehender Thrombus auf, der massenhaft blaue Bakterienrasen enthält (→5). An der Basis der Klappe ist die Verkalkung von Bindegewebsfasern (×) ein Zeichen dafür, daß hier früher schon entzündliche Prozesse mit Vernarbungen stattgefunden haben.

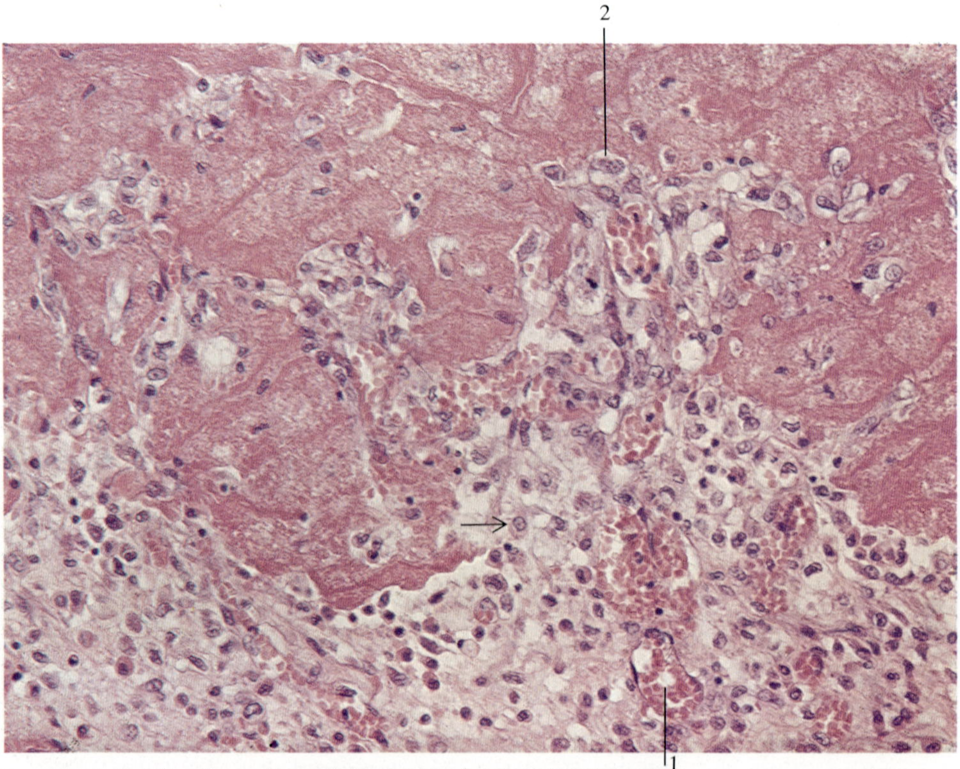

B. – Abb. 1.35. Fibrinöse Perikarditis in Organisation (Detail); Fbg. HE

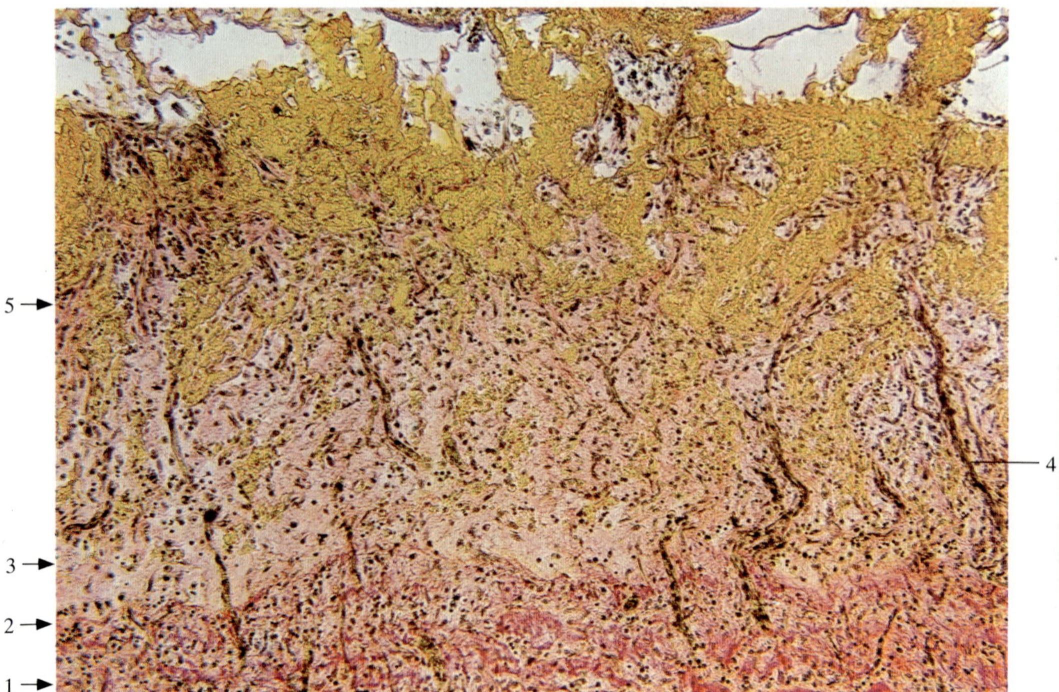

B. – Abb. 1.36. Fibrinöse Perikarditis in Organisation; Fbg. v. Gieson

Perikarditis

Eine Entzündung der Herzbeutelblätter (auch des Epikards) wird als Perikarditis bezeichnet. Jede Form der Entzündung (seröse, fibrinöse, eitrige, hämorrhagische, chronische, spezifische) ist möglich. Sie kann entstehen: *metastatisch* (z. B. bei Sepsis, Infektionskrankheiten), *per continuitatem* (z. B. Übergreifen von der Lunge, der Pleura und vom Ösophagus her), *reaktiv* (z. B. bei Herzinfarkten) und *toxisch* (z. B. Urämie). An allen serösen Häuten (Pleura, Peritoneum) findet man das gleiche histologische Erscheinungsbild und den gleichen Ablauf der Entzündung.

In Abb. 1.35 **(fibrinöse Perikarditis in Organisation)** sieht man die Grenze des Granulationsgewebes zum Fibrin bei stärkerer Vergrößerung. Das locker strukturierte Fibrin ist in den unteren Partien des Bildes vollständig vom Granulationsgewebe resorbiert. Man erkennt hier Histiozyten (→), Lymphozyten und einige Fibroblasten sowie erweiterte Kapillaren mit Erythrozyten als Inhalt (→1). Im straßenförmig vordringenden Granulationsgewebe sind als »Pioniere« Histiozyten zu sehen, die in einem fibrinfreien Hof liegen (Resorptionslakunen, →2).

Fibrinöse Perikarditis in Organisation (Abb. 1.36). Etwa am 5. Tag beginnt Granulationsgewebe in das Fibrin einzusprossen. Bei Lupenvergrößerung sehen wir in dem Präparat zwar die Dreischichtung (Muskulatur, Fettgewebe, Fibrinauflagerung) noch erhalten. Die Zone des subepikardialen Fettgewebes ist aber dichter zellig infiltriert, von kollagenem Fasergewebe durchsetzt und nicht deutlich abzugrenzen. Die mittlere Vergrößerung (Abb. 1.36) zeigt bei v. Gieson-Färbung die aufgelockerten roten Fasern des Epikards (→1) mit schütterer Infiltration von Histiozyten, Fibroblasten und Lymphozyten (→2: ursprüngliche Grenze des Epikards). Darauf folgt das Granulationsgewebe mit den schwach rot gefärbten neugebildeten Bindegewebsfasern (→3). Es ist deutlich zu sehen, daß die Gefäßstämme (→4) des Granulationsgewebes ihren Ursprung im Perikard haben und von hier aus senkrecht zur Oberfläche verlaufen. Im Granulationsgewebe sind Kerne von Fibroblasten (länglich) und einzelne Lymphozyten zu sehen. In der oberen Schicht kommen noch die erhaltenen Fibrinbalken (→5) zum Vorschein, die zungenförmig in das Granulationsgewebe hereinreichen. Mit vielgestaltigen Ausläufern schiebt sich das Granulationsgewebe in das Fibrin hinein, wobei Resorptionslakunen mit Histiozyten auftreten.

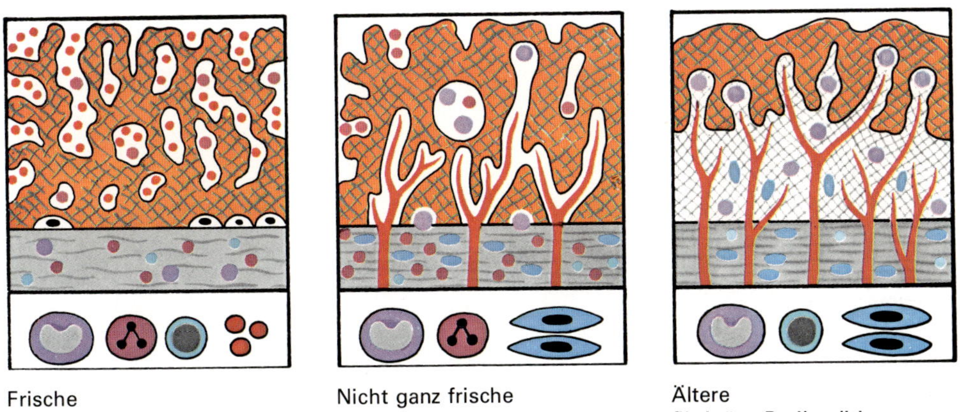

Frische fibrinöse Perikarditis 1.–5. Tag

Nicht ganz frische fibrinöse Perikarditis 5.–8. Tag

Ältere fibrinöse Perikarditis 8.–20. Tag

B. – Abb. 1.37. Schematische Darstellung des Ablaufes einer Perikarditis

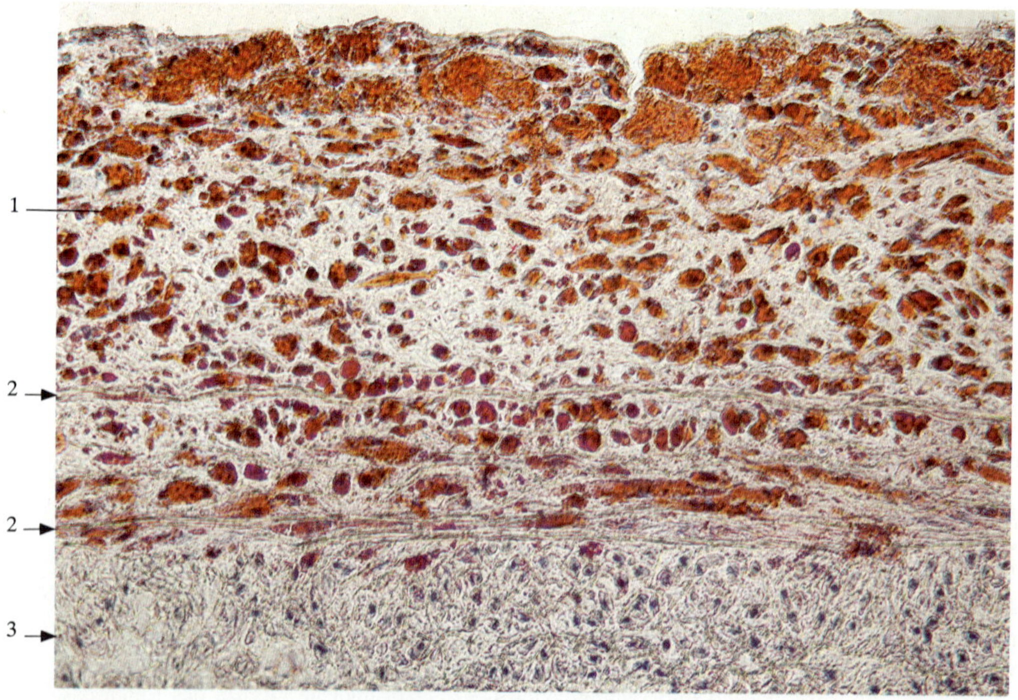

B. – Abb. 2.1. Lipoidose der Aorta; Fbg. Sudan-Hämatoxylin

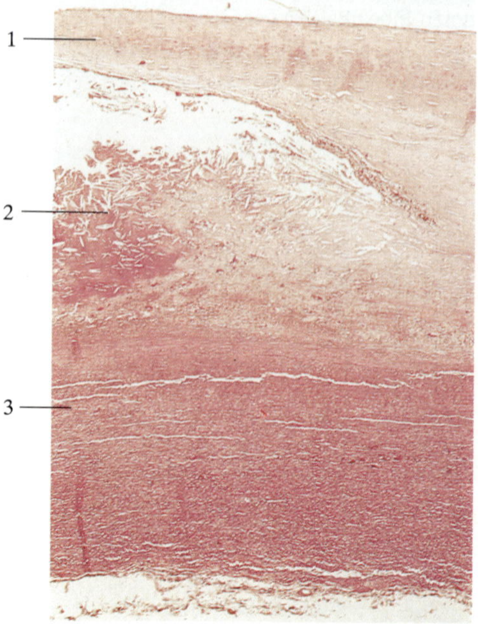

B. – Abb. 2.2. Atheromatöses Beet; Fbg. HE

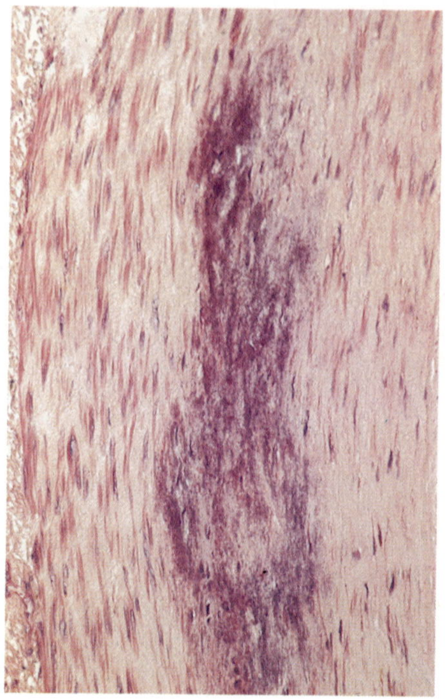

B. – Abb. 2.3. Mediaverkalkung; Fbg. HE

2. Gefäße

Arteriosklerose

Lipoidose der Aorta (Abb. 2.2): Die Einlagerung von Lipiden und Eiweißkörpern aus dem Blutstrom in die Intima der Aorta stellt eine Frühveränderung der Arteriosklerose dar. Diese Lipoide bleiben aber nicht liegen, sondern werden abgebaut und abtransportiert (z. B. die Milchflecke der Aorta bei Kleinkindern). Erst mit der Reaktion von Intimazellen (glatte Muskelzellen) wird der Krankheitsprozeß Arteriosklerose eingeleitet und progredient.

Histologisch zeigt die Übersicht eines Sudan-gefärbten Gefrierschnittes die drei Schichten der Aorta: außen die aufgelockerte Adventitia mit Fettzellen und Gefäßen (vasa vasorum), in der Mitte die aus elastischen Fasern und glatten Muskelfasern bestehende Media und innen die normalerweise sehr schmale, jetzt polsterförmig fibrös verdickte Intima. Betrachtet man die Aorta bei **mittlerer Vergrößerung** (Abb. 2.1), dann sieht man in der oberen Bildhälfte die breite Intima mit den gespeicherten Sudan-positiven Lipiden, die frei im Stroma liegen oder von Zellen phagozytiert (→1: Phagozytose von Intimamyozyten = Langhans-Zellen) werden. Im unteren Bilddrittel erkennt man Anteile der Media (→3) sowie bereits aufgesplitterte elastische Membranen (→2).

Die Sudan-positiven Massen zeigen im **polarisierten Licht** (Abb. 2.4) Cholesterinkristalle, die als Tafeln und Nadeln von gelber, grünlicher bis blauer Farbe auf dunklem Hintergrund aufleuchten.

Atheromatöses Beet der Aorta mit Quellungsnekrose (Abb. 2.2): Als Folge der Lipidablagerungen kommt es zu einer Wucherung von Intimamyozyten und einer Kollagenfaserneubildung (→1 polsterförmig verdickte, faserreiche, zellarme Intima). In diesem Beet eingeschlossen erkennt man schollig zugrundegehende Fasern (Quellungsnekrose) sowie ausgefällte Cholesterinmassen, die sich im Paraffinschnitt als nadelförmige Cholesterinkristallücken manifestieren (→2). Ferner findet man auch kleinste staubförmige, blaugefärbte Kalkablagerungen.

Mediaverkalkung Mönckeberg (Abb. 2.3): Eine Manifestationsform der Arteriosklerose im Bereich der mittelgroßen Arterien (z. B. der A. femoralis) ist die spangenförmige Verkalkung der Media. Man erkennt erhaltene glatte Muskelfasern sowie größere, unscharf begrenzte Kalkablagerungen von bläulicher Farbe.

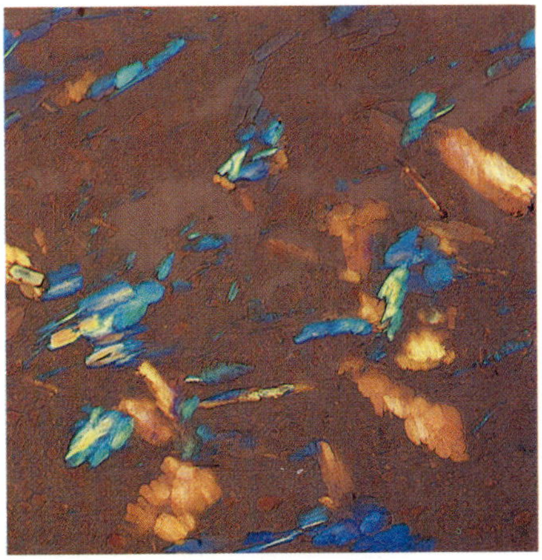

B. – Abb. 2.4. Cholesterinkristalle; Sudan-Fbg. (Im polarisierten Licht.)

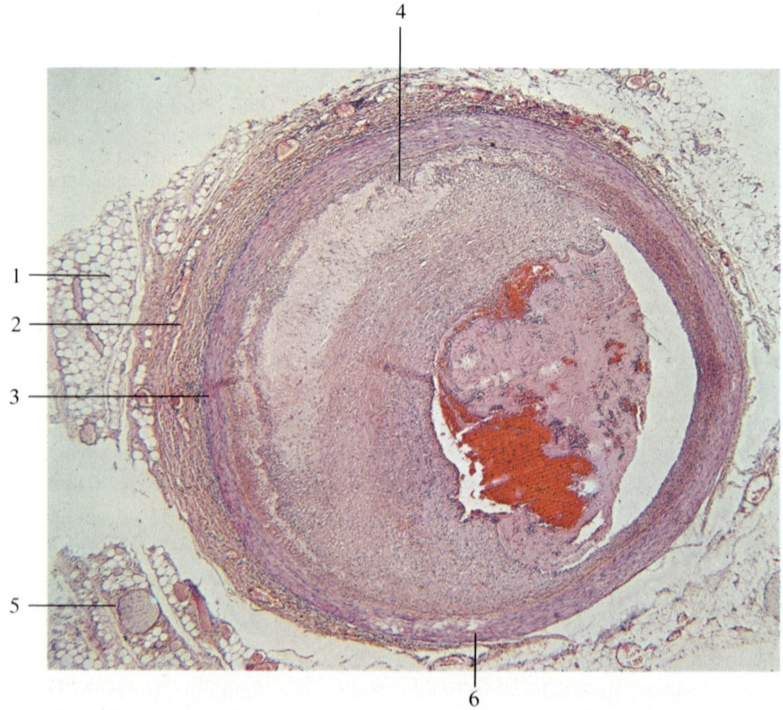

B. – Abb. 2.5. Hochgradige Koronarsklerose mit frischer Thrombose; Fbg. HE

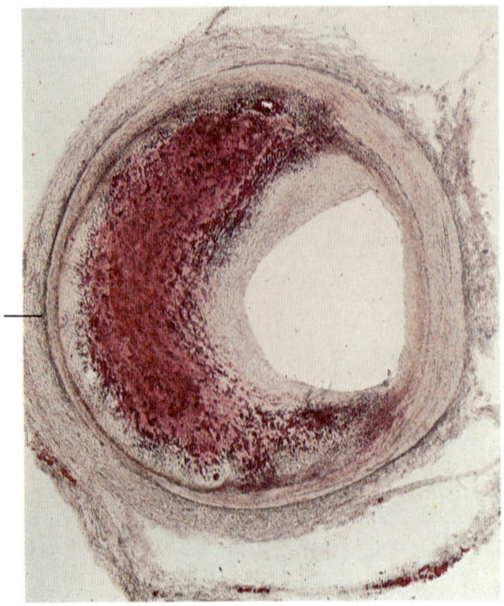

B. – Abb. 2.6. Koronarsklerose mit Atherom; Fbg. Sudan-Hämatoxylin

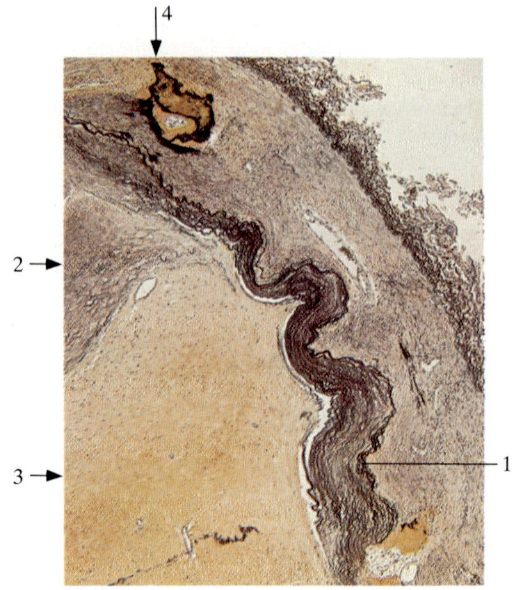

B. – Abb. 2.7. Elastose einer Kranzarterie mit alter Thrombose; Fbg. Elastica-v. Gieson

Koronarsklerose

Die Koronararteriosklerose geht wie die übrigen Formen der Arteriosklerose aus einer Lipoidose mit nachfolgender Sklerose hervor. Manchmal tritt ein ausgeprägtes Intimaödem mit plötzlichem Gefäßverschluß auf (Todesfälle bei Jugendlichen). Als häufige Komplikationen sind sekundäre Thrombosen, auch Blutungen in die sklerotischen Beete oder Quellungsnekrosen zu nennen, die zur plötzlichen Einengung der Gefäßlichtung führen. Hyalinosen kleiner intramuraler Äste werden ebenfalls häufig beobachtet. Für die Pathogenese des Herzinfarktes muß man neben den Koronararterien aber auch den »Zustand« der Herzmuskulatur berücksichtigen. Hyperfunktion und Hypertrophie erfordern mehr Sauerstoff. Wird zudem der Herzmuskelstoffwechsel durch Adrenalin »angeheizt«, so kann es auch bei leichter Koronarsklerose zu Herzmuskelnekrosen kommen.

Hochgradige Koronarsklerose mit frischer Thrombose (Abb. 2.5). Auf Querschnitten der Kranzarterien sind schon in der Übersicht die Gefäßveränderungen gut zu erkennen. Die Kranzarterie liegt in subepikardiales Fettgewebe eingebettet (→1). Die lockere Adventitia (→2) bildet den äußeren Mantel. Die Media stellt sich als ein roter Ring dar (→3). Die Intima ist halbmondförmig fibrös verdickt und weist ein heller erscheinendes atheromatöses Beet mit Quellungsnekrose auf (→4). Das Restlumen ist von einem geschichteten Thrombus ausgefüllt, der vorwiegend aus Blutplättchen, Fibrin und Erythrozyten besteht (Abscheidungsthrombus, vgl. S. 89). Bei (→5) sieht man einen kleinen Nerven im Fettgewebe. Beachtenswert erscheint, daß die Adventitia im Bereiche der halbmondförmigen Intimasklerose ebenfalls vermehrt kollagenes Fasergewebe aufweist. Sekundär kann Kalk in die Intima und Media eingelagert werden.

Koronarsklerose mit Atherom (Abb. 2.6). Bei der Fettfärbung wird die starke Lipoideinlagerung in die halbmondförmig verdickte Intima deutlich sichtbar. Die Fettsubstanzen sind teilweise in »Histiozyten« gespeichert; teilweise liegen sie frei im Gewebe und sind zusammengeflossen (beginnende Atherombildung). Die innersten Schichten der sklerotischen Beete sind frei von Lipoid. Beachtenswert ist die hochgradige Atrophie der Media im Bereich des sklerotischen Beetes (→), ein Befund, der fast immer zu erheben ist (Ernährungsstörung der Media durch das sklerotische Beet).

Elastose und Sklerose einer Kranzarterie mit alter Thrombose (Abb. 2.7). Die Sklerose ist immer von einer mehr oder weniger starken Elastose, d. h. Aufsplitterung und Neubildung elastischer Fasern, begleitet. In unserem Bild (Abb. 2.7) zeigt sich eine solche Aufsplitterung und Vermehrung elastischer Fasern (→1) mit einer alten Thrombose. Das Lumen der Arterie ist teilweise von kollagenem Fasergewebe ausgefüllt (Sklerose, →2). Die gelben, homogenen Massen (→3) stellen älteres thrombotisches Material dar. In der Muskulatur der Media sind einige Gefäße des Granulationsgewebes zu sehen (→4), welches von der Adventitia her in den Thrombus eingesproßt ist.

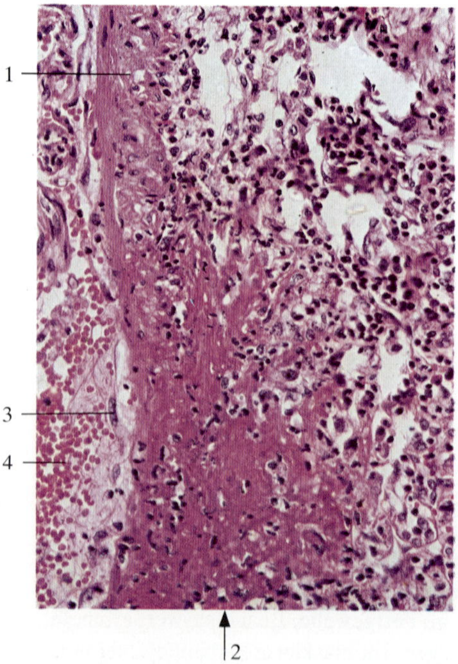

B. – Abb. 2.8. Frische fibrinoide Nekrose bei Periarteriitis nodosa; Fbg. HE

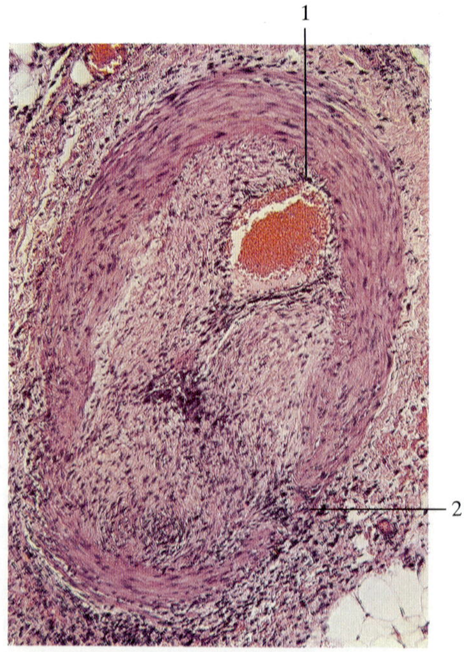

B. – Abb. 2.9. Periarteriitis nodosa (Narbenstadium); Fbg. HE

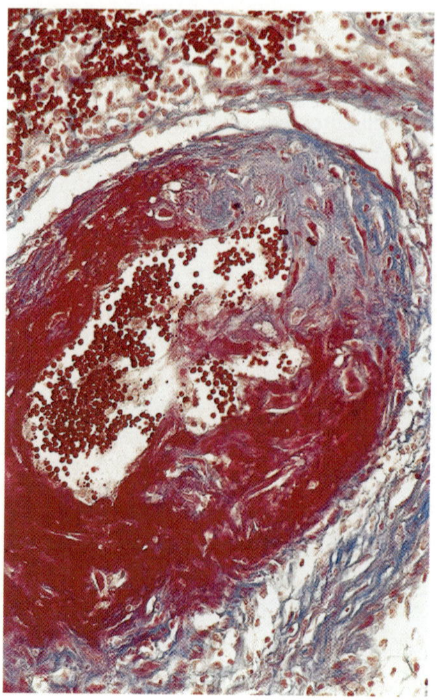

B. – Abb. 2.10. Frische fibrinoide Nekrose; Azan-Fbg.

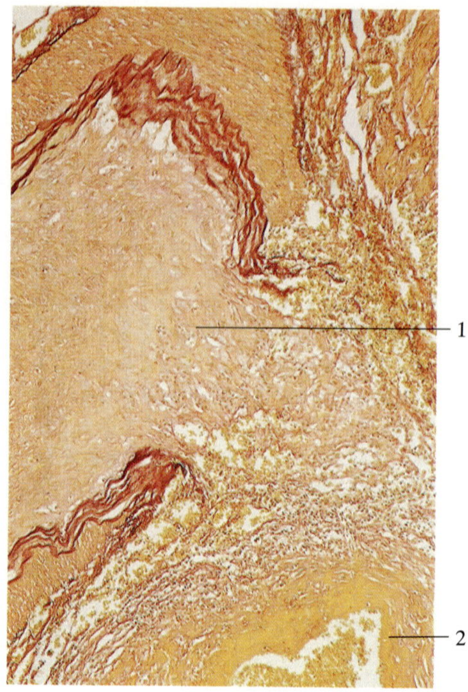

B. – Abb. 2.11. Alte Narbe und frisches Rezidiv; EvG-Fbg.

Gefäßentzündungen

Periarteriitis nodosa (Panarteriitis)

Das *früheste Stadium* sieht man in Abb. 2.8 **(frische fibrinoide Nekrose bei Periarteriitis nodosa).** Intima und Media sind sektorförmig von einer *frischen fibrinoiden Nekrose* (homogen, leuchtend eosinrot) befallen. In der Umgebung kommt es zu einer leukozytären und beginnenden granulomatösen Reaktion. Bei (→1) sieht man die noch unveränderte Media der Gefäßwand, die nur gering ödematös aufgelockert ist. Im Bereich der fibrinoiden Nekrose (→2) ist die Intima abgehoben (→3: Endothelzelle), und dem Endothel liegen lockere Fibrinnetze mit Erythrozyten auf (→4).

Das **Narbenstadium** (Abb. 2.9) bietet sich in ähnlicher Weise wie in Abb. 2.12 dar, lediglich die entzündlichen Veränderungen sind zurückgegangen. Das Gefäßlumen ist bis auf einen geringen Rest (→1) durch Fibroblasten und faserreiches junges Narbengewebe verschlossen. Deutlich ist die Einbruchpforte des Granulationsgewebes von der Adventitia her zu sehen (→2); dort findet sich ebenfalls vermehrt kollagenes Narbengewebe mit einzelnen Lymphozyten.

Die Früh- und Spätveränderungen der Panarteriitis nodosa lassen sich mit Spezialfärbungen besonders deutlich erfassen. Die **fibroide Nekrose** stellt sich in der Azan-Bindegewebsfärbung dunkelrot dar und hebt sich von dem blau gefärbten Bindegewebe ab (Abb. 2.10). In der van Gieson-Färbung ist die Nekrose als homogene, gelbe Masse zu identifizieren (Abb. 2.11 →2). Für die histologische Beurteilung des **Narbenstadiums** ist die Elastica-van Gieson-Färbung (Abb. 2.11) zu bevorzugen: Mit ihr ist die alte Wandnekrose als Unterbrechung der elastischen Fasern (insbesondere der Elastica interna: Abb. 2.11 →1) zu erkennen. Als Ersatz der nekrotischen Gefäßwand findet man ein zelldichtes, später zellarmes Granulationsgewebe.

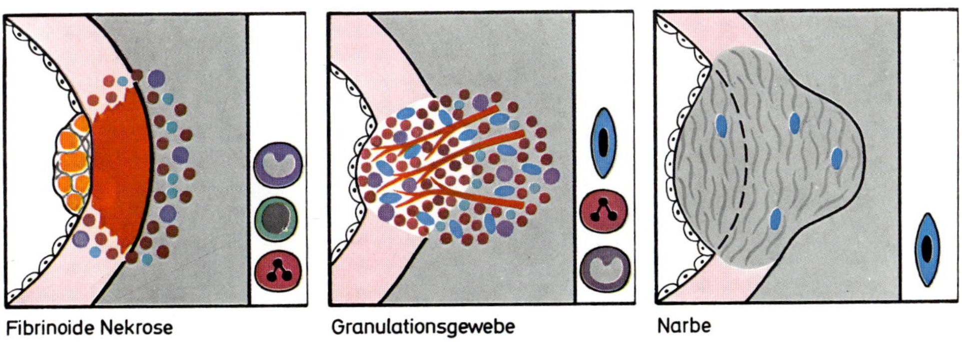

B. – Abb. 2.12. Schematische Darstellung der verschiedenen Stadien der Periarteriitis nodosa

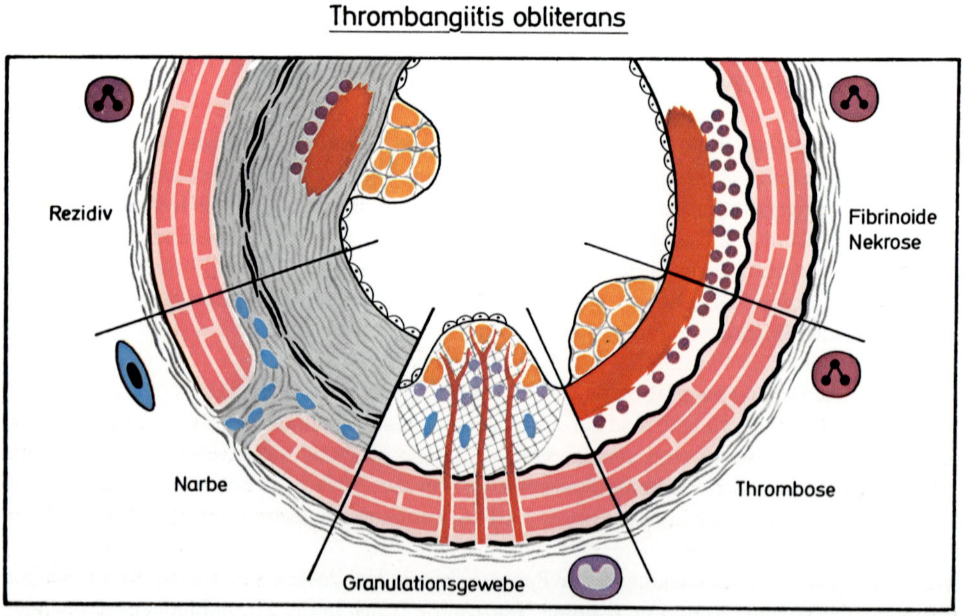

B. – Abb. 2.13. Übersicht der verschiedenen Formen der Gefäßentzündungen

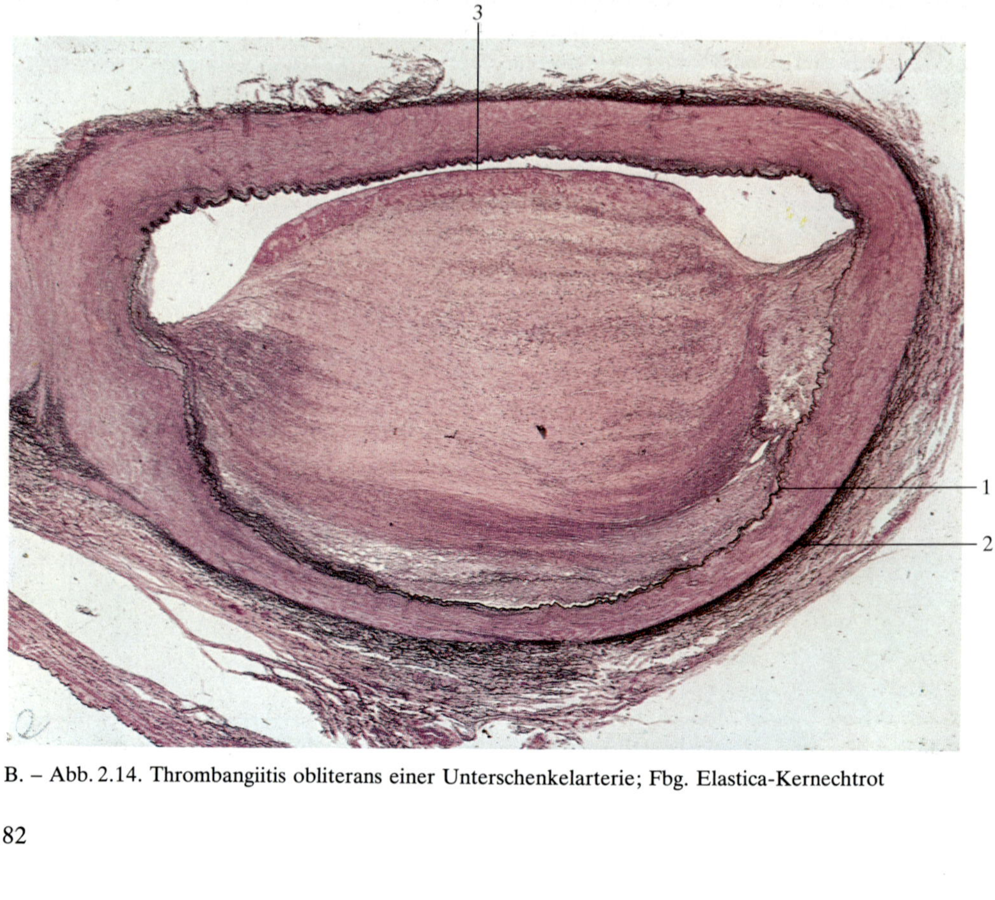

B. – Abb. 2.14. Thrombangiitis obliterans einer Unterschenkelarterie; Fbg. Elastica-Kernechtrot

Thrombangiitis obliterans – Symptomatische Endangiitis obliterans

Thrombangiitis obliterans (Winiwarter-Buergersche Erkrankung: Abb. 2.13, 2.14): chronische, in Schüben verlaufende Erkrankung der Arterien und Venen, die mit einer progredienten Einengung der Gefäßlichtung einhergeht und zur Gangrän bzw. zum Organinfarkt führt.

Die Erkrankung beginnt mit einer flüchtigen **fibrinoiden Nekrose der Arterienwand,** die später von einer örtlichen, die Lichtung einengenden oder verschließenden **Parietalthrombose** begleitet wird (Schema 2.13). Im Thrombus lassen sich Mikroabszesse mit segmentkernigen Leukozyten nachweisen. Die Entzündung greift auch auf die benachbarten Venen (daher die Bezeichnung »Angiitis«) über. Nekrose und Thrombus werden von einem **Granulationsgewebe** abgebaut, das letztlich durch eine polsterförmige **Intimanarbe** ersetzt wird.

In einem **Spätstadium** (Abb. 2.14) findet man nur noch eine **umschriebene Intimaverdickung**, die die Lichtung einengt oder verschließt. In der Übersicht sieht man die quergeschnittene Arterie mit der Elastica interna (→1) und externa (→2). Die Elastica interna zeigt noch deutlich die Grenze der ursprünglichen Gefäßlichtung, die jetzt weitgehend von einem kollagenfaserreichen und zellarmen Narbengewebe verlegt ist. Ferner erkennt man in dieser Abbildung auch ein frisches entzündliches **Rezidiv:** Die Oberfläche der Narbe ist stärker eosinrot gefärbt (→3: morphologisches Korrelat der rezidivierten fibrinoiden Verquellung).

Auch die peripheren Abschnitte der befallenen Arterie sind durch eine umschriebene Intimawucherung teilweise oder vollständig verlegt: Sie wird als »Füllgewebe« oder »Vakatwucherung« bezeichnet bzw. gedeutet. Dieser Befund ist für die Endangiitis obliterans recht charakteristisch und von differentialdiagnostischer Bedeutung gegenüber der Arteriosklerose mit frischer oder organisierter Parietalthrombose.

Die Endarteriitis obliterans kommt bevorzugt in den Gefäßen der unteren Extremitäten jüngerer Männer mit Raucheranamnese vor. Der Krankheitsprozeß kann aber auch im Bereich der Organarterien (Gehirn, Niere, Herz und Darm) vorkommen. Folge der Durchblutungsstörung sind Claudicatio intermittens, juvenile Extremitätengangrän und Organinfarkte. Neben dem Tabak sollen auch eine genetische Prädisposition und hormonelle Faktoren eine Rolle spielen.

Endangiitis obliterans (Abb. 2.15): Chronische, entzündliche und ulzerierende Prozesse können eine Intimaproliferation der benachbarten Blutgefäße hervorrufen, die zu einer Einengung oder einem vollständigen Verschluß der Lichtung führen. Diese Veränderung sieht man besonders ausgeprägt im Grund eines chronischen Ulcus pepticum. Die Arterienwand (→) ist noch als dunkelrotes Band zu erkennen, die Lichtung wird durch ein zell- und faserreiches, angedeutet konzentrisch geschichtetes Granulationsgewebe verlegt.

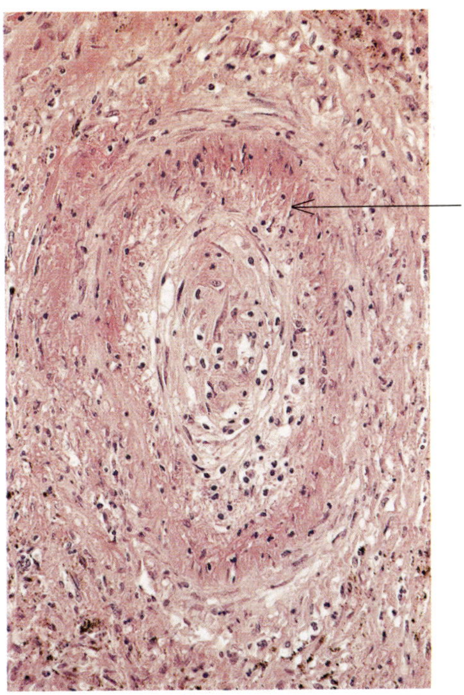

B. – Abb. 2.15. Endangiitis obliterans; Fbg. HE

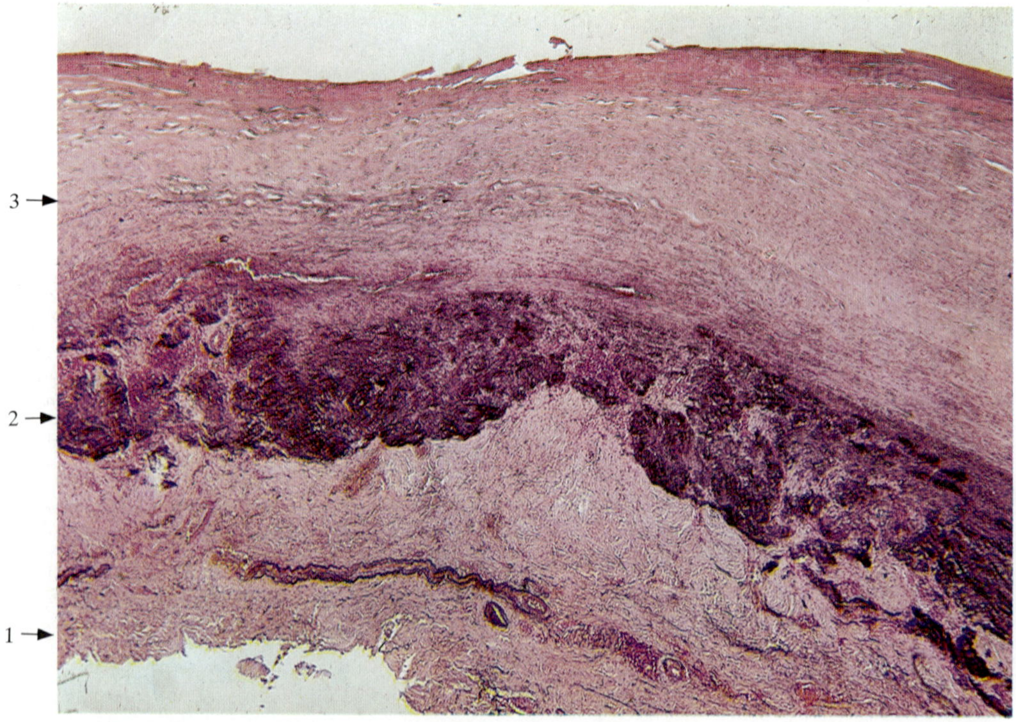

B. – Abb. 2.16. Mesaortitis luica; Fbg. Elastica-Kernechtrot

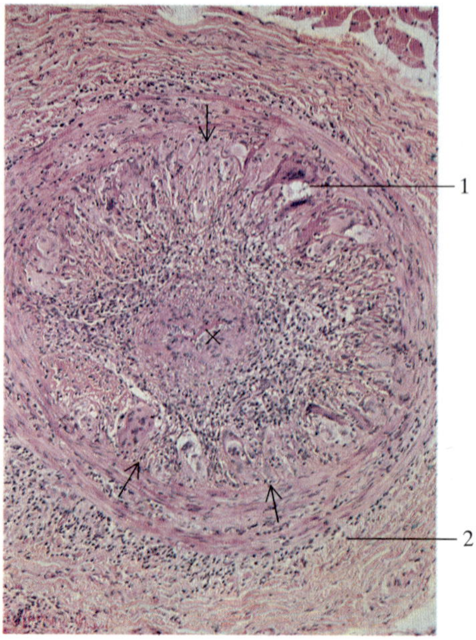

B. – Abb. 2.17. Riesenzellenarteriitis; Fbg. HE

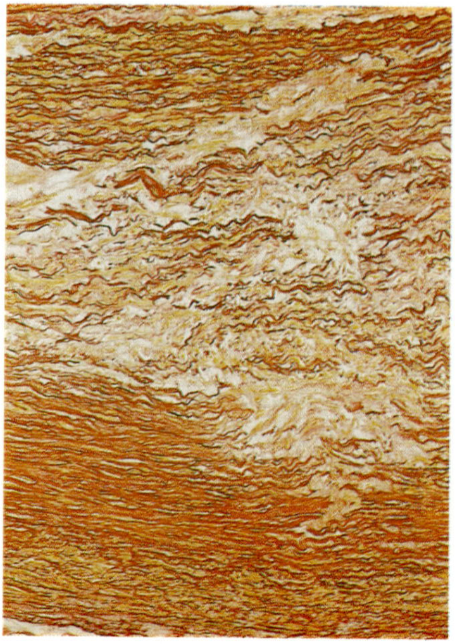

B. – Abb. 2.18. Medionecrosis aortae; Fbg. Elastica-v. Gieson

Mesaortitis luica – Riesenzellenarteriitis – Medionecrosis Erdheim-Gsell

Mesaortitis luica (Abb. 2.16). *Es handelt sich um eine Entzündung der Adventitia und Media der Aorta bei tertiärer Lues.* Abb. 2.16 zeigt bei schwacher Vergrößerung die typische »mottenfraßähnliche« Zerstörung der elastischen Membranen der Aortenmedia. In der Adventitia (→ 1) sieht man eine Vermehrung kollagenen Fasergewebes (Narbenbildung). Der größte Teil der Media (→ 2) ist durch ein zellarmes Narbengewebe herdförmig ersetzt, das sich unregelmäßig in der Media ausbreitet. Die Intima (→ 3) ist durch eine sekundäre Sklerose hochgradig verdickt. Im rechten Teil der Abbildung sieht man eine hyaline Umwandlung des Fasergewebes der Intima (Hyalinose der Intima).

Der Krankheitsprozeß beginnt mit einer perivaskulären lympho-histiozytären und plasmazellulären Entzündung der Vasa vasorum in der Adventitia und kriecht dann die Gefäße entlang in die Media. Die kleineren Arterien der Media weisen zudem eine Endarteriitis auf, so daß es durch Ernährungsstörungen der Media (Nekrosen) und Entwicklung von Granulationsgewebe zum Verlust der elastischen Membranen und narbigem Ersatz kommt. Das Narbengewebe schrumpft, so daß die Intima über den Narben eingezogen wird. Daraus resultiert die *makroskopisch* charakteristische Riffelung bzw. chagrinlederartige Beschaffenheit der Intima vorwiegend im Brustteil der Aorta. Außerdem ist die Aortenwand dünn und die Aorta erweitert (Ektasie). Die Entzündung greift häufig auch auf die Aortenklappen über, wobei die Ansatzstellen auseinanderrücken und Furchen zwischen den Klappen entstehen (*Doehlesche Furchen*). Weiterhin schrumpfen die Klappen, so daß sich eine Aorteninsuffizienz entwickelt. Auch die Abgänge der Kranzarterien können, vorwiegend durch eine Intimawucherung, eingeengt werden, so daß der Tod nicht selten durch einen Herzinfarkt erfolgt. Mittlere und kleinere Arterien können bei tertiärer Lues ebenfalls erkranken, am häufigsten in Form einer Endarteriitis mit Intimawucherung, insbesondere der Hirnbasisarterien *(Heubnersche Endarteriitis)*.

Riesenzellenarteriitis (Abb. 2.17). Diese relativ gutartige Spielform der Periarteriitis nodosa befällt bevorzugt die A. temporalis bei älteren Menschen. Neben der Temporalarterie können auch die A. ophthalmica (Erblindung) sowie andere Gefäßprovinzen befallen (Gehirn, Herz, Leber, Milz usw.) sein. Die fibrinoide Nekrose lokalisiert sich im Bereich der Intima mit Zerstörung der Elastica interna. Wie Abb. 2.17 zeigt, sind vorwiegend die Intima und Media betroffen. In unserem Präparat sieht man ein Granulationsgewebe und entzündliche Infiltrate in der Intima mit einem kleinen Restlumen (×). Die Intima-Media-Grenze ist durch Pfeile markiert. Bei Elastica-van Gieson-Färbung kann man erkennen, daß die Elastica interna in Bruchstücke zerfallen ist, an die sich Riesenzellen angelagert haben (→ 1). Die Media ist ebenfalls lympho-histiozytär infiltriert. Die Infiltrate reichen bis zur bindegewebig verdickten Adventitia (→ 2).

Medionecrosis Erdheim-Gsell: Es handelt sich um eine idiopathische Erkrankung der Media der thorakalen Aorta, die durch umschriebene pseudozystische Wandveränderungen als Folge einer örtlichen Nekrose mit sehr geringer Gewebsreaktion und/oder Degeneration gedeutet wird. Histologisch findet man spalt- oder zystenförmige Mediaveränderungen, die mit Mukopolysacchariden angefüllt sind. In der **Elastica-van Gieson-Färbung** (Abb. 2.18) sieht man die aufgesplitterten elastischen Fasern, die von einer homogenen, leicht basophilen Grundsubstanz eingeschlossen werden.

Die Ursache der Medionecrosis ist unbekannt (Hypertonus?, Stoffwechselstörungen?). Besonders häufig kommt sie beim Marfan-Syndrom vor. Sie gilt als wichtigster prädisponierender Faktor eines **Aneurysma dissecans aortae,** das durch Hypertonie oder Trauma ausgelöst werden kann.

Thrombose – Thrombophlebitis – Organisation

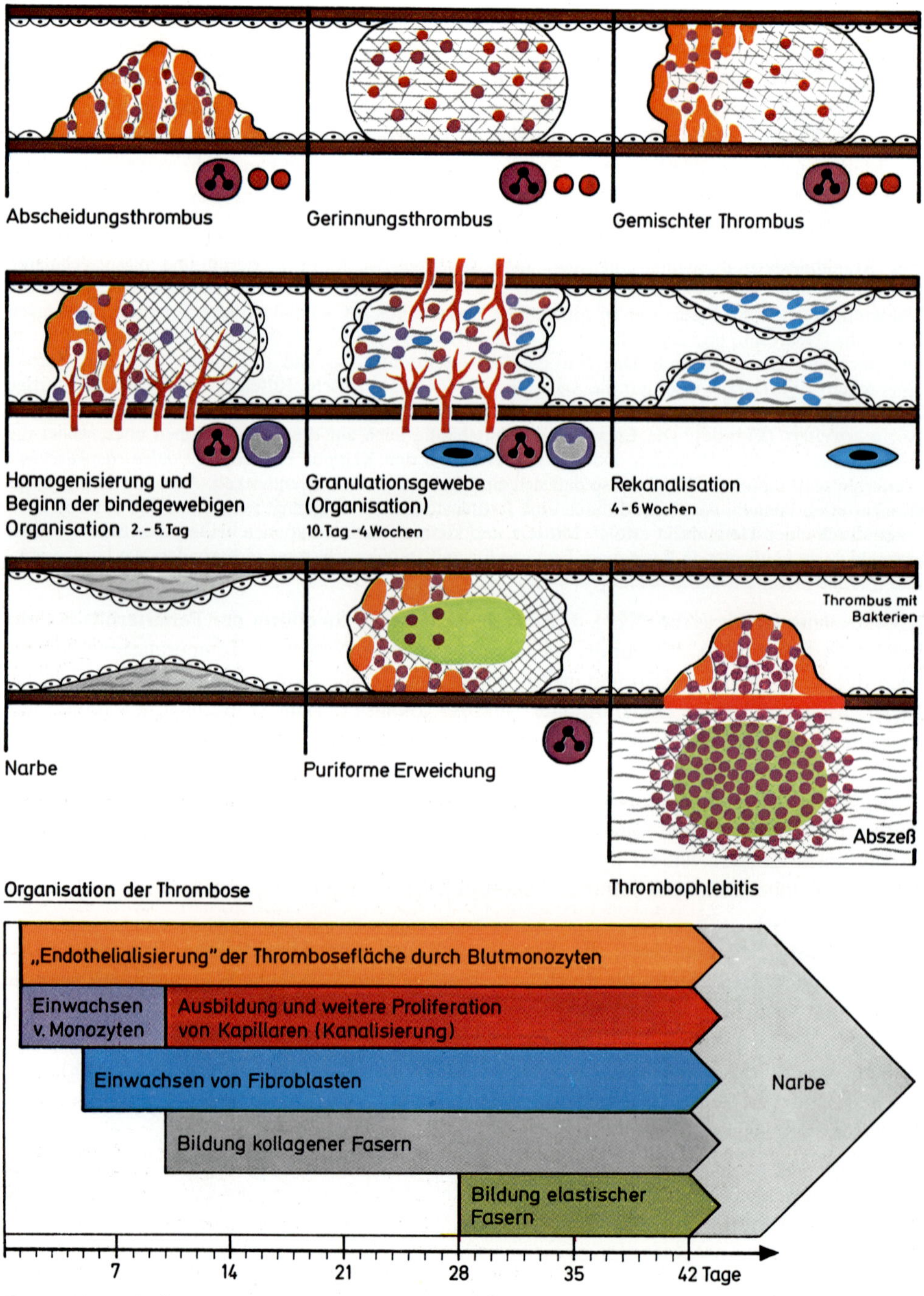

B. – Abb. 2.19. Übersicht des histologischen Aufbaues verschiedener Formen von Thrombosen, des Ablaufs sekundärer Veränderungen im Thrombus und der Thrombusorganisation. Thrombophlebitis

Thrombose – Thrombophlebitis

Die Thrombose ist eine intra vitam auftretende intravaskuläre Gerinnung des Blutes. Abb. 2.19 gibt einen Überblick des histologischen Aufbaues der verschiedenen Formen der Thrombose, ihrer sekundären Veränderungen und des zeitlichen Ablaufes der Organisationsvorgänge.

1. Der **Abscheidungsthrombus,** als parietaler Thrombus der Wand der Gefäße oder des Herzens anhaftend, hat eine typische Gestalt: Konglomerate von Blutplättchen bilden ein korallenstockähnliches, lamelläres Gerüst. Die Thrombozytenbalken sind von Fibrin umgeben, das sich auch zwischen diesen in Form einer »Verspannungsarchitektur« nachweisen läßt. Dem Fibrin sind Leukozyten beigemischt, die sich mantelförmig um die Blutplättchenbalken ablagern. Dazwischen finden sich massenhaft Erythrozyten (vgl. S. 88). *Makroskopisch:* Die Thrombozytenbalken ragen über die Thrombusoberfläche hervor, so daß eine Riffelung quer zur Richtung des Blutstromes entsteht (Sandbankrelief). Farbe: graurot, Beschaffenheit: brüchig.

2. Der **Gerinnungsthrombus** füllt das Gefäßlumen vollständig aus und besteht histologisch aus Fibrinlamellen, die sich parallel zur Gefäßwand anordnen. Dazwischen ist ein feineres, regellos gestaltetes Fibringerüst ausgespannt, in dessen Maschenwerk Erythrozyten eingeschlossen sind. Blutplättchen sind mit dem Lichtmikroskop nicht zu sehen. Granulozyten sind locker eingestreut. *Makroskopisch:* Rot ohne Strukturierung = intravital geronnene Blutsäule.

3. Der **gemischte Thrombus** besteht aus einem Kopfteil als *Abscheidungsthrombus* und einem Schwanzteil als *Gerinnungsthrombus.* In der V. femoralis sind häufig auch abwechselnd Abscheidungs- und Gerinnungsteile nacheinandergeschaltet. *Makroskopisch:* Abwechselnd graurote und rote Partien. **Leichengerinnsel** haben im Unterschied zu Thromben eine elastische Konsistenz (Speckhautgerinnsel grau; Kruorgerinnsel rot) und weisen keine Strukturierung im Sinne einer Schichtung auf.

4. Bei der **eitrigen Thrombophlebitis**[1] handelt es sich um eine **bakteriell** bedingte eitrige Entzündung der Gefäßwand, wobei ein perivaskulärer Entzündungsprozeß auf die Gefäßwand übergreift. An dieser Stelle bildet sich ein bakterienhaltiger Thrombus, der histologisch Blutplättchenkonglomerate und Fibrin in unregelmäßiger Formation sowie Bakterienrasen enthält. Wird das thrombotische Material verschleppt, so kommt es zu pyämischen Abszessen in der Lunge (vgl. S. 109). Pylephlebitische Abszesse der Leber bei Appendizitis! *Makroskopisch:* Graue bis graurote schmierige Beläge auf der Venenwand.

5. **Hyaline Thromben,** d. h. bei HE-Färbung rote homogene Thromben, die vorwiegend aus Blutplättchen und Fibrin bestehen, werden in Arteriolen, Kapillaren und Venolen häufig beim Schock gefunden (vgl. S. 100, 101).

Schicksal der Thrombose *1. Embolie:* Der Thrombus kann mit dem Blutstrom verschleppt werden. Die Gefahr der Embolie ist beseitigt, wenn Fibroblasten in die Thrombusbasis eingewachsen sind und kollagene Fasern gebildet haben (10. Tag). *2. Veränderungen der Thrombusstruktur (Homogenisierung):* Durch den Zerfall der im Thrombus enthaltenen Erythrozyten, Granulozyten und Thrombozyten sintern das Fibrin und die Zelltrümmer zu einer homogenen Masse zusammen (Homogenisierung). Die Homogenisierung beginnt schon am 2. Tag im Zentrum des Thrombus und schreitet kontinuierlich fort. Das Fibrin dieser hyalinisierten Thromben ist auch nach langer Zeit (Jahre!) noch auflösbar, wie die Erfolge der Streptokinasetherapie nach chronischem Verschluß der Beinarterien zeigen. *3. Auflösung des Thrombus:* a) *Durch Granulozyten* (puriforme Erweichung). Wenn proteolytische Fermente der Granulozyten frei werden, können sie (meist im Inneren des Thrombus) Fibrin, Erythrozyten und Blutplättchenbalken auflösen. Es entsteht eine eiterähnliche Flüssigkeit, die von dem einbrechenden Blutstrom weggespült wird. b) *Durch das fibrinolytische System* (Thrombolyse). Durch Umwandlung von Plasminogen in Plasmin kann proteolytisch Fibrin in Thromben aufgelöst werden (Plasmin hat eine hohe Spezifität für Fibrin, löst aber nicht Plättchenbalken auf). Plasminogen ist im strömenden Blut vorhanden und an den Fibrinfasern im Thrombus absorbiert. Das fibrinolytische System kann durch Substanzen aus Bakterien (Streptokinase) therapeutisch aktiviert werden. c) *Durch Granulationsgewebe* (Organisation). Bereits 1 Tag nach Thrombusentstehung wird der Thrombus von Blutmonozyten bedeckt, die auch in den Thrombus einwachsen (Umbildung zu Histiozyten, Fibroblasten). Von der Gefäßwand sprossen Endothelzellen oder subendothe-

[1] **Merke:** Die »Thrombophlebitis« der Klinik entspricht einer »blanden«, d. h. nicht infektiösen Thrombose der Venen, die mit äußerlichen Entzündungszeichen (Rubor, Tumor, Dolor, Calor) einhergeht.

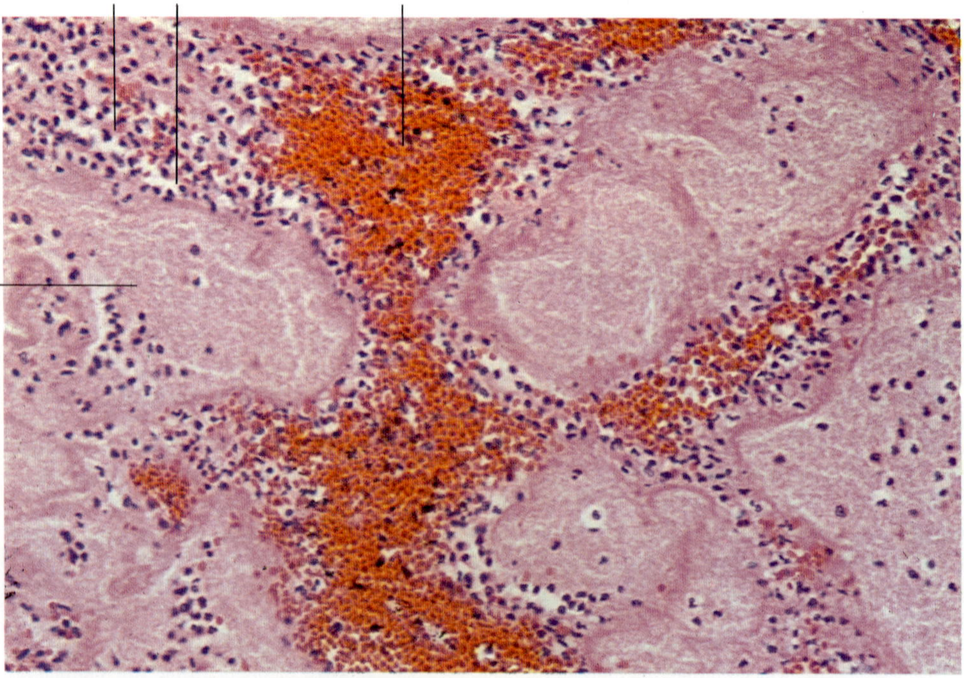

B. – Abb. 2.20. Abscheidungsthrombus; Fbg. HE

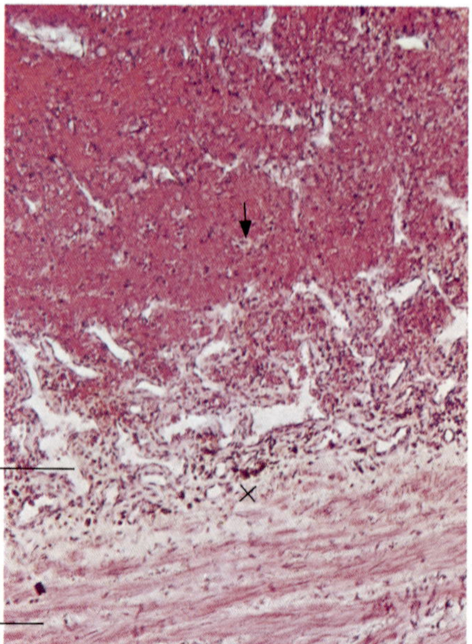

B. – Abb. 2.21. Thrombus in Organisation; Fbg. HE

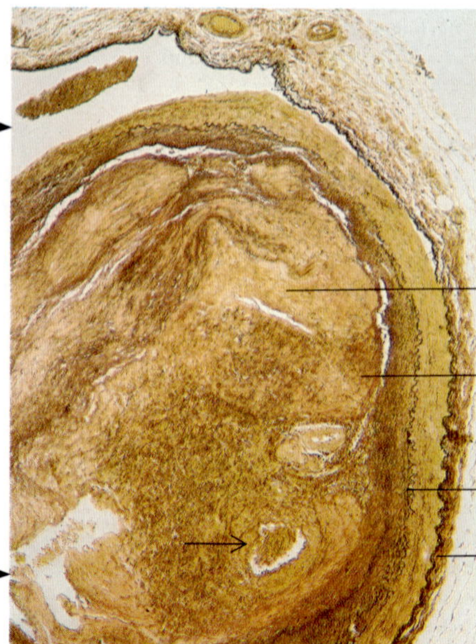

B. – Abb. 2.22. Rekanalisierte Arterienthrom*bose; Fbg. Elastica-van Gieson*

liale Zellen (Myozyten?) in die Basis des Thrombus ein (Gefäßwandendothelien haben fibrinolytische Aktivität). Aus diesen Endothelzellsprossen bilden sich Kapillaren (etwa 10. Tag), die in den Thrombus hineinwachsen, vom 5. Tag an kollagene Fasern, später auch in geringer Menge elastische Fasern. Das Granulationsgewebe kann durch proteolytische Fermente die Thrombusstrukturen (auch homogenisierte) auflösen und durch Bindegewebe ersetzen. Es entsteht somit nach 4–6 Wochen eine Narbe. Durch die Kapillarsprossen wird das ehemals thrombosierte Blutgefäß wieder rekanalisiert.

Besonderheiten der Organisation: In den sich bildenden Bindegeweben können Verkalkungen und Knochenbildungen entstehen (Phlebolithen). Die Kanalisierung des Thrombus kann besonders stark sein (sog. Kavernenbildung). Die Einbeziehung der Venenklappen in den Organisationsprozeß hat eine große Bedeutung für die Ursache des *postthrombotischen Symptomenkomplexes* (z.B. Varizen, Ulcera cruris).
4. »Wachstum« des Thrombus: Neben den Auflösungsvorgängen am Thrombus kann es zur Anlagerung frischen thrombotischen Materials kommen (»Wachstum«). Diese fortschreitende Thrombose erfolgt häufig in den Venen der unteren Extremität (Wadenvenen → V. femoralis → V. iliaca). Sie stellt immer eine erhöhte Emboliegefahr dar.

Abscheidungsthrombus. In der Übersicht sieht man die Gefäßwand mit dem aufgelagerten Thrombus, dessen höckrige, wellenförmige Oberfläche deutlich sichtbar ist. Hier ragen die Blutplättchen über die dazwischenliegenden, von Erythrozyten ausgefüllten Räume hervor. Bei mittlerer Vergrößerung (Abb. 2.20) erkennt man die korallenstockähnlichen Plättchenbalken (→ 1) (man muß hier eine räumliche Rekonstruktion vollziehen!). Die Blutplättchen stellen sich auch bei stärkster Vergrößerung nur als feinkörniges Material dar. Die Fibrinbalken erscheinen als homogene Bänder (→2), die die Plättchenbalken einrahmen. Darauf folgt die Zone der Granulozyten (→3). In den Zwischenräumen liegen dicht gelagert Erythrozyten (→4) und ein lockeres Fibrinnetz. In älteren Thromben kann die Unterscheidung von Plättchen und Fibrin schwierig sein. Die Azanfärbung kann dann gute Dienste leisten, da sich die Plättchen blau und das Fibrin rot anfärben.

Thrombus in Organisation (Abb. 2.21). 2–4 Tage nach der Entstehung des Thrombus beginnen schon die Resorptionsvorgänge von der Gefäßwand und dem Gefäßlumen (Monozyten!) aus. In der Übersicht sieht man das Gefäßlumen vollständig durch rotes Material ausgefüllt. Die Venenwand (→1) erscheint als hellrotes Band. An einer Stelle erkennt man im Thrombus nahe der Gefäßwand schon bei schwacher Vergrößerung eine heller rote, etwas zellreichere Zone. Die mittlere Vergrößerung (Abb. 2.21) zeigt, daß hier von der Gefäßwand aus Granulationsgewebe eingesproßt ist, dessen stark erweiterte Kapillaren (→2) mit Erythrozyten deutlich sichtbar sind. Dazwischen liegen Fibroblasten und Histiozyten, auch eine Faserneubildung hat schon eingesetzt. Nach dem Inneren des Thrombus zu werden die Gefäße spärlicher. Ganz vereinzelt sieht man hier die »Pioniere« des Granulationsgewebes (Histiozyten), die teilweise in hellen Höfen liegen (→) (vgl. z.B. Granulationsgewebe bei Herzinfarkt und Perikarditis, S. 64 u. 75). Die schwarzbraunen Körnchen (×) im Granulationsgewebe sind intrazellulär gelegene Produkte des Hämoglobins = Hämosiderin.

Rekanalisierte Arterienthrombose (Abb. 2.22). Das mikroskopische Bild wird bestimmt vom Stadium (Alter) und dem Ausmaß der Thrombose und Rekanalisation. In unserem Bild erkennt man die Elastica interna (→1) und externa (→2). Die Elastica interna ist teilweise aufgesplittert und unterbrochen. Bei (→3) ist eine Abhebung der Elastica von der Media entstanden. In diesem Spalt findet sich Blut (Operationspräparat). Das ehemalige Lumen des Blutgefäßes ist duch Bindegewebe verschiedenen Alters verschlossen [zellreiches, junges Granulationsgewebe (→4); älteres faserreiches Bindegewebe (→5)]. Innerhalb des Bindegewebes finden sich Hohlräume, die von Endothel ausgekleidet sind und Erythrozyten im Lumen enthalten (→6 und Pfeil im Bild). Diese erweiterten Blutgefäße durchziehen den organisierten Thrombus und haben Anschluß an das Gefäßlumen vor und hinter dem Thrombus gefunden.

Formale Pathogenese der Thrombose

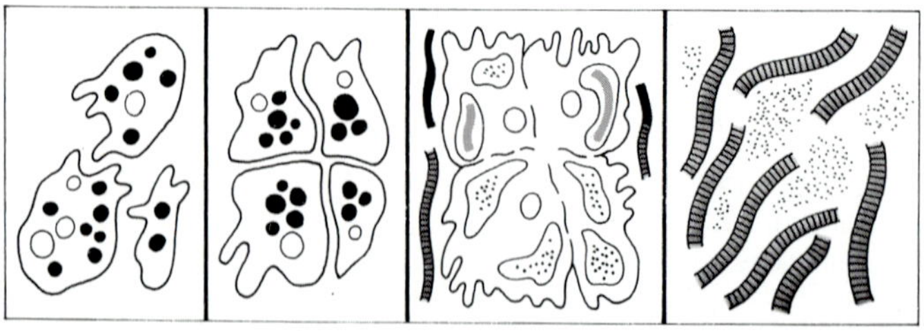

B. – Abb. 2.23. Schematische Darstellung früher Stadien der Thrombusentstehung

Die **Bildung eines Thrombus** beginnt mit einer Agglutination der Thrombozyten, die mit Verlust der Plättchengranula einhergeht (sog. *visköse Metamorphose)*. Später lagert sich Fibrin an. Diese visköse Metamorphose läuft sichtbar in 4 Phasen ab (Abb. 2.23). Die normalen Thrombozyten (Abb. 2.23 a) enthalten ein *Hyalomer* (Grundplasma) und ein *Granulomer* (Gesamtheit der Zellorganellen). In der *ersten Phase* der Adhäsion an die Endothelien *schwellen* die Thrombozyten an (Membranstörung?), bilden die Thrombozyten *Pseudopodien* aus und lagern sich aneinander. Es beginnt der Abbau des reichlich in den Thrombozyten vorhandenen ATPs. Die äußeren Thrombozytenmembranen werden durch ADP und Kalzium miteinander verbunden. In der *zweiten Phase* der »Aggregation« ist die äußere Membran der einzelnen Thrombozyten noch weitgehend intakt (Abb. 2.23 b, 2.24). Das Granulomer verlagert sich in das Zentrum der Blutplättchen. Während der *dritten Phase (Thrombozytorrhexis)* lösen sich die äußeren Membranen der Thrombozyten auf (Abb. 2.23 c, d). Im Zentrum zerfallen die verschiedenen Anteile des Granulomers. Am äußeren Rand bilden sich Protrusionen. Am Rande des Agglomerats wird jetzt erstmals Fibrin sichtbar (Abb. 2.23 c). In der letzten Phase, der *Thrombozytolyse* (Abb. 2.23 d), zerfallen die Thrombozyten vollständig zu granulärem Material. Dieser »Trümmerhaufen« wird von reichlich Fibrin durchsetzt.

Während der viskösen Metamorphose geben die Thrombozyten folgende Substanzen ab: 1. mit Wirkung auf die plasmatische Gerinnung: Faktor 3 = Thrombokinaselipid + Faktor 4 = Antiheparin; 2. mit Wirkung auf die Fibrinolyse: Plättchenproaktivator, Antiplasmin; 3. mit Wirkung auf die Blutgefäßwand: Adrenalin, Noradrenalin, Serotonin.

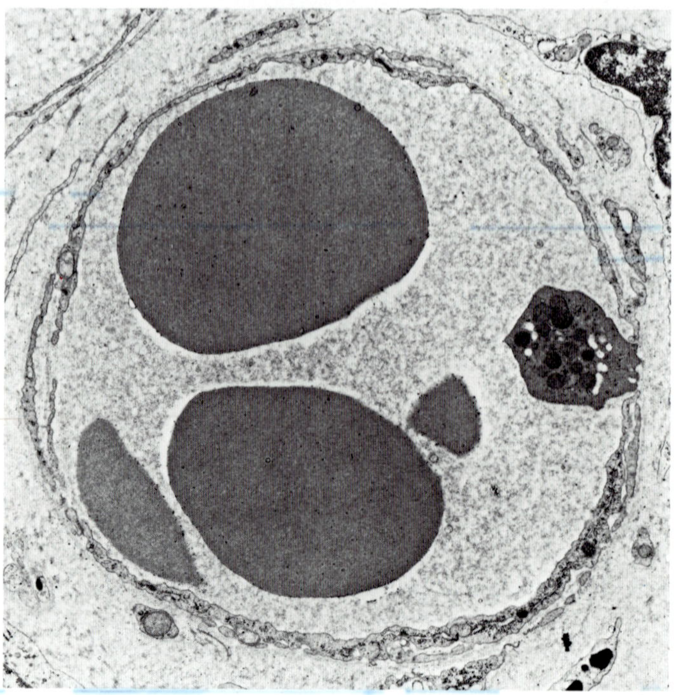

B. – Abb. 2.24. Blutplättchen als »Lückenbüßer« an Endothellücke einer Venole. 13000× (BAUMGARTNER)

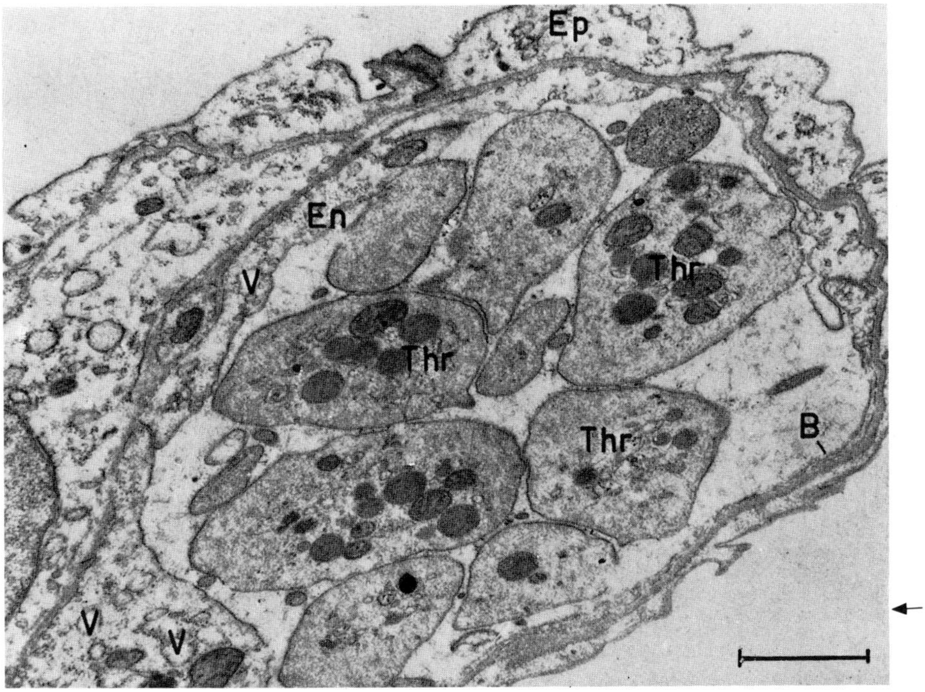

B. – Abb. 2.25. Lungenkapillare mit Thrombozytenaggregation (Thr) im Lumen (Histaminschock, Kaninchen). Die Plättchen liegen dicht beieinander, das Granulomer konzentriert sich im Zentrum. Das Endothel (En) zeigt zahlreiche Vesikel (V), ebenso das Alveolarepithel (Ep). B = Basalmembran, ⟶ Alveolarlichtung. Vergr. 20000× (NIKULIN u. Mitarb., 1965)

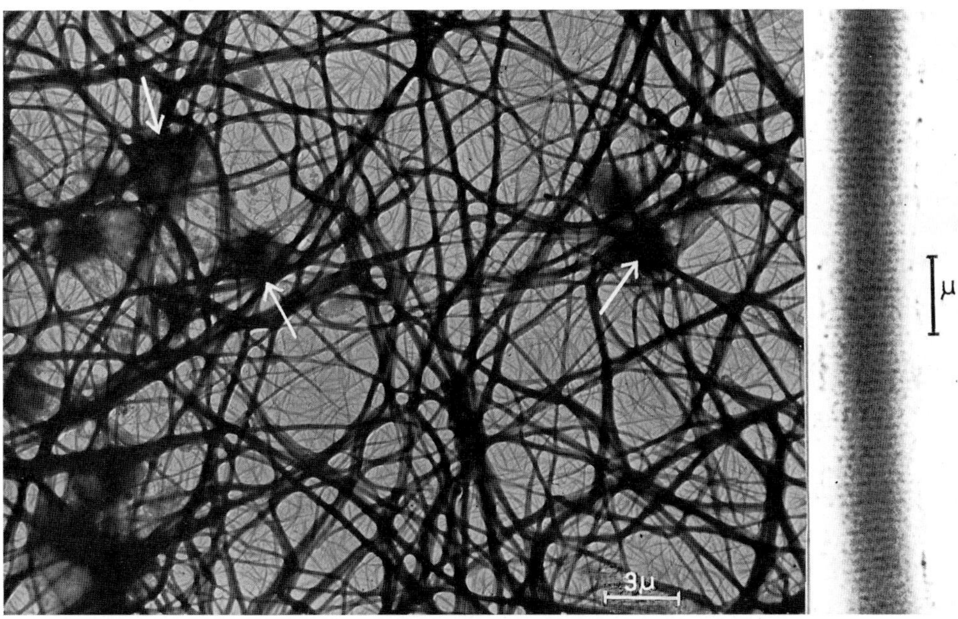

B. – Abb. 2.26. Fibrinfasergerüst mit Thrombozyten (→) aus spontan gewonnenem Nativblut (metallschräg-bedampft). Fibrin hat sich zu dicken Faserbündeln zusammengelagert, außerdem sieht man ein feineres Netzwerk. Rechts eine einzelne Fibrinfaser mit deutlicher Querstreifung (Periode 230 Å). (KÖPPEL, 1962)

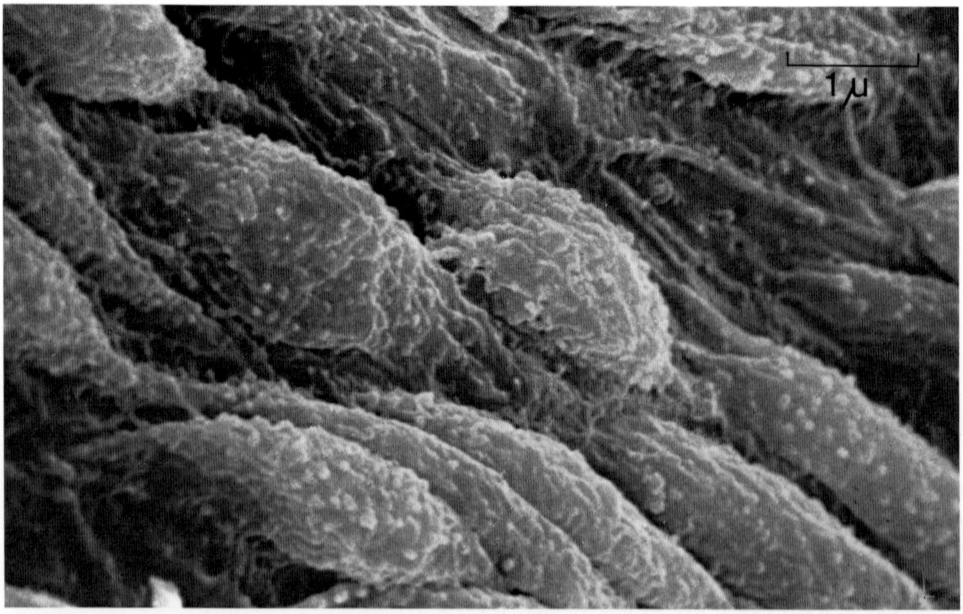

B. – Abb. 2.27. Endothelzellen einer normalen menschlichen Aortenintima eines 1 Monat alten Mädchens. Die einzelnen Endothelzellen sind spindelförmig und beetweise angeordnet. Die Zellen weisen zahlreiche Zellausläufer auf und lassen auf ihrer Oberfläche kleine zottenförmige Zellmembranausstülpungen erkennen (Rasterelektronenmikroskopische Aufnahme) Vergr. 1800×

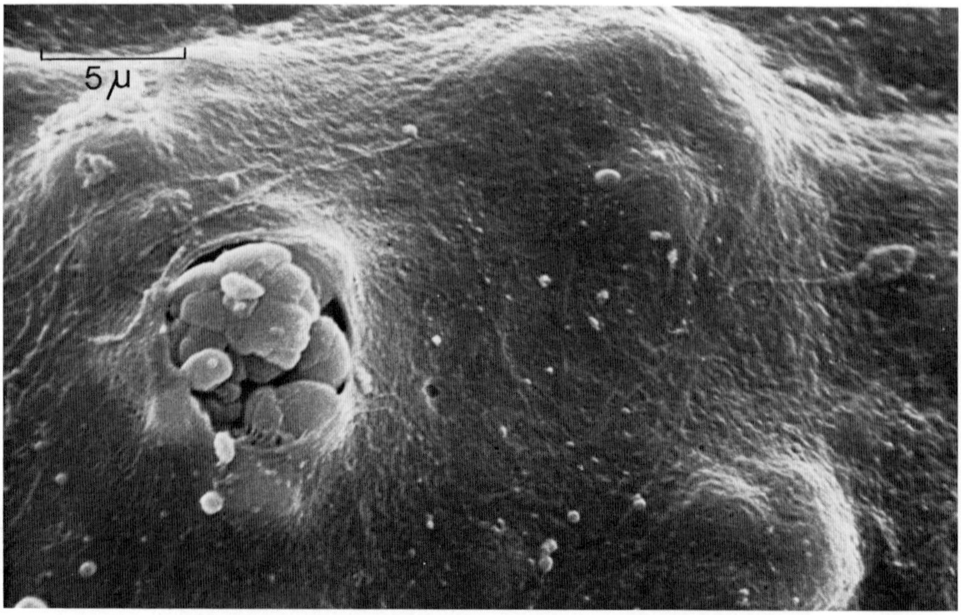

B. – Abb. 2.28. Pilzförmig ins Gefäßlumen durchbrechende Atherommassen bei Arteriosklerose der Aorta eines 67jährigen Mannes. Das Gefäßendothel ist an dieser Stelle mit einem dichten Fibrinfilz überzogen (Rasterelektronenmikroskopische Aufnahme). Vergr. 4500×

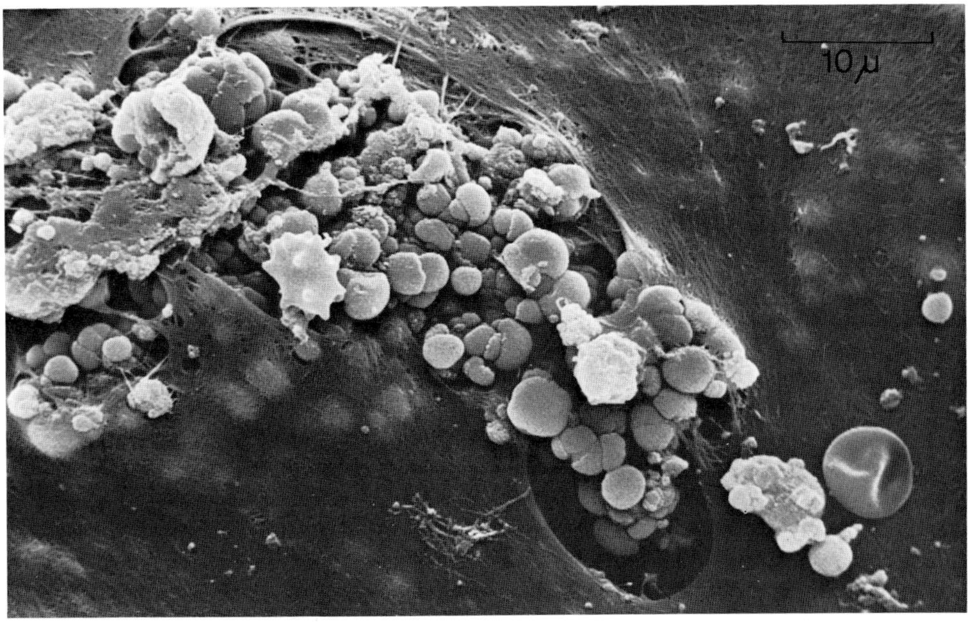

B. – Abb. 2.29. Intimaaufbruch einer arteriosklerotischen Aorta eines 67jährigen Mannes mit Entleerung der Atherommassen in Form von globulären Partikeln (Lipide!). Die Atherommassen sind durch mehrere Fibrinnetzlagen durchgebrochen. (Rasterelektronenmikroskopische Aufnahmen) Vergr. 2500×

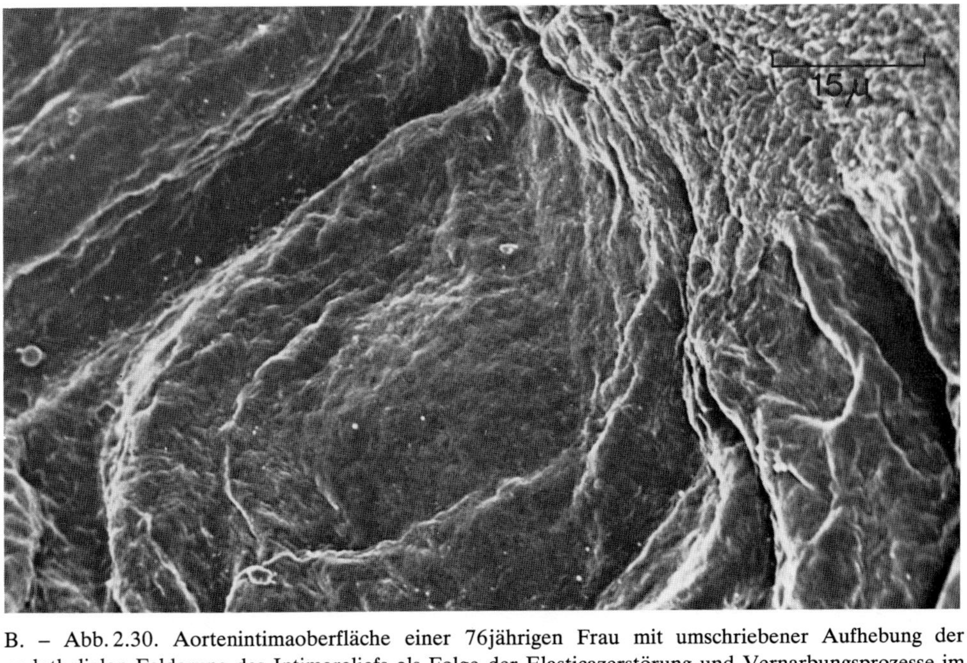

B. – Abb. 2.30. Aortenintimaoberfläche einer 76jährigen Frau mit umschriebener Aufhebung der endothelialen Felderung des Intimareliefs als Folge der Elasticazerstörung und Vernarbungsprozesse im Rahmen einer Mesaortitis luica. (Rasterelektronenmikroskopische Aufnahme). Vergr. 2000×

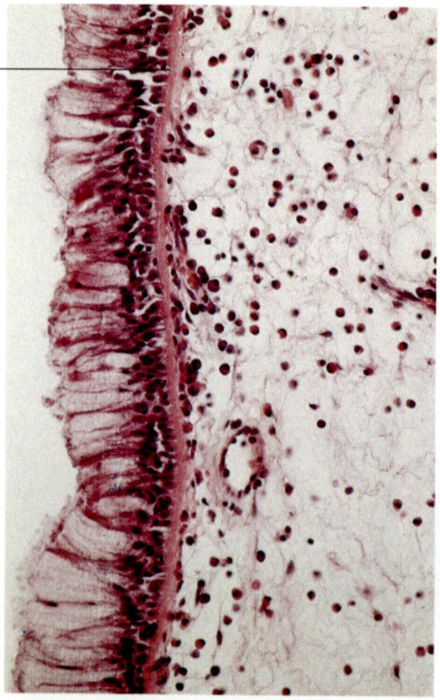

B. – Abb. 3.1. Allergische Sinusitis; Fbg. HE

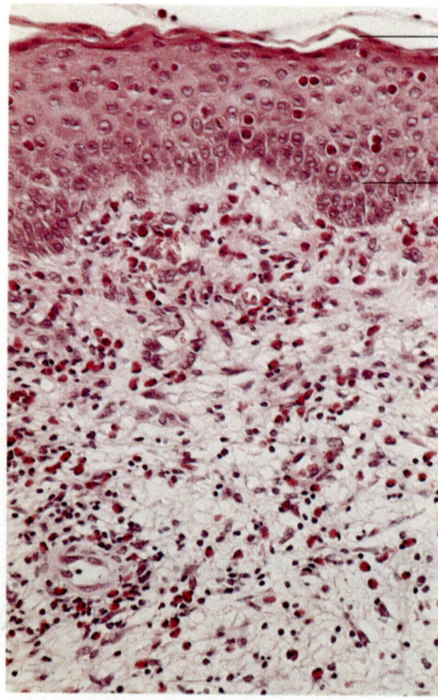

B. – Abb. 3.2. Plattenepithelmetaplasien bei chronischer Sinusitis; Fbg. HE

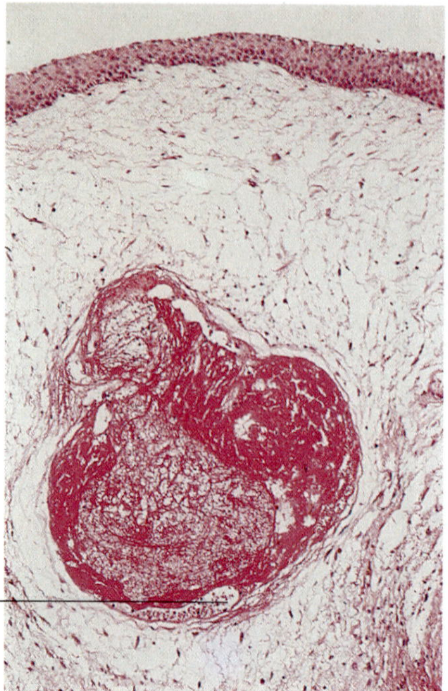

B. – Abb. 3.3. »Sängerknötchen«; Fbg. HE

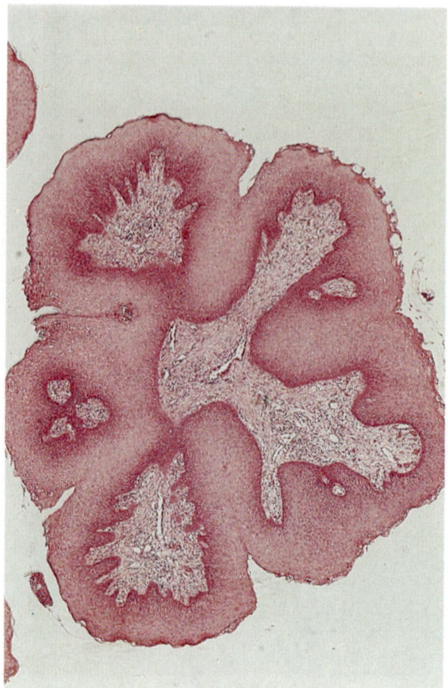

B. – Abb. 3.4. Kehlkopfpapillomatose; Fbg. HE

3. Obere Luftwege – Lunge – Pleura

Sinusitis – Stimmbandpolyp – Kehlkopfpapillomatose

Allergische Sinusitis (Abb. 3.1): Die allergische Genese einer chronischen Entzündung der Nasen- (Rhinitis) und der Nasennebenhöhlenschleimhaut (Sinusitis) ist durch folgende histologische Befunde gekennzeichnet: Das respiratorische Zylinderepithel zeigt deutlich vermehrte Becherzellen (Zylinderepithelien mit einem basalen Kern und einer apikalen Schleimvakuole), eine bandförmig verdickte, eosinrote Basalmembran (→1) sowie ein aufgelockertes, entzündlich infiltriertes Schleimhautstroma mit reichlich eosinophilen Granulozyten.

Plattenepithelmetaplasie bei chronischer Sinusitis (Abb. 3.2): Bei einer länger bestehenden Entzündung der Nasenhöhlenschleimhaut kann es im Rahmen einer Plattenepithelmetaplasie zu einem Ersatz des respiratorischen Epithels durch ein mehrschichtiges Plattenepithel kommen. Histologisch sieht man ein regelrecht aufgebautes Plattenepithel mit angedeuteter Basalzellendifferenzierung (→1) und oberflächlicher Verhornung (→2). Das darunterliegende Stroma zeigt – als Ausdruck eines chronischen Prozesses – reichlich Entzündungszellen (Lymphozyten und Plasmazellen).

Stimmbandpolyp (Abb. 3.3): Umschriebene exsudative Entzündung im Bereich des Stimmbandstromas. Charakteristisch sind die ödematöse Auflockerung, eosinrote Fibrinausschwitzungen und größere, teilweise von Endothel ausgekleidete Hohlräume, die an ein Hämangiom erinnern (→1). Diese Veränderungen werden später – im Rahmen einer Organisation – in ein fibroblasten- und faserreiches Gewebe umgewandelt (»Stimmbandknötchen«).

Stimmbandpolypen bzw. -knötchen werden vorwiegend als Folge einer hyperkinetischen Stimmbelastung bei Kleinkindern und Erwachsenen (besonders bei Sängern, daher die Bezeichnung *Sängerknötchen*) beobachtet.

Kehlkopfpapillom (Abb. 3.4): Gutartige Neubildung des Stimmbandes, die histologisch aus einem faserreichen Grundgerüst besteht, das an der Oberfläche von einem mehrschichtigen Plattenepithel überzogen wird. Das Zellbild ist regelmäßig, Atypien, vermehrte Mitosen oder Zeichen eines infiltrativen Wachstums lassen sich in der Regel nicht finden.

Kehlkopfpapillome sind wahrscheinlich virusinduzierte Tumoren, die isoliert oder multipel auftreten können. Sie sind zwar gutartig, können sich aber flächenhaft ausbreiten und nach operativer Entfernung rezidivieren. Lokale traumatische Einwirkungen rufen gelegentlich Zellatypien hervor. In diesen Fällen kann die Abgrenzung gegenüber einem Karzinom schwierig sein, allerdings ist eine maligne Transformation bei Kindern sehr selten.

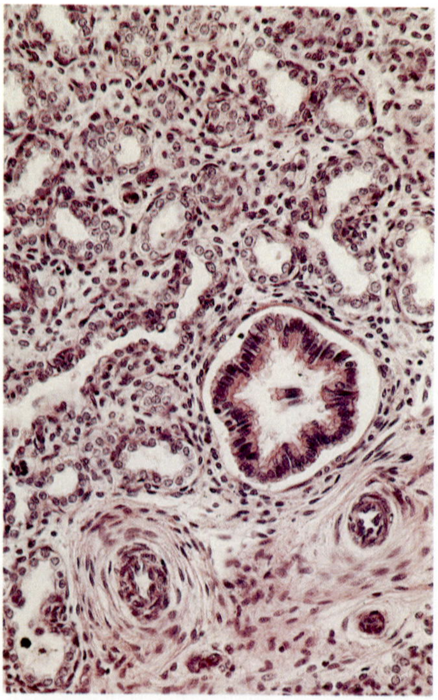

B. – Abb. 3.5. Fötale Lungenatelektase;
Fbg. HE

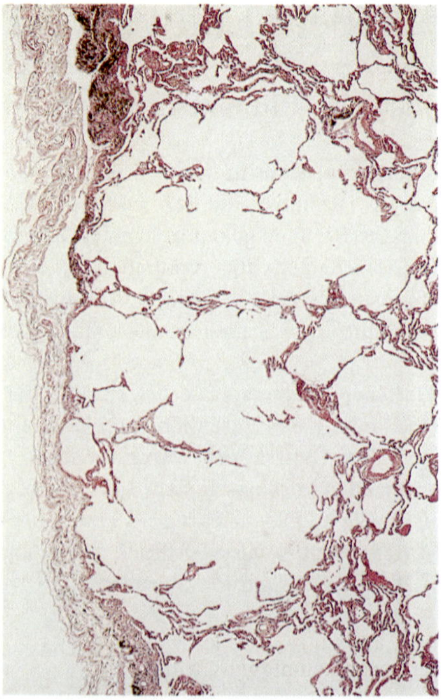

B. – Abb. 3.6. Lungenemphysem;
Fbg. HE

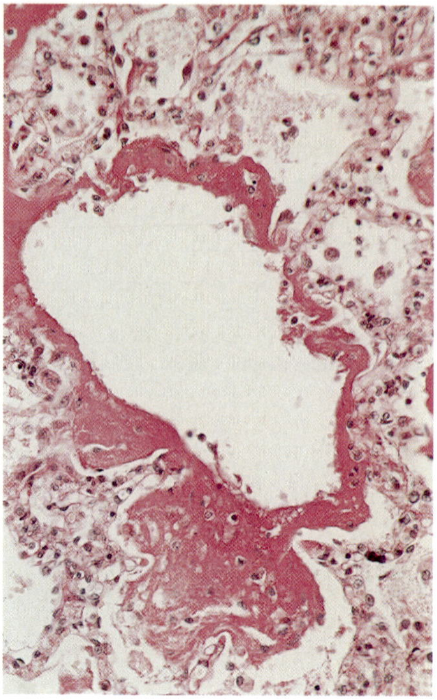

B. – Abb. 3.7. Hyaline Membranen;
Fbg. PAS

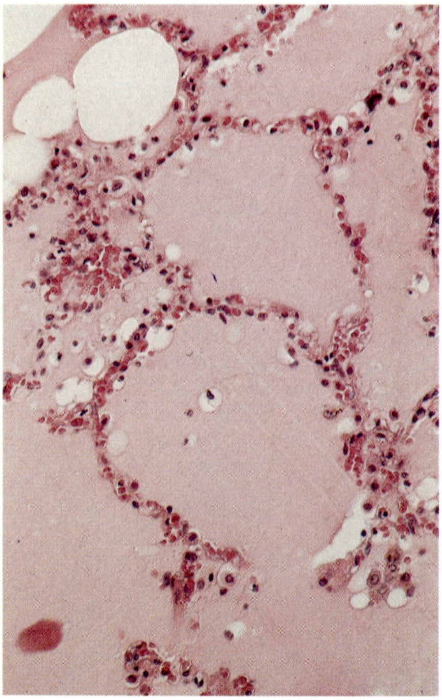

B. – Abb. 3.8. Lungenödem;
Fbg. HE

Lunge: Atelektase – Emphysem – hyaline Membranen – Ödem

Atelektase der Lunge (Abb. 3.5). *Verminderter Luftgehalt der Lungen wegen mangelnder Entfaltung oder wegen eines Kollapses der Alveolen.* Mikroskopisch sieht man Alveolen, deren Wände fest aneinanderliegen, so daß der Zellgehalt des Lungengewebes scheinbar vermehrt ist. Die Kapillaren sind meistens erweitert. Die verschiedenen Formen der Atelektase [Entspannungsatelektase (Pneumothorax), Kompressionsatelektase (z. B. Pleuraerguß), Obstruktions- oder Resorptionsatelektase (z. B. Tumoren)] weisen alle histologisch das gleiche Erscheinungsbild auf. Von der fetalen Atelektase ist die mangelhafte Ausreifung und Differenzierung der Lunge abzugrenzen.

Alveoläres Lungenemphysem (Abb. 3.8): Mit einer Zerstörung der Alveolarwand einhergehende, abnorme, persistierende Erweiterung der Lufträume, distal vom terminalen Bronchiolus. Histologisch erkennt man die herdförmig stark erweiterten Alveolarlichtungen. Die Alveolarsepten sind sehr schmal, häufiger eingerissen und frei in die Alveolarlichtung ragend. Links im Bild die bedeckende Pleura visceralis.

Das Lungenemphysem gehört – zusammen mit der chronischen Bronchitis, dem Asthma bronchiale und den Bronchiektasen zu dem Formenkreis der **chronisch-obstruktiven Lungenerkrankungen.** Das Lungenemphysem wird nach morphologischen und pathogenetischen Gesichtspunkten unterteilt. Eine Erweiterung der Alveolarräume, die nicht mit einer Gewebszerstörung einhergeht, wird als »Überblähung« (z. B. das sog. »kompensatorische Emphysem«) bezeichnet. Unter Berücksichtigung der Lokalisation des erweiterten terminalen Luftraumes unterscheidet man ein zentrilobuläres, ein panlobuläres, ein paraseptales sowie ein unregelmäßiges Emphysem (siehe Makropathologie).

Hyaline Membranen (Abb. 3.7). Wichtigster morphologischer Befund beim RDS (respiratory distress syndrome: Atemnotsyndrom des Neugeborenen). Diese Lungenveränderung wird bevorzugt bei Frühgeborenen mit einem Körpergewicht von weniger als 2500 g festgestellt. Histologisch zeigen die Lungen eine dem Alter entsprechende unvollständige Entfaltung der Alveolen. Die Alveolen werden von einem eosinroten, leicht PAS-positiven Material austapeziert, das aus Polysacchariden, Eiweiß und Lipiden besteht.

Ähnliche Lungenveränderungen werden auch bei Erwachsenen beobachtet, so z. B. bei der chronischen Schocklunge, bei toxisch- oder urämisch-bedingten Lungenödemen oder nach langfristiger Beatmung.

Lungenödem (Abb. 3.8). *Es handelt sich um eine Exsudation von Blutserum in die Alveolen* = intraalveoläres Ödem. Die Übersicht zeigt, daß die Alveolen mit einer homogenen, eosinroten, bei starker Vergrößerung zellfreien Flüssigkeit ausgefüllt sind. Nur ganz vereinzelt sind abgeschilferte Alveolarepithelien zu erkennen. Die Kapillaren sind hyperämisch. An einzelnen Stellen ist die Flüssigkeit durch die Präparation aus den Alveolen entfernt, so daß optisch leere Hohlräume entstanden sind (Artefakte).

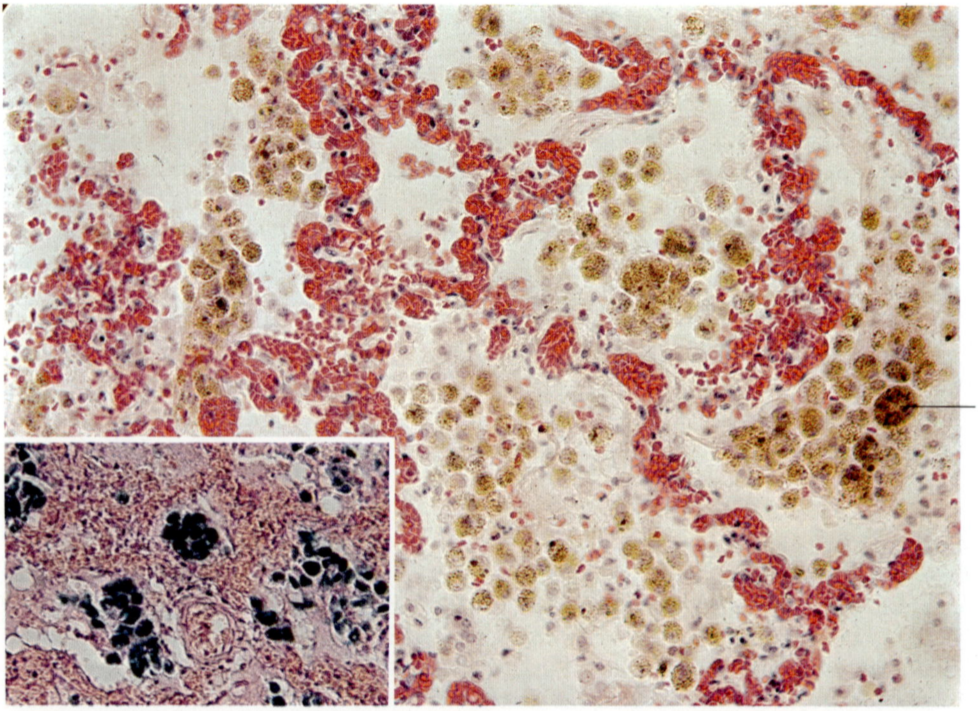

B. – Abb. 3.9. Stauungslunge; Fbg. HE – Ausschnitt unten links: Herzfehlerzellen. Berliner-Blau-Reaktion

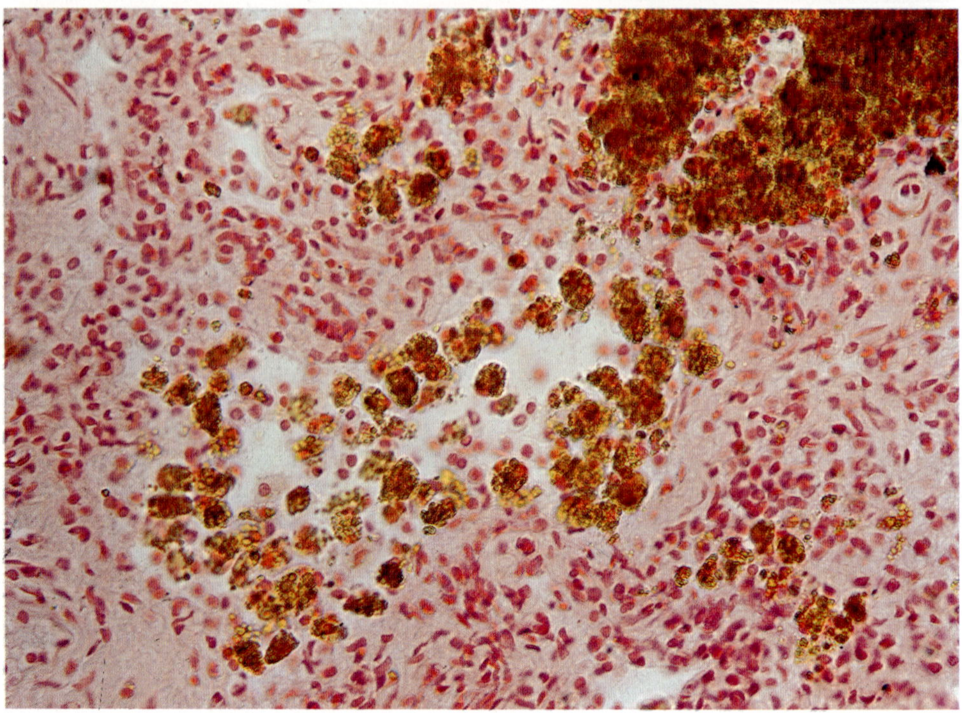

B. – Abb. 3.10. Chronische Stauungslunge; Fbg. Kernechtrot

Stauungslunge

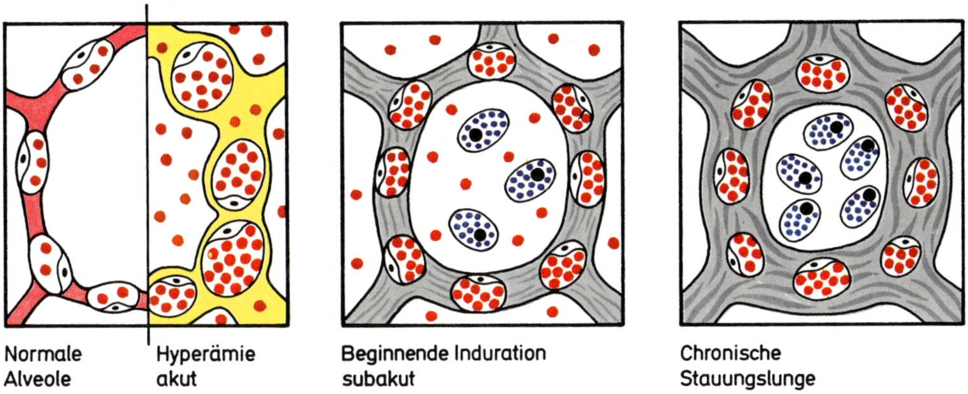

B. – Abb. 3.11. Verschiedene Stadien der Stauungslunge

Die **Stauungslunge** *entwickelt sich bei Rückstauung des Blutes aus dem linken Herzventrikel (z. B. Mitralstenose). Demnach handelt es sich um eine passive Hyperämie mit – dem Schweregrad der Stauung entsprechend – morphologischen Veränderungen.* Im **akuten Stadium** (Abb. 3.11) sieht man lediglich eine Hyperämie mit weiten, knopfförmig in die Alveolarlichtung vorspringenden Kapillaren und ein interstitielles Ödem (gelb). Im Lumen finden sich dicht gelagerte Erythrozyten.

Länger dauernde Stauung (subakut bis subchronisch) (Abb. 3.9, 3.11) führt zu einem stärkeren Erythrozytenaustritt in die Alveolen mit Phagozytose durch Alveolarepithelien und Umwandlung des Hämoglobins in *Hämosiderin* (braunes, intrazytoplasmatisches Pigment = Herzfehlerzellen). Die Alveolarwände werden durch eine Vermehrung von Bindegewebsfasern und der Basalmembran zunehmend dicker.

Die chronische Blutstauung (braune Induration) (Abb. 3.10, 3.11) zeichnet sich durch stark verdickte Alveolarsepten aus (Sklerose durch kollagene Fasern, Verdickung der Basalmembran) mit reichlich hämosiderinbeladenen Alveolarepithelien (Herzfehlerzellen im Sputum). Eisen kann frei werden und im Bindegewebe sowie den elastischen Fasern gleichzeitig abgelagert werden.

Stauungslunge (Abb. 3.9). Die Abbildung 3.9 zeigt ein subakutes Stadium mit starker Hyperämie der Kapillaren, die in die Lichtung der Alveolen vorspringen. Die Alveolarsepten sind nicht bindegewebig verdickt. Im Lumen der Alveolen finden sich abgeschilferte Alveolarepithelien (→), deren Zytoplasma das feinkörnige braune, stark lichtbrechende Hämosiderinpigment enthält. Die Berliner-Blau-Reaktion zeigt (Ausschnitt unten links), daß es sich um ein eisenhaltiges Abbauprodukt des Hämoglobins handelt.

Chronische Stauungslunge (Abb. 3.10). Die Übersicht zeigt ein dichteres Lungengerüst als normal. Die Alveolarräume erscheinen durch die interstitielle Bindegewebsvermehrung eingeengt. Bei v. Gieson-Färbung sieht man eine verstärkte rote netzartige Zeichnung. Die mittlere und die starke Vergrößerung lassen erkennen, daß die Alveolarwände durch kollagenes Fasergewebe hochgradig verdickt sind. Der Zellgehalt ist nicht wesentlich vermehrt (vgl. interstitielle Pneumonie, S. 123). In den Alveolarlumina sind massenhaft Herzfehlerzellen zu finden, deren braunes Pigment deutlich zum Vorschein kommt. In manchen Fällen tritt auch eine Vermehrung der glatten Muskulatur auf.

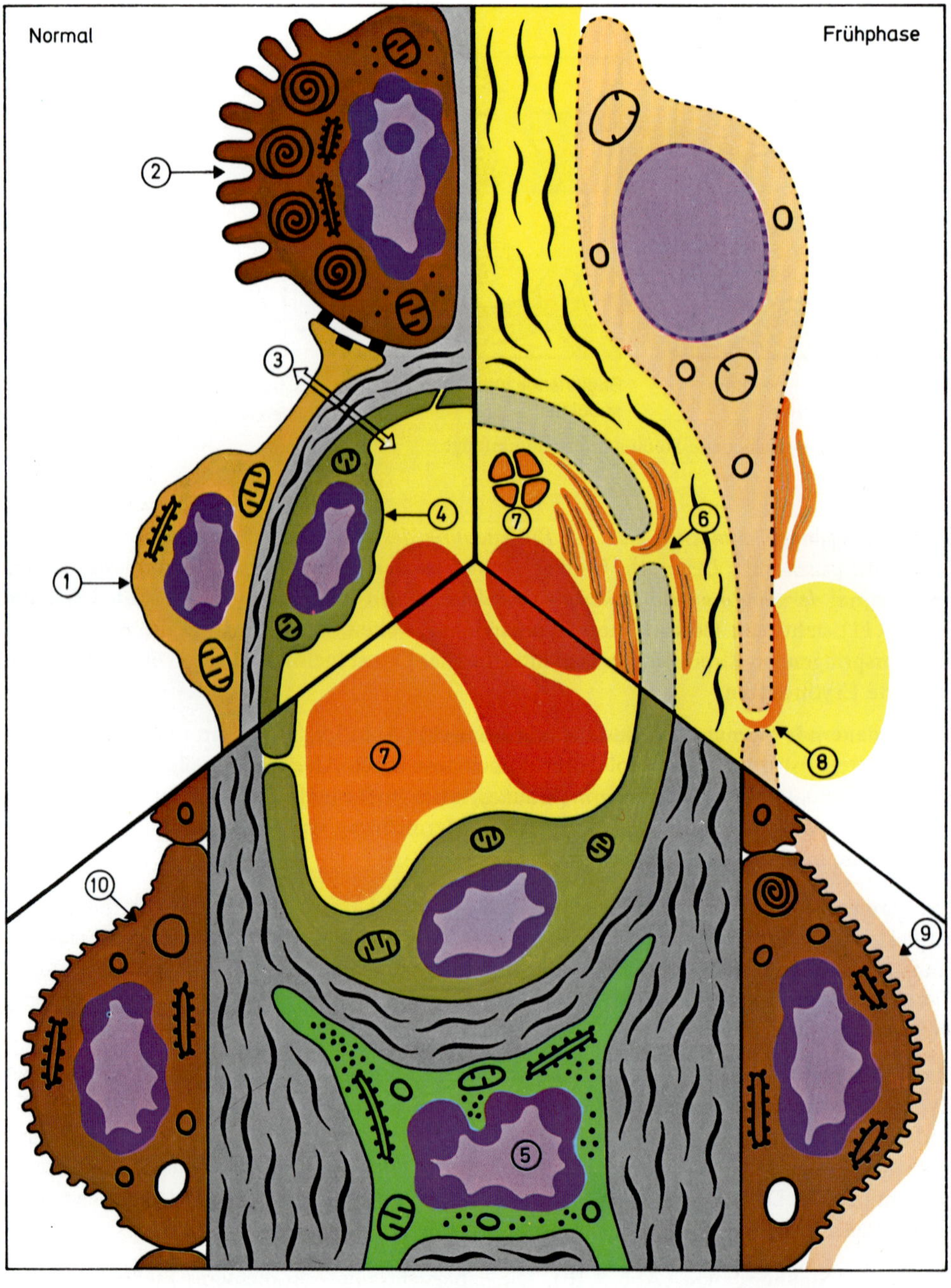

B, – Abb. 3.12. Schematische Darstellung der ultrastrukturellen Veränderungen bei der Schocklunge. *A) Normal:* ① Alveozyten Typ I. ② Alveozyten Typ II. ③ Gasaustauschschranke. ④ Endothelzelle einer Kapillare. *B) Akute Phase:* ⑥ Auflockerung der Zellkontakte der Endothelzellen mit Austritt von Ödemflüssigkeit (gelb) und Fibrinaggregat (rot) ins Interstitium und später ⑧ in die Alveolarlichtung. In den Kapillarlichtungen Plättchen- und Fibrinthromben ⑦. *C) Spätphase:* Proliferation von Alveozyten Typ II ⑩ und von Fibrozyten ⑤ mit Neubildung von Fasern (grau). Das Exsudat in der Alveolarlichtung führt zur Ausbildung von hyalinen Membranen ⑨.

Schocklunge

Schock stellt ein generalisiertes Kreislaufversagen der Strombahnperipherie mit Gewebsschädigung durch Minderdurchblutung dar. Im Zentrum des klinischen Geschehens steht die Verminderung der zirkulierenden Menge der Blutplättchen (Plättchensturz – Verbrauchskoagulopathie) und die Anurie. Bei der respiratorischen Insuffizienz von Schockpatienten findet man klinisch eine Hypoxie durch Zunahme der Kurzschlußblutmenge durch Öffnung der arteriovenösen Anastomosen (bis 67% vom Herzzeitvolumen), eine verminderte O_2-Aufnahme und Erhöhung der CO_2-Spannung im Blut. Morphologisch und röntgenologisch kommt es in den ersten Stunden bei Schock (Stadium I) zu einer spindeligen Verbreiterung der Gefäßschatten, die durch ein perivaskuläres Ödem bedingt ist. Abb. 3.13 zeigt die stark **dilatierten perivaskulären Lymphräume,** die fast zystisch aufgetrieben sind (→). Es wird also vermehrt Flüssigkeit über die Lymphbahnen der Lungen abdrainiert. In den folgenden 3–5 Tagen (Stadium II) verstärkt sich das perivaskuläre Ödem, und es tritt ein interstitielles Ödem hinzu. Röntgenologisch findet man jetzt eine milchglasähnliche Trübung der Lunge. Die Lunge ist makroskopisch düsterrot und hat eine fensterlederartige Beschaffenheit. Deutlicher werden die Lungenveränderungen in Abb. 3.14 mit oben **normalem Lungengewebe** und unten den **ödematös verbreiterten Septen,** deren Zellgehalt auch erhöht ist (Histiozyten, Granulozyten, Fibroblasten). Gleichzeitig treten jetzt (nach 1–2 Tagen) Mikrothromben in der Lunge auf. Im III. Stadium des Schocks (2–3 Wochen) kommt es zu einer Proliferation der Fibroblasten der Alveolarsepten, so daß röntgenologisch eine retikuläre Streifung auftritt (irreversibel, Übergang in Lungenfibrose).

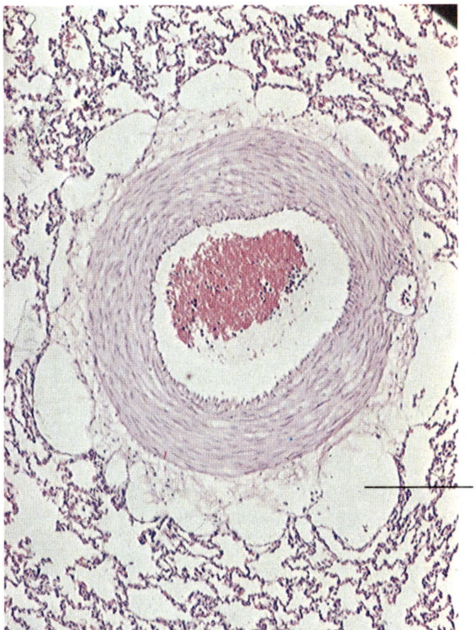

B. – Abb. 3.13. Dilatierte perivaskuläre Lymphräume bei Schocklunge; Fbg. HE

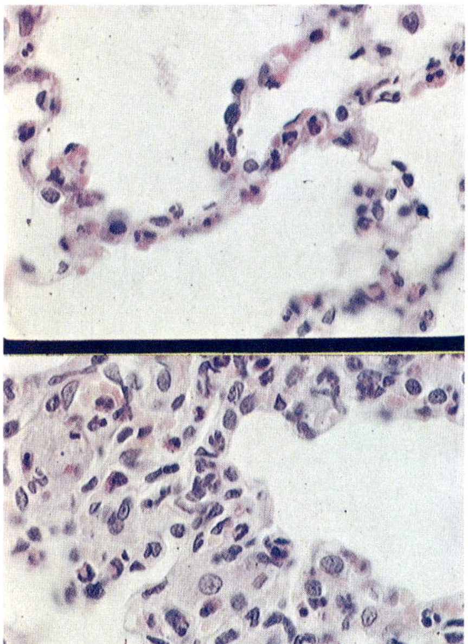

B. – Abb. 3.14. Oben: normale Lunge; unten: Schocklunge mit interstitiellem Ödem; Fbg. HE

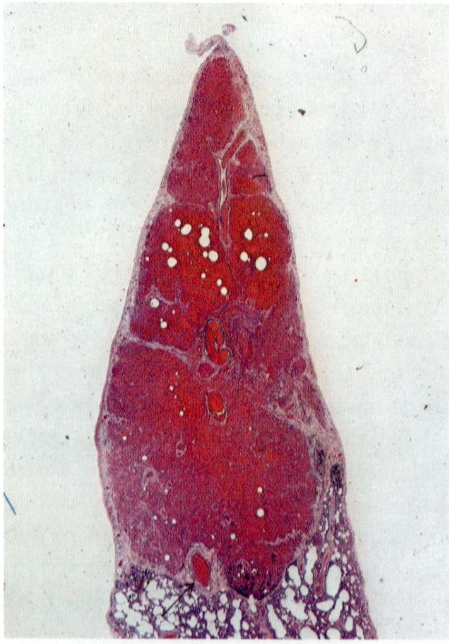

B. – Abb. 3.15. Hämorrhagischer Lungeninfarkt; Fbg. HE

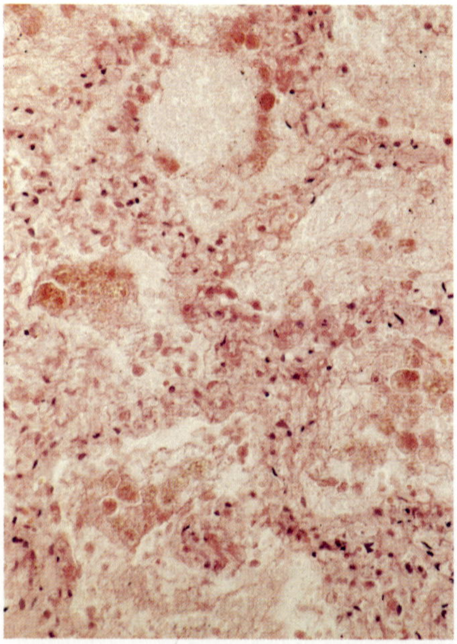

B. – Abb. 3.16. Septennekrosen bei hämorrhagischem Infarkt; Fbg. HE

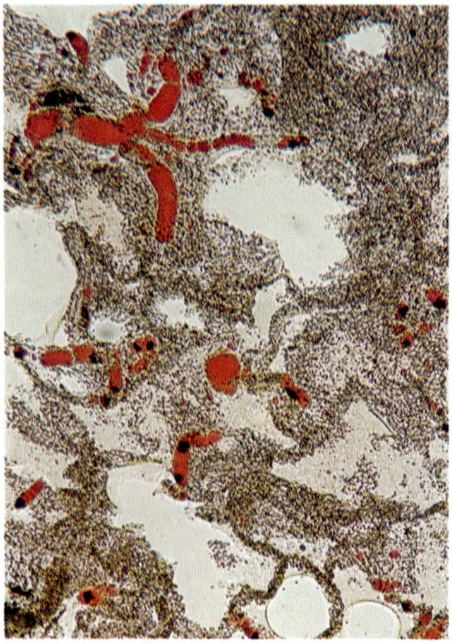

B. – Abb. 3.17. Fettembolie der Lunge; Fbg. Sudan

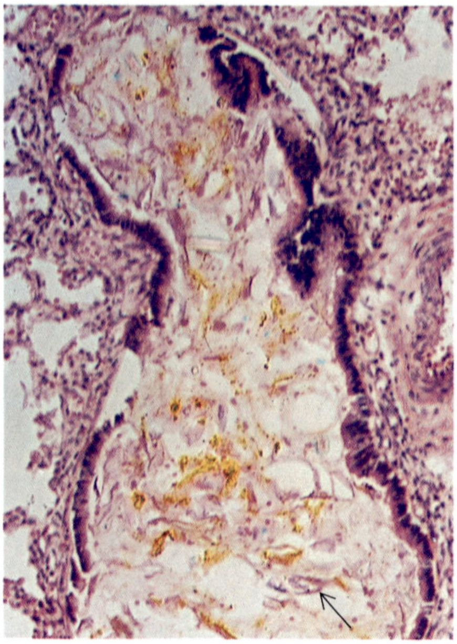

B. – Abb. 3.18. Fruchtwasseraspiration; Fbg. HE

Hämorrhagischer Infarkt – Fettembolie – Fruchtwasseraspiration

Hämorrhagischer Lungeninfarkt (Abb. 3.15, 3.16). *Es handelt sich um eine herdförmige Nekrose mit Blutung im Lungengewebe nach embolischem Verschluß des zugehörigen Lungenarterienastes und Blutstauung im kleinen Kreislauf.* Das mikroskopische Bild zeigt in der Übersicht einen meist keilförmigen, roten homogenen Bezirk. Unser Präparat stammt aus der Lingula; daher ist der Infarkt nicht keilförmig. Der embolische Verschluß (→) des versorgenden Lungenarterienastes ist deutlich zu sehen. Bei mittlerer und starker Vergrößerung bietet sich ein monotones Bild: Im Lumen der Alveolen liegen dicht gepackte Erythrozyten, die in älteren Infarkten nur noch schattenhaft zu erkennen sind oder zu krümeligen, eosinroten, homogenen bis schmutzig rotbraunen Massen zerfallen sind. Die Alveolarsepten sind vom Inhalt der Alveolen kaum mehr abzugrenzen. Die Zellkerne der Septen fehlen *(Nekrose)* (Abb. 3.16).

Differentialdiagnostisch ist eine Blutaspiration abzugrenzen, bei der die Nekrose fehlt (ebenso der Embolus).

Fettembolie (Abb. 3.17). *Verschleppung von Fett aus dem Knochenmark (auch subkutanem Fettgewebe, Fettleber) nach Traumen (z. B. auch Verbrennungen) mit Verstopfung der Lungenkapillaren evtl. auch Übertritt in das arterielle System.* Das Fett stammt z. T. auch aus dem nicht traumatisierten Fettgewebe (Lipolyse durch Adrenalin; sog. Fettmobilisationssyndrom). In der Übersicht kleine rote »Fleckchen«, die im Gerüst der Alveolen liegen. Die mittlere Vergrößerung zeigt das sudanpositive Material häufig »hirschgeweihartig« oder als runde Scheibchen (Querschnitte) in den Kapillaren. Ferner bestehen eine Hyperämie und Lungenödem. Beachte: Die Fettembolie stellt eine Form des Schocks dar. Hyaline Thromben sind immer nachweisbar.

Fruchtwasseraspiration (Abb. 3.18). *Aspiration von Fruchtwasser tritt bei vorzeitiger Atmung in den Geburtswegen auf.* Mikroskopisch findet man in den kleinen Bronchien und einzelnen Alveolen als Anzeichen einer Fruchtwasseraspiration Mekonium, das sich schon bei schwacher Vergrößerung goldbraun oder grünlich darstellt. Unser Bild zeigt einen kleinen Bronchus, dessen Lumen reichlich schuppenförmige Lamellen (→) enthält. Es handelt sich um abgeschilferte, quergestreifte Plattenepithelien der Vernix caseosa. Die goldbraungefärbten Massen (Bilirubin) stellen Mekonium dar. Runde Körperchen werden als Mekoniumkörperchen bezeichnet (wahrscheinlich von Darmzellen des Fetus resorbiertes Mekonium). Sekundär kann sich eine Aspirationspneumonie entwickeln (Infektion des Fruchtwassers), bei der auch mütterliche Granulozyten beteiligt sein können. Fruchtwasseraspiration findet man vorwiegend bei unreifen Frühgeburten.

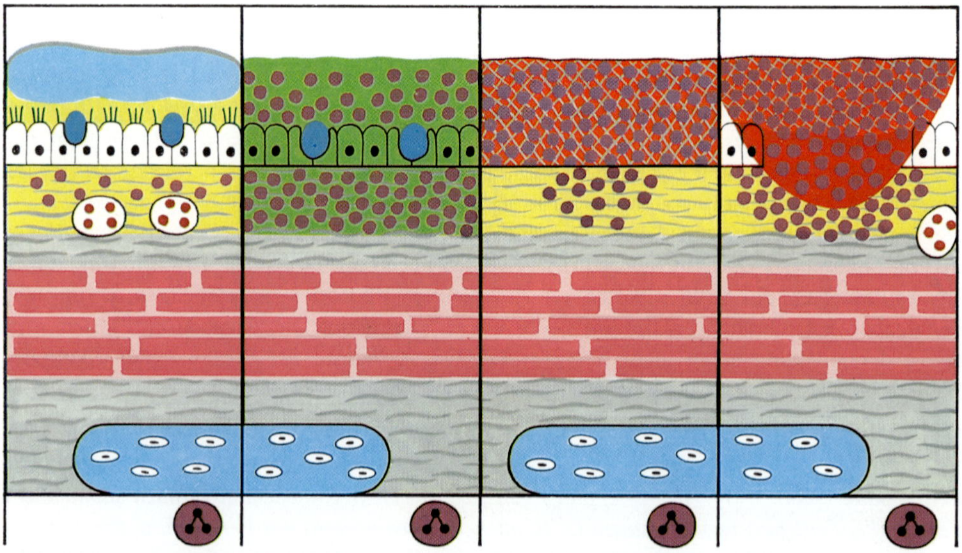

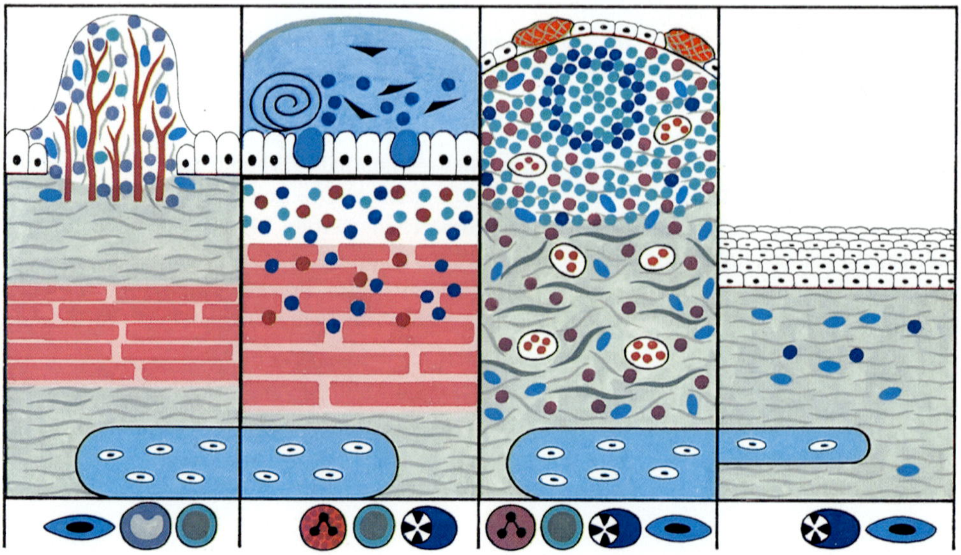

B. – Abb. 3.19. Schematische Darstellung der verschiedenen Bronchitis-Formen

Ätiologie der Lungenentzündungen

Entzündungen werden im Bereich der Luftwege und Alveolen durch belebte Ursachen (Infektionen) oder unbelebte Noxen (Strahlen, chemische Gifte, immunologische Reaktionen durch Allergene) hervorgerufen. Umweltverschmutzung, Tabakrauch sowie eine endogene Disposition begünstigen die Entstehung einer Lungeninfektion. Unter normalen Bedingungen sind die Bronchien und die Alveolen steril, d. h. keimfrei. Dieser Zustand wird durch die Ventilation und durch mukoziliare Funktion erreicht. Eine Obstruktion der Luftwege, eine mukoziliare Insuffizienz, eine vermehrte, nicht ausgehustete Schleimbildung sowie eine Aspiration können die Entstehung einer Lungeninfektion begünstigen.

Systematik der Lungeninfektion. Die Einteilung wird unter Berücksichtigung verschiedener Kriterien vorgenommen:

1. Anatomische Kriterien:

a) Bronchien = Bronchitis
b) Lungenalveolen = alveoläre Pneumonie
c) Lungenzwischengewebe = interstitielle Pneumonie.

2. Ätiologische Kriterien:

a) Unspezifische Entzündungen (verschiedene Bakterien: Streptococcus pneumoniae, Haemophilus influenzae, Klebsiella pneumoniae, Streptokokken, Staphylokokken, Pseudomonas. Viren: Myxo-, Adenoviren u. a.).
b) Spezifische Entzündungen
Bakterien: Mykobacterium tuberculosis, Actinomyces israeli.
Pilze: Candida albicans, Cryptoccocus neoformans, Histoplasma capsulatum, Coccidioides immitis, Blastomyces dermatidis.
Parasiten: Pneumocystitis carinii, Echinococcus granulosus.
Viren: Zytomegalie-Virus.

3. Klinischer Verlauf: akute und chronische Bronchitis/Pneumonie.

4. Histomorphologische Kriterien: (Abb. 3.19) schleimig-katarrhalische, eitrige, pseudomembranöse, pseudomembranös-nekrotisierende, fibrinöse, proliferative, hypertrophische, atrophische Entzündungsformen.

In Abb. 3.19 sind die verschiedenen Formen der Bronchitis schematisch dargestellt. Beim akuten **serösschleimigen Katarrh** findet man ein Ödem und Hyperämie in der Tunica propria sowie vermehrt Schleimauflagerungen mit einzelnen Granulozyten. Das Exsudat enthält Schleim, untermischt mit Eiweißmassen und einzelnen Granulozyten, sowie abgestoßene Epithelien. Der **eitrige Katarrh** ist durch ein an polymorphkernigen Leukozyten reiches Exsudat gekennzeichnet. Bei der **hämorrhagischen Entzündung** herrschen Erythrozyten vor. Bei der **fibrinösen Entzündung** bilden sich grauweiße zusammenhängende Membranen [abstreifbare *Pseudomembranen, kruppöse Entzündung, diphtheroide Entzündung*] von oft großer Ausdehnung (Bronchialausgüsse, z. B. bei *Diphtherie*), während die **pseudomembranös-nekrotische Entzündung** (auch diphtherische Entzündung genannt) durch fleckförmige, festhaftende, kleieartige Beläge davon zu unterscheiden ist. Im ersten Fall liegt Fibrin anstelle des Epithels (leichte Form), das Bindegewebe ist unverändert. Im zweiten Fall sind Epithel und nekrotisches Bindegewebe von Fibrin durchsetzt (tiefreichende Nekrose mit Fibrin). Nekrotisierende fibrinöse Entzündungen haben immer eine Granulationsgewebswucherung zur Folge – sind Bronchiolen davon betroffen, so kommt es zur **Bronchiolitis obliterans**. Bei **chronischer Bronchitis** findet man eine Zellinfiltration in allen Wandschichten mit Vermehrung der Becherzellen. Epithelmetaplasien kommen vor (vgl. auch S. 94).

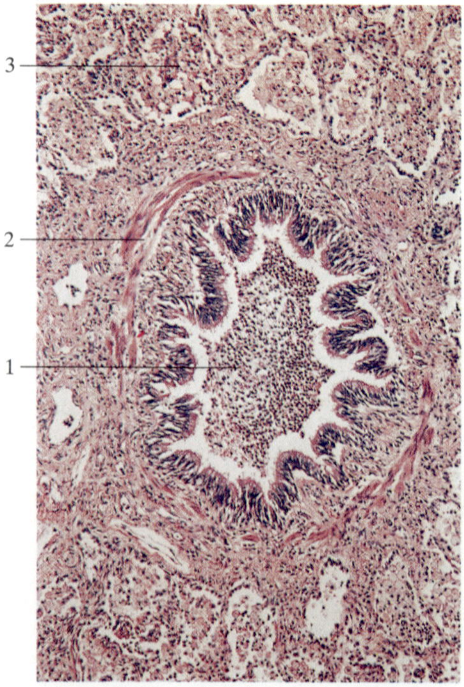

B. – Abb. 3.20. Akute eitrige Bronchitis; Fbg. HE

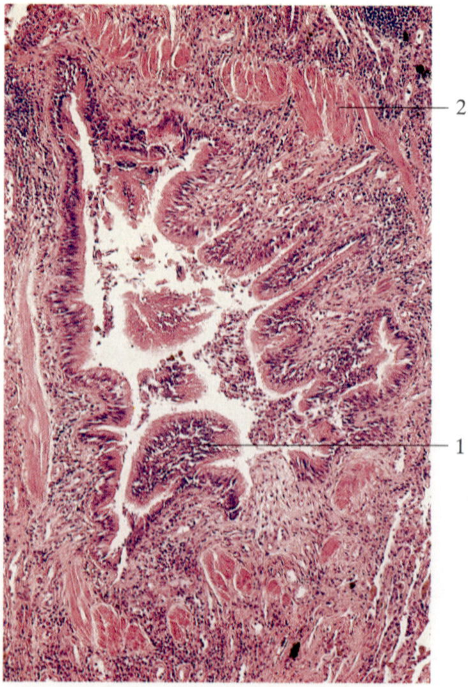

B. – Abb. 3.21. Chronisch-hypertrophische Bronchitis; Fbg. HE

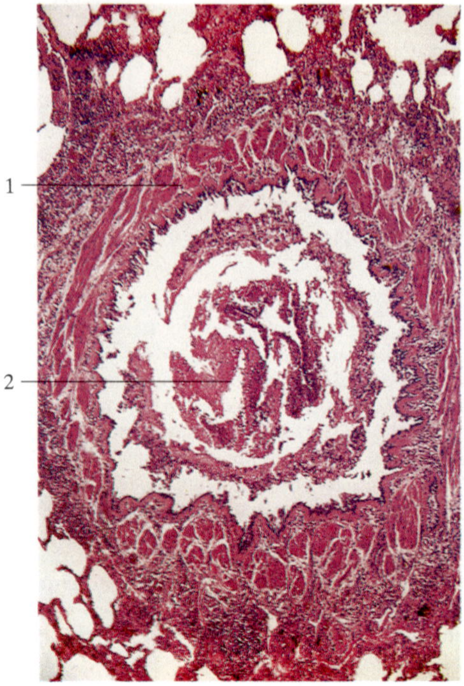

B. – Abb. 3.22. Asthma bronchiale; Fbg. HE

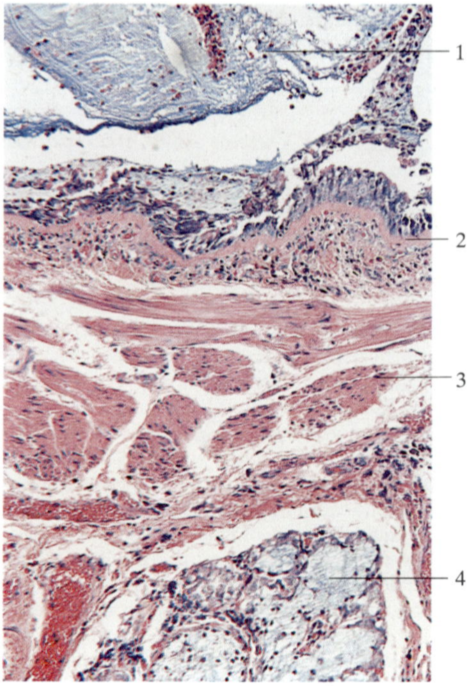

B. – Abb. 3.23. Asthma bronchiale; Fbg. Giemsa

Entzündungen der Bronchien

Die akute eitrige Bronchitis (Abb. 3.20) ist histologisch gekennzeichnet durch eine Ansammlung von Eiterzellen (pyknotische segmentkernige Leukozyten) in der Bronchiallichtung (→1). Die Entzündung kann auch auf das peribronchiale Stroma übergreifen (aufgesplitterte glatte Muskelfasern →2). Die Alveolen (→3) sind erst im Rahmen einer Bronchopneumonie mitbeteiligt.

Die akute Bronchitis ist in der Regel eine Teilerscheinung einer Infektion der oberen Luftwege (Tracheobronchitis, z. B. bei Grippe) oder einer Pneumonie.

Die chronisch-hypertrophische Bronchitis (Abb. 3.21) zeigt eine polypös verdickte Schleimhaut, die leistenartig in die Lichtung vorragt. Das Stroma weist eine dichte rundzellige Infiltration auf (Lymphozyten und Plasmazellen →1). Ferner erkennt man eine deutliche Hypertrophie der Muskelwand, die aus vermehrten glatten Muskelfasern besteht (→2).

Der Begriff **chronische Bronchitis** ist nach der WHO klinisch zu definieren: »Mindestens 3 Monate in 2 aufeinanderfolgenden Jahren auftretender Husten mit Auswurf«. Bakterielle und virale Infektionen, eine mukoziliare Insuffizienz, Störungen der Ventilation, Umweltverschmutzung und Schleimretention sind für die Entstehung und Persistenz der Entzündung verantwortlich.

Asthma bronchiale (Abb. 3.22, 3.23): Allergisch bedingte, anfallsweise auftretende Atemwegsobstruktion infolge einer Kontraktion der Bronchialmuskulatur und der vermehrten Produktion eines hochviskösen Schleims (*Hyper-* und *Dyskrinie*). Histologisch sieht man in der HE-Färbung (Abb. 3.22) die ausgeprägte Hypertrophie der Ringmuskulatur (→1) und den eingedickten Schleim in der Bronchiallichtung (→2). In der Giemsa-Färbung (Abb. 3.23) lassen sich weitere, für die allergische Genese typische Befunde erheben: der bläuliche Schleim (→1), die homogen bandförmig verdickte Basalmembran der Bronchialschleimhaut (→2), die Hypertrophie der glatten Muskulatur (→3) und der Schleimdrüsen (→4). Im Schleimhautepithel finden sich die bereits bei der allergischen Sinusitis (S. 95) beschriebenen Veränderungen.

Bronchiolitis obliterans (Abb. 3.25). Bei pseudomembranöser nekrotischer Bronchiolitis wird das *nekrotische Gewebe und Fibrin sekundär von Granulationsgewebe resorbiert. Dadurch bildet sich ein Granulationsgewebepilz, der das Lumen der Bronchien und Bronchiolen vollständig ausfüllen kann. Auch bei einer proliferativen Bronchiolitis können sich solche Granulationsgewebspfropfen entwickeln.* Bei schwacher Vergrößerung sieht man einzelne Bronchiolen durch zellreiches Granulationsgewebe verschlossen. Die mittlere Vergrößerung zeigt, daß das Flimmerepithel (×) teilweise fehlt. Das Lumen ist mit einem Granulationsgewebspfropf ausgefüllt (Fibroblasten mit Bindegewebsfasern, Kapillaren, Lymphozyten). In der Wand der Bronchiolen findet man chronisch-entzündliche Infiltrate. Bei →1 sieht man glatte Muskulatur der Bronchialwand (→2: Flimmerepithel).

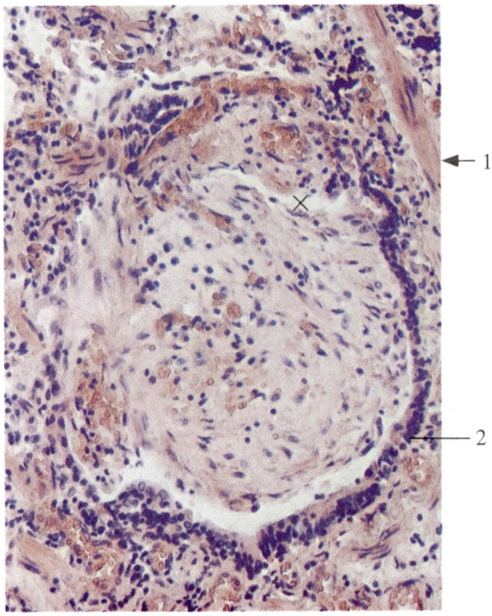

B. – Abb. 3.24. Bronchiolitis obliterans; Fbg. HE

Lungenentzündung

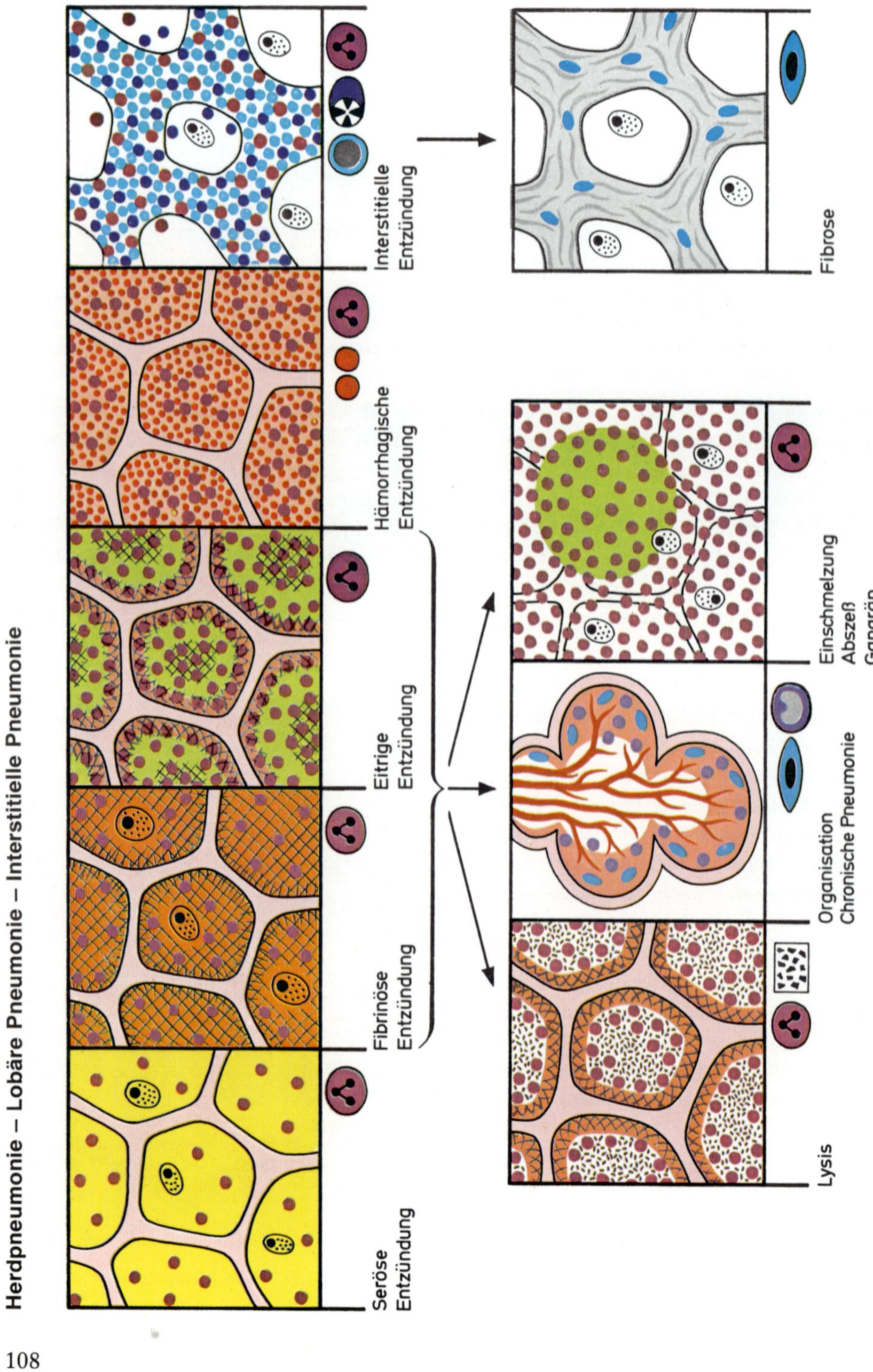

B. – Abb. 3.25. Übersicht der verschiedenen Arten von Entzündungen der Lunge und deren Ausheilung bzw. Komplikationen

Lungenentzündungen – Pneumonien

Unter Berücksichtigung der Lokalisation der Entzündungen unterscheidet man:

1. Pneumonien mit intraalveolärem Exsudat

a) **Herdpneumonien** mit einem multizentrischen umschriebenen Teilbefall eines oder mehrerer Lungenlappen. Der Prozeß kann sich entlang der Bronchien ausbreiten und sekundär auf die umgebenden Alveolen übergreifen (Bronchopneumonie oder Lobulärpneumonie). Er kann auch von einem **septischen Embolus** (Abb. 3.26) ausgehen und zu einem pyämischen Lungenabszeß führen. Die Abbildung zeigt einen quergetroffenen Lungenarterienast mit einer embolisch verlegten Lichtung (→1). Der Embolus besteht aus Fibrin und Thrombozyten die sich eosinrot anfärben und aus Bakterien, die sich blau darstellen. Auch die Lichtungen der benachbarten Kapillaren sind mit Bakterien angefüllt (→2).

b) **Lobärpneumonien** sind durch einen gleichzeitigen und gleichmäßigen Befall eines gesamten Lungenlappens gekennzeichnet.

2. Pneumonien mit interstitieller Entzündung weisen bevorzugt eine lympho-, plasmazelluläre oder lympho-histiozytäre Infiltration auf.

Unter Berücksichtigung des klinischen Verlaufes und des **histomorphologischen Reaktionsmusters des Lungengewebes** (Abb. 3.25) unterscheidet man akute und chronische sowie seröse, fibrinöse, eitrige, hämorrhagische, abszedierende, gangränöse und fibrös-organisierte Pneumonien.

Schicksal einer Lungenentzündung (Abb. 3.25): Das entzündliche Exsudat kann – unter günstigen Bedingungen – durch proteolytische Enzyme vollständig aufgelöst **(Lysis)** und resorbiert werden. In diesen Fällen kommt es zu einer restitutio ad integrum. Besonders aggressive Entzündungen (hohe Keimvirulenz, verminderte Resistenz des Organismus) können zu einer Gewebseinschmelzung **(abszedierende Entzündung)** führen. Eine Defektheilung stellt die Organisation des entzündlichen Exsudates dar, die mit einer Narbenbildung **(Karnifikation** oder **chronische Pneumonie)** einhergeht. Interstitielle Pneumonien können durch eine diffuse intraseptale **Fibrose** kompliziert werden.

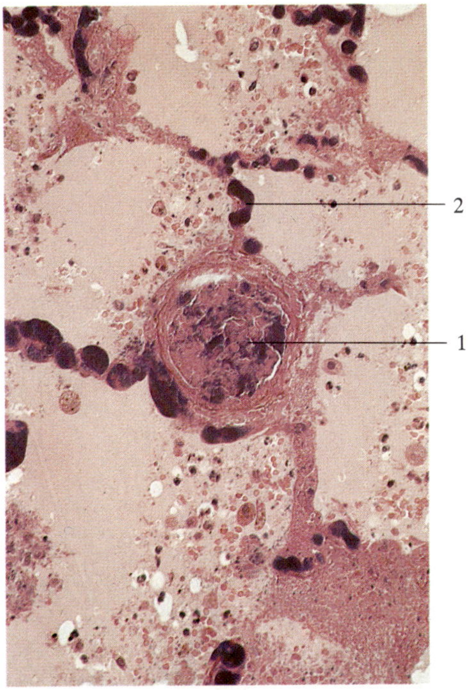

B. – Abb. 3.26. Septischer Embolus in einer Pulmonalarterie; Fbg. HE

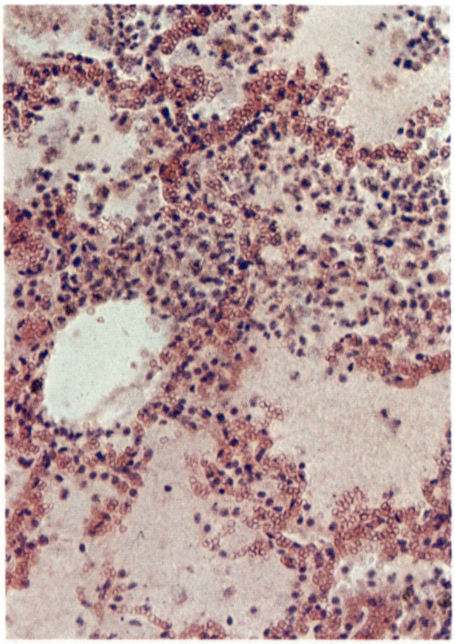

B. – Abb. 3.27. Lobäre Pneumonie: Stadium der Anschoppung; Fbg. HE

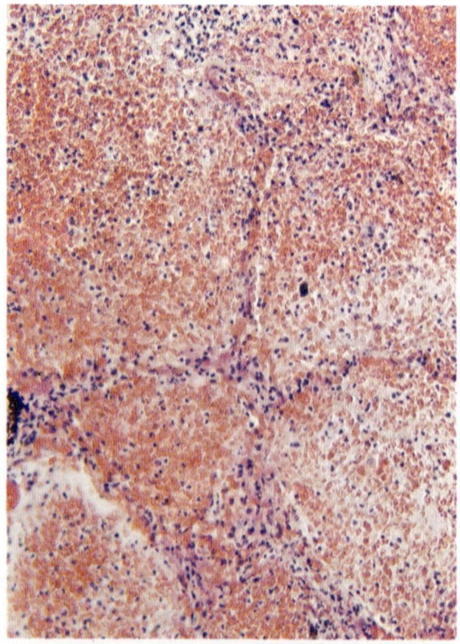

B. – Abb. 3.28. Lobäre Pneumonie: Stadium der roten Hepatisation; Fbg. HE

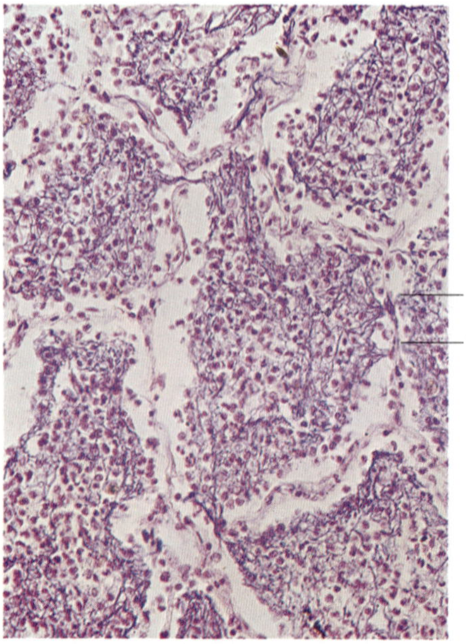

B. – Abb. 3.29. Lobäre Pneumonie: Stadium der grauen Hepatisation; Fibrinfärbung nach WEIGERT

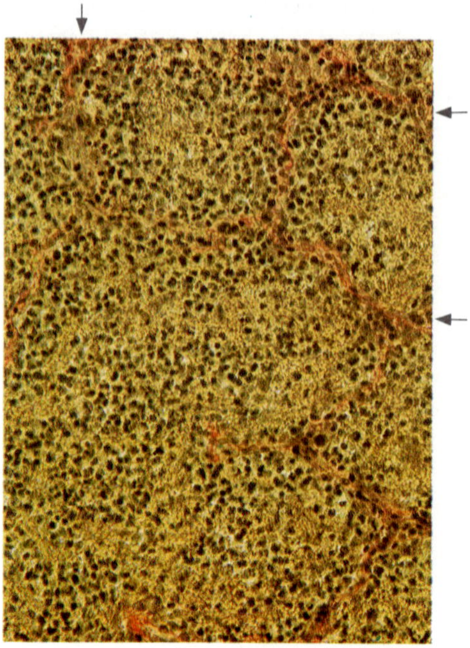

B. – Abb. 3.30. Lobäre Pneumonie: Stadium der gelben Hepatisation; Fbg. v. Gieson

Lobärpneumonie

Begriffsbestimmung: Schlagartig einsetzende, durch den Streptococcus pneumoniae (in 95% der Fälle), seltener durch Klebsiellen oder andere Bakterien hervorgerufene, stadienhaft ablaufende Entzündung eines gesamten Lungenlappens.

Stadien einer Lobärpneumonie (Abb. 3.27–3.30):

Stadium der Anschoppung (Abb. 3.27): Am 1. Erkrankungstag überwiegt die Hyperämie (prall mit Erythrozyten angefüllte Kapillaren im Bereich der Alveolarsepten). Frühzeitig kommt es zu einer serösen Exsudation in die Alveolarlichtung (eiweißreiche, eosinrote Flüssigkeit mit vereinzelten abgeschilferten Alveolarepithelien und Granulozyten).

Stadium der roten Hepatisation (Abb. 3.28): Am 2. und 3. Erkrankungstag kommt es – neben der jetzt sehr ausgeprägten Hyperämie – zu einem Austritt von Erythrozyten und Fibrin in die Alveolarlichtungen. Das intraalveoläre Exsudat zeigt zu diesem Zeitpunkt reichlich Erythrozyten, die von einem zunächst noch zarten Fibrinnetz eingeschlossen werden.

Stadium der gelben Hepatisation (Abb. 3.29): Am 4. bis 6. Erkrankungstag erreicht die fibrinöse Komponente der Entzündung ihren Höhepunkt. Histologisch sieht man jetzt ein dichtes Fibrinnetz, das sich besonders deutlich mit Fibrinfärbungen (z. B. nach Weigert) darstellen läßt. In der HE-Färbung sind die Fibrinfäden nur zu sehen, wenn man die Kondensorblende stark zuzieht. In diesem Fibrinnetz sind jetzt auch die ersten segmentkernigen Leukozyten zu erkennen. Die Pfeile zeigen auf die Alveolarsepten, die sich infolge der einbettungsbedingten Retraktion des Exsudates besonders gut darstellen lassen.

Stadium der gelben Hepatisation (Abb. 3.30): Am 7. und 8. Erkrankungstag kommt es infolge einer proteolytischen Enzymeinwirkung zu einer Auflösung des Fibrinnetzes. In dieser Phase beherrschen die Eiterzellen (pyknotische segmentkernige Leukozyten) das entzündliche Exsudat. Die ursprüngliche Alveolarzeichnung läßt sich in der van Gieson-Färbung darstellen: die rötlich gefärbten Alveolarsepten heben sich von den gelblichen Eitermassen ab.

Der **weitere Krankheitsverlauf** kann bei andauernder **Lysis** (etwa bis 4 Wochen nach Krankheitsbeginn) zu einer vollständigen Verflüssigung des intraalveolären Exsudates führen, das ausgehustet wird. Eine allmähliche Wiederbelüftung der Alveolen leitet die **restitutio ad integrum** ein. Wird das Fibrin nicht enzymatisch aufgelöst, dann kommt es zu einer Organisation durch Granulationsgewebe (**chronische Pneumonie,** s. S. 117). Unter ungünstigen Bedingungen (z. B. bei chronischem Alkoholismus, schwerem Diabetes mellitus) kann es zu umschriebenen Gewebseinschmelzungen kommen **(abszedierende Lobärpneumonie).**

Die Bezeichnung **Hepatisation** bezieht sich auf die leberähnliche Konsistenz des befallenen Lungenlappens. Besonders im Stadium der grauen Hepatisation ist die Schnittfläche grau und trocken.

Differentialdiagnose: Herdpneumonien (z. B. Bronchopneumonien) können konfluieren und so eine Lobärpneumonie vortäuschen. Histologisch liegt jedoch ein »buntes Bild« vor. Auch die Bronchopneumonie zeigt die für eine Lobärpneumonie typischen Stadien, diese laufen aber nicht synchron ab. So kann man bei einer konfluierten Bronchopneumonie gleichzeitig unscharf begrenzt die verschiedenen Entzündungsstadien beobachten.

Neben den bereits erwähnten **Komplikationen** (Karnifikation, Abszedierung) ist auch die konstant vorkommende **Begleitpleuritis** zu erwähnen: dabei handelt es sich um eine fibrinöse Entzündung, die an der Oberfläche der Pleura visceralis des befallenen Lungenlappens festgestellt wird.

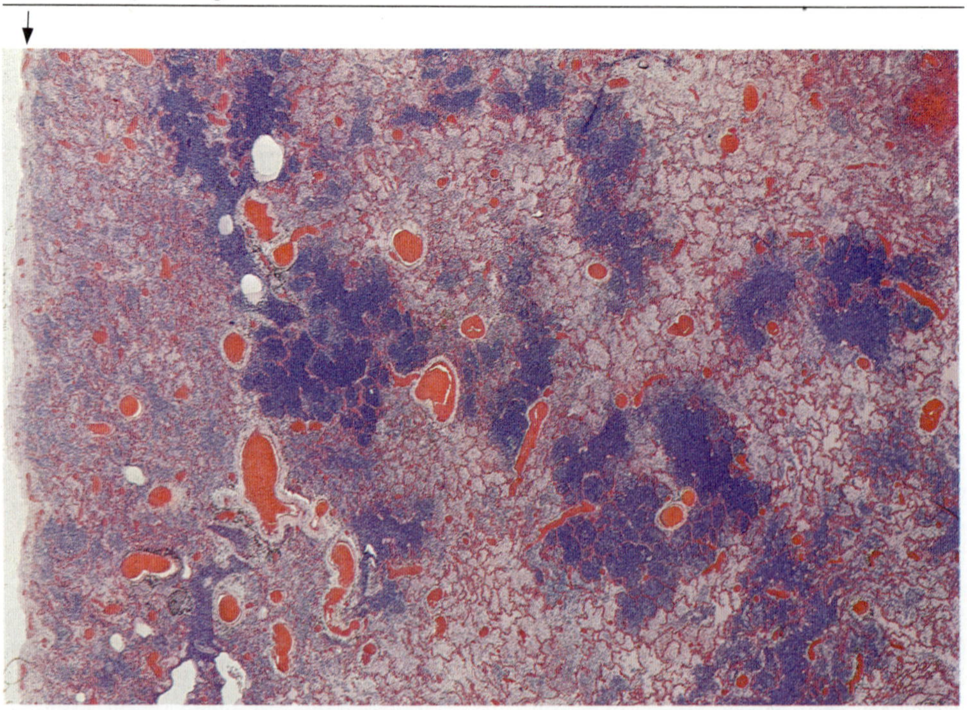

B. – Abb. 3.31. Bronchopneumonie; Fbg. HE

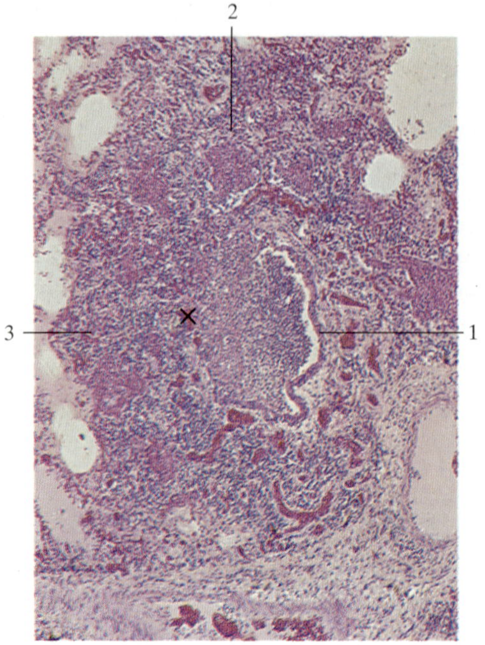

B. – Abb. 3.32. Peribronchiale Herdpneumonie; Fbg. HE

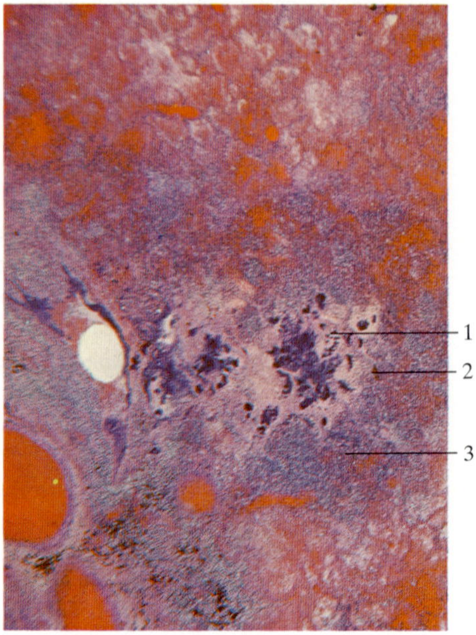

B. – Abb. 3.33. Hämorrhagisch nekrotische Bronchopneumonie; Fbg. HE

Herdpneumonie

Die Herdpneumonien werden durch verschiedene Erreger verursacht und lassen sich auch kausalpathogenetisch voneinander unterscheiden (endobronchial, peribronchial, hämatogen). Gemeinsam ist allen Formen die multifokale, kleinherdige Ausbreitung im Lungengewebe.

Bronchopneumonie (Abb. 3.31): *Herdförmig im Lungengewebe auftretende Entzündung mit Exsudation in einzelne Alveolengruppen, die sich nicht scharf an die anatomischen Grenzen (Lobuli) hält.* Bei schwacher Vergrößerung sieht man unscharf begrenzte, unregelmäßige blaue Herde im Lungengewebe (→: Pleura). Die dazwischenliegenden Alveolen enthalten ein schwach rot gefärbtes Exsudat. Betrachtet man das Zentrum der Herde bei mittlerer und stärkerer Vergrößerung, so ist zu erkennen, daß die Alveolen dicht mit polymorphkernigen Leukozyten ausgefüllt sind. Die Alveolarwände sind erhalten und die Kapillaren hyperämisch. Je weiter man in die Peripherie der Herde kommt, desto geringer wird der Gehalt an Granulozyten; jetzt sind vorwiegend Fibrinfasern zu sehen. In der Umgebung sind die Alveolen von einem entzündlichen Ödem mit abgeschilferten Alveolarepithelien sowie einzelnen polymorphkernigen Leukozyten ausgefüllt (*perifokales entzündliches Ödem*). Die Bronchien enthalten ein eitriges Exsudat mit abgeschilferten Flimmerepithelien.

Peribronchiale Herdpneumonie (Abb. 3.32): Die *Entzündung greift in diesem Falle von der Bronchialwand auf das benachbarte Lungengewebe über, so daß mantelförmige peribronchiale Herde entstehen.* Mikroskopisch findet man bei schwacher Vergrößerung kleine blaugefärbte Herde, in deren Zentrum ein kleiner Bronchus liegt. Bei mittlerer Vergrößerung sieht man den Bronchus, kenntlich am Flimmerepithel (→1), das in unserem Fall an einer Stelle fehlt (×). Hier sind rötlich gefärbte Fibrinmembranen zu sehen (diphtherische Pseudomembran). Bei Ausheilung kann es hier zu Bronchiolitis obliterans kommen (vgl. S. 107). Das Lumen des Bronchus ist von Granulozyten ausgefüllt, die Wand dicht von polymorphkernigen Leukozyten infiltriert. Die Gefäße sind hyperämisch. Die umgebenden Alveolen enthalten Fibrin (→2) und Granulozyten (→3). Auch die Interstitien der Alveolen sind am Entzündungsprozeß beteiligt. Die angrenzenden Alveolen enthalten ein entzündliches Ödem.

Hämorrhagisch nekrotisierte Bronchopneumonie (Abb. 3.33). *Vorwiegend bei Infektionskrankheiten durch Mischinfektion (Virus und Influenzabazillen oder Kokken) vorkommende lobuläre oder peribronchiale Herdpneumonie mit hämorrhagischem Exsudat (z. B. Grippe).* Das mikroskopische Bild ist wechselnd und zeigt uns in der Übersicht unregelmäßig große rote und blaurote Herde. Im Zentrum der Herde sieht man massenhaft Bakterienrasen (→1). In der Umgebung ist das Lungengewebe nekrotisch (→2). Darauf folgt ein Mantel von Granulozyten (→3), wobei dem Exsudat Erythrozyten beigemischt sind. Weiter in der Peripherie tritt ein rein hämorrhagisches Exsudat auf. Bei ganz akuten Fällen von Grippe findet sich nur ein hämorrhagisches Lungenödem mit infarktartigen Blutungen und hyalinen Gefäßthromben.

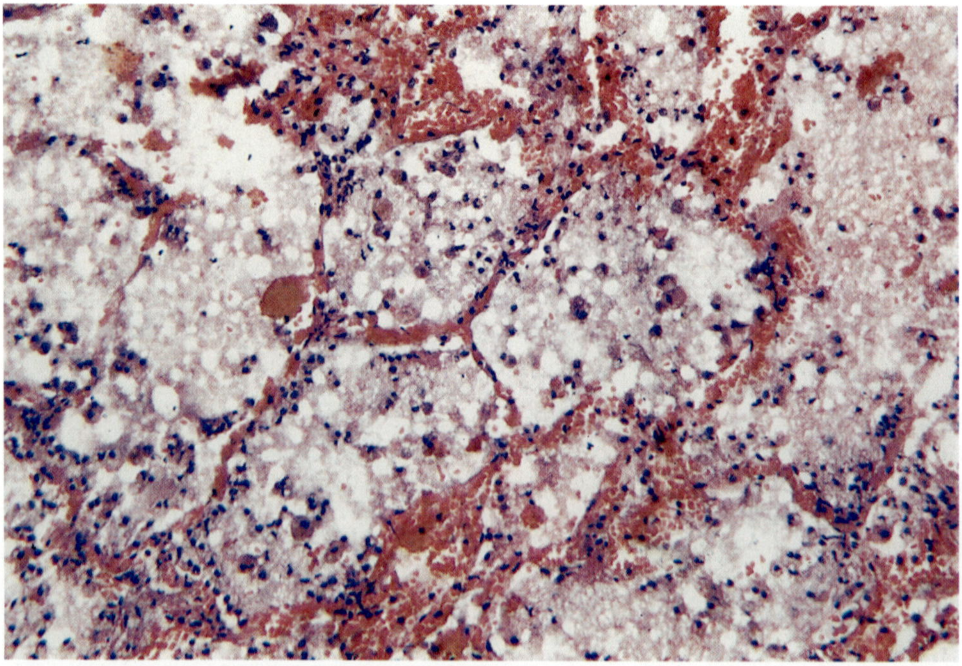

B. – Abb. 3.34. »Friedländer-Pneumonie«; Fbg. HE

1

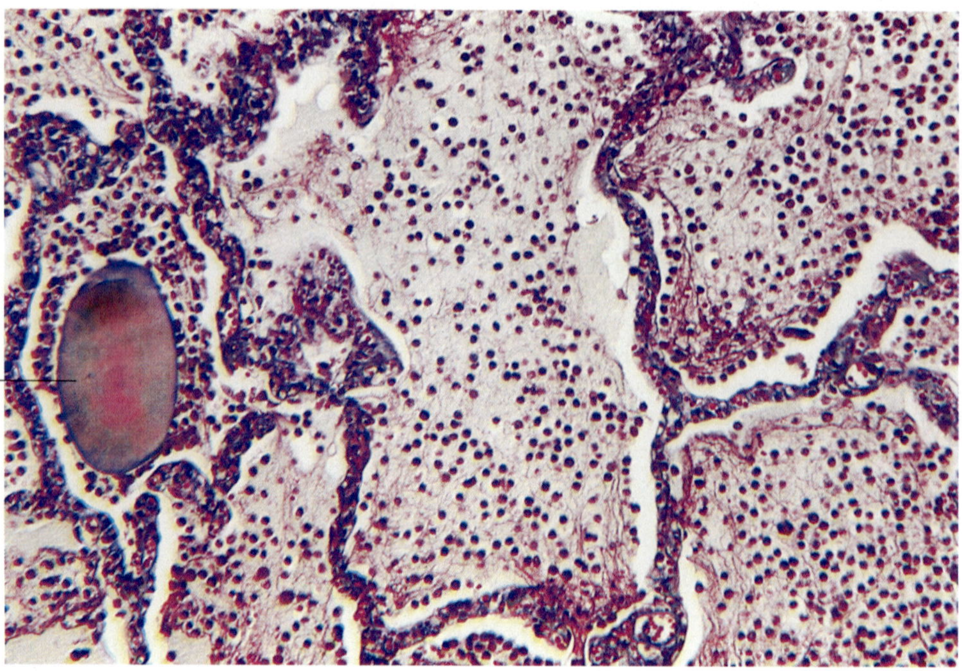

B. – Abb. 3.35. Hypostatische Pneumonie. Links im Bild ein Corpus amylaceum; Fbg. HE

Klebsiellenpneumonie – Hypostatische Pneumonie

Klebsiellenpneumonie (»Friedländer-Pneumonie«): (Abb. 3.34). Die Klebsiellen-Pneumonie gehört zu den sekundären Lungenentzündungen (entwickelt sich bei bereits kranken Patienten als komplizierendes Leiden) und kann einen ganzen Lungenlappen befallen. Als Erreger wird das Gram-negative Stäbchen *Klebsiella pneumoniae* nachgewiesen.
Histologisch sieht man die ausgeprägte Hyperämie der Kapillaren der Alveolarsepten (orangerotes Netz im Bild). In den Alveolarlichtungen erkennt man schleimhaltiges, leicht basophiles Exsudat, das nur vereinzelte Leukozyten einschließt.

Die Infektion kann endogen oder im Rahmen eines Hospitalismus erfolgen. Schwere Grundleiden, die mit Abwehrschwäche, chronischer Beatmung, Bettlägerigkeit oder Aspiration einhergehen, begünstigen die Entstehung dieser Lungenentzündung. Makroskopisch sind das fadenziehende Exsudat und der lobuläre Befall recht charakteristisch.

Hypostatische Pneumonie (Abb. 3.35). Schlaffe oder hypostatische Pneumonien werden bei älteren, bettlägerigen Patienten als präfinale Komplikation beobachtet. Die Entzündung entwickelt sich bevorzugt in den dorsalen Lungenpartien und ist histologisch durch ein eher diskretes entzündliches Exsudat gekennzeichnet.
Histologisch (Abb. 3.35) sieht man ein seröses Exsudat (eosinrote, homogene Flüssigkeit) mit einem zarten Fibringeflecht, das nur ganz vereinzelte segmentkernige Leukozyten einschließt. Häufiger findet man auch die Zeichen einer chronischen Blutstauung als Ausdruck einer kardialen Insuffizienz. In diesen Fällen findet man vermehrt **Corpora amylacea** (→ 1): dabei handelt es sich um rundliche oder ovale, intraalveolär vorkommende, geschichtete Körper mit amyloidähnlichen färberischen Eigenschaften.

Auch die hypostatischen Pneumonien zählen zu den sekundären Lungenentzündungen, die bei älteren bettlägerigen Patienten mit einer länger bestehenden kardialen Insuffizienz und herabgesetzter respiratorischer Ventilation vorkommen. Als Erreger sind verschiedene Gram-positive und -negative Bakterien zu nennen: Staphylokokken, Proteus, E. coli, Klebsiellen u. a.

Sonderformen einer Pneumonie:

1. **Hämorrhagische Pneumonien** treten bevorzugt bei viralen Entzündungen (z. B. Grippe) auf. Ein hämorrhagisches Exsudat kommt auch bei Pest, Pocken und Milzbrand vor und ist Ausdruck der besonders hohen Erreger-Virulenz.
2. **Eosinophilzellige Pneumonie:** Gelegentlich kommt es zu einer eosinophilzelligen Infiltration der Lungenmittelgeschosse. Dieser Prozeß wird von einer Vermehrung von Eosinophilen in Leber und Knochenmark begleitet. Als Ursache nimmt man eine allergische Reaktion oder eine Lungenpassage von Darmparasiten an. Von dieser eosinophilzelligen Pneumonie ist das **Loeffler-Syndrom** abzugrenzen, das einen bronchopneumonischen Charakter mit granulomatöser Reaktion, nekrotisierender Angiitis und eosinophilzelliger Infiltration zeigt. Das Exsudat neigt zur Organisation. Auch hier sprechen die feingeweblichen Veränderungen für eine allergische Genese.
3. **Aspirationspneumonie:** Nahrungsmittel, Mageninhalt oder inhalierte Medikamente können in die tiefen Luftwege gelangen und eine lokale, mit Fremdkörperreaktion einhergehende Entzündung hervorrufen. Man beobachtet sie besonders bei Säuglingen mit einer Störung des Schluckaktes (Mißbildung), bei Kindern nach Instillation von ölhaltigen Nasentropfen und bei schwerkranken Erwachsenen (Bewußtlosigkeit, Erbrechen).

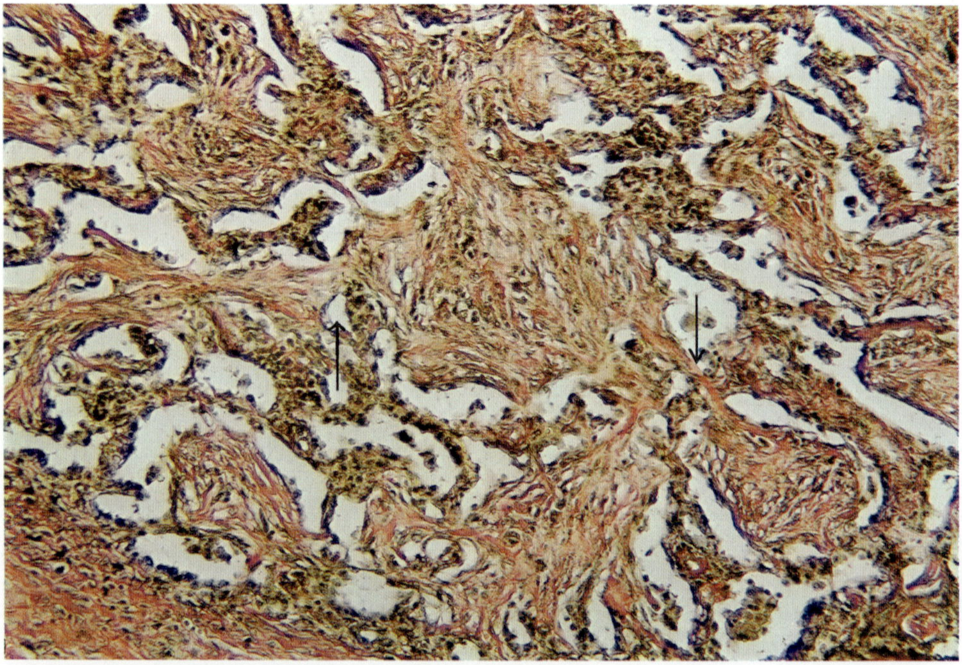

B. – Abb. 3.36. Chronische Pneumonie; Fbg. Elastica-v. Gieson

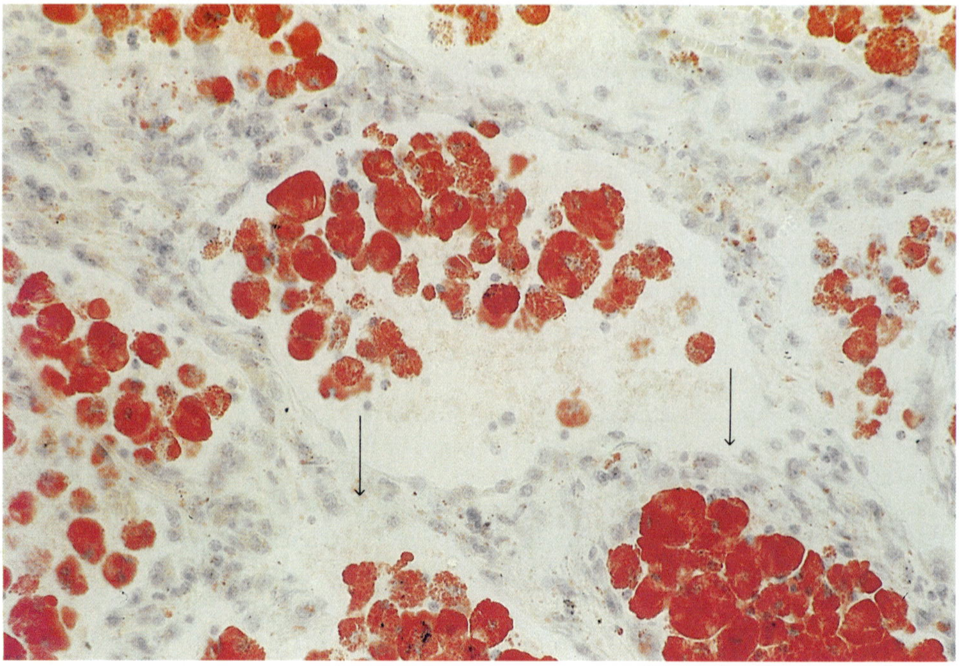

B. – Abb. 3.37. Lipid-Pneumonie; Fbg. Sudan

Chronische Pneumonie – Lipidpneumonie – Zytomegalie

Chronische Pneumonie (Abb. 3.36). Wenn die Lysis ausbleibt, wird das fibrinöse Exsudat durch Granulationsgewebe resorbiert, das von den Bronchioli respiratorii aus in die Alveolen einwächst. Histologisch sieht man, am deutlichsten bei der v. Gieson-Färbung, die Alveolen von rötlichen bis gelblichen Pfropfen ausgefüllt. Bei starker Vergrößerung findet man junge (gelbgefärbte) und ältere (rotgefärbte) kollagene Fasern, mit dazwischenliegenden Angioblasten, neugebildeten Kapillaren, Fibroblasten und Histiozyten. Das Granulationsgewebe folgt dem Fibrin, wie sich an den Brücken zwischen den Granulationsgewebspfropfen benachbarter Alveolen (→) demonstrieren läßt *(Kohnsche Poren)*. Die Alveolarsepten sind lymphohistiozytär infiltriert. Die narbige Retraktion der Granulationsgewebspfropfen ist an den Lücken zur Alveolenwand zu erkennen. Diese auftretenden Spalten können sekundär von Alveolarepithelien ausgekleidet werden, wobei die kubischen Epithelien drüsenähnliche Hohlräume bilden.

Lipidpneumonie (Abb. 3.37): Herdförmige oder diffuse Verfestigung der Lunge infolge einer intraalveolären Ansammlung von Makrophagen, die aspiriertes, fetthaltiges Material speichern. Histologisch (Abb. 3.37) sieht man schattenhaft das Alveolargerüst (→ im Bild). In den Alveolarlichtungen lassen sich rundliche Phagozyten nachweisen, die in ihrem Zytoplasma Sudan-positive Fetttropfen speichern. Dabei handelt es sich um Pflanzen- oder Mineralöle (Lebertran, ölhaltige Nasentropfen, Milch, Röntgenkontrastmittel).

Die Reaktivität des aspirierten Materials ist sehr unterschiedlich. Bei den ungesättigten Ölen ist sie besonders hoch und kann sich als **intraalveoläre Phagozytose** oder als **Fremdkörperreaktion** manifestieren. Die Lipidpneumonie ist von einer **chronisch verfettenden** oder **xanthomatösen Pneumonie** abzugrenzen: Hier steht die chronisch-eitrige Entzündung im Vordergrund (z. B. bei einer Lungenaktinomykose).

Zytomegalie (Abb. 3.38): Erkrankung, die durch ein Virus aus der Herpes-Gruppe hervorgerufen wird und bevorzugt bei Kleinkindern und Erwachsenen mit herabgesetzter Immunabwehr vorkommt. Sehr typisch sind die großen Zellen (Durchmesser über 40 µm) mit einem Kern, der einen basophilen, DNS-haltigen Einschlußkörper zeigt (→ im Bild). Die entzündliche Reaktion ist unterschiedlich, nicht selten sehr diskret.

Zytomegaliezellen findet man in der Speicheldrüse, Leber, Nierentubuli, Pankreas und Darm. In der Lunge kommen sie bevorzugt bei der Zytomegalie des Erwachsenen vor. Der Einschlußkörper besteht aus Virus-DNS und aus Nicht-Histoproteinen.

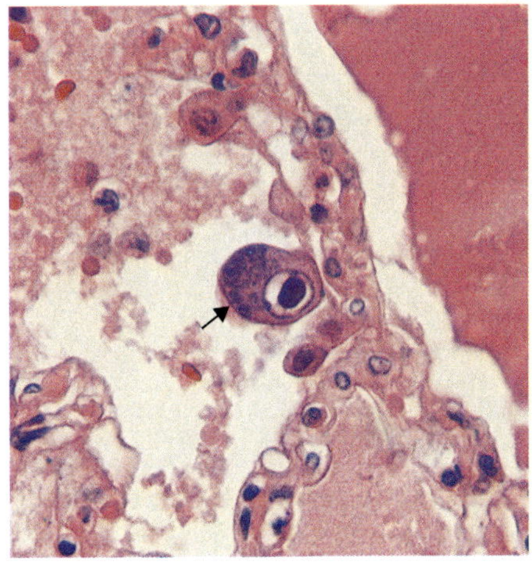

B. – Abb. 3.38. Zytomegalie-Zelle; Fbg. HE

Tuberkulose

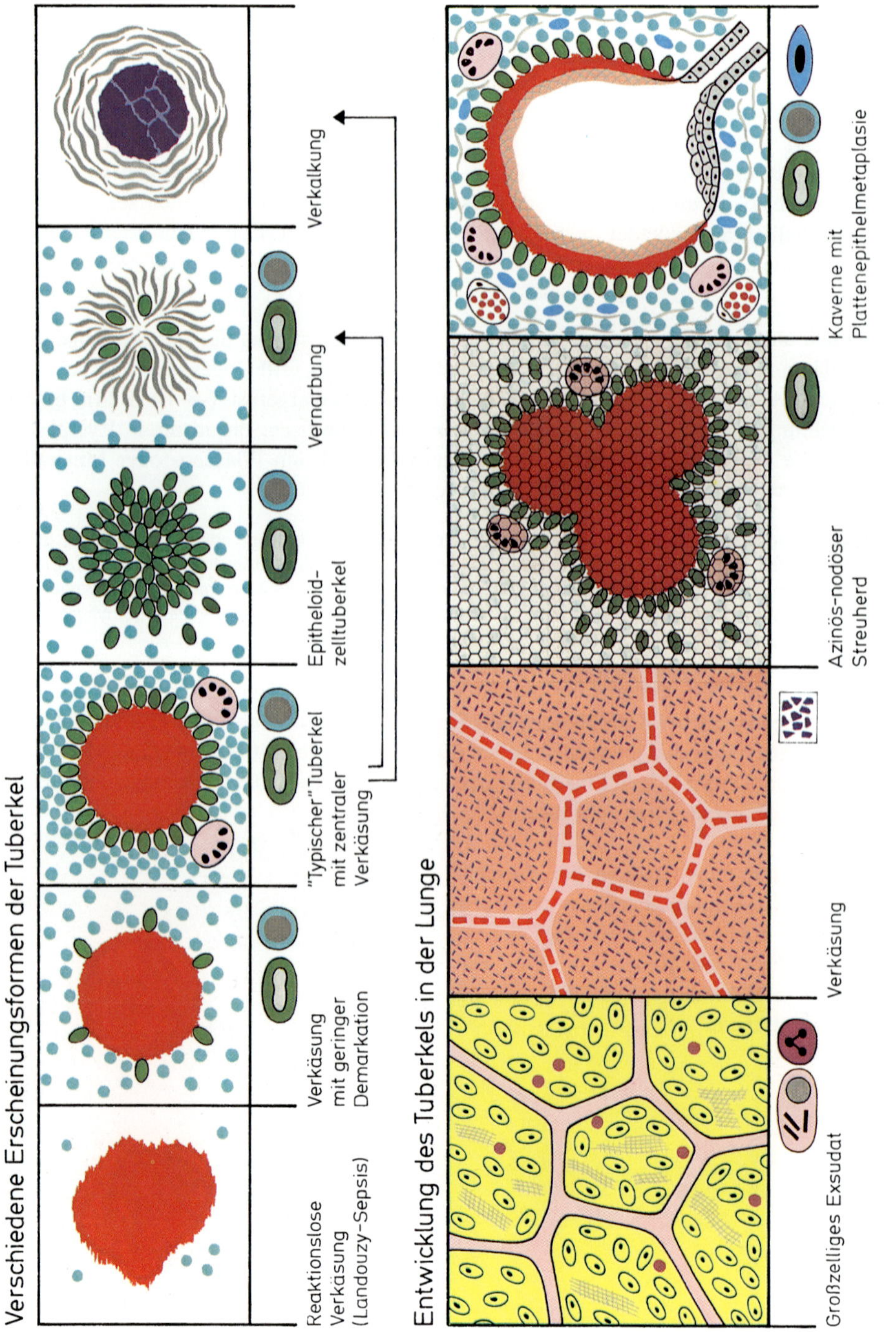

B. – Abb. 3.39.

Tuberkulose

Abb. 3.39 zeigt die **verschiedenen histologischen Erscheinungsformen eines Tuberkels.** Der *»typische« Tuberkel* besteht aus einer *zentralen Nekrose (Verkäsung),* einem Wall von *Epitheloidzellen* (spezielle Erscheinungsform der Histiozyten als »Pioniere« des Granulationsgewebes) und *Langhansschen Riesenzellen* sowie einem mehr oder weniger stark ausgeprägten Wall von *Lymphozyten* als äußerer Begrenzung. In den Lymphknoten und bei bestimmten Erkrankungen *(Morbus Boeck)*[1] tritt eine andere produktive Erscheinungsform des Tuberkels auf, der *Epitheloidzelltuberkel,* bei dem die Verkäsung fehlt. Es handelt sich um eine knötchenförmige Ansammlung von Epitheloidzellen (vereinzelt Langhanssche Riesenzellen). Der Epitheloidzelltuberkel kann sekundär verkäsen (vgl. S. 118, 120).

Alle Erscheinungsformen des Tuberkels *rechts* von der Mitte des Schemas können als Reaktion des Organismus bei *guter Abwehrlage* bezeichnet werden *(produktive Tuberkulose). Sowohl der Epitheloidzelltuberkel wie der verkäste Tuberkel können durch zunehmende Produktion kollagener Fasern und Resorption des nekrotischen Materials vernarben* (z. B. hyaline Narben in Lymphknoten, schiefrige Indurationsherde in der Lunge). Die Verkäsung kann sekundär *verkalken* (Kalkherde).

Alle Formen *links* von der Mitte treten bei *herabgesetzter Resistenz* des Organismus auf *(exsudative Tuberkulose).* Die Verkäsung schreitet in diesen Fällen weiter fort. Die epitheloidzellige Demarkation wird immer spärlicher, bis schließlich bei der akuten Tuberkelbakteriensepsis (Sepsis tuberculosa gravissima) nur noch reaktionslose Nekrosen auftreten.

Die **Entwicklung des Tuberkels in der Lunge** (Abb. 3.39) erfolgt über ein exsudatives Vorstadium, d. h. eine akute seröse Entzündung, die sich in der Lunge als *großzelliges Exsudat* darbietet (Abb. 3.40). Alveolarepithelien, die Tuberkelbakterien gespeichert haben, füllen die Alveolen aus.

[1] Beachte: Epitheloidzelltuberkel stellen eine besondere Reaktionsform des Gewebes dar und kommen nicht nur bei Tuberkulose vor (Morbus Boeck, Enteritis regionalis u. a.).

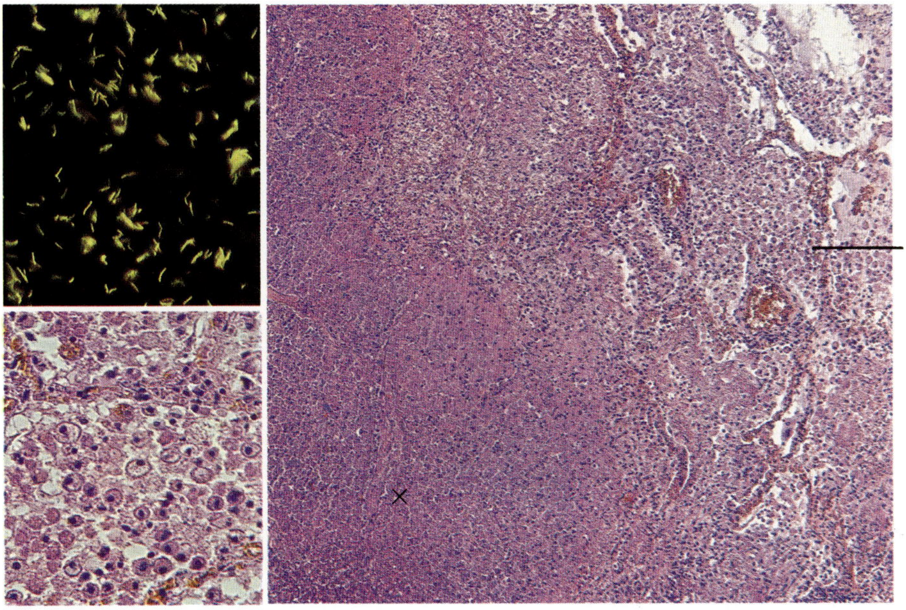

B. – Abb. 3.40. Frische verkäsende Lungentuberkulose mit großzelligem Exsudat; Fbg. HE. – Links oben: Tuberkelbakterien in Alveolarepithelien; Auramin-Fbg. (Fluoreszenzmikroskopie). – Links unten: großzelliges Exsudat; Fbg. HE

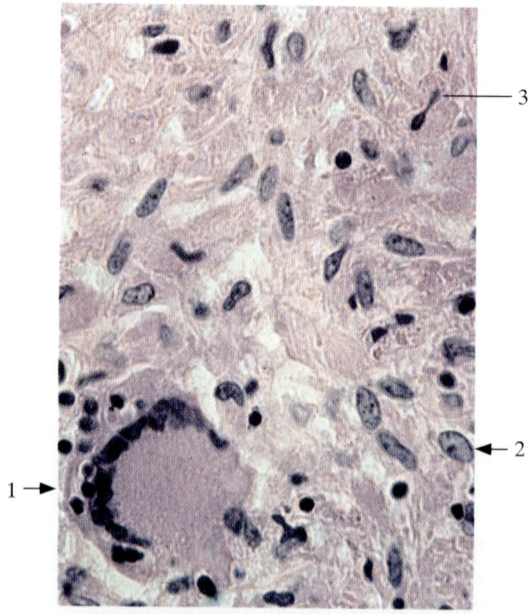

B. – Abb. 3.41. Langhanssche Riesenzelle und Epitheloidzellen; Fbg. HE

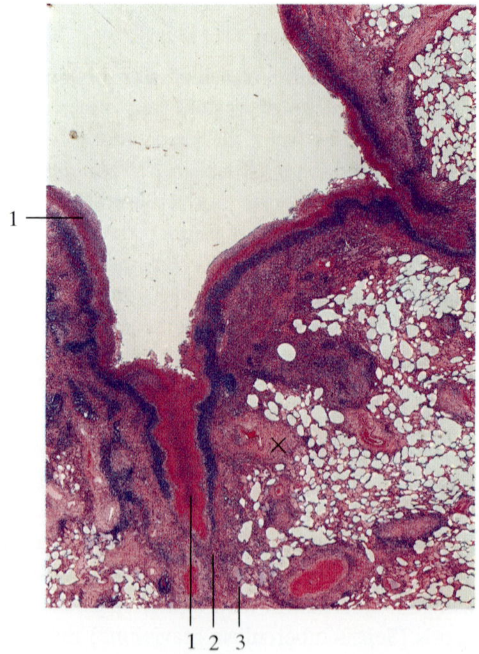

B. – Abb. 3.42. Tuberkulöse Lungenkaverne; Fbg. HE

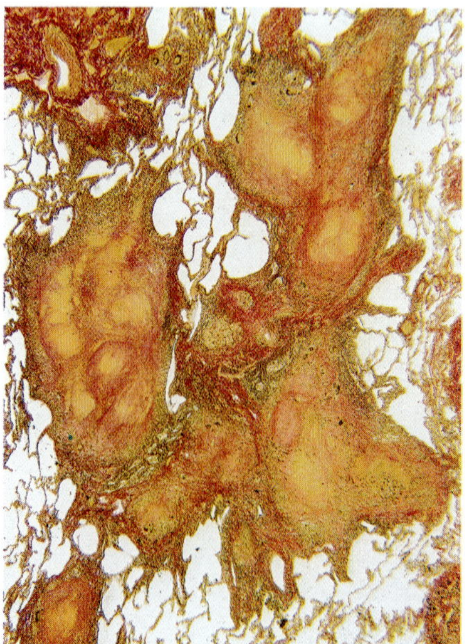

B. – Abb. 3.43. Azinös-nodöse Lungentuberkulose; Fbg. v. Gieson

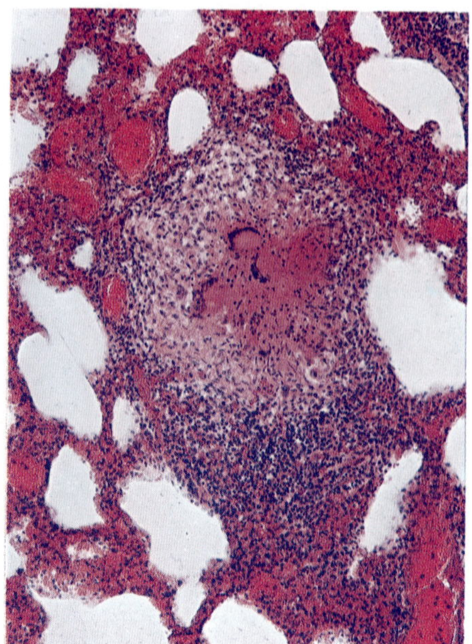

B. – Abb. 3.44. Miliartuberkulose; Fbg. HE

Tuberkulöses Granulom (Abb. 3.41): Die produktive Tuberkulose ist histologisch durch das spezifische Granulom mit oder ohne zentraler käsiger Nekrose gekennzeichnet. Die zelluläre Komponente besteht aus Epitheloidzellen, Lymphozyten und aus den mehrkernigen *Langhansschen Riesenzellen.* Letztere (→1) besitzen mehrere Kerne, die hufeisenförmig angeordnet sind. *Die Epitheloidzellen* weisen einen »saftigen«, ovalen (→2) oder einen katzenzungenförmigen (»Pantoffelform« →3) Kern auf. Das Zytoplasma ist schwer abzugrenzen.

Tuberkulöse Kaverne (Abb. 3.42). *Nach fermentativer Einschmelzung der Verkäsung (Granulozytenfermente!) und Abtransport des verflüssigten Materials durch einen Drainagebronchus entsteht ein Hohlraum, dessen Wand histologisch drei Schichten erkennen läßt* (Abb. 3.42): Innen eine schmale, homogene, eosinrote, bei v. Gieson gelbe Lage von *nekrotischem Gewebe* (→1), dann folgen bei schwacher Vergrößerung eine dunkelblaue *zellreichere Granulationsgewebszone* mit Epitheloidzellen (→2) und nach außen *vernarbtes Granulationsgewebe* (→3) mit herdförmig eingestreuten lymphozytären Infiltraten. Beachte die Gefäße in der Umgebung der Kaverne (×), die durch eine Wucherung der Intima fast völlig verschlossen sind. In der weiteren Umgebung kleinere und größere tuberkulöse Käseherde.

Azinös-nodöse Lungentuberkulose (Abb 3.43). *Die azinös-nodösen tuberkulösen Herde stellen ein typisches Erscheinungsbild der auf bronchogenem Wege sich ausbreitenden Tuberkulose dar.* Man findet mehrere gruppiert zusammenstehende tuberkulöse Käseherde, die teils konfluiert sind oder teilweise noch ganz von ihrem Granulationsgewebe abgegrenzt werden. Bei stärkerer Vergrößerung sind alle typischen Formationen des Tuberkels zu sehen (Nekrosen, Epitheloidzellwall, Langhanssche Riesenzellen, Granulationsgewebe). In unserer Abbildung sieht man bei v. Gieson-Färbung die gelben, zentralen Nekrosen, umgeben von kollagenem Bindegewebe (v. Gieson-rot) sowie einem Lymphozytenwall. Riesenzellen sind reichlich vorhanden. Beachte das Emphysem in der Umgebung der Herde.

Miliarer Tuberkel (Abb. 3.44). *Hirsekorn-(Milium-)große lymphogen oder hämatogen (Miliartuberkulose) entstehende Tuberkel.* Die schwache Vergrößerung zeigt bei Miliartuberkulose das von zahlreichen kleinen Knötchen übersäte Lungengewebe. Bei stärkerer Vergrößerung sieht man eine kleine zentrale eosinrote Nekrose, die von einem Wall von Epitheloidzellen und Lymphozyten umgeben ist. Am Rande der Nekrose sind in unserem Bild mehrere Langhanssche Riesenzellen zu sehen.

Tuberkulöse Käseherde bei Sepsis tuberculosa gravissima (Abb. 3.45). *Die tuberkulöse Sepsis tritt bei hochgradig herabgesetzter Abwehr des Organismus (und stark erhöhter Virulenz der Erreger?) auf, oft bei zytostatischer Behandlung von Tumoren im Endstadium der Erkrankung oder bei Kachexie.* Histologisch findet man landkartenartige, eosinrotgefärbte Nekrosen ohne jegliche zellige Demarkation. Unser Bild zeigt nekrotische Lungenherde mit serofibrinösem Exsudat und spärlichen Lymphozyten sowie Granulozyten. Die Alveolarsepten sind noch angedeutet zu erkennen.

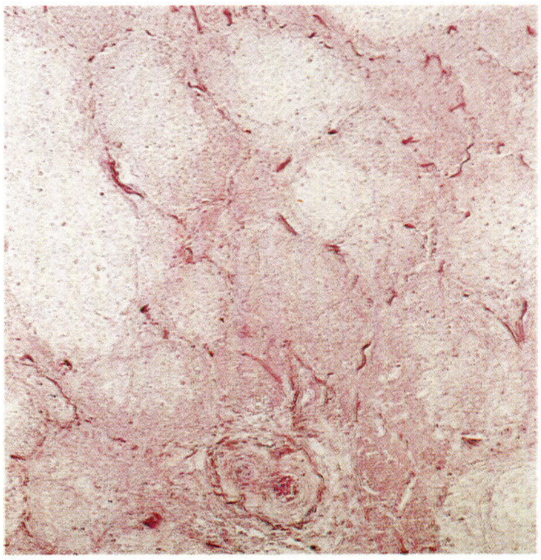

B. – Abb. 3.45. Käsige Pneumonie; Elastica-Kern-echt-rot-Fbg.

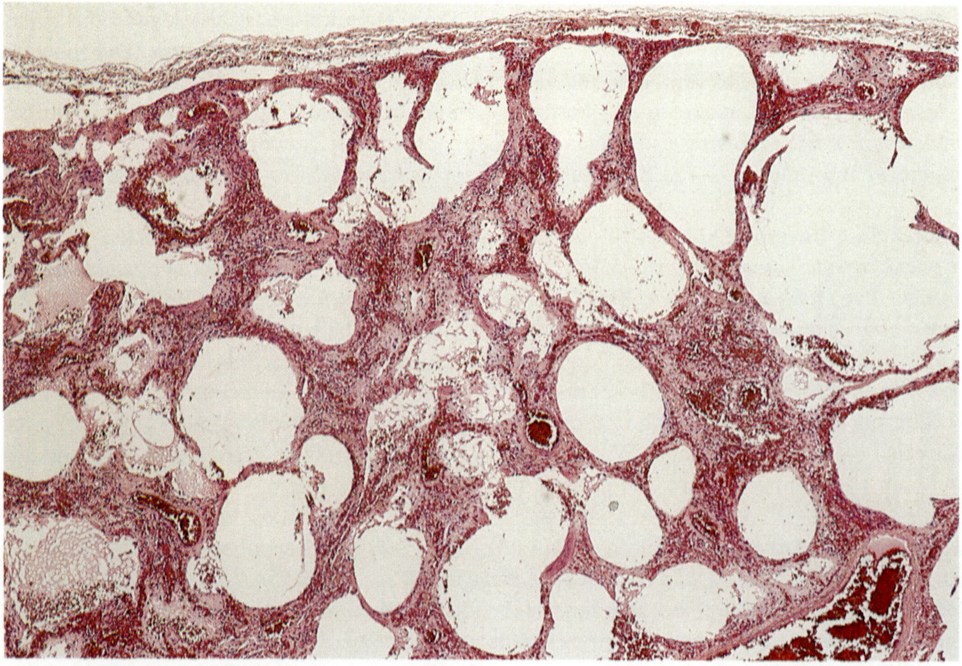

B. – Abb. 3.46. Interstitielle Lungenfibrose; Fbg. HE

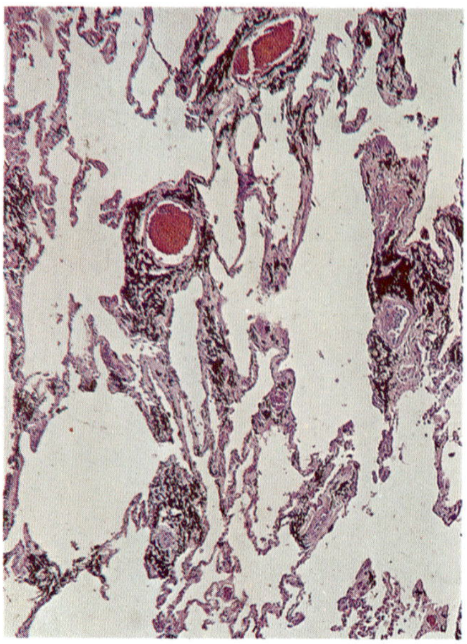

B. – Abb. 3.47. Anthrakose der Lunge; Fbg. HE

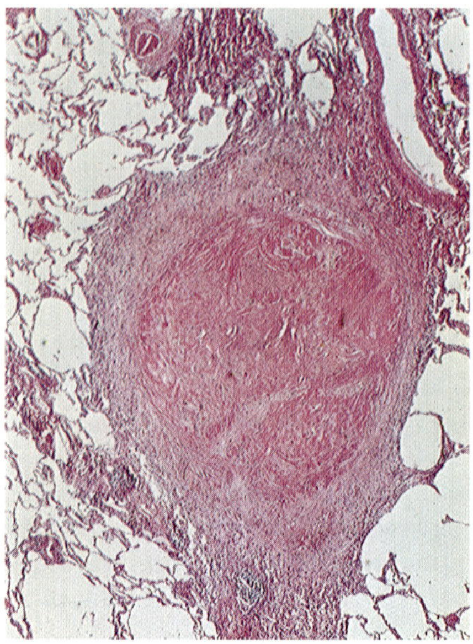

B. – Abb. 3.48. Silikose der Lunge; Fbg. HE

Interstitielle Pneumonie – Anthrakose – Silikose – Asbestose

Interstitielle Lungenfibrose (Abb. 3.46). Die interstitiellen Fibrosen der Lungen sind das Endstadium einer interstitiellen Lungenentzündung. In der Frühphase findet man interstitielle lympho-plasmazelluläre Infiltrate, denen eine Proliferation von Histiozyten und Fibroblasten folgt. Die Vermehrung des Bindegewebes führt zur Störung des Gasaustausches in der Lunge. Unsere Abbildung zeigt das hochgradig bindegewebig verbreiterte Lungengerüst durch proliferierendes Granulationsgewebe (→ 1), wobei die Alveolen vollständig verschwinden und nur noch zystenartige Hohlräume vorhanden sind (→ 2), die von kubischem Epithel der Bronchioli respiratorii ausgekleidet werden, und große Zysten, die mit Schleim (→ 3) gefüllt sind.

Ursache: Antigene, wie Vogelexkremente (Taubenzüchterlunge), Schimmelstaub (sog. Farmerlunge), Virusinfektionen, Strahlenschädigung, Bleomycin, Busulphan (Zytostatika). Häufig unbekannt (Morbus *Hamman-Rich*). Autoaggression? Auch bei Schock im Endstadium (s. S. 101).

Anthrakose der Lunge (Abb. 3.47). *Ablagerung von Kohlepigment in den Interstitien.* Kohlenstaub, der in die Alveolen gelangt, wird von Alveolarepithelien (Pneumozyten I) phagozytiert. Eine Verdauung des Materials ist nicht möglich, so daß das Kohlepigment in die Lymphbahnen gelangt und sich dort ansammelt. Die Reaktion besteht in einer geringen Fibrosierung des um die Lymphbahnen gelegenen Bindegewebes. Unser Bild zeigt das schwarze Pigment (Differentialdiagnose der Pigmente s. S. 10) und die geringe Bindegewebsvermehrung perivaskulär ohne zellige Infiltration. Selten kommen knotige Formen mit Einschmelzung vor *(Phthisis atra).*

Silikose der Lunge (Abb. 3.48). Gelangt Quarzstaub in die Lunge, so werden die Quarzteilchen (1–5 µm Größe) ebenfalls phagozytiert und gelangen in die Lymphbahnen. Die im Interstitium frei werdende Kieselsäure ruft eine Proliferation von Histiozyten und Fibroblasten hervor mit Bildung retikulärer Fasern, die später hyalinisieren, so daß bindegewebige Knoten entstehen. In unserem Bild sieht man einen großen Bindegewebsknoten mit konzentrischer Schichtung der Fasern und völliger Aufhebung der Lungenstruktur. In den Randpartien des Silikoseknotens kann man noch Histiozyten, die Kohlepigment gespeichert haben, erkennen. Die Quarzteilchen können polarisationsmikroskopisch nachgewiesen werden. In der Umgebung der Silikoseknoten tritt ein Emphysem auf. In den Hiluslymphknoten der Lunge werden die gleichen Veränderungen beobachtet.

Asbestose der Lunge (Abb. 3.49). Asbest ist ein Sammelbegriff für Fasersilikate aus Si, Fe und Mg (Chrysotil, Krokydolith). Der Asbeststaub ruft eine diffuse Lungenfibrose hervor, wobei die Asbestnadeln durch Auflagerung von Eiweiß und Eisen (bräunliche Farbe) in hantel- oder keulenförmige Asbestkörperchen umgewandelt werden. In unserem Bild sieht man die typischen Körperchen in einem zellarmen Schwielengewebe.

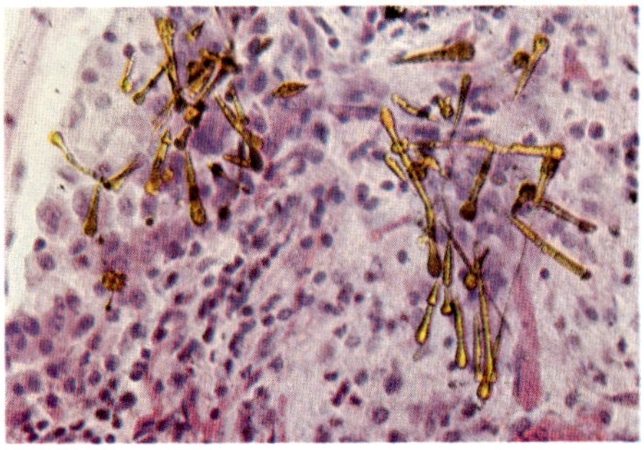

B. – Abb. 3.49. Asbestose; Fbg. HE

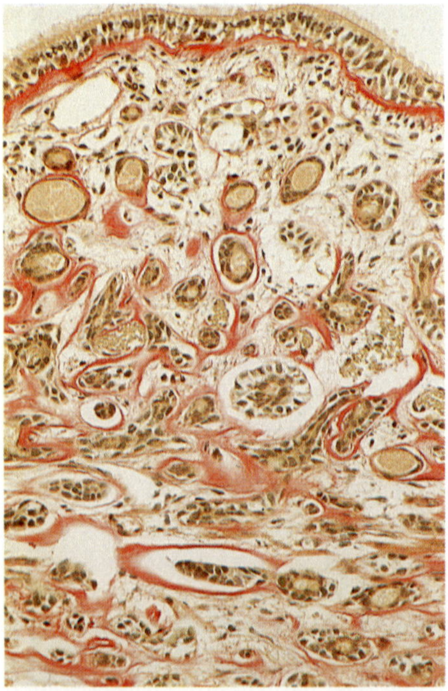

B. – Abb. 3.50. Bronchusadenom vom Zylindrom-Typ;
Fbg. v. Gieson

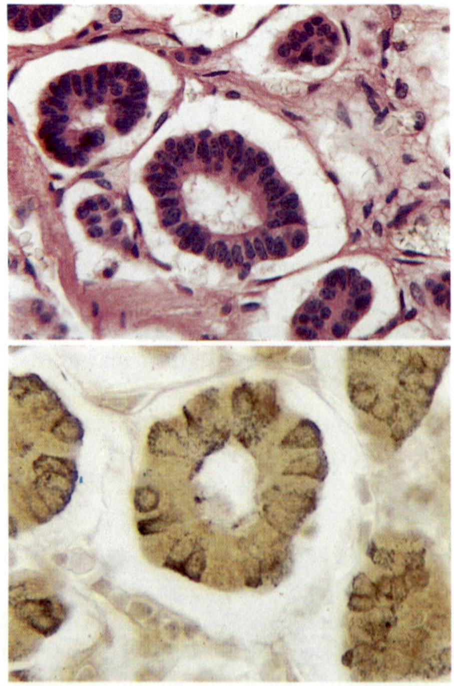

B. – Abb. 3.51. Bronchusadenom vom Karzinoid-Typ;
Oben Fbg. HE, unten Versilberung nach Bodian

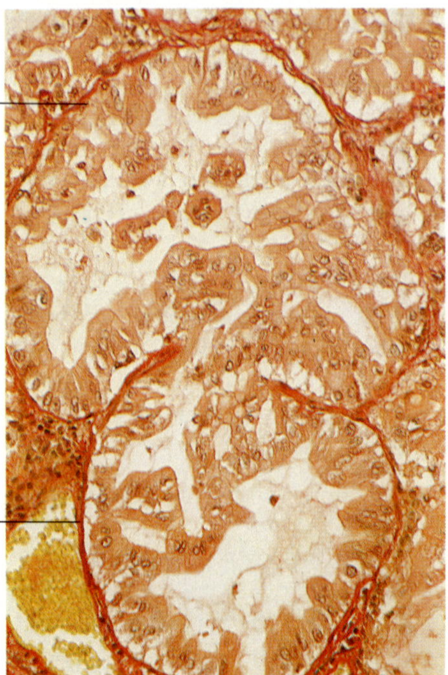

B. – Abb. 3.52. Bronchiolo-alveoläres Karzinom; Fbg. Elastica-van Gieson

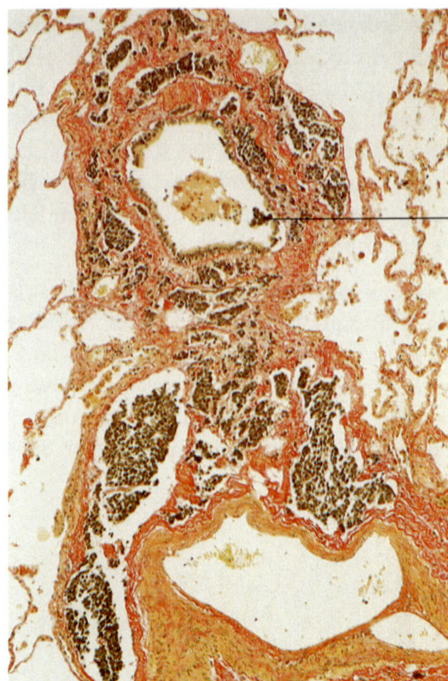

B. – Abb. 3.53. Lymphangiosis carcinomatosa; Fbg. Elastica-van Gieson

Lungentumoren: Adenom – Karzinom – Lymphangiosis carcinomatosa

Man unterscheidet primäre und sekundäre (metastatische), gut- und bösartige, epitheliale und mesenchymale Lungentumoren.

Bronchusadenome sind primäre epitheliale Lungentumoren, die in der Wand der großen Bronchien auftreten. Histologisch weisen sie zwar die Kriterien der Gutartigkeit auf, biologisch handelt es sich jedoch um langsam, infiltrierend wachsende Neubildungen, die nach operativer Entfernung rezidivieren und in seltenen Fällen auch metastasieren können. Aus diesem Grunde bevorzugt man heute die Bezeichnungen *Bronchuszylindrom* bzw. *Bronchuskarzinoid* und zählt sie zu den *Karzinomen von niedriger Malignität.*

a) **Bronchuszylindrom** (Abb. 3.50): Der Tumor bildet Stränge, Inseln und drüsenähnliche Formationen, die an die Schweißdrüsen-Zylindrome erinnern. Die Zellen liegen in einem aufgelockerten Stroma und weisen häufiger eine deutliche Basalmembran auf. In der Abbildung erkennt man (oben) die noch erhaltene respiratorische Bronchusschleimhaut, die das Zylindrom bedeckt und in den meisten Fällen intakt ist.

Das Bronchuszylindrom kommt bevorzugt im Bereich der Stammbronchien vor, zeigt eine polypöse, in der Tiefe infiltrierende Wachstumsform und erreicht eine Größe von 3 cm. Diese Tumorform ist von höherer Malignität als das Bronchuskarzinoid (metastasiert etwa 3mal häufiger).

b) **Bronchuskarzinoid** (Abb. 3.51): Histologisch sieht man drüsige Formationen, die aus kubischen Zellen mit einem chromatindichten Kern bestehen. Sie bilden eine zentrale, rundliche Lichtung. In einem nach Bodian versilberten Präparat lassen sich in 90% der Fälle charakteristische schwarze Zytoplasmagranula nachweisen, die elektronenmikroskopisch den neurosekretorischen Granula der APUD-Tumoren entsprechen. Diese Neubildung wird von den argentaffinen Kulchitsky-Zellen der Bronchialmukosa abgeleitet.

Unter den **primären Lungenkarzinomen** sind das Plattenepithelkarzinom, das Adenokarzinom, das kleinzellig-anaplastische Karzinom (s. Abb. 61, S. 48), das großzellig-anaplastische Karzinom und das bronchiolo-alveoläre Karzinom zu nennen.

Das bronchiolo-alveoläre Lungenkarzinom (Abb. 3.52) geht von den Endbronchiolen aus. Die benachbarten Alveolen werden von abgeflachten bis zylindrischen, apikal verschleimenden Karzinomzellen austapeziert. Verwilderte Neubildungen zeigen eine deutliche Kern- und Zellpolymorphie. Die ursprüngliche Lungenstruktur läßt sich in der Elastica-van-Gieson-Färbung noch darstellen: An den elastischen und kollagenen Fasern ist der Verlauf der Alveolarsepten zu erkennen. Die erhaltenen Septen stellen ein wichtiges diagnostisches Kriterium dar.

Dieser Tumor (etwa 1 bis 5% aller Lungengeschwülste) wurde früher als **Alveolarzellkarzinom** oder **Lungenadenomatose** bezeichnet. Er zeigt eine morphologische Ähnlichkeit gegenüber der infektiös bedingten Lungenadenomatose der Schafe, die in Südafrika als »Jagziekte« bekannt ist. Makroskopisch imponiert das bronchiolo-alveoläre Karzinom als Pneumonie. Metastasen (insbesondere Lymphknotenmetastasen) kommen in 45% der Fälle vor.

Lymphangiosis carcinomatosa (Abb. 3.53): Primäre Lungentumoren und Lungenmetastasen können sich entlang der Lymphgefäße intrapulmonal ausbreiten. Histologisch sieht man in der Umgebung der großen Pulmonalarterien und Bronchien (→ 1) ausgeweitete Lymphgefäßlichtungen, die mit dunklen, soliden Tumorverbänden angefüllt sind.

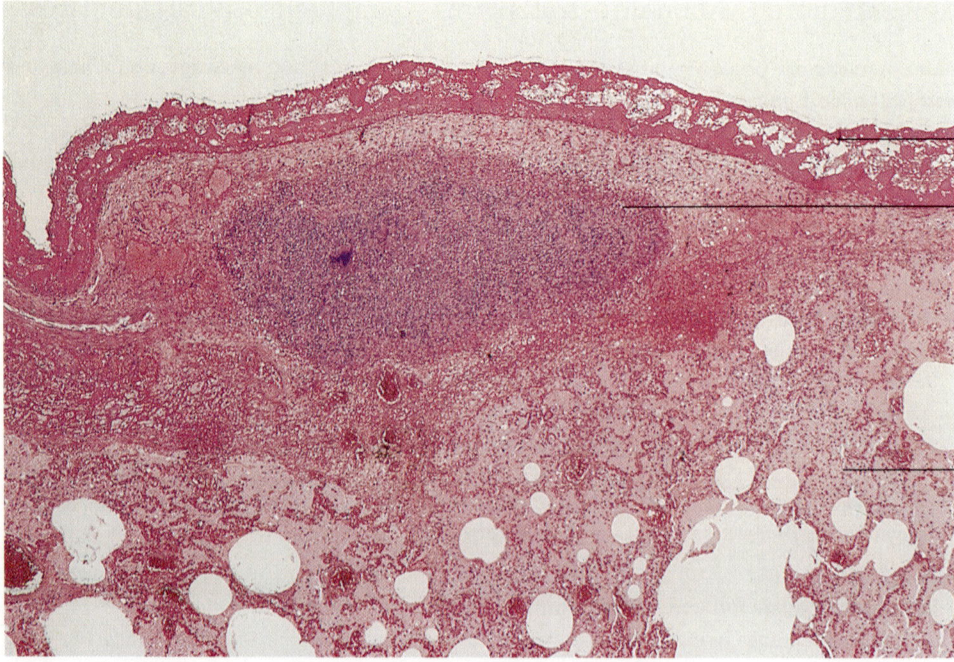

B. – Abb. 3.54. Fibrinöse Pleuritis bei subpleuralem Lungenabszeß; Fbg. HE

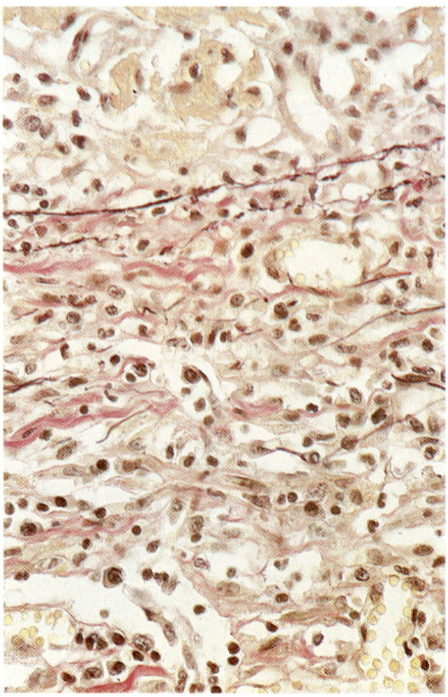

B. – Abb. 3.55. Pleuritis in Organisation

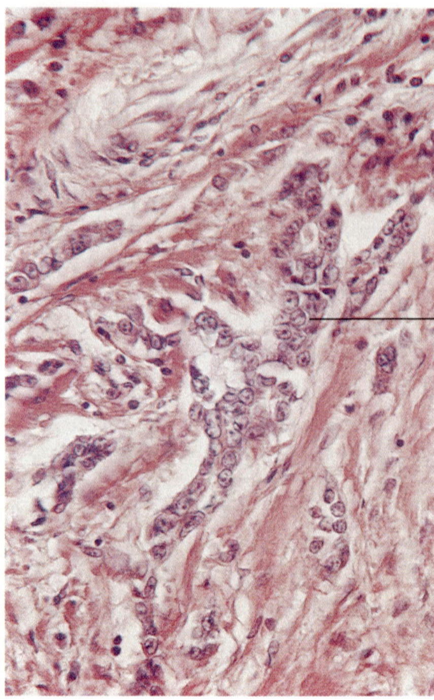

B. – Abb. 3.56. Pleuramesotheliom; Fbg. HE

Pleura: Pleuritis – Pleuramesotheliom

Akute fibrinöse Pleuritis (Abb. 3.54): Auf der Oberfläche der Pleura visceralis erkennt man eine eosinrote Pseudomembran, die aus einem dichten Fibrinnetz mit vereinzelten segmentkernigen Leukozyten besteht. Das zunächst durch die Lungenbewegung zottig aufgebaute Exsudat bildet eine aufgerauhte Oberfläche mit Hohlräumen (→ 1). Die darunterliegende, verdichtete Exsudatzone entspricht der ursprünglichen Pleuraoberfläche. Das benachbarte Lungengewebe schließt einen **subpleuralen septikopyämischen Lungenabszeß** (umschriebener Eiterherd mit Einschmelzung des ortsständigen Lungengewebes (→2) ein. Ferner finden sich die Zeichen eines Lungenödems (→3).

Die fibrinöse Pleuritis kommt in der Regel als *Begleiterkrankung* und *Komplikation* vor: Eine leichte umschriebene Pleuritis sieht man über einem hämorrhagischen Lungeninfarkt. Ausgeprägtere Formen kommen bei Pneumonien vor: Sie können gleichzeitig *(parapneumonische Pleuritis)* oder später *(metapneumonische Pleuritis)* auftreten. Ferner tritt eine fibrinöse oder hämorrhagisch-fibrinöse Pleuritis bei der Tuberkulose auf. Die reine fibrinöse Form wird auch als *Pleuritis sicca* bezeichnet, die serofibrinöse als *exsudative Pleuritis.* Das Eindringen von Eiterzellen führt zur Bildung eines *Pleuraempyems.*

Bei der **Pleuritis in Organisation** (Abb. 3.55) bildet sich ein Granulationsgewebe, um das Fibrin abzubauen. Es besteht aus Kapillaren, Entzündungszellen und Histiozyten. Typisch für die Organisation ist der Nachweis von Kapillaren, die die elastischen Fasern der Pleura durchbrechen und in die fibrinreiche Pseudomembran einwuchern (Gefäße auf der früheren Pleuraoberfläche).

Komplikationen: Eine ausgedehnte Entzündung beider Pleurablätter kann zu einer vollständigen Obliteration des Pleuraraumes führen, zunächst als Verklebung, später – nach Vernarbung – als Verwachsung (*Pleuritis adhaesiva* – Pleuraschwarte). Wesentlich häufiger findet man strangförmige Pleuraverwachsungen als Zeichen einer abgelaufenen Pleuritis.

Bösartige Pleuratumoren sind in den meisten Fällen Metastasen eines pulmonalen oder extrapulmonalen Karzinoms. Zu den primären Pleuratumoren zählen die Mesotheliome. Pleuramesotheliome können als isolierte, gutartige oder als flächenhafte, maligne Mesotheliome vorkommen. Beim **malignen Mesotheliom** (Abb. 3.56) erkennt man einen diffus wachsenden Pleuratumor, der aus einem faserreichen Stroma mit einer epithelähnlichen Tumorzellkomponente besteht. Diese mesenchymatös-epitheliale Kombination (drüsenähnliche Formationen (→1) wird als *biphasisches Wachstum* bezeichnet. Überwiegt der mesenchymale Anteil, dann wird ein Sarkom vorgetäuscht, in anderen Fällen ist das Pleuramesotheliom nicht von einer Karzinommetastase zu differenzieren. Die »epithelialen Tumorzellen« enthalten saure Mukopolysaccharide, die sich mit Alcian-blau darstellen und durch Vorbehandlung mit Hyaluronidase entfernen lassen.

Isolierte Pleuramesotheliome bestehen aus einem kollagenfaserreichen Gewebe und entsprechen häufiger einem *Pleurafibrom.* Große Pleurafibrome können eine paraneoplastische Hypoglykämie hervorrufen. Maligne Pleuramesotheliome werden häufiger bei Patienten mit Asbestexposition festgestellt. Die typischen Asbestkörperchen sind aber nicht im Tumorgewebe, sondern im Lungenparenchym zu suchen (s. Abb. 3.49).

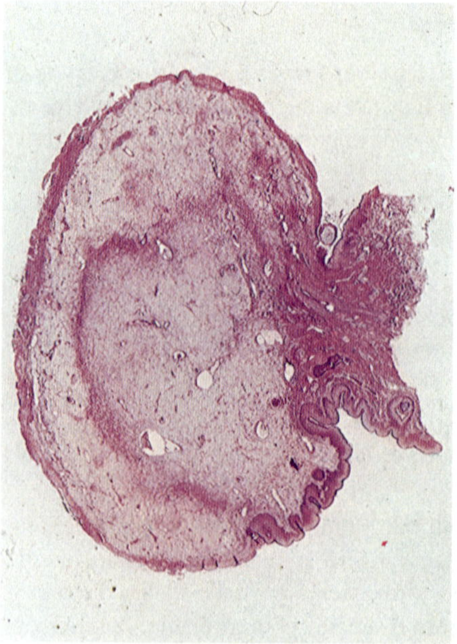

B. – Abb. 4.1. Granuloma teleangiectaticum; Fbg. HE

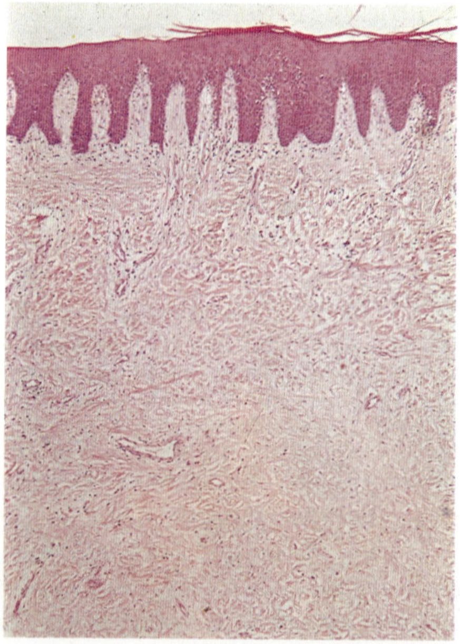

B. – Abb. 4.2. Lappenfibrom; Fbg. HE

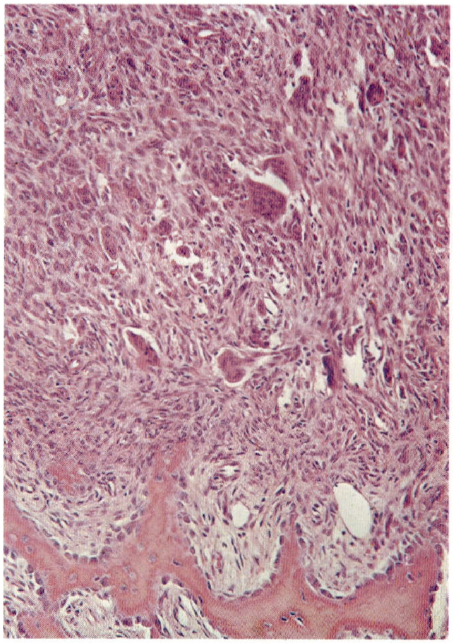

B. – Abb. 4.3. Riesenzellenepulis; Fbg. HE

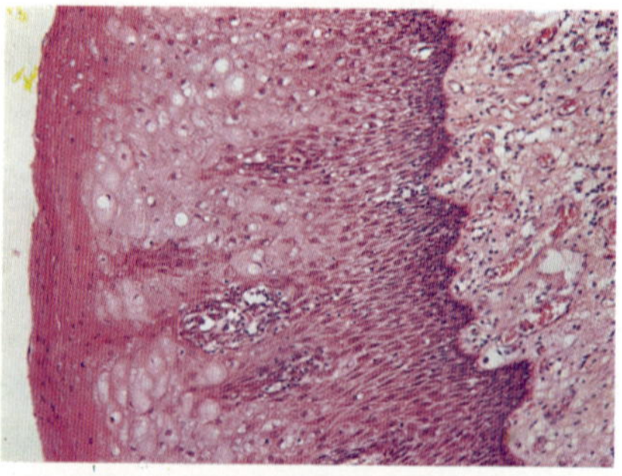

B. – Abb. 4.4. Pachydermie; Fbg. HE

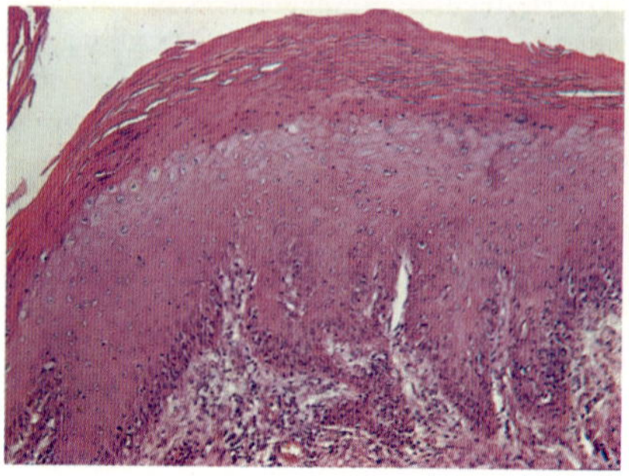

B. – Abb. 4.5. Leukoplakie; Fbg. HE

4. Mundhöhle – Magendarmkanal – Pankreas

Granuloma teleangiectaticum (Synonym: Granuloma pyogenicum, Abb. 4.1). Es handelt sich um eine relativ häufige Veränderung an der Unterlippe oder Zunge. Makroskopisch besteht ein hochrotes bis 0,5 cm großes Knötchen, das teilweise von Plattenepithel überzogen ist (Abb. 4.1). Unser Übersichtsbild zeigt den schwammigen Aufbau. Es handelt sich wie beim kapillären Hämangiom (s. S. 253) um gewucherte Kapillaren. Hinzu kommt eine lockere Infiltration mit Granulozyten. Die Veränderung stellt in den meisten Fällen ein überschießendes Granulationsgewebe (z. B. nach Trauma) dar, seltener einen echten Tumor (eruptives Hämangiom). Frauen sind bevorzugt betroffen.

Fibrome (Abb. 4.2) sind die häufigsten »Tumoren« der Mundhöhle. Man unterscheidet fibrozytenreiche, *echte Fibrome* (besonders an der Wange in Höhe der Zahnschlußleiste) vom Irritationsfibrom, auch *Lappenfibrom* genannt. Es handelt sich um eine fibröse Hyperplasie durch chronische Druckbelastungen z. B. bei Prothesen oder Zahnkronen. Abb. 4.2 zeigt einen Ausschnitt aus einem Lappenfibrom, das von nichtverhornendem Plattenepithel bedeckt wird und aus breiten Zügen und Bändern kollagener Fasern mit nur spärlich Fibroblasten besteht.

Die **Riesenzellenepulis** (Abb. 4.3) tritt an der Gingiva oder dem Alveolarfortsatz als bläuliche oder graue, knotige Geschwulst auf (vorwiegend Vorderzähne, Mandibula; junge Frauen). Sie hat immer Beziehung zum parodontalen Gewebe. Histologisch sieht man reichlich gewucherte Kapillaren sowie Riesenzellen vom Fremdkörpertyp, die von Gefäßendothelien hergeleitet werden. Häufig auftretende Mikroblutungen führen zum Auftreten von mit hämosiderinbeladenen Makrophagen. Ferner kommen auch plasmazelluläre Infiltrate *(E. granulomatosa)* sowie Knochenbälkchen *(E. osteoplastica)* vor. Wird als ein reparatives Granulomgewebe aufgefaßt, dessen Ursache in Mikrotraumen bzw. chronischen Umbauvorgängen am Parodontium zu sehen ist.

Pachydermie (Abb. 4.4). Weißer Fleck an der Wange oder Lippenschleimhaut (vorwiegend Männer), der makroskopisch nicht von der Leukoplakie zu unterscheiden ist. Histologisch handelt es sich um regulär aufgebautes Plattenepithel mit Hyperkeratose (seltener Parakeratose). Übergang in Leukoplakie? Harmlose Veränderung im Gegensatz zur **Leukoplakie** (Abb. 4.5), die als Präkanzerose angesehen wird und vorwiegend am Unterkieferalveolarfortsatz oder der Wangenumschlagfalte auftritt. Histologisch (Abb. 4.5) findet man eine *Hyperkeratose* und *Parakeratose* (Zellkerne in der Hornschicht nachweisbar), *Akanthose* und *Dysplasie* (Mitosen in allen Schichten nachweisbar, Verlust der Polarität der Epithelschichtung, Hyperchromasie der Zellkerne) sowie *Dyskeratose* (Einzelzellverhornung). Außerdem *entzündliche Infiltrate in der Submukosa.* Übergang in Karzinome bei 5–10% in 5–20 Jahren. Vorwiegend Männer betroffen. Ursachen: Tabakabusus. Unter dem makroskopischen Erscheinungsbild einer Leukoplakie kann sich auch ein Carcinoma in situ oder echtes Karzinom verbergen.

Ameloblastom (Adamantinom, Abb. 4.6). Gutartiger, im Unterkiefer in der Region der Molaren vorkommender, zystischer Tumor (Rö.: bienenwabenförmig), der histologisch aus Inseln von Zellen besteht, die den Ameloblasten der Zahnentwicklung entsprechen. Die Zellen sind palisadenförmig angeordnet und umgeben retikulumartige Zellen (→). Es können Hohlräume entstehen, die auch von Pflasterepithel mit Hornlamellen ausgekleidet sind.

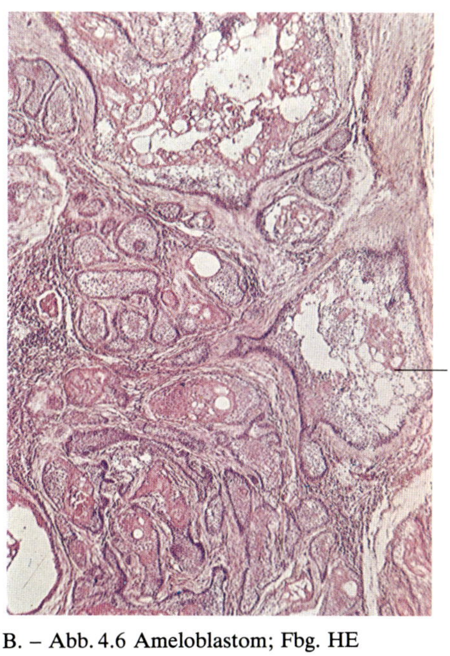

B. – Abb. 4.6 Ameloblastom; Fbg. HE

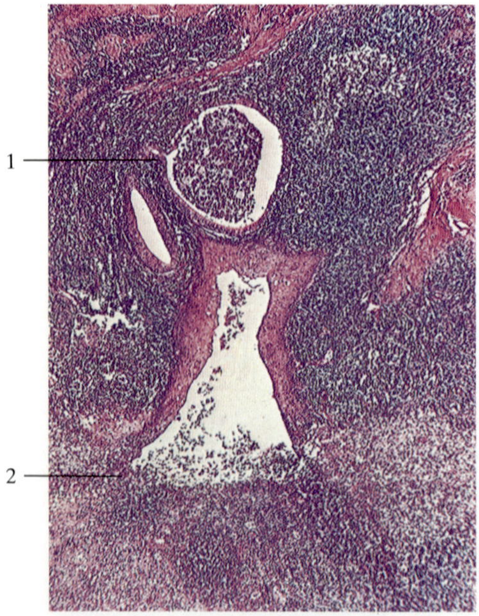

B. – Abb. 4.7. Tonsillitis; Fbg. HE

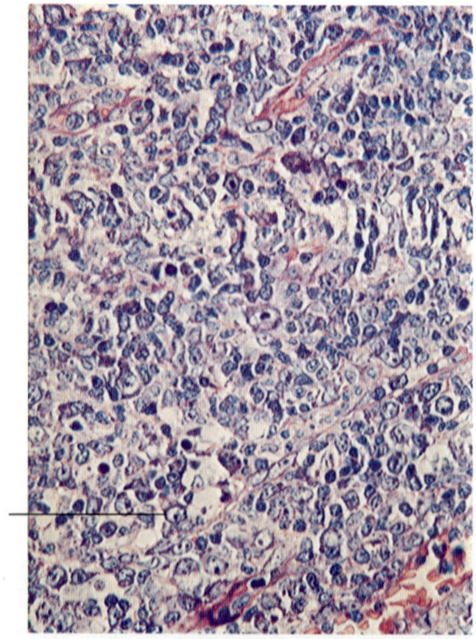

B. – Abb. 4.8. Monozytenangina; Fbg. Giemsa

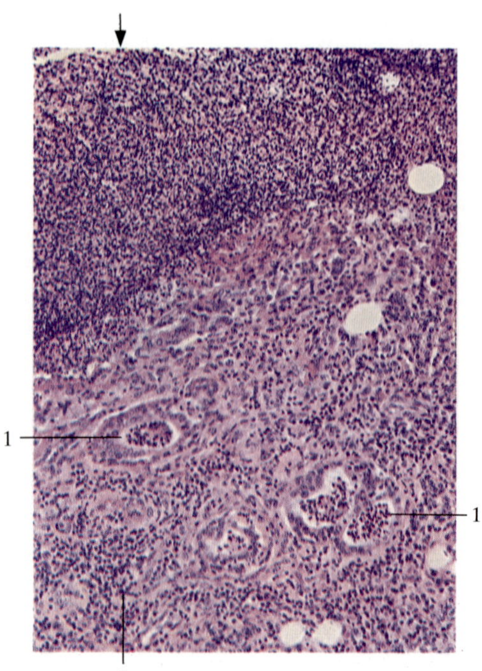

B. – Abb. 4.9. Eitrig abszedierte Sialadenitis; Fbg. HE

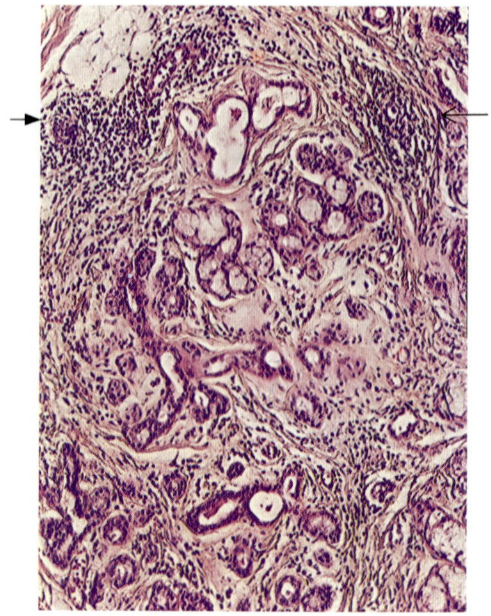

B. – Abb. 4.10. Chronische Sialadenitis; Fbg. HE

Tonsillen- und Speicheldrüsenerkrankungen

Tonsillitis (Abb. 4.7). *Meist durch Streptokokken ausgelöste Entzündung der Gaumentonsillen.* Von *Angina* spricht man, wenn der gesamte lymphatische Rachenring betroffen ist. Bei der **Tonsillitis lacunaris** findet man Eiterpfröpfe in den Krypten (→ 1 Kryptenanteil quer getroffen mit Granulozyten). Die längs getroffene Krypte → 2 ist im unteren Teil durch einen Abszeß zerstört (Gewebseinschmelzung mit Granulozyten). Im oberen Teil der Abbildung findet man Narbengewebe als Zeichen früher abgelaufener Entzündungen.

Nekrotisierende Tonsillitiden findet man bei Scharlach (hämolysierende Streptokokken), Diphtherie und Plaut-Vincentscher Angina (Fusobakterien und Spirochäten). Bei chronisch-rezidivierender Tonsillitis liegen in den Krypten Zelldetritus, Fibrin und Granulozyten mit Pilz- oder Bakterienrasen.

Monozytenangina (Pfeiffersches Drüsenfieber, Abb. 4.8). Bei der Monozytenangina findet man eine oberflächlich nekrotisierte Tonsillitis als Ausdruck einer Allgemeininfektion mit Epstein-Barr-Virus (DNS-Virus aus der Herpesgruppe), einhergehend mit Milz- und Leberschwellung sowie Lymphknotenvergrößerung. Im peripheren Blut treten bis zu 90% lymphoide Zellen auf (normale Lymphozyten bis monozytoide Zellen), die aus dem lymphatischen Gewebe stammen. In den Lymphknoten und den Tonsillen findet man eine dichte Infiltration mit basophilen Stammzellen (Germinoblasten, Immunoblasten →), Lymphoblasten und Plasmazellen, so daß die Struktur verwaschen erscheint. Die Reaktionszentren der Sekundärfollikel können erhalten sein.

Alter: 15–25 Jahre, vorwiegend Männer. Klinisch: Paul-Bunnell-Test.

Das *Epstein-Barr-Virus* ist auch der Erreger des *Burkitt-Lymphoms* (s. S. 36), des *Nasopharyngealkarzinoms* der Südchinesen und vielleicht auch anderer maligner Lymphome (Lymphogranulomatose?).

Entzündungen der Speicheldrüsen können durch Bakterien, Viren, Pilze, Strahlen oder auch immunologisch ausgelöst werden. Virusinfektionen wie *Mumps* (Parotitis epidemica) führen zu einer doppelseitigen Schwellung der Parotis (interstitielle seröse Entzündung und lymphozytäre Infiltrate). Außerdem können Hoden, Pankreas und Meningen betroffen sein (Virämie). Die *Zytomegalie* (s. S. 30) tritt bei Neugeborenen oder Erwachsenen auf (Resistenzminderung, Zytostatikatherapie). Typisch sind große, runde, DNS-haltige Zellkerneinschlüsse in den Epithelien des Gangsystems der Parotis. Alle Organe können betroffen sein. Das *Sjögren-Syndrom* ist eine Autoimmunerkrankung (Autoantikörper gegen Speichelgangextrakte), die Frauen im Klimakterium betrifft und zur Atrophie der Parotis und der Tränendrüsen führt (*Sicca-Syndrom:* Xerostomie, Keratoconjunctivits sicca). Außerdem besteht eine chronische rheumatoide Arthritis.

Die **eitrig abszedierte Sialadenitis** (Abb. 4.9) tritt bei resistenzgeschwächten Patienten, oft auch postoperativ, doppelseitig auf. Auch Speichelsteine (vorwiegend Männer, meist Glandula submandibularis) können die aufsteigende Entzündung auslösen. Histologisch findet man Granulozyten in den erweiterten Ausführungsgängen (→ 1) und in den Schaltstücken. Die Drüsenendstücke sind durch ein entzündliches Ödem und Infiltrate von polymorphkernigen Leukozyten und Lymphozyten auseinandergedrängt (→ 2). Häufig treten auch Abszesse mit Gewebseinschmelzung auf (→).
Die **chronische Sialadenitis** (Abb. 4.10) der Glandula submandibularis (sog. *Küttner Tumor*) führt zu einer tumorartigen Verhärtung der Speicheldrüse. *Ursache:* Speichelsteine. Vorwiegend Männer betroffen. Histologisch findet man geringfügige lymphozytäre Infiltrate (→), die Ausführungsgänge sind von kollagenem Bindegewebe umgeben, und der chronische Entzündungsprozeß hat die Drüsenazini zerstört. Dadurch kommt es zu einem sklerosierenden Umbau der Drüse, ähnlich wie bei Leberzirrhose.

Heerfordt-Syndrom. Epitheloidzellige Granulomatose der Speicheldrüsen im Rahmen des Morbus Boeck (s. S. 269).

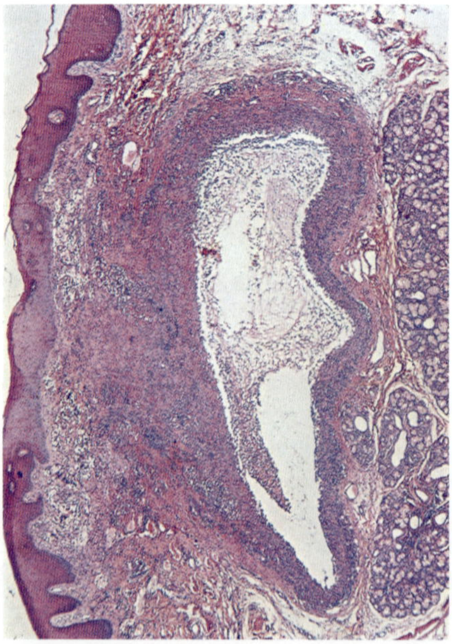

B. – Abb. 4.11. Mukozele; Fbg. HE

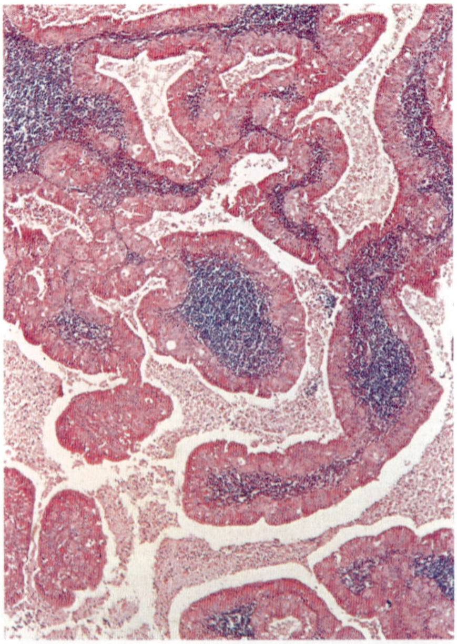

B. – Abb. 4.12. Adenolymphom; Fbg. HE

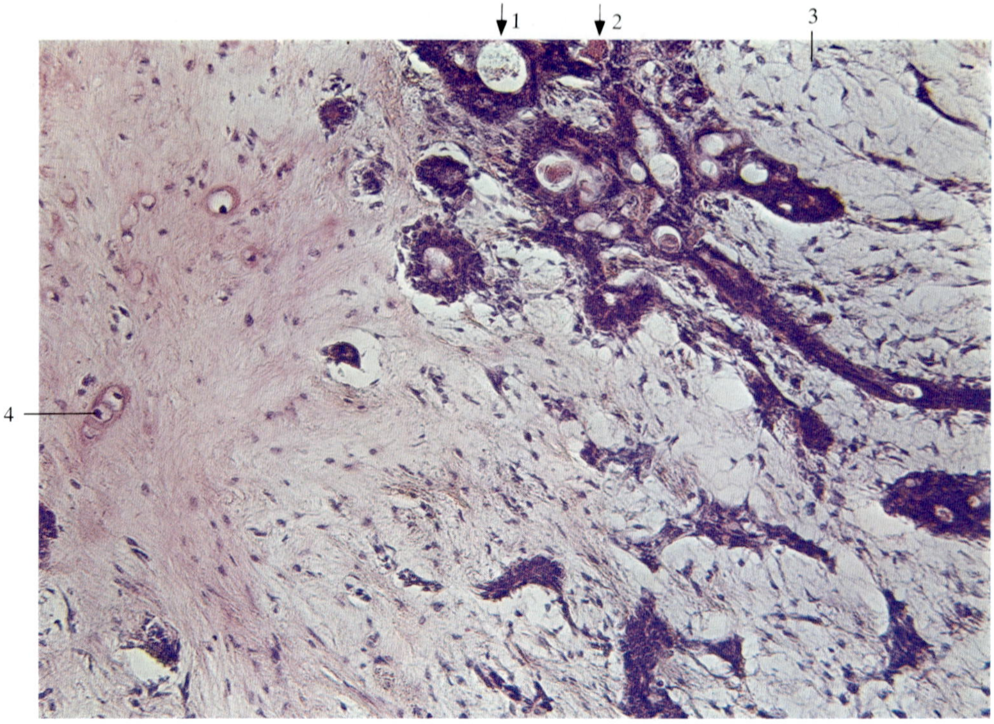

B. – Abb. 4.13. Sog. Parotismischtumoren; Fbg. HE

Speicheldrüsentumoren

Mukozele (Schleimretentionszyste, Speichelgranulom, Abb. 4.11). Vorwiegend an der Unterlippe durch Bißverletzungen von Speicheldrüsenausführungsgängen auftretende Pseudozysten ohne Epithelauskleidung (Zysten haben immer eine epitheliale Begrenzung). Der Speichel tritt durch die Verletzung (oder chronische Entzündung) in das Gewebe aus und führt zur Bildung von Granulationsgewebe, welches den eingedickten Schleim abgrenzt. Links im Bild Oberflächenepithel, rechts Speicheldrüse. Größere echte Zysten werden als *Ranula* bezeichnet (Glandula submaxillaris oder sublingualis).

Adenolymphom (sog. Whartin-Tumor, Abb. 4.12). Gutartiger Speicheldrüsentumor der Parotis, meist einseitig, bei älteren Männern vorkommend. Makroskopisch kleinzystische Schnittfläche. Histologisch sieht man zystische Hohlräume, die von einem zweireihigen Epithel mit eosinrotem Zytoplasma ausgekleidet werden. Charakteristisch ist das dazwischen gelagerte lymphatische Gewebe.

Parotismischtumor (Abb. 4.13). Mischtumoren können in allen Speicheldrüsen im Mundhöhlenbereich vorkommen. Man ist heute der Ansicht, daß es sich um *echte Adenome* mit pseudomesenchymalen Differenzierungen handelt **(pleomorphes Adenom).** Die auftretende Grundsubstanz, wie Schleim, Hyalin und Knorpelgrundsubstanz, wird als Abscheidungsprodukt der Drüsenzellen bzw. Myoepithelien aufgefaßt. In der Übersichtsvergrößerung sieht man sehr unterschiedlich strukturierte Gewebsbezirke: epitheliale solide Zellstränge aus kubischen bis zylindrischen Zellen, die auch drüsige Strukturen bilden (→ 1). In den Drüsenlumina liegen homogene, hyaline Massen (→ 2). Die soliden Zellstränge grenzen an homogenes Gewebe, das reichlich blaugefärbte Grundsubstanz enthält. Hier liegen verzweigte Zellen mit sternförmigen Fortsätzen (schleimähnliche Partien, →3) oder wie Knorpelzellen in die Grundsubstanz eingeschlossene Zellen mit Höfen (→4). Die epithelialen Zellformationen werden vom Gangsystem der Speicheldrüse abgeleitet.

Makroskopisch: Gut abgegrenzte, grauweiße Tumoren mit oft gallertartiger Schnittfläche. Neigung zu Rezidiven. Bei älteren Menschen in 5% maligne Entartung (Adeno- oder Plattenepithelkarzinome).

Adenoid-zystisches Karzinom (Zylindrom) (Abb. 4.14). Es handelt sich um einen epithelialen Tumor von örtlicher Malignität, der lokal infiltrierend wächst, häufiger rezidiviert, aber nur selten metastasiert (Lunge). Histologisch bietet sich ein schweizerkäseartiges Muster. Man sieht adenoide Zellformationen mit kleinen und größeren Hohlräumen, die mit Schleim angefüllt sind. Die Zysten entstehen durch Schleimproduktion der Epithelzellen. Die epithelialen Tumorformationen sind in ein hyalines Stroma eingebettet. Typisch ist die verdickte PAS-positive Basalmembran.

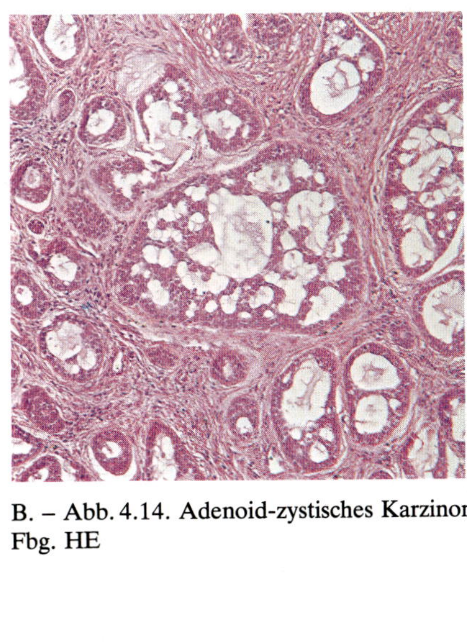

B. – Abb. 4.14. Adenoid-zystisches Karzinom; Fbg. HE

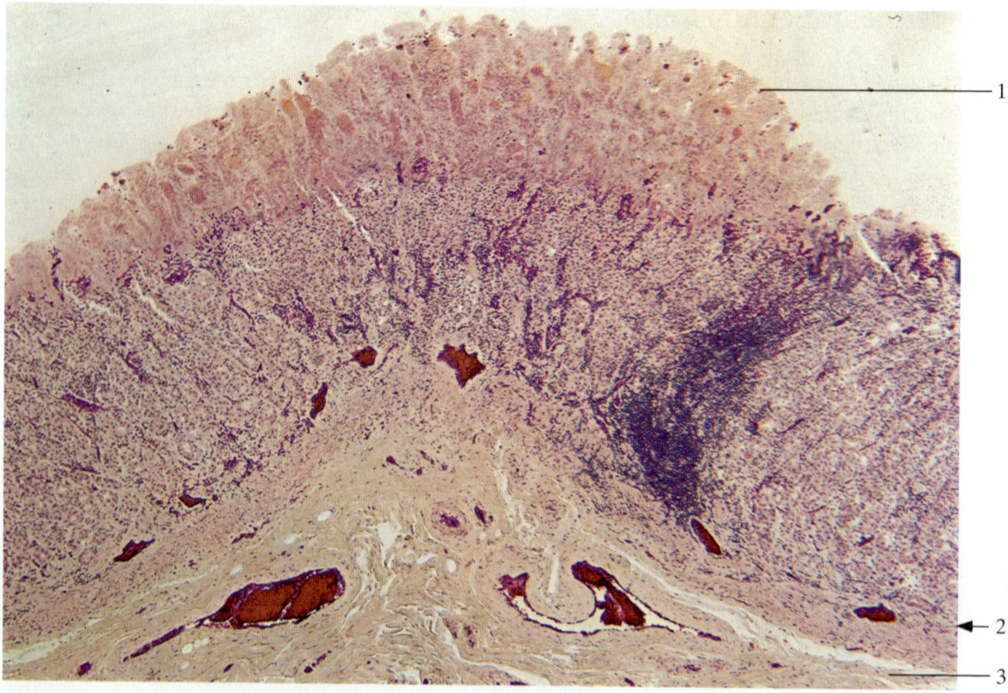

B. – Abb. 4.15. Verätzung der Magenschleimhaut; Fbg. HE

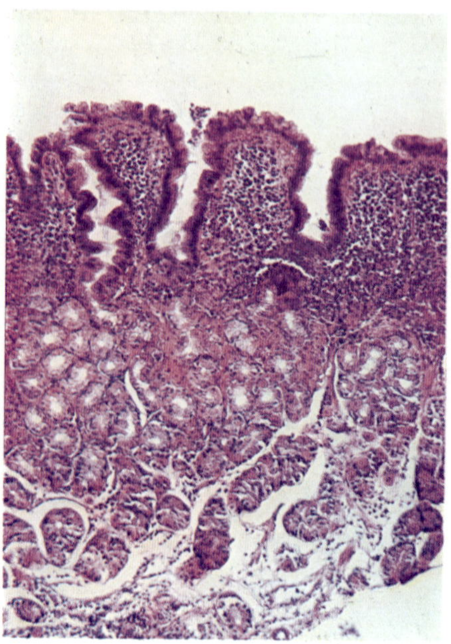

B. – Abb. 4.16. Chronische Oberflächengastritis; Fbg. HE

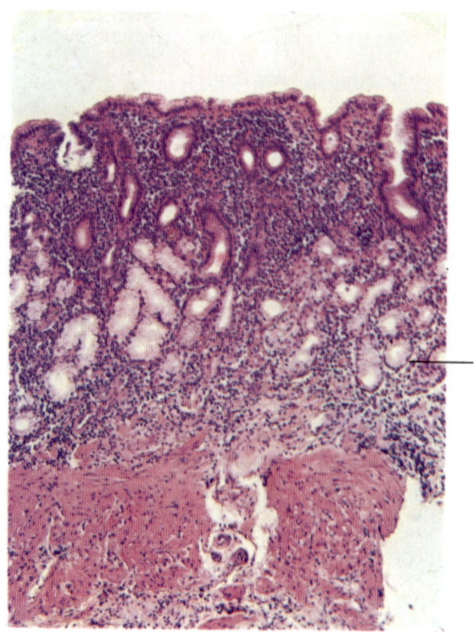

B. – Abb. 4.17. Chronische Gastritis mit beginnender Schleimhautatrophie; Fbg. HE

Magendarmkanal: Gastritis

Für die Beurteilung von Präparaten aus dem Magendarmkanal muß man sich den normalen Wandaufbau ins Gedächtnis zurückrufen (Schleimhaut: Zylinderepithel – Drüsen; Art der Zotten; Tunica propria, Muscularis mucosae, Submukosa, Muscularis propria und Subserosa). In den einzelnen Schichten ist auf den Zellgehalt zu achten. Ferner sind Schleimhautdefekte und atypische Drüsenwucherungen zu berücksichtigen. Für Makroskopie siehe Makropathologie.

Verätzung der Magenschleimhaut (Abb. 4.15). Bei Verätzung von Schleimhäuten mit Säuren entsteht eine Koagulationsnekrose, mit Laugen eine Kolliquationsnekrose. Abb. 4.15 zeigt eine frische Magenschleimhautverätzung mit HCl. Oberflächlich sieht man die Nekrose (Koagulationsnekrose, →1). Das Zytoplasma der nekrotischen Drüsenzellen ist stärker mit Eosin angefärbt als das der darunterliegenden erhaltenen Drüsenzellen. Den Zellen in diesem Bereich fehlen die Zellkerne. Die Nekrose wird von einem schmalen Saum Granulozyten demarkiert. Auch das Stroma der darunterliegenden Schleimhaut ist gering mit Granulozyten durchsetzt. Im weiteren Verlauf würde die nekrotische Schleimhaut abgestoßen werden. Dadurch entsteht eine Erosion bzw. ein Ulkus. → 2: Muscularis mucosae, → 3: Submukosa.

Makroskopisch: In dem dargestellten Stadium Schorfbildungen, die je nach Säureart verschiedene Farben haben; Sublimat – grauweiß, HNO_3 – gelblich, H_2SO_4 und HCl – dunkelbraun. Als *Folgen* können auftreten: Perforationen, narbige Strikturen (z. B. Ösophagus).

Gastritis. Im gesamten Magendarmkanal läßt sich immer eine leichte Entzündung mit Durchwanderung von Granulozyten nachweisen (»physiologische« Entzündung). Erst der Nachweis von Epithelnekrosen und Gewebsdefekten mit starker Entzündung berechtigt zur Diagnose Gastritis, deren Einteilung nach histologischen Gesichtspunkten erfolgt, denen aber nicht immer ein entsprechendes klinisches Bild gegenübersteht.

1. Akute Gastritis. Schleimhautkatarrh mit Ödem und kleinen Epitheldefekten, klingt in wenigen Tagen ab (Alkoholabusus!).

2. Chronische Oberflächengastritis (Abb. 4. 16). Tritt vorwiegend im Antrumbereich auf, aber auch übergreifend auf andere Bereiche des Magens. In unserer Abbildung sieht man die mukoiden Drüsen des Antrums, die unverändert sind. Die Leistenspitzen erscheinen durch entzündliche Infiltrate (Lymphozyten, Plasmazellen, Granulozyten) plump und verbreitert. Kleine Defekte des Oberflächenepithels lassen sich nachweisen. Das schleimbildende Oberflächenepithel ist durch ein Epithel mit dunklen Zellkernen und basophilem Zytoplasma ersetzt.

3. Chronische Gastritis mit beginnender Schleimhautatrophie (Abb. 4.17). Das Schema auf S. 137) zeigt, daß die Schleimhaut im Vergleich zur Norm verschmälert ist und die entzündlichen Infiltrate bis zur Muscularis mucosae reichen. Der Entzündungsprozeß ist also von der Oberfläche »abgestiegen« und umfaßt die ganze Schleimhaut. Abb. 4.17 zeigt im Vergleich zur Oberflächengastritis eine verschmälerte Schleimhaut mit plumpen Leisten und flachen Foveolae. Das entzündliche Infiltrat besteht aus Granulozyten, Plasmazellen und vorwiegend Lymphozyten. Es können sich regelrechte Lymphfollikel ausbilden. Die Zahl der Haupt- (Pepsinogenbildner) und Belegzellen (HCl-Produktion) ist vermindert Die mukoiden Drüsen im Antrumbereich (→) sind ebenfalls reduziert.

4. Chronische atrophische Gastritis (Abb. 4.18). Die Schleimhaut ist stark verschmälert (s. Abb. 4.22 u. 4.18). Die Haupt- und Belegzellen sind verschwunden, ebenso die mukoiden Drüsen im Antrum. Die gesamte Schleimhaut besteht nur noch aus dem Oberflächenepithel und breiten Magengrübchen mit verlängerten Leistenspitzen. Die entzündliche Infiltration kann wie bei 3. auftreten oder nur noch aus Lymphozyten bestehen. Manchmal sieht man eine Hyperplasie des lymphatischen Gewebes (Lymphfollikel). *Klinisch:* Anazidität, Achylie.

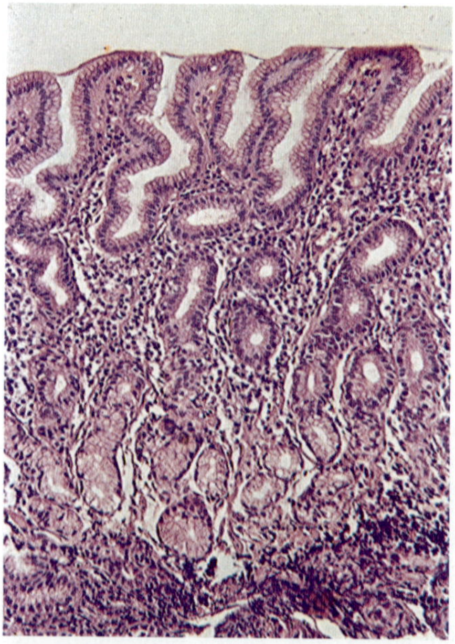

B. – Abb. 4.18. Chronische atrophische Gastritis; Fbg. HE

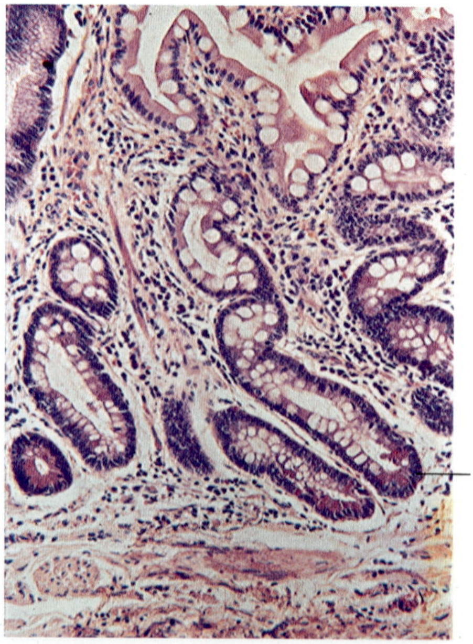

B. – Abb. 4.19. Atrophie der Magenschleimhaut mit intestinaler Metaplasie; Fbg. HE

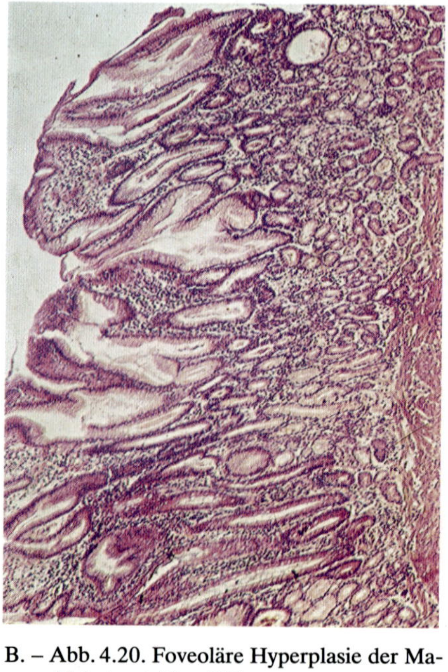

B. – Abb. 4.20. Foveoläre Hyperplasie der Magenschleimhaut; Fbg. HE

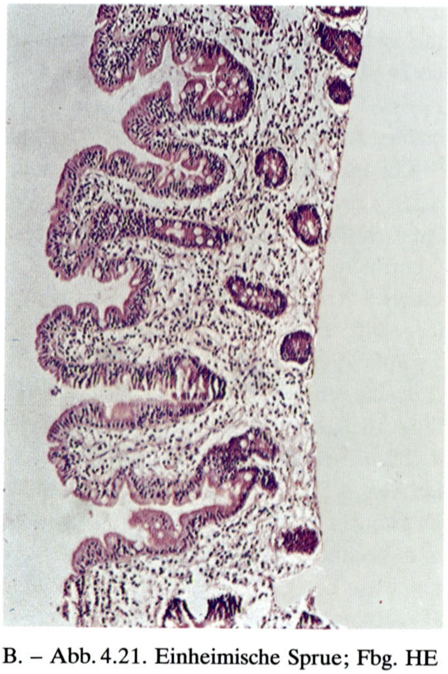

B. – Abb. 4.21. Einheimische Sprue; Fbg. HE

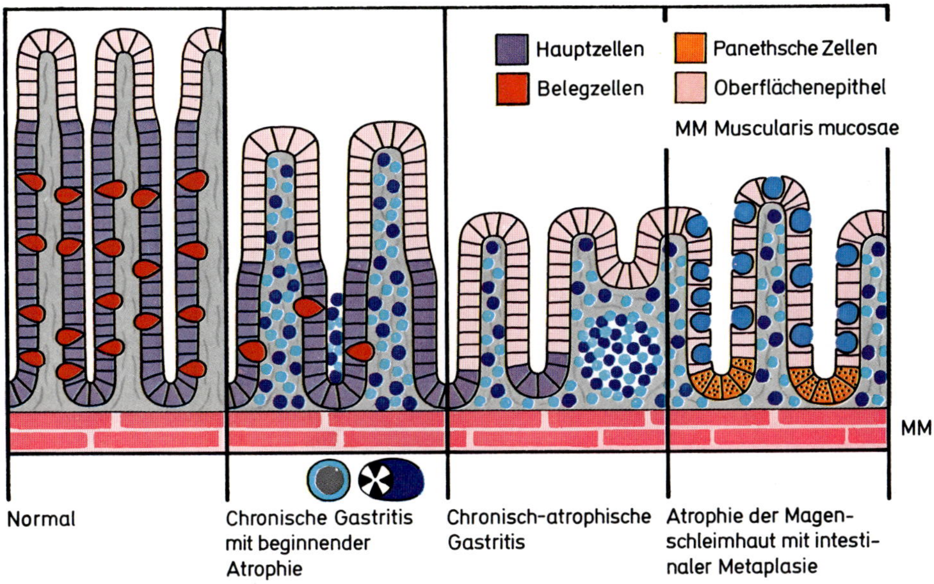

B. – Abb. 4.22. Schema der verschiedenen Formen der chronischen Gastritis (nach OEHLERT, umgezeichnet)

5. Atrophie der Magenschleimhaut mit intestinaler Metaplasie (Abb. 4.19). Die Schleimhaut ist wie bei der chronisch-atrophischen Gastritis verschmälert. Die Foveolae reichen bis zur Muscularis mucosae und sind ähnlich gestaltet wie die Krypten der Jejunumschleimhaut. Man findet reichlich Becherzellen und Panethsche Körnerzellen (→). Das Epithel ist im übrigen basophil (dunkelrotes Zytoplasma, kein helles sezernierendes Epithel). Tritt auf als Endstadium einer chronisch-atrophischen Gastritis (sog. Umbaugastritis), bei Perniziosa, Altersatrophie und am Rande von chronischen Magenulzera. Wird als Präkanzerose aufgefaßt und kann zum Frühkarzinom führen (s. S. 141).

6. Atrophie der Magenschleimhaut. Im Alter auftretend, nach chronisch-atrophischer Gastritis oder bei Perniziosa. »Extrinsic factor« (Vitamin B_{12}) wird normalerweise an »Intrinsic factor« der Belegzellen gebunden und damit vor Abbau geschützt. Fehlen der Belegzellen (Atrophie, chronisch-atrophische Gastritis, Gastrektomie) führt zu B_{12}-Mangel, auch als genetischer Defekt bekannt.

Ursachen der Gastritis: Chronischer Alkoholabusus, altersbedingte Regenerationsstörung (bei über 60jährigen 50–80% Oberflächengastritis oder chronisch-atrophische Gastritis), Autoaggression.

Hyperplasien der Magenschleimhaut (Abb. 4.20). Beim *Zollinger-Ellison-Syndrom* findet man eine glanduläre Hyperplasie der Magenschleimhaut mit verstärktem Schleimhautrelief. Es handelt sich um eine Schleimhautverbreiterung durch Vermehrung der Hauptdrüsen und Haupt- und Belegzellen. Als Ursache findet man meistens einen gastrinbildenden Tumor im Pankreas. *Folge:* Multiple Magen- und Duodenalulzera. *Gastropathia hypertrophica gigantea* (Morbus Ménétrier). Riesenfalten mit Vermehrung des Oberflächenepithels. Erhöhte Schleimproduktion → Eiweißverlust → Hypoproteinämie.

Foveoläre Hyperplasie bei chronischer Gastritis (Abb. 4.20). Verbreiterung des Oberflächenepithels bei Verlust von Haupt- und Belegzellen.

Einheimische Sprue (Malabsorption, Abb. 4.21), d. h. verminderte Aufnahme regelrecht aufgeschlossener Nahrung, findet man bei Dünndarmresektion, Morbus Whipple (s. S. 145), exsudativer Enteropathie und Sprue. Bei **einheimischer Sprue** (Abb. 4.21) besteht eine Unverträglichkeit gegenüber Getreideeiweiß (Gluten) – Enzymdefekt? Es liegt eine Atrophie der Dünndarmzotten (Abflachung und Verbreiterung mit vermehrten Becherzellen) mit lympho-plasmazellulärer Infiltration vor. *Klinisch:* voluminöse Fettstühle.

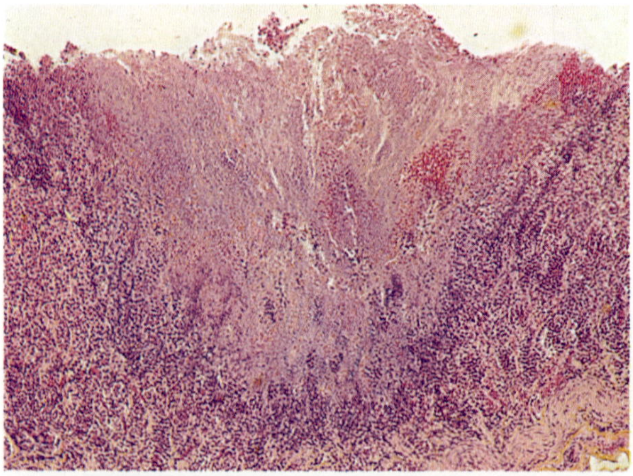

B. – Abb. 4.23. Hämorrhagischer Infarkt der Magenschleimhaut; Fbg. HE

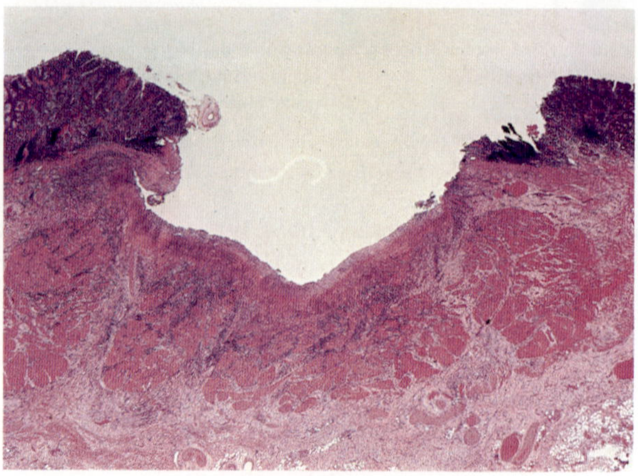

B. – Abb. 4.24. Frisches Ulcus ventriculi; Fbg. HE

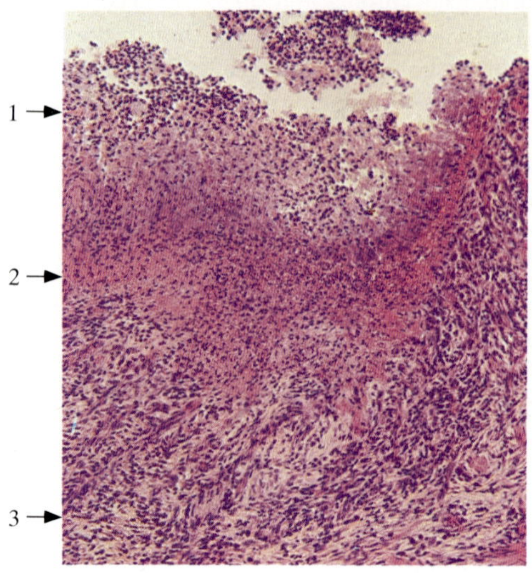

B. – Abb. 4.25. Magenulkus. Geschwürsgrund; Fbg. HE

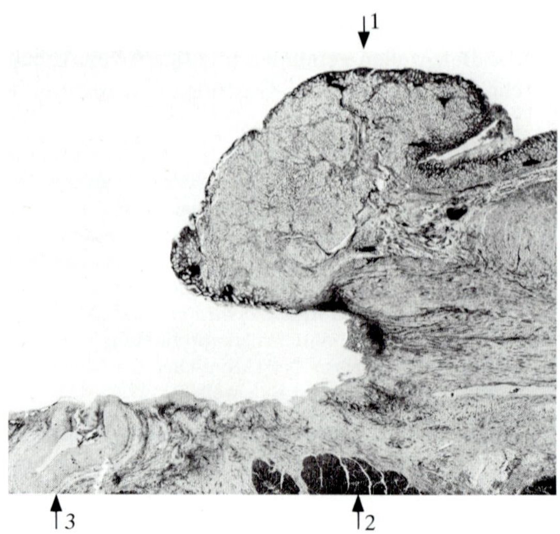

B. – Abb. 4.26. Chronisches penetriertes Ulcus ventriculi; Fbg. HE

Magenulkus

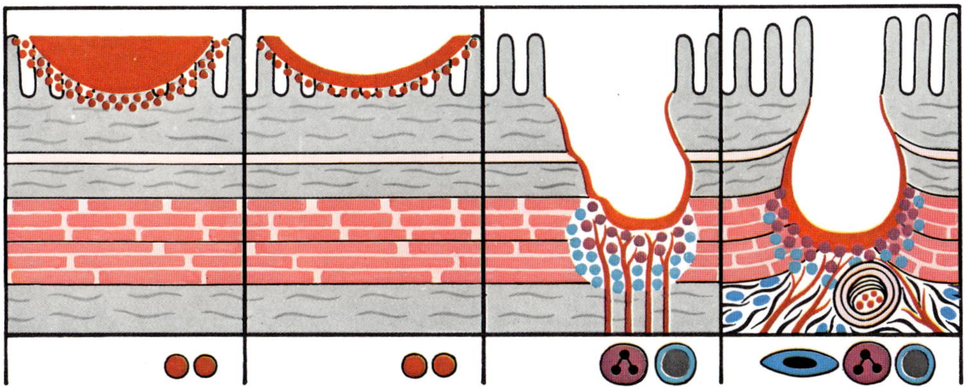

B. – Abb. 4.27. Formale Pathogenese des Magenulkus

Erstes Stadium: **Hämorrhagischer Schleimhautinfarkt** (vgl. Abb. 4.23). Das nekrotische Material wird von der Lichtung her abgedaut *(hämorrhagische Erosion)*. Die Erosion kann abheilen oder die Ulzeration weiter fortschreiten. Das **frische Ulkus** (Abb. 4.24) hat häufig eine treppenförmige Struktur an der oralen Seite, während der aborale Rand steil ansteigt. Das **chronische Ulkus** (Abb. 4.26) ist dagegen meist flaschenförmig gestaltet mit dichter Umscheidung von Narbengewebe.
Merke: *Erosion:* auf die Schleimhaut beschränkter Defekt. *Ulkus:* Defekt der Magenwand.

Hämorrhagischer Infarkt (Abb. 4.23). In der Schleimhaut stellt sich ein keilförmiger Bezirk dar, in dem die Kernfärbung fehlt. Die mittlere Vergrößerung zeigt die kernlose Nekrose untermischt von Erythrozyten, die größtenteils ausgelaugt sind. Die obersten Schleimhautspitzen fehlen (geringe Erosion).

Makroskopisch: Schwarzer, unregelmäßiger Herd mit flachem Schleimhautdefekt = hämorrhagische Erosion.

Frisches Ulcus ventriculi (Abb. 4.24). Die Übersicht zeigt den bis zur Muskularis reichenden Wanddefekt mit überhängender Schleimhaut und Submukosa (am aboralen Rand, im Bild links). Man erkennt im Ulkusgrund eine hellgraurote Zone (Fibrin) und eine dunklere Zone (Nekrose und Granulationsgewebe). Diese Schichten sind bei stärkerer Vergrößerung deutlicher zu analysieren. **Magenulkus: Geschwürsgrund** (Abb. 4.25). Auf die oberste, lockere, aus Fibrin und polymorphkernigen Leukozyten bestehende Schicht (→ 1) folgt die intensiv rot gefärbte, bandförmige fibrinoide Nekrose (→ 2: Nekrose mit Fibrin und Kerntrümmern). Das Granulationsgewebe (→ 3) grenzt die Nekrose ab, wird aber beim Fortschreiten in diese einbezogen. Im Granulationsgewebe sieht man Kapillaren senkrecht zur Oberfläche aufsteigen, Fibroblasten, Lymphozyten und Histiozyten sowie Faserbildung im unteren Drittel.

Makroskopisch: Treppenförmiger oder glatter, runder bzw. ovaler Wanddefekt mit grauem Grund.

Chronisches penetriertes Ulkus (Abb. 4.26). Unser Bild zeigt den aufgeworfenen Schleimhautrand (→ 1) mit gewucherten Pylorusdrüsen und die Bindegewebsvermehrung in der Nachbarschaft des Ulkus. Der Defekt reicht bis an das Pankreas heran (→ 2). Eine größere Arterie wird in die Nekrosen mit einbezogen und eröffnet (→ 3) (klinisch: tödliche Blutung).

Makroskopisch: Runder Wanddefekt mit derber Umgebung und glattem Grund. Die Drüsenläppchen des Pankreas können im Ulkusgrund zu sehen sein.

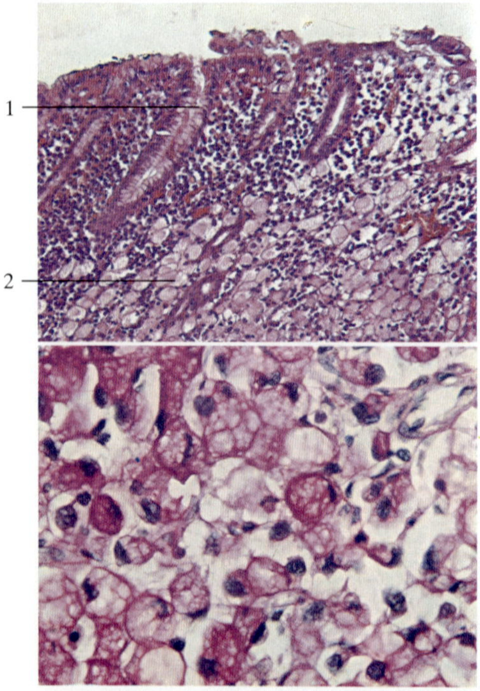

B. – Abb. 4.28. Oben: Frühkarzinom des Magens; Fbg. HE. Unten: Siegelringzellen in der PAS-Färbung

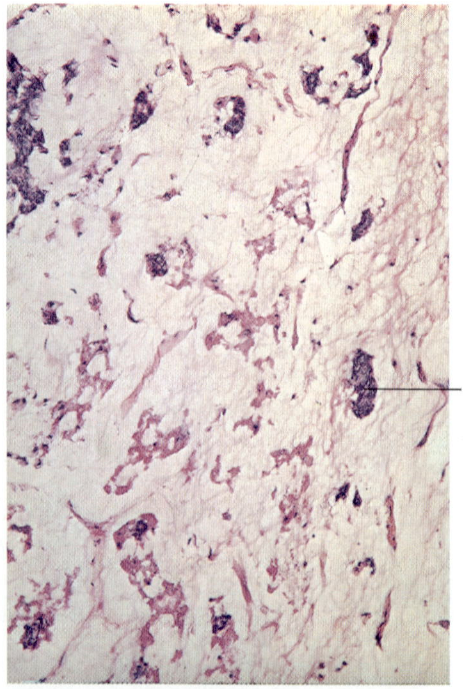

B. – Abb. 4.29. Gallertkarzinom des Magens; Fbg. HE

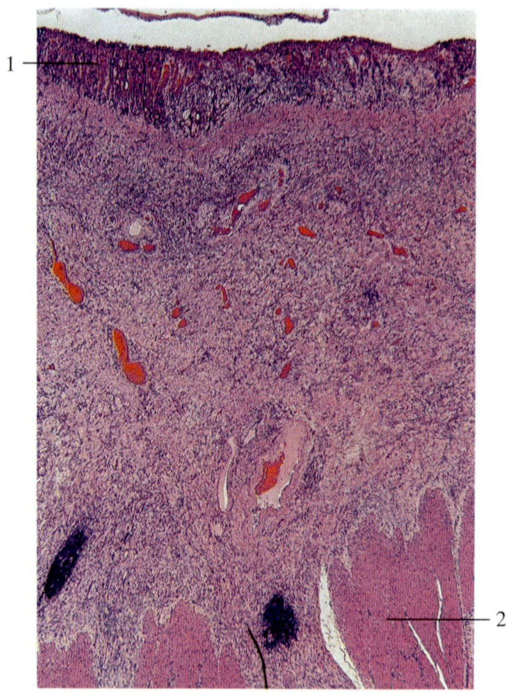

B. – Abb. 4.30. Szirrhöses Magenkarzinom; Fbg. HE

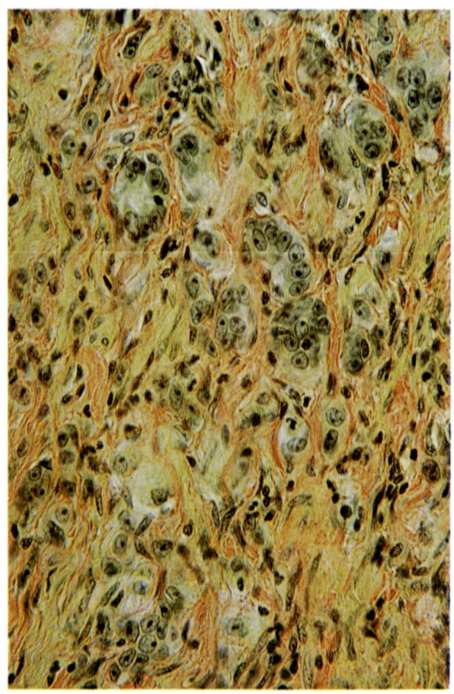

B. – Abb. 4.31. Szirrhöses Magenkarzinom; Fbg. van Gieson

Frühkarzinom – Gallertkarzinom – Szirrhus

Das **Frühkarzinom des Magens** (»early cancer«, Abb. 4.28) *ist ein epithelialer, infiltrierend wachsender, aber auf die Schleimhaut begrenzter Tumor, der häufiger den Aufbau eines Siegelringzellkarzinoms zeigt.* Die Schleimhaut ist noch erhalten, so daß die Tumorinfiltration leicht übersehen wird. In Abb. 4.28 (oben) erkennt man das Oberflächenepithel und die Foveolae gastricae (→ 1). Das Stroma schließt kleinere Gruppen von etwas helleren Zellen ein (→ 2), die erst bei stärkerer Vergrößerung (Abb. 4.32) und besonders in der PAS-Färbung (4.28 unten) als Siegelringzellen zu erkennen sind.

Der Einsatz der Gastroskopie und Gastrobiopsie hat zur Erkennung dieses Tumortyps geführt, der von den meisten Autoren als Frühform des Magenkarzinoms gedeutet wird. Die Behandlung in diesem Tumorstadium führt zu einer 5-Jahres-Überlebensrate von mehr als 90%. Histologisch unterscheidet man ein Frühkarzinom vom M-Typ (Tumor nur auf die Mukosa beschränkt) und vom SM-Typ, bei dem die Muscularis mucosae bereits durchbrochen, die Prognose aber noch recht günstig ist. Siegelringzellkarzinom und Frühkarzinom sind keine synonymen Bezeichnungen. Siegelringzellkarzinome können ein stark infiltratives Wachstum zeigen und Fernmetastasen setzen. Auf der anderen Seite können auch drüsenbildende Adenokarzinome zu den Frühkarzinomen gerechnet werden.

Das **Gallertkarzinom** (Abb. 4.29) *zeichnet sich morphologisch durch seine extreme Verschleimung aus.* Die großen, hellen, leicht basophilen, feinfädigen Schleimmassen werden leicht mit einem Stromaödem verwechselt. Sie schließen kleine Gruppen von Karzinomzellen (→) ein, die nur vereinzelt eine intrazytoplasmatische Verschleimung nach Art eines Siegelringzellkarzinoms zeigen.

Gallertkarzinome kommen im Magendarmtrakt, Ovar und besonders häufig in der Mamma vor. Als Brustdrüsenkarzinom weisen sie eine günstigere Prognose auf als andere infiltrierend wachsende Karzinome, obwohl sie besonders groß werden können.

Das **szirrhöse Karzinom** (Abb. 4.30, 4.31) *zeigt ein besonders faserreiches Stroma, das nur vereinzelt Geschwulstzellen einschließt.* Das Übersichtsbild (Abb. 4.30) läßt die starke Verdikkung der Magenwand erkennen. Oben im Bild findet man die noch erhaltene Schleimhaut als dunkles Band (→ 1), unten die Reste der infiltrierten Muscularis propria (→ 2). Dazwischen liegt die durch Tumorinfiltration verbreiterte Submukosa. Bei der stärkeren Vergrößerung (Abb. 4.31) lassen sich die kleinen Karzinomverbände mit den großen Zellkernen und den besonders prominenten Nukleolen darstellen. Sie werden von den van-Gieson-roten kollagenen Fasern und Fibroblasten (kleinere, langgestreckte Kerne) eingeschlossen.

Besonders faserreiche, szirrhöse Magenkarzinome können erhebliche diagnostische Schwierigkeiten bereiten. Gelegentlich gehen sie mit einer stärkeren entzündlichen Reaktion und einer erheblichen Neubildung von Kapillaren einher. Diese Karzinomform wird als *Carcinoma granulomatosum* bezeichnet und nicht selten als Granulationsgewebe fehlgedeutet.

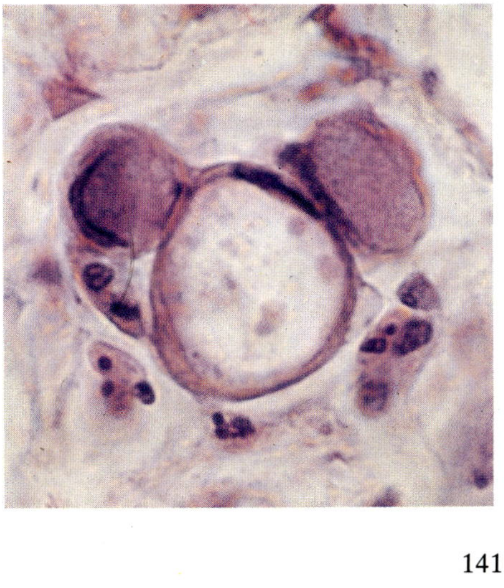

B. – Abb. 4.32. Siegelringzelle; Fbg. HE

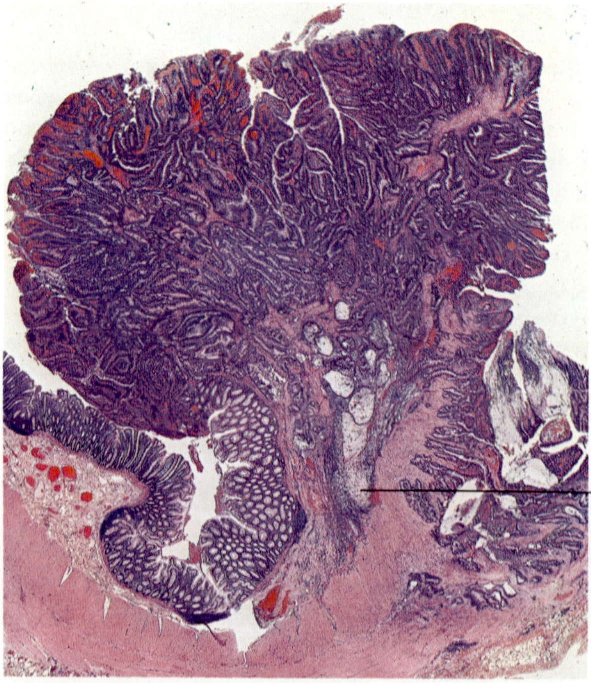

B. – Abb. 4.33. Übersichtsbild eines in der Basis maligne entarteten villösen Rektumadenoms; Fbg. HE

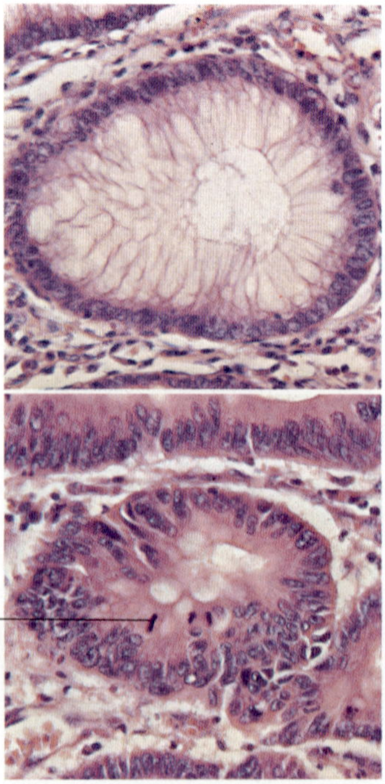

B. – Abb. 4.34. Oben: normale Dickdarmkrypte. Unten: drüsiges Adenokarzinom; Fbg. HE

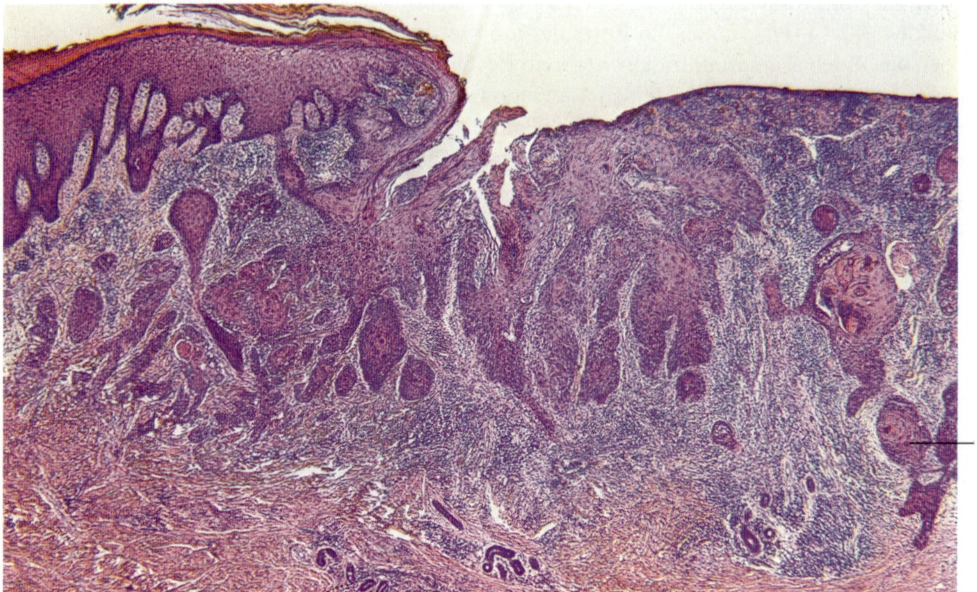

B. – Abb. 4.35. Plattenepithelkarzinom des Anus; Fbg. HE

Dickdarmkarzinom – Plattenepithelkarzinom der Analhaut

Maligne entartetes Dickdarmadenom (Abb. 4.33, 4.34). Das Dickdarmkarzinom entwickelt sich häufiger auf dem Boden eines villösen Adenoms. An Abb. 4.33 erkennt man ein breitbasiges Adenom, das an der Oberfläche einen papillären Aufbau zeigt. Das Geschwulstgewebe ist wesentlich dunkler angefärbt (verstärkt basophil) als die benachbarte, mit Becherzellen versehene Schleimhaut. *Die Durchbrechung der Muscularis mucosae und Infiltration der Submukosa sind die histologischen Kriterien der malignen Entartung.* Im vorliegenden Fall reicht die Infiltration bis zur Basis des Adenoms, d. h. auch die Darmwand schließt bereits Karzinomverbände ein (→4.33). Den unterschiedlichen Aufbau einer normalen Dickdarmkrypte und eines drüsig aufgebauten Karzinomverbandes zeigt Abb. 4.34. Im oberen Bild erkennt man eine **normale Dickdarmkrypte** mit einer rundlichen Lichtung. Die Becherzellen zeigen den typischen basalen Kern und die große, schleimhaltige Vakuole im Zytoplasma. Beim **drüsigen Karzinomverband** (Abb. 4.34, unten) ist die Lichtung unregelmäßig geformt. Die Zellen sind stärker angefärbt, die Kerne unterschiedlich groß, hyperchromatisch und nicht mehr streng basal lokalisiert. Mitosen kommen häufiger vor (→).

Beim **Plattenepithelkarzinom der Analhaut** (Abb. 4.35, 4.36) *handelt es sich um einen mehrschichtigen, infiltrierend wachsenden, malignen Tumor, der gelegentlich differenzierte Stachelzellen (Interzellularbrücken) und die Zeichen der Verhornung aufweist.* Im Übersichtsfeld (Abb. 4.35) steht das infiltrative Wachstum im Vordergrund. Man erkennt die langgestreckten, spitzen Epithelzapfen, die das Korium infiltrieren. In den tieferen Schichten finden sich aus dem Verband gelöste kleinere Karzinominseln (→), die von einem entzündlich infiltrierten Stroma eingeschlossen werden. Auf der linken Seite der Abbildung finden sich Anteile der noch erhaltenen Epidermis, die hier hyperplastisch verdickt erscheint.

Die stärkere Vergrößerung (Abb. 4.36) zeigt die etwas helleren Stachelzellen (→1). Die peripheren, d. h. stromanahen Karzinomzellen weisen eine angedeutete Basalzellendifferenzierung auf. Typisch für das Plattenepithelkarzinom ist die Verhornung: In den Tumorverbänden eingeschlossen finden sich kleinere Kugeln, die aus konzentrisch geschichteten Hornlamellen bestehen (→2). Ein Stratum granulosum – entsprechend einer orthokeratotischen Verhornung – fehlt in der Regel.

Plattenepithelkarzinome kommen häufiger in einer vorgeschädigten Haut (Land- oder Seemannshaut), im oberen Verdauungstrakt (Lippe, Mundhöhle, Zunge, Ösophagus), im Kehlkopf sowie im Bronchus und in der Zervixschleimhaut (auf dem Boden einer Plattenepithelmetaplasie) vor. Differentialdiagnostisch sind sie besonders von der *pseudoepitheliomatösen Hyperplasie* (Folge einer chronischen Reizeinwirkung), einer *Leukoplakie* (s. S. 41) und anderen Veränderungen, die mit Stachelzellproliferation einhergehen (z. B. das *Keratoakanthom*), abzugrenzen.

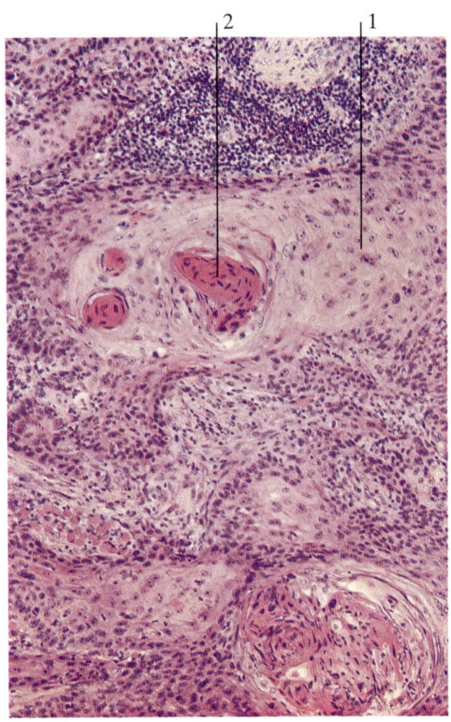

B. – Abb. 4.36. Stärkere Vergrößerung des Plattenepithelkarzinoms; Fbg. HE

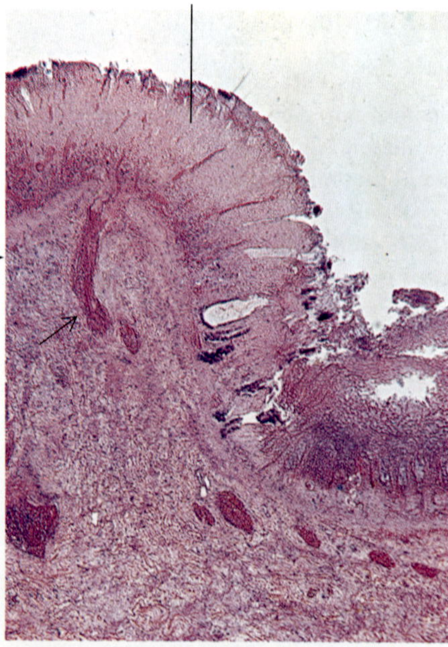

B. – Abb. 4.37. Ruhr; Fbg. HE

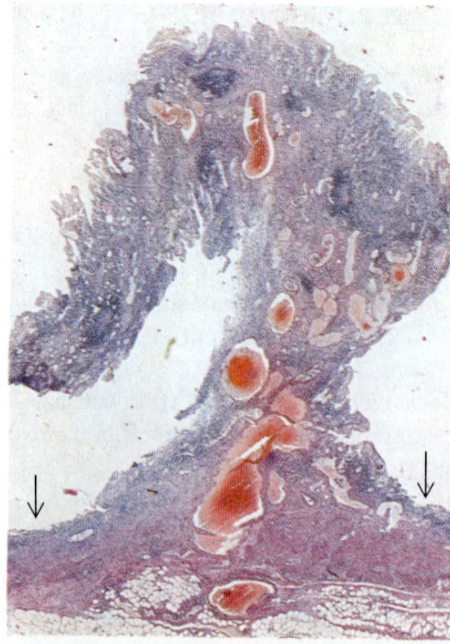

B. – Abb. 4.38. Chronische ulzeröse Kolitis; Fbg. HE

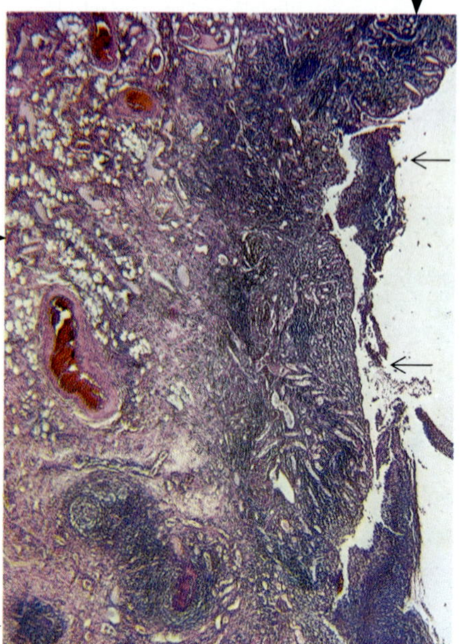

B. – Abb. 4.39. Ileitis terminalis; Fbg. HE

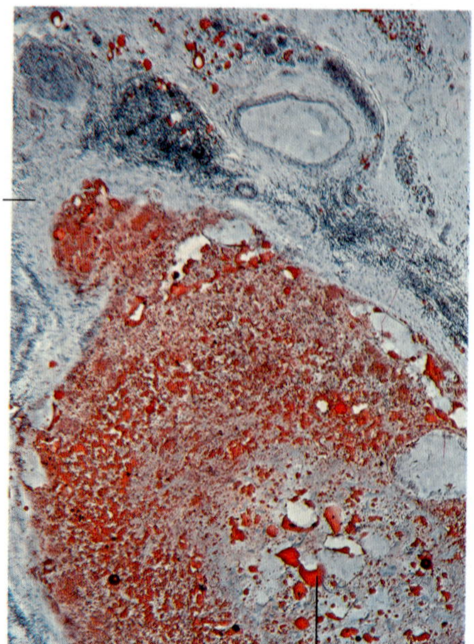

B. – Abb. 4.40. Morbus Whipple; Fbg. Sudan-Hämatoxylin

Ruhr (Abb. 4.37). *Bakterielle Darminfektion mit Shigellen oder Amöben. Befallen wird der Dickdarm, weniger das untere Ileum. Im Anfangsstadium Ödem und Hyperämie der Schleimhaut mit nachfolgender hämorrhagischer Entzündung und Nekrose sowie Fibrinauflagerungen (pseudomembranös-nekrotisierte Entzündung). Im Endstadium Ulzera (Amöbenruhr).*
Abb. 4.35 zeigt eine ausgedehnte Schleimhautnekrose des Dickdarms (→1) und eine erhebliche ödematöse Auflockerung der Submukosa (→2) bei Ruhr durch Shigellen. Die Blutgefäße sind stark erweitert, mit Erythrozyten und teilweise Fibrinthromben angefüllt (→). Streckenweise sind pseudomembranöse Fibrinbeläge zu erkennen (→3).

Makroskopisch: Rötung und Ödem der Darmwand. Schleimhautnekrosen mit schmutzig-gelbbraunen, kleieartigen Belägen. Scharfrandige Ulzera mit unterminierten Rändern. Blutiger Schleim als Darminhalt.

Chronische ulzeröse Kolitis (Abb. 4.38). Chronisch-rezidivierende, nichtinfektiöse Entzündung der Dickdarmschleimhaut (Autoaggressionskrankheit mit Schleimhautulzera, Granulationsgewebe → klinisch Blutungen, Vernarbung, polypöse Regenerate und maligne Entartung in etwa 7% der Fälle. Normal 0,3%). Vorwiegend jüngere labile Menschen, aber auch alle Altersklassen! Im vollausgebildeten Stadium findet man histologisch ausgedehnte Geschwüre (→), die bis zur Muscularis propria (→1) reichen, sowie inselförmig erhaltene Schleimhautreste. Die Schleimhautinseln sind polypös gewuchert mit bindegewebigem Stiel (Schleimhaut links im Bild artifiziell abgehoben).

Makroskopisch: Ausgedehnte, unregelmäßige, in Längsrichtung angeordnete Schleimhautdefekte mit polypenartig gewucherten Schleimhautinseln. Wandstarre und Lichtungseinengung. Muscularis propria mit Querriffelung zu sehen, s. Makropathologie.

Ileitis terminalis (Enteritis regionalis, Crohnsche Krankheit, Abb. 4.39). Chronisch-rezidivierende, segmentale, ulzerierende und stenosierende Entzündung des unteren Dünndarms und/oder des Dickdarms mit Befall aller Wandschichten des Darmes. Ätiologie unbekannt. Alter 15–35 J. Familiäre Häufung. Nach Ödem, Hyperämie und Blutungen im akuten Stadium findet man im chronischen Stadium ausgedehnte Geschwüre (→ im Bild. →1 erhaltene Schleimhaut) mit chronisch entzündlichen Infiltraten und epitheloidzelligen Granulomen (→2) mit Riesenzellen vom Typ der Langhansschen Riesenzellen (keine Tuberkulose! Resorptionsgranulome!). In unserer Abbildung reichen die Geschwüre bis zur Subserosa (→3). Daneben kommt es zur Vermehrung kollagenen Bindegewebes (Vernarbung) und Hypertrophie der Muskularis.

Makroskopisch: Im chronischen Stadium Versteifung und Verdickung der Darmwand, Verwachsungen mit der Umgebung, unregelmäßige Schleimhautdefekte. *Komplikationen:* Perforation, Fistel, Blutung, Stenosen. *Merke:* Häufig mehrere Segmente befallen. Oft Rezidive.

Morbus Whipple (Lipodystrophia intestinalis, Abb. 4.40). *Mit Chylusstauung, Fettablagerung und granulomatöser Entzündung einhergehende Erkrankung des Dünndarms und der mesenterialen Lymphknoten, die wahrscheinlich eine bakterielle Infektion darstellt (Corynebakterien? Hämophilus?).* Histologisch sind die Lymphbahnen des Dünndarms erweitert und mit Fett gefüllt. In den vergrößerten mesenterialen Lymphknoten sind die Sinus erweitert, zystisch umgewandelt und mit aufgestautem Fett angefüllt (teilweise herausgelöst, →1). In der Umgebung sieht man ein histiozytäres Granulationsgewebe (→2) mit massenhaft Schaumzellen, die Lipoidtropfen (und Glykoproteide) enthalten. In diesen Zellen lassen sich auch die erwähnten Bakterien nachweisen. Weiterhin ist als Folge des chronisch entzündlichen Prozesses eine Vernarbung nachweisbar (→3).

Makroskopisch: Chylöser Aszites, erweiterte gelbe Chylusgefäße der Darmserosa, vergrößerte Lymphknoten mit Zysten mit gelbem Inhalt. *Pathogenese:* Bakterielle Infektion. *Klinisch:* Häufig rheumatische Beschwerden, Endokarditis, Steatorrhoe, Anämie, Kachexie. Ductus-thoracicus-Verschluß (Stauung?).

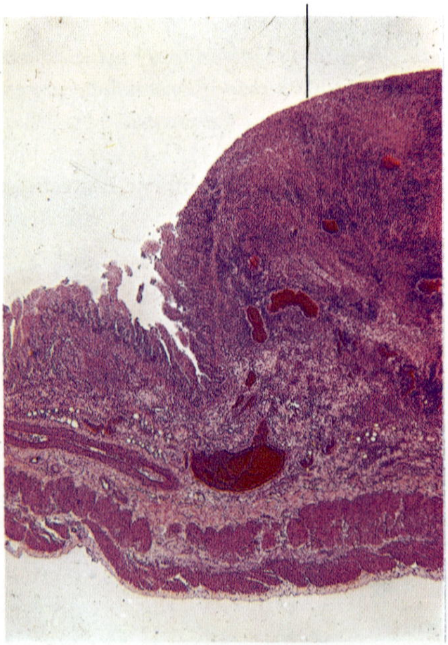

B. – Abb. 4.41. Typhus: markige Schwellung; Fbg. HE

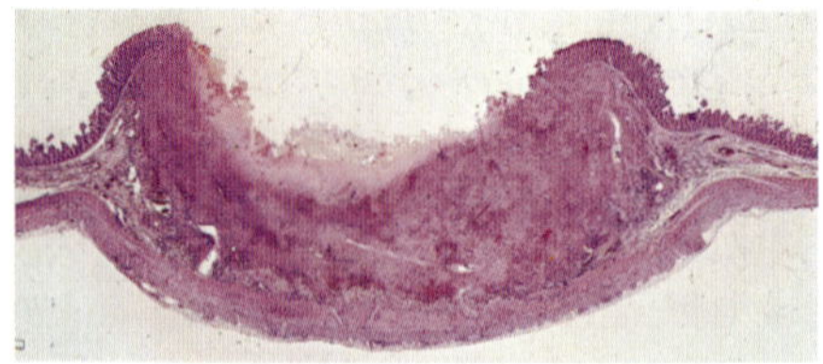

B. – Abb. 4.42a. Typhus: Verschorfung mit Ulzeration; Fbg. HE

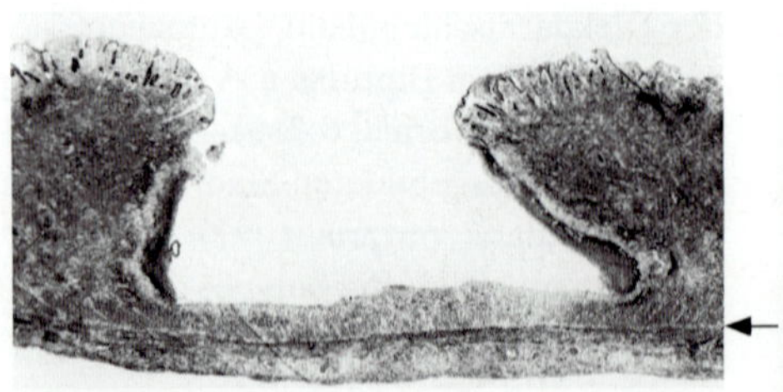

B. – Abb. 4.42b. Typhus: Geschwür; Fbg. HE

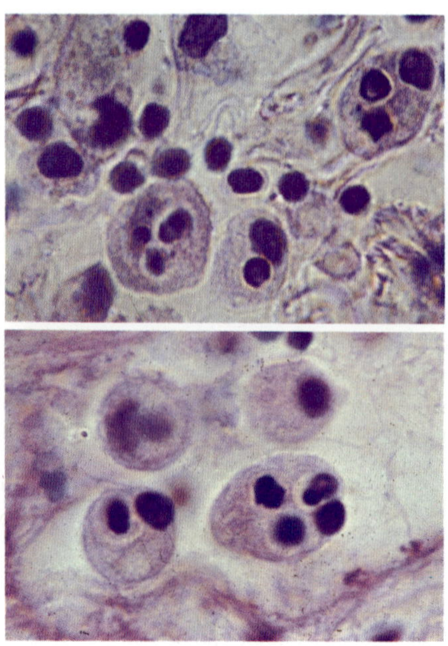

B. – Abb. 4.43. Typhuszellen, sog. »Rindfleischzellen«; Fbg. HE

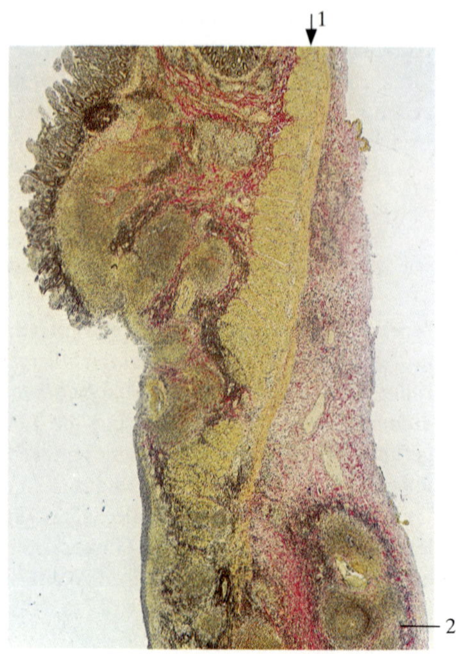

B. – Abb. 4.44. Ulzerierte Darmtuberkulose; Fbg. v. Gieson

Typhus

Das Typhusbakterium (Salmonella typhi) bewirkt eine charakteristisch ablaufende Erkrankung des unteren Ileums, seltener im Kolon. Im Bereiche der Peyerschen Plaques kommt es zu einer Entzündung mit nachfolgender Nekrose und Ulzeration. Man unterscheidet 4 Stadien; jedes dauert ungefähr 1 Woche. Stärke der Entzündung und zeitlicher Verlauf können stark variieren.

1. Stadium (1. Woche): **Markige Schwellung** (Abb. 4.41), d. h. Vergrößerung der Lymphfollikel, die diffus oder herdförmig von geschwollenen Makrophagen und Lymphozyten durchsetzt sind (Struktur verwischt). In unserem Bild erkennt man eine starke Infiltration (blaurot) der geschwollenen Follikel mit oberflächlichem Schleimhautdefekt und beginnender Nekrose (→). Bei **stärkerer Vergrößerung** (Abb. 4.43) sieht man die vergrößerten abgerundeten Makrophagen mit breitem Plasmaleib, der pyknotische Zellkerne, Kerntrümmer, Erythrozyten und Bakterien in den Phagolysosomen enthält. (Typhuszellen, sog. »Rindfleischzellen«.)

Makroskopisch: Erbsgroße, graurote Knoten oder graue Plaques.

2. Stadium (2. Woche). Die **Verschorfung** (Abb. 4.42a) ist durch die Nekrose (kernlos) des markig geschwollenen Gewebes gekennzeichnet, in unserem Bild mit oberflächlicher Ulzeration. Die Nekrose wird von Granulozyten demarkiert.

Makroskopisch: Gelbgrüne Nekrosen durch Imprägnation mit Gallenfarbstoff.

In der 3. Woche wird die Nekrose abgestoßen, und es resultiert das *3. Stadium*, die **Ulzeration** (Abb. 4.42b). Man sieht ein bis zur Muskularis (→) reichendes Geschwür. An den beiden Rändern sind noch schmale Streifen des nekrotischen Gewebes zu erkennen.

Im *4. Stadium* (4. Woche) erfolgt schließlich durch Granulationsgewebe eine *Reinigung der Geschwüre.* Das reinigende Granulationsgewebe wird in *Narbengewebe* umgewandelt und von der Nachbarschaft her epithelialisiert. Die Narben sind zart und glatt, da die Follikel fehlen. Nach etwa 4 Monaten erkennt man die zuvor erkrankten Bezirke nur noch an einer Verdünnung der Darmwand. Typhusnarben verursachen keine Stenosen.

Klinik: Temperaturanstieg 1. Woche auf 39–40° C, continua bis zur 4. Woche, dann Fieberabfall, erbsbreiartige Durchfälle, Milzschwellung, Hautexanthem.
Komplikationen: Perforation im Stadium der Geschwüre mit Peritonitis (3.–4. Woche), tödliche Darmblutung, Pneumonia typhosa, wachsartige Degeneration der Bauchwandmuskulatur.

Darmtuberkulose

Darmtuberkulose (Abb. 4.44). *Tuberkelbakterien können sich in den Follikeln der Peyerschen Plaques ansiedeln und eine verkäsende Tuberkulose hervorrufen.* In der Übersicht sieht man histologisch einen bis zur Muskularis (→ 1) reichenden Wanddefekt, dessen Grund von einer schmalen Nekrosezone (Verkäsung) mit reichlich polymorphkernigen Leukozyten bedeckt wird (Sekundärinfektion!). Am Rande des Geschwürs sieht man runde Herde, die sich bei mittlerer und starker Vergrößerung als typische Tuberkel erweisen. Im Geschwürsgrund durchsetzen die Tuberkel die ganze Wand und haben sich auch an der Serosa angesiedelt (→ 2), die bindegewebig verdickt ist.

Makroskopisch: Flache Geschwüre mit fetzigen Rändern, oft ringförmig mit kleineren weißlichen Knötchen auf der Serosa. Es entwickelt sich eine Lymphangitis tuberculosa. Die nächstgelegene Lymphknotenstation ist immer mitbefallen. Die Darmtuberkulose tritt entweder als Fütterungstuberkulose (primäre Darmtuberkulose, enteraler Primärkomplex) oder als sekundäre Darmtuberkulose bei offener Lungentuberkulose auf.
Komplikationen: Vernarbung der Geschwüre mit nachfolgender Stenose des Darmes, seltener Perforation in die freie Bauchhöhle oder in benachbarte Hohlorgane. Blutung aus einem tuberkulösen Geschwür. Allgemeine Peritonealtuberkulose.

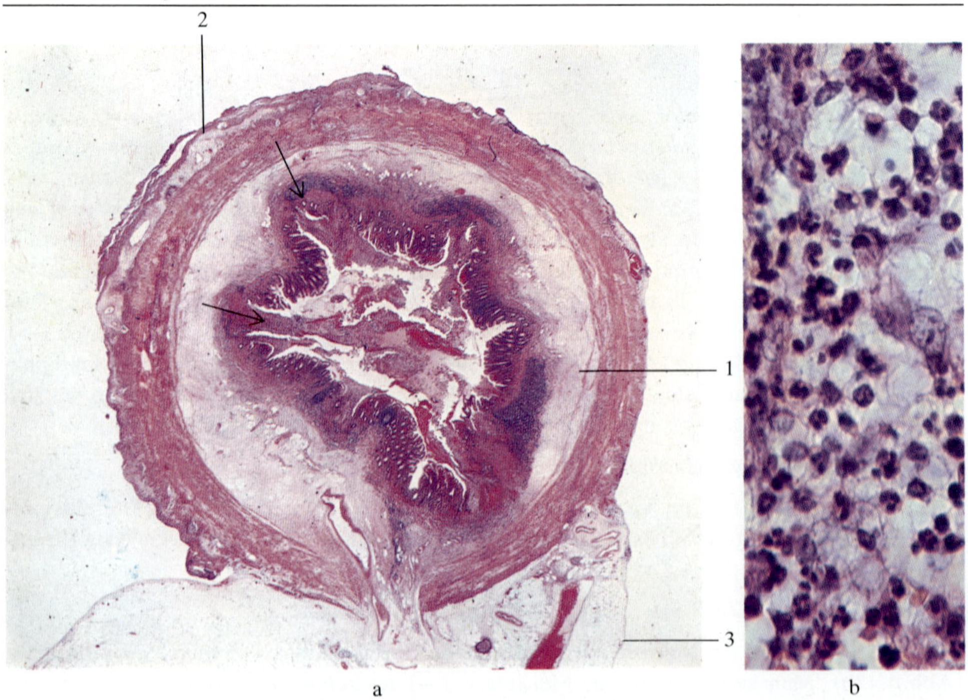

B. – Abb. 4.45. a) Phlegmonöse Appendizitis; Fbg. HE; b) Stärkere Vergrößerung aus der Submukosa.

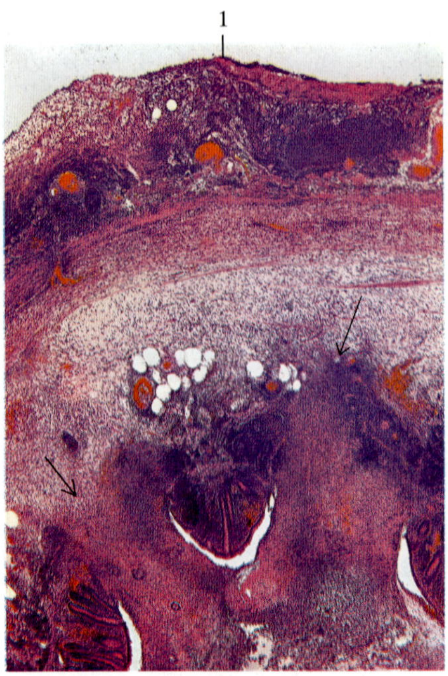

B. – Abb. 4.46. Akute Appendizitis mit sog. Primärinfekten; Fbg. HE

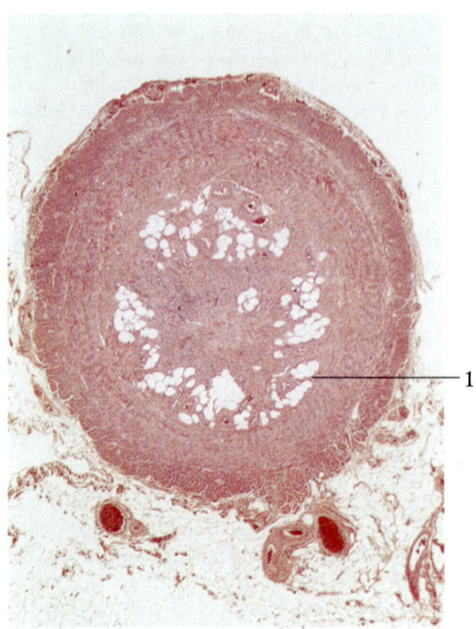

B. – Abb. 4.47. Narbig-obliterierte Appendix; Fbg. HE

Appendizitis

Die Entzündungen des Wurmfortsatzes sind meist enterogen bedingt (Ansiedlung von Darmbakterien oder Streptokokken bei Sekret- oder Kotstauungen), seltener hämatogen. Auch bei Infektionskrankheiten, wie Grippe, Varizellen oder Masern, kann eine Appendizitis auftreten. Die *akute Entzündung* beginnt an einer Stelle der Schleimhaut *(Primärinfekt)* und breitet sich dann meist in Form einer *Phlegmone* auf alle Wandschichten aus. Intramurale Abszesse, sekundäre Ulzerationen, Empyembildung, Gangrän, Wandnekrosen durch Arteriitis und hämorrhagische Infarzierung kommen häufig vor.

Abb. 4.45a zeigt in der Übersicht eine **akute phlegmonöse Appendizitis.** Das Lumen ist mit Fibrin und Granulozyten ausgefüllt. Mehrere Primärinfekte (→) mit Schleimhautnekrosen und Auflagerung von Fibrin und Granulozyten sind zu sehen. Auffällig ist die starke Verbreiterung der Submukosa (Ödem: → 1) und lockere Granulozyteninfiltration (stärkere Vergrößerung Abb. 4.45b). Das Peritoneum ist mit Fibrin bedeckt (→ 2). Die Entzündung greift auch häufig auf das Mesenteriolum über (→ 3). In Abb. 4.46 sieht man zwei **Primärinfekte** bei stärkerer Vergrößerung (2 Pfeile im Bild). Die Entzündung beginnt in einer Krypte mit einem granulozytären Infiltrat in der Tunica propria. Dann entwickelt sich eine Epithelnekrose, und es kommt zu einer herdförmigen fibrinösen Entzündung mit granulozytärer Reaktion. Später werden die Nekrosen abgeräumt und es entstehen Ulzera *(akute ulzerophlegmonöse Appendizitis).* Die gesamte Wand ist in unserem Bild locker von polymorphkernigen Leukozyten infiltriert (→ 1: Peritoneum mit Fibrin und Granulozytenauflagerungen).

Bei chronischer Appendizitis findet sich eine Infiltration des Wurmfortsatzes mit Lymphozyten, Plasmazellen, manchmal erkennt man noch Lymphfollikel (→). **Obliterierte Appendix** (Abb. 4.47): Das Lumen kann durch **Narbengewebe** verschlossen sein, wenn im akuten Stadium die Schleimhaut durch Nekrose zerstört wurde. Die Submukosa ist stark bindegewebig verdickt. Herdförmig hat sich hier Fettgewebe entwickelt (→ 1). Die chronische Appendizitis ist selten! (2–6% der untersuchten Appendices.)

Komplikationen bei Appendizitis: Perforation, Peritonitis, Perityphlitis mit Abszeß, retroperitoneale Phlegmone, subphrenisches Empyem, pylephlebitische Leberabszesse (vorwiegend im linken Leberlappen), Hydrops, Mukozele.

Oxyuriasis (Abb. 4.48): Histologisch sieht man in der Appendixlichtung Parasiten (Oxyuris vermicularis: häufiger nur ein Zufallsbefund), die auf Querschnitten die typische Septierung mit dem zentral verlaufenden Verdauungskanal zeigen. Unten im Bild die noch erhaltene Schleimhaut.

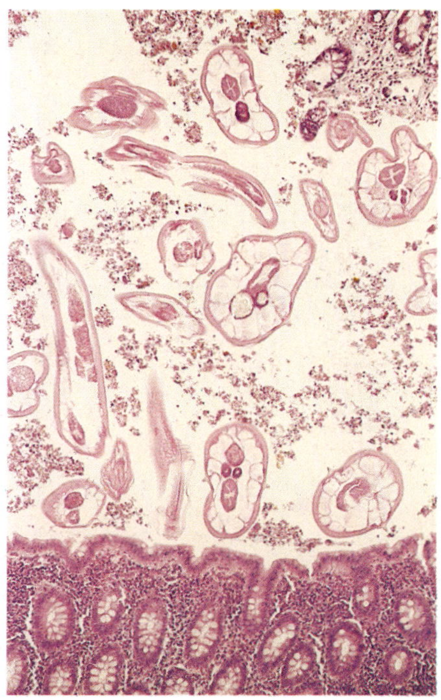

B. – Abb. 4.48. Oxyuren in der Appendix-Lichtung; Fbg. HE

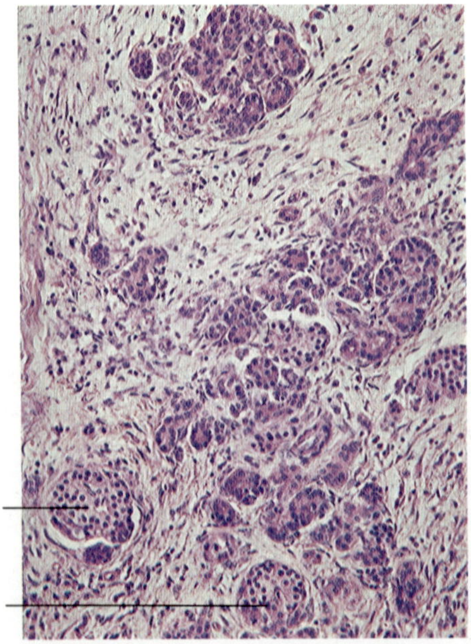

B. – Abb. 4.49. Chronische Pankreatitis; Fbg. HE

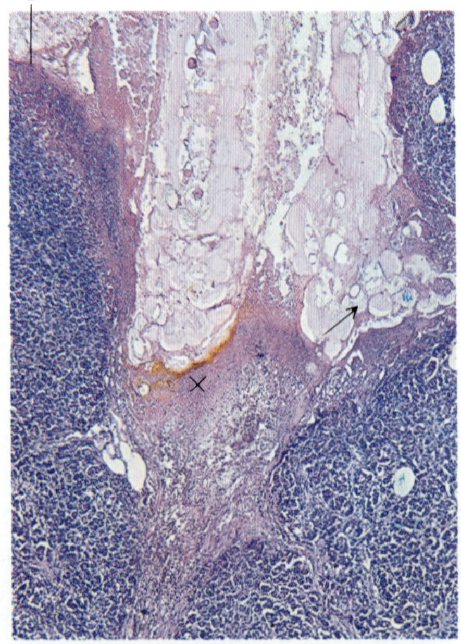

B. – Abb. 4.50. Fettgewebs- und Parenchymnekrose des Pankreas; Fbg. HE

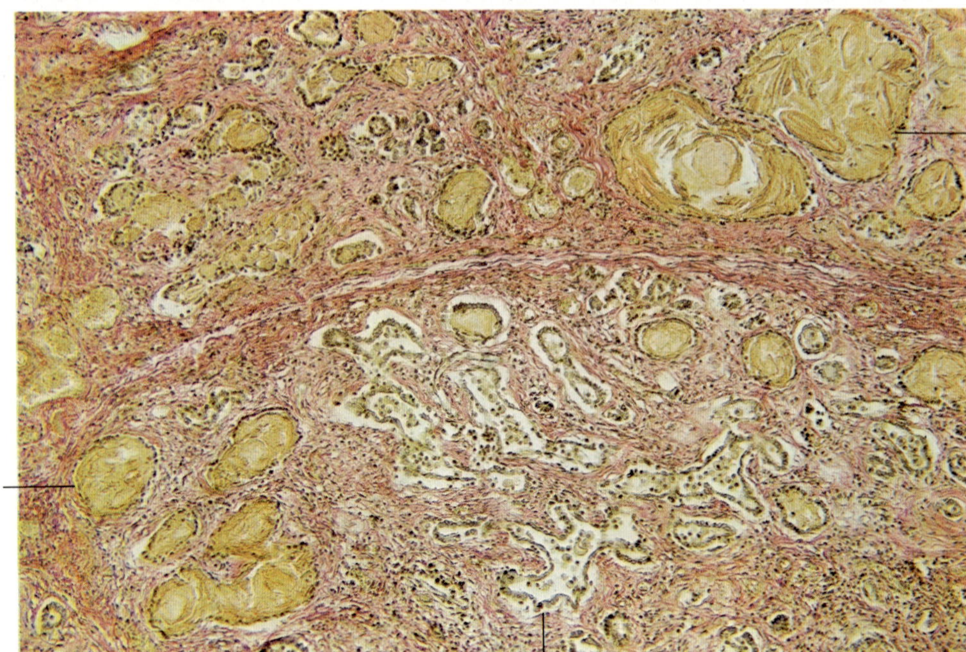

B. – Abb. 4.51. Zystische Pankreasfibrose; Fbg. v. Gieson

Pankreas

Chronische Pankreatitis (Abb. 4.49). *Es handelt sich um eine chronisch-rezidivierende Entzündung mit Untergang und Umbau des exkretorischen Parenchyms und Bindegewebsvermehrung. Die Ätiologie ist vielfältig: primär entzündlich, metabolisch (Alkohol), primär tryptisch (idiopathisch?).* Histologisch sieht man eine starke Bindegewebsvermehrung mit lockeren, chronisch-entzündlichen Infiltraten von Lymphozyten, Plasmazellen und Histiozyten. Das Bindegewebe dringt in die Drüsenazini ein, splittert sie auf und führt endlich zu einem vollständigen Untergang. Manchmal kann man kleine frische Parenchymnekrosen (tryptische Pankreatitis) nachweisen. Der Prozeß verläuft meist langsam, oft in Schüben. Akute große Parenchymnekrosen mit Zystenbildung können auftreten. Bemerkenswert ist, daß die Langerhansschen Inseln lange Zeit erhalten bleiben (→). Im Endstadium, dem »ausgebrannten« Pankreas, gehen sie aber auch zugrunde, so daß sich ein Diabetes mellitus entwickelt. Die Ausführungsgänge können proliferieren. Gangektasien mit Pankreassteinen (Röntgen!) können sich entwickeln.

Klinisch: Pankreasinsuffizienz (Fettstühle, Diarrhöen). In der Vorgeschichte häufig Alkoholabusus. In 50% der Fälle latenter Hyperparathyreoidismus. Beim Pankreaskarzinom liegt häufig eine chronische Pankreatitis vor.

Fettgewebs- und Parenchymnekrose des Pankreas (Abb. 4.50). *Die Parenchym- und Fettgewebsnekrosen des Pankreas werden als eine Autodigestion (Trypsin, Lipase) bei vorangegangener lokaler Kreislaufstörung aufgefaßt. Der Entstehungsmechanismus dieses sehr komplexen Vorganges ist noch umstritten.* Mikroskopisch sieht man Nekrosen des Parenchyms und der Fettgewebsinseln im Pankreas, häufig begleitet von Blutungen *(hämorrhagische Pankreasnekrose).* Bei mittlerer Vergrößerung kann man in diesen Nekrosen die Grenzen der Fettzellen an manchen Stellen gerade noch schattenhaft erkennen (→). Im übrigen sieht man anstelle von Fettgewebe nur homogene, schwach eosinrote oder bläuliche Massen. Manchmal treten Fettsäurekristalle auf. In unserem Bild erkennt man am Rande der Fettgewebsnekrose eine diffuse Ablagerung von Hämatoidin (×). Die Nekrose greift bei →1 auch auf das Parenchym über, das eosinrot und kernlos erscheint. Die Nekrosen werden im akuten Stadium von Granulozyten demarkiert, später von einem Mantel von Granulationsgewebe bzw. Bindegewebe umgeben, der häufig Schaumzellen enthält. Postmortal auftretende Fettgewebsnekrosen zeigen keine vitale Reaktion in Form einer leukozytären Demarkation.

Makroskopisch: Im Initialstadium Ödem und herdförmige Parenchymnekrosen (großes, schmutziggraues Pankreas), bei hämorrhagischer Nekrose blutig dunkelrotes Pankreas, evtl. sekundäre Einschmelzung mit Höhlenbildung. Fettgewebsnekrosen erscheinen als weiße, kalkspritzerartige Herde. Häufig adipöse Frauen betroffen. Auch bei Alkoholabusus auftretend mit Fettleberhepatitis.

Zystische Pankreasfibrose (Abb. 4.51). *Bei diesem rezessiven Erbleiden sind nicht nur das Pankreas, sondern auch die mukösen und serösen Drüsen (Darm, Gallenwege, Lunge, Speicheldrüsen, Schweiß- und Tränendrüsen) betroffen (Mukoviszidose). Es erkranken vorwiegend Säuglinge, die einen Mekoniumileus aufweisen. Bei Kindern kommt es zu schweren entzündlichen Lungenveränderungen (Bronchiektasen) und schließlich zum chronischen Pankreasfermentschaden, der sich in einer Zöliakie äußert. Die grundlegende krankhafte Störung wird in einer »Dyschylie«, d. h. der Sekretion eines hochviskösen Sekretes mit Stauungserscheinungen, gesehen.* Mikroskopisch sieht man im Pankreas schon in der Übersicht einen Umbau der normalen Läppchenstruktur, der durch Bindegewebsstraßen gekennzeichnet ist. Die Ausführungsgänge (→1) sind stark erweitert und zystisch umgewandelt, ebenso die Azini und die Schaltstücke (→2 u. 3). Als Inhalt der Zysten findet man homogenes oder geschichtetes Sekret. Das Zwischengewebe ist stark vermehrt und durchzieht die Läppchen ganz unregelmäßig (v. Gieson-rotes Bindegewebe). Ferner handelt es sich um einen Organumbau wie bei einer Leberzirrhose.

Makroskopisch: Derbes grauweißes, evtl. kleinzystisches Pankreas mit granulierter Oberfläche.

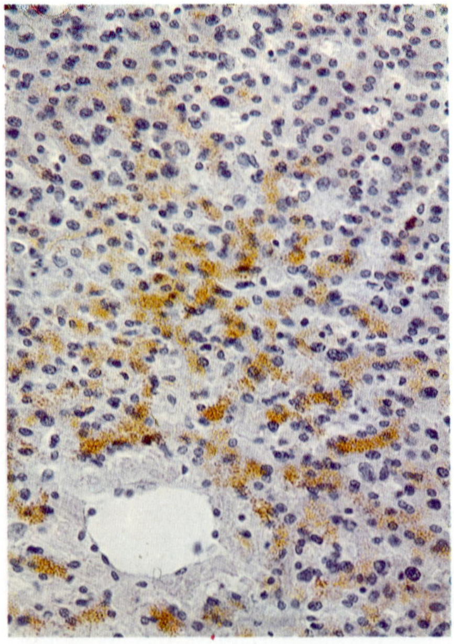

B. – Abb. 5.1. Braune Atrophie der Leber;
Fbg. Hämatoxylin

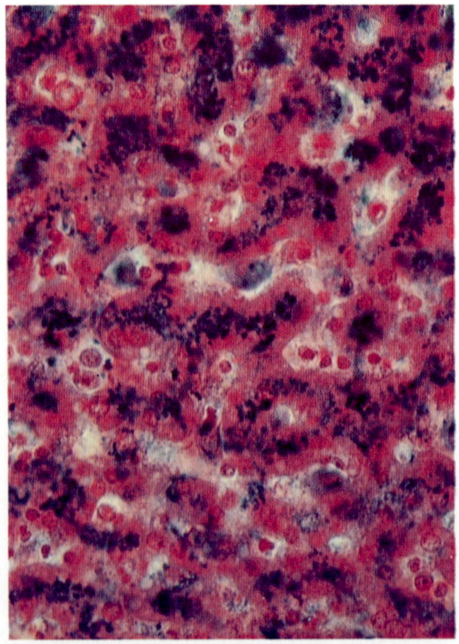

B. – Abb. 5.2. Siderose der Leber;
Fbg. Berliner-Blau-Reaktion

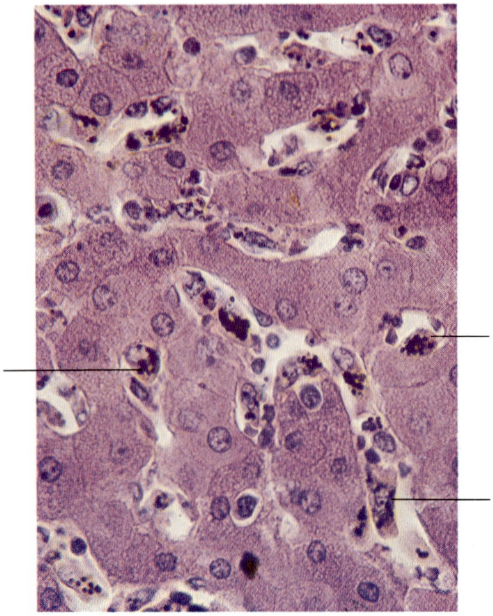

B. – Abb. 5.3. Malariamelanin;
Fbg. HE

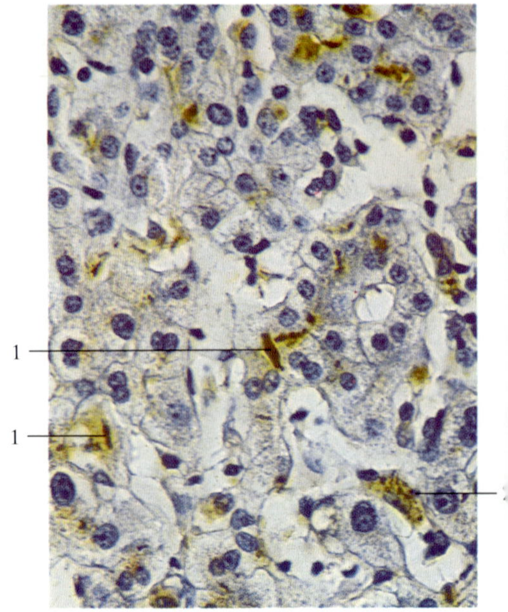

B. – Abb. 5.4. Ikterus der Leber;
Fbg. Hämatoxylin

5. Leber – Gallenblase

Für die histologische Beurteilung von Leberschnitten muß man sich einige Grundtatsachen der Anatomie ins Gedächtnis rufen. Die morphologische Grundeinheit ist das *Leberläppchen* (1–2 mm Durchmesser). Die Orientierung erfolgt am *Periportalfeld* (Glissonsches Dreieck mit Gallengang [Zylinderepithel], der Arterie [starke, muskuläre Wand] und den Venenästen der Pfortader). Das periportale Feld ist von einer Lamelle von Leberzellen, der *Grenzplatte*, umgeben. Die Leberzellbalken (besser Platten) ziehen begleitet von den Sinusoiden zur Zentralvene. Für das Verständnis pathologischer Veränderungen am Leberläppchen ist zu berücksichtigen, daß verschiedene Anteile des Leberläppchens einzeln erkranken können (z. B. Zentrum oder Peripherie). Dies beruht auf Besonderheiten der Blutströmung und der Enzymausstattung. Die Auffassungen über die funktionelle Grundeinheit der Leber sind unterschiedlich. Dem »klassischen« Leberläppchen mit der Zentralvene im Zentrum *(Zentralveneneinheit)* wird eine sog *Pfortadereinheit* gegenübergestellt. Hier liegt das periportale Feld im Zentrum und die Zentralvenen begrenzen die Peripherie des Leberläppchens. Manche pathologische Veränderungen lassen sich mit dieser Funktionseinheit besser erklären (z. B. Stauungsstraßen). Bei *pathologischen Veränderungen ist zu achten:* auf den Zellgehalt der Periportalfelder, auf die Integrität der Leberzellen und Zellbalken, insbesondere der Grenzlamelle, den Zellgehalt im Parenchym (Sternzellen) und Ablagerung von Pigmenten und anderen Substanzen (z. B. Fett, Amyloid). Für Makroskopie siehe Makropathologie.

Braune Atrophie der Leber (Abb. 5.1). *Bei Atrophie von inneren Organen, insbesondere von Herz und Leber, kann Lipofuszin vermehrt auftreten.* Im histologischen Schnitt wird das Pigment bei der Hämatoxylinfärbung ohne Gegenfärbung mit Eosin gut sichtbar. In der Übersichtsvergrößerung erkennt man im Bereich der Läppchenzentren einen vorherrschend bräunlichen Farbton. Mit starker Vergrößerung sieht man im Zytoplasma die braunen Körnchen. Unser Bild zeigt die Zentralvene mit den Leberzellbalken, die mit zunehmendem Abstand vom Läppchenzentrum weniger Pigment aufweisen. Auffällig ist weiterhin die Atrophie der Leberzellen mit Verkleinerung der Zellen und dichtliegenden Zellkernen.

Makroskopisch: Verkleinertes, braunes Organ mit runzeliger Kapsel.

Siderose der Leber (Abb. 5.2.). *Ablagerung eines eisenhaltigen Pigmentes, oft Hämoglobineisen, im Zytoplasma der Leberzellen und in den Kupfferschen Sternzellen.* Im Gegensatz zum Lipofuszin findet man das Siderin (vgl. S. 10) vorwiegend in der Läppchenperipherie, bevorzugt in der Zytoplasmaregion, die dem Gallepol der Zelle am nächsten liegt. Dadurch wird die Mittellinie zwischen zwei Leberzellreihen markiert. Das Pigment stellt sich bei Hämatoxylinfärbung gelbbraun dar. Die Berliner-Blau-Reaktion bringt es in einem satten Blauton zum Vorschein. Auch die Kupfferschen Sternzellen zeigen eine Ablagerung von Eisenpigment.

Makroskopisch: Braune, nicht verkleinerte Leber, oft vergesellschaftet mit Siderose anderer Organe Pankreas, Milz, Speicheldrüsen u. a.), insbesondere beim Krankheitsbild der Hämochromatose (vgl. S. 171).

Malariamelanin (Abb. 5.3). *Schwarzbraunes Pigment, das durch Blutzerfall bei Malaria entsteht und im RES gespeichert wird.* Man findet es dementsprechend in der Leber in den Kupfferschen Sternzellen. Unser Bild zeigt die schwarzen Schollen in den vergrößerten Sternzellen (→). Damit wird die Phagozytosekapazität der Uferzellen der Sinusoide deutlich demonstriert.

Makroskopisch: Rauchgraue Verfärbung von Leber und Milz.

Ikterus der Leber (Abb. 5.4). *Die Gallenfarbstoffe treten beim Ikterus in körniger Form im Zytoplasma der Leberzellen und als Gallezylinder in den Galleröhrchen oder größeren Gallengängen auf.* Bei mittlerer Vergrößerung sieht man in den Galleröhrchen wurstförmige grünliche Ausgüsse (Gallezylinder, fälschlich auch Gallethromben genannt, →1, vgl. S. 10). Vereinzelt erkennt man auch kleine Tröpfchen im Zytoplasma. Beim Stauungsikterus und antehepatischen Ikterus ist insbesondere das Läppchenzentrum befallen, während beim hepatozellulären Ikterus alle Läppchenanteile betroffen sind[1]. Die Kupfferschen Sternzellen können ebenfalls Gallepigment enthalten (→2) oder zugrunde gehende Leberzellen phagozytieren.

Makroskopisch: Grüne Farbe der Leber (Biliverdinikterus), goldbraune Farbe (Bilirubinikterus).

---

[1] Die *Drogencholestase* spielt heute eine besondere Rolle (Geschlechtshormone, Ovulationshemmer, Psychopharmaka wie Chlorpromazine).

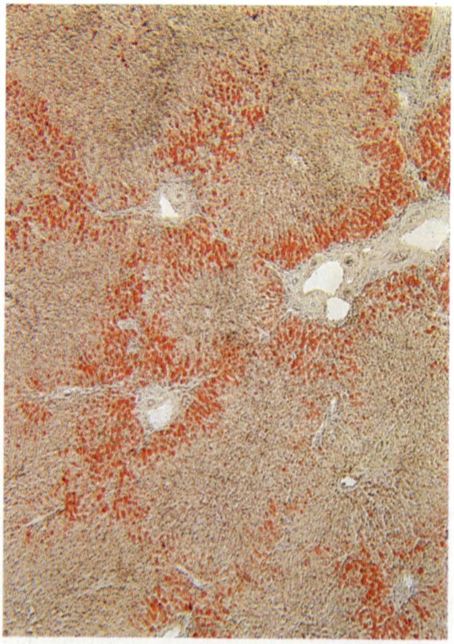

B. – Abb. 5.5. Periphere Leberverfettung;
Fbg. Sudan-Hämatoxylin

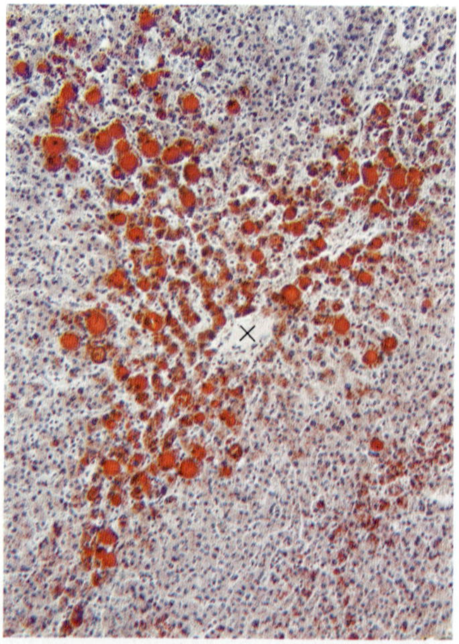

B. – Abb. 5.6. Zentrale Leberverfettung;
Fbg. Sudan-Hämatoxylin

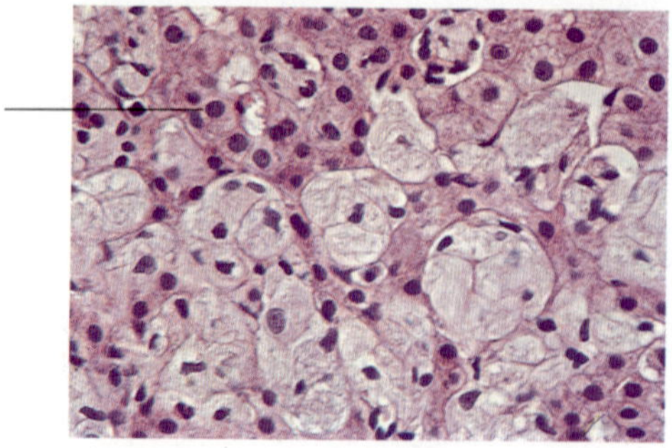

B. – Abb. 5.7. Morbus Gaucher;
Fbg. HE

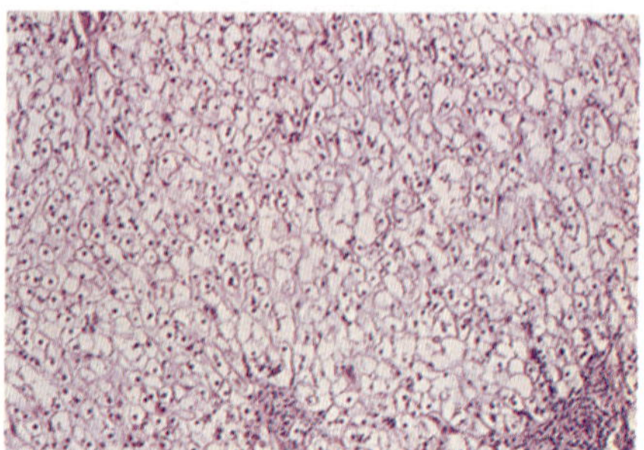

B. – Abb. 5.8. Glykogenspeicherkrankheit (Morbus Gierke);
Fbg. HE

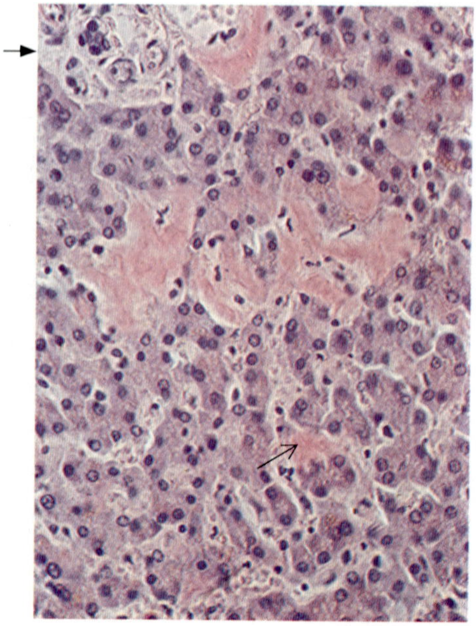

B. – Abb. 5.9. Amyloidose der Leber;
Fbg. Kongorot

Leber: Verfettung – Speicherkrankheiten

Die Lipoide der Zellen sind strukturgebunden und normalerweise nicht darstellbar. Treten Fette in Form von Tropfen im Zytoplasma der Zelle auf, so wird dieser Zustand als fettige *Metamorphose* (fettige Degeneration) bezeichnet. In der Leber gibt es drei Formen der Verfettung: *periphere Leberverfettung* (*Typ:* alimentäre Verfettung), *zentrale Verfettung* (*Typ:* Sauerstoffmangel oder toxisch) und die *diffuse Verfettung* vor allem beim chronischen Alkoholabusus (s. Fettleberhepatitis). Diffuse Verfettungen ohne entzündliche Reaktion treten auf bei *Überangebot* an Fetten oder Kohlenhydraten (Mastfettsucht), bei Diabetes, Antibiotika-, Zytostatika- oder Kortisongaben.
Die **periphere Leberverfettung** (Abb. 5.5) ist durch eine großtropfige Verfettung des Zytoplasmas der Leberzellen in der Läppchenperipherie ausgezeichnet. Die Sudanfärbung zeigt bei schwacher Vergrößerung rote Ringe mit einem hellblauen Zentrum. Die mittlere und die starke Vergrößerung lassen erkennen, daß die Leberzellen von großen Fetttropfen ausgefüllt sind; oft handelt es sich um einen großen, runden, kugeligen Tropfen. Der Zellkern ist an den Rand gedrängt.

Makroskopisch: Ringartiges gelbes Netzwerk mit braunrotem Zentrum.

Bei der **zentralen Leberverfettung** (Abb. 5.6) sieht man ein umgekehrtes Bild. Die Läppchenzentren erscheinen in der Übersicht als rote Herdchen, die von einem blauen Vorhof umgeben sind. Die mittlere Vergrößerung zeigt die Lage des verfetteten Lebergebietes: inmitten der fettig degenerierten Zellbalken liegt die Zentralvene (×). Ein weiterer Unterschied zur peripheren Verfettung besteht darin, daß die Fetttropfen häufig kleiner sind und als feinste Körnchen dicht gelagert im Zytoplasma auftreten.

Makroskopisch: gelbe Pünktchen auf braunem Untergrund.

Speicherkrankheiten (Abb. 5.7, 5.8): Die Speicherung verschiedener Substanzen in der Zelle beruht auf einem Gendefekt, bei dem bestimmte lysosomale Enzyme fehlen, so daß ein Abbau von Substanzen nicht möglich ist. Beim **Morbus Gaucher** (Abb. 5.7) handelt es sich um eine Speicherung von Zerebrosiden (Kerasin) durch einen Mangel an Glukozerebrosidase und α-Galaktosidase der Lysosomen. Dadurch können Erythrozytenmembranen in den Zellen des RES nur unvollständig abgebaut werden und stauen sich im Zytoplasma an (Milz, Leber, Knochenmark). Unsere Abbildung zeigt die großen helleosinroten Zellen des RES mit feingranulärem Zytoplasma, die die Leberzellen verdrängt haben oder zur Druckatrophie führten→. Bei der **Glykogen-Speicherkrankheit** (Abb. 5.8) fehlen Enzyme, so daß Glykogen nicht abgebaut werden kann. Es sind 9 verschiedene Formen von Enzymdefekten bekannt. Bei *v. Gierkescher Krankheit* sind Leber und Nieren betroffen (Glucose-6-Phosphatase fehlt; s. S. 9), bei der *Pompeschen Krankheit* vorwiegend das Herz (lysosomale Maltase fehlt. Häufigkeit insgesamt 1:100000 der Geburten). Abb. 5.8 zeigt den typischen Leberbefund. Man sieht pflanzenzellenähnliche Zellen mit optisch leerem Zytoplasma. Das Glykogen wurde durch die wäßrige Formalinlösung herausgelöst. Fixiert man in alkoholischer Lösung, so kann das Glykogen durch Spezialfärbungen dargestellt werden (s. S. 4).
Amyloidose der Leber (Abb. 5.9). Dieser pathologische Eiweißkörper lagert sich perivaskulär im Raum zwischen der Wand der Sinusoide und den Leberzellen ab (Dissécher Raum), (periportales Feld→). Im Beginn sieht man nur perikapillär einen schmalen Streifen des homogenen, roten (kongorotpositiven) Materials (→im Bild). Werden die Ablagerungen zunehmend stärker, so kommt es zur Druckatrophie der Leberzellbalken, die völlig verschwinden können. Auch die Lumina der Sinusoide sind dann hochgradig eingeengt. Das Amyloid läßt sich mit Kongorot oder Methylviolett (rote Metachromasie) darstellen (vgl. S. 3 u. 13). Nach Kongorotfärbung zeigt Amyloid eine Doppelbrechung mit abnormer Polarisationsfarbe (grün).

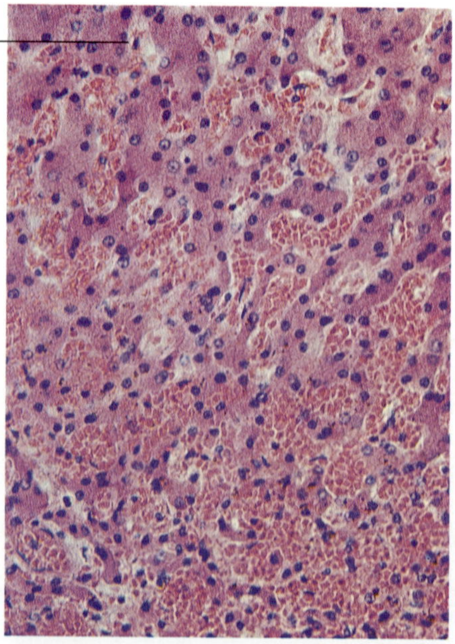

B. – Abb. 5.10. Stauungsleber; Fbg. HE

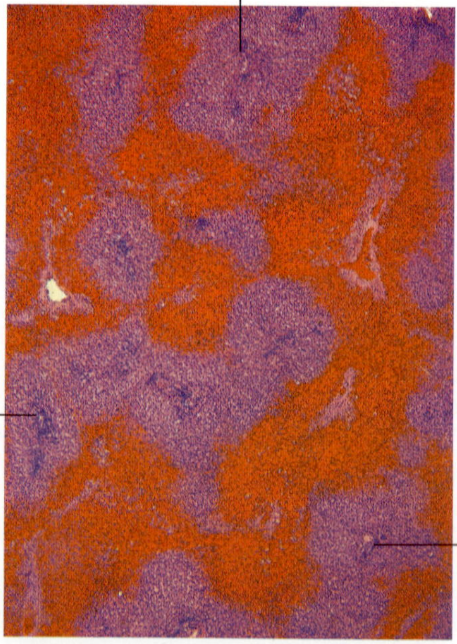

B. – Abb. 5.11. Stauungsstraßen der Leber; Fbg. HE

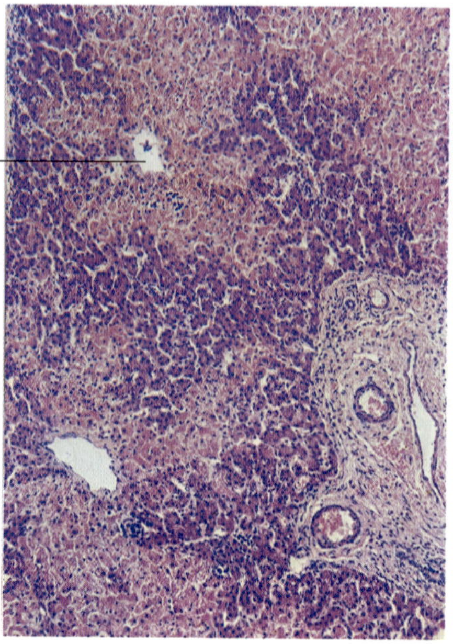

B. – Abb. 5.12. Hypoxämische Lebernekrosen; Fbg. HE

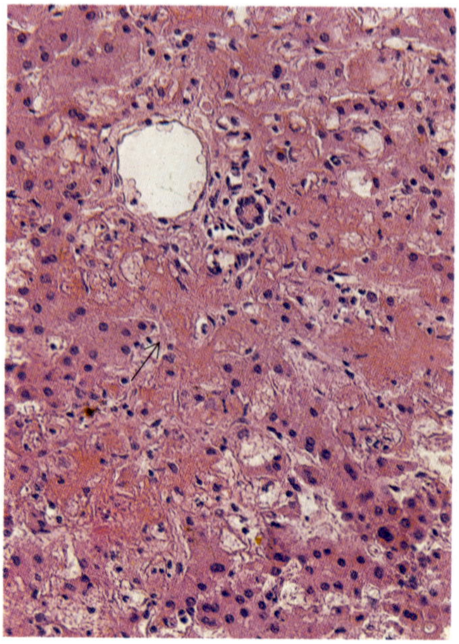

B. – Abb. 5.13. Lebernekrosen bei Eklampsie; Fbg. HE

Stauungsleber (Abb. 5.10). Die Aufstauung von Blut in der Leber bei Behinderung des venösen Rückstromes zum rechten Herzen (Rechtsherzinsuffizienz) betrifft zunächst das *Läppchenzentrum.* Später bilden sich *Stauungsstraßen* durch Vereinigung der seenartigen Stauungsgebiete eines Läppchenzentrums zu anderen, benachbarten Läppchen aus. Im Beginn der Stauung findet man in der Übersicht rote Läppchenzentren; bei mittlerer und stärkerer Vergrößerung erweiterte Sinusoide. Abb. 5.10 zeigt einen zentralen Läppchenabschnitt (unterhalb des Bildes ist die Zentralvene zu denken) mit den stark erweiterten und mit reichlich Erythrozyten ausgefüllten Sinusoiden. Vergleicht man die Leberzellbalken im oberen Bildabschnitt ohne Stauung mit denen im gestauten Gebiet, so wird deutlich, daß die Leberzellbalken durch die erweiterten Sinusoide komprimiert und druckatrophisch werden. Häufig kommt ein Sauerstoffmangel hinzu, so daß die Zellen auch eine fettige Degeneration aufweisen (→: Kupffersche Sternzelle).

Makroskopisch: Vergrößerte, feste Leber. Auf der Schnittfläche dunkelrote Läppchenzentren, die Peripherie heller braun, oft mit Verfettung, so daß eine gelbe Zeichnung hinzutritt.

Stauungsstraßen der Leber (Abb. 5.11). Dauert die Blutstauung längere Zeit an, so weitet sich die Stauung bis zur Intermediärzone des Läppchens hin aus, schreitet dann aber nicht allseitig zur Peripherie hin fort, sondern nur dort, wo die Leberläppchen aneinanderstoßen. Dadurch entsteht das Bild von *Stauungsstraßen,* die von einem Leberläppchen zum anderen ziehen und so eine *Umkehr der Leberstruktur* hervorrufen: das periportale Feld (→) steht im Mittelpunkt eines roten Stauungsringes (vgl. S. 153, Bemerkungen zur Anatomie). Schon in der Übersicht erkennt man im Präparat die roten Ringe und Straßen, in deren Zentren bei mittlerer Vergrößerung die Sinusoide hochgradig erweitert sind. Die Leberzellen sind hier zugrunde gegangen. Häufig ist die Wand der Sinusoide überhaupt nicht mehr zu erkennen. Es haben sich große Blutseen gebildet. Das erhaltene Parenchym ist meist verfettet.

Makroskopisch: Dunkelrotes, vergrößertes Organ, auf der Schnittfläche dunkelrotes Netzwerk mit gelbem Grund (Verfettung). Sog. Muskatnußleber.

Hypoxämische Lebernekrosen (Abb. 5.12). Nekrosen von Leberzellen können als Einzelzellnekrosen (s. Hepatitis, S. 163) oder Gruppennekrosen entweder in der Intermediärzone des Läppchens oder unregelmäßig verteilt auftreten. Die herdförmigen Nekrosen können *toxisch* bedingt sein (z. B. Diphtherie) oder ihre Ursache in einem *akuten Sauerstoffmangel* haben. Unsere Abbildung zeigt landkartenartige Nekrosen im Läppchenzentrum (→: Zentralvene). Die nekrotischen Leberzellbezirke fallen durch ihre heller eosinrote Farbe auf. Die Kernfärbbarkeit fehlt. Die Kupfferschen Sternzellen sind größtenteils erhalten. Auch bei Schock auftretend.

Lebernekrosen bei Eklampsie (Abb. 5.13). *Die Eklampsie tritt gewöhnlich gegen Ende der Gravidität, vor allem während der Geburt auf. Zur Pathogenese nimmt man heute an, daß in der Plazenta gebildete Toxine direkt auf die Parenchymzellen bzw. über den Umweg von Kreislaufstörungen (Schock?) wirken. Bevorzugt erkranken Leber, Niere und Gehirn.* Im Gegensatz zu den hypoxämischen Lebernekrosen, die im Gebiet des größten Sauerstoffmangels auftreten, sind die Nekrosen bei Eklampsie wahllos über das Leberläppchen verteilt. Bei schwacher Vergrößerung sieht man unregelmäßig gestaltete, landkartenartige, helleosinrote Herde. Die mittlere Vergrößerung zeigt den homogenen roten Bezirk: Leberzellen und Sinusoide sind nicht mehr voneinander zu unterscheiden. Die Zellkerne fehlen. Das Zytoplasma der Leberzellen ist homogen und ohne Strukturierung. Das Blut in den Sinusoiden ist zu einer homogenen Säule (→) geronnen (Stase bzw. Thromben aus Fibrin und Blutplättchen – hyaline Thromben → Hinweis auf Schock als Ursache).

Makroskopisch: Graue bis graugelbe landkartenartige Herde.

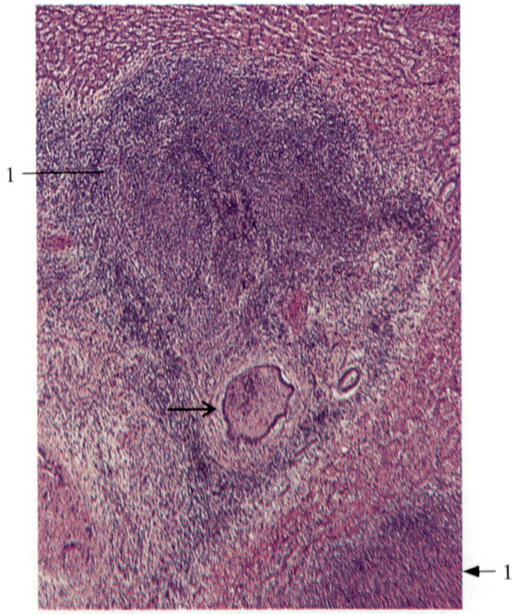

B. – Abb. 5.14. Aszendierte, abszedierte Cholangitis; Fbg. HE

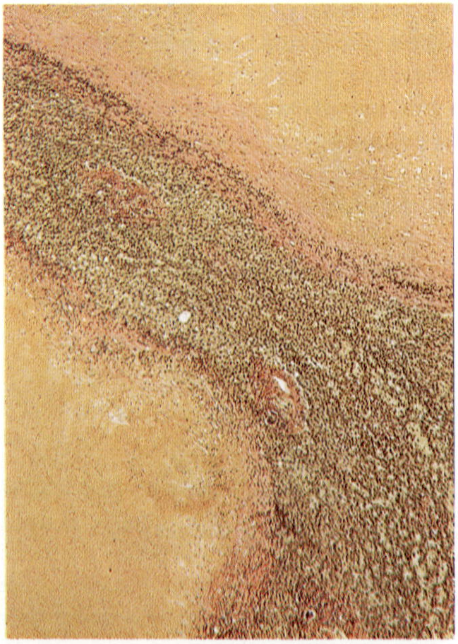

B. – Abb. 5.15. Gumma der Leber; Fbg. v. Gieson

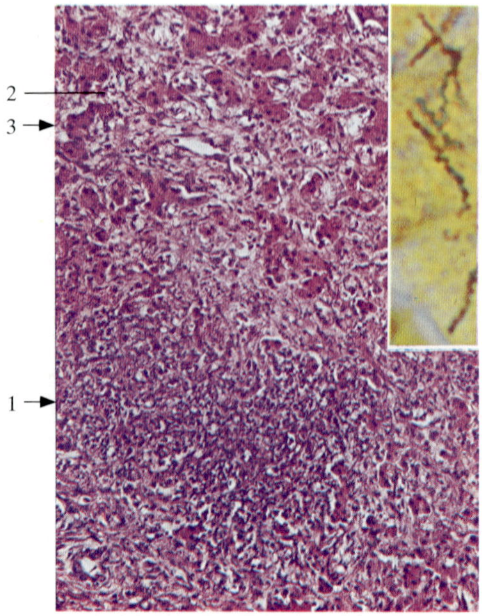

B. – Abb. 5.16. Lues connata der Leber; Fbg. HE. Ausschnitt: Spirochäten; Fbg. Levaditi

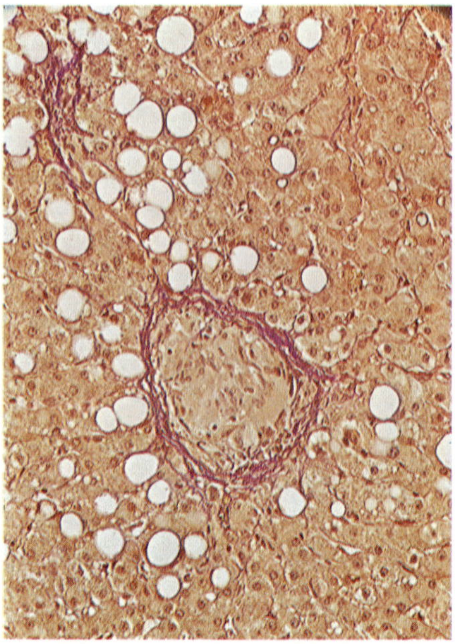

B. – Abb. 5.17. Sarkoidosegranulom der Leber; Fbg. HE

Aszendierte, abszedierte Cholangitis (Abb. 5.14). *Aufsteigende bakterielle Infektion (meist Escherichia coli) der Gallenwege, bei einer Gallestauung (Steine, Tumoren).* Die Gallengänge der Periportalfelder sind erweitert. Die Lichtung enthält ein an polymorphkernigen Leukozyten reiches Exsudat (→ im Bild). Das gesamte Periportalfeld ist von polymorphkernigen Leukozyten infiltriert, die auch auf das benachbarte Parenchym übergreifen und hier zu einer Gewebseinschmelzung führen können (*cholangitische Abszesse,* →1). In unserem Präparat besteht außerdem eine Vermehrung des periportalen Bindegewebes mit konzentrischen Bindegewebsmänteln (→ im Bild) um die Gallengänge herum. Dies ist oft ein Zeichen dafür, daß schon mehrere cholangitische Prozesse abgelaufen sind (vgl. primäre Cholangitis, S. 165).

Makroskopisch: Ikterus der Leber mit verbreiterten und verwaschenen Periportalfeldern und grünlich verfärbten Einschmelzungsherden (Abszesse).

Gumma der Leber (Abb. 5.15). *Im dritten Stadium der Lues können in den Organen »Gummiknoten« von elastischer Konsistenz auftreten.* Es handelt sich um scharf begrenzte, runde oder landkartenähnliche Nekrosen, in denen bei Elastica-v. Gieson-Färbung noch Reste von Bindegewebsfasern oder elastischen Fasern, die von der Umgebung her in die Nekrose einstrahlen, nachweisbar sind. In unserem Bild sieht man Nekrosen (v. Gieson gelb, fehlende Kernfärbung), die von einem schmalen Wall von Granulationsgewebe abgegrenzt werden. Das Granulationsgewebe zeigt als »Pioniere« Epitheloidzellen, wie sie auch bei der Tuberkulose (S. 121) beobachtet werden. Sie treten aber in geringerer Zahl auf als bei der Tuberkulose. Dann folgt nach außen ein Granulationsgewebe mit Kapillaren, Fibroblasten und Lymphozyten. In der äußeren Zone tritt Vernarbung auf (v. Gieson rot). Wie bei der Tuberkulose können auch Riesenzellen vom Typ der Langhansschen Riesenzellen vorkommen. Im Unterschied zur Tuberkulose findet man aber im Granulationsgewebe des Gummas häufig Plasmazellen und in der Umgebung endangitische Prozesse.

Makroskopisch: Gelbe, landkartenartige Nekrosen von gummiartiger Konsistenz.

Lues connata der Leber (Abb. 5.16). In der Übersicht kann man die Struktur des Lebergewebes kaum erkennen. Man sieht zahlreiche kleine, blaue Herdchen *(Syphilome).* Die Leberzellbalken erscheinen durch interstitielle Zellinfiltrate auseinandergedrängt und in einzelne Gruppen von Leberzellen aufgespalten. Die mittlere Vergrößerung zeigt die miliaren Syphilome (→1), d. h. frische Nekrosen mit Kerntrümmern, polymorphkernigen Leukozyten und Lymphozyten. Die Leberzellen sind hier vollständig verschwunden. In der Umgebung hat sich eine chronische interstitielle Hepatitis entwickelt, wobei die Interstitien durch Histiozyten, Fibroblasten, Lymphozyten und Bindegewebsfasern (→2) stark verbreitert sind. Dazwischen liegen Reste von Leberzellbalken (→3). Bei Spezialfärbung (Versilberung nach Levaditi) lassen sich massenhaft **Spirochäten** darstellen (Ausschnitt in Abb. 5.16).

Makroskopisch: Derbe Konsistenz der Leber, auf der Schnittfläche graubraun gefleckt *(Feuersteinleber).*

Veränderungen der konnatalen Lues lokalisieren sich weiterhin im Skelettsystem (*Osteochondritis syphilitica, luetische Sattelnase, Periostitis syphilitica),* an der Haut *(Pemphigus lueticus)* sowie in Lunge *(Pneumonia alba)* und im Gehirn. Ferner kann eine sog. *Hutchinsonsche Trias* bestehen (Keratitis profunda, Innenohrschwerhörigkeit und »Tonnenzähne«).

Sarkoidosegranulom der Leber (Abb. 5.17). Die Sarkoidose *(Morbus Boeck)* breitet sich lymphogen von den Lungenhiluslymphknoten oder hämatogen aus und kann *alle* Organe befallen. Die Leber ist in 60% der Fälle betroffen, so daß eine Leberpunktion neben einer Lymphknoten-Probeexzision (s. S. 269) diagnostisch hilfreich sein kann. Abb. 5.17 zeigt ein epitheloidzelliges Granulom mit einer typischen ringförmigen Kollagenisierung in der Außenzone (Beginn der Vernarbung). Außerdem besteht eine großtropfige Leberverfettung.

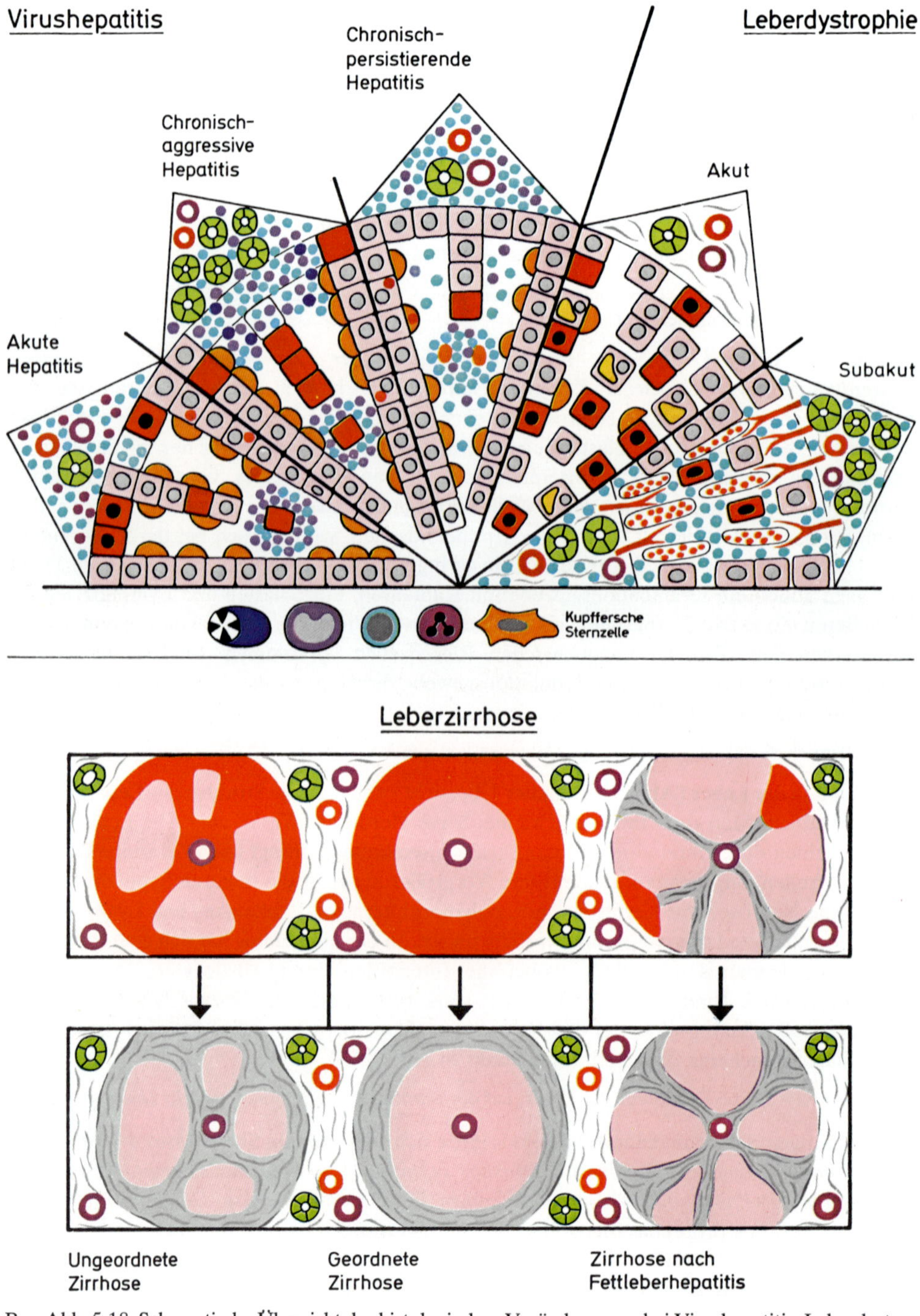

B. – Abb. 5.18. Schematische Übersicht der histologischen Veränderungen bei Virushepatitis, Leberdystrophie und Leberzirrhose. Obere Reihe: rot = Nekrose. Untere Reihe: grau = Bindegewebe

Virushepatitis – Leberdystrophie – Leberzirrhose

Abb. 5.18 zeigt schematisch das histologische Bild dieser drei Krankheiten, die wegen ihrer gemeinsamen formalen und z. T. auch kausalen Pathogenese zusammen betrachtet werden können. *Formalgenetisch handelt es sich um einen Untergang von Leberzellen (Nekrose) mit sekundärer Reaktion des Mesenchyms in Form von Granulationsgewebe mit Resorption und Umbau des Lebergewebes sowie Regeneration des Parenchyms.* In manchen Fällen von Leberzirrhose steht allerdings auch eine *primäre Granulationsgewebswucherung (Entzündung) mit nachfolgendem oder gleichzeitigem Untergang des Parenchyms* im Vordergrund.

Bei der akuten **Virushepatitis** (vgl. a. S. 162 u. 163) wird der Prozeß durch *Einzelzellnekrosen* (azidophile Einzelzellnekrosen) eingeleitet. Diese werden von Histiozyten resorbiert. Die Periportalfelder zeigen lympho-histiozytäre Infiltrate, die die Grenzlamelle durchbrechen und auf das Parenchym übergreifen. In etwa 5% der Fälle kann sich eine *chronische Hepatitis* entwickeln, entweder in Form einer *chronisch-aggressiven Hepatitis* mit mottenfraßähnlichen entzündlichen Infiltraten, die vom periportalen Feld auf das Parenchym übergreifen, oder es kommt zu einer *chronisch-persistierenden Hepatitis* mit jahrelangem Verlauf. Hier finden sich nicht auf das Leberparenchym übergreifende periportale entzündliche Infiltrate.

Die **Leberdystrophie** (vgl. a. S. 168 u. 169) stellt eine Nekrose der gesamten oder eines Teiles der Leber dar. Man ist heute der Ansicht, daß es sich in der Mehrzahl der Fälle um eine *maligne Verlaufsform der Virushepatitis* handelt. Das akute Stadium (*akute gelbe Leberatrophie,* besser *Dystrophie*) zeichnet sich durch eine Dissoziation der Leberzellbalken aus mit Nekrobiose der Zellen und Pyknose der Zellkerne. Im *subakuten Stadium* ist ein großer Teil des Parenchyms schon abgebaut, die Periportalfelder sind zusammengerückt und chronisch-entzündlich infiltriert.

Bei der **Leberzirrhose** (vgl. a. S. 170 u. 171) besteht das Wesen der Erkrankung in einem *fortschreitenden Umbau* der gesamte Leber mit *Untergang* des Parenchyms und Ausbildung von *Pseudolobuli.* Man unterscheidet im wesentlichen zwei Typen der Zirrhose: *1. Ungeordnete Zirrhose* (postnekrotische Zirrhose), *2. Geordnete Zirrhose* (portale Zirrhose, biliäre Zirrhose).

Das Schema auf der gegenüberliegenden Seite zeigt die verschiedenen Möglichkeiten der Entstehung einer Leberzirrhose. Bei der **postnekrotischen ungeordneten Zirrhose** (links) kommt es zu großen Parenchymnekrosen, die, wie hier dargestellt, einzelne Abschnitte des Leberläppchens betreffen oder auch häufig mehrere Leberläppchen oder große Parenchymbezirke umfassen. Daraus entwickeln sich ungleich große bindegewebige Felder mit unregelmäßigen, stehengebliebenen Parenchymbezirken. Sind zahlreiche Leberläppchen befallen, so kommt es zu großen Narbenfeldern, in denen die Periportalfelder dicht beieinanderliegen und evtl. nur noch kleine Parenchyminseln zu sehen sind (vgl. S. 170). Eine *ungeordnete Zirrhose* kann auch aus einer Fettleberhepatitis hervorgehen (rechts), wenn chronisch-rezidivierende Nekrosen die Leberläppchen durchziehen.

Die **geordnete Leberzirrhose** verdankt ihre Entstehung einer chronischen Entzündung im periportalen Feld mit sekundärer periportaler Nekrose, so daß häufig ganz regelmäßige, gleich große Parenchyminseln entstehen, die von einem bindegewebigen Ring abgegrenzt werden. Die Zentralvene kann im Zentrum, aber auch in der Peripherie der Parenchyminseln liegen (s. S. 170).

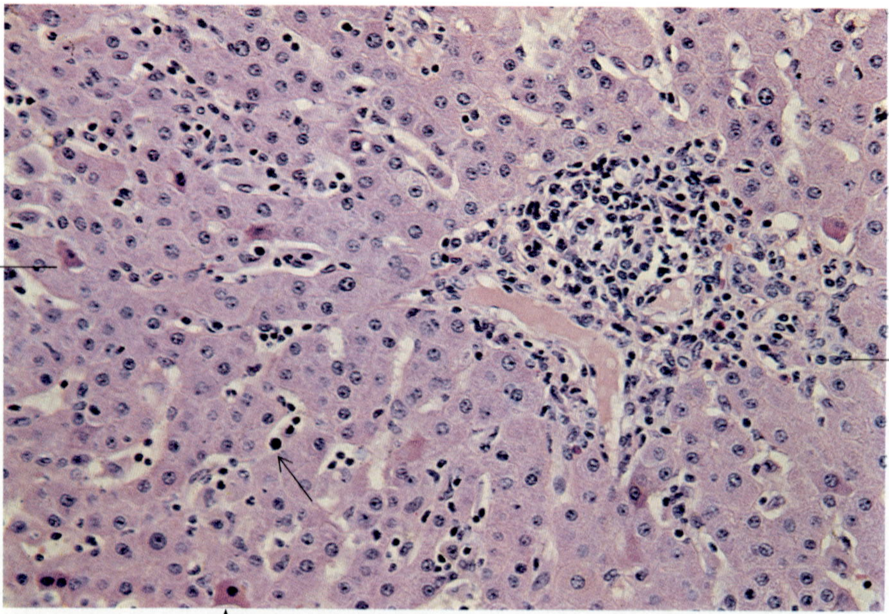

B. – Abb. 5.19. akute Virushepatitis; Fbg. HE

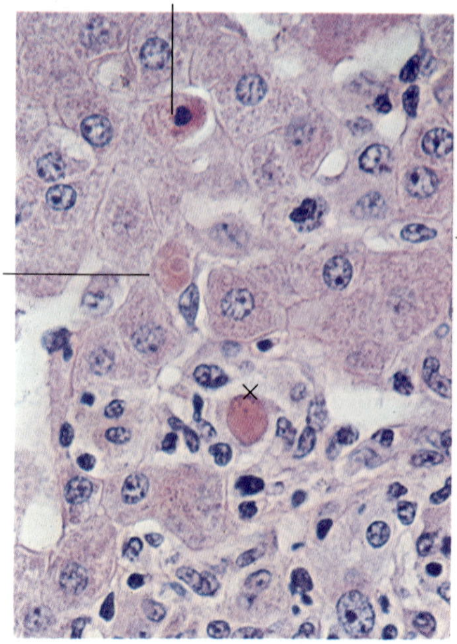

B. – Abb. 5.20. Akute Virushepatitis, Detail; Fbg. HE

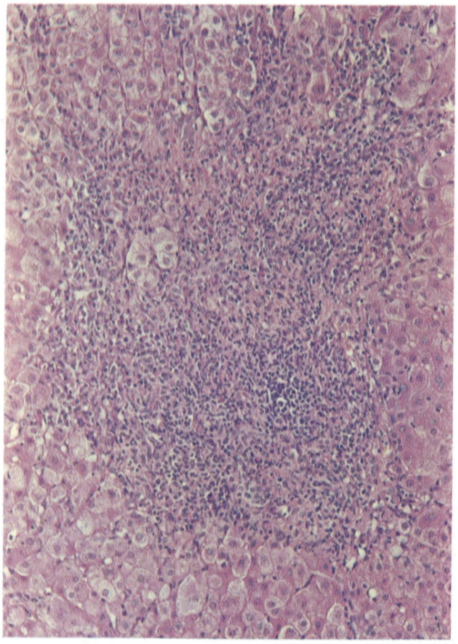

B. – Abb. 5.21. Chronisch-aggressive Hepatitis; Fbg. HE

Virushepatitis

Die akute und die chronische Virushepatitis bieten ein charakteristisches histologisches Bild, so daß in den meisten Fällen klare Aussagen über die verschiedenen Formen und ihre Prognose möglich sind. Durch die Leberpunktionsdiagnostik sind wir über den Ablauf der Erkrankung gut unterrichtet.

Die **akute Virushepatitis** beginnt klinisch mit Müdigkeit, Appetitlosigkeit, Übelkeit und geringem Ikterus, die SGOT ist leicht erhöht. Krankheitsverlauf etwa 6 Wochen. Sie wird durch das Virus A (Hepatitis epidemica) epidemisch oral übertragen. Der Virusnachweis ist durch Übertragung auf Affen gelungen. Inkubationszeit 15–50 Tage. Die **Serumhepatitis** (Virus B) wird parenteral und enteral übertragen (Bluttransfusion, Injektionen, »Hippie-Hepatitis«). Inkubationszeit 45–160 Tage. Virushüllproteine sind im Blut als korpuskuläres Antigen nachweisbar (sog. Australia-Antigen, Hepatitis-B-Antigen, HB-Antigen). Auch im Zytoplasma der Leberzellen ist HB-Hüllproteinantigen mit Immunfluoreszenz nachweisbar. Lichtmikroskopisch zeigt das Zytoplasma eine milchglasartige Trübung (Vermehrung des endoplasmatischen Retikulums). Die Erkrankung verläuft länger und schwerer als bei Hepatitis A.
Beide Erkrankungen bieten prinzipiell das gleiche histologische Bild, wobei die Einzelzellnekrosen eine sekundäre entzündliche Reaktion der Kupfferschen Sternzellen und des periportalen Feldes hervorrufen. Das Gitterfasergerüst ist erhalten, so daß eine Regeneration ohne Umbau des Lebergewebes möglich ist. Hepatitis A und B können in die verschiedenen Formen der chronischen Hepatitis übergehen.

Akute Virushepatitis (Abb. 5.19 u. 5.20). In der Übersicht fallen die verbreiterten und zellig infiltrierten Periportalfelder auf, sowie kleinste Zellinfiltrate im Parenchym bei erhaltener Leberstruktur. Die mittlere Vergrößerung (Abb. 5.19) zeigt die lymphozytären *Infiltrate* in den *Periportalfeldern,* untermischt mit einzelnen polymorphkernigen Leukozyten. Diese Infiltrate durchbrechen manchmal in geringem Grade die Grenzlamellen der Leberläppchen und greifen auf das Parenchym über (→ 1). Zwischen den Leberzellbalken liegen *vergrößerte Kupffersche Sternzellen* und runde einkernige Zellen, die eingewanderte Blutmonozyten darstellen (→ im Bild). Auffällig sind weiterhin kleine, geschrumpfte Leberzellen (→ 2, → 3) mit zipfelig ausgezogenem Zytoplasma und pyknotischen Zellkernen *(azidophile Einzelzellnekrosen).*
Die starke Vergrößerung (Abb. 5.20, **akute Virushepatitis [Detail],** vgl. S. 160) zeigt die Einzelzellnekrosen und die Reaktion des Lebergewebes. Bei → 1 sieht man eine nekrotische Zelle mit Kernpyknose, bei → 2 (s. a. ×) einen kernlosen Zellschatten, d. h. ein typisches eosinophiles Körperchen als Rest einer nekrotischen und abgerundeten Leberzelle ohne Zellkern (sog. »hyalin body«, auch »Councilman body« genannt, vgl. S. 180). Diese »hyalin bodies« sind für die Hepatitis nicht spezifisch, sondern kommen auch bei anderen Erkrankungen vor. Umgeben wird die Einzelzellnekrose von Histiozyten mit ovalen, saftigen oder leicht eingekerbten Kernen. Außerdem sieht man Lymphozyten. Bei → 3 stellt sich eine vergrößerte Kupffersche Sternzelle dar. Im akuten Stadium werden darüber hinaus noch ein Ikterus der Leberzellen und Gallezylinder in den Läppchenzentren beobachtet. Mitosen und Amitosen mit mehrkernigen Riesenzellen treten zudem als Ausdruck einer Regeneration von Leberzellen auf.

Makroskopisch: Vergrößerte Leber mit stumpfem Rand, rote Oberfläche und Schnittfläche. 90% der akuten Hepatitiden heilen in 2–6 Monaten aus. Der Rest geht in eine chronische Hepatitis über.
Häufigkeit der akuten Hepatitis: Bundesrepublik Deutschland 30 000 Fälle pro Jahr.

Die **chronischen Hepatitiden** entwickeln sich in 3–5% aus einer akuten Hepatitis (häufiger bei Hepatitis B [15%] als bei A [1%]). Es gibt aber auch Fälle mit schleichendem Beginn ohne akute Erscheinungen. Man unterscheidet zwei Formen:

Chronisch-aggressive Hepatitis (Abb. 5.21): Schwerste Form der chronischen Hepatitis, die durch starke entzündliche Infiltrate der Periportalfelder ausgezeichnet ist, die die Grenzlamelle durchbrechen (»mottenfraßähnlich«) und zungenförmig auf das Parenchym übergreifen, so daß Infiltratbrücken zwischen den Periportalfeldern entstehen, die den zirrhotischen Umbau

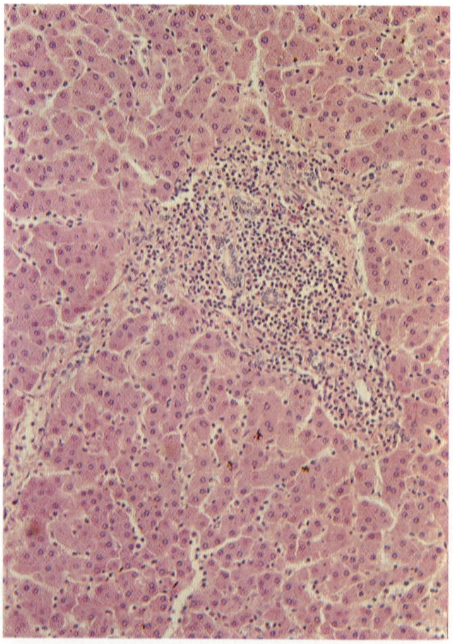

B. – Abb. 5.22. Chronisch-persistierende Hepatitis; Fbg. HE

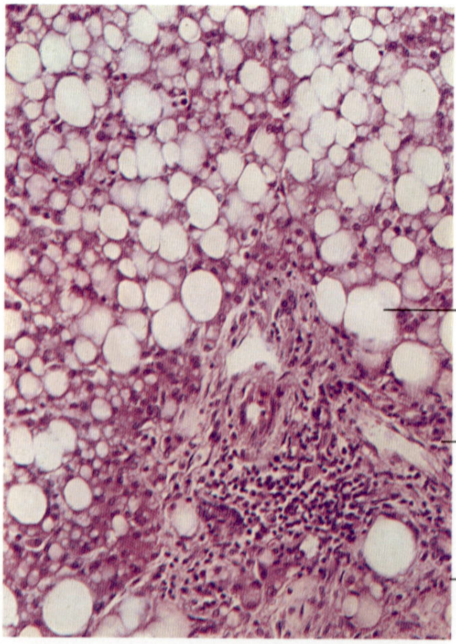

B. – Abb. 5.23. Fettleberhepatitis; Fbg. HE

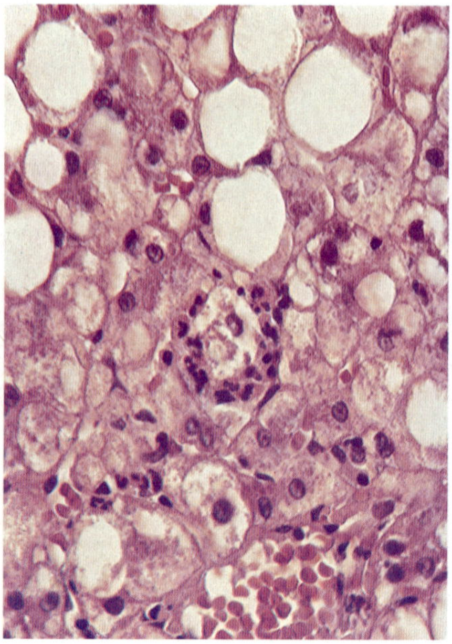

B. – Abb. 5.24. Fettleberhepatitis (Detail); Fbg. HE

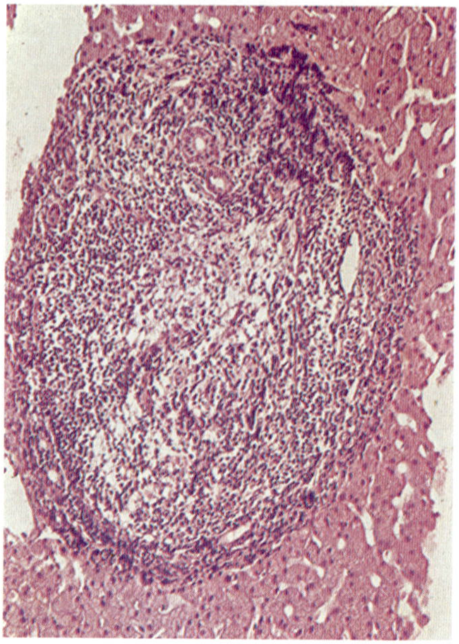

B. – Abb. 5.25. Chronische destruktive Cholangitis; Fbg. HE

einleiten. Es handelt sich um lympho-histiozytäre Infiltrate, die die nekrotischen Leberzellen ersetzen. In 3–5 Jahren kann sich eine Leberzirrhose ausgebildet haben. In 30% der Fälle findet man eine Australia-Antigen-positive Reaktion. Als Sonderform wird die »lupoide« chronisch aggressive Hepatitis abgegrenzt, die insbesondere bei jungen Frauen (20–29 Jahre) auftritt. Man kann hier das LE-Zellphänomen, hohen Antikörpertiter (IgG, IgA) und Antikörper gegen glatte Muskulatur nachweisen. Australia-Antigen negativ. Autoaggressionserkrankung? In den entzündlichen Infiltraten lassen sich auch Plasmazellen nachweisen.

Makroskopisch: Feinhöckrige Oberfläche.

Chronisch-persistierende Hepatitis (Abb. 5.22): Die periportalen Infiltrate bestehen aus Lymphozyten, manchmal mit Ausbildung von Keimzentren, und greifen nicht auf das Parenchym über. Im Parenchym findet man selten Einzelzellnekrosen und Knötchen von Kupfferschen Sternzellen sowie eine allgemeine Vermehrung der Sternzellen. 80% HB_5-Antigen. Kein Übergang in Zirrhose. Jahrelanger Verlauf. Keine Erhöhung der Immunglobuline.

Makroskopisch: Glatte Oberfläche.

Fettleberhepatitis (Abb. 5.23 u. Abb. 5.24). Durch Alkohol bedingte Leberschädigung. Im Beginn der Erkrankung findet man lediglich eine herdförmige oder diffuse Leberzellverfettung (groß- oder feintropfig). Später entwickeln sich Einzelzellnekrosen von verfetteten oder ballonartig aufgetriebenen Leberzellen (hydropische Degeneration mit Fett) bzw. Fettzysten (Zusammenfließen mehrerer verfetteter Leberzellen, →1). Typisch sind **Mallory bodies,** d. h. eine herdförmige Hyalinisierung des Zytoplasmas der Leberzellen (oft hirschgeweihartig, s. Abb. 5.26, →). Die Mallory bodies bestehen aus 14–20 nm Filamenten (präkeratinähnliche Polypeptide). Die periportalen Felder sind verbreitert (Ödem, Granulozyten, Gallengangswucherungen, zwischen →2 und →2). Läppchenzentral kommt es sekundär zu einer Faservermehrung (sog. *Maschendrahtfibrose),* wobei einzelne Leberzellen in Bindegewebsfasern eingesponnen werden. Abb. 5.24 zeigt eine verfettete nekrotische Leberzelle, die von Granulozyten resorbiert wird. Ferner besteht eine Vermehrung der Sternzellen, die eine Eisenspeicherung aufweisen *(Säufereisen).* Bei chronischem Alkoholabusus kann sich nach 10–15 Jahren eine geordnete oder ungeordnete Leberzirrhose entwickeln (s. S. 161) (etwa 10–20% aller Alkoholiker). Angriffspunkt des Alkohols unbekannt: Fettsäureoxydation vermindert. Mangel an NADH? Hemmung der Proteinsynthese? Erhöhte Lipolyse? S. Allgemeine Pathologie.

Cholangitis: Eine Entzündung der intrahepatischen Gallenwege tritt meist sekundär bei Gallenstauung durch extrahepatische stenosierende Prozesse auf (Gallensteine, Tumoren, Narben).

Meist aszendierende Infektion mit E. coli (s. S. 159). Die primäre Cholangitis wird als **chronische destruktive nichteitrige Cholangitis** bezeichnet (Abb. 5.25). Histologisch findet man ausgedehnte lympho-plasmazelluläre Infiltrate um die Gallengänge und im periportalen Feld (ähnliches Bild wie bei chronisch-aggressiver Hepatitis), mit Zerstörung der Gallengänge und Übergreifen der Entzündung auf das Parenchym, so daß sich eine geordnete portale biliäre Zirrhose entwickelt.

Klinik: Vorwiegend Frauen 30–60 J. Im Mittel nach 7 Jahren biliäre Zirrhose. In 98% der Fälle werden Antikörper gegen Mitochondrien nachgewiesen (Autoaggression?).

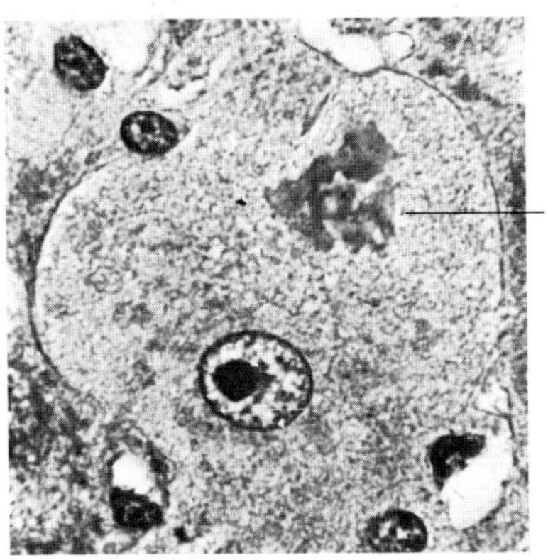

B. – Abb. 5.26. Mallory-Körperchen; Fbg. HE

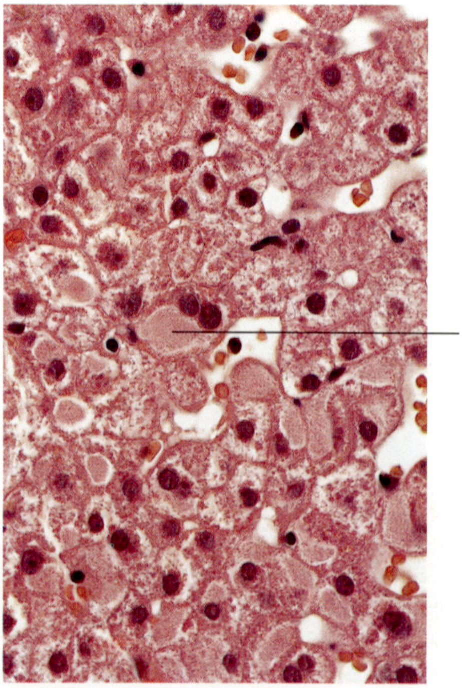

B. – Abb. 5.27. Milchglas-Hepatozyten bei chronisch persistierender Hepatitis; Fbg. HE

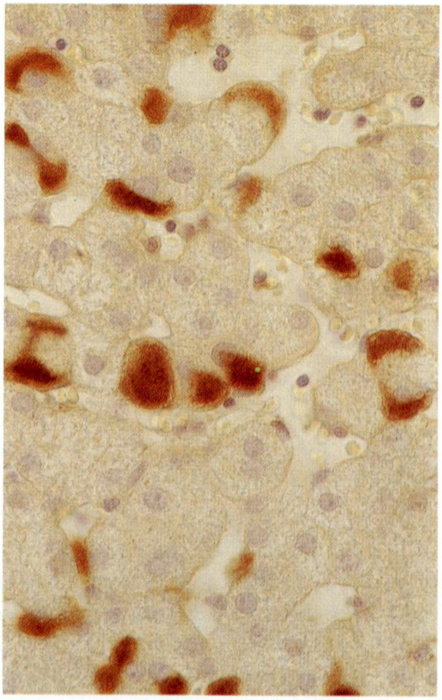

B. – Abb. 5.28. Immunhistochemischer Nachweis von HB_s-Ag (Australia-Antigen)

Australia-Antigen-Träger (Abb. 5.27, 5.28): Vereinzelte Einzelzellnekrosen von Leberepithelien, reaktive Sternzellvermehrungen und gelegentlich mit Keimzentren differenzierte Lymphozytenansammlungen sprechen für eine Progredienz oder Aktivität des hepatitischen Prozesses. Diese Veränderungen können sehr diskret sein, der Nachweis von **Milchglas-Hepatozyten** (Abb. 5.27: Leberepithelien zeigen leicht aufgerauhte, eosinrote, rundliche Zytoplasmaeinschlüsse →) sowie von Australia-Antigen im Serum sprechen aber für eine Virus-Persistenz. In diesen Fällen ist ein Gleichgewicht zwischen Immunreaktion und Virusaktivität anzunehmen, das für den chronischen Charakter der persistierenden Hepatitis verantwortlich ist. Durch immunhistochemische Methoden läßt sich **HBs-Antigen** (»Australia-Antigen«, hepatitis B surface) in der Peripherie des Hepatozyten-Zytoplasmas (nicht im Kern) als dunkelbrauner Einschluß nachweisen (Abb. 5.28).

Bei den sog. *Australia-Antigen-Trägern* gehen die morphologischen Zeichen des Zellschadens (Nekrosen) und der Gewebsreaktion (Sternzellhyperplasie, portale Lymphozyteninfiltration) zurück, während die Zahl an Milchglas-Hepatozyten zunimmt. Sind nur noch ganz vereinzelte Leberzellnekrosen zu finden, dann wird man das Krankheitsbild als eine *Minimal-Hepatitis* (häufiger auch als *reaktive Hepatitis* bezeichnet) ansehen und als die leichteste Form der chronischen B-Hepatitis deuten.

Virusbedingte Leberschäden: Parenchymschäden mit mesenchymaler Reaktion werden auch bei anderen Viruserkrankungen beobachtet, so z. B. bei der infektiösen Mononukleose (Epstein-Barr-Virus: Sternzellhyperplasie), bei der Zytomegalie (typische Zytomegaliezellen mit Einschlußkörper) und bei den Herpes-Infektionen (Typ A simplex und Typ B genitalis).

Zur Differentialdiagnose der chronischen Hepatitis

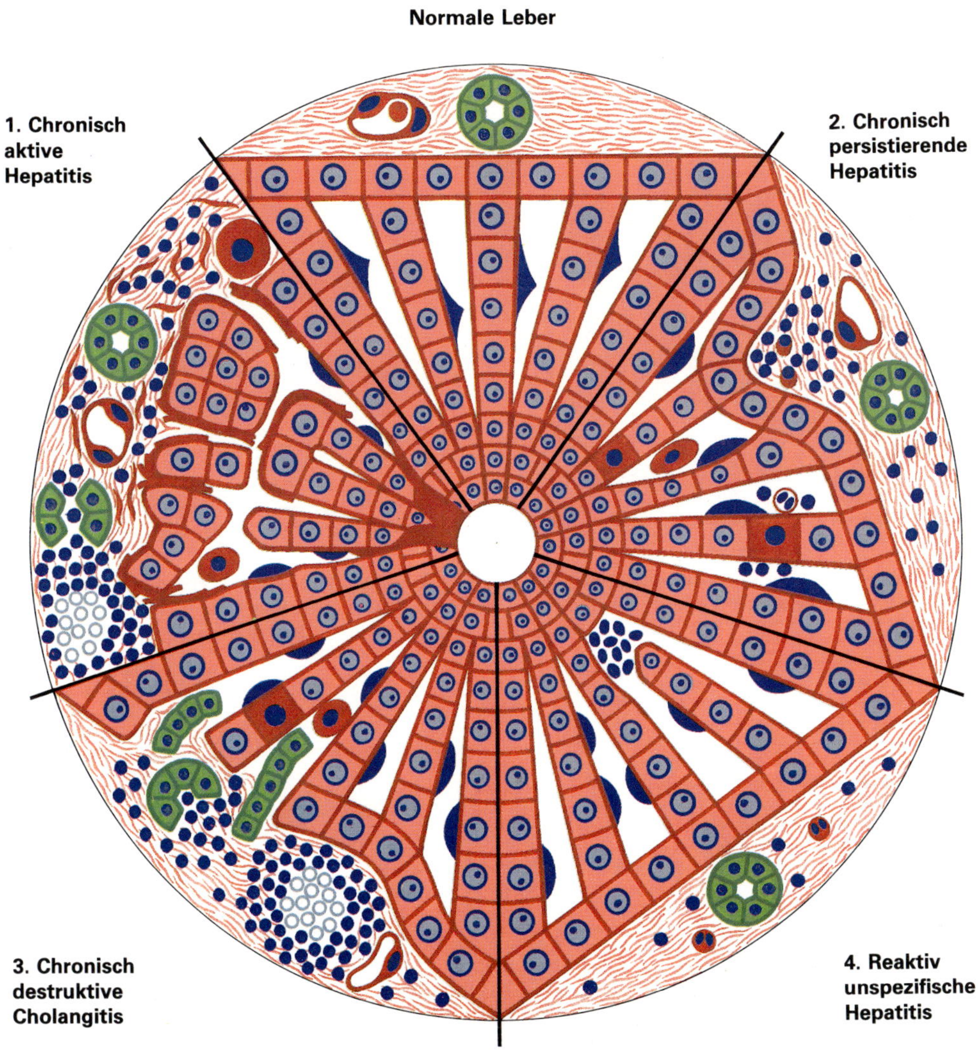

B. – Abb. 5.29. Differentialdiagnose der chronischen Hepatitis

1. Chronisch-aktive Hepatitis: Störung der lobulären Architektur durch entzündliche Infiltration und Destruktion der Grenzlamelle, lympho-plasmazelluläre Infiltration der Portalfelder, Mottenfraßnekrosen, portale und interstitielle Fibrose, Einzel- und Gruppenzellnekrosen mit histiozytärer Reaktion.

2. Chronisch-persistierende Hepatitis: lobuläre Architektur intakt, lymphoplasmazelluläre portale Infiltration, Milchglas-Hepatozyten, Sternzellhyperplasie.

3. Chronisch-destruktive Cholangitis: lymphozytäre Cholangitis mit Follikelbildung im Portalfeld, Gallengangsdestruktion und -proliferation.

4. Reaktiv-unspezifische Hepatitis: lobuläre Architektur intakt, vereinzelte, zentroazinäre Hepatozytennekrosen mit granulozytärer und lymphozytärer Reaktion.

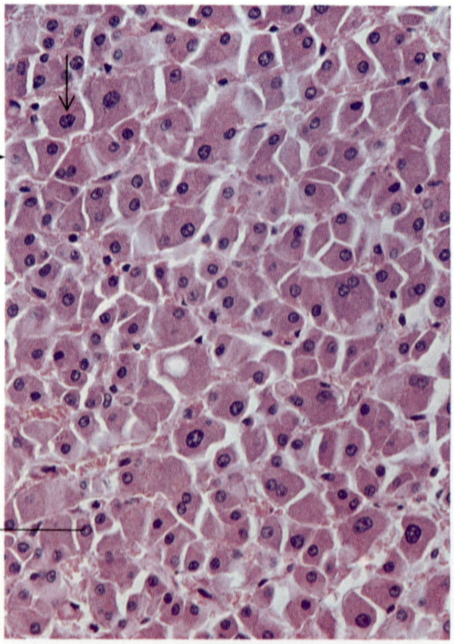

B. – Abb. 5.30. Akute Leberdystrophie mit Dissoziation der Leberzellbalken; Fbg. HE

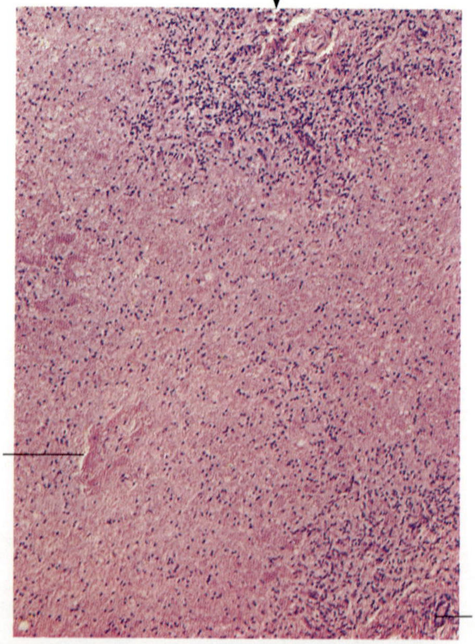

B. – Abb. 5.31. Akute Leberdystrophie (4–6 Tage alt); Fbg. HE

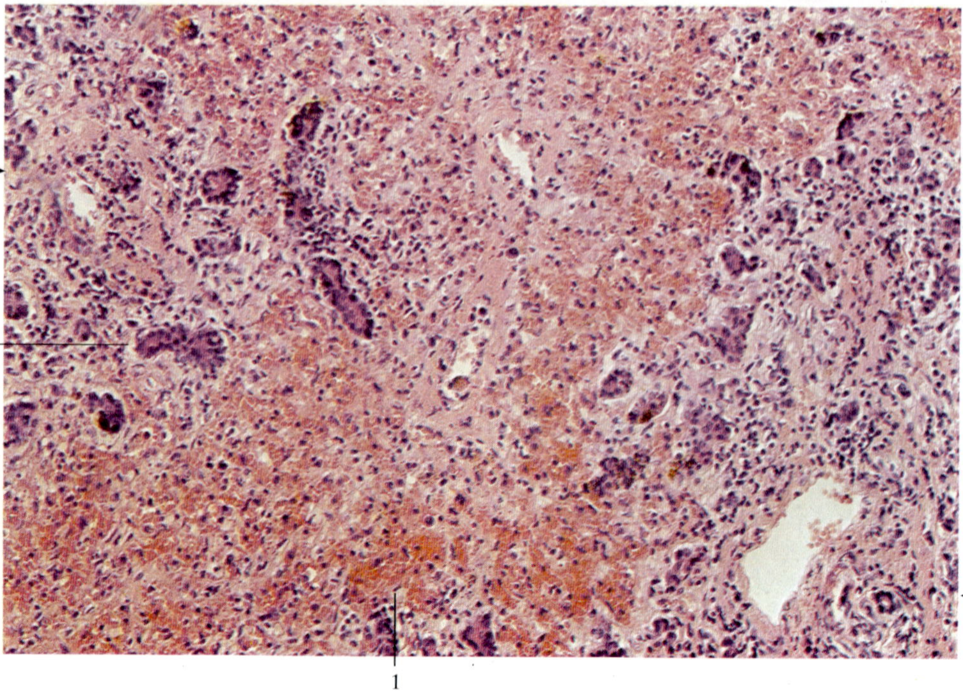

B. – Abb. 5.32. Subakute Leberdystrophie; Fbg. HE

Leberdystrophie

Akute Leberdystrophie (Abb. 5.30 u. 5.31). Die akute Leberdystrophie stellt morphologisch eine Nekrose des gesamten Organs dar. Es handelt sich um eine ätiologisch nicht einheitliche, in wenigen Tagen zum Tode führende Erkrankung. Als auslösende Noxen kommen in Frage: *1. schwere Vergiftungen* (z. B. mit Phosphor, Pilzgiften, Arsen u. a.). Bei dieser toxischen Form besteht im Beginn der Erkrankung eine hochgradige diffuse Verfettung der Leber, die Nekrose tritt erst sekundär bevorzugt in der Läppchenperipherie auf. *2. Ernährungsstörungen* (Eiweißmangel). *3. Virusinfektion.* Diese *fulminante* oder *maligne Form der Virushepatitis* hat in den letzten 20 Jahren besonders stark zugenommen (0,5–5% der akuten Virushepatitisfälle). Das mikroskopische Bild der akuten Dystrophie wechselt mit dem Alter der Erkrankung und der postmortal bis zur Untersuchung vergangenen Zeit. In ganz frischen Fällen (6–8 Stunden nach dem Tode) findet man eine Dissoziation der Leberzellbalken, d. h. die einzelnen Leberzellen sind aus dem Verband herausgelöst und liegen als Einzelelemente mit scharfen Zellgrenzen vor. Die Zellen sind verschieden groß; einzelne sind schon geschrumpft (→1 in Abb. 5.30). Das Zytoplasma ist homogen und stärker blau gefärbt als normal (Glykogenschwund). Die Zellkerne sind verkleinert, häufig pyknotisch (→ im Bild) oder aufgehellt und schwächer gefärbt (Karyolysis, →2). Das vorliegende Präparat stammt von einem Patienten, der akut mit einem klinisch unklaren »Oberbauchsyndrom« erkrankte. Bei der Laparotomie wurde eine gering verkleinerte, gelbliche Leber gefunden und eine Probeexzision entnommen (vgl. Abb. 5.30). 19 Stunden später kam der Patient ad exitum und bot jetzt das »typische« Bild der Dystrophie. Histologisch waren die Leberzellen jetzt völlig kernlos, das Zytoplasma feingranulär und verwaschen. Entzündliche Infiltrate fehlten.

Akute Leberdystrophie, 4–6 Tage alt (Abb. 5.31). Wird die akute Dystrophie um einige Tage überlebt (bis zu 10 Tagen), so findet man eine völlige Auflösung der Leberzellen, so daß jetzt nur noch ein homogenes, eosinrotes Material vorliegt, in dem einzelne Sternzellen erhalten sind. Die bandförmigen, schwach eosinroten Strukturen (→1) stellen noch kernlose Reste der Leberzellbalken dar. Die Periportalfelder (→2) sind entzündlich infiltriert (Lymphozyten), und einzelne Gallengangswucherungen (→3) haben sich entwickelt.

Makroskopisch: Kleine, schlaffe, weiche Leber mit runzeliger Kapsel. Schnittfläche gelb, gelbgrün oder ockergelb. Gewichtsabnahme der Leber bis auf 500 g (Normalgewicht 1500 g). Häufig sind Leuzin- und Tyrosinkristalle auf der Schnittfläche bzw. Oberfläche zu sehen (*mikroskopisch:* runde Drusen bzw. Kristallbüschel).

Subakute Leberdystrophie (Abb. 5.32). Wird nur ein Teil der Leber von der Nekrose betroffen, z. B. ein Lappen oder ein Teil eines Leberlappens, oder verläuft die Erkrankung langsamer, so entwickelt sich die subakute rote Dystrophie, bei der histologisch zwischen den weiten Sinusoiden (→1: sog. Entlastungshyperämie) Zelldetritus aus Resten von Leberzellen nachweisbar ist. Die Resorption des nekrotischen Materials ist also schon weit fortgeschritten. Die Periportalfelder sind dementsprechend nahe aneinandergerückt (→2 u. →3 weisen jeweils auf ein Periportalfeld hin) und zeigen neben lymphozytären Infiltraten zahlreiche gewucherte Gallengänge (→4). Zwischen den Periportalfeldern sieht man in der Mitte des Bildes zwei Zentralvenen. In der Übersicht fallen diese verbreiterten Periportalfelder mit den gewucherten Gallengängen deutlich ins Auge.

Makroskopisch: Verkleinerte, zähelastische Leber mit rot und gelb marmorierter Schnittfläche. Die rote Farbe entspricht den hyperämischen Partien (Entlastungshyperämie). Verfettete Parenchyminseln erscheinen gelb. *Verlauf:* 3–8 Wochen, *Mortalität:* 40% der Fälle.

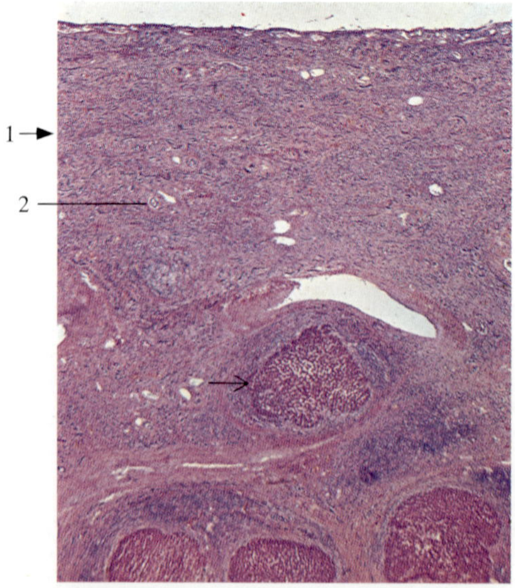

B. – Abb. 5.33. Postnekrotische Leberzirrhose; Fbg. HE

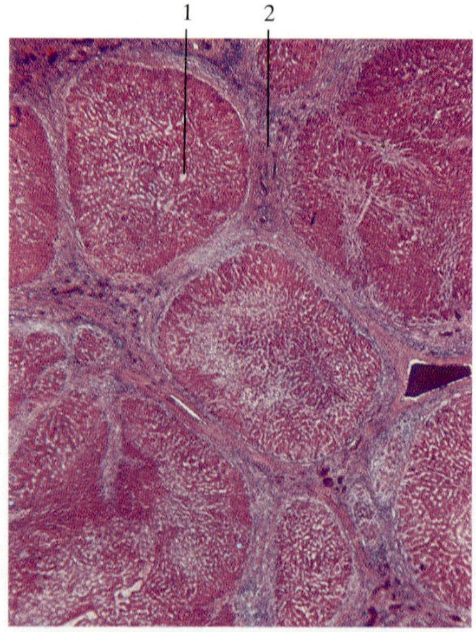

B. – Abb. 5.34. Portale Leberzirrhose; Fbg. HE

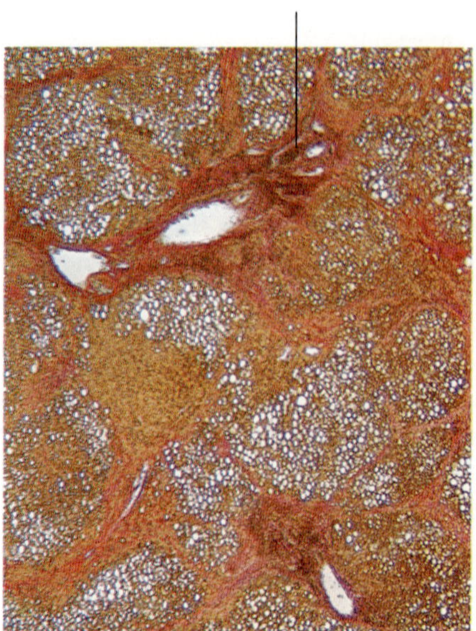

B. – Abb. 5.35. Leberzirrhose mit hochgradiger Verfettung; Fbg. v. Gieson

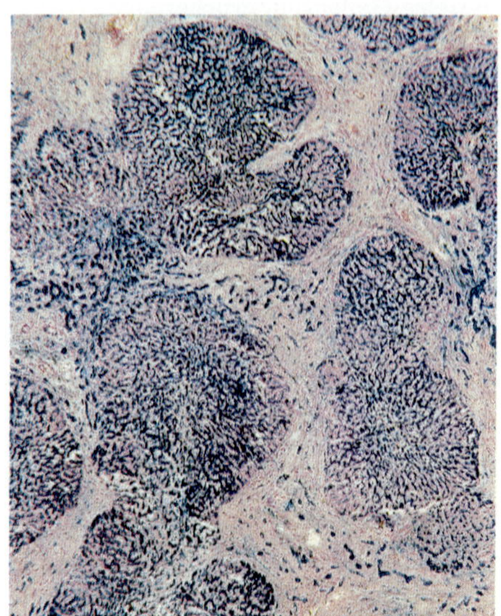

B. – Abb. 5.36. Pigmentzirrhose; Fbg. Berliner-Blau-Reaktion

Leberzirrhose

Postnekrotische Leberzirrhose (ungeordnete Leberzirrhose; Abb. 5.33). Die Folgen einer partiellen Nekrose des Parenchyms stehen hier im Vordergrund. In unserem Bild ist ein großer subkapsulärer Bezirk (→1) zugrunde gegangen. Die Läppchen sind verschwunden, die Periportalfelder aneinandergerückt. Auf diese Weise sind *Narbenfelder* mit einem kollabierten bindegewebigen Gerüst und chronisch-entzündlichen Infiltraten entstanden. Die Periportalfelder sind lymphozytär infiltriert und zeigen Gallengangswucherungen (→2). Im Narbengewebe sieht man Inseln von Restparenchym (→), das teilweise noch Zentralvenen oder Periportalfelder aufweist, aber keine regelrechten Azinuseinheiten mehr bildet, da die Nekrosen die Läppchen unregelmäßig durchzogen haben. Auf diese Weise liegen z. B. die Zentralvenen am Rande eines Parenchymbezirkes oder das Periportalfeld in der Mitte *(Pseudolobuli)*. Andere regeneratorisch gewucherte Parenchymeinheiten bilden sich zu Knoten mit architektonisch neu gegliederten Leberzellbalken um *(Regenerationsadenome)*. Man bezeichnet diesen Zirrhosetyp auch als *ungeordnete Leberzirrhose*.

Makroskopisch: Grobhöckerige Leber mit eingesunkenen, größeren und kleineren Narbenfeldern mit grauem, derbem Grund und groben Knoten (regeneriertes Restparenchym). Findet man lediglich ausgedehnte Narben der Leber ohne entzündliche Infiltrate, so spricht man von »Narbenleber« (Kartoffelleber).

Portale Leberzirrhose (geordnete Zirrhose, auch Laennecsche Zirrhose; Abb. 5.34). In der Übersicht findet man verschieden große rote Parenchymbezirke, die von blauroten Straßen abgegrenzt werden. Bei mittlerer Vergrößerung erkennt man Pseudolobuli mit Bindegewebsstraßen, die mit den Periportalfeldern in Verbindung stehen. Auf diese Weise entstehen verschieden große Parenchyminseln, in denen die Zentralvenen (→1) an jeder beliebigen Stelle liegen können. Das Bindegewebe (→2) ist zellig infiltriert (Lymphozyten, Histiozyten, einzelne polymorphkernige Leukozyten) und weist Gallengangswucherungen auf. Das Fortschreiten der Zirrhose ist am Übergreifen der Zellinfiltrate auf das Parenchym zu erkennen.

Makroskopisch: Kleinknotige, ziemlich regelmäßige Höckerung der Leber (sog. Schuhzweckenleber).

Leberzirrhose mit hochgradiger Verfettung (Abb. 5.35). Der Umbau erfolgt hier wie bei der geordneten Zirrhose in regelmäßiger Form von den Periportalfeldern aus. Auf der Übersicht ist kaum zu erkennen, daß es sich um Lebergewebe handelt. Man sieht v. Gieson-rote Bindegewebsstraßen, dazwischen aufgelockerte Gewebsstrukturen. Erst die mittlere Vergrößerung zeigt, daß es sich um Periportalfelder (→) mit lymphozytären Infiltraten und Gallengangswucherungen handelt. Die Leberzellen enthalten optisch leere, runde Tropfen (herausgelöstes Fett). Größere Räume stellen Fettzysten dar (zusammengeflossene, verfettete Zellen) (vgl. a. S. 155). Die Fettzirrhose entsteht oft aus einer Fettleberhepatitis (meist durch Alkoholabusus bedingt. Nachweis von Mallory bodies).

Makroskopisch: Vergrößerte, gelbe, feinhöckerige, derbe Leber. 60–70% der Zirrhosen scheinen toxisch-nutritiv bedingt zu sein (Alkoholabusus). Die akute Virushepatitis geht nur selten in Zirrhose über. Es besteht keine Korrelation zwischen Art der Zirrhose und der Ätiologie.

Pigmentzirrhose (Abb. 5.36). *Sie tritt meist im Rahmen der als Hämochromatose (Bronzediabetes) bezeichneten Erkrankung auf, wobei Pankreas, Milz, Lymphknoten, Speicheldrüsen und viele andere Organe Siderinablagerungen aufweisen.* In der Übersicht findet man bei der Berliner-Blau-Reaktion blaugefärbte, unregelmäßig große Parenchymbezirke, die von verschiedenen breiten, rotgefärbten Bindegewebsstraßen durchzogen werden. Bei stärkerer Vergrößerung sieht man die blaugefärbten Pigmentkörnchen am Gallepol der Leberzellen, in den Kupfferschen Sternzellen und dem Epithel der gewucherten Gallengänge.

Makroskopisch: Verkleinerte, fein- bis grobhöckerige, derbe, braune Leber.

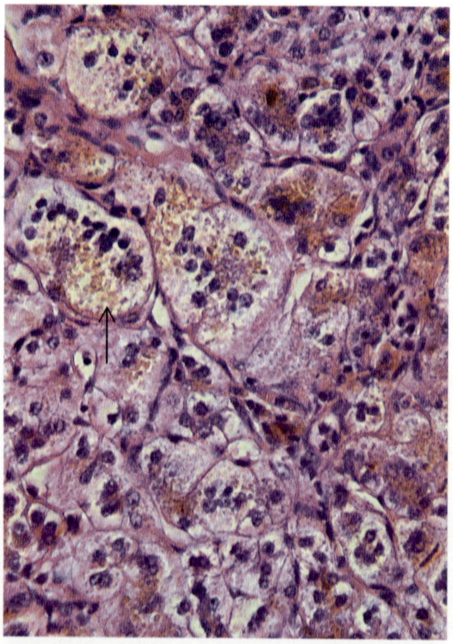

B. – Abb. 5.37. Riesenzellenhepatitis; Fbg. HE

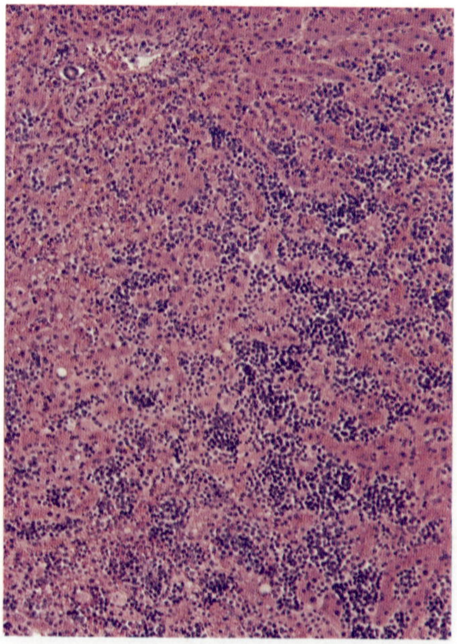

B. – Abb. 5.38. Leber bei chronischer myeloischer Leukämie; Fbg. HE

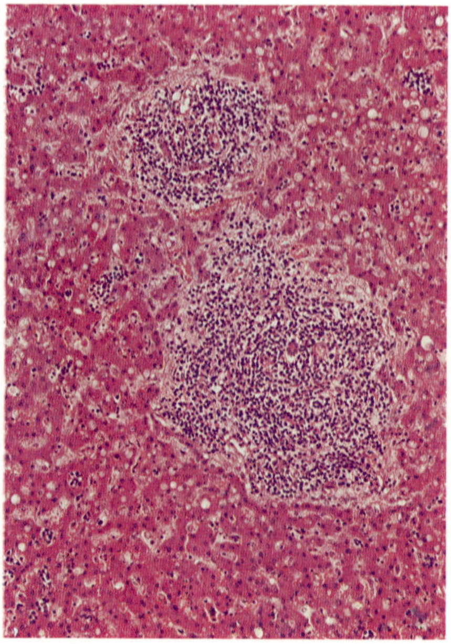

B. – Abb. 5.39. Leber bei lymphatischer Leukämie; Fbg. HE

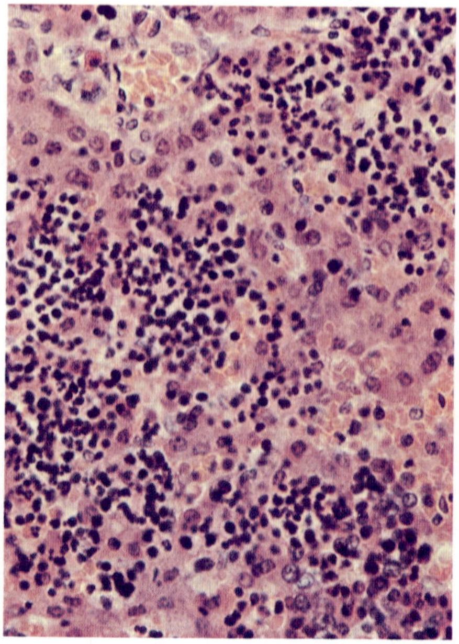

B. – Abb. 5.40. Leber bei Erythroblastose; Fbg. HE

Riesenzellenhepatitis (Abb. 5.37). *Die Riesenzellenhepatitis des Neugeborenen oder kleinen Kindes ist Ausdruck einer besonderen Reaktionsform der kindlichen Leber auf verschiedene Noxen (meist Virushepatitis, aber auch andere Ursachen möglich).* Klinisch stehen fast immer Symptome eines Verschlußikterus im Vordergrund. Mikroskopisch findet man (Abb. 5.37) statt normaler Leberzellbalken zahlreiche bizarr gestaltete mehrkernige Riesenzellen (→ im Bild). Sie nehmen oftmals die Breite von zwei oder mehreren Leberzellbalken ein. Das Zytoplasma der Riesenzellen ist vakuolisiert und oft stark mit Gallepigment angefüllt (→ im Bild). Die Riesenzellen sind Ausdruck einer Fehlregeneration oder entstehen durch Konfluenz von Leberzellen. Eine Proliferation von Bindegewebszellen (Sternzellen, Zellen in Periportalfeldern) ist in dieser Phase der Erkrankung sehr gering, später kann sich eine Zirrhose entwickeln.

Makroskopisch: Vergrößerte Leber, intensiv grün verfärbt.

Leber bei chronischer myeloischer Leukämie (Abb. 5.38). *Die schrankenlose Vermehrung von unreifen Frühformen der Granulozyten im Knochenmark mit Ausschwemmung in das Blut führt neben der Infiltration der Milz auch zu einer Ansammlung und Vermehrung von Myeloblasten, Promyelozyten und Myelozyten in den Sinusoiden der Leber.* Bei schwacher Vergrößerung ist die Organstruktur erhalten. Die mittlere Vergrößerung zeigt den stark vermehrten Zellgehalt der Sinusoide, die meist erweitert und prall mit großen, kernhaltigen Blutzellen vollgestopft sind (Myelozyten mit runden, lockeren Kernen, evtl. Granulierung des Zytoplasmas; Myeloblasten mit ovalen oder bohnenförmigen Kernen. Die Periportalfelder sind meist nicht oder nur gering infiltriert. Die Leberzellen können druckatrophisch werden und degenerative Veränderungen aufweisen.

Makroskopisch: Vergrößertes, graurotes Organ ohne Läppchenzeichnung. Bei akuten Leukämien, z. B. der Paramyeloblastenleukämie, sind vorwiegend die Periportalfelder betroffen.

Leber bei lymphatischer Leukämie (Abb. 5.39). Im Gegensatz zur chronischen myeloischen Leukämie sind bei der chronischen lymphatischen Leukämie die *Periportalfelder* von den unreifen Zellen (Lymphoblasten, Lymphozyten) durchsetzt, während die Sinusoide nur geringe Mengen kernhaltiger Zellen aufweisen. Bei schwacher Vergrößerung fallen schon die stark erweiterten, blau erscheinenden Periportalfelder ins Auge, die meist abgerundet sind. Die mittlere und die starke Vergrößerung zeigen die Infiltration des periportalen Bindegewebes mit Zellen der lymphatischen Reihe mit dichten oder lockeren Zellkernen und schmalem Zytoplasma.

Makroskopisch: Vergrößerung des Organs. Auf der Schnittfläche sind die Periportalfelder oft als kleine weiße Herdchen zu erkennen.

Leber bei Erythroblastose (Abb. 5.40). *Bei der fetalen Erythroblastose (M. haemolyticus neonatorum) handelt es sich um eine hämolytische Anämie des Fetus oder Neugeborenen als Folge einer Immunisierung der Mutter durch fetale, vom Vater ererbte Blutfaktoren. (In der Mehrzahl Rh-Inkompatibilität, seltener AB0-Unverträglichkeit und andere Faktoren.)* Reaktiv ist die Blutbildung im Knochenmark und anderen Bildungsstätten, so auch in der Leber (physiologisch bei Neugeborenen!), stark angeregt. Man sieht daher histologisch zahlreiche herdförmige Infiltrate, die sich bei mittlerer und starker Vergrößerung als intrasinusoidale Blutbildungsherde darstellen. Man findet hier vorwiegend Zellen der erythropoetischen (besonders Erythroblasten, Normoblasten) und der weißen Reihe, weiterhin auch Megakaryozyten. Ferner besteht ein Ikterus der Leberzellen, da die Leber die großen Mengen anfallenden indirekten Bilirubins nicht mehr verarbeiten kann. Außerdem werden Gallezylinder und eine Siderose beobachtet.

Makroskopisch: Große, rote Leber. Ferner bestehen ein *Hydrops congenitus* (allgemeine Ödeme), eine *Anämie* und ein *schwerer Ikterus* (Icterus gravis, oft verbunden mit einem Kernikterus).

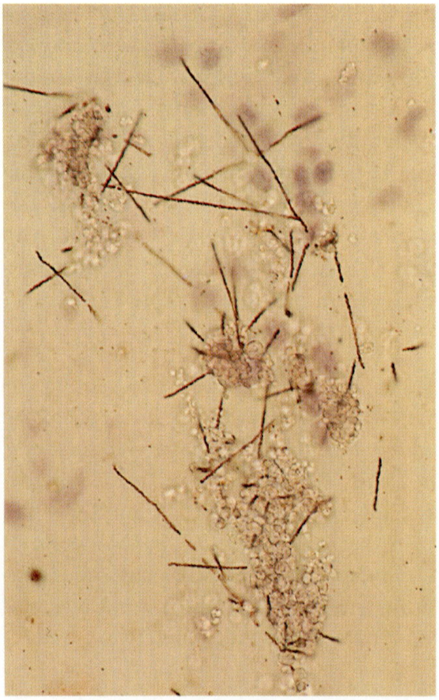

B. – Abb. 5.41. Thorotrastose der Leber. Histoautoradiographie

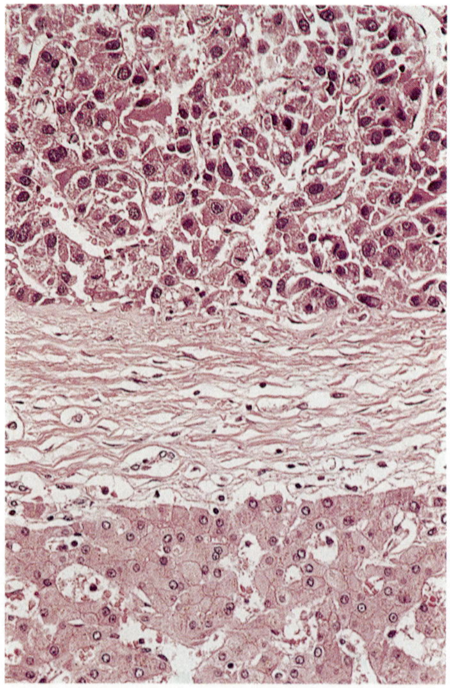

B. – Abb. 5.42. Leberzellkarzinom (oben im Bild, unten Lebergewebe); Fbg. HE

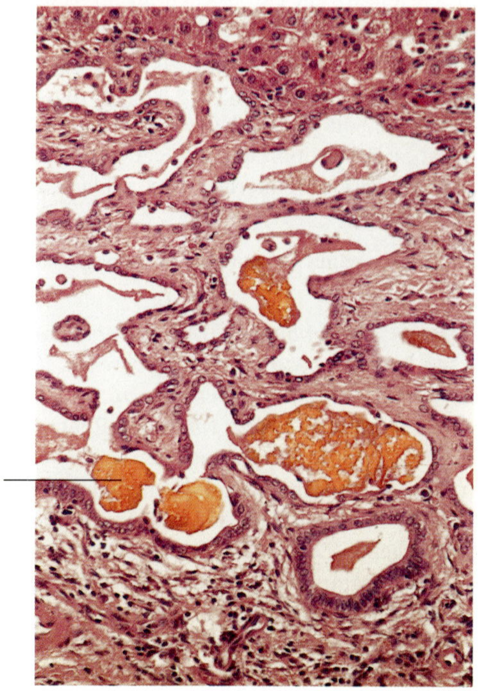

B. – Abb. 5.43. Gallengangsadenom (gutartiges Cholangiom); Fbg. HE

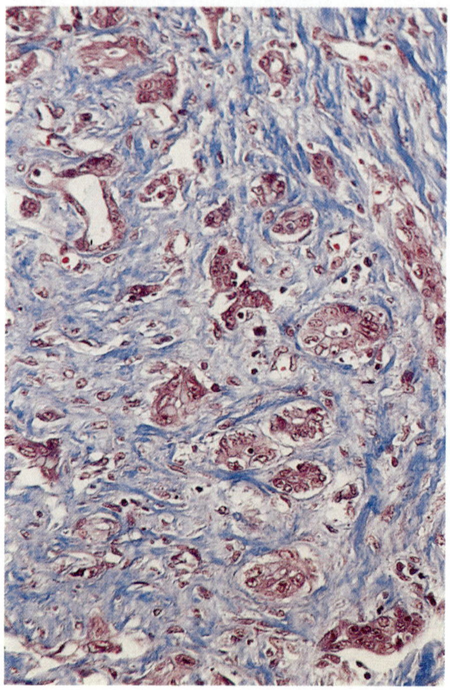

B. – Abb. 5.44. Gallengangskarzinom (malignes Cholangiom); Fbg. Azan

Thorotrastose – Lebertumoren

Leberthorotrastose: Als Thorotrastose bezeichnet man Gewebsveränderungen, die durch die Alpha-Strahlen des gespeicherten Thorotrastes hervorgerufen werden. Thorotrast besteht aus einer 25%igen Thoriumdioxyd-Lösung, die nach parenteraler Applikation nicht mehr ausgeschieden, sondern im RES (bevorzugt in der Leber) gespeichert wird. Im Bereich der Portalfelder entstehen kleine Granulome, die das Thorotrast einschließen. Mit einer Histoautoradiographie (Abb. 5.41) lassen sich die etwa 50 μm langen Strahlenspuren des Thoriumdioxides nachweisen.

Thorotrast wurde in den 40er Jahren als Röntgenkontrastmittel verwendet. Nach einer Latenzzeit von 10 bis 20 Jahren entwickelten sich Organschäden, besonders in der Leber, die von der Strahlenfibrose bis zum malignen Tumor (insbesondere maligne Hämangioendotheliome) reichten.
Histoautoradiographie: Ein histologischer Schnitt wird mit einer Photoemulsion bedeckt und nach einer längeren Expositionszeit (Wochen) entwickelt. Die Strahlen, die aus dem gespeicherten Thorotrast hervorgehen, belichten den Film und lassen sich auf diese Weise selektiv erfassen.

Malignes Hepatom (Leberzellkarzinom: Abb. 5.42, 5.45): Maligner epithelialer Tumor, der von den Leberepithelien hervorgeht. Histologisch zeigt das Karzinom solide, trabekulär oder alveolär aufgebaute Zellverbände. Die Tumorzellen erinnern noch an Hepatozyten (Abb. 5.42, obere Bildhälfte), weisen aber häufiger einen dunklen Kern, Mitosen und Atypien auf. Charakteristisch ist das infiltrative Wachstum mit Einbruch in Blutgefäße. Diese Tumoren können auch ein amorphes, gelb-braunes Gallepigment bilden (→Abb. 5.45).

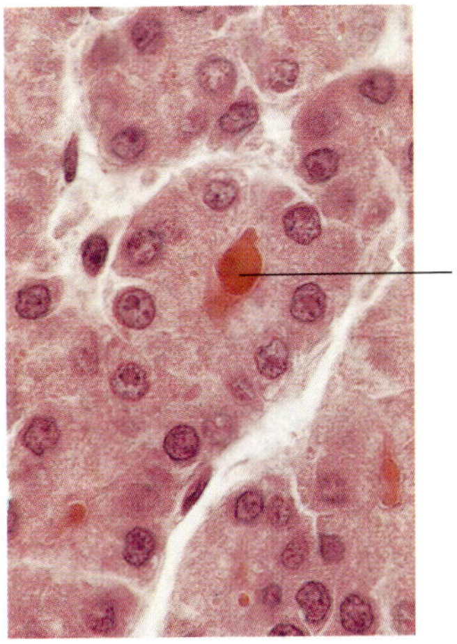

B. – Abb. 5.45. Gallebildendes Leberzellkarzinom; Fbg. HE

Maligne Hepatome entwickeln sich in den meisten Fällen in einer zirrhotisch umgewandelten Leber. Zu den bekannten Leberkanzerogenen zählen Arsen, Thorotrast, Polyvinylchlorid u. a. Diese Verbindungen können Karzinome und Sarkome hervorrufen: Letztere gehen bevorzugt von den Sinusendothelien aus und werden als *maligne Hämangioendotheliome* bezeichnet.

Gutartiges Cholangiom (Gallengangsadenom: Abb. 5.43): Umschriebener, aber nicht abgekapselter Knoten im Bereich der Portalfelder, bestehend aus gewucherten und zystisch ausgeweiteten Gallengängen, die in ihrer Lichtung eingedickte Galle (→) einschließen.

In der Regel handelt es sich um einen zufälligen Obduktionsbefund. Die multipel vorkommenden Cholangiome werden als Mikrohamartome *(Meyenburgsche Komplexe)* gedeutet.

Das maligne Cholangiom (Abb. 5.44) ist ein Karzinom, das von den intrahepatischen Gallengängen ausgeht. Histologisch ist es durch ein drüsenbildendes Karzinom mit einem besonderen faserreichen Stroma gekennzeichnet. Zeichen der Cholastose sind sehr ausgeprägt, ein zirrhotischer Umbau fehlt dagegen. Im Bild erkennt man die drüsigen Formationen, die aus abgeflachten oder zylindrischen Tumorzellen bestehen (→). In der Azan-Färbung kommt das kollagenfaserreiche Stroma deutlich zum Ausdruck.

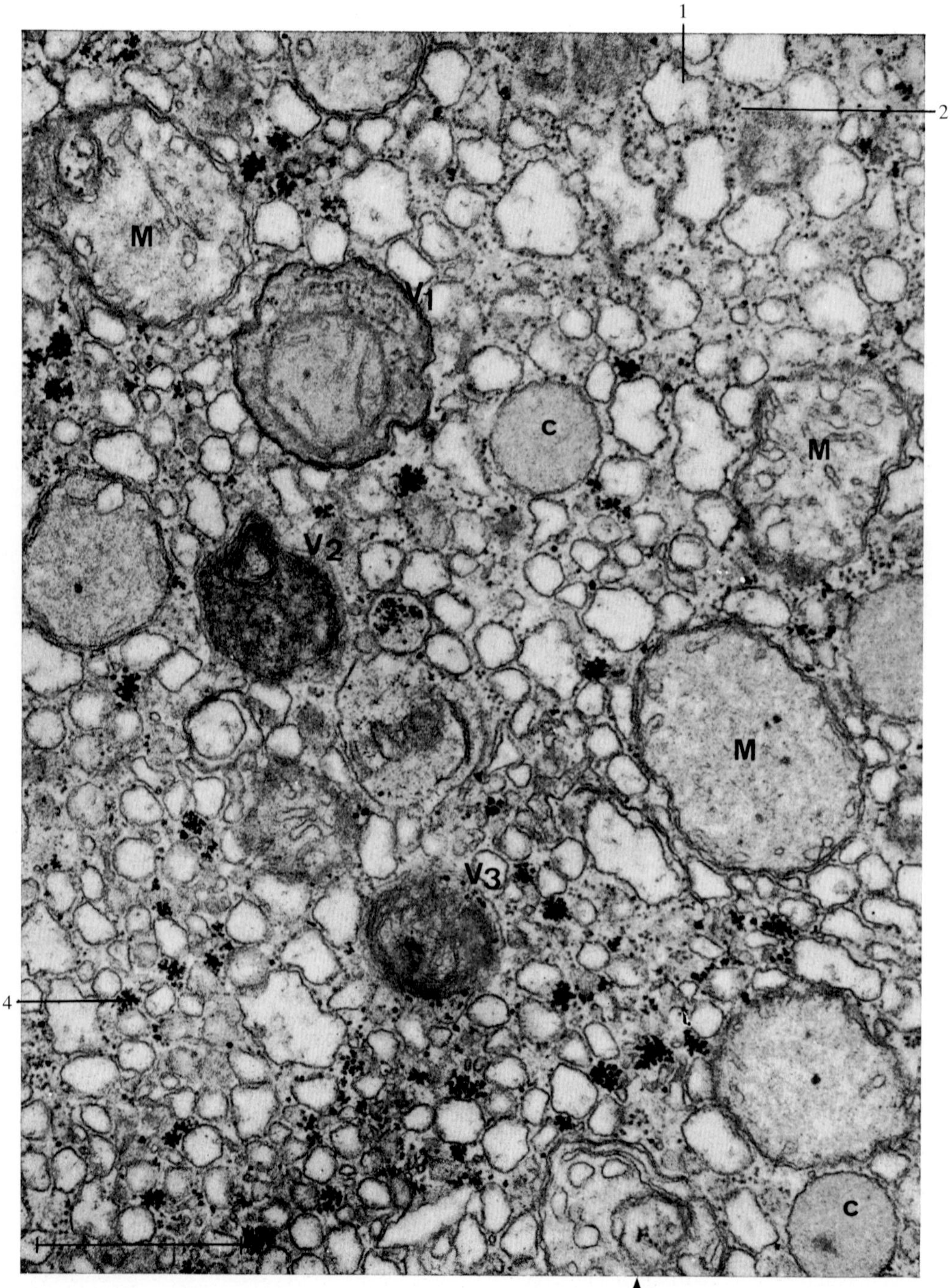

B. – Abb. 5.46. Geringer Grad einer Leberschädigung (isolierte Rattenleber, mit Blut durchströmt mit Zusatz von 10 μg Phalloidin[1]/kg Körpergewicht, 30 min). Man sieht eine vakuolige Erweiterung des glatten und rauhen ER (→1) und nicht membrangebundene Ribosomen (→2). Ferner reichlich Autolysosomen (Autophagozytosevakuolen) mit gespeicherten Mitochondrien (V_1, vgl. S. 177) und myelinartigem Inhalt (V_2 und V_3) vermutlich als Ausdruck der Verdauung von Membranen in diesen Lysosomen. →3 = Golgiapparat, M = Mitochondrien, C = Peroxysom, →4 = Glykogen. Vergr. 32000×. (Miller)

[1] Amanita phalloides = Knollenblätterpilz.

Elektronenmikroskopie bei Leberschädigung

Die elektronenmikroskopischen Veränderungen an den Organellen der Leberzellen sind recht einförmig und meist nicht spezifisch für bestimmte Krankheiten. Prinzipiell können alle auf S. 176 beschriebenen Veränderungen vorkommen. Bei *akuter toxischer Einwirkung* (Alkohol, Tetrachlorkohlenstoff, partielle Hepatektomie [vgl. Abb. 5.48] oder Sauerstoffmangel) kommt es zu einer Mitochondrienschwellung (trübe Schwellung) und Vakuolenbildung im ER bzw. dem Grundplasma (vakuolige Degeneration). Das Glykogen verschwindet, das RER wird desorganisiert und verliert häufig die Ribosomen (Verminderung der Eiweißsynthese), und die Zisternen werden schließlich fragmentiert, vakuolisiert und zerstört (S. 180). Die Lysosomen enthalten Teile von Zellorganellen (Abb. 5.47). Ähnliche Bilder sieht man bei akuter Virushepatitis, wobei »hyalin bodies«, auch »Councilman bodies« genannt (S. 180), d. h. nekrotische abgerundete Leberzellen, auftreten. Eine *chronische Schädigung* geht vor allem mit einer herdförmigen oder diffusen Vermehrung des glatten endoplasmatischen Retikulums einher (Steigerung der Entgiftungsfunktion).

Bei chronischer *Alkoholintoxikation* treten herdförmig fädige Massen auf (*Mallory-Körperchen,* alkoholisches Hyalin, S. 12). Im Endzustand kann das ER völlig desorganisiert sein. Das glatte endoplasmatische Retikulum kann auch myelinartige (wirbelartige) Figuren ausbilden (Fingerprints). Fetttropfen können sowohl bei akuter wie chronischer Schädigung auftreten. Bei chronischer Hepatitis findet sich zudem eine Vermehrung kollagener Fasern im Disséschen Raum, und eine Basalmembran kann sich ausbilden. Bei intra- (Hepatitis, toxisch) oder extrahepatischer *Cholostase* sind die Gallerröhrchen erweitert, die Mikrovilli schwellen zuerst an und verschwinden dann, das perikanalikuläre Zytoplasma ist verdichtet. Lysosomen und Zytosomen (»dense bodies«) nehmen an Zahl zu und sind überall im Zytoplasma verteilt (Aktivierung der sauren Phosphatase). Außerdem sind im Zytoplasma Gallentropfen nachweisbar. Eine Entscheidung, auf welche Weise Galle ins Blut gelangt (zwischen den Leberzellen, durch die Leberzellen), konnte auch elektronenmikroskopisch nicht getroffen werden. Bei *Leberzirrhose* werden keine charakteristischen Veränderungen gesehen (Vergrößerung der Mitochondrien, Mitochondrienverklumpung, myelinartige Degeneration, Vakuolen des ER, Kollagenfaservermehrung um die Leberzellen, Autophagolysosomen, herdförmiger Zelluntergang, Fettablagerung, herdförmige Glykogenvermehrung, Pigmentablagerung, Gallengangswucherung, evtl. Hämosiderin). S. a. Allgemeine Pathologie.

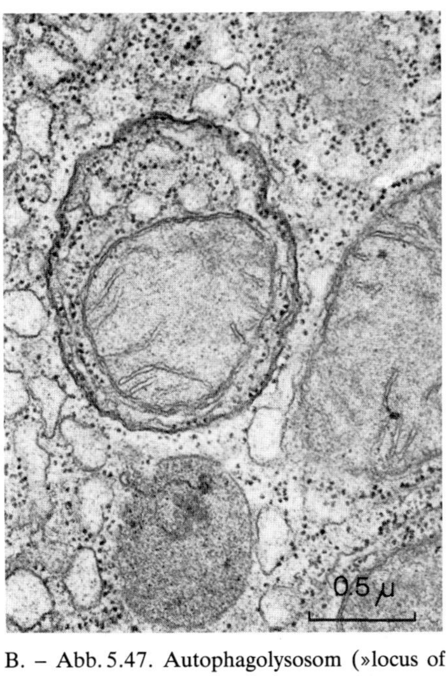

B. – Abb. 5.47. Autophagolysosom (»locus of focal degradation«). Leberzelle, Ratte. Behandlung wie in Abb. 5.46. Innerhalb der abgrenzenden Membran ein gut erhaltenes Mitochondrium und Teile des rauhen endoplasmatischen Retikulums (Ribosomen, Membranen). Vergr. 45000×. (Miller)

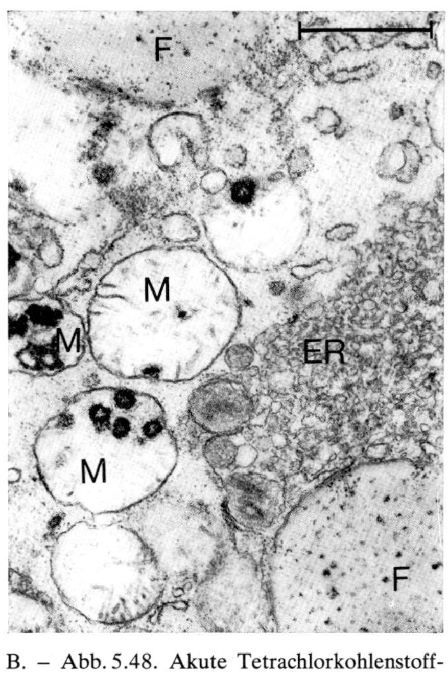

B. – Abb. 5.48. Akute Tetrachlorkohlenstoffvergiftung (nach 24 Stunden, Leber, Maus). Herdförmige Vermehrung des glatten ER (ER), Fetttropfen (F) sowie geschwollene Mitochondrien (Matrixtyp) mit runden, schwarz erscheinenden Matrixaggregaten (Kalziumablagerung Reynaulds, 1963). Vergr. 35000×. (Hübner)

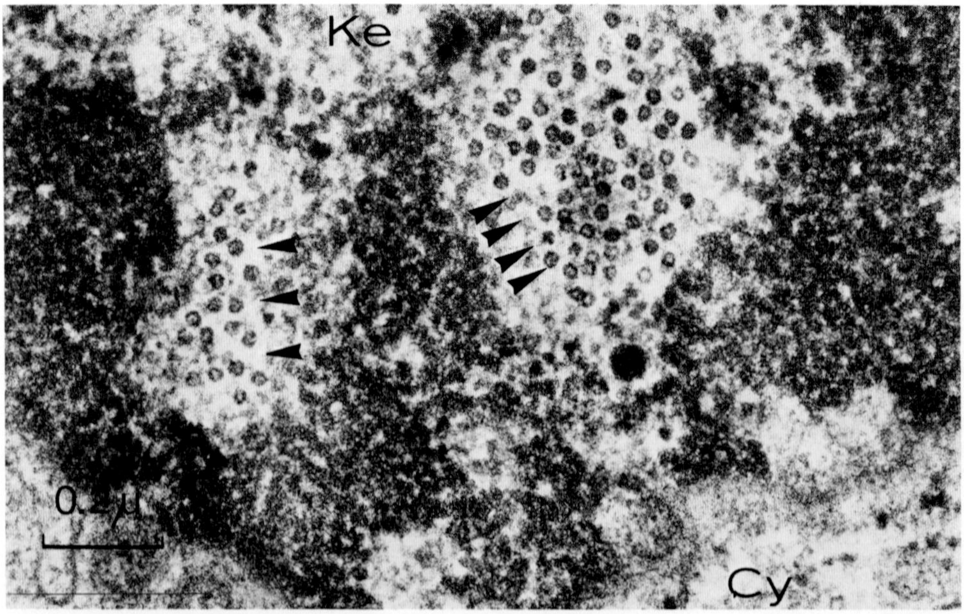

B. – Abb. 5.49. Konnatale, chronisch-persistierende Hepatitis B bei 11 Monate altem Kleinkind. Hepatozytenkern (Ke) mit Ansammlungen von Viruspartikeln (HB_cAg, »core antigen«, Pfeile). Zytoplasma = Cy. Vergr. ca. 80000×. (KISTLER)

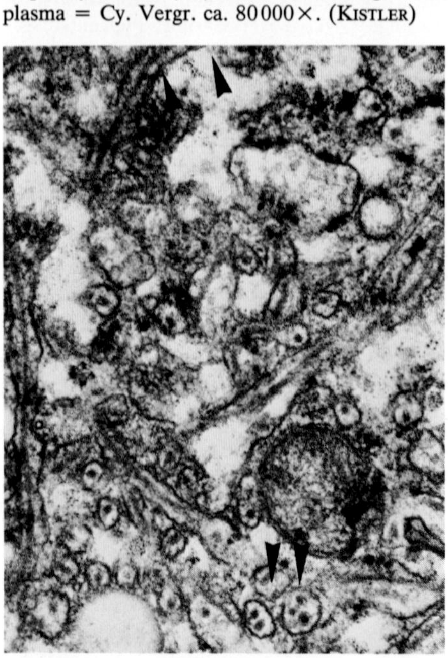

B. – Abb. 5.50. Chronisch-persistierende Hepatitis B (HB) bei 38jährigem Nierentransplantatempfänger. Glattes endoplasmatisches Retikulum (Pfeile) eines Hepatozyten mit längs- und quergetroffenem *HB-Oberflächenantigen* (HB_sAg, »surface antigen«). Vergr. ca. 44000×. (KISTLER)

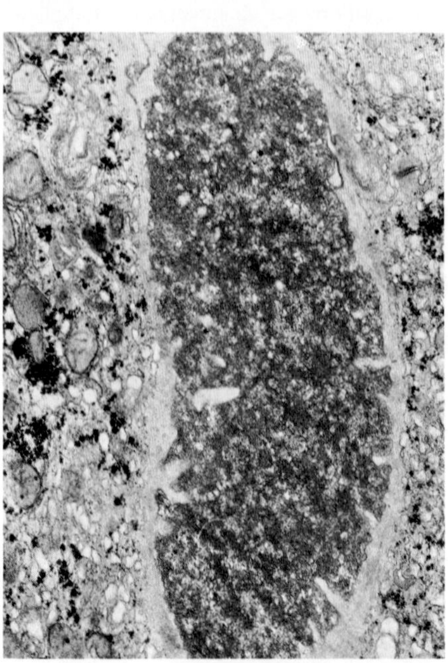

B. – Abb. 5.51. Gallezylinder in einem Gallеröhrchen (Mensch, Virushepatitis). Fehlen der Mikrovilli. Im Lumen Gallepigment. Vergr. 12000×. (BIAVA, 1964)

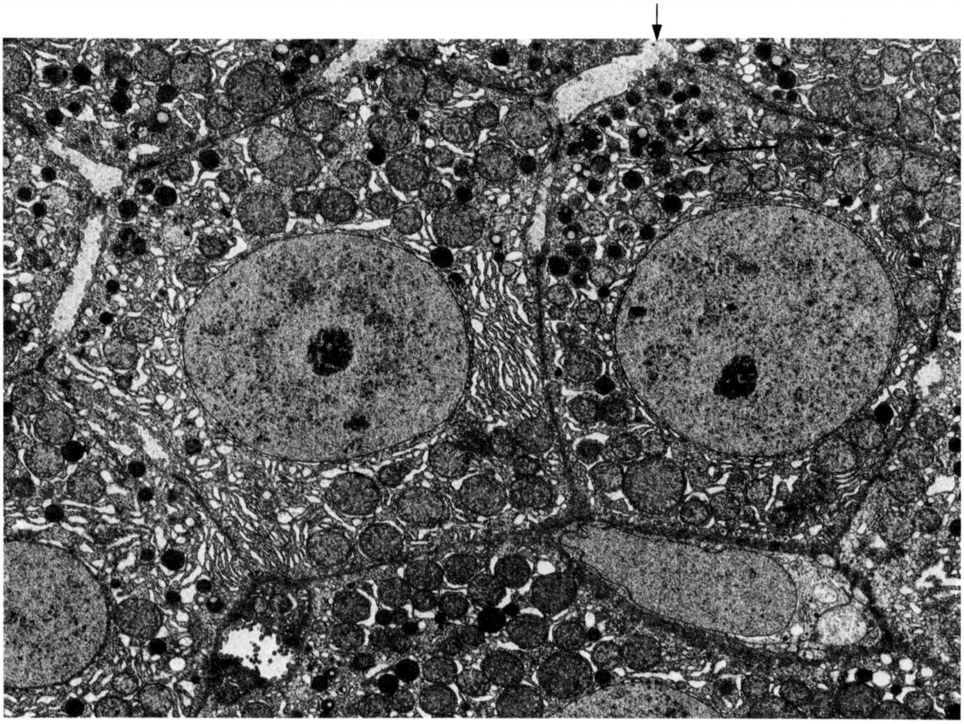

B. – Abb. 5.52. Stark atrophische Leberzellen mit wenig Zytoplasma, dicht gelagerten Organellen und zahlreichen Lysosomen (→) in Nähe der Gallenkapillaren (Pfeil oben). Das Glykogen ist verschwunden. Vergr. 5000×

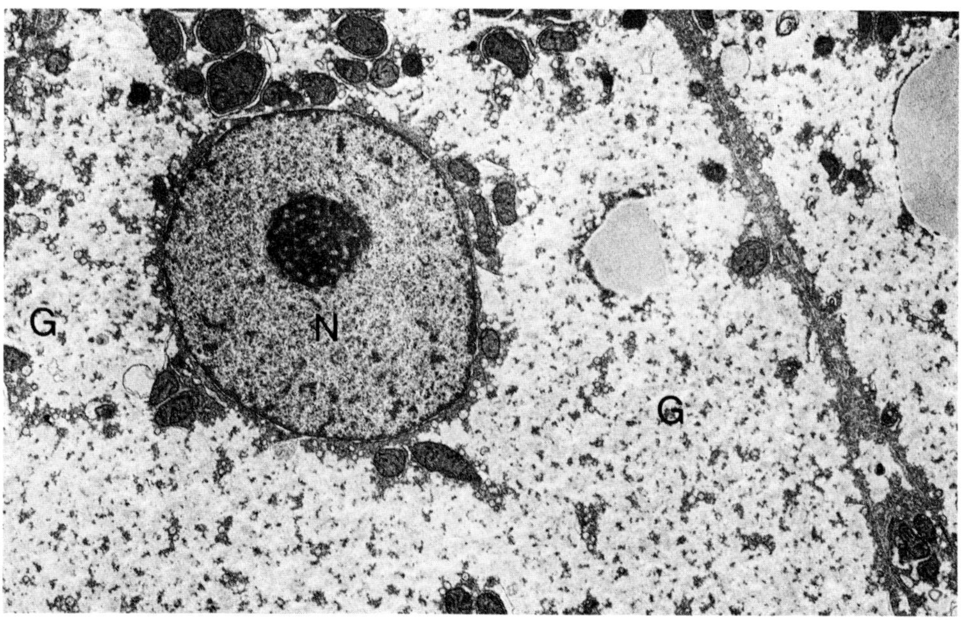

B. – Abb. 5.53. Ausschnitt einer Leberzelle eines Kindes mit Morbus Gierke (= Glykogenose Typ I). Bei dieser Krankheit fehlt die Glukose-6-Phosphatase, ein Enzym des endoplasmatischen Retikulums. Die ganze Zelle enthält praktisch nur noch Glykogen und nur noch rudimentär Zellorganellen (N = Zellkern, G = Glykogen). Vergr. 5500×. (SPYCHER)

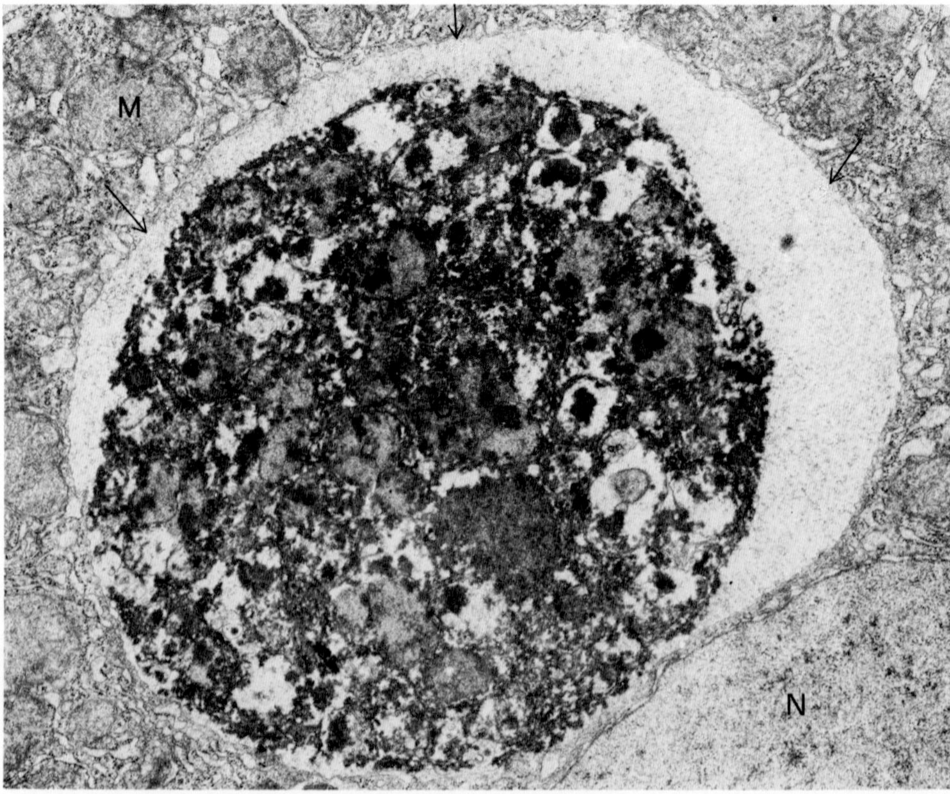

B. – Abb. 5.54. Hyaliner (azidophiler) Körper (»Hyalin body«, auch »Councilman body« genannt = C) bei Virushepatitis. Die nekrotische abgerundete und geschrumpfte Leberzelle mit Trümmern von Organellen, Pfeile markieren die Lysosomenmembran, ist von einer Leberparenchymzelle phagozytiert (N = Zellkern, M = Mitochondrien der Leberzelle). Vergr. 35 000×

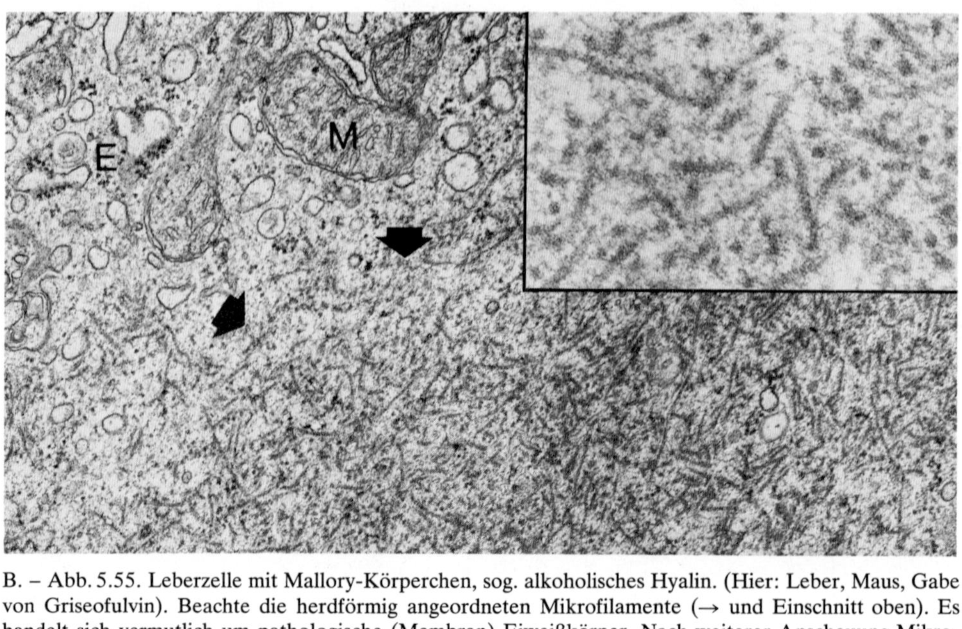

B. – Abb. 5.55. Leberzelle mit Mallory-Körperchen, sog. alkoholisches Hyalin. (Hier: Leber, Maus, Gabe von Griseofulvin). Beachte die herdförmig angeordneten Mikrofilamente (→ und Einschnitt oben). Es handelt sich vermutlich um pathologische (Membran) Eiweißkörper. Nach weiterer Anschauung Mikrotubuli. (M = Mitochondrien, E = endoplasmatisches Retikulum.) Vergr. 22 000×, Einschnitt 39 000×. (DENK)

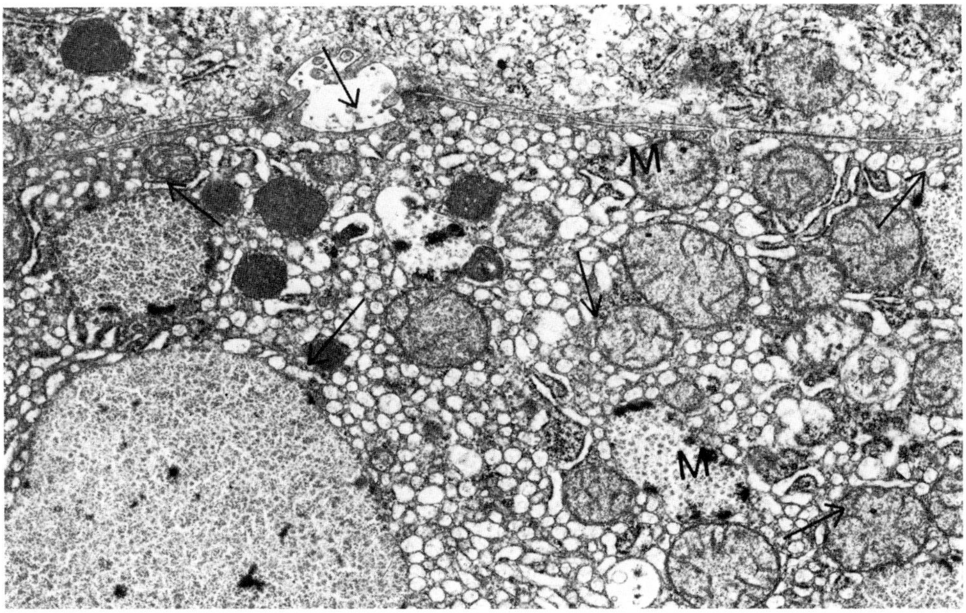

B. – Abb. 5.56. Ausschnitt einer Leberzelle eines Kindes mit Morbus Pompe (= Glykogenose Typ II). Bei dieser Krankheit fehlt das Lysosomenenzym α-Glykosidase. Man sieht riesige lysosomale Speichervakuolen, die mit Glykogen vollgepackt sind (Pfeile) (M = Mitochondrien). Vergr. 14000×. (Spycher)

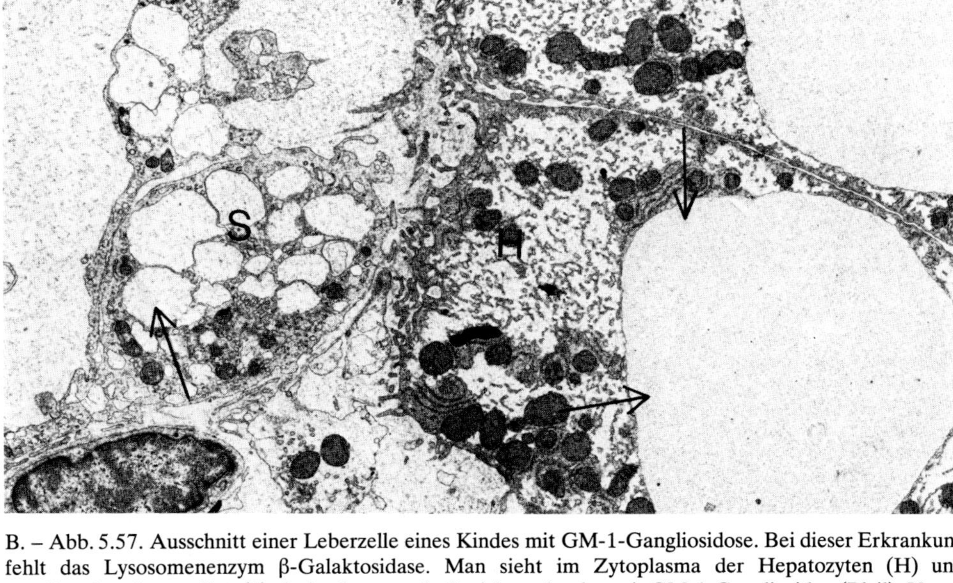

B. – Abb. 5.57. Ausschnitt einer Leberzelle eines Kindes mit GM-1-Gangliosidose. Bei dieser Erkrankung fehlt das Lysosomenenzym β-Galaktosidase. Man sieht im Zytoplasma der Hepatozyten (H) und Kupfferschen Sternzellen (S) riesige lysosomale Speichervakuolen mit GM-1-Gangliosiden (Pfeil). Vergr. 5300×. (Spycher)

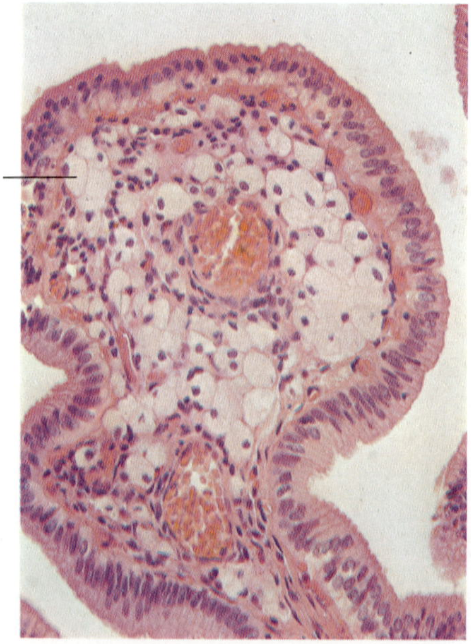

B. – Abb. 5.58. Cholesteatose der Gallenblase; Fbg. HE

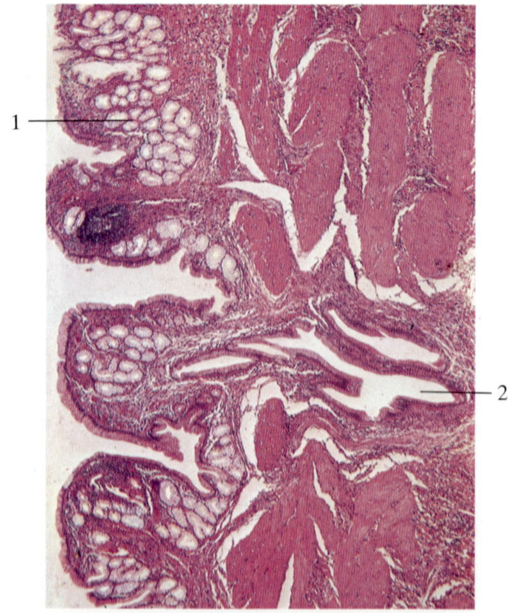

B. – Abb. 5.59. Chronische hypertrophische Cholezystitis; Fbg. HE

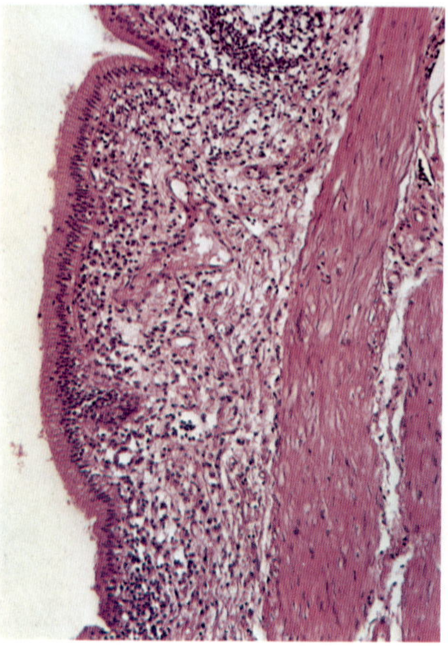

B. – Abb. 5.60. Chronische atrophische Cholezystitis; Fbg. HE

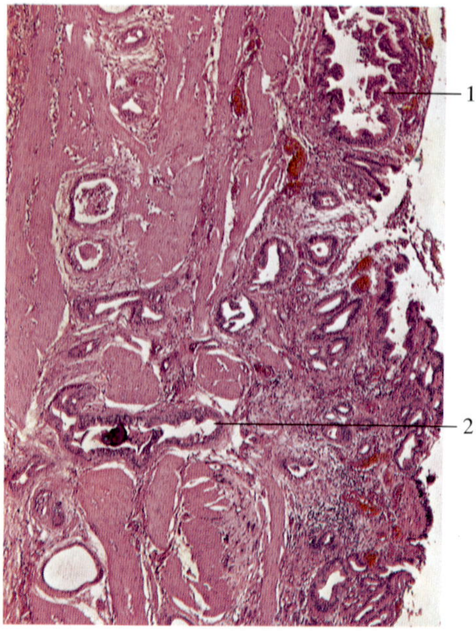

B. – Abb. 5.61. Drüsenbildendes Gallenblasenkarzinom; Fbg. HE

Gallenblasenerkrankungen

Vorbemerkungen: Die Gallenblase ist ein dünnwandiges Hohlorgan, das von einer Schleimhaut ausgekleidet und von einer geflechtartig angelegten glatten Muskulatur umgeben wird. Die Schleimhaut besteht aus zarten Stromafalten, die an der Oberfläche von einem einschichtigen Zylinderepithel überzogen werden. Gelegentlich erkennt man im Bereich der äußeren Wandschichten aberrierte Gallengänge *(Luschkasche Gänge).*

Die **Cholesteatose der Gallenblase** (Abb. 5.58) *ist eine Stoffwechselstörung, die zum Formenkreis der Lipoidosen gehört und histologisch durch das Vorkommen von Pseudoxanthomzellen im Stroma der Schleimhautfalten gekennzeichnet ist.* Unsere Abbildung zeigt bei stärkerer Vergrößerung die aufgetriebene Spitze einer Schleimhautfalte, die von Zylinderepithel überkleidet wird. Das darunterliegende Stroma schließt dicht nebeneinanderliegende große Zellen mit einem zentralen Kern und einem feingranulierten bzw. vakuolisierten Zytoplasma ein. Hier handelt es sich um Makrophagen, die Cholesterin und Cholesterinester (durch die Paraffineinbettung herausgelöst!) speichern (→).

Cholesteatosen (Synonyma: Lipoidose, Stippchen- oder Erdbeerengallenblase) kommen – je nach Kollektiv – in 5–40% der untersuchten Gallenblasen vor. Bevorzugt befallen sind Frauen im Alter von 40–70 Jahren. Dieser Organveränderung kommt kein oder nur geringer Krankheitswert zu.

Die **Cholezystitis** (Abb. 5.59 u. 5.60) *ist in der Regel eine chronisch-rezidivierende und unspezifische Entzündung der Gallenblase.* Akute Entzündungsschübe sind durch Wandnekrosen, Blutungen, diffuse entzündliche Infiltrate der Gallenblasenwand (schwerste Entzündungsformen sind die Phlegmone oder die Gangrän) und der Lichtung (Empyem) charakterisiert. Im Stadium der chronischen Entzündung kann die Schleimhaut verdickt (**chronisch-hyperplastische Cholezystitis,** Abb. 5.59) sein. Die Schleimhautfalten sind infolge einer lymphozytären Infiltration und narbigen Bindegewebsvermehrung plump. Das Deckepithel weist eine mukoiddrüsige Umwandlung auf und erinnert an *Brunnersche Drüsen (intestinale Metaplasie* → 1). Der erhöhte Druck in der Gallenblasenlichtung führt zu einer divertikelartigen Ausstülpung der Schleimhaut (*Rokitansky-Aschoff-Sinus* → 2). Es handelt sich um Hohlräume, die von Zylinderepithel ausgekleidet werden und bis unter die Muskulatur reichen. In einem fortgeschritteneren Stadium der chronischen Cholezystitis steht die Vernarbung und Abflachung der Schleimhautfalten im Vordergrund (**chronisch-atrophische Cholezystitis**, Abb. 5.60). Im Endstadium dieses Entzündungsprozesses kann die Gallenblasenwand nur noch aus Narbengewebe bestehen: Man spricht dann von einer *Porzellangallenblase.*

Die chronische Cholezystitis kommt häufiger bei älteren, adipösen Frauen vor und wird in über 90% der Fälle von einer Cholelithiasis begleitet. Im akuten Stadium ist die Cholezystitis meist noch abakteriell und wird durch eine Durchblutungsstörung (z. B. durch einen eingeklemmten Zystikusstein) hervorgerufen. Die bakterielle Entzündung entsteht erst später auf intrakanalikulärem, hämatogenem oder lymphogenem Wege.

Das **Gallenblasenkarzinom** (Abb. 5.61) *ist ein maligner epithelialer Tumor, der von der Schleimhaut ausgeht, sich fast ausschließlich in einer vernarbten Gallenblase entwickelt und histologisch das Bild eines entdifferenzierten soliden Karzinoms, eines drüsenbildenden Adenokarzinoms oder eines Adenokankroids (Plattenepithel- und Adenokarzinom gehen ineinander über) aufweist.* Die Abbildung zeigt dunkelzellige Karzinomverbände, die die Schleimhaut (→ 1) ersetzen und infiltrierend auf die tieferen Wandschichten (→ 2) übergreifen.

Gallenblasenkarzinome stellen etwa 1,5% aller malignen Tumoren dar. Sie werden bei fast 4% der operierten Gallenblasen diagnostiziert. Makroskopisch unterscheidet man einen diffus-infiltrierenden und einen knollig-papillären Typ.

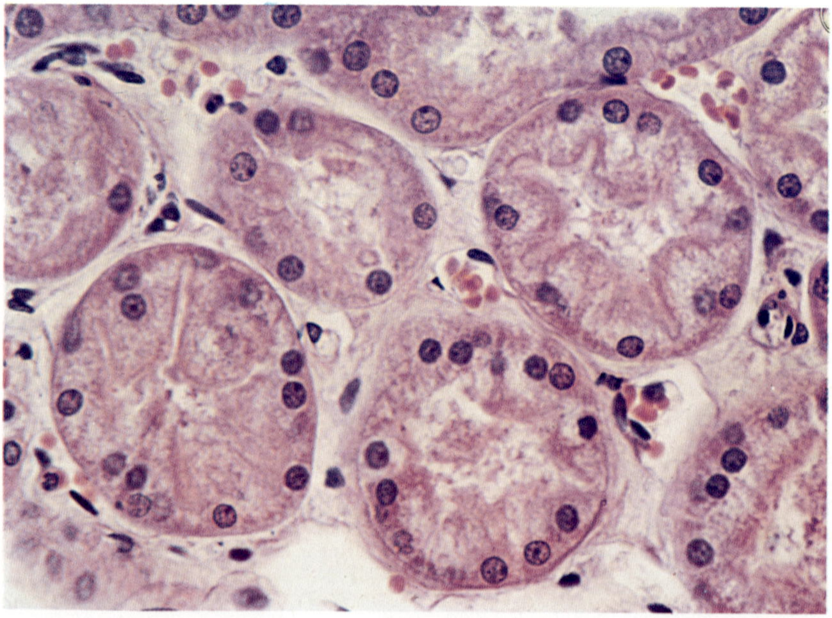

B. – Abb. 6.1. Trübe Schwellung von Hauptstücken der Niere; Fbg. HE

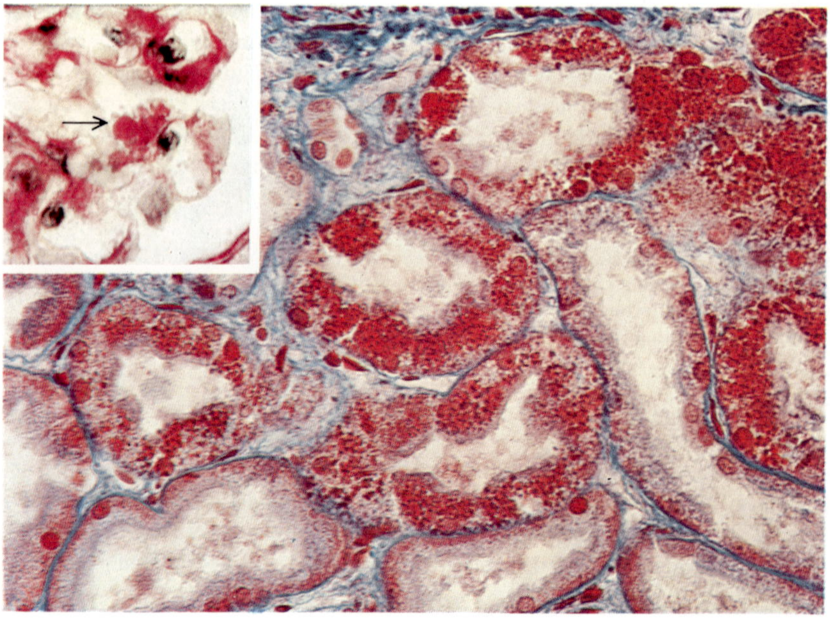

B. – Abb. 6.2. Hyalintropfige Eiweißspeicherung; Fbg. Azan. Ausschnitt: Hyalintropfige Eiweißspeicherung in Deckepithelien eines Glomerulum (Ratte); experimentelle Glomerulonephritis; Fbg. PAS

6. Niere

Bei der histologischen Untersuchung von Nierenschnitten sollte man nach folgenden Richtlinien verfahren: Beurteilung der *Breite* von Mark und Rinde in der Übersicht. *Gefäßveränderungen; insbesondere an der Mark-Rinden-Grenze* und *der Vasa afferentia. Glomerula:* Zellgehalt, Zustand der Basalmembran, parietales Kapselblatt, herdförmiger oder diffuser Befall des Glomerulum. *Tubuli:* Weite, Zellgröße, zytoplasmatische Einlagerungen. Welche Abschnitte sind betroffen? *Interstitien:* Breite, Faser- und Zellgehalt. Für *Makroskopie* siehe Makropathologie.

Trübe Schwellung (Abb. 6.1). *Es handelt sich um eine Störung im Ionenmilieu der Zelle mit Wasser- und Natriumaufnahme bei gleichzeitigem Kaliumverlust, die mit Schwellung einhergeht.* Insbesondere die Mitochondrien quellen auf. Diese Zunahme der Partikelgröße führt zu einer Vergrößerung der Lichtstreuung und dadurch zu einem »Tyndalleffekt«, d.h. zu einer Trübung. Unsere Abbildung zeigt vergrößerte Hauptstückepithelien, deren Zytoplasma von feinen, hellen Körnchen (geschwollenen Mitochondrien) durchsetzt ist, so daß ein feinwabiger Eindruck entsteht. Im stark eingeengten Lumen der Hauptstücke sieht man feinkörnige Eiweißmassen. Die gleichen Veränderungen treten auch postmortal auf und sind nur schwer von intravitaler trüber Schwellung abzugrenzen. Behandelt man die Gewebsschnitte mit verdünnter Essigsäure, so schlägt sich der Inhalt der Mitochondrien an der Mitochondrienmembran nieder, und das Zytoplasma wird wieder klar.

Makroskopisch: Vergrößertes, weiches Organ mit trüber Schnittfläche. Das Parenchym quillt über die Schnittfläche vor. Vorkommend z.B. bei toxischer Schädigung (Diphtherie).

Bei der *vakuoligen Degeneration* handelt es sich um den gleichen Vorgang, wobei sich jetzt freies Zellwasser in optisch leeren Vakuolen ansammelt (endoplasmatisches Retikulum und Grundplasma). Mikroskopisch ist das Zytoplasma der Zellen von größeren und kleineren optisch leeren Vakuolen durchsetzt. In manchen Fällen treten auch perinukleäre Höfe auf (s. S. 8). Die vakuolige Degeneration wird insbesondere bei akutem Sauerstoffmangel beobachtet. Auch die toxische Fermenthemmung (z.B. Blausäure) oder Substratmangel sowie eine Hemmung der oxydativen Phosphorylierung (z.B. Barbiturate) führen zu dem gleichen Effekt. Alle diese Zustände führen zum ATP-Mangel, so daß es zum Versagen der Natriumpumpe kommt.

Hyalintropfige Eiweißspeicherung (Abb. 6.2., vgl. S. 8). *Durch Rückresorption aus dem Tubuluslumen auftretende Eiweißtröpfchen im Zytoplasma der Hauptstückepithelien bei Proteinurie (z.B. Glomerulonephrose).* Histologisch erkennt man bei mittlerer Vergrößerung eine Anschwellung der Hauptstückepithelien, die durch eine Einlagerung stärker rot gefärbter und etwas stärker lichtbrechender Eiweißtropfen bedingt ist (starke Vergrößerung). Im Lumen sieht man Eiweißzylinder oder körnig ausgefällte Eiweißmassen. Einzelne Epithelzellen, die mit Eiweißtropfen vollgestopft sind, können auch schon abgelöst im Lumen liegen.
Die hyalintropfige Eiweißspeicherung kann in seltenen Fällen auch in den *Deckepithelien der Glomerulumschlingen* vorkommen, die entwicklungsgeschichtlich mit dem Tubulusepithel verwandt sind. In unserem Falle (Ausschnitt in Abb. 6.2) handelt es sich um eine experimentelle Glomerulonephritis der Ratte mit starker Verdickung der Basalmembran sowie Vermehrung der Deck- und Endothelzellen. Der Pfeil zeigt auf eine Deckzelle, in deren Zytoplasma runde, hyaline Tropfen aufgetreten sind.

Makroskopisch: Vergrößerte, grauweiße Nieren, z.B. bei Amyloidose oder beim Plasmozytom (Plasmozytomnephrose).

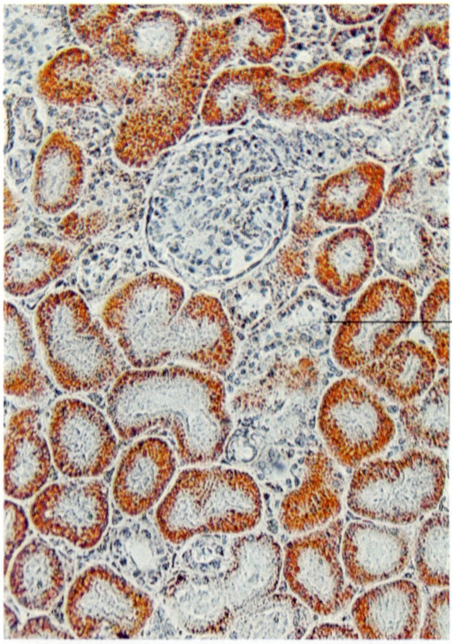

B. – Abb. 6.3. Nierenrindenverfettung; Fbg. Sudan-Hämatoxylin

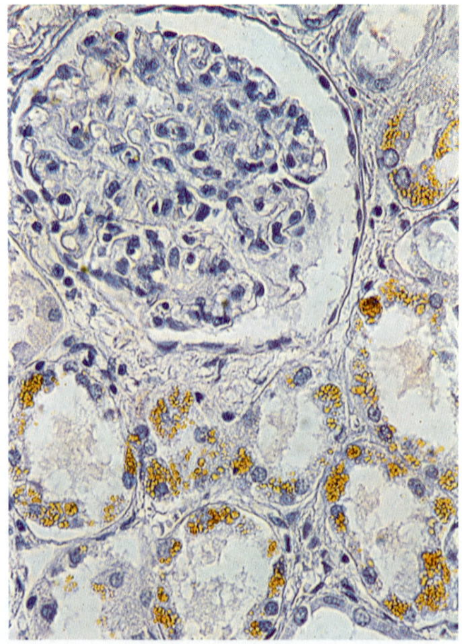

B. – Abb. 6.4. Cholämische Nephrose; Fbg. Hämatoxylin

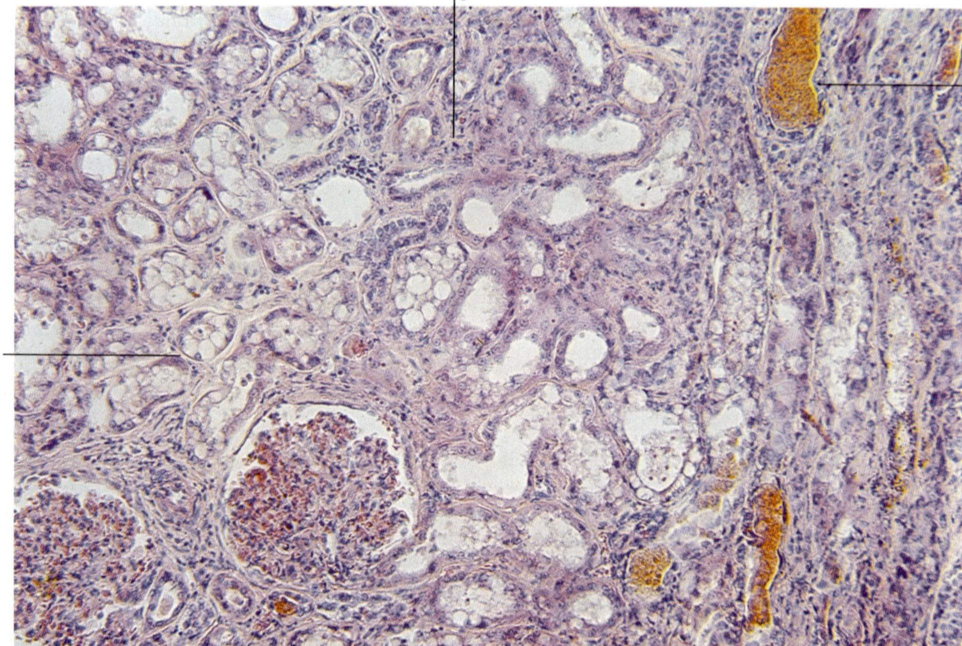

B. – Abb. 6.5. Chromoproteinurische Nephrose mit Hypokaliämie; Fbg. HE

Nichtentzündliche Nierenerkrankungen (sog. Nephrosen)

Als Nephrosen hat man bisher »degenerative« Veränderungen am tubulären System von entzündlichen Nierenerkrankungen abgegrenzt. Dieser pauschale Standpunkt ist heute nicht mehr haltbar. Man muß unterscheiden: a) *Klinisch: Nephrotisches Syndrom:* Nierenerkrankungen mit Proteinurie, Hypoalbuminämie, Hyperlipämie und generalisiertem Ödem. Ursachen: Meist Glomerulonephritis, Amyloidose, diabetische Glomerulosklerose, Quecksilber- und andere Vergiftungen (z. B. Sublimatnephrose). b) *Pathologisch-anatomisch:* Nichtentzündliche Nierenerkrankungen, *die mit* oder *ohne nephrotisches Syndrom einhergehen können und bei denen sich die krankhaften Veränderungen am Glomerulum* (Glomerulonephrosen – besser Glomerulopathien, z. B. Kimmelstiel-Wilsonsche Glomerulosklerose, Amyloidnephrose) *oder am tubulären System manifestieren* (Tubulonephrosen – besser Tubulopathien, z. B. cholämische Nephrose).

Nierenrindenverfettung (Abb. 6.3). *Die Einlagerung von Neutralfetten und Lipoiden in die Tubulusepithelien kann durch Rückresorption (z. B. lipämische Nephrose bei Diabetes), durch Sauerstoffmangel und toxisch zustande kommen.* Unsere Abbildung zeigt eine Nierenrindenverfettung bei hypoxämischer Hypoxydose (Anämie). In der Übersicht sieht man die mit Sudan angefärbte Rinde. Die Grenze zum Mark ist scharf, d. h. die Henleschen Schleifen sind meist nicht betroffen. Bei mittlerer Vergrößerung (Abb. 6.3) erkennt man in der Rinde die Einlagerung von feinen Fetttröpfchen in die Epithelien der Hauptstücke (Tubuli contorti 1. Ordnung). Die Fetttropfen liegen oft basal oder füllen den ganzen Plasmaleib aus. Die den Glomerula benachbart liegenden Schaltstücke (→) sind nicht betroffen.

Bei der *Lipoidnephrose* (s. S. 193) als eigenständigem Krankheitsbild wird ebenfalls eine hochgradige Verfettung des tubulären Systems beobachtet mit Ablagerung von Neutralfetten und Lipoiden (Doppelbrechung). Außerdem zeigen die Interstitien Fettablagerungen.
Makroskopisch: Geringe Vergrößerung des Organs, gelbe Rinde.

Cholämische Nephrose (Abb. 6.4). *Ablagerung von Gallepigment bei Ikterus in den Hauptstückepithelien (Rückresorption, vgl. S. 192) mit degenerativen Tubulusveränderungen.* Die Färbung mit Hämatoxylin läßt den Gallenfarbstoff mit seiner goldgelben bis grünen Farbe am besten hervortreten. Die mittlere Vergrößerung zeigt eine körnige Ablagerung von Gallepigment im Zytoplasma der Hauptstückepithelien. Außerdem sieht man degenerative Veränderungen in Form von trüber Schwellung oder geringer Verfettung. Einzelne abgelöste Zellen können auch im Lumen der Kanälchen liegen. In den Sammelröhren sieht man außerdem von Gallenfarbstoff imprägnierte Eiweißzylinder. Die Glomerula sind unverändert.

Makroskopisch: Gering vergrößerte Niere, grüne oder mehr gelbbraune Färbung von Rinde und Mark.

Chromoproteinurische Nephrose mit Hypokaliämie (Abb. 6.5: Synonyma: hämoglobinurische Nephrose, myoglobinurische Nephrose, Crush-Niere, Schockniere bei Trauma, »lower nephron nephrosis«). Es handelt sich um ein akutes, durch verschiedene Noxen (Traumen, Gifte) ausgelöstes Krankheitsbild mit schwerem Schock, Hämolyse oder Myolyse und Degeneration des tubulären Systems bis zur Nekrose. Die Bezeichnung tubulovaskuläres Syndrom weist auf die beiden Komponenten hin, die zur Schädigung führen: *toxische Tubulusdegeneration* und *Durchblutungsstörungen.* Mikroskopisch findet man besonders in den Schaltstücken, Henleschen Schleifen und Sammelröhren Eiweißzylinder, die mit Hämoglobin oder Myoglobin imbibiert sind (braune Zylinder in den Sammelröhren, →1). Auch die Hauptstücke können betroffen sein. Außerdem werden degenerative Veränderungen an den Tubulusepithelien beobachtet (fettige Degeneration, trübe Schwellung), vereinzelt auch Nekrosen. Besteht gleichzeitig eine Hypokaliämie (polyurische Phase der Schockniere), so kommt es zur zystischen Erweiterung des basalen Labyrinthes der Tubulusepithelien (Hauptstücke), so daß mikroskopisch der Eindruck einer vakuoligen Degeneration entsteht (→2). Außerdem kann es zu Tubulorrhexis (Einriß der Harnkanälchen) kommen. Die Epithelien der Hauptstücke sind in

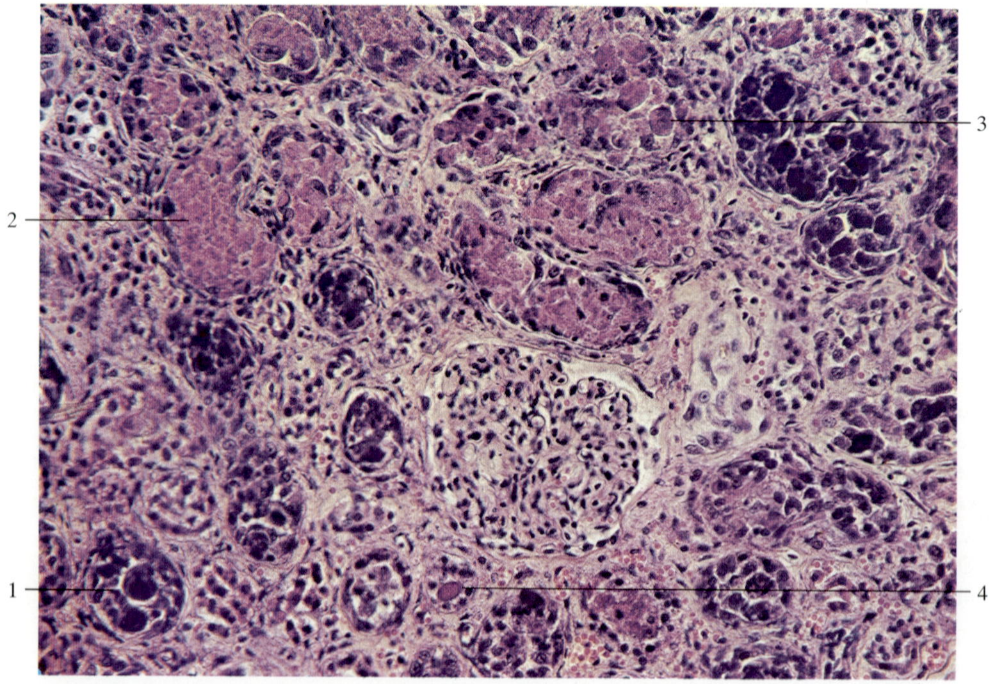

B. – Abb. 6.6. Sublimatnephrose; Fbg. HE

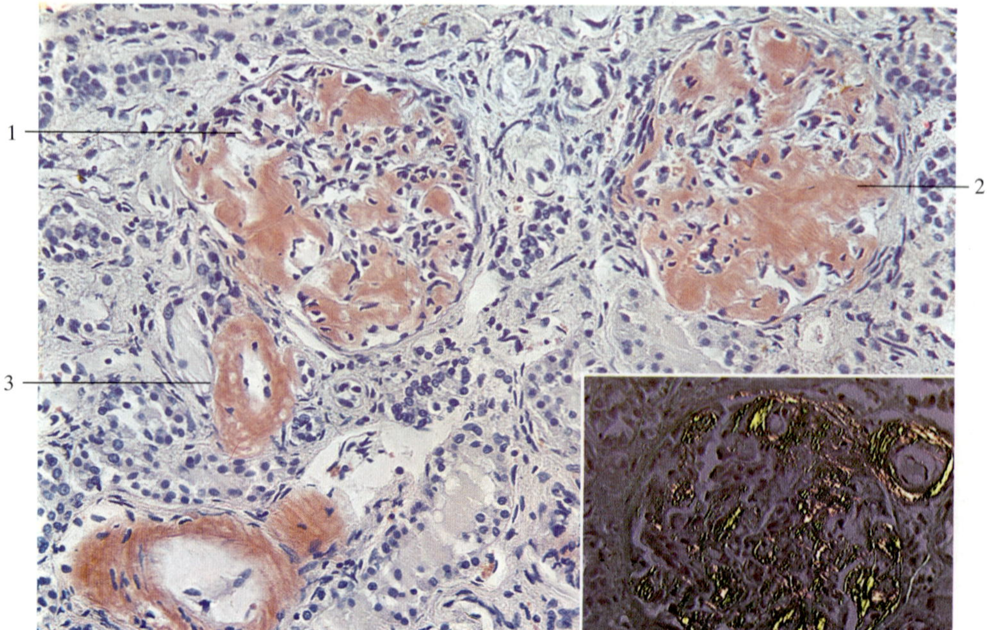

B. – Abb. 6.7. Amyloidnephrose; Fbg. Kongorot-Hämatoxylin, Ausschnitt: Amyloid im polarisierten Licht

unserem Falle zum größten Teil abgeflacht (Zeichen der Insuffizienz). Die Interstitien sind durch Ödem verbreitert (→3). Die Glomerula sind hyperämisch, die Basalmembranen verbreitert.

Makroskopisch: Vergrößerung der Nieren, schmutzig graubraune Farbe.

Sublimatnephrose (Abb. 6.6). *Das quecksilberhaltige Sublimat führt zu einer schweren nekrotisierenden Nephrose, insbesondere der Hauptstückepithelien, mit sekundärer Verkalkung der nekrotischen Epithelien.* Über den Wirkungsmechanismus und Angriffspunkte des Quecksilbers sind die Meinungen geteilt. Tritt der Tod im akuten Stadium ein, so findet man Nekrosen der Hauptstückepithelien. Diese Nekrosen können schon nach einigen Tagen sekundär verkalken (Matrixaggregate!). Wird das akute Stadium überwunden, so stehen Tubulusregenerate mit flachen Epithelien im Vordergrund des mikroskopischen Bildes.
Histologisch sieht man im akuten und subakuten Stadium schon in der Übersicht die intensiv blau gefärbten Kalkschollen und roten, nekrotischen Kanälchen in der Rinde. Die mittlere Vergrößerung (Abb. 6.6) zeigt unregelmäßig gestaltete, verschieden große, blaue Kalkschollen und teilweise auch ins Lumen abgestoßene, verkalkte Epithelien (→1), so daß der ganze Querschnitt der Hauptstücke davon ausgefüllt ist. An anderen Stellen sind die Tubuli ganz von körnigen, eosinroten Massen ausgefüllt (→2). Hier ist das Epithel nekrotisch und bildet zusammen mit abgestoßenen Epithelien (→3) sowie Eiweißzylindern eine homogene Masse. Auch in anderen Tubulusabschnitten (Schaltstücke, →4) finden sich Eiweißzylinder. Die Interstitien sind ödematös verbreitert. Die Glomerula sind anämisch, zeigen eine zarte Basalmembran und regelrechten Zellgehalt.

Makroskopisch: Vergrößerte, weiche Nieren mit trüber, roter oder grauweißer Oberfläche bzw. Schnittfläche.

Amyloidnephrose (Abb. 6.7). *Es handelt sich um eine Glomerulonephrose, die als Teilerscheinung einer allgemeinen Amyloidose (Milz, Leber, Nebenniere, Darm usw.) auftritt und mit Amyloidablagerungen in den Glomerula und Vasa afferentia einhergeht.*
Bei der HE-Färbung fallen schon in der Übersicht die großen, homogenen, eosinroten, »hyalinen« Glomerula der Rinde auf, bei mittlerer Vergrößerung auch die homogene Wand der Arteriolen. Mit der Kongorot- oder Methylviolettfärbung (Amyloid rot, übriges Gewebe blau) läßt sich die Natur des hyalinen Materials erklären: Die Rotfärbung ist spezifisch für Amyloid. Im gleichen Schnitt sehen wir häufig alle Stadien der Amyloidose der Glomerula. Der pathologische Eiweißkörper erscheint zuerst als feiner, roter Streifen zwischen der Basalmembran und dem Endothel der Glomerula (→1). Mit zunehmender Ablagerung wird die Wand der Glomerulumschlingen dicker und das Schlingenlumen eingeengt. Schließlich werden die Schlingen homogen und kernlos, und bei Befall mehrerer Schlingengruppen entsteht ein roter, homogener Bezirk (→2). Im Endstadium ist das ganze Glomerulum verödet. An den Aa. radiatae und Vasa afferentia spielen sich in der Media die gleichen Vorgänge ab (→3). Die Muskelzellen gehen zugrunde, und die Media erscheint als ein roter, homogener Ring. Sekundär wird Amyloid auch perikapillär im Interstitium und an der Basalmembran der Tubuli abgelagert. Die Hauptstücke sind meist erweitert (sog. Nephrohydrose), und im Lumen findet man kongorotnegative Eiweißzylinder (→4). Das Amyloid gibt nach Kongorotfärbung eine positive Doppelbrechung im polarisierten Licht (Abb. 6.7, Ausschnitt). Hyalintropfige Eiweißspeicherung kommt häufig vor (vgl. S. 193). Eine Amyloidschrumpfniere entwickelt sich sekundär durch die Amyloidose der Glomerula mit nachfolgender Atrophie des tubulären Systems und Vermehrung des interstitiellen Bindegewebes.

Makroskopisch: Speck- oder Wachsniere. Große, weiße, feste Niere mit transparenter, trockener Schnittfläche; Mark meist rötlich und deutlich von der verbreiterten, grauweißen Rinde abgesetzt. Bei Amyloidschrumpfniere verkleinerte, grobbuckelige Nieren.

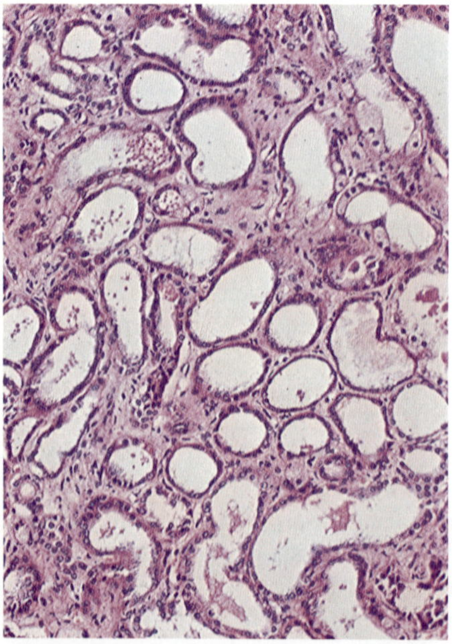

B. – Abb. 6.8. Schockniere mit weiten Tubuli; Fbg. HE

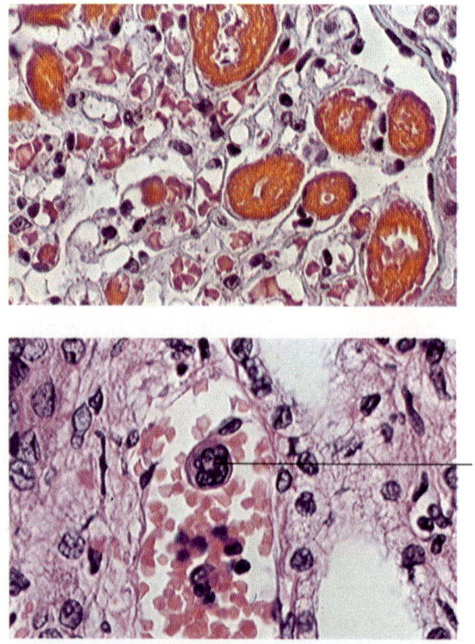

B. – Abb. 6.9. Oben: Fibrin-Plättchenthromben in Glomerulumschlingen; Fbg. Goldner
Unten: Megakaryozyten in Kapillarlichtung; Fbg. HE

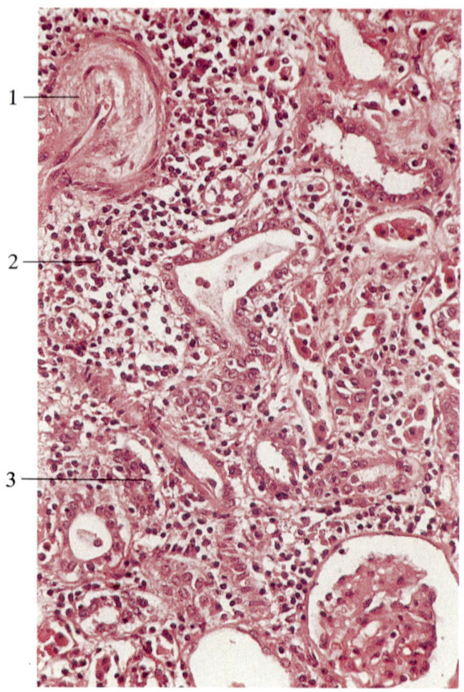

B. – Abb. 6.10. Akute Abstoßungsreaktion im Nierentransplantat; Fbg. HE

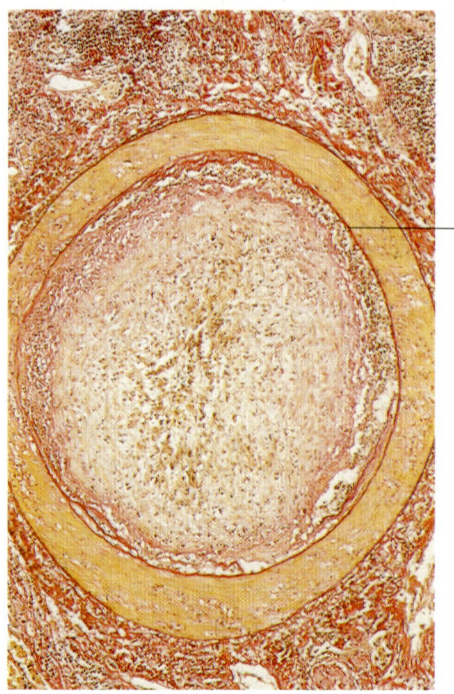

B. – Abb. 6.11. Chronische Abstoßungsreaktion im Nierentransplantat. Fbg. EvG.

Schockniere – Abstoßungsreaktion in transplantierter Niere

Schockniere (Abb. 6.8, 6.9): Bei den verschiedenen Schockformen (Schock nach Trauma, Verbrennung, Eklampsie, Herzinfarkt, posthämorrhagischer Schock, Endotoxinschock) sind morphologische Nierenbefunde zu erheben, die auf die Minderdurchblutung, intravasale Gerinnung hinweisen oder Ausdruck einer Ausschwemmung von unreifen Blutzellen sein können. Zu den häufigsten – und auch auffälligsten – Nierenveränderungen beim Schock zählt die **Tubulusektasie** (Abb. 6.8): Histologisch sieht man ausgeweitete, von abgeflachten Epithelien ausgekleidete Tubuli. Die Lichtungen sind optisch leer. Ferner erkennt man ein Ödem des Zwischengewebes mit leichter rundzelliger Infiltration. Die **intravasale Gerinnung** (Abb. 6.9 oben) tritt bevorzugt beim Endotoxinschock auf: Mit den Bindegewebsfärbungen (z. B. Azan- oder Masson-Goldner-Färbung) lassen sich die rot- bzw. orange-rot-gefärbten Fibrin- und Plättchenthromben in den Kapillarlichtungen nachweisen. Besonders betroffen sind Glomerulumschlingen. Diese Veränderung ist allerdings beim hämorrhagischen Schock bzw. beim Schock nach Herzinfarkt nur gering ausgeprägt. Als weiteres morphologisches Korrelat eines Schocks sind **unreife Blutzellen** (Abb. 6.9 unten) in der Lichtung der Kapillaren in der Rindermarkgrenze zu erwähnen. Der Pfeil im Bild weist auf einen Megakaryozyten hin.

Hyaline Fibrin- und Plättchenthromben sind Zeichen einer disseminierten intravasalen Gerinnung: Sie führt zu Gefäßverschlüssen mit Infarkten, aber auch zu einer hämorrhagischen Diathese durch Verbrauchskoagulopathie. In der Lichtung mittelgroßer Gefäße können sich atypische Fibrinpolymerisate bilden, die als hyaline Kugeln oder »shock bodies« bezeichnet werden.

Abstoßungsreaktion in transplantierter Niere (Abb. 6.10, 6.11): Die Abstoßungsreaktion ist das Ergebnis der immunologischen Auseinandersetzung zwischen dem Organtransplantat und dem Empfänger infolge einer immungenetischen Differenz zwischen diesem und dem Spender. Unter Berücksichtigung des zeitlichen Ablaufes der Abstoßungsreaktion unterscheidet man eine *perakute* (24 bis 48 Stunden nach der Transplantation), eine *akute* (Tage später) und eine *chronische* über Wochen verlaufende Form.

Bei der **akuten Abstoßungsreaktion** (Abb. 6.10) überwiegen die Exsudation und Nekrose: Man erkennt ein *interstitielles Ödem* mit rundzelliger Infiltration (→1), eine *ödematöse Auflockerung der Intima* der Arteriolen (→2) und einzelne *Tubulusepithelnekrosen* (abgerundete, aus dem Tubulusverband gelöste Zelle mit einem eosinroten Zytoplasma und pyknotischen Kern →3).

Bei der **chronischen Abstoßungsreaktion** (Abb. 6.11) steht die proliferative Reaktion im Vordergrund. Die mittelgroßen intrarenalen Äste der Arteria renalis zeigen eine *Intimaproliferation,* die aus einem faserreichen, eher zellarmen Gewebe besteht. Es kommt zu einem progredienten, letztlich kompletten Gefäßverschluß. Diese Gewebsveränderungen sind – im Gegensatz zu den beginnenden akuten Schädigungen – irreversible Läsionen des Transplantates. Besonders deutlich ist die Intimaproliferation in der Elastica-van Gieson-Färbung darzustellen: Man sieht die aus gelb gefärbten glatten Muskelfasern bestehende Media und die dunkelbraune Elastica interna (→), die die ursprüngliche Grenze der Gefäßlichtung markiert.

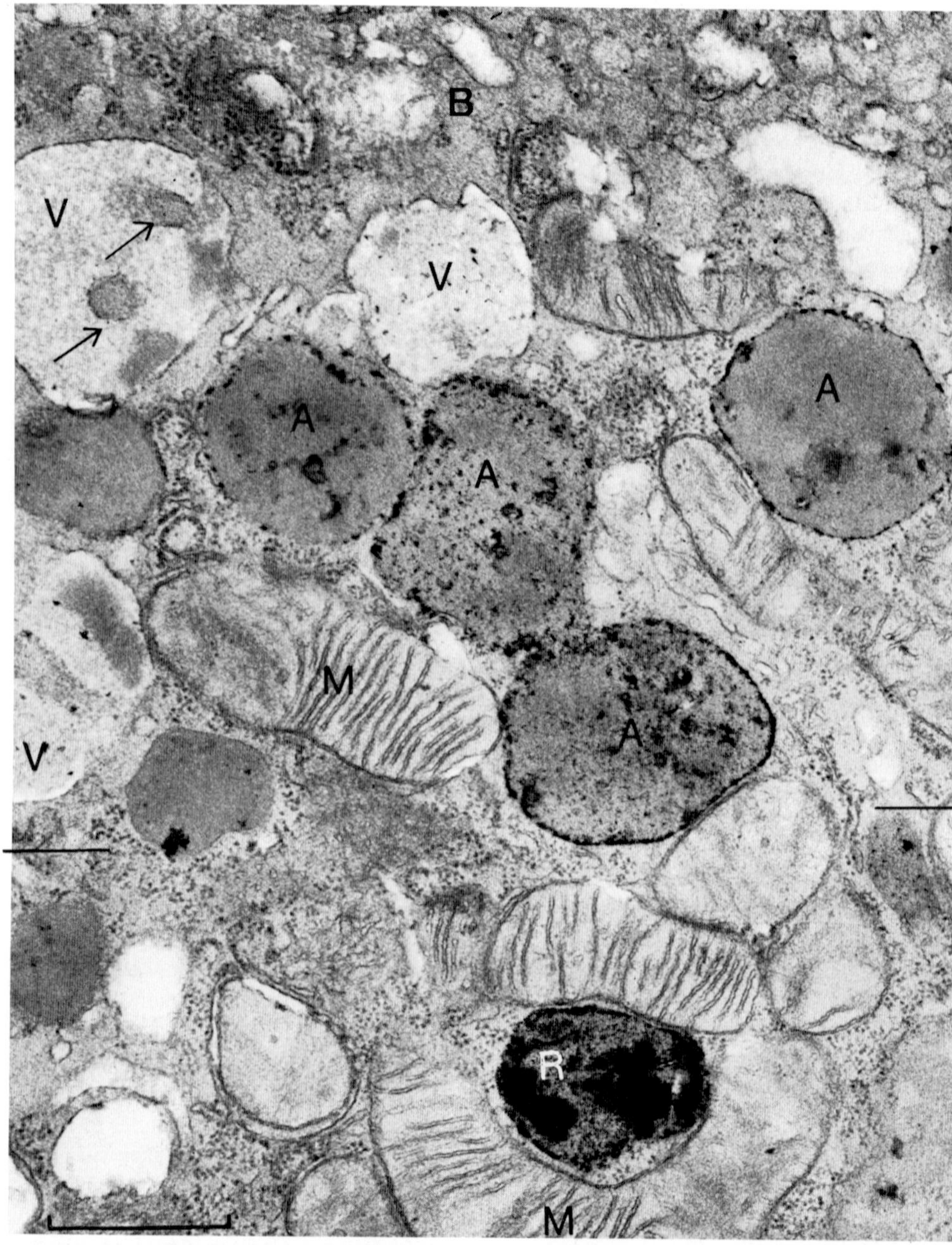

B. – Abb. 6.12. *Hämoglobinrückresorption.* Ausschnitt vom apikalen Zellbereich (B = unterer Anteil des Bürstensaumes) einer proximalen Tubuluszelle der Niere (Maus, 1 Stunde nach i.p. Injektion von Ochsenhämoglobin). Alle Stadien der Aufnahme und Eindickung des Hämoglobins sind von oben nach unten zu verfolgen. Die Vakuolen (V) enthalten neben körnigem Eiweiß Hämoglobintröpfchen (→). In den mit A (= Absorptionstropfen mit einfacher Membran) bezeichneten Körpern ist das Hämoglobin schon stärker konzentriert. Die schwarzen Partikel stellen Niederschläge von Bleiphosphaten dar (= histochemischer Nachweis von saurer Phosphatase). Damit sind die Organellen als Lysosomen gekennzeichnet. R = Restkörper mit starker saurer Phosphataseaktivität und stark konzentriertem Hämoglobin, M = Mitochondrien, →1 = Ribo- und Polysomen, →2 = rauhes endoplasmatisches Retikulum. Vergr. 24000×. (MILLER u. Mitarb.)

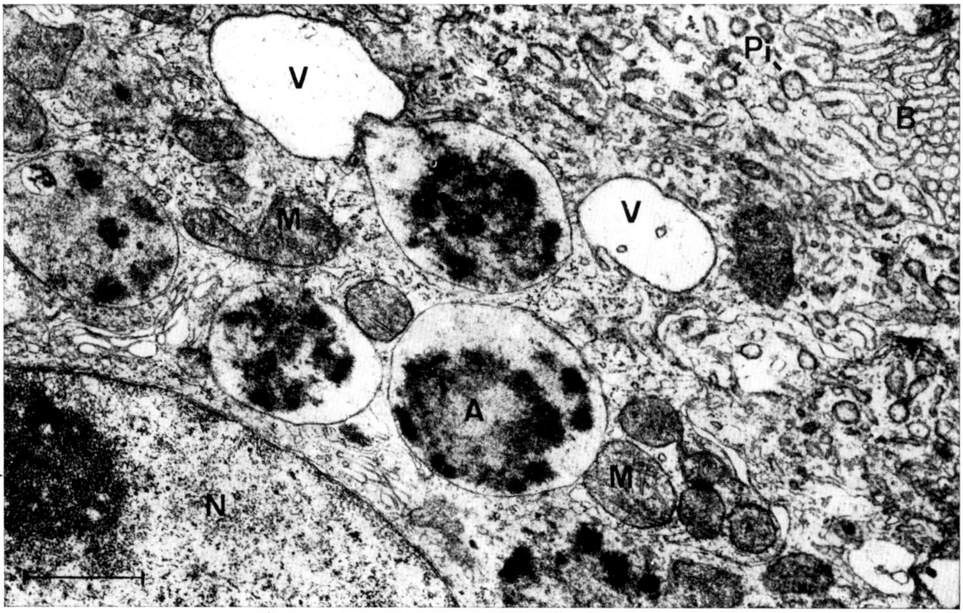

B. – Abb. 6.13. *Eiweißabsorptionstropfen* im proximalen Tubulus bei *Eiweißnephrose* des Menschen. Teil einer Tubulusepithelzelle mit Anschnitt des Bürstensaumes (B), an dessen Grund Pinozytenbläschen (Pi) abgeschnürt werden. Diese geben das aufgenommene Eiweiß an Resorptionsvakuolen (V) ab, aus denen sich die Eiweißresorptionstropfen (A) entwickeln. M = Mitochondrien, N = Zellkern, →Nukleolus. Vergr. 16000×. (THOENES)

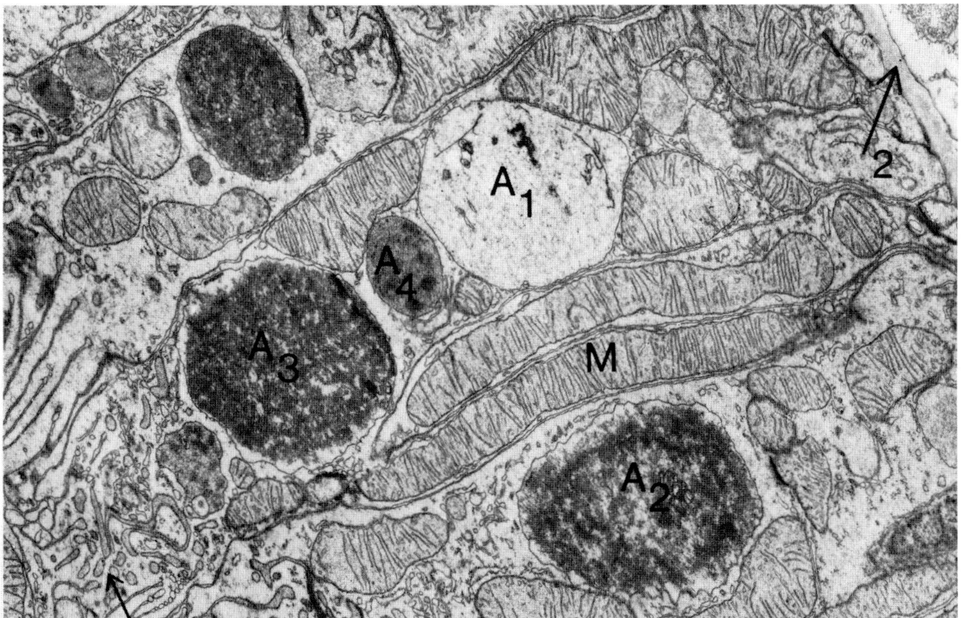

B. – Abb. 6.14. *Eiweißabsorptionstropfen* (eiweißspeichernde Phagosomen) in den Hauptstückepithelien der Niere bei chronischer Bleivergiftung der Ratte (nach 5wöchiger intraperitonealer Gabe von insgesamt 50 mg Bleiazetat). Große, von einer einfachen Membran begrenzte Körper mit einem feinkörnigen elektronendurchlässigen (A 1) sowie mit eingedicktem osmiophilem elektronendichtem (A2 bis A4) Inhalt. M = Mitochondrien. Zahlreiche Pinozytosevesikel an der Basis des Bürstensaumes (→1), →2 = peritubuläre Basalmembran. Vergr. 10500×. (TOTOVIC)

Vaskuläre Nierenerkrankungen

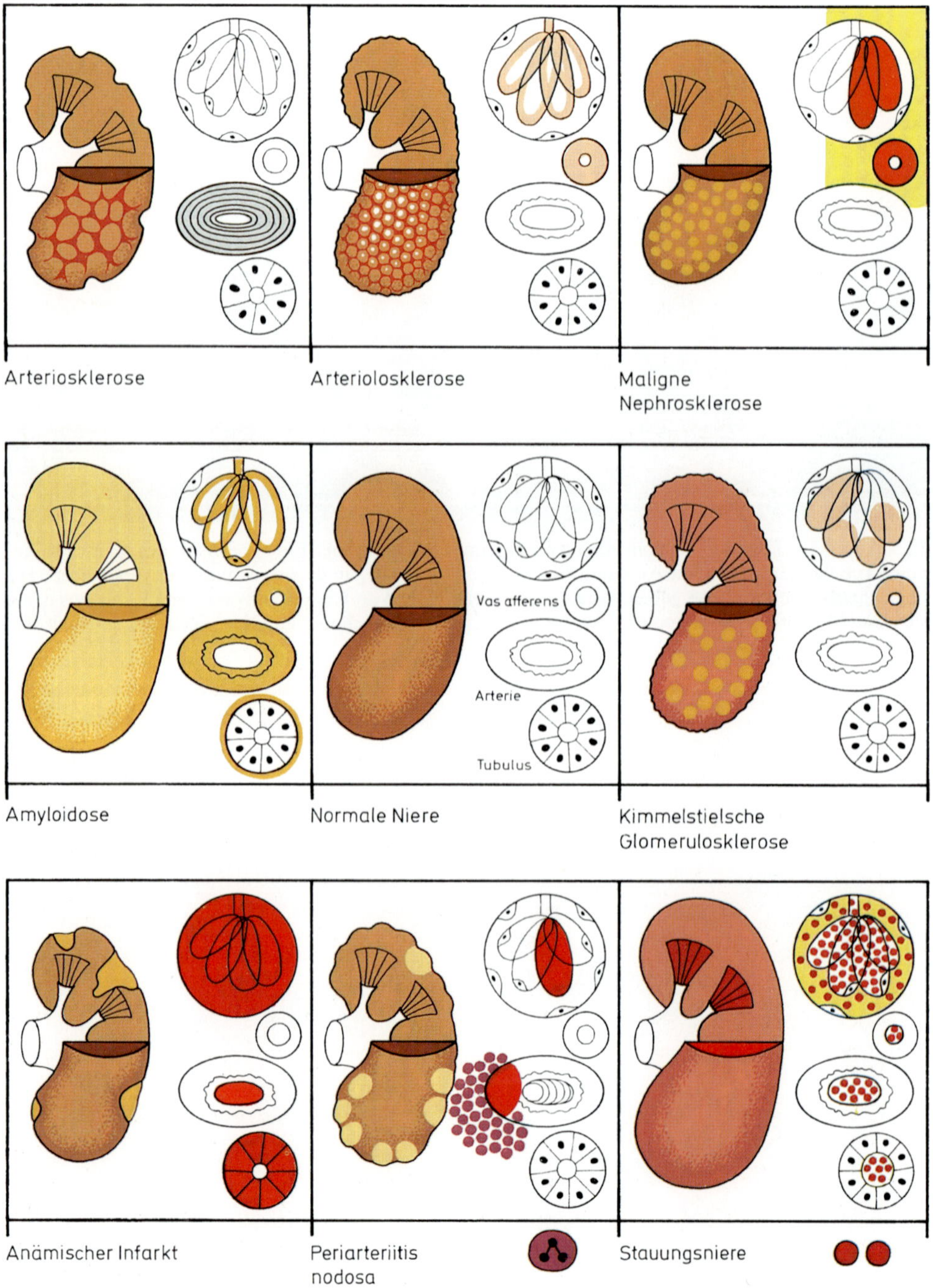

B. – Abb. 6.15. Schematische Übersicht der makroskopischen und mikroskopischen Veränderungen bei vaskulären Nierenerkrankungen

Vaskuläre Nierenerkrankungen

Die Gefäßerkrankungen der Nieren (Abb. 6.15) betreffen entweder die größeren Nierenarterienäste oder die Arteriolen. Sekundär werden fast immer die Glomerula in Mitleidenschaft gezogen, so daß schließlich auch das tubuläre System erkrankt.

Die **Arteriosklerose** (vgl. Abb. 6.16) kann sich in seltenen Fällen am Abgang der Nierenarterie aus der Aorta oder an der A. renalis selbst abspielen (fibromuskuläre Dysplasie). Die Folgen der Einengung bestehen in einer Atrophie der Niere mit renal bedingtem Hochdruck *(Goldblattmechanismus)*. Die Arterien vom Typ der Aa. interlobulares, arcuatae oder radiatae werden in Form einer konzentrischen, das Lumen einengenden Sklerose und Elastose befallen. Die Glomerulumveränderungen (hyaline Verödung) sind von der Stärke der Sklerose abhängig.

Makroskopisch: Gering eingezogene Narben mit rotem Grund.

Die **Arteriolosklerose** (vgl. S. 197) stellt eine Hyalinose der Vasa afferentia mit Lumeneinengung dar. Die verminderte Durchblutung führt zu einer hyalinen Verdickung der Glomerulumschlingen und schließlich zur vollständigen hyalinen Verödung des Glomerulum. Dieses Hyalin wird wahrscheinlich von den Zellen des Mesangium gebildet (Mesangiummatrix, siehe Glomerulonephritis). Ist der Prozeß stark ausgeprägt, so kommt es zu einer Nierenschrumpfung: *rote Granularatrophie (primäre Schrumpfniere)*. Arterio- und Arteriolosklerose können häufig kombiniert vorkommen (arterio-arteriolosklerotische Schrumpfniere).

Makroskopisch: Feinhöckerige Nierenoberfläche mit rotem Grund der kleinen Narben, evtl. mit hochgradiger Verkleinerung des Organs und stark verschmälerter Rinde (primäre Schrumpfniere, rote Granularatrophie). Bei Kombination mit Arteriosklerose zudem größere rote Narben.

Die **maligne Nephrosklerose** (vgl. S. 199) ist gekennzeichnet durch eine fibrinoide Wandnekrose kleinerer Arterien sowie der Arteriolen mit Übergreifen auf die Glomerulumschlingen. Sie kann sich auf eine Arteriosklerose aufpfropfen und auch unveränderte Gefäße befallen.

Makroskopisch: Gering vergrößerte Niere mit bunter, fleckiger Oberfläche, in manchen Fällen mit arteriosklerotischen Veränderungen.

Die **Amyloidose** (vgl. Abb. S. 189) kann man im eigentlichen Sinne nicht zu den vaskulären Nierenerkrankungen rechnen; sie ist hier zum Vergleich mit den anderen makroskopischen und histologischen Bildern aufgeführt.

Die **Kimmelstiel-Wilsonsche Glomerulosklerose** (vgl. S. 199) stellt eine besondere Form der Arteriosklerose der Niere dar. Sie geht mit Hyalinose der Vasa afferentia und efferentia sowie diffuser hyaliner Verdickung der Glomerulumschlingen einher, wobei kennzeichnende herdförmige bzw. kugelförmige Hyalinosen der Schlingen beobachtet werden. Das makroskopische Bild entspricht weitgehend dem einer Arteriosklerose. Oft besteht gleichzeitig eine Verfettung der Tubuli, so daß ein buntes Bild entsteht (rote und gelbe Flecken).

Beim **anämischen Infarkt** (vgl. S. 199) findet man einen embolischen oder thrombotischen Verschluß einer Nierenarterie mit keilförmiger oder rechteckiger, gelber, trockener Nekrose, die mit zunehmender Vernarbung eingezogen erscheint und einen weißen Grund aufweist.

Die **Periarteriitis nodosa** (vgl. S. 81) zeigt im akuten Stadium das Bild einer graugelb gefleckten Niere, evtl. mit feinfleckigen narbigen Einziehungen (ältere Nekroseherde). Die Arterien erkranken in Form einer fibrinoiden Nekrose mit granulomatöser Entzündung und Vernarbung.

Die **Stauungsnieren** erscheinen vergrößert mit Venensternchen an der Oberfläche. Düsterrote Farbe, insbesondere Markkegel. Die Glomerula sind hyperämisch und enthalten Eiweiß und Erythrozyten im Kapselraum. Außerdem besteht ein interstitielles Ödem.

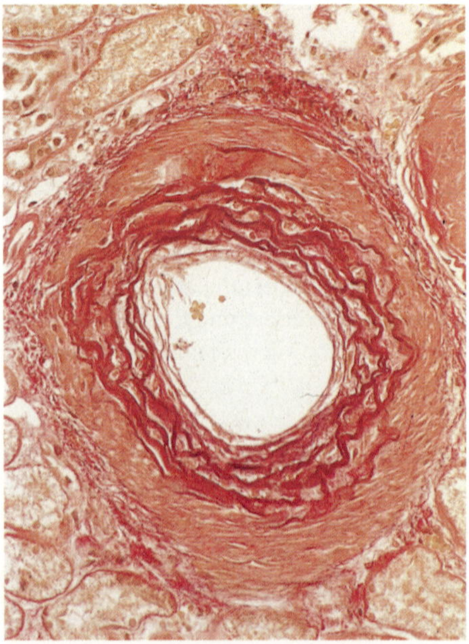

B. – Abb. 6.16. Arteriosklerose der Niere; Fbg. Elastica-v. Gieson

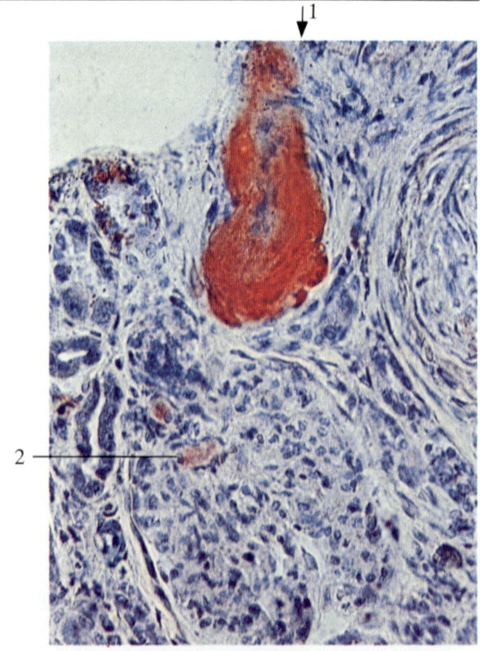

B. – Abb. 6.17. Arteriolosklerose der Niere; Fbg. Sudan-Hämatoxylin

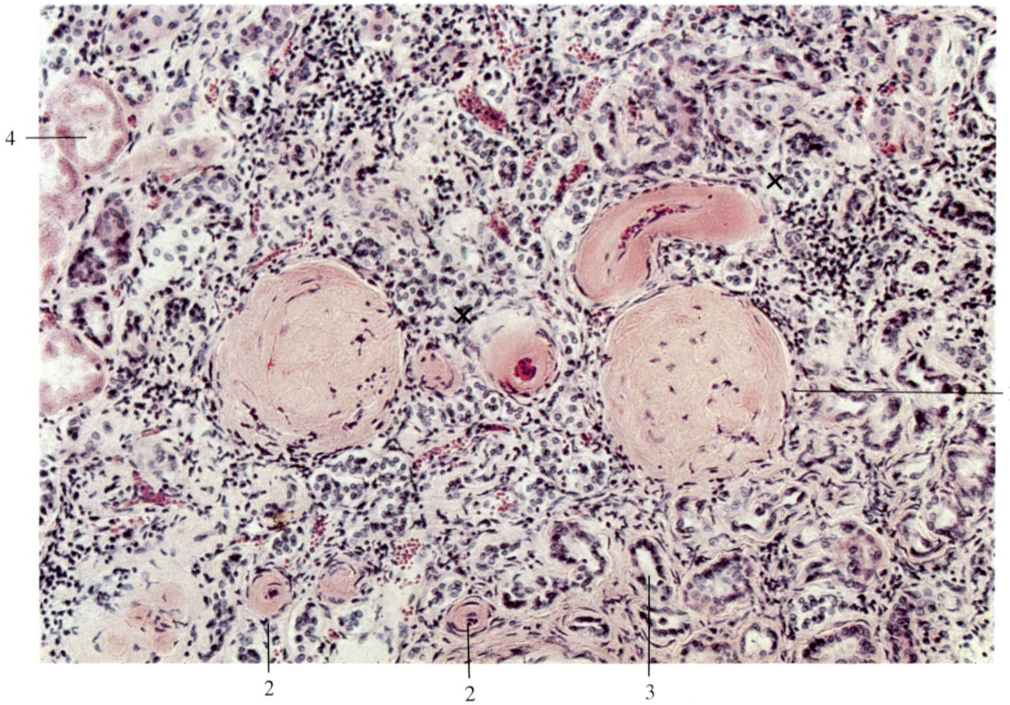

B. – Abb. 6.18. Arteriolosklerotische Schrumpfniere; Fbg. HE

Arteriosklerose der Niere (Abb. 6.16). Histologisch bietet sich im Prinzip das gleiche Bild, wie wir es schon bei der Sklerose der Herzkranzarterien (vgl. S. 79) gesehen haben, allerdings nicht mit einer halbmondförmigen, sondern einer eher konzentrischen Sklerose. In der Übersicht fallen die größeren Arterien besonders im Mark der Niere durch die verdickte Wand auf. Die mittlere Vergrößerung zeigt die elastisch-hyperplastische Intimawucherung. Es handelt sich dabei um eine Vermehrung und Aufsplitterung der elastischen Fasern (im Bild schwarz) sowie Wucherung eines zellarmen Fasergewebes (Sklerose), die zu einer hochgradigen Lumeneinengung geführt haben. Die Glomerula sind teilweise hyalinisiert und sklerosiert, die zugehörigen Harnkanälchen atrophisch mit interstitieller Bindegewebsvermehrung in diesem Bereich und lockeren lymphozytären Infiltraten. Sind mehrere Glomerula gruppenförmig hyalinisiert/sklerosiert, so bedingen die Atrophie des Kanälchensystems und narbige Schrumpfung des Zwischengewebes eine Einsenkung der Nierenoberfläche (arteriosklerotische Narbe). Der Anfänger verwechselt die arteriosklerotischen Narben mit den lymphozytären Infiltraten leicht mit einer chronischen Pyelonephritis – die schweren Arterienveränderungen und die im Vergleich zur Pyelonephritis geringfügigen lymphozytären Infiltrate sollten den richtigen Weg weisen.

Arteriosklerose (Abb. 6.17, vgl. S. 77 u. S. 195). Bei der Arteriosklerose tritt Hyalin zwischen Intima und Media auf mit Lumeneinengung und Atrophie der Media. Das Gewebsbild ist überall gleichartig, unabhängig davon, ob es sich um eine Hyalinose der Arteriolen des Gehirns, des Herzmuskels, der Milz oder der Nieren handelt. Bei HE-Färbung ist die Wand der Arteriolen rot, homogen und kernlos (vgl. Abb. 6.18). Am besten stellen sich die hyalinisierten Gefäße bei einer Fettfärbung dar. Schon in der Übersicht sieht man dabei in der Nierenrinde zahlreiche kleine rote Punkte, die sich bei mittlerer und starker Vergrößerung als Vasa afferentia (→1) darbieten, deren Wand mit Neutralfetten überschwemmt ist. Die Media ist hochgradig atrophisch – einzelne Zellkerne sind noch in den äußersten Mediaschichten zu erkennen (vgl. auch Abb. 6.18, →2). Die Gefäßlichtung, kenntlich an einigen noch erhaltenen Endothelzellkernen, ist hochgradig eingeengt. Bemerkenswert ist die Fettablagerung im Zwischengewebe der Glomerula (→2: Mesangium). Den Glomerula benachbarte Kanälchen sind atrophisch.

Arteriolosklerotische Schrumpfniere (Abb. 6.18). Schreitet der Prozeß der Hyalinisierung der Vasa afferentia fort, so daß der größte Teil der Gefäße betroffen ist, und gesellt sich noch eine Sklerose mittlerer Gefäße hinzu, so kommt es zur hyalinen Verödung vieler Glomerula und zum Untergang des tubulären Systems. In der Übersichtsvergrößerung fallen die verschmälerte Nierenrinde sowie zahlreiche runde, rote Scheiben auf. Bei stärkerer Vergrößerung stellen sich die Glomerula als eosinrote, runde, evtl. gering konzentrisch geschichtete Gebilde dar mit einzelnen erhaltenen Zellkernen (→1). In der Umgebung solcher Glomerula sieht man die Vasa afferentia mit typischen Wandveränderungen (×): Die Intima ist stark verbreitert und das Lumen eingeengt, wobei die Endothelzellen im Lumen gerade noch sichtbar sind. Die Muskelfasern der Media sind hochgradig atrophisch oder ganz verschwunden. Bei HE-Färbung ist das Gewebsbild dem der Amyloidose ähnlich. Die Kongorotfärbung ist aber negativ, und bei der v. Gieson-Färbung stellen sich die hyalinisierten Glomerula und Arteriolen rot dar (frisches Hyalin gelb, vgl. S. 11). In unserer Abbildung sieht man ein längsgetroffenes Vas afferens (× rechts oben), →2 und × in Bildmitte zeigen auf quergetroffene Arteriolen. Als Folge der Hyalinose der Glomerula findet man eine Atrophie des zugehörigen Kanälchensystems (→3) mit verkleinerten Kanälchen, schmalen Lumen und atrophierten Epithelien. Einige Kanälchenabschnitte sind völlig zugrunde gegangen. Das Zwischengewebe ist dementsprechend verbreitert und lymphozytär infiltriert (narbige Einziehung). Andere Rindenabschnitte mit erhaltenen Glomerula sind kompensatorisch hypertrophisch (→4) und können makroskopisch als kleine Buckel vorspringen.

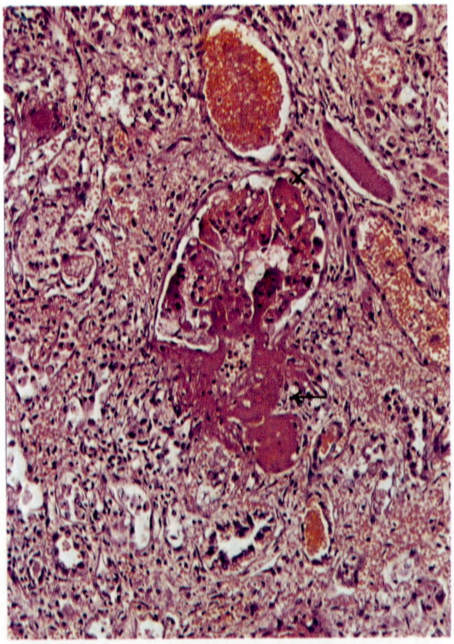

B. – Abb. 6.19. Maligne Nephrosklerose; Fbg. HE

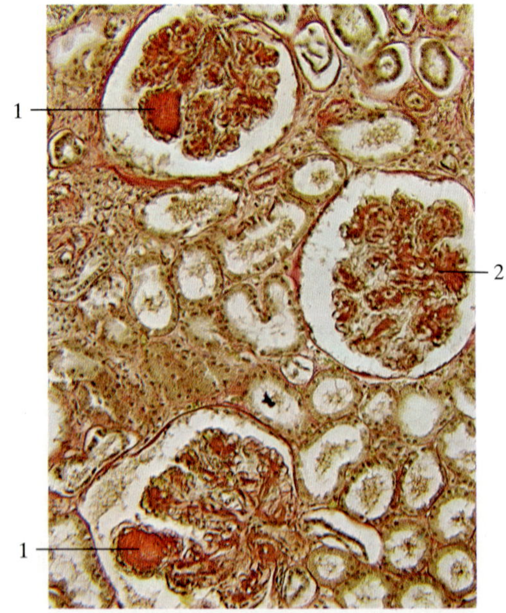

B. – Abb. 6.20. Kimmelstiel-Wilsonsche Glomerulosklerose; Fbg. v. Gieson

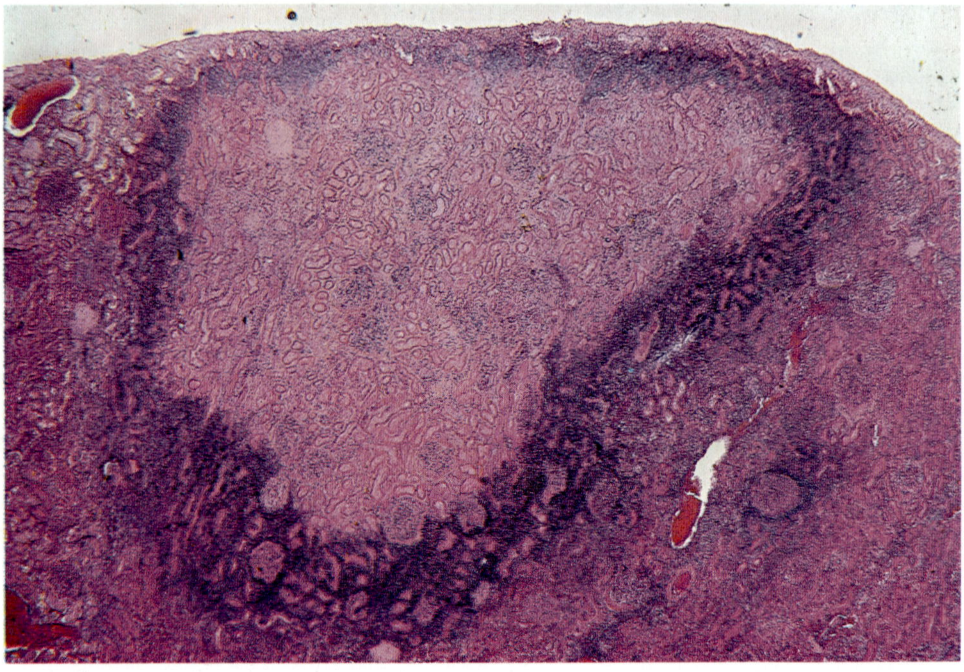

B. – Abb. 6.21. Anämischer Niereninfarkt; Fbg. HE

Maligne Nephrosklerose (Abb. 6.19). Es handelt sich um eine stürmisch verlaufende fibrinoide Nekrose der Wand kleiner Nierenarterien und der Vasa afferentia mit Übergreifen auf die Glomerulumschlingen. Histologisch bietet sich ein der Hyalinose ähnliches Bild: Homogene Wand der Arteriolen mit Lumeneinengung (→). In der HE-Färbung fällt aber schon ein stärkerer, leuchtend roter Farbton dieses hyalinen Materials auf, das sich bei v. Gieson-Färbung zudem gelb darstellt (vgl. S. 11, 12 u. 197). Außerdem fehlt selten eine, wenn auch geringe zelluläre Reaktion der Umgebung mit einzelnen polymorphkernigen Leukozyten. Häufig findet man auch Erythrozyten im fibrinoiden Material – ein Zeichen für den stürmischen Eintritt von Blutplasma in die Gefäßwand. Die fibrinoide Nekrose greift fast immer auf die Glomerulumschlingen über (×), wobei einzelne Schlingen oder Schlingengruppen befallen werden. Die maligne Nephrosklerose kann sich nach langjährig bestehendem Hypertonus plötzlich unter dem klinischen Bild einer malignen Hypertonie entwickeln. Dann pfropfen sich fibrinoide Nekrosen arteriosklerotischen Gefäßwandveränderungen auf. Daneben kann die maligne Nephrosklerose auch ohne vorhergehenden Hypertonus entstehen. Die primäre krankhafte Störung wird in einem Endothelschaden (endotheliotrope Nephroangiopathie) gesehen und dem hämolytisch-urämischen Syndrom (HUS, Gasser-Syndrom) zugeordnet.

Makroskopisch: Bunte, fleckige Niere mit unscharfen grauweißen Herden auf rotem Grund. *Klinisch* entwickelt sich eine »maligne« Hypertonie (hoher Blutdruck, kurzer Verlauf bei jungen Menschen mit Tod in Urämie oder durch Apoplexie). Ein Wechsel der »Gangart« der Hypertonie, zunächst »gutartig«, dann »maligne«, mit dem kombinierten Bild der Arteriolosklerose und malignen Nephrosklerose kommt bei älteren Patienten (50–60 Jahre) vor.

Kimmelstiel-Wilsonsche Glomerulosklerose (Abb. 6.20). *In etwa 20% der Fälle von chronischem Diabetes mellitus auftretende Nierenkomplikation (klinisch: Albuminurie, Hypertonie, geringe Niereninsuffizienz) mit typischer Hyalinose der Glomerulumschlingen.* Es handelt sich histologisch um ein sehr charakteristisches Gewebsbild: In zahlreichen Glomerula findet man eine Hyalinisierung einzelner oder mehrerer Schlingen, die zu kugelförmigen Konglomeraten umgewandelt sind (v. Gieson rot, teilweise auch rotgelb, →1). Die übrigen Schlingen des Glomerulum sind frei von Veränderungen oder zeigen Anfangsstadien der Hyalinose. In manchen Glomerula wird auch eine diffuse hyaline Verdickung (→2) der Wand der Glomerulumschlingen beobachtet. Oft sind die Basalmembranen aufgesplittert. Eine Hyalinose der Vasa afferentia und efferentia tritt häufig hinzu. Elektronenmikroskopisch handelt es sich um eine Vermehrung von Basalmembraneiweißkörpern, vorwiegend im Mesangium.

Makroskopisch: Feinhöckerige, wenig geschrumpfte Niere.

Anämischer Niereninfarkt (Abb. 6.21). *Embolischer Verschluß eines Nierenarterienastes mit meist keilförmiger Koagulationsnekrose.* In der Übersicht sieht man einen hellroten, keilförmigen Herd, der in einem frühen Stadium von einem roten Saum (hämorrhagische Randzone) und später von einer blauen, zellreichen und der schmalen roten Zone umgeben wird. Betrachtet man das Zentrum des Herdes bei mittlerer und stärkerer Vergrößerung, so findet man die typischen Zeichen der *Nekrose:* die Zellkerne sind ungefärbt, das Zytoplasma der Zellen ist homogen oder feinkörnig. Die Zellkerne der Interstitien oder der Glomerula können noch als Schatten erkennbar sein. Im ganzen sind in einem frühen Stadium noch schattenhaft die Umrisse der Kanälchen und Glomerula zu erkennen. In der *zellreichen Randzone* sind bei stärkerer Vergrößerung *polymorphkernige Leukozyten* zu sehen sowie alle Stadien des Unterganges von Zellkernen mit Pyknose, Rhexis und Lysis. Außerdem finden sich reichlich teilweise staubförmige Kerntrümmer. Darauf folgt nach außen meist eine *hyperämische Randzone,* die in unserem Präparat nicht so deutlich ausgeprägt ist. Beachtenswert ist eine schmale, erhaltene, subkapsuläre Zone. Dieses Gebiet erhält Blut von den Gefäßen der Nierenkapsel.

Makroskopisch: Gelber, trockener, fester Herd. Ältere Herde sind eingezogen (Resorption durch Granulationsgewebe), und schließlich resultiert eine tief eingezogene Narbe mit weißem Grund. Als Quelle der Embolie kommen am häufigsten eine verruköse Endokarditis und parietale Thromben im Herzen (z. B. bei Herzinfarkt) oder in der Aorta in Frage. Weitere Ursachen: arteriosklerotisch bedingte Thrombose und Periarteriitis nodosa.

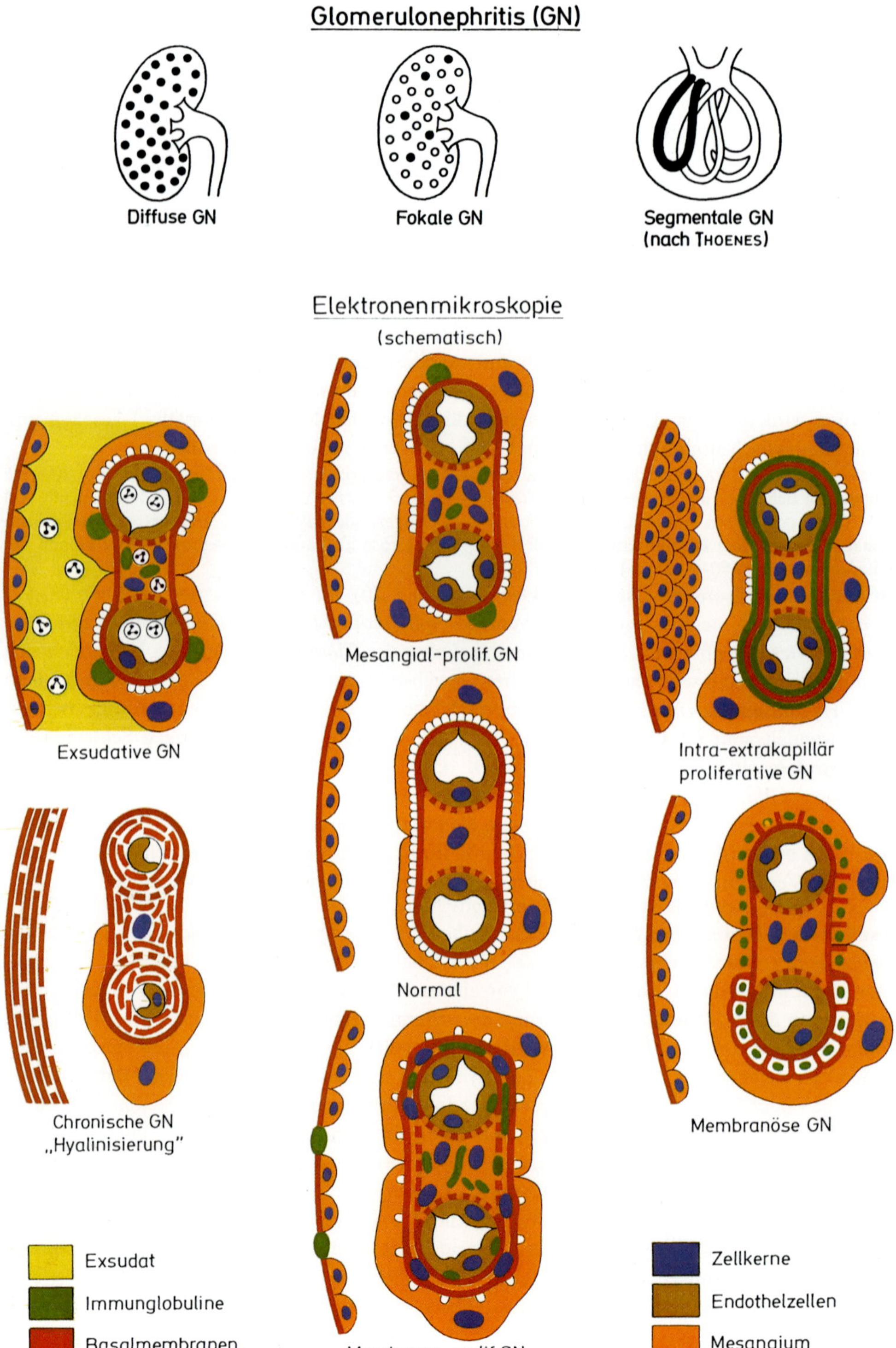

B. – Abb. 6.22. Die verschiedenen Formen der GN. Elektronenmikroskopie in Anlehnung an BOHLE

B. – Tab. 6.1. Einteilung der Glomerulonephritis (GN)

Bezeichnung	Morphologie »Leitbild«	Pathogenese Immunologie	Klinik
Exsudative GN (akute exsudativ-proliferative GN)	Granulozyten, Exsudation und geringe Mesangium- und Endothelproliferation	**Postinfektiös** (Streptokokkeninfekte, Scharlach, Angina). Bei Serumkrankheit. **Immunkomplex-GN** Subepitheliale u. mesangiale Immundepots	Anfangs hoher Antistreptolysintiter und Hypokomplementämie, RR + +, Albuminurie, Hämaturie, häufig gute Prognose. Heilt aus über eine mesangial-proliferative GN
Mesangial-proliferative GN (»intrakapilläre« GN) akute → chronische	Mesangium- und geringe Endothelproliferation	**Postinfektiös** (Strepto-, Staphylokokken-, Virus-Infekte), Immunkomplex-GN. Mesangial und subepitheliale Immundepots der Schlingen. IgA-Nephritis.	Hämaturie, Proteinurie. Häufige Form der GN. Gute Prognose mit 90% Heilung.
Intra-extrakapillär proliferative GN (»extrakapilläre« GN) rapid progressiv	Prolif. parietale Kapsel-Epithelien: »Halbmonde«. Geringe Endothel- und Mesangiumprolif. Variante: nekrotisierend	**Antibasalmembran-GN.** Bei Goodpasture-Syndrom mit Lungenbeteiligung. Immunglobuline diffus linear entlang der Basalmembran	**Schlechte Prognose** Rapid progressiv, »subakut«, RR + +, Proteinurie, Hämaturie. Prognose bei Kindern deutlich besser
Membranöse GN (peri- oder epimembranöse GN)	Basalmembran stark verdickt. Anfangs sog. Spikes, später doppelt konstruiert. Keine oder wenig Zellproliferation	**Immunkomplex-GN** Subepitheliale Immundepots, Spikes. Bei Aleuten-Nerzen (Virus?). Nach Penicillamin- und Goldtherapie	**Nephrotisches Syndrom** Steroidtherapie (+) 30% Heilung, 50–70% Persistenz. Therapieinduziert, Abheilung nach Absetzen der Medikamente
Membrano-proliferative GN (mesangio-kapilläre GN)	Basalmembran verdickt (doppelt konturiert), Mesangiumproliferation. Zellen zwischen doppelter Basalmembran	**Hypokomplementämie** persistierend. Subendotheliale oder intramembranöse Immundepots	70% nephrotisches Syndrom, Steroid- und Immunsuppression +. 60% Heilung
Minimale GN (Minimal-Glomerulitis) Minimal changes (Lipoidnephrose)	Glomeruloa lichtmikroskopisch unauffällig oder nur minimale Mesangiumproliferation	**Minimal-GN** (Ausheilungsstadium einer mesangioprolif. GN, häufig IF-pos.). Minimal changes (IF-negativ, d. h. keine Immundepots)	Restveränderungen einer mesangial-proliferativen GN, »genuine« Lipoidnephrose, Steroidtherapie + +. 60% Heilung
Fokale und/oder segmentale GN	Einzelne Glomerula betroffen und/oder einzelne Schlingengruppen. Proliferierend oder sklerosierend/hyalinisierend	Idiopathisch oder postinfektiös oder im Rahmen bestimmter Grundkrankheiten. Purpura Schoenlein-Henoch, Lupus erythematodes, Morbus Boeck	Proliferierende Form: häufig günstige Prognose. Hyalinisierende/sklerosierende Form häufig mit nephrot. Syndrom und schlechter Prognose

Entzündliche Nierenerkrankungen (außer GN)

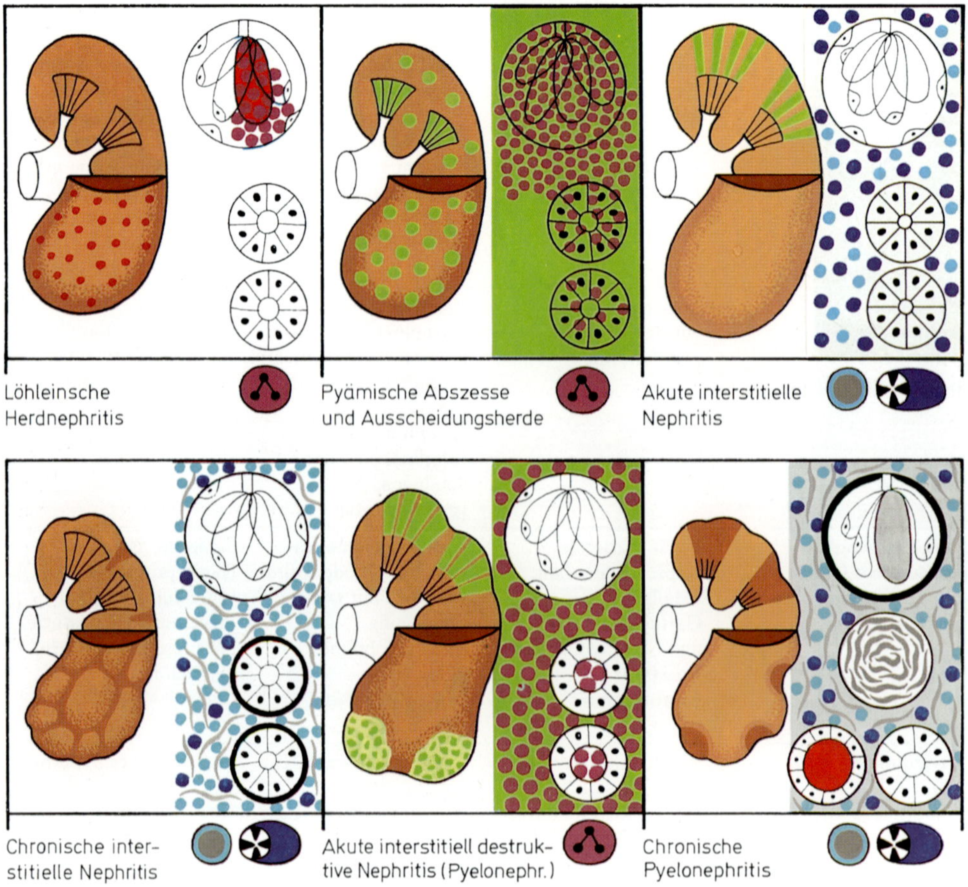

B. – Abb. 6.23. Schematische Übersicht des makroskopischen und histologischen Bildes der entzündlichen Nierenerkrankungen (außer Glomerulonephritis)

Die **Löhleinsche Herdnephritis** (s. S. 208) zeigt in einzelnen Glomerula eine fibrinoide Nekrose einzelner Schlingen oder Schlingengruppen.

Makroskopisch: Gering vergrößerte Nieren mit einzelnen Blutpunkten.

Bei den **embolischen pyämischen Nierenabszessen** (s. S. 208) sieht man keine Abszesse im Bereich einzelner Glomerula.

Makroskopisch: Diffus verstreute gelbe Herdchen mit rotem Randsaum.

Werden die Bakterien ausgeschieden und sammeln sich im Mark an, so findet man hier makroskopisch gelbliche, streifige Herde, die mikroskopisch länglichen Abszessen mit Bakterienrasen entsprechen *(Ausscheidungsherde)*.

Bei der **akuten interstitiellen serösen, eitrigen oder nichteitrigen Nephritis** sind die Interstitien durch ein seröses Exsudat auseinandergedrängt (z. B. bei Verbrennungen, vgl. Schockniere), oder es stellen sich streifenförmige lympho-histiozytäre, spärlich plasmazelluläre Infiltrate dar.

Makroskopisch: Graugelbe, vergrößerte Niere.

Die **chronische interstitielle Nephritis** ist durch lympho-histiozytäre Infiltrate mit einer interstitiellen Bindegewebsvermehrung (= Sklerose) gekennzeichnet.

Makroskopisch: Grobbucklige, graurote Nieren.

Bei der **akuten bzw. chronischen** interstitiell destruktiven Nephritis (Pyelonephritis) (s. S. 211) werden ein oder mehrere Lobuli der Niere befallen. Die Entzündung breitet sich deszendierend bei Bakteriämie oder aszendierend bei Harnabflußstörung oder Nierenbeckensteinen aus. Im akuten Stadium stellen sich herdförmig gruppiert stehende Abszesse und streifige Infiltrate, im chronischen Stadium flache, rötliche oder grauweiße, eingezogene Narben dar.

Glomerulonephritis (GN)

Die Glomerulonephritis stellt eine Entzündung der Glomerula dar, wobei entweder alle Glomerula beider Nieren gleichmäßig (diffuse GN) oder einzelne Glomerula bevorzugt (fokal betonte GN) betroffen sind (s. S. 200). Meist sind alle Schlingen eines Glomerulum in den Entzündungsprozeß einbezogen, oder es ist nur ein Teil der Schlingen betroffen (segmental, wie z. B. bei Löhleinscher Herdnephritis).

Die Entzündung am Glomerulum gehorcht prinzipiell den allgemeinen Gesetzmäßigkeiten von Entzündungen: Exsudation bedeutet Durchtritt von Blutplasma und Anschoppung von Granulozyten (exsudative GN). Die Proliferation von Zellen kann das Mesangium und Endothel allein betreffen (Mesangial- bzw. endokapillär-proliferative GN) oder das parietale Kapselblatt mit einbeziehen (intra-extrakapilläre proliferative GN). Bei den sog. membranösen GN ist vorwiegend die Basalmembran betroffen (verdickt). Eine Zellproliferation ist nur gering ausgeprägt. Eine Kombination von Basalmembranverdickung und Proliferation finden wir bei der membrano-proliferativen GN.

Bei fast allen Formen der GN lassen sich Immunkomplexe im Mesangium in oder an der Basalmembran nachweisen, so daß eine Antigen-Antikörper-Reaktion als grundlegender pathogenetischer Mechanismus angenommen werden kann. Bei der Antigen-Antikörper-Reaktion kommt es zur Komplementaktivierung (C_1–C_9). Damit können alle morphologischen Erscheinungsbilder, wie Exsudation, Granulozytenanschoppung bis zur Nekrose, erklärt werden.

Bei der chronischen Glomerulonephritis, gleichgültig aus welchem Typ der GN sie sich entwickelt, kann die Einschränkung der glomulären Filtration durch die Vermehrung der Mesangiummatrix erklärt werden, die sich unter dem Endothel auf der Basalmembran vorschiebt, bis das Schlingenlumen vollständig verlegt ist (verödetes Glomerulum, auch als »hyalinisiertes« Glomerulum bezeichnet).

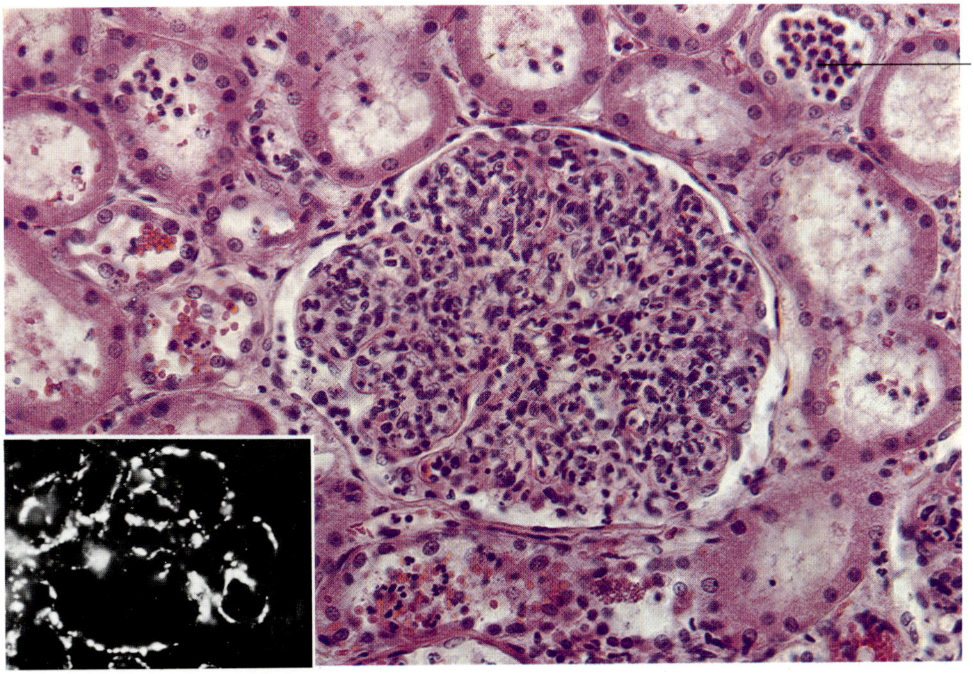

B. – Abb. 6.24. Akute exsudative Glomerulonephritis. Immunfluoreszenzmikroskopisch nachweisbare Immunglobulin- und Komplement-Ablagerungen (eingeschobenes Bild li. unten) im Mesangium und entlang der Basalmembran; Fbg. HE

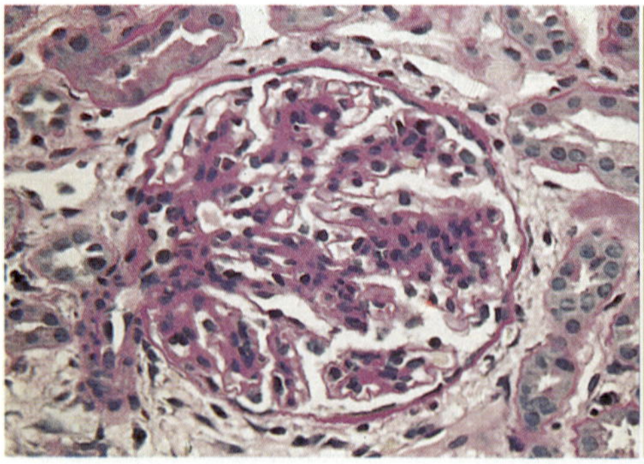

B. – Abb. 6.25. Mesangial-proliferative Glomerulonephritis; Fbg. PAS Htx.

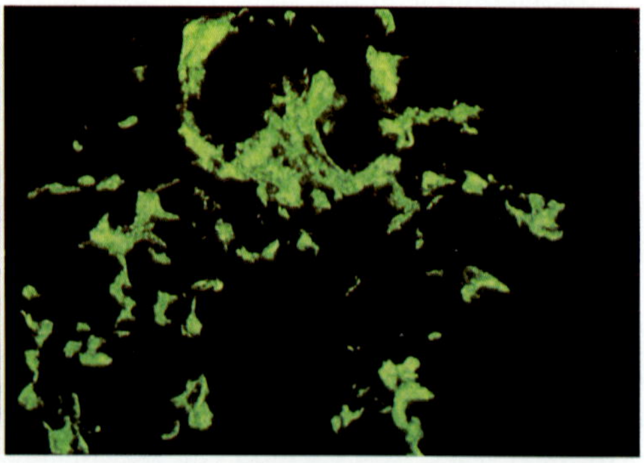

B. – Abb. 6.26. Immunglobulin-Ablagerungen (IgA-IgG) in der mesangialen Matrix bei mesangial-proliferativer Glomerulonephritis

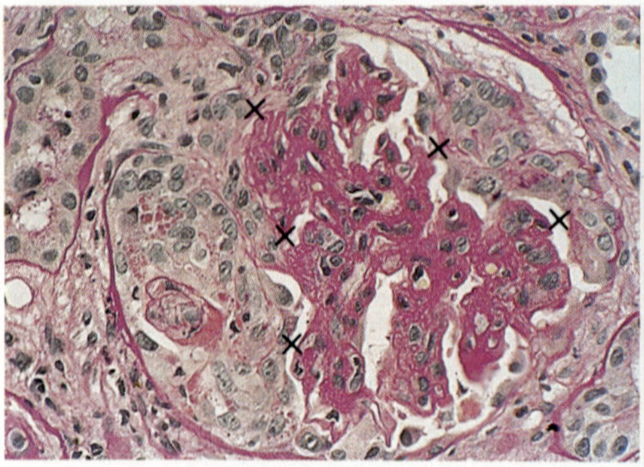

B. – Abb. 6.27. Intra-extrakapillär proliferative Glomerulonephritis (× = Grenze der extrakapillären Proliferation); Fbg. PAS Htx.

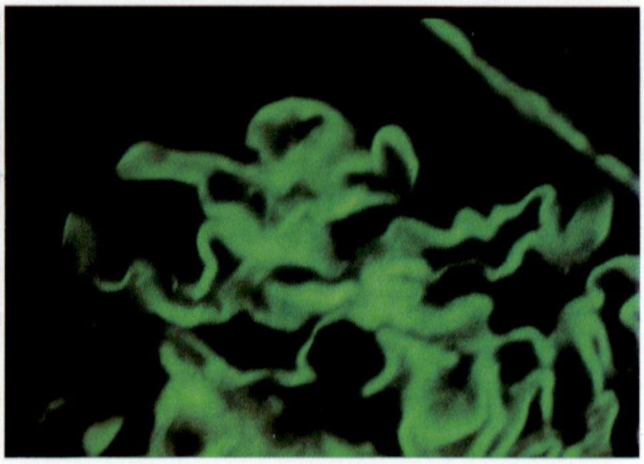

B. – Abb. 6.28. Immunglobulin-Ablagerungen (IgG) entlang der Basalmembranen bei Anti-Basalmembran-GN

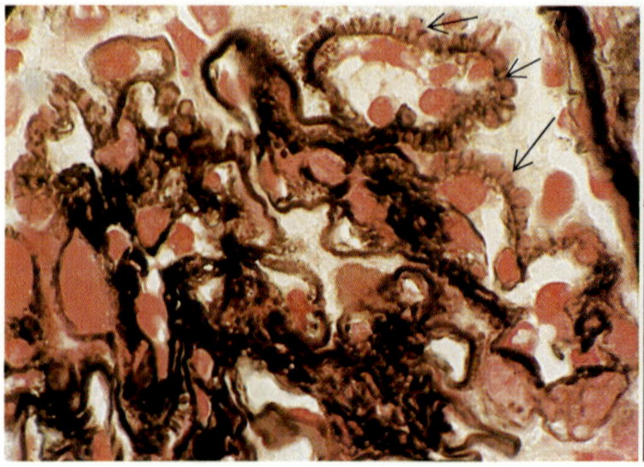

B. – Abb. 6.29. Membranöse Glomerulonephritis (→ Spikes); Fbg. Jones Chromotrope R

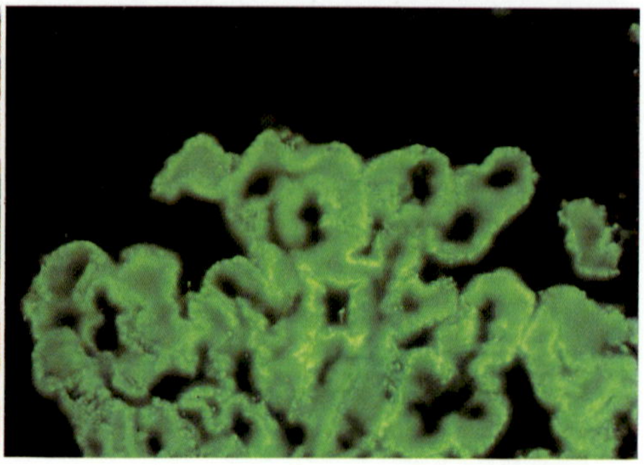

B. – Abb. 6.30. Immunglobulin-Ablagerungen (IgG) granulär auf der Außenseite der Basalmembranen bei membranöser GN

Abb. 6.24 zeigt das **akute Stadium einer exsudativen Glomerulonephritis.** Schon bei Lupenvergrößerung fallen die vergrößerten, zellreichen Glomerula auf. Die Schlingen füllen den Kapselraum prall aus; sie sind erweitert und enthalten zahlreiche Granulozyten. Im Kapselraum und in den Kanälchen findet man Erythrozyten, Eiweiß und polymorphkernige Leukozyten (→). Die Interstitien sind ödematös verbreitert. Die Kanälchenepithelien sind vergrößert, oft mit trüber Schwellung.

Makroskopisch: Große, saftreiche Nieren, die aus der gespannten Kapsel beim Einschneiden hervorquellen. Flohstichartige Blutpunkte auf der Oberfläche.

Mesangial-proliferative Glomerulonephritis (Abb. 6.25, 6.26; nach alter Nomenklatur: intrakapilläre GN). Unser Bild zeigt in einer PAS-Färbung (Anfärbung von Mukopolysacchariden) das Wesentliche dieses Prozesses sehr deutlich: Das Mesangium ist stark verbreitert und tritt deutlich hervor, während die Basalmembran der Glomerulumschlingen zart erscheint. Die Zellkerne des Mesangium sind vermehrt, auch die Endothelzellen erscheinen gering vermehrt und vergrößert. Das parietale Kapselblatt ist unverändert. Wie in Tab. 6.1 angegeben, tritt diese Art der GN auch akut auf mit Hämaturie und Proteinurie und kann einen chronischen persistierenden Verlauf nehmen. Immunfluoreszenz mit Immunglobulin- und Komplement-Ablagerung im Mesangium (Abb. 6.26).

Intra-extrakapilläre proliferative Glomerulonephritis (Abb. 6.27; nach alter Nomenklatur: extrakapilläre GN). Man sieht zellreiche Glomerula mit Vermehrung und Vergrößerung der Deckzellen des parietalen Kapselblattes, die eine halbmond- und polsterförmige Proliferation aufweisen (× × zeigen die Grenzen des Halbmondes an). Die Glomerulumschlingen werden durch die Zellwucherung komprimiert; sie sind ebenfalls zellreich mit vermehrten Endothel- und Mesangialzellen. In den Halbmonden kommt es mit zunehmender Krankheitsdauer zur Faserbildung, die Glomerulumschlingen veröden. Das benachbarte Interstitium zeigt eine seröse Exsudation mit geringen lymphozytären Infiltraten. Die Hauptstückepithelien zeigen eine hyalintropfige Eiweißspeicherung. Diese Form der Glomerulonephritis kann im Tierexperiment bei Kaninchen erzeugt werden (Masuginephritis, Antibasalmembrannephritis) und zeigt dann immunfluoreszenz-mikroskopisch (IF) lineare IgG-Ablagerungen der Basalmembran (Abb. 6.28).

Makroskopisch: Große, rot-gelbliche Niere mit punktförmigen, roten Blutungsherden.

Membranöse (perimembranöse) GN (Abb. 6.29). In der Frühphase kommt es zur granulären Ablagerung von Immunkomplexen auf der Außenseite der Basalmembran (Abb. 6.30). Die Basalmembran zeigt danach die Bildung stachelartiger Ausläufer (sog. Spikes), die über eine Verbindung ihrer Spitzen zur Doppelkonturierung der Basalmembran führen. Die Zellproliferation ist gering. Im Vordergrund steht ein nephrotisches Syndrom.

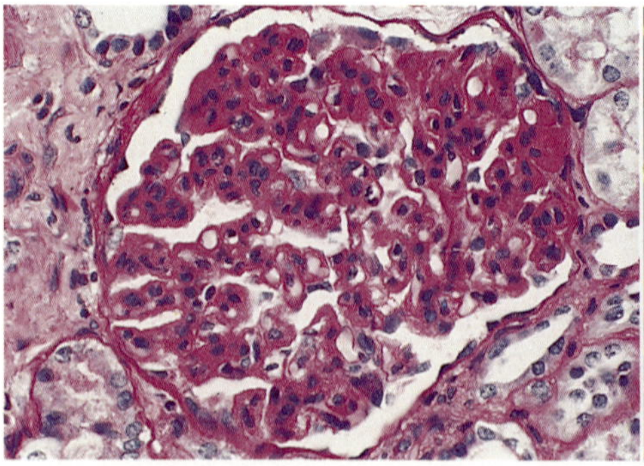

B. – Abb. 6.31. Membrano-proliferative Glomerulonephritis; Fbg. PAS Htx.

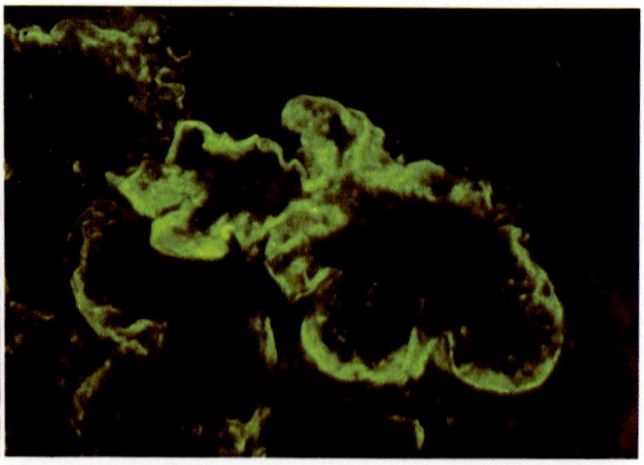

B. – Abb. 6.32. Immunglobulin-Ablagerungen (IgM) klumpig-schollig entlang der Basalmembranen bei membrano-proliferativer GN

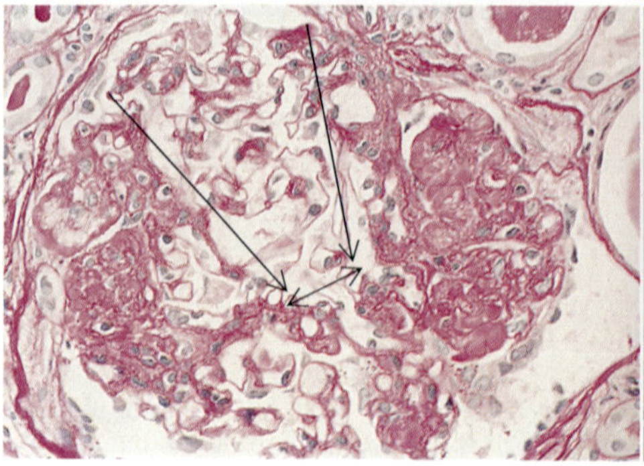

B. – Abb. 6.33. Fokal-segmental sklerosierende Glomerulonephritis (obere Bildmitte: Minimale Glomerulonephritis →); Fbg. PAS Htx.

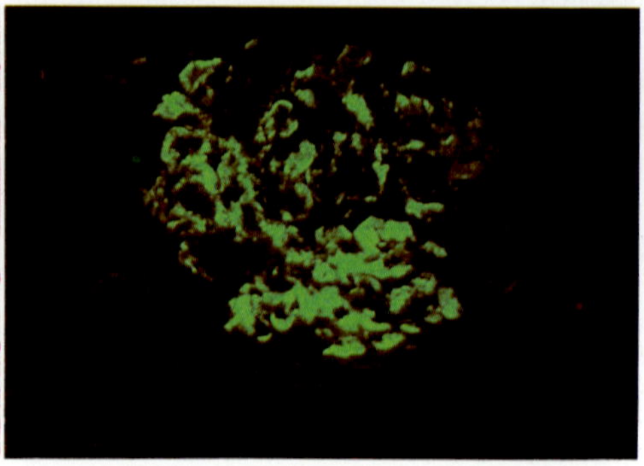

B. – Abb. 6.34. Immunglobulin-Ablagerungen (IgM), fokal-segmental betont im Mesangium und entlang der Basalmembran

Membrano-proliferative GN (Abb. 6.31). Subendotheliale und intramembranöse Immunkomplexe gehen mit einer Proliferation der mesangialen Zellen einher. Diese schieben sich auf und zwischen den aufgesplitterten Basalmembranen in die Peripherie vor (mesangio-kapillär). IF mit membranösen Immunglobulin- und Komplementablagerungen (Abb. 6.32). Häufig mit nephrotischem Syndrom und persistierender Hypokomplementämie.

Fokal-segmentale Glomerulonephritis (Abb. 6.33). Bei dieser Form sind einzelne Glomerula und/oder einzelne Schlingensegmente betroffen. Unser Bild zeigt eine Verödung (Hyalinose) von Schlingenanteilen mit Vermehrung von Mesangiummatrix. Segmental betonte Immunkomplexablagerungen (Abb. 6.34), sonst minimale Zellproliferation in fast normalen Schlingenanteilen.

Minimale Glomerulonephritis (»minimal changes«) (Abb. 6.33). Minimale Zellproliferation, kaum erkennbar. Minimale GN als Restzustand einer mesangio-proliferativen GN oder persistierend bei rezidivierenden Infekten (rez. Mikrohämaturie), häufig IF-positiv.
Minimal changes als sog. Lipoidnephrose sind meist mit Steroiden heilbar und IF-negativ.

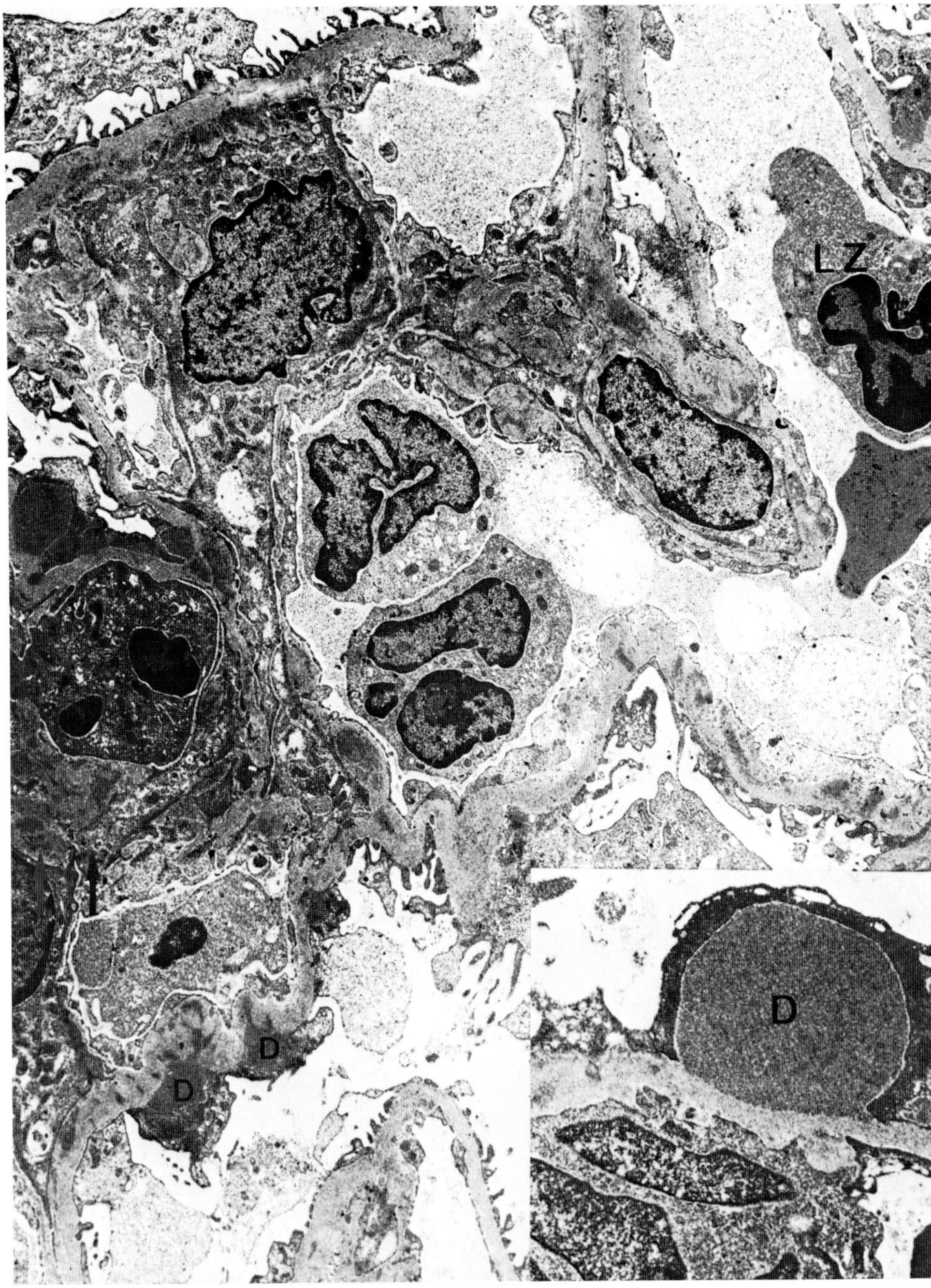

B. – Abb. 6.35. (Übersichtsbild). Akute, exsudativ-proliferative Glomerulonephritis. Elektronendichte Immunkomplex-Ablagerungen im Mesangium und auf der Außenseite der sonst zarten Basalmembran (D, »humps«, s. eingeschobenes Bild rechts unten): Im Kapillarlumen und im Mesangium treten vermehrt neutrophile Granulozyten (LZ) auf. Vergr. 6500×

B. – 6.35 a. (rechts unten). Membranöse Glomerulonephritis des Menschen (klin. nephrotisches Syndrom) mit Immunglobulin-Depots (D) auf der epithelialen Seite der durch »Spikes« verbreiterten Basalmembran. Vergr. 14000×

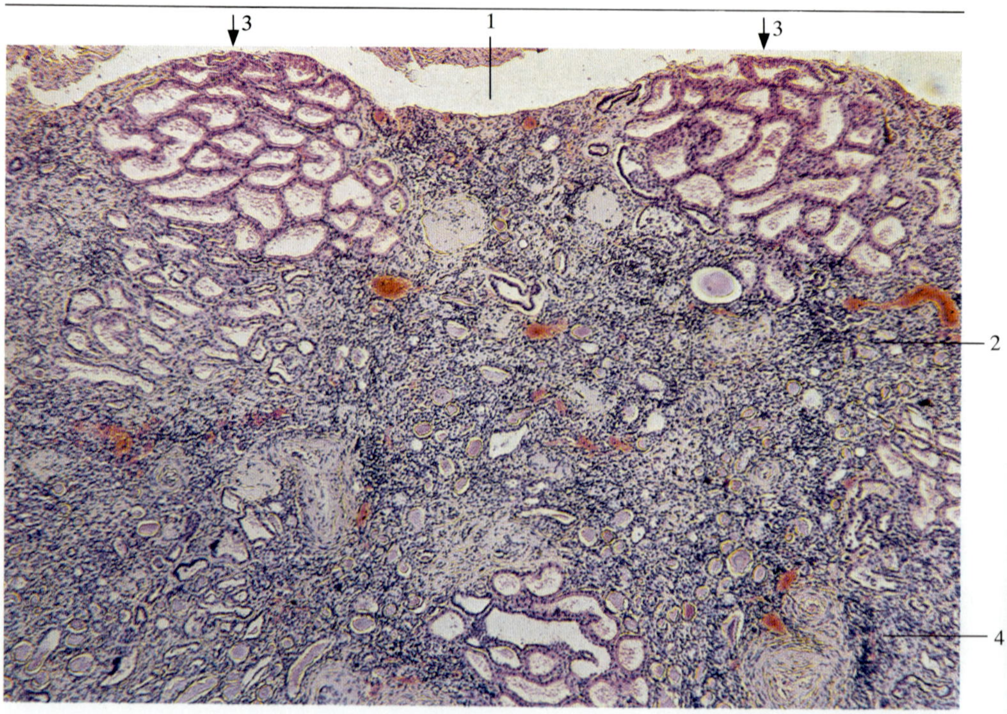

B. – Abb. 6.36. Chronische Glomerulonephritis; Fbg. HE

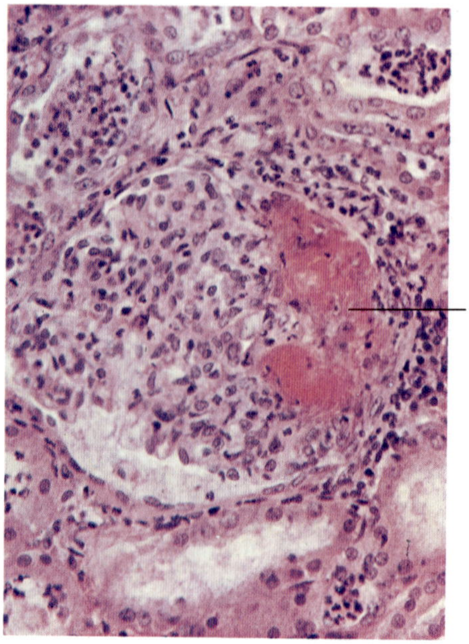

B. – Abb. 6.37. Löhleinsche Herdnephritis; Fbg. HE

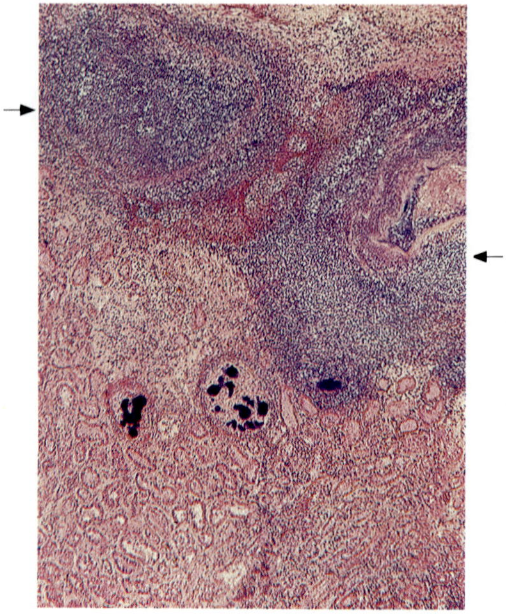

B. – Abb. 6.38. Embolische Nierenabszesse; Fbg. HE

Chronische Glomerulonephritis (Abb. 6.36). In der Übersicht fällt eine deutliche Verschmälerung der Nierenrinde mit teils zellreichen und an der Oberfläche eingesunkenen, teils zellarmen und kleinzystischen Partien auf. Die mittlere Vergrößerung zeigt, daß die meisten Glomerula jetzt vollständig hyalin verödet sind. Manchmal kann man noch die Halbmonde der extrakapillären Glomerulonephritis erkennen. Das zugehörige Kanälchensystem ist hochgradig atrophisch (→ 1), wobei kleine runde oder ovale, von einem flachen Epithel ausgekleidete Lumina von Eiweißzylindern ausgefüllt sind (→ 2). Das interstitielle Bindegewebe ist dementsprechend verbreitert und lymphozytär infiltriert. Neben diesen Narbenbezirken (mit Einziehung der Nierenoberfläche, → 1) sieht man kompensatorisch hypertrophische Bezirke (→ 3) mit erhaltenen Glomerula und stark erweiterten Nierenkanälchen mit kubischen Epithelien. Neben vollständig hyalinisierten Glomerula kann man auch solche mit frischen entzündlichen Veränderungen antreffen. Die Gefäße zeigen häufig eine Arterio- und Arteriolosklerose (→ 4). Im Endstadium sind die verschiedenen Formen der Glomerulonephritis nicht mehr voneinander zu trennen; auch eine Unterscheidung zur arterio- oder arteriolosklerotischen Schrumpfniere kann in manchen Fällen schwierig sein.

Makroskopisch: Kleine, derbe Nieren mit granulierter Oberfläche von graugelber Farbe. Manchmal auch glatte Oberfläche, insbesondere bei chronischer intrakapillärer Glomerulonephritis.

Löhleinsche Herdnephritis (Abb. 6.37). *Entzündung der Schlingen einzelner Glomerula bei Endocarditis lenta.* Im akuten Stadium sieht man eine fibrinoide Verquellung bzw. Nekrose einzelner Glomerulumschlingen oder von Schlingengruppen. Diese sind in eine homogene, kernlose, eosinrote Masse umgewandelt (→). Im Fibrinoid lassen sich häufig Erythrozyten nachweisen. Das fibrinoide Material liegt in den Schlingen (Fibrinthromben) und hat die Wand der Glomerulumschlingen mit einbezogen. Die übrigen Schlingen sind intakt und zeigen höchstens eine geringe Zellvermehrung und Basalmembranverbreiterung. Im Kapselraum und in den Kanälchen liegen körnige Eiweißmassen, evtl. Erythrozyten und polymorphkernige Leukozyten. Nach der Ausheilung sieht man herdförmige Schlingennarben, die mit dem parietalen Kapselblatt verwachsen sind.

Makroskopisch: Gering vergrößerte Niere mit flohstichartigen Blutpunkten an der Oberfläche.

Embolische Nierenabszesse (Abb. 6.38). *Bei Sepsis oder Pyämie auftretende hämatogene Nierenrindenabszesse und eitrige Ausscheidungsherde im Mark.* Das histologische Bild ist in der Übersicht durch verstreut in der Rinde liegende zellreiche Herde gekennzeichnet. Die mittlere Vergrößerung zeigt eine herdförmige Ansammlung von polymorphkernigen Leukozyten mit Gewebseinschmelzung im Bereich einzelner Glomerula (→: Abszesse). An anderen Stellen sieht man blaue Bakterienhaufen in den Glomerulumschlingen oder in Kapillaren, mit leukozytärer Infiltration der Umgebung und beginnender Gewebseinschmelzung. Das interstitielle Bindegewebe enthält ebenfalls Granulozyten. In den Lumina der Hauptstücke finden sich körnige Eiweißmassen. Die *Ausscheidungsherde im Nierenmark* entstehen durch Bakterien, die durch die Glomerula ausgeschieden werden und sich im Mark ansammeln. Es bilden sich hier *streifenförmige Abszesse* mit zentralen Bakterienrasen (blau) bei einer häufig bestehenden perizentralen Nekrosezone und granulozytärem Randstreifen.

Makroskopisch: Diffus an der Nierenoberfläche bzw. in der Rinde verteilte 1–2 mm große, graugelbe Abszesse bzw. gelbgraue, streifige Herde in den Markstrahlen.

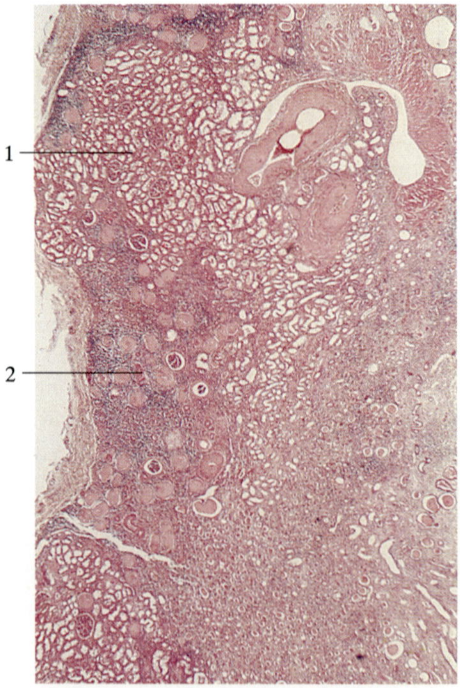

B. – Abb. 6.39. Chronische Pyelonephritis; Fbg. HE

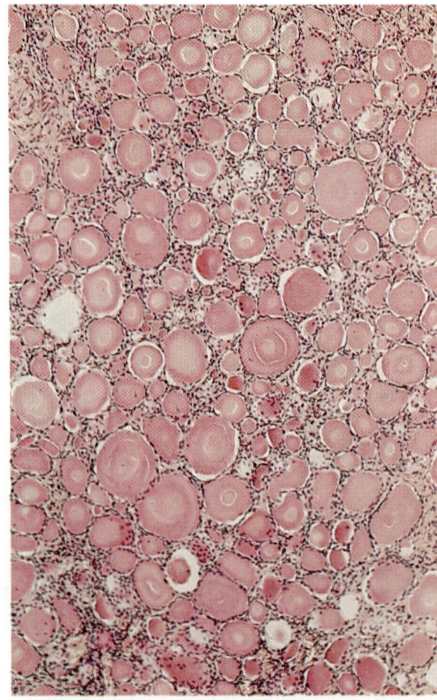

B. – Abb. 6.40. »Strumigene Felderung« bei chronischer Pyelonephritis; Fbg. HE

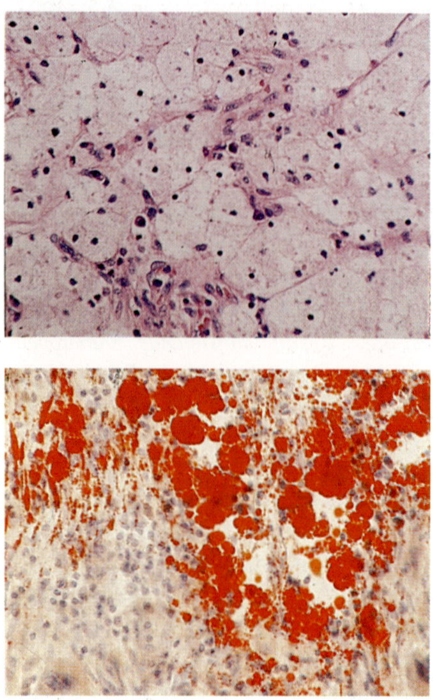

B. – Abb. 6.41. Xanthomatöse Pyelonephritis; oben HE-Fbg., unten Sudan-Fbg.

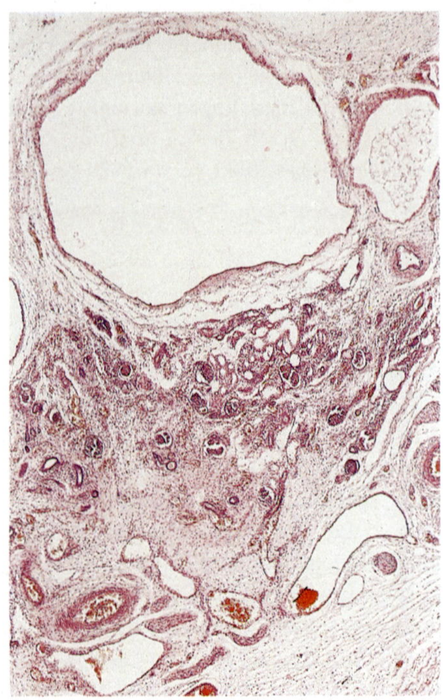

B. – Abb. 6.42. Zystenniere; Fbg. HE

Pyelonephritis – Xanthomatöse Pyelonephritis – Zystenniere

Chronische Pyelonephritis (Abb. 6.39, 6.40). Wird als »chronisch interstitiell destruierende Nephritis« bezeichnet, da die Entzündung des Zwischengewebes zu einer Zerstörung und Vernarbung des Nierenparenchyms führt. In der **Übersicht** (Abb. 6.39) sieht man herdförmige, bevorzugt subkapsulär liegende Narben, die aus einem rundzellig infiltrierten Bindegewebe und aus hyalinisierten Glomerula (→ 2) bestehen. Diese Herde zeigen eine flache, breite Einziehung der Nierenoberfläche. Die umgebenden Tubuli weisen – als Ausdruck der kompensatorischen Hyperfunktion – eine dilatierte Lichtung auf. Recht charakteristisch für eine chronische Pyelonephritis ist der Nachweis der **»strumoiden Felder** (Abb. 6.40): Hier handelt es sich um Gruppen von Tubuli, die in ihrer Lichtung eingedickte, konzentrisch geschichtete Eiweißzylinder einschließen. Sie erinnern an Schilddrüsenfollikel mit Kolloid. Zum histologischen Bild der chronischen Glomerulonephritis gehören auch Gefäßveränderungen: Arteriosklerose, Intimafibrose, Arteriolosklerose, seltener Arteriolonekrose und Arteriolitis proliferans.

Xanthomatöse Pyelonephritis (Abb. 6.41): Sonderform einer Pyelonephritis, die durch eine chronische, eitrig verfettende Entzündung des Nierenparenchyms, des Nierenbeckens und des Nierenhilusfettgewebes gekennzeichnet ist. Histologisch sieht man ein Granulationsgewebe mit neugebildeten Kapillaren, reichlich Lymphozyten und Plasmazellen. Sehr typisch sind die **Pseudoxanthomzellen:** Sie zeigen in der HE-Fbg. (Abb. 6.41 oben) große Zellen mit einem aufgelockerten Zytoplasma und einem kleinen runden Kern. In der Sudan-Färbung stellen sich diese Zellen als orange-rote, stark verfettete Makrophagen (Abb. 6.41 unten) dar. Manchmal kann die Differentialdiagnose gegenüber Zellen eines hypernephroiden Karzinoms schwierig sein.

Die xanthomatöse Pyelonephritis kommt etwas häufiger bei Männern als bei Frauen vor, besonders während der 3. Lebensdekade. Röntgenologisch kann im Ausscheidungsurogramm ein Tumor vorgetäuscht werden. Makroskopisch sieht man einen goldgelben 1 bis 5 mm dicken Streifen, der das Granulationsgewebe umgibt.

Sonderformen der Pyelonephritis:

a) **Pyelonephritis im Kindesalter:** Sehr häufige Entzündung (etwa 5% aller Erkrankungen), die mit ihrer vielseitigen, häufiger irreführenden Symptomatik in einem Anfangsstadium nur selten richtig diagnostiziert wird. In dieser Altersklasse überwiegen die asymptomatischen Formen.

b) **Pyelonephritis bei der Frau:** Etwa 5% der schwangeren Frauen zeigen eine asymptomatische, aber signifikante Bakteriurie. Die Pyelonephritis beginnt in den meisten Fällen während des 2. Monats, wird aber erst im 5. bis 8. Monat klinisch manifest. Eine nicht erkannte Pyelonephritis während der Gravidität kann in 17% der Fälle die Ursache einer fötalen und in 28% der Fälle einer perinatalen Mortalität sein.

c) **Die Pyelonephritis beim Mann** kommt bevorzugt im fortgeschrittenen Alter vor und ist auf einen Harnstau zurückzuführen (Prostatahyperplasie, Tumoren der Prostata und Harnblase, Einengungen der Ureteren und Urethra).

d) **Spezifische Pyelonephritis:** Hier ist besonders die Tuberkulose zu nennen, die zu einer Zerstörung des Parenchyms mit käsigen Nekrosen (Kittniere) führen kann.

Zystenniere (Abb. 6.42): meist doppelseitige Mißbildung der Nieren mit multiplen, unterschiedlich großen Zysten. Die *kleinzystische Form* wird bevorzugt bei Säuglingen (führt frühzeitig zum Tode), die *großzystische Form* bei Erwachsenen festgestellt. Histologisch sieht man zahlreiche Hohlräume, die von einem abgeflachten Epithel ausgekleidet werden. Dazwischen lassen sich noch kleinere Areale mit erhaltenem Nierenparenchym nachweisen. Das Interstitium besteht aus einem aufgelockerten Bindegewebe. In den größeren Zysten kann man einen eingedickten, leicht eosinroten Harn nachweisen. Gelegentlich kommt es auch zu Blutungen.

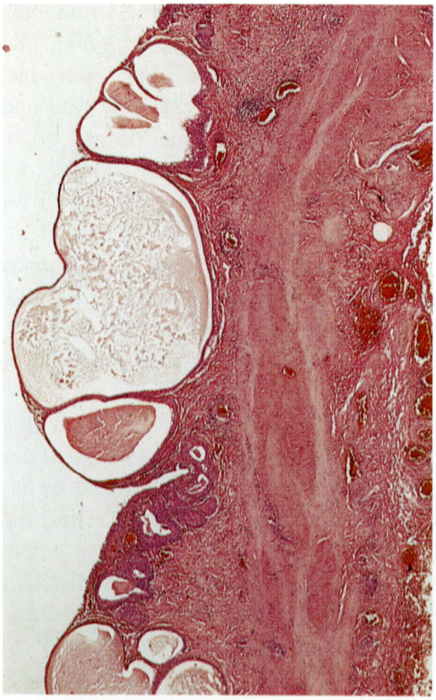

B. – Abb. 6.43. Ureteritis cystica; Fbg. HE

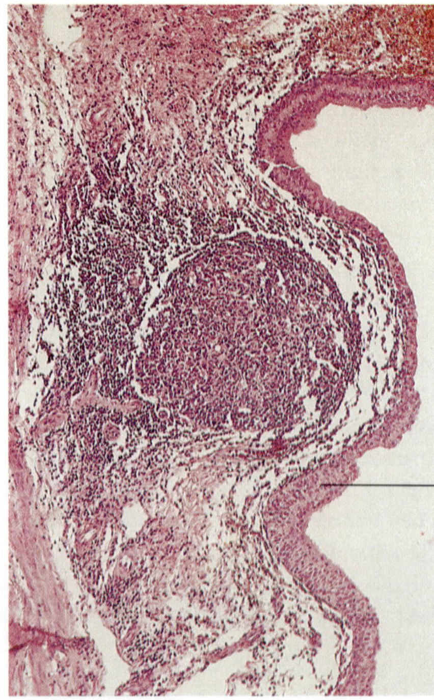

B. – Abb. 6.44. Ureteritis follicularis; Fbg. HE

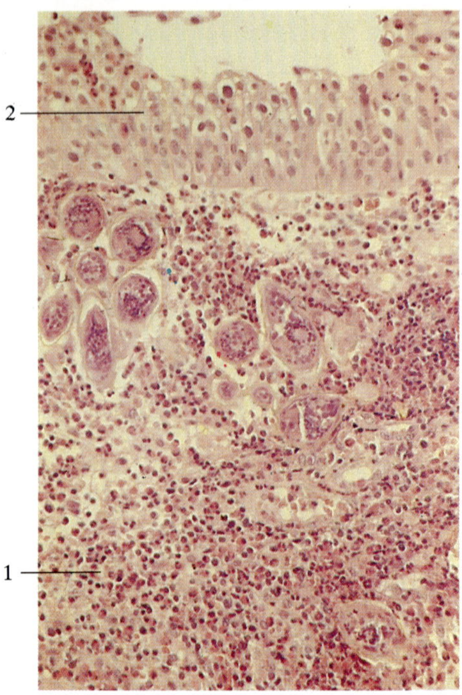

B. – Abb. 6.45. Harnblasenbilharziose

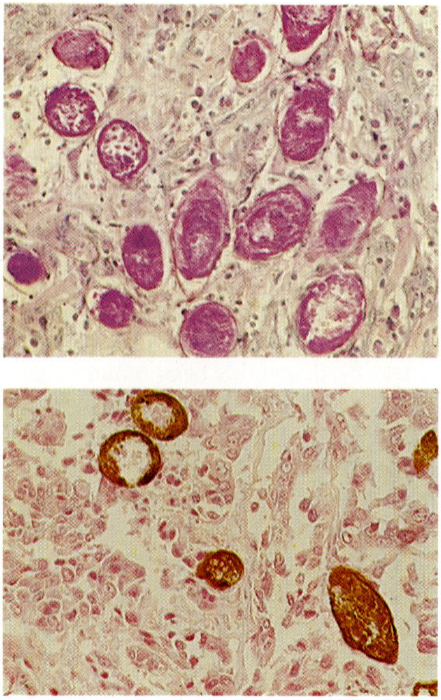

B. – Abb. 6.46. Parasiteneier bei Harnblasenbilharziose; oben: PAS-Fbg., unten: Kossa-Fbg.

Entzündungen der Harnwege und Harnblase

Ureteritis cystica (Abb. 6.43): Sonderform einer chronischen Ureteritis, gekennzeichnet durch die Ausbildung zahlreicher Zysten in der Ureterenschleimhaut. Diese Veränderung ist als Restzustand einer abgelaufenen chronischen Entzündung zu deuten. Zunächst sieht man kleinste solide Zellnester in der Übergangsschleimhaut (hyperplastische *von Brunnsche Epithelnester).* Diese entwickeln eine zentrale Lichtung, die sich zystisch ausweitet. Das Vollbild besteht aus größeren Hohlräumen, die sich an der Schleimhautoberfläche vorwölben, von einem mehrschichtigen Epithel ausgekleidet werden und eine eosinrote amorphe Masse als Inhalt einschließen.

Ureteritis follicularis (Abb. 6.44): Als Ausdruck einer chronischen Schleimhautentzündung sieht man kleinere, herdförmige Ansammlungen von Lymphozyten. Sie wölben sich oberflächlich vor und werden von Übergangsepithel (→) bedeckt. Gelegentlich zeigen sie rudimentäre Keimzentren. Diese Entzündungsform kommt auch in der Nierenbecken- und Harnblasenschleimhaut vor. Makroskopisch manifestiert sie sich als kleinste, weiße Knötchen und ist von einer Tuberkulose abzugrenzen.

Harnblasenbilharziose (Abb. 6.45, 6.46): Bei der *Schistosomiasis* handelt es sich um eine parasitäre Erkrankung, die durch 3 verschiedene weltweit verbreitete Erreger hervorgerufen wird: *Sch. haematobium* (Harnblasenbilharziose), *japonicum* und *mansoni* (mit Darm- und Mesenterialvenenbefall). Histologisch zeigt die Harnblasenbilharziose eine ausgeprägte, überwiegend aus eosinophilen Leukozyten (Abb. 6.45 → 1) bestehende Stromaentzündung, die von einem leicht verdickten Übergangsepithel bedeckt wird (→ 2). Im entzündlichen Infiltrat eingeschlossen liegen die Trematodeneier, die sich selektiv in der PAS-Färbung (Abb. 6.46 oben) darstellen lassen. Sterben die Eier ab, dann werden sie von einer Kalkschale umhüllt, die sich in der Kossa-Färbung (Abb. 6.46 unten) dunkelbraun bis schwarz anfärbt.
Vitale Eier können mit dem Harn ins Wasser gelangen und entwickeln sich zu Larven *(Mirazidien),* die von Wasserschnecken aufgenommen werden. Nach wenigen Wochen bilden sich *Zerkarien,* die erneut ins Wasser ausschwärmen. Sie können die menschliche Epidermis durchbrechen und über Lymph- und Blutgefäße in den venösen Beckenplexus gelangen. Klinisch wird das Krankheitsbild erst Monate nach der Zerkarieninvasion manifest: Es kommt zunächst zu einer akuten, später chronischen Zystitis, die letztlich über eine Vernarbung zu einer »Schrumpfharnblase« führen kann. Diese chronischen Entzündungen können den Weg zu einem Harnblasenkarzinom vorbereiten.

Zu den **spezifischen Entzündungen der Harnblase** zählen auch die **Tuberkulose,** besonders im Rahmen einer Urogenitaltuberkulose (kleinste, weißliche, unregelmäßig verteilte Schleimhautknötchen, die sich in Ulzera mit unterminiertem Rand umwandeln können). Als **Cystitis vetularum** bezeichnet man die chronische, häufiger durch Escherichia coli hervorgerufene Harnblasenentzündung der alten Frau (Entstehung wird durch eine altersbedingte Insuffizienz des Urethraostiums begünstigt). **Cystitis emphysematosa:** durch gasbildende Bakterien hervorgerufene Entzündung, die mit einer intravitalen Gasblasenbildung einhergeht. Im Gegensatz zur postmortalen Fäulnis kommt es bei diesem Krankheitsbild zu einer Gewebsreaktion in der Umgebung der Gasblasen. **»Endoxanharnblase«:** Sammelbegriff für schwere hämorrhagische Harnblasenentzündungen, die sich im Rahmen einer Zytostatikatherapie entwickeln können.

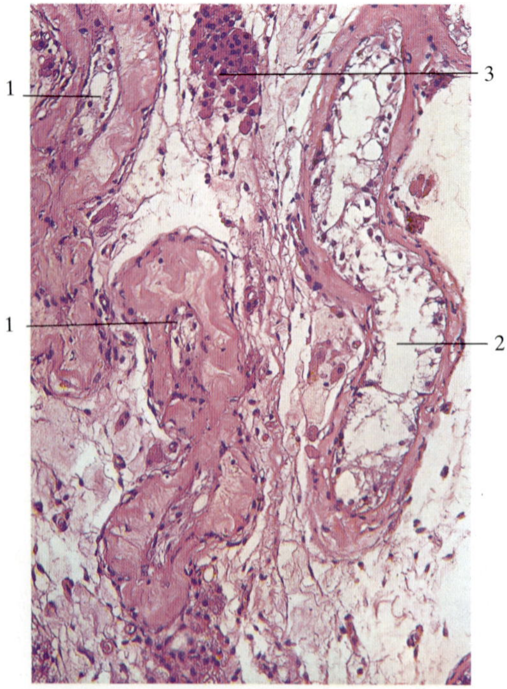

B. – Abb. 7.1. Hodenatrophie; Fbg. HE

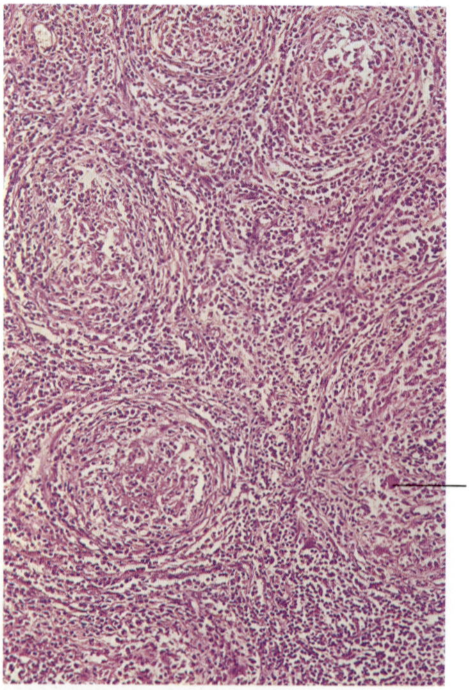

B. – Abb. 7.2. Granulomatöse Orchitis; Fbg. HE

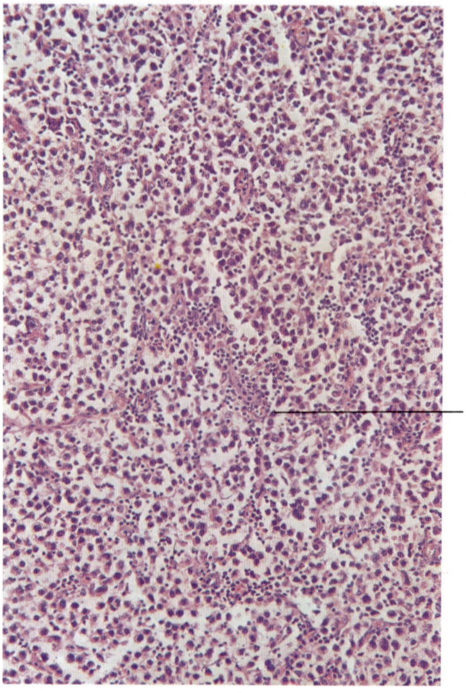

B. – Abb. 7.3. Seminom; Fbg. HE

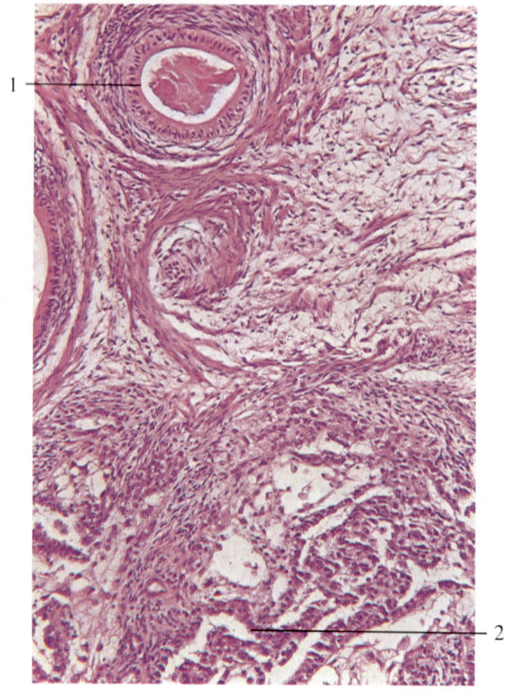

B. – Abb. 7.4. Teratokarzinom; Fbg. HE

7. Genitale – Schwangerschaft

Männliches Genitale: Hodenerkrankungen

Bei der **Hodenatrophie** (Abb. 7.1) *kommt es infolge einer lokalen oder allgemein wirkenden Schädigung zu einer Verödung der Hodenkanälchen mit partieller oder vollständiger Aufhebung der Spermiogenese.* Die Abb. zeigt zwei vollständig hyalinisierte und verödete Kanälchen (→1). Ein drittes Hodenkanälchen (→2) weist eine deutlich verdickte Basalmembran und eine nur noch teilweise von *Sertolischen Stützzellen* ausgekleidete Lichtung auf, die keine Spermatozoen mehr einschließt. Im aufgelockerten und infolge des Kanälchenschwundes relativ vermehrten Zwischengewebe erkennt man die inselförmig hyperplastischen, eosinroten *Leydigschen Zwischenzellen* (→3).

Der Hoden gehört zu den empfindlichsten Organen. Er reagiert auf mechanische (Trauma), chemische (Chemotherapeutika), thermische (Hitze bei Bauch- oder Leistenhoden) Reize, Entzündungen (Gonorrhoe), Hormone (z. B. Hyperöstrogenismus bei Leberzirrhose oder Therapie eines Prostatakarzinoms) und auf Strahleneinwirkungen mit einer unterschiedlich starken, nur selten reversiblen Atrophie. Im fortgeschrittenen Alter kommt es zu einer Hodeninvolution *(Involution = physiologischer, Atrophie = pathologischer Prozeß!).* Die Hodenatrophie kann auch *genetisch* bedingt sein, so z. B. beim Klinefelter-Syndrom (Männer mit eunuchoidem Hochwuchs, Gynäkomastie, Sterilität, XXY-Chromosomen).

Die **granulomatöse Orchitis** (Abb. 7.2) *ist eine wahrscheinlich multifaktoriell bedingte, chronisch verlaufende Entzündung des Hodens, die durch ein granulomatös-riesenzellhaltiges Bild charakterisiert ist und klinisch wie ein Tumor imponiert.* Histologisch ist der normale Aufbau der Hodenkanälchen vollständig aufgehoben und wird durch eine granulomatöse Entzündung ersetzt. Sie besteht aus Lymphozyten, Plasmazellen, Histiozyten und vereinzelten mehrkernigen Riesenzellen (→), die gelegentlich an *Langhanssche Riesenzellen* erinnern.

Die granulomatöse Orchitis kommt bevorzugt im Alter von 50–60 Jahren vor. Als Ursachen werden Samenaustritt (Samengranulome kommen bei 40% der Fälle vor), spezifische und unspezifische, bakterielle und mykotische Entzündungen, Traumen, Autoimmunerkrankungen sowie primäre Gefäßveränderungen diskutiert.

Vorbemerkungen zu den Hodentumoren: Die häufigsten Hodentumoren lassen sich vom Keimepithel ableiten: Zu ihnen zählen das Seminom und die Teratome. Unter den »Nicht-Keimgeschwülsten« sind der androgenproduzierende *Leydig-Zelltumor* (Pseudopubertas praecox), der *Sertoli-Zelltumor,* das Adenoma tubulare testis (entspricht der *Sertoli-Zellhyperplasie* beim Kryptorchismus) sowie Lymphome und mesenchymale Tumoren zu erwähnen. Hodentumoren kommen in allen Altersklassen vor. Etwa 6% der Geschwülste entwickeln sich in einem nicht deszendierten Organ.

Das **Seminom** (Abb. 7.3) *besteht aus typischen insel- oder strangförmig angeordneten hellen Zellen, die herdförmige Ansammlungen von Lymphozyten einschließen (→).*

Hodentumoren, die nur aus einer seminomatösen Komponente bestehen (Ausschluß eines Teratokarzinoms durch Serienschnitte!), sind von relativ guter Prognose. Sie metastasieren bevorzugt lymphogen.

Die **Hodenteratome** (Abb. 7.4) *zeigen unterschiedlich reife Gewebs- und Organstrukturen, die sich von den 3 Keimblättern ableiten lassen.* Bei dem reifen Teratom erkennt man differenzierte Drüsen, respiratorisches Epithel, glatte und quergestreifte Muskelfasern, Knorpel- und Knochengewebe. Der vollständig entdifferenzierte maligne Hodentumor wird als embryonales Karzinom (MTU) bezeichnet. Lassen sich in dieser Geschwulst noch Teratomanteile finden, dann spricht man von einem **Teratokarzinom** (Abb. 7.4): differenzierte Drüsen (→1) und solide, anaplastische Geschwulstverbände (→2).

Von besonderer klinischer und prognostischer Bedeutung ist das *Chorionepitheliom,* (MTT = **m**alignes **t**hrophoblastisches **T**eratom), das aus mehrkernigen Riesenzellen besteht, makroskopisch als blutreicher Tumor imponiert und klinisch durch seine hohe Malignität (frühzeitige hämatogene Metastasierung) und Gonadotropinbildung charakterisiert ist. Seminome, Teratome und Chorionepitheliome können kombiniert vorkommen (s. a. S. 225).

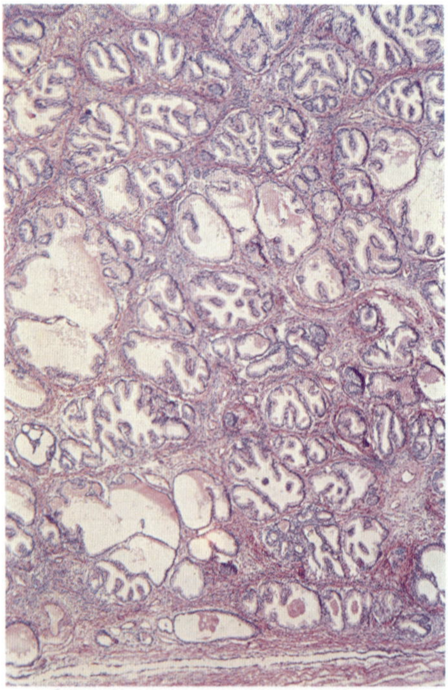

B. – Abb. 7.5. Adenomyomatose der Prostata (Übersicht); Fbg. HE

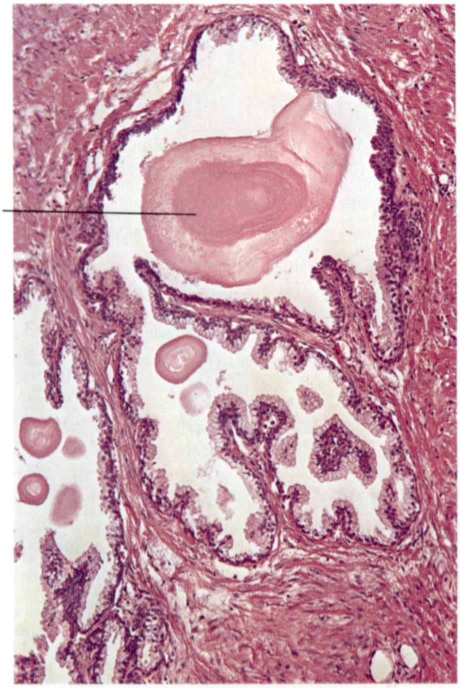

B. – Abb. 7.6. Prostatakonkremente; Fbg. HE

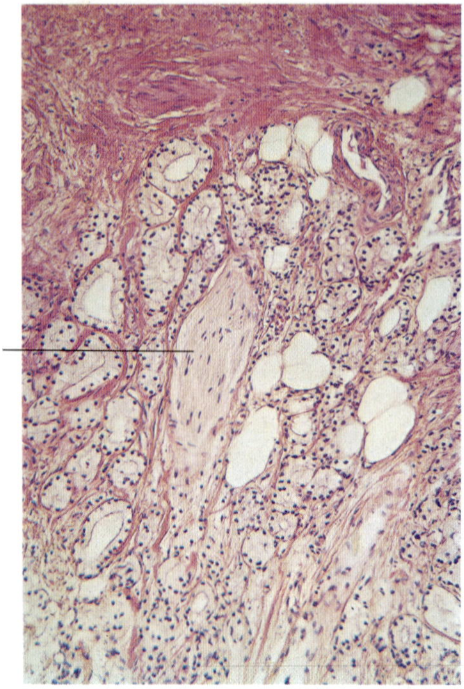

B. – Abb. 7.7. Hellzelliges hochdifferenziertes Prostatakarzinom; Fbg. HE

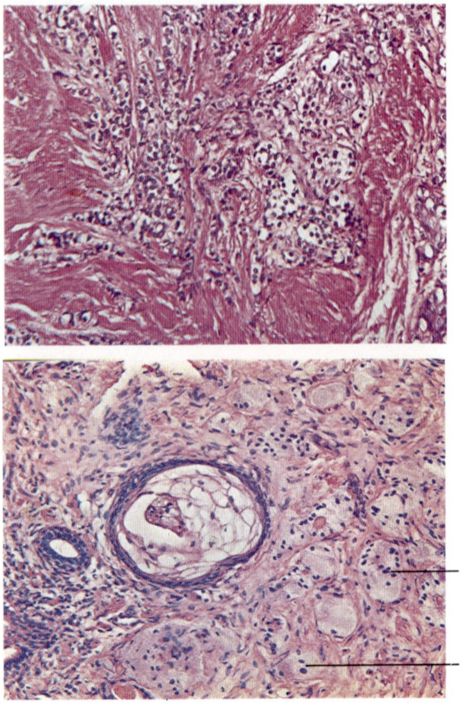

B. – Abb. 7.8. Oben: entdifferenziertes Prostatakarzinom. Unten: Plattenepithelmetaplasie nach Östrogentherapie und Karzinominvolution; Fbg. HE

Prostata

Bei der **Adenomyomatose der Prostata** (sog. Prostatahypertrophie Abb. 7.5 u. 6) *handelt es sich um hormonell*[1] *bedingte Hyperplasie und Hypertrophie der periurethralen Prostatadrüsen (sog. Prostatainnendrüse), die mit einer diffusen oder knotigen Vermehrung der glatten Muskelfasern einhergehen.* Die Prostataaußendrüse (Ursprung des Prostatakarzinoms!) wird zur Peripherie verdrängt und bildet die sog. chirurgische Kapsel. Histologisch erkennt man im **Übersichtsbild** (Abb. 7.5) die vermehrten und unterschiedlich weiten Drüsen. Bei **stärkerer Vergrößerung** (Abb. 7.6) zeigen sie eine unregelmäßig gestaltete Lichtung infolge des pseudopapillären Aufbaus des auskleidenden Epithels. Diese Zellen sind zylindrisch, weisen einen basalen Kern auf und ein helles Zytoplasma. Die Einschichtigkeit bleibt erhalten (Vorsicht bei der Beurteilung von Flachschnitten!). Im Stroma finden sich langgestreckte, eosinrote Muskelfasern. Manchmal zeigt ein Prostataknoten einen reinen leiomyomatösen Aufbau (harte Konsistenz täuscht klinisch ein Karzinom vor). In den Drüsenlichtungen kommen amorphe, eosinrote Sekretmassen, Entzündungszellen sowie konzentrisch geschichtete, gelegentlich verkalkte Eiweißmassen (*Corpora amylacea* oder *Prostatakonkremente,* → in Abb. 7.6) vor.

Die Adenomyomatose der Prostata ist die Erkrankung des alten Mannes. *Makroskopisch* beobachtet man eine Vergrößerung beider Seitenlappen, häufiger kommt es auch zur Ausbildung eines Pseudomittellappens. Nicht selten wird die Adenomyomatose von einer *Sphinktersklerose* begleitet: *Histologisch* sieht man dann eine bandartig aufgebaute Sphinktermuskulatur, die von einem kollagenfaserreichen Bindegewebe eingeschlossen wird. Eine maligne Entartung der Adenomyomatose kommt extrem selten vor.

Vorbemerkungen zum Prostatakarzinom: Auch das Prostatakarzinom ist eine Erkrankung des alten Mannes. Es kommt praktisch erst nach dem 50. Lebensjahr vor und nimmt dann zahlenmäßig stark zu. *Histologisch* unterscheidet man aus prognostischen und therapeutischen Gründen die *hochdifferenzierten Prostatakarzinome* (hell-, seltener eosinophilzellige Adenokarzinome) von den *mittelgradig differenzierten* und *entdifferenzierten Karzinomen.* Als *Sonderformen* sind das kribriforme, das Plattenepithelkarzinom (sehr selten), das Übergangszellkarzinom (entspricht dem Harnblasenkarzinom) und das Gallertkarzinom (Abgrenzung vom Rektum-Ca.!) zu nennen. Mesenchymale Neubildungen oder Metastasen kommen in der Prostata nur selten vor.

Das **Prostatakarzinom von hoher Gewebsreife** (Abb. 7.7) *zeigt diffus verteilte, infiltrierend wachsende, englumig und hellzellig aufgebaute drüsige Karzinomverbände.* Typisch, aber nicht pathognomonisch ist die perineurale Tumorausbreitung (Pfeil zeigt auf einen Nerven).

Hochdifferenzierte Prostatakarzinome weisen die beste Prognose auf. Häufiger werden sie bei älteren Menschen (nach dem 70. Lebensjahr) als Zufallsbefund im Rahmen einer Prostatektomie wegen Adenomyomatose entdeckt. Sind sie klinisch stumm, dann bezeichnet man sie als *latente Karzinome* (bei den *okkulten Karzinomen* ist der Sitz des metastasierenden Primärtumors nicht bekannt. Beispiele: Magen-, Mamma-, Prostata- und Lungenkarzinome).

Das **entdifferenzierte Prostatakarzinom** (Abb. 7.8 oben) *besteht aus soliden oder strangförmig angeordneten Tumorzellen mit den zytologischen Zeichen der Verwilderung (Zell- und Kernpolymorphie, Kernhyperchromasie, Mitosen).*

Entdifferenzierte Prostatakarzinome kommen bereits vor dem 60. Lebensjahr vor und weisen einen progredienten, malignen Verlauf auf. Sie infiltrieren die Organkapsel (Stadium T_2), greifen auf benachbarte Organe (T_3 Infiltration des Blasenhalses und T_4 Infiltration der periprostatischen Organe) über. Später setzen sie lymphogene (N_1) und hämatogene (M_1) Fernmetastasen (besonders osteoplastische Knochenmetastasen).

Plattenepithelmetaplasien (Abb. 7.8 unten) *kommen in der Prostata besonders in der Umgebung von Infarkten und nach Östrogentherapie wegen Karzinoms vor.* Die Abbildung zeigt in der Mitte eine Epithelinsel mit plattenepithelartiger Differenzierung. In der Umgebung finden sich infolge der Hormontherapie regressiv veränderte Karzinomverbände (geschrumpfte Drüsen mit pyknotischen Zellkernen). Ursprünglich handelte es sich bei diesem Fall um ein hellzelliges, hochdifferenziertes Prostatakarzinom (→).

[1] Wahrscheinlich nicht (oder nicht nur) Östrogene, sondern auch Androgene (5α-Dihydroxytestosteron).

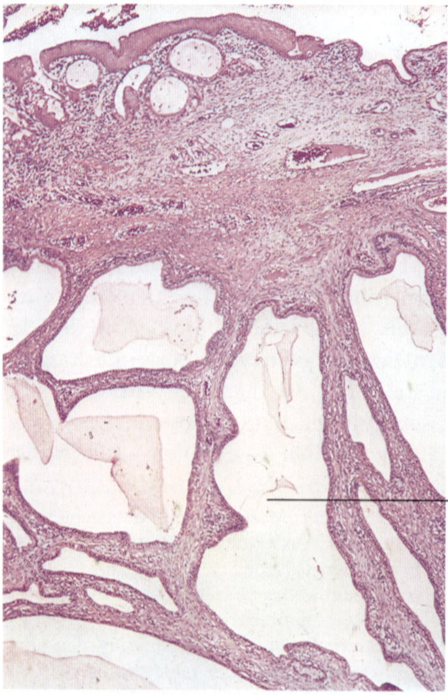

B. – Abb. 7.9. Ektropion; Fbg. HE

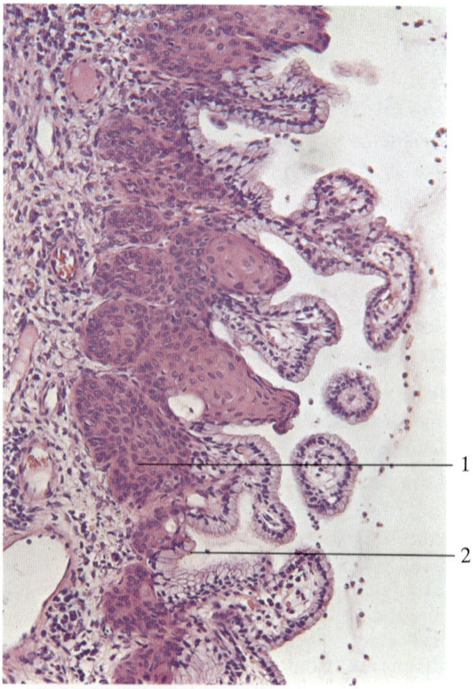

B. – Abb. 7.10. Zervixmukosa mit Plattenepithelmetaplasien; Fbg. HE

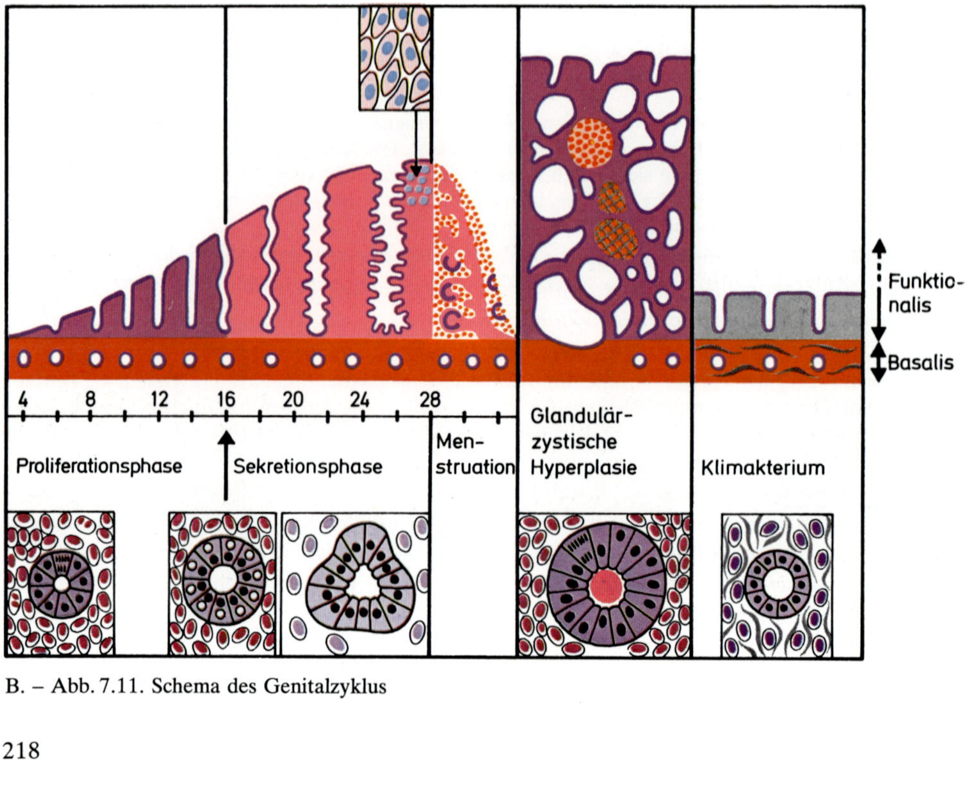

B. – Abb. 7.11. Schema des Genitalzyklus

Weibliches Genitale: Ektropion – Plattenepithelmetaplasien – Genitalzyklus

Portioektropion (Abb. 7.9): *Es handelt sich um eine Ausstülpung der Zervixschleimhaut in Richtung Portiooberfläche.* Das gegen mechanische und chemische Reize besonders empfindliche Zylinderepithel der Zervixmukosa wird später progressiv durch Plattenepithel ersetzt. Diese Umwandlung findet sowohl von der Peripherie her *(aszendierende Überhäutung)* als auch lokal über eine Plattenepithelmetaplasie statt. Das Vollbild einer **von Plattenepithel überhäuteten Pseudoerosion** *(Ektropionierung mit anschließender Überhäutung,* s. Abb. 7.1) zeigt an der Oberfläche ein mehrschichtiges, unverhorntes Plattenepithel, das sich über zervikale Drüsen lagert (→). Dadurch wird der Sekretabfluß der Zervixdrüsen behindert, so daß sich Retentionszysten entwickeln *(Ovula nabothi).*

Bei der *Erosion* handelt es sich um einen echten Schleimhautdefekt, der allerdings nur selten die Ursache einer Rötung der Portiooberfläche ist. Wesentlich häufiger wird ein Schleimhautdefekt nur vorgetäuscht. Durch die dünne, evertierte Zervixmukosa sind die hyperämischen Blutgefäße und Zervixdrüsen deutlich zu erkennen. Man spricht von einer *glandulären Pseudoerosion,* die infolge der chronischen Reizeinwirkung papillär umgewandelt wird *(glandulär-papilläre Pseudoerosion).*

Als Folge einer chronischen lokalen Reizeinwirkung (z. B. einer chronischen Entzündung) kann sich das Zylinderepithel der Zervixschleimhaut in ein **metaplastisches Plattenepithel** (Abb. 7.10) *umwandeln.* Diese Metaplasie erfolgt über eine Vermehrung der basalen Reservezellen, die normalerweise in der Schleimhaut vorhanden sind und die progressiv das Zylinderepithel abheben und letztlich abstoßen. Abb. 7.10 zeigt die plumpe, zottig aufgebaute Zervixschleimhaut mit dem entzündlich infiltrierten Stroma, die von der Tiefe her von dem eosinroten metaplastischen Plattenepithel (→1) ersetzt bzw. abgestoßen (→2) wird.

Der normale Zyklus der Uterusschleimhaut (Abb. 7.11): Das Endometrium besteht aus einer *Pars functionalis* (mit einer oberflächlichen *Kompakta* und der darunterliegenden *Spongiosa*), die in ihrer Funktion und in ihrem Aufbau der Steuerung der Ovarialhormone unterliegt, und einer schmalen, dem Myometrium aufliegenden *Basalis,* die nach der Menstruation zurückbleibt und somit eine Aufbauschicht darstellt. Bei einem **normalen Zyklus** kommt es zwischen dem 4. und dem 14. Tag infolge der Einwirkung des Follikelhormons *(Östradiol)* zu einer **Proliferationsphase,** die durch eine Vermehrung und Verdickung der endometrialen Drüsen und des zytogenen Stromas gekennzeichnet ist. Am 15. Tag findet der Follikelsprung statt. Zwischen dem 15. und dem 28. Zyklustag setzt unter dem Einfluß des Corpus-luteum-Hormons *(Progesteron)* die **Sekretionsphase** ein. Sie wird am 28. Tag durch die in der Regel 3 Tage dauernde **Menstruation** oder **Abstoßung** abgeschlossen. Bei einem normalen Zyklus sind die Gewebs- und Zellveränderungen während der verschiedenen Phasen recht charakteristisch.

Proliferationsphase (4. bis 14. Zyklustag): Die tubulären Drüsen sind langgestreckt, das zytogene Stroma ist sehr zelldicht. Auf Querschnitten zeigen die Drüsen eine kleine, rundliche, optisch leere Lichtung, die von kubischen bis zylindrischen dunklen Zellen ausgekleidet wird. Mitosen kommen sowohl bei den Drüsen als auch bei den Stromazellen häufiger vor.

Sekretionsphase (15. bis 28. Zyklustag): Kleine basale oder retronukleäre Vakuolen in den Drüsenepithelien sind die ersten Zeichen der Sekretion, sie enthalten Glykogen. Im Verlauf der Sekretionsphase nehmen die endometrialen Drüsen eine korkenzieherartige Schlängelung an, die Drüsenlichtungen sind unregelmäßig. Die Epithelien weisen ein helles Zytoplasma auf, die Kerne wandern basalwärts. Die Stromazellen sind aufgelockert und groß (helles Stroma). Am Ende der Sekretionsphase weisen sie im Bereich der Kompakta (unter der Oberfläche) eine großzellige oder pseudodeziduale Umwandlung auf (deziduaähnliche Stromazellen, s. Abb. 7.22).

Abstoßung oder **Menstruation** (1. bis 3. Zyklustag): Nach der Sekretionsphase kommt es zur Blutung: Man erkennt aus dem Verband gelöste und in Blut eingebettete Drüsenepithelien und Stromastücke. Die Zeichen der Gerinnung (Fibrinthromben) fehlen.

Senile Involution: Physiologischer Vorgang (daher nicht als Atrophie zu bezeichnen), der mit der Menopause einsetzt. Die Uterusschleimhaut ist insgesamt verschmälert. Das Stroma ist zell- und faserdicht, die Drüsen klein, rund und zahlenmäßig vermindert. Nicht selten sieht man ausgeweitete Drüsenlichtungen, die mit einem eosinroten Material angefüllt sind und von abgeflachten kubischen Epithelien ausgekleidet werden.

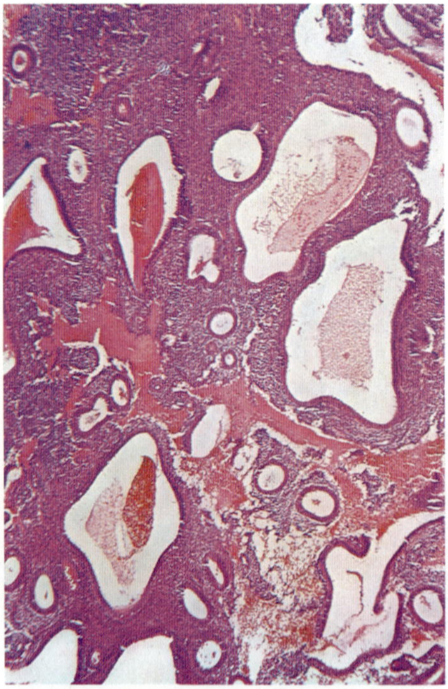

B. – Abb. 7.12. Grandulär-zystische Hyperplasie des Korpusendometrium; Fbg. HE

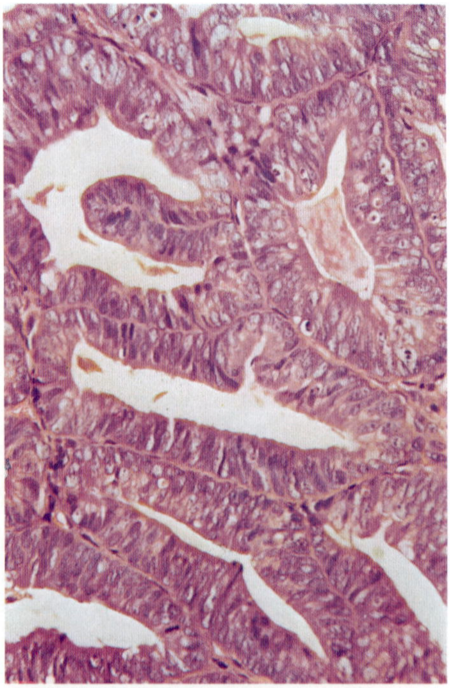

B. – Abb. 7.13. Adenomatöse Hyperplasie des Korpusendometrium; Fbg. HE

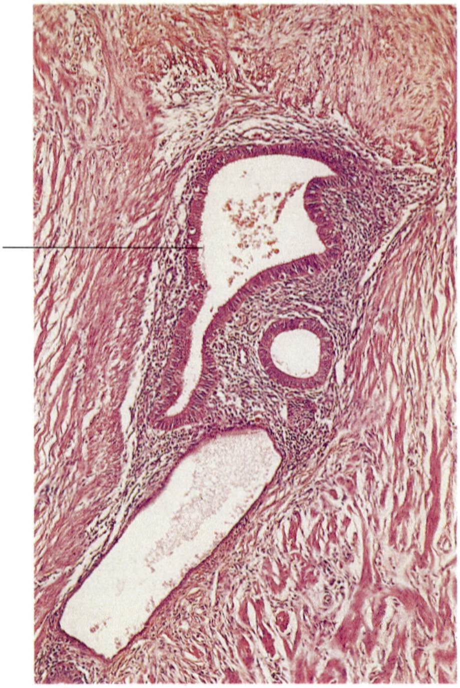

B. – Abb. 7.14. Endometriosis interna; Fbg. HE

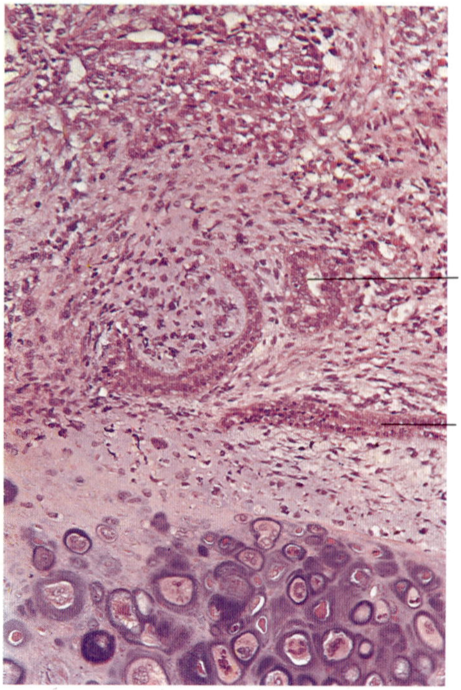

B. – Abb. 7.15. Karzinosarkom des Endometrium; Fbg. HE

Erkrankungen des Endometrium

Bei der **glandulär-zystischen Hyperplasie des Korpusendometrium** (Abb. 7.12) *handelt es sich um eine durch Hyperöstrogenismus bedingte Hyperplasie des Stromas und der Drüsen.* Die Diagnose wird in der Regel am Abradat gestellt, das aus unterschiedlich großen, in Blut eingebetteten Gewebsstücken besteht. Betrachtet man den Schnitt mit bloßen Augen, dann fällt schon auf, daß reichlich Material vorliegt und daß einzelne Gewebsstücke besonders groß sind. Bei stärkerer Vergrößerung erkennt man eine Korpusmukosa in der Proliferation mit einem dichtzelligen Stroma. Zystisch ausgeweitete endometriale Drüsen beherrschen das feingewebliche Bild. Sie bestehen aus einem einreihigen Zylinderepithel. Neben dem noch erhaltenen Endometrium findet man auch kleinere drüsenlose Stromastücke sowie aus dem Verband gelöste Drüsen und Epithelien. Dieser Befund entspricht einer *Abstoßung.* Von diagnostischer Bedeutung ist der Nachweis von kleineren, eosinroten, homogenen oder feinstgranulierten Fibrinthromben, die das morphologische Substrat einer *Durchblutungsstörung* darstellen.

Die glandulär-zystische Hyperplasie ist die Folge einer hormonellen Zyklusstörung, bei der es zu einer verstärkten und verlängerten Östrogensekretion kommt. Zu den häufigsten Ursachen dieses Hyperöstrogenismus zählt die *Follikelpersistenz,* die bevorzugt im Präklimakterium (nach dem 40. Lebensjahr) beobachtet wird. Bei jüngeren Frauen werden Veränderungen nach Art einer glandulär-zystischen Hyperplasie in den ersten Zyklen nach vorausgegangener Schwangerschaft *(sog. Anpassungshyperplasie)* nachgewiesen. Bei älteren Frauen in der Menopause liegt nicht selten ein hormonproduzierender Ovarialtumor (Granulosa- oder Thekazelltumor) vor.

Nach lang dauernder Östrogeneinwirkung kann eine glanduläre oder glandulär-zystische Hyperplasie in eine **adenomatöse** oder **atypische Hyperplasie** (Abb. 7.13) übergehen. Histologisch sieht man kleinere, nicht ausgeweitete endometriale Drüsen, die »Rücken an Rücken« liegen (»dos à dos«-Stellung). Die einzelnen Drüsen bestehen aus einem unregelmäßig geschichteten, hohen Epithel, das häufiger Mitosen zeigt. Die adenomatöse Hyperplasie ist bereits als Präkanzerose zu deuten und läßt sich – besonders bei sehr ausgeprägten Fällen – nicht mehr von einem Karzinom von hoher Gewebsreife abgrenzen. Lediglich bei jüngeren Frauen ist die Differentialdiagnose von prognostischer und therapeutischer Bedeutung, da in dieser Altersklasse die adenomatöse Hyperplasie noch rückbildungsfähig ist. Beim *Korpuskarzinom* handelt es sich um ein drüsenbildendes oder anaplastisches Karzinom. Beim *Adenokankroid* kommen neben drüsigen Strukturen auch Plattenepitheldifferenzierungen vor.

Bei der **Endometriosis uteri interna** (Abb. 7.14) *handelt es sich um eine inselförmige Verlagerung oder Ektopie des Endometrium.* Histologisch sieht man im Myometrium kleinere Ansammlungen von endometrialen Drüsen (→), die von einem zytogenen Stroma eingeschlossen werden. Das ruhige Zellbild und das umgebende Stroma schließen die Diagnose »Karzinom« aus.

Die Endometriose kommt am häufigsten im Myometrium vor und kann hier zu einer knotigen muskulären Hyperplasie *(Adenomyosis)* oder noch häufiger zu einer *diffusen Myohyperplasie* (Uteruswand über 20 mm stark) führen. Die Endometriose kann aber auch in anderen Organen, z. B. im Ovar *(Schokoladenzyste),* im Dünndarm, Nabel und in Hautnarben vorkommen. Es handelt sich um eine gutartige Veränderung, die nur sehr selten entartet (Adenokankroid auf dem Boden einer Endometriosezyste im Ovar).

Das **Karzinosarkom** (Abb. 7.15) *ist eine maligne Neubildung mit einer sarkomatösen und einer karzinomatösen Komponente.* Das histologische Bild zeigt unscharf begrenzte, angedeutet drüsig differenzierte Karzinomverbände (→), die in einem polymorphzelligen Stroma liegen. Im unteren Drittel der Abbildung erkennt man eine knorpelartige Stromadifferenzierung.

Karzinosarkome sind sehr seltene Geschwülste. Zu den bekanntesten malignen Mischgeschwülsten zählt das Adenomyosarkom oder Wilms-Tumor der Niere. Neben diesen Neubildungen sind Karzinosarkome am häufigsten in Endometrium, Lunge, Ösophagus, Mamma und Schilddrüse beschrieben worden. Bezüglich ihrer Alters- und Geschlechtsverteilung entsprechen sie den Karzinomen dieser Organe. Die – häufiger vorkommenden – Fernmetastasen können einen rein sarkomatösen, karzinomatösen oder einen gemischten Aufbau zeigen. Formalpathogenetisch unterscheidet man *die Kollisionstumoren* (zufälliges Zusammentreffen von einem Sarkom und einem Karzinom) von den *Kompositionstumoren* (gleichzeitig Entartung von Stroma und Parenchym in einem Organ) und den *Kombinationstumoren* (gemeinsames Tumormuttergewebe mit unterschiedlicher Differenzierung, z. B. Wilms-Tumor).

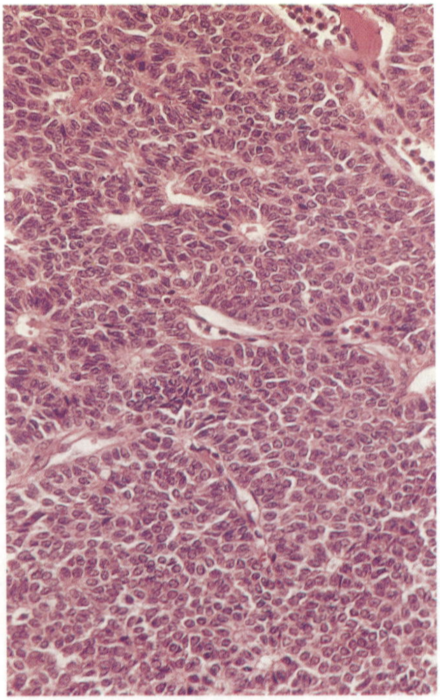

B. – Abb. 7.17. Granulosazelltumor des Ovars; Fbg. HE

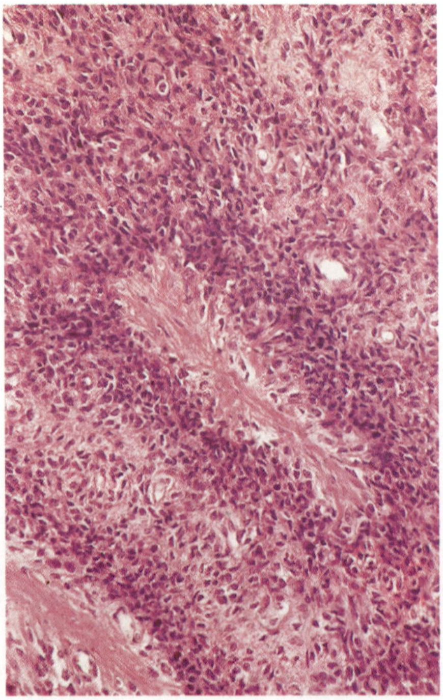

B. – Abb. 7.18. Thekazelltumor des Ovars; Fbg. HE

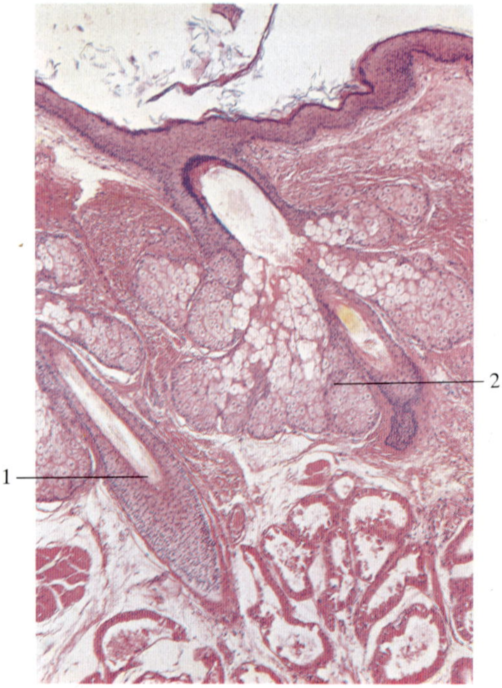

B. – Abb. 7.19. Dermoidzyste des Ovars; Fbg. HE

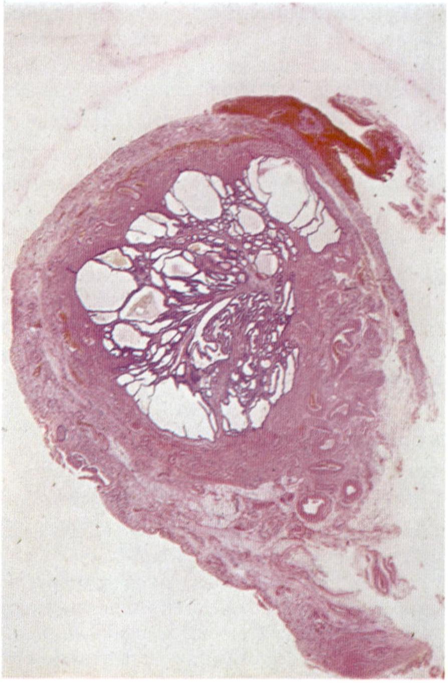

B. – Abb. 7.20. Salpingitis follicularis; Fbg. HE

Ovarialzysten, Ovarialtumoren, Salpingitis

Ovarialzysten (Abb. 7.16) stellen einen sehr häufigen Befund dar, der aber nur selten Krankheitswert besitzt. Die Zysten können vom Follikel, vom Corpus luteum, von Embryonalresten (Epoophoron) oder vom bedeckenden Peritoneum (Serosazysten) abgeleitet werden. Häufiger läßt sich aber der Ursprung einer Ovarialzyste nicht mehr bestimmen, man spricht dann von einer *einfachen Ovarialzyste.* Die Abbildung zeigt drei Ovarialzysten: Die beiden oberen sind **Follikelzysten,** die untere ist eine **Corpus-luteum-Zyste** (zwischen einem zystischen Corpus luteum und einer Corpus-luteum-Zyste gibt es fließende Übergänge).

Ovarialzysten stellen in der Regel nur einen Zufallsbefund dar. Selten kommt es zu Komplikationen, wie z.B. Ruptur, Zystenblutung oder Torsion mit Infarzierung. Wenn das Organ von Zysten durchsetzt ist, spricht man von einem polyzystischen Ovar. *Stein-Leventhal-Syndrom:* große, weiße polyzystische Ovarien mit verdickter Kapsel, kein Corpus luteum vorhanden, Sterilität und Hirsutismus.

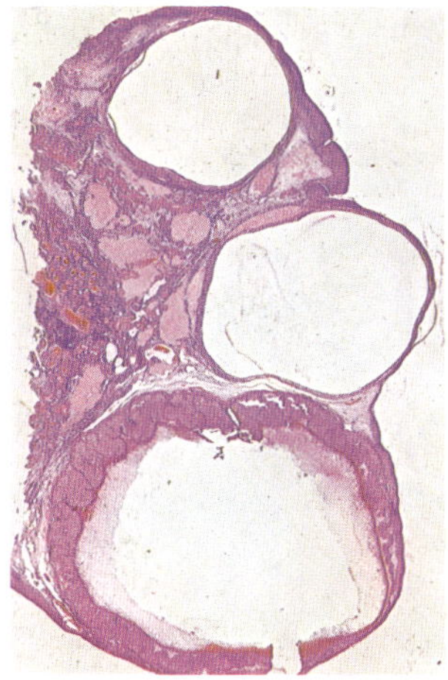

B. – Abb. 7.16. Follikel- und Corpus-luteum-Zysten im Ovar; Fbg. HE

Vorbemerkungen zu den Ovarialtumoren: Die Systematik der Ovarialtumoren zeichnet sich durch die zahlreichen pathologisch-anatomischen und klinischen Sonderformen aus. Man unterscheidet Geschwülste, die vom *paramesonephrischen Zölomepithel* (z. B. Kystome, *Brenner-Tumor*), *vom nicht differenzierten Gonadenmesenchym* (gut- und bösartige mesenchymale Tumoren), vom *sexuell differenzierten Gonadenmesenchym* (Granulosa-, Thekazelltumoren, Androblastome, Hiluszelltumor, Gynandroblastome), von den *Keimzellen* (Dermoidzyste und Teratome) und vom *mesonephrischen System* (Mesonephrome) ausgehen. Ferner kommen im Ovar auch *Metastasen* vor, insbesondere von Magen- *(Krukenberg-Tumor)* und Mammakarzinomen.

Der **Granulosazelltumor des Ovars** (Abb. 7.17) *gehört zu den fakultativ bösartigen Tumoren, die vom differenzierten Ovarialmesenchym abgeleitet werden und häufiger eine endokrine Aktivität (Östrogenbildung) aufweisen.* Histologisch handelt es sich um einen zelldichten Tumor, der einen soliden, trabekulären, mikrofollikulären oder sarkomatoiden Aufbau zeigen kann. Typisch sind Hohlräume (→), die rosettenartig von Tumorzellen umgeben werden *(Call-Exner bodies).*

Granulosazelltumoren können in jeder Altersklasse vorkommen. Etwa 30% dieser Tumoren weisen Zeichen der Malignität auf (Metastasen sind selten), bei den restlichen 70% können Rezidive vorkommen. Histologisch ist die Dignität (S. 33) eines Granulosazelltumors nicht mit Sicherheit zu bestimmen.

Auch die **Thekazelltumoren** (Abb. 7.18) sind Germinaltumoren (differenziertes Ovarialmesenchym) mit endokriner Aktivität. Histologisch erkennt man langgestreckte, manchmal wirbelartig angeordnete Zellen, die von reichlich kollagenen Fasern umgeben werden. Typisch ist die stärkere Verfettung, die diesem fibromartigen Tumor einen gelblichen Farbton verleiht (*Fibroma thecacellulare xanthomatodes* oder *Priesel-Tumor*). Die Entartungsrate beträgt 3%.

Die **Dermoidzyste des Ovars** (Abb. 7.19) *ist eine dysontogenetische Neubildung, die von der Keimzelle abgeleitet wird und aus Epidermis, Hautanhangsgebilden, nicht selten auch aus Knochen und Zähnen besteht.* Histologisch handelt es sich um einen größeren Hohlraum, der von einer epidermisähnlichen Plattenepithelschicht ausgekleidet wird. Darunter erkennt man Haarfollikel (→ 1) und Talgdrüsen (→ 2). Im unteren Drittel des Bildes sind leicht ausgeweitete Schweißdrüsen zu finden.

Salpingitis follicularis (Abb. 7.20): *Narbiger Restzustand einer abgelaufenen chronisch-interstitiellen Salpingitis, die durch Verwachsung der Schleimhautfalten untereinander und Ausbildung eines sog. Tubenlabyrinths gekennzeichnet ist.* Histologisch sieht man im Übersichtsbild der Tube zahlreiche unterschiedlich große Lichtungen, die von Schleimhaut ausgekleidet sind.

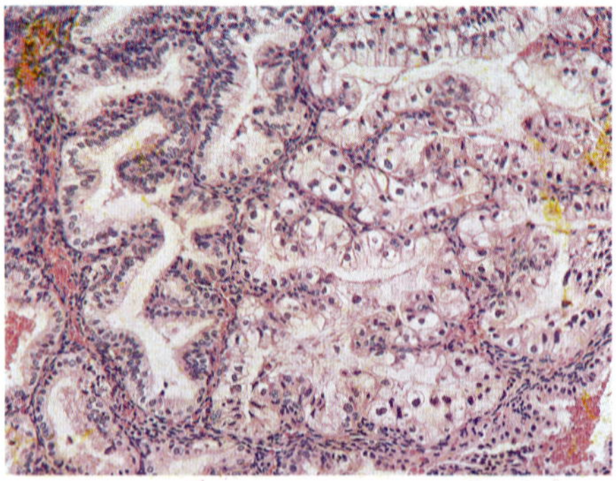

B. – Abb. 7.21. Sezernierendes Korpusendometrium bei EUG *(Arias-Stella-Phänomen)*; Fbg. HE

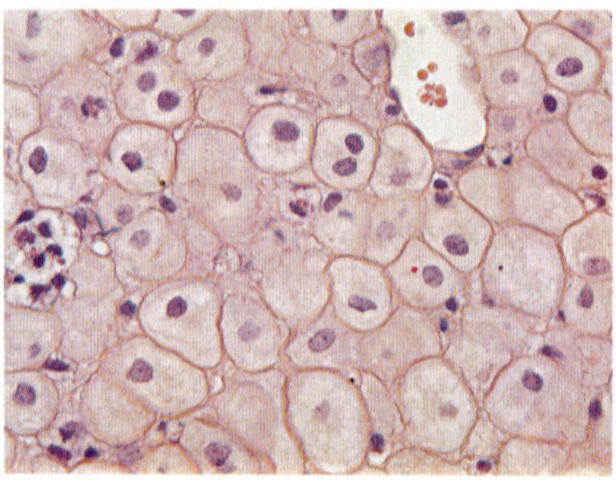

B. – Abb. 7.22. Dezidua; Fbg. HE

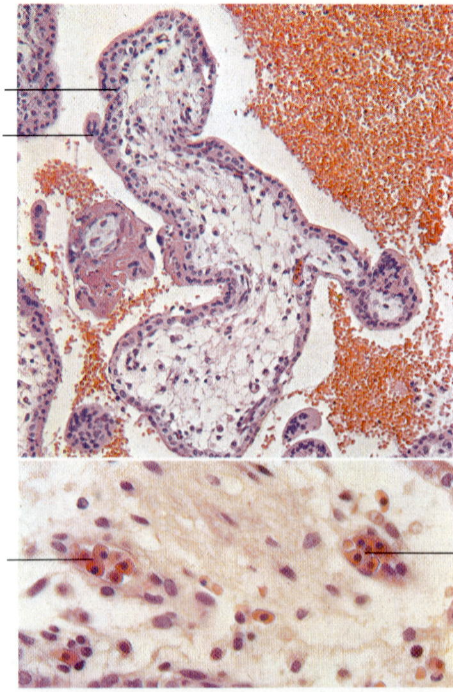

B. – Abb. 7.23. Oben: Plazentarzotte; Fbg. HE. Unten: kernhaltige Erythrozyten; Fbg. HE

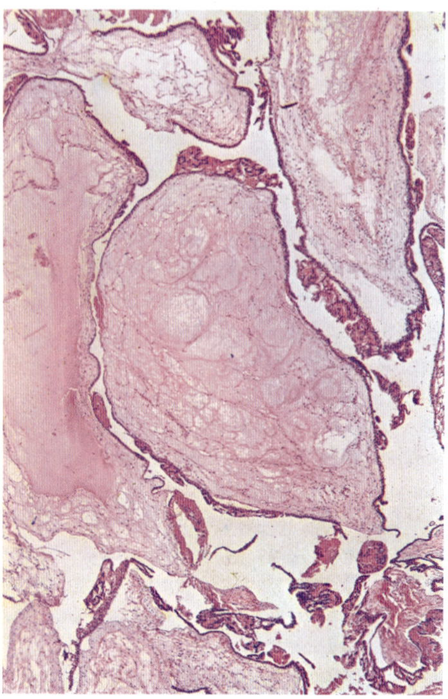

B. – Abb. 7.24. Blasenmole; Fbg. HE

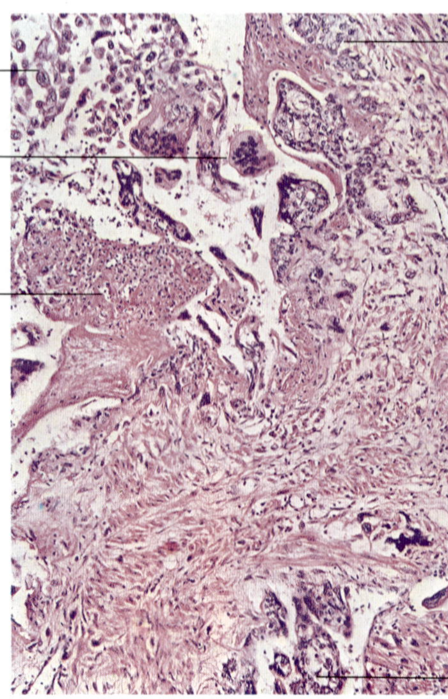

B. – Abb. 7.25. Chorionepitheliom; Fbg. HE

Schwangerschaft: Abort – Blasenmole – Chorionepitheliom

Abort oder **Fehlgeburt** (Abb. 7.21–23): *Intrauteriner Tod und Abstoßung einer Frucht vor der 28. Schwangerschaftswoche.* Histologisch zeigt das Abrasionsmaterial ein sezernierendes oder aus einer Sekretion sich zurückbildendes Korpusendometrium (Abb. 7.21), ein dezidual umgewandeltes zytogenes Stroma (Abb. 7.22) und Plazentarzotten (Abb. 7.23). Nicht selten sieht man außerdem eine stärkere, aus segmentkernigen Leukozyten bestehende Infiltration, die in der Regel aber nicht bakteriell bedingt ist, sondern eine *Abbau-* oder *Demarkationsendometritis* darstellt.

Das Korpusendometrium zeigt in der Schwangerschaft – unter der Einwirkung des Corpus luteum graviditatis – Sekretionszeichen, die sich nach dem Absterben des Keimes zurückbilden. Man sieht dann sternförmig gestaltete Drüsen mit vorspringenden Zellen, die ein helles Zytoplasma und einen dunklen, pyknotischen Kern aufweisen. Diese Veränderungen, die in besonders ausgeprägter Form als **Arias-Stella-Phänomen** (Abb. 7.21) bezeichnet werden, sind lediglich Ausdruck einer *verzögerten Abstoßung,* deren häufigste Ursache die Gravidität ist. Zeigt das Abradat das Bild einer verzögerten Abstoßung, aber keine Zotten, dann muß der Verdacht auf das Vorliegen einer *extrauterinen Gravidität (EUG)* geäußert werden. *Merke:* Die EUG ist durch die histologische Untersuchung des Korpusendometrium weder mit letzter Sicherheit auszuschließen noch nachzuweisen.

Die **Deziduazellen** (Abb. 7.22) sind große zytogene Stromazellen mit deutlichen Zellgrenzen, reichlich Zytoplasma und einem rundlichen zentralen Kern. Sie stellen den maternalen Anteil der Plazenta dar. Da Deziduazellen auch nach exogener Hormoneinwirkung vorkommen, sind sie nicht als pathognomonisches Schwangerschaftszeichen zu werten.

Zu dem feingeweblichen Bild des Abortes gehört auch der Nachweis von **Plazentarzotten** (Abb. 7.23), die bei der EUG und bei älteren kompletten Fehlgeburten fehlen können. Sie bestehen aus einem zarten, zellarmen, aufgelockerten Stroma, das Kapillaren einschließt. In der reifen Plazenta zeigen diese Gefäße **kernhaltige Erythrozyten** (Abb. 7.23 unten. Pfeile). Die Oberfläche der Plazentarzotte besteht aus einer inneren Schicht von kubischen Zellen (*Zytotrophoblast = Langhanssche Zellen*→1) und aus einer äußeren Schicht mit großen, mehrkernigen Riesenzellen ohne sichtbare Zellgrenze (*Synzytiotrophoblast*→2).

Blasenmole (Mola hydatidosa. Abb. 7.24): Man nimmt an, daß es infolge einer mangelhaften oder fehlenden Ausbildung von fetalen Gefäßen zu einer Auftreibung des Zottenstromas und zu einer verstärkten Proliferation der Trophoblasten kommt. Histologisch sieht man stark vergrößerte Zotten mit einem seeartig umgewandelten, zell- und faserarmen Stroma, das an der Oberfläche ein herdförmig **gewuchertes Chorionepithel** (Abb. 7.24 und 7.26) zeigt.

Das **Chorionepitheliom** (Abb. 7.25) *gehört zu den bösartigsten Neubildungen und wird vom chorialen Epithel der Zotten abgeleitet.* Der Tumor zeigt durch die zyto-histolytische Aktivität der Trophoblasten ein stark destruktives Wachstum und setzt frühzeitig Metastasen. Die Abb. zeigt ein Myometrium, das von großen Zellkomplexen (→1) infiltriert wird. Es kommen polymorphe, mehrkernige Riesenzellen (→2) sowie kleinere Gruppen von kubischen Zellen (→3: entsprechen den *Langhansschen Zellen*) vor. Ferner lassen sich Nekrosen und Fibrinablagerungen finden (→4). Von diagnostischer Bedeutung ist der Nachweis von Gefäßeinbrüchen (→5: Geschwulstverbände in einer Venenlichtung).

Das Chorionepitheliom entsteht meist auf dem Boden einer Blasenmole (etwa 60% der Fälle). Primärtumor und Metastasen sind besonders blutreich. Die Tumorzellen produzieren Gonadotropine (ihr Nachweis ist von diagnostischer und prognostischer Bedeutung). Chorionepitheliome kommen auch beim Mann in Hodenteratomen vor.

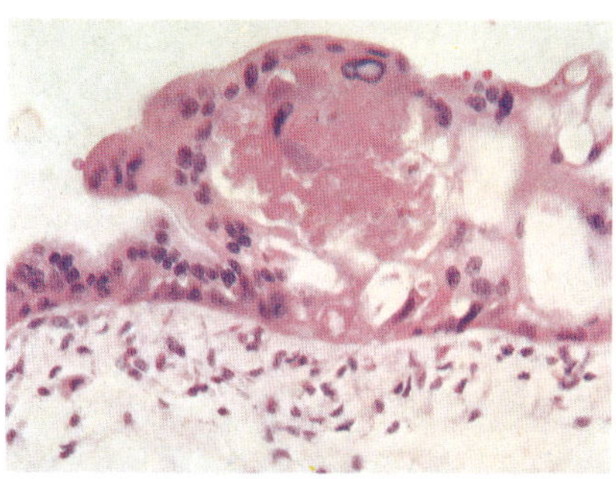

B. – Abb. 7.26. Blasenmole; Fbg. HE

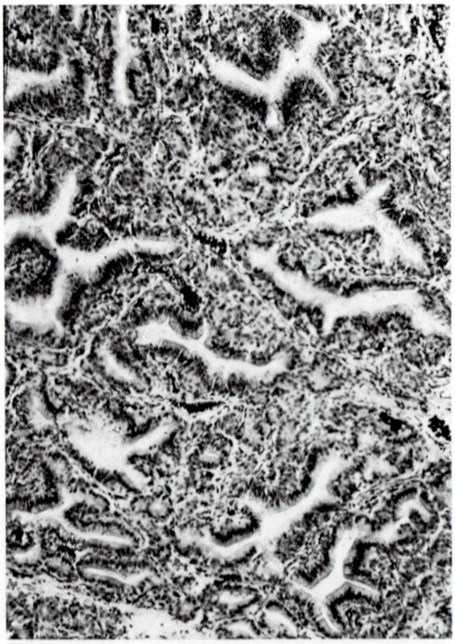

B. – Abb. 8.1. Struma parenchymatosa; Fbg. HE

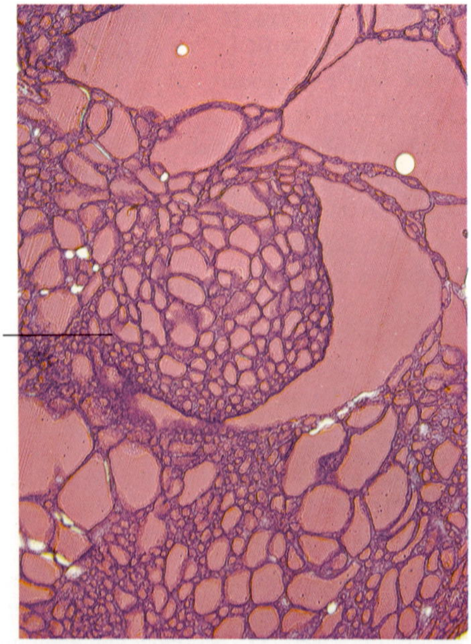

B. – Abb. 8.2. Struma colloides nodosa; Fbg. HE

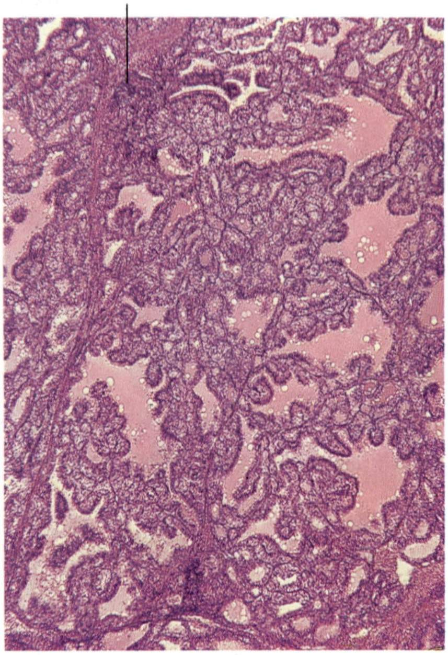

B. – Abb. 8.3. Basedow-Struma; Fbg. HE

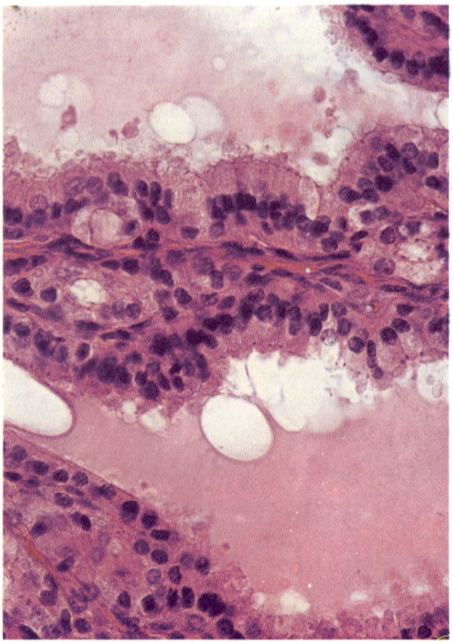

B. – Abb. 8.4. Basedow-Struma; Fbg. HE

8. Innersekretorische Drüsen

Für die Drüsen der inneren Sekretion müssen wir uns auf einige typische Beispiele beschränken – eine ausführliche Darstellung würde den Rahmen dieses Lehrbuches überschreiten. Die Überfunktion geht gewöhnlich mit einer Organvergrößerung, Zell- und Kerngrößenzunahme und Zellvermehrung, evtl. Adenombildung einher. Bei Unterfunktion findet man dagegen Atrophie des Organs und Verkleinerung der Zellen mit Vermehrung des interstitiellen Bindegewebes.

Struma (Kropf): *Vergrößerung der Schilddrüse, die das Normalgewicht von 20–25 g beim Erwachsenen überschreitet. Sie kann bedingt sein durch: Funktionsstörungen (Unter-, Überfunktion), Entzündungen oder Tumoren.*

Der euthyreote Knotenkropf (Struma colloides nodosa des Erwachsenen) entwickelt sich aus einer **Struma parenchymatosa** (Abb. 8.1), d.h. einer diffusen Hyperplasie der Schilddrüse bei Jugendlichen (vorwiegend Frauen) bis zur Pubertät. Mikroskopisch sind die Schilddrüsenläppchen vergrößert und bestehen aus kolloidfreien Follikeln oder verzweigten Drüsen mit hochzylindrischem Epithel bzw. soliden Zellkomplexen.

Struma colloides nodosa (Abb. 8.2). *Die knotige Hyperplasie der Schilddrüse und die Schilddrüsenadenome kommen endemisch (mehr als 20% der Jugendlichen) in bestimmten Gegenden (z. B. Schweiz), aber auch sporadisch vor und können als Anpassungshyperplasien bei Jodmangel* (Aminosäuremangel? Hemmungen der Thyroxinsynthese?) *aufgefaßt werden (kompensatorische Hyperplasien).* Die Kolloidstruma bietet ein vielfältiges morphologisches Erscheinungsbild. Unser Bild (Abb. 8.2) zeigt einen Ausschnitt von einer Struma colloides nodosa macrofollicularis. Mikroskopisch stellen sich in der Übersicht Kolloidknoten dar, die von einer Bindegewebskapsel umgeben sind und aus verschieden großen Follikeln bestehen. Das Lumen der Follikel ist von Kolloid ausgefüllt. Das Epithel ist flach kubisch. Bei stärkerer Vergrößerung sieht man polsterförmige Wucherungen des Epithels *(Sandersonsche Polster),* die sich so stark ausprägen können, daß in diesen Polstern neue Follikel entstehen (→). Regressive Veränderungen (zentrale Nekrosen, Zysten, Blutungen, Narben, Verkalkungen) entstehen durch Kreislaufstörungen. Die Gefäße der Bindegewebskapsel werden durch den Wachstumsdruck der Kolloidknoten eingeengt (Sauerstoffmangel!).

Makroskopisch: Vergrößerte, knotige Schilddrüse mit glasigen Knoten und gelben Herden (regressive Veränderungen) auf der Schnittfläche. Häufiger bei Männern vorkommend. 200 Mill. Menschen leiden unter Struma colloides. *Pathogenese:* Jodmangel führt zu einer diffusen Hyperplasie (TSH-Überproduktion) – bei Jodgabe Kolloidanreicherung in bestimmten Bezirken → Kolloidknoten. Warum herdförmig, ist unklar. *Toxisches Adenom:* Adenom mit Hormonüberproduktion. Histologisch keine Korrelation zwischen ^{131}J-Aktivität und Zeichen morphologischer Aktivität (hohes helles Epithel und fehlendes Kolloid).

Basedow-Struma (Abb. 8.3 u. 8.4). *Es handelt sich um eine Überfunktion der Schilddrüse mit vermehrter Sekretion von Schilddrüsenhormonen (Thyreotoxikose).* Histologisch zeigt die Übersicht (Abb. 8.3) vielgestaltige größere und kleinere, teilweise weitverzweigte Follikel mit eiweißarmem oder fehlendem Kolloid. Die unregelmäßige Lichtung der Follikel kommt dadurch zustande, daß das Epithel polsterförmig wächst (pseudopapilläre Wucherungen), teilweise mit einem bindegewebigen Grundstock (papilläre Wucherung). Im Kolloid findet man besonders an der Oberfläche der Epithelien zahlreiche Vakuolen. Recht charakteristisch sind einzelne Lymphozytenhaufen, in denen auch Plasmazellen vorkommen (→ 1 in Abb. 8.3). Bei **stärkerer Vergrößerung** (Abb. 8.4) sieht man ein hochzylindrisches Follikelepithel mit hellem Zytoplasma und basal stehenden Zellkernen. Stellenweise ist das Epithel mehrschichtig. Die sog. Resorptionsvakuolen stellen sich hier gut dar. Es handelt sich um einen Fixationsartefakt, der anzeigt, daß ein dünnflüssiges Kolloid vorliegt.

Die Ursache der Hyperthyreose ist unbekannt. Eine vermehrte Produktion von TRF (»thyrotropin releasing factor«) im Zwischenhirn und TSH ließ sich nicht bestätigen. Inzwischen ist ein »long acting thyroid stimulator«, ein IgG (Immunoglobulin), gefunden worden, das an die Schilddrüsenzellmembran gebunden werden soll und die Aktivität wie TSH steigert. Zirkulierende Antikörper gegen Thyreoglobuline und die Anwesenheit von Lymphozyten und Plasmazellen in der Basedow-Struma lassen an eine Autoimmunerkrankung denken. *Makroskopisch:* Vergrößerte Schilddrüse mit Pankreas-ähnlicher Schnittfläche.

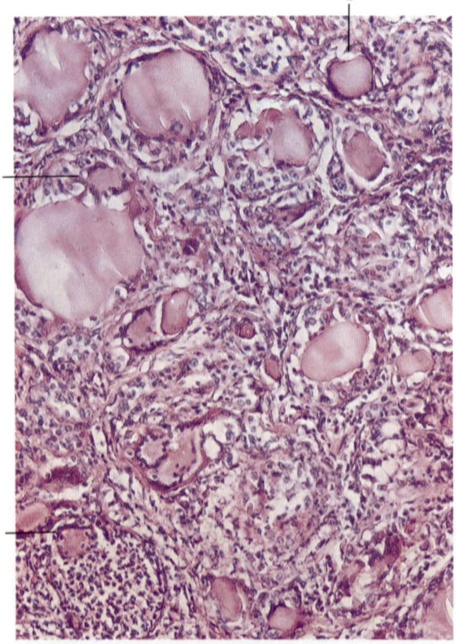

B. – Abb. 8.5. Subakute nichteitrige Thyreoiditis (de Quervain); Fbg. HE

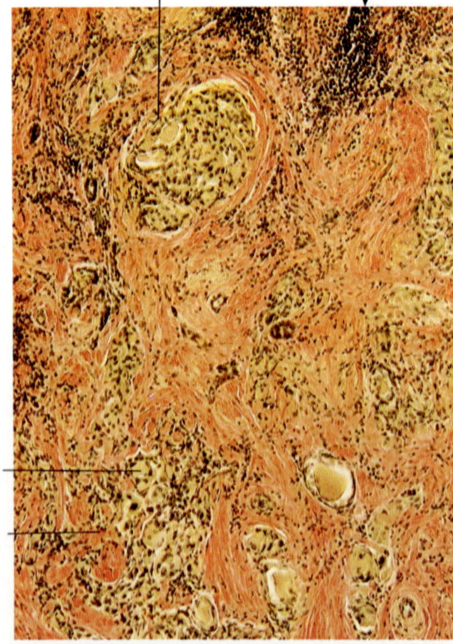

B. – Abb. 8.6. Chronische hypertrophische Thyreoiditis (eisenharte Struma Riedel); Fbg. v. Gieson

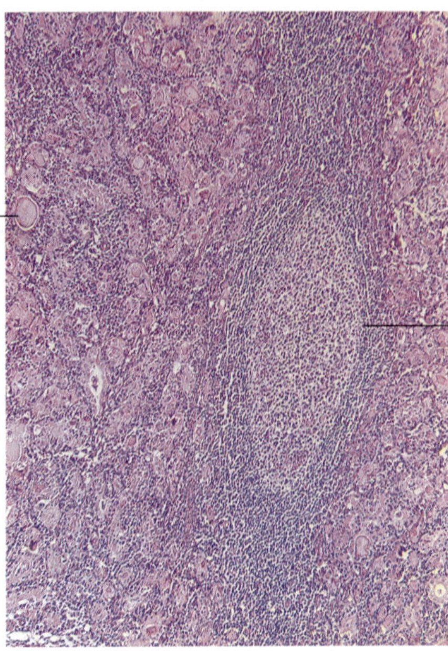

B. – Abb. 8.7. Struma lymphomatosa (Hashimoto); Fbg. HE

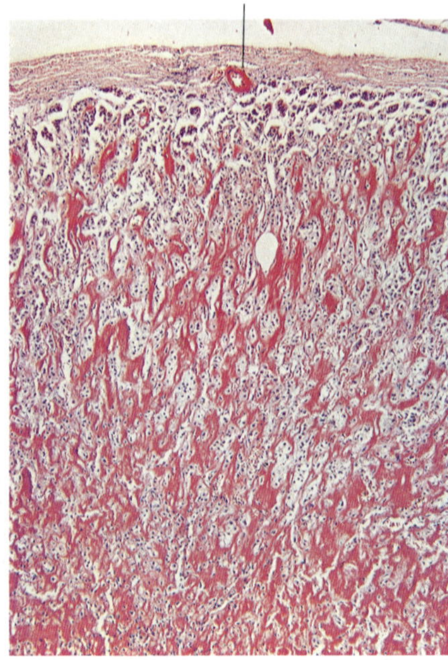

B. – Abb. 8.8. Amyloidose der Nebenniere; Fbg. Kongorot

Thyreoiditis

Die unspezifischen Entzündungen der Schilddrüse sind zwar selten, bieten aber histologisch recht einprägsame und charakteristische Bilder. Neben den *akuten und subakuten eitrigen bzw. nichteitrigen Entzündungen (Thyreoiditis)* gibt es zwei Formen der *chronischen Thyreoiditis – die chronische hypertrophische Thyreoiditis (sog. eisenharte Struma)* und die *Struma lymphomatosa.*

Subakute nichteitrige Thyreoiditis (de Quervain) (Abb. 8.5). Das histologische Bild zeigt Follikel verschiedener Größe mit kubischen bis zylindrischen Epithelien, die teilweise Epithelpolster bilden. Daneben sieht man kleinere Follikel ohne Kolloid. Das relativ dickflüssige Kolloid und eingedickte Kolloidschollen (→1) werden infolge Untergang des Follikelepithels von epithelialen (teilweise auch mesenchymalen) Riesenzellen resorbiert (→2) (Fremdkörperreaktion). Zwischen den Follikeln findet man lockere Infiltrate von Lymphozyten, Plasmazellen und einzelnen Granulozyten. Keine Hypothyreose. Oft Virusinfekt in der Vorgeschichte (Mumps).

Chronische hypertrophische Thyreoiditis (Abb. 8.6). Die eisenharte Struma (Riedel) geht mit einer Schilddrüsenvergrößerung einher. Das Organ ist derb, auf der Schnittfläche sieht man weißliches Schwielengewebe. Mikroskopisch wird das Bild von Zügen hyalinisierten Narbengewebes beherrscht mit eingestreuten lymphozytären Infiltraten (→1). Die Follikel sind bis auf wenige Reste zugrunde gegangen. Vereinzelt findet man Gruppen stehengebliebener Follikel (→2), die auch regeneratorisch wuchern können, so daß kleine Adenome entstehen (→3). Entscheidend für die Diagnose ist die Beteiligung (Übergreifen?) der chronisch sklerosierenden Entzündung auf die Halsweichteile, insbesondere die Muskulatur. Oft nur ein Schilddrüsenlappen befallen.

Struma lymphomatosa (Hashimoto) (Abb. 8.7). Es handelt sich um eine chronische, mit lymphozytären Infiltraten einhergehende Entzündung mit Atrophie der Schilddrüsenfollikel und Untergang der Follikelepithelien. Unser Bild zeigt diffuse lymphozytäre interstitielle Infiltrate (manchmal Plasmazellen) mit Ausbildung eines regelrechten Lymphfollikels und einem Reaktionszentrum (→1). Die Schilddrüsenfollikel sind klein, die meisten ohne Kolloid, andere mit eingedicktem Kolloid (→2).

Klinisch: Hypothyreose, oft Myxödem. *Makroskopisch:* Geringe Schwellung, derb, bräunliche Schnittfläche mit weißen Fleckchen.

Pathogenese: In 65% der Fälle von chronischer Thyreoiditis lassen sich mit serologischen Methoden Autoantikörper gegen Schilddrüsengewebe nachweisen (Autoimmunkrankheit). Im Tierversuch kann man mit Injektion von Schilddrüsenextrakt eine Thyreoiditis erzeugen, die histologisch der Struma lymphomatosa sehr ähnlich ist. Auch Antikörper gegen Belegzellen des Magens und Intrinsic factor (Perniziosa, in 40% der Patienten); in 3% der Fälle Karzinome der Schilddrüse. Bei vielen anderen Erkrankungen ist ein solcher Mechanismus (Autoaggression) wahrscheinlich oder sicher: allergische Enzephalitis, Lupus erythematodes, immunhämolytische Anämie, Agranulozytose, Thrombopenie, chronische Glomerulonephritis, Leberzirrhose, Myasthenia gravis, ulzeröse Kolitis.

Amyloidose der Nebenniere (Abb. 8.8). *Eine Amyloidablagerung in der Nebennierenrinde kommt bei allgemeiner Amyloidose (Niere, Milz, Leber) regelmäßig vor. Bei höheren Graden kann eine primäre Nebennierenrindeninsuffizienz klinisch in Erscheinung treten.* In unserem Bild sieht man in der Wand einer kleinen Arterie (→1) der Bindegewebskapsel der Nebennierenrinde die Ablagerung der homogenen, rotgefärbten Substanz. In der Rinde selbst liegt das Amyloid perikapillär. Die Zona glomerulosa ist frei von Ablagerungen (→2). In der Zona fasciculata (→3) und reticularis (→4) haben breite Bänder von Amyloid zu einer Druckatrophie der Nebennierenrindenzellen geführt.

Makroskopisch: Vergrößertes, glasiges Organ.

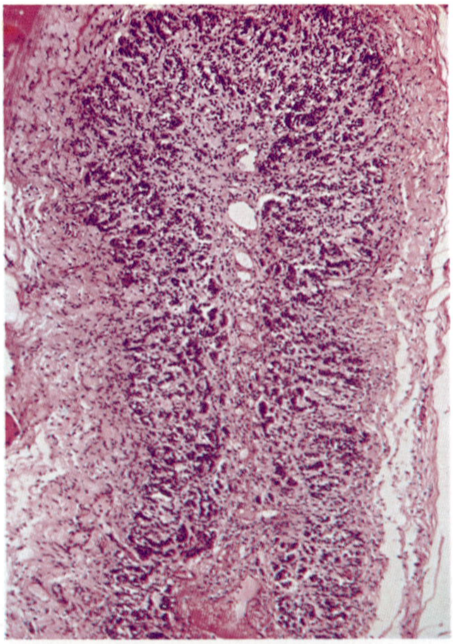

B. – Abb. 8.9. Nebennierenrindenatrophie; Fbg. HE

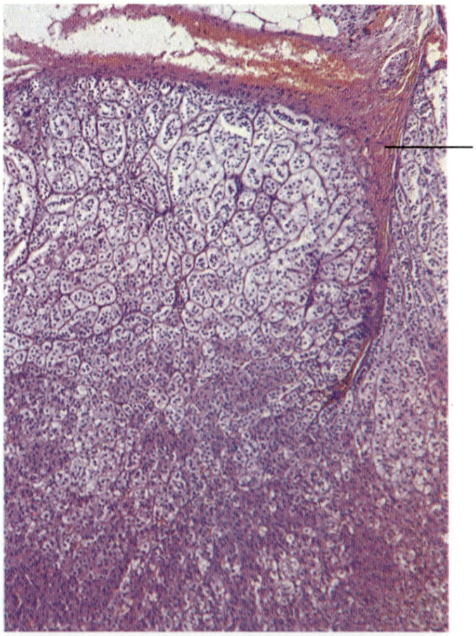

B. – Abb. 8.10. Nebennierenrindenhyperplasie bei Morbus Cushing; Fbg. HE

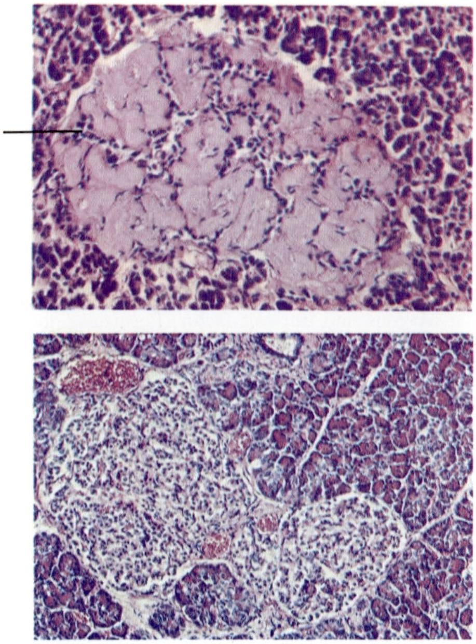

a

b

B. – Abb. 8.11. a) Inselhyalinose (Diabetes); Fbg. HE. b) Inselhyperplasie (Neugeborenes bei Diabetes der Mutter); Fbg. HE

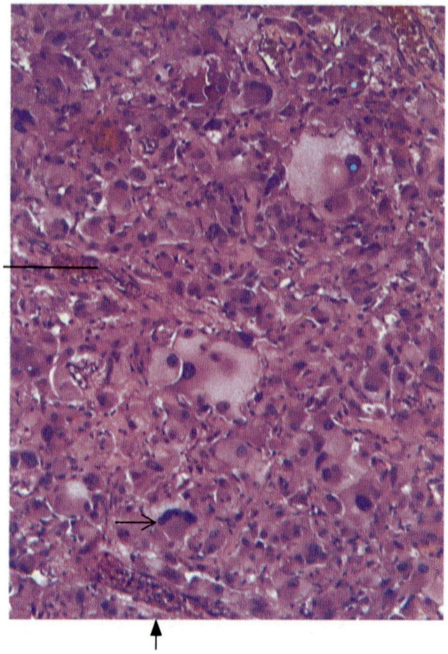

B. – Abb. 8.12. Phäochromozytom; Fbg. HE

Nebennierenrindenatrophie (Abb. 8.9). Die *Nebennierenrindeninsuffizienz* mit verminderter Hormonproduktion kann durch eine *Schädigung der Nebennierenrinde selbst* bedingt sein (Nebennierentuberkulose, zytotoxische Schrumpfnebenniere, Blutungen usw. = sog. *primäre Nebenniereninsuffizienz.* Klinisch: *Morbus Addison*) oder *sekundär* durch *ungenügende hypophysäre Stimulation* (ACTH-Mangel) ausgelöst werden (z.B. postpartale Hypophysenvorderlappennekrosen bzw. -narben, Entzündungen, Traumen). Unser Bild zeigt eine *sekundäre Nebennierenrindenatrophie bei Sheehan-Syndrom.* Man sieht, daß die Nebennierenrinde hochgradig verschmälert und die normale zonale Gliederung völlig aufgehoben ist. Die Rinde besteht nur noch aus Zellballen oder Gruppen von Zellen, die in ihrer Anordnung etwa an die Zona glomerulosa erinnern. Das interstitielle Bindegewebe ist vermehrt.
Makroskopisch ist die Nebenniere papierdünn. *Klinisch* besteht das Bild des Panhypopituitarismus, sog. Simmondssche Krankheit.

Nebennierenrindenhyperplasie bei Morbus Cushing (Abb. 8.10): *Beim Cushing-Syndrom besteht eine Überproduktion von Nebennierenrindenhormonen (Glukokortikoiden) mit Stoffwechselumstellung vom Eiweißaufbau zur Glukose- und Fettproduktion.* Gelegentlich findet man eine Nebennierenrindenhyperplasie, die durch vermehrte ACTH-Produktion bei basophilem oder chromophobem Hypophysenadenom bedingt ist. Häufig kann kein Hypophysentumor nachgewiesen werden (primäre Hyperplasie; Ursache?). Auch echte Nebennierenrindenadenome (oder Karzinome, Kinder!) kommen als Ursache in Betracht. Unser Bild zeigt einen Ausschnitt der stark verbreiterten Nebennierenrinde (vgl. mit Abb. 8.9 – gleiche Vergrößerung!), wobei hier nur ein Teil der Rinde gezeigt werden kann. Die Zona fasciculata reicht bis zur Bindegewebskapsel – im oberen Teil lipoidreiche Zellen (Fett herausgelöst), die sich in Zellballen anordnen, →: einstrahlendes Bindegewebsseptum (beginnende Adenombildung, knotige Hyperplasie).

Makroskopisch: Große Nebennieren mit breiter, gelber Rinde und knötchenförmigen Wucherungen bis zu Adenomen. *Klinisch:* Stammfettsucht, Vollmondgesicht, dicker Hals, Striae, Hypertonie, Osteoporose, Diabetes.

Inselhyalinose bei Diabetes (Abb. 8.11 a). Eine Hyalinose (Amyloid?) der Kapillaren der Langerhansschen Inseln wird oft beim Altersdiabetes (nicht bei Jugendlichen!) gefunden. Ob Ursache oder Folge des Diabetes, ist umstritten. Das hyaline Material lagert sich in der Kapillarwand ab, führt zur Lumeneinengung und sekundär zur Atrophie der Inselzellen (→). **Inselhyperplasie (Neugeborenes bei Diabetes der Mutter)** (Abb. 8.11 b). Aufgefaßt als »Anpassungshyperplasie« der Langerhansschen Inseln des Fetus bei Hyperglykämie (Diabetes der Mutter). Man sieht zahlreiche Rieseninseln schon bei schwacher Vergrößerung. Mit stärkerer Vergrößerung erkennt man die stark vergrößerten Zellkerne, oft auch mehrkernige Riesenzellen (B-Zellen-Hyperplasie).

Phäochromozytom (Abb. 8.12, 8.13). *Es handelt sich um einen gutartigen (maligne Fälle sind sehr selten) Tumor des Nebennierenmarks (meist einseitig, 40–50jährige), der meistens inkretorisch aktiv ist (anfallsweise Ausschüttung von Adrenalin und Noradrenalin. Klinisch: Blutdruckkrisen, Hyperglykämie).* Histologisch findet man ein epitheliales Tumorgewebe in Strängen oder Zellballen angeordnet, oft in perivaskulärer Lagerung (→: Gefäße) mit unterschiedlich großen, runden oder polygonal begrenzten Zellen und polymorphen, häufig exzentrisch gelegenen Zellkernen. Oft sind auch Riesenzellen zu sehen (→ in Abb. 8.12). Häufig ausgedehnte Blutungen. Die Chromreaktion (Dichromsalze) stellt Adrenalin (feine Granula) und Noradrenalin bildende Zellen (grobe Granula) in brauner Farbe dar (Abb. 8.13). Mit Kaliumjodat ist Noradrenalin nachzuweisen. Häufig findet man Blutungen und als Reste davon Hämosiderin (Abb. 8.13).

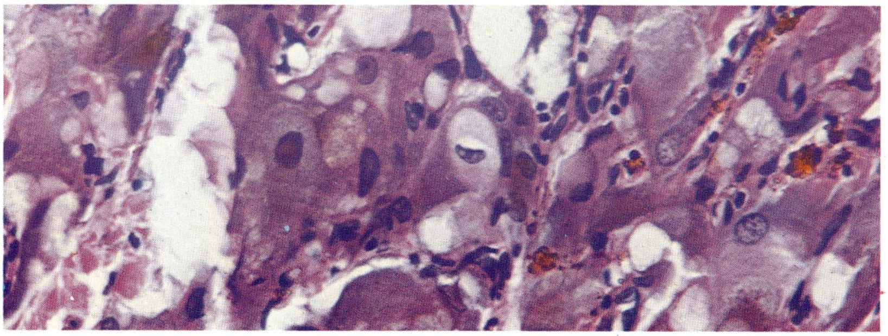

B. – Abb. 8.13. Phäochromozytom nach Chromierung; Fbg. HE

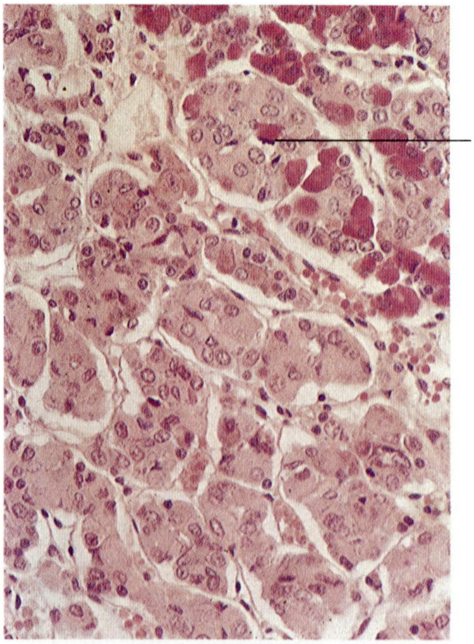

B. – Abb. 8.14. Fokale Hyperplasie der ACTH-Zellen; Fbg. HE

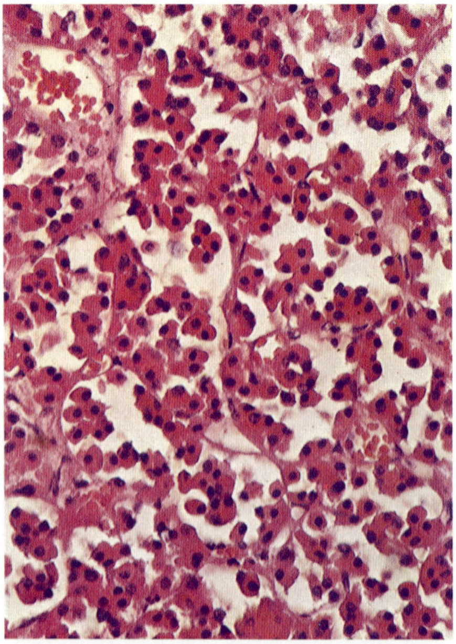

B. – Abb. 8.15. Eosinophiles Adenom des Hypophysenvorderlappens; Fbg. HE

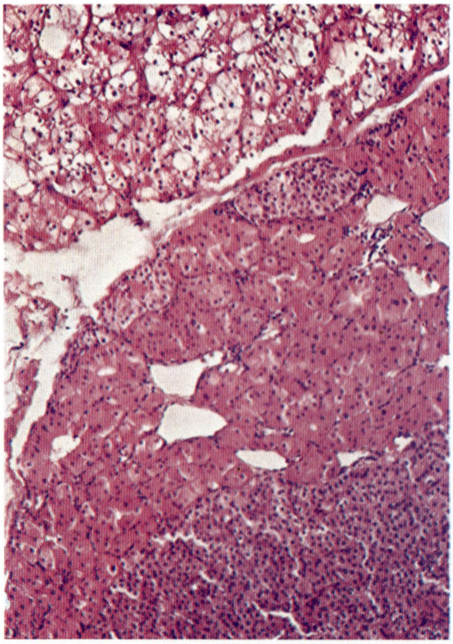

B. – Abb. 8.16. Epithelkörperchenadenom; Fbg. HE

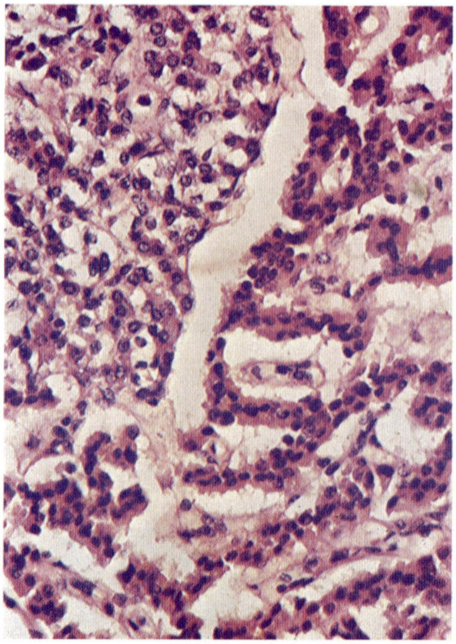

B. – Abb. 8.17. G-Zelladenom bei Zollinger-Ellison-Syndrom; Fbg. HE

Fokale Hyperplasie der ACTH-Zellen bei primärer Nebennierenrindeninsuffizienz (Abb. 8.14): Unser Bild zeigt den Randbereich einer fokalen Hyperplasie der stimulierten ACTH-Zellen. In der HE-Färbung erscheinen die Zellen groß und polygonal begrenzt, mit einem granulierten »grau gefärbten« Zytoplasma. Da die ACTH-Granula keine eindeutige Färbung erkennen lassen, wurden diese Zellen früher häufig zu den chromophoben Zellen gerechnet oder als »Amphophile« bzw. als »Neutrophile« bezeichnet. Die ACTH-Zellen sind meist follikelähnlich gruppiert und können im Zentrum einen Kolloidtropfen einschließen. In der oberen rechten Ecke der Abbildung sind einige azidophile (stark rot gefärbte) STH-Zellen zu sehen (→).

Die klassische, auf der HE-Färbung beruhende Unterteilung der Hypophysenvorderlappenzellen in azidophile, basophile und chromophobe Zellen wird den modernen funktionsmorphologischen Anforderungen nicht mehr gerecht. Mit Hilfe der Fluoreszenz-Antikörper-Technik und durch neue histologische Färbeverfahren ist eine genauere funktionelle Zuordnung der verschiedenen Zelltypen des Hypophysenvorderlappens möglich. Dadurch können die klassischen »Basophilen«, die weitgehend identisch sind mit den perjodsäurepositiven Mukoidzellen, unterteilt werden in *TSH-Zellen* (alzianblaupositive »S-Zellen«), *FSH- und LH-Zellen* (alzianblaunegative, purpurfarbene Zellen), *ACTH-Zellen* (alzianblaunegative, schwach purpurfarbene »R-Zellen«) und *MSH-Zellen.*

Eosinophiles Adenom des Hypophysenvorderlappens (Abb. 8.15): Etwa 30% der Hypophysenvorderlappenadenome bestehen ganz oder überwiegend aus eosinophilen (azidophilen) Zellen. Histologisch handelt es sich um kompakte Ansammlungen mittelgroßer, gleichförmiger, polygonaler Zellen, deren Zytoplasma sich in der HE-Färbung leuchtendrot darstellt (Abb. 8.15). Die Hohlräume zwischen den Zellgruppen sind auf einen Schrumpfungsartefakt zurückzuführen.

Eosinophile Adenome können vermehrt Wachstumshormon produzieren und dadurch eine *Akromegalie* oder einen *Gigantismus* hervorrufen.

Epithelkörperchenadenom (Abb. 8.16): Histologisch zeigen die Nebenschilddrüsenadenome (Abb. 8.16) im Gegensatz zu den Hyperplasien abgegrenzte Knoten, die aus den 3 für die Epithelkörperchen typischen Zellen aufgebaut sind: 1. kleine Hauptzellen (unten im Bild), 2. oxyphile Zellen mit einem breiten eosinroten Zytoplasma (Bildmitte), 3. wasserhelle Hauptzellen (oben im Bild). Die Hauptzellen enthalten Glykogen, das während der Fixierung und Färbung in wäßriger Lösung extrahiert wird. Die wasserhellen Hauptzellen stellen die funktionell aktiven parathormonbildenden Zellen dar, während die oxyphilen Zellen als eine Involutionsform der Hauptzellen angesehen werden.

Autonome gutartige Epithelkörperchenadenome sind die Ursache von etwa 90% aller Fälle mit einem *primären Hyperparathyreoidismus.* Die restlichen 10% werden durch primäre Hyperplasien und Hypertrophien der Parathyreoidea oder durch funktionell aktive Nebenschilddrüsenkarzinome hervorgerufen.

G-Zelltumoren bei Zollinger-Ellison-Syndrom (Abb. 8.17): Histologisch handelt es sich um solide, »endokrinoid« aufgebaute Tumorknoten, die aus Nestern und Strängen gleichförmiger Epithelien mit einem eosinroten Zytoplasma aufgebaut sind. Häufig kommen Pseudoazini vor, die im Gegensatz zu echten Drüsen im Zentrum ein schmales, artifiziell geschrumpftes Stroma enthalten. In der oberen linken Bildseite ist exkretorisches Pankreasgewebe zu sehen.

G-Zelltumoren sind Geschwülste der Gastrin-bildenden Zellen, die hauptsächlich in den Pankreasinseln vorkommen. *Gastrin* ist ein Polypeptidhormon mit den zytochemischen Eigenschaften der Polypeptid-sezernierenden endokrinen Zellen *(APUD-Serie*[1]*)*, zu denen u. a. auch die ACTH-Zellen, die MSH-Zellen, die α-Zellen (Glukagon), die β-Zellen (Insulin) der Langerhansschen Inseln, die C-Zellen der Schilddrüse (Calcitonin) sowie die argyrophilen (Cholezystokinin, Pankreozymin) und enterochromaffinen Zellen des Dünndarmes (Sekretin) gerechnet werden. G-Zelltumoren mit *Zollinger-Ellison-Syndrom* (klinische Trias: Pankreastumor, Hypersekretion und Hyperazidität des Magensaftes, therapieresistente, häufig rezidivierende typisch [Magen, Duodenum] oder atypisch lokalisierte [Jejunum] Ulzera).

---

[1] APUD = Amin precursor uptake decarboxylation

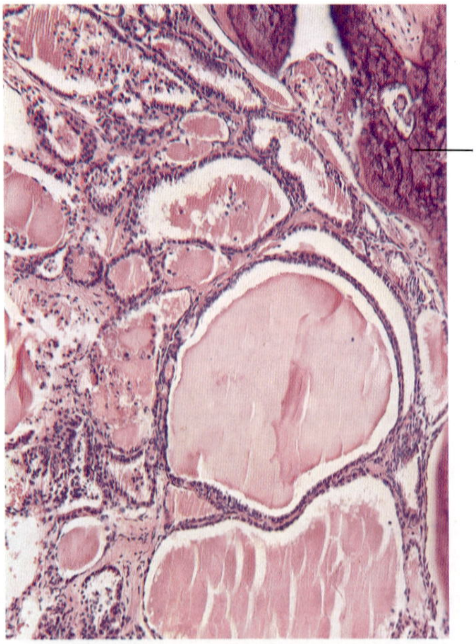

B. – Abb. 8.18. Follikuläres Schilddrüsenkarzinom; Fbg. HE

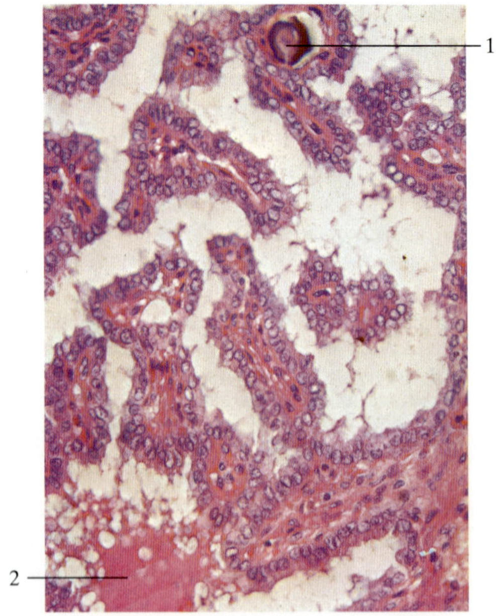

B. – Abb. 8.19. Papilläres Schilddrüsenkarzinom; Fbg. HE

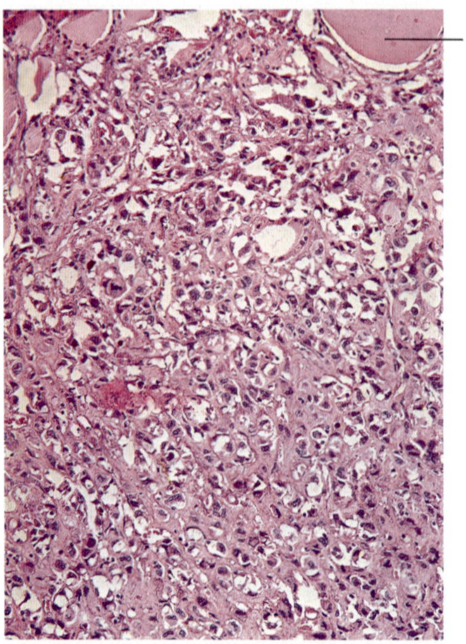

B. – Abb. 8.20. Anaplastisches Schilddrüsenkarzinom; Fbg. HE

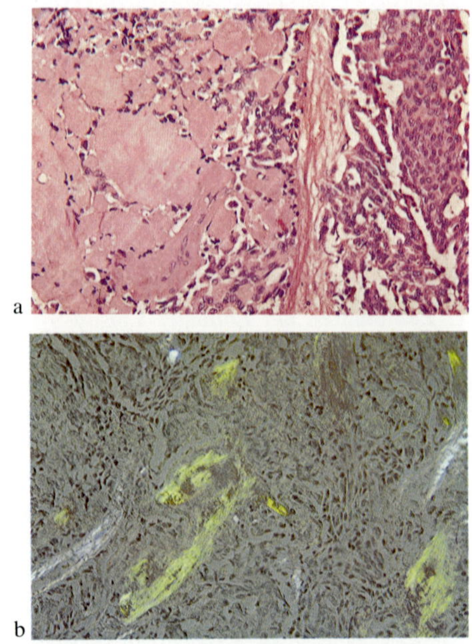

B. – Abb. 8.21. a) Medulläres Schilddrüsenkarzinom mit Amyloidstroma; Fbg. HE. b) Doppelbrechendes Amyloid im polarisierten Licht; Fbg. Kongorot

Maligne Schilddrüsentumoren

Vorbemerkungen: Die malignen Schilddrüsentumoren werden unter dem Sammelbegriff »Struma maligna« zusammengefaßt und von dem Follikelepithel oder von den parafollikulären, Calcitonin-produzierenden C-Zellen abgeleitet. Unter den Follikelepitheltumoren unterscheidet man die hochdifferenzierten, organoiden Karzinome von den aplastischen oder entdifferenzierten Formen. Als zytologische Sonderform ist das Onkozytom zu erwähnen. Andere, ältere Bezeichnungen (wie z. B. *wuchernde Struma Langhans, Hürthle-Zell-Tumor, sklerosierende Struma Graham, malignes Papillom Wegelin)* finden heute keine oder nur noch selten Anwendung. Die Struma maligna stellt 0,1% der zum Tode führenden malignen Tumoren dar und steht in der Häufigkeitsskala der Malignome an 11. Stelle. Sie kommt bevorzugt zwischen dem 40. und 60. Lebensjahr vor: organoide Neubildungen früher, die entdifferenzierten Karzinome später. Frauen sind 2–3,5mal häufiger befallen als Männer.

Das **follikuläre Karzinom** (Abb. 8.18) *gehört zu den »organoiden« malignen Neubildungen der Schilddrüse und ist häufig nur durch den Nachweis einer Metastase von dem normalen Schilddrüsengewebe oder von einem Adenom abzugrenzen* (daher die frühere Bezeichnung »metastasierendes Adenom«). Unser Bild zeigt die Wirbelsäulenmetastase eines follikulären Schilddrüsenkarzinoms mit unterschiedlich großen Follikeln, die mit einem eosinroten, homogenen Kolloid angefüllt sind (auch die Metastase kann ^{131}J speichern!). Der Pfeil weist auf das bläulich angefärbte (unentkalkte) Knochenbälkchen des Wirbelkörpers hin.
Das **papilläre Schilddrüsenkarzinom** (Abb. 8.19) besteht aus einem astförmig verzweigten, unterschiedlich breiten Stroma, das an der Oberfläche von einem einreihigen Epithel überzogen wird. Diese Zellen zeigen einen chromatinarmen Kern, der gelegentlich eine große rundliche leicht azidophile Vakuole einschließt (Invagination des Zytoplasmas). Im Stroma kann man bläuliche, konzentrisch geschichtete Kalkablagerungen (Psammomkörperchen →1) finden. Zwischen den Tumorverbänden erkennt man kleine Kolloidmassen (→2).

Das papilläre Schilddrüsenkarzinom kommt häufiger bei Kindern und Jugendlichen vor. Es wächst zunächst sehr langsam und metastasiert in die Halslymphknoten, die nicht selten über längere Zeit (Monate!) die erste und einzige klinische Manifestation des Tumors darstellen. *Merke:* Solitäre Schilddrüsenknoten sind bei Jugendlichen wesentlich häufiger maligne als bei Erwachsenen. Papilläre Tumoren der Schilddrüse werden aus prognostisch-therapeutischen Gründen immer als Karzinome diagnostiziert.

Das **anaplastische Schilddrüsenkarzinom** (Abb. 8.20) *ist eine entdifferenzierte Geschwulstform, bei der sich keine organoiden Formationen nachweisen lassen.* Der Tumor zeichnet sich histologisch durch die Verwilderung aus, d. h. durch die Zell- und Kernpolymorphie sowie durch vermehrte und atypische Mitosen. Gelegentlich ist das anaplastische Schilddrüsenkarzinom nicht mehr von einem spindelzelligen Sarkom abzugrenzen (»sarkomartig wachsende Karzinome«). Unser Bild zeigt das sehr polymorphe Karzinom, das die Schilddrüsenfollikel (→) infiltriert und zerstört.

Anaplastische Schilddrüsenkarzinome sind besonders maligne. Sie kommen bevorzugt bei älteren Menschen (nach dem 60. Lebensjahr) vor, infiltrieren frühzeitig die Organkapsel, Gefäße (hämatogene Metastasen → Lunge) und die Trachea. Histologisch unterscheidet man spindel-, rund-, polymorph- und hellzellige (entsprechend dem hypernephroiden Nierenkarzinom) Formen.
Das Onkozytom besteht aus großen Zellen mit einem eosinroten, feingranulierten (mitochondrienreichen!) Zytoplasma und einem chromatindichten runden Kern. Onkozytome kommen als Adenome oder Karzinome vor und weisen gegenüber den follikulären oder anaplastischen Geschwülsten keine klinischen Besonderheiten auf. Onkozyten (= geschwollene Zellen) kommen auch in anderen Organen vor (so z. B. in den Epithelkörperchen, Speicheldrüsen, Trachea, Leber u. a.). Onkozytome der Schilddrüse wurden früher als *Hürthle-Zell-Tumor* bezeichnet.

Medulläre Schilddrüsenkarzinome mit Amyloidstroma (Abb. 8.21) *sind langsam wachsende, spät metastasierende Karzinome, die von den C-Zellen ausgehen.* Die Geschwulstzellen bilden größere medulläre Inseln, die von einem homogenen, eosinroten Stroma (Amyloid) umgeben werden (Abb. 8.21 a). Das Kongorot-gefärbte Präparat (Abb. 8.21 b) zeigt im polarisierten Licht die für das Amyloid typische gelblich-grünliche Doppelbrechung.

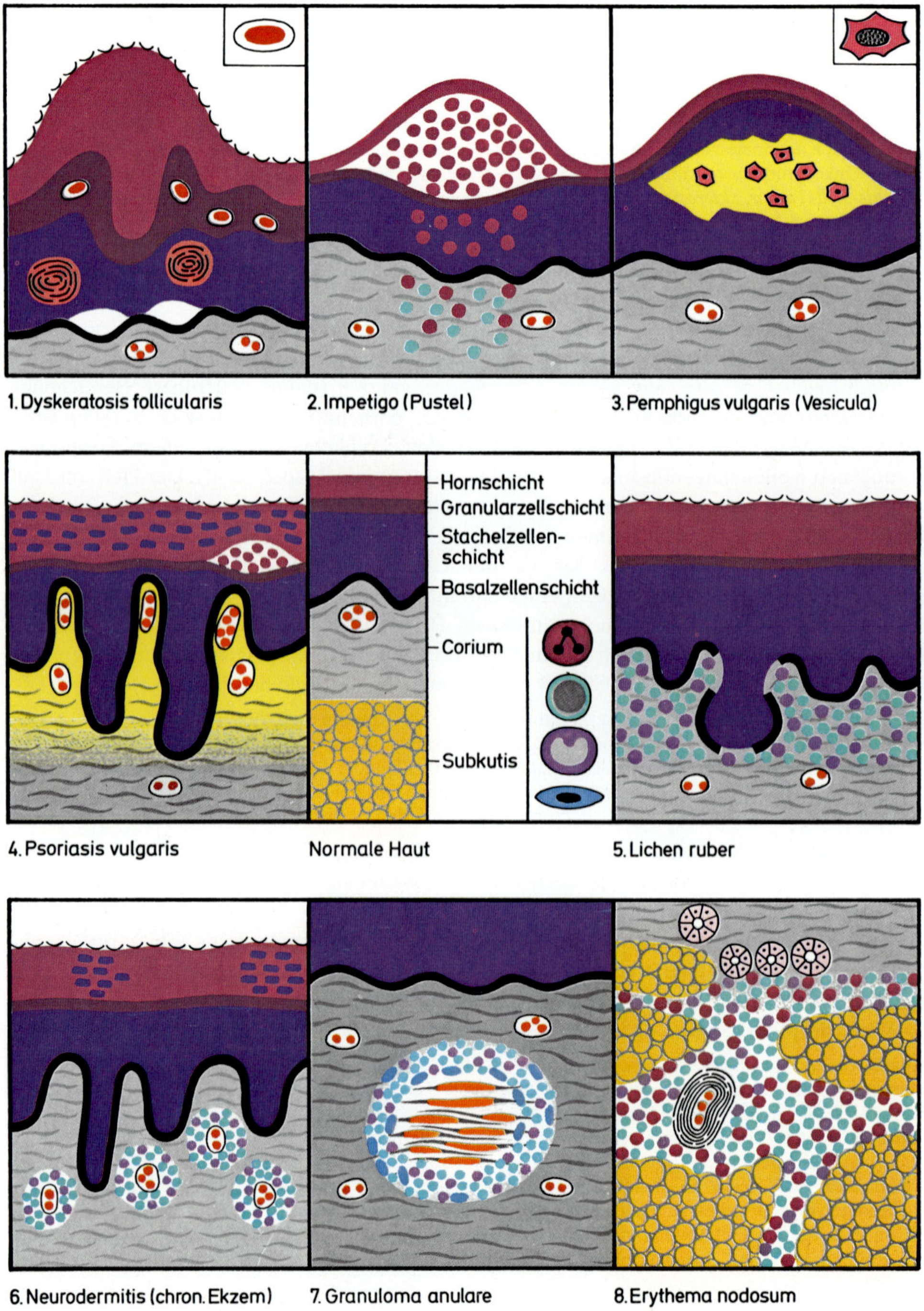

B. – Abb. 9.1. Übersicht der verschiedenen Formen von Hautveränderungen

9. Haut – Weichteilgewebe – Mamma

Vorbemerkungen: Die Histopathologie der Haut stellt ein besonders umfangreiches und schwieriges Kapitel dar. Die feingeweblichen Hautveränderungen lassen sich in der Regel nur bei Kenntnis des genauen klinischen Bildes (Alter, Geschlecht, Verlaufsdauer) und des makroskopischen Befundes (Lokalisation, Ausdehnung, Form, Farbe usw.) richtig interpretieren. Im Rahmen dieses Beitrages können nur einige Hauterkrankungen besprochen werden, die wegen ihrer klinischen oder didaktischen Bedeutung ausgesucht wurden.

1. Störungen der Verhornung: Sie kommen bei zahlreichen angeborenen *(Genodermatosen)* und erworbenen Haut- und Allgemeinerkrankungen vor. Bei der *Ichthyosis congenita,* die sich von der Ichthyosis vulgaris nur durch die Stärke der Veränderung unterscheidet, steht die orthokeratotische Verhornung mit Verschmälerung der Körnchenzellenschicht im Vordergrund. Hyperkeratosen können Folge einer chronischen, lokalen Reizeinwirkung *(Schwiele)* sein, sie kommen auch bei virusbedingten Warzen, beim Cornu cutaneum, bei der chronischen Arsenvergiftung (Hyperkeratosis palmaris et plantaris) und bei anderen Leiden vor. Bei der **Dyskeratosis follicularis Darier** (Abb. 9.1/1) handelt es sich um eine Hyper- und Dyskeratose, bei der es durch suprabasale Spaltbildung (Akantholyse) zur Bildung von Blasen und Lakunen kommt. Typisch sind die »corps ronds« (große, eosinrote, bevorzugt im Stratum spinosum et granulosum vorkommende Zellen mit deutlicher Membran und basophilem Kern) und »grains« (kleinere, in der Hornschicht lokalisierte Zellen mit langgestrecktem Kern).

2. Epidermisveränderungen: Die **Impetigo** (Abb. 9.1/2) zählt zu den bakteriellen (Staphylo- und Streptokokken) Hauterkrankungen, die durch Blasenbildungen unter der Hornschicht gekennzeichnet sind. In der Blasenlichtung finden sich segmentkernige Leukozyten. Auch beim **Pemphigus vulgaris** (Abb. 9.1/3) steht die Blasenbildung im Vordergrund. Es handelt sich um intraepidermale, suprabasal lokalisierte Akantholyseblasen mit eingeschlossenen degenerierten Stachelzellen (sog. Tzanck-Zellen). Der Boden der Blase zeigt eine Hyperplasie des Papillarkörpers, der nur noch von Basalzellen bedeckt wird.

3. Epidermis- und Koriumveränderungen: Die **Psoriasis vulgaris** (Abb. 9.1/4) ist eine familiär gehäuft auftretende Hauterkrankung, die durch scharf begrenzte erythematöse und makulopapulöse Effloreszenzen mit silberhellen aufgelagerten Schuppen charakterisiert ist. Histologisch findet man eine parakeratotische Hyperkeratose (kernhaltige Schuppen), Akanthose (Verlängerung der Epidermissäulen) und Papillomatose (Ausdehnung des Papillarkörpers bis unter die Hornschicht). Im Stratum papillare et reticulare erkennt man erweiterte Blutgefäße, perivaskuläre Ödeme und entzündliche Infiltrate, seltener die subkornealen, aus Leukozyten bestehenden Munroschen Abszesse. Beim **Lichen ruber planus** (Abb. 9.1/5) handelt es sich um juckende, polygonal begrenzte, rötlich-livide Papeln. Histologisch erkennt man eine Hyperkeratose, eine Verdickung der Epidermis durch Akanthose, ein dichtes, bandförmiges, entzündliches Koriuminfiltrat, das sich gegen die Epidermis legt und sie unter Zerstörung der Basalmembran infiltriert. Das **chronische Ekzem** (Abb. 9.1/6) gehört zu den häufigsten Dermatosen und wird unter Berücksichtigung der Ätiologie, des Verlaufes oder der Morphe unterteilt. Histologisch handelt es sich um eine vorwiegend orthokeratotische Hyperkeratose mit nur vereinzelten eingeschlossenen Parakeratoseinseln. Die Reteleisten sind verlängert, das Korium bevorzugt perivaskulär infiltriert.

4. Korium- und Subkutisveränderungen: In diesem Bereich kommen entzündliche, degenerative Erkrankungen sowie Ablagerungen (z. B. Hautamyloidose) vor. Das **Granuloma anulare** (Abb. 9.1/7) zeigt eine herdförmige Degeneration des Kollagens im Koriumbereich, die mit entzündlicher Reaktion und Fibrose einhergeht. Der Krankheitsherd besteht aus einer Koagulationsnekrose mit den Zeichen einer Homogenisierung und Fragmentierung der kollagenen Fasern, die von Lymphozyten, Histiozyten und Fibroblasten infiltiert werden. Differentialdiagnostisch sind besonders die Necrobiosis lipoidica und das rheumatische Knötchen abzugrenzen. Beim **Erythema nodosum** (Abb. 9.1/8) handelt es sich um leicht erhabene Hautknoten, die in den oberen Abschnitten der Subkutis liegen. Im frischen Stadium erkennt man mehrere kleinere aus Neutrophilen und Lymphozyten bestehende Infiltrate. Kleinere Gefäße, insbesondere Venen, sind häufiger befallen. Sie zeigen eine entzündliche Wandinfiltration und Endothelproliferation. In einem älteren Stadium kommen kleine, herdförmige Ansammlungen von Histiozyten und mehrkernigen Riesenzellen vom Fremdkörpertypus vor.

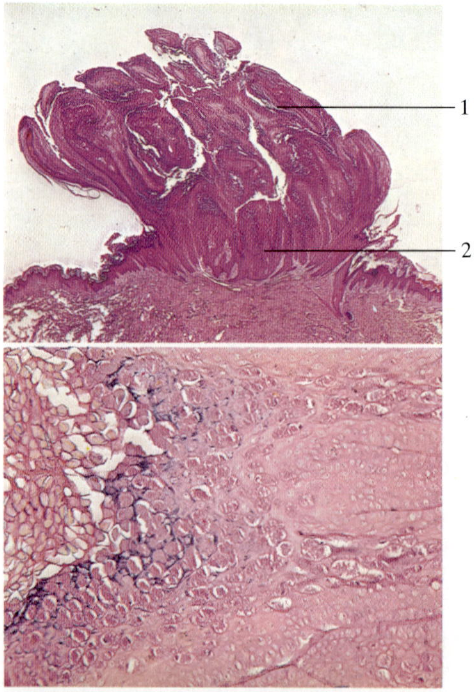

B. – Abb. 9.2. Oben: Verruca vulgaris; Fbg. HE. Unten: Molluscum contagiosum; Fbg. HE

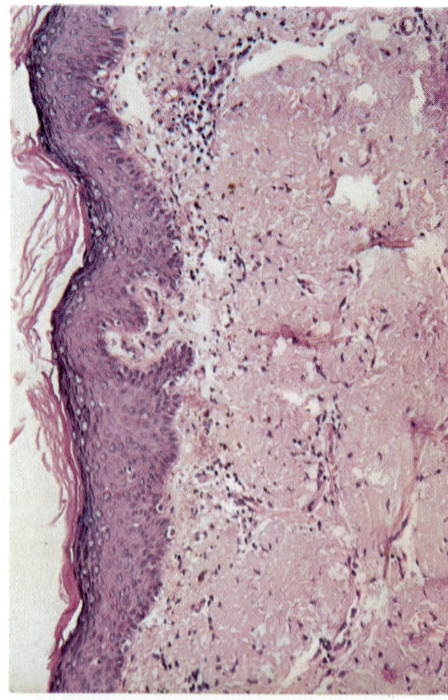

B. – Abb. 9.3. Senile Elastose; Fbg. HE

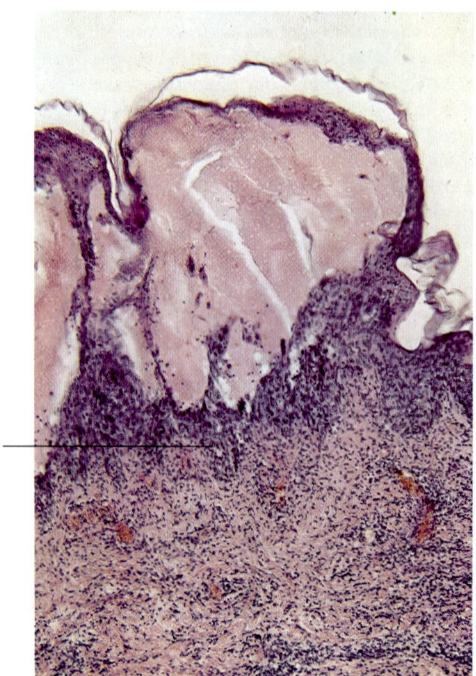

B. – Abb. 9.4. Varizellen; Fbg. HE

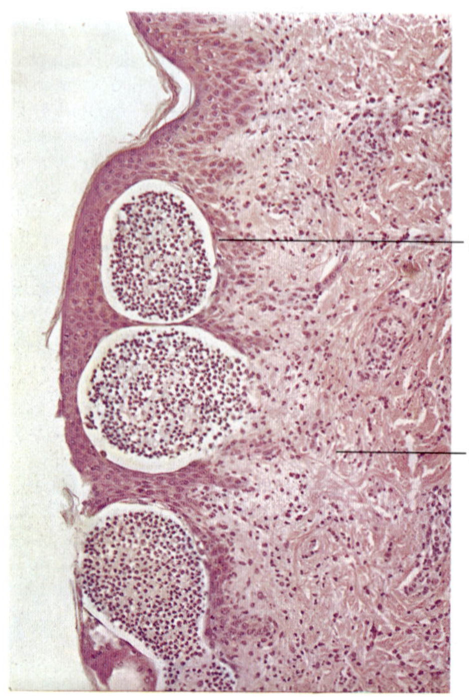

B. – Abb. 9.5. Dermatitis herpetiformis; Fbg. HE

Verruca vulgaris (Abb. 9.2): *Vorwiegend bei Kindern und Jugendlichen vorkommende, gutartige, virusbedingte Neubildung der Haut, die durch Hyperkeratose, Akanthose, Papillomatose und Zelleinschlüsse gekennzeichnet ist.* Histologisch erkennt man an der Oberfläche eine sehr ausgeprägte teils ortho-, teils parakeratotische (kernhaltige Hornschicht) Verhornung (→1). Die darunterliegende Epidermis zeigt eine Akanthose und Papillomatose (→2), stellenweise auch vermehrte Keratohyalingranula. In den oberen Schichten des Stratum spinosum et corneum finden sich durch Ödem ballonierte Zellen. Bei der Verruca vulgaris kommen zwei Typen von Einschlüssen vor: intranukleäre, basophile, DNS-haltige (Feulgen-Reaktion-positive) Inklusionen und intrazytoplasmatische, eosinrote, Feulgen-negative Einschlüsse, die besondere Formen der Keratohyalingranula darstellen.

Es gibt verschiedene Typen von Viruswarzen, die wahrscheinlich nur durch ihre unterschiedliche Lokalisation abweichende morphologische Bilder zeigen. Die *Verruca plantaris* befindet sich unter dem Hautniveau. Die *Schleimhautwarzen* (z. B. in der Lippe) zeichnen sich durch die geringe Verhornung aus. Bei der *Verruca plana juvenilis* – die in eine Verruca vulgaris übergehen kann – stehen Akanthose und Hyperkeratose im Vordergrund, die Papillomatose fehlt.
Das **Molluscum contagiosum** (Abb. 9.2 unten) stellt ein »infektiöses Akanthom« dar, das unter dem Epidermisniveau liegt. Typisch sind die Molluskumkörperchen (»corps ronds«): verhornte Epithelzellen mit Kernresten und Viruselementarkörpern. Sie sind eosinrot und zunächst septiert, später homogen.

Bei der **senilen Elastose** (Abb. 9.3) *liegt eine homogene Degeneration der kollagenen Fasern des oberen Koriums vor.* Das Gewebe ist einheitlich dargestellt und färbt sich mit der Elasticafärbung intensiv schwarz an. Die bedeckende Epidermis ist unterschiedlich breit und weist eine leichte Hyperkeratose auf.

Die senile Degeneration ist von der **senilen (solaren) Keratose** abzugrenzen. Hier zeigt die Epidermis ausgeprägte Veränderungen: Sie ist teilweise atrophisch, in anderen Bereichen hypertrophisch. Die Oberfläche zeigt eine ausgeprägte Hyperkeratose, die darunterliegende Epidermis schließt Zellatypien und Mitosen ein (sog. Dysplasie). Diese Veränderungen, die besonders in einer wetter- und lichtexponierten Haut (Landmanns- oder Seemannshaut) vorkommen, sind als Präkanzerosen zu werten.

Vesikula bei Varizellen (Abb. 9.4): *Virusbedingte Hauterkrankungen, die mit einem generalisierten, vesikulösen und pustulösen Exanthem einhergehen.* Histologisch sieht man wie bei Variola, Zoster und Herpes simplex eine intraepidermale Blase, die mit einem eosinroten, homogenen Material angefüllt ist. Die oberste Epidermisschicht bildet die äußere Begrenzung, eine schmale Basalzellenschicht (→) die Grenze zum locker lymphozytär infiltrierten Korium.

Die intraepidermalen Blasen entstehen durch eine ballonierende Degeneration von Epidermiszellen, wobei gelegentlich intranukleäre Einschlüsse (Lipschützsche Körperchen) auftreten können. Ähnliche Bläschen – ohne Einschlußkörper – kommen auch bei Verbrennungen und Erfrierungen vor.

Dermatitis herpetiformis (Abb. 9.5): *Allergische Dermatose, die mit starkem Juckreiz einhergeht und bevorzugt den Stamm, die Nates und den behaarten Kopf befällt.* Das histologische Bild ist im Gegensatz zum Pemphigus vulgaris (= intraepidermale Blase) durch eine subepidermale Blase gekennzeichnet (→1). In den vesikulären Effloreszenzen findet man zahlreiche eosinophile Leukozyten. Der dem Hautbindegewebe angehörende Blasenboden zeigt eine entzündliche Infiltration (→2). Neben einem Ödem kommen erweiterte Gefäße sowie eosinophile Leukozyten und Lymphozyten vor.

Makroskopisch: Das klinische Bild ist sehr polymorph. Neben den gruppierten, herpetiformen Bläschen kommen erythematöse, urtikarielle und papulöse Effloreszenzen vor. Eine symmetrische Verteilung ist häufiger gewahrt.

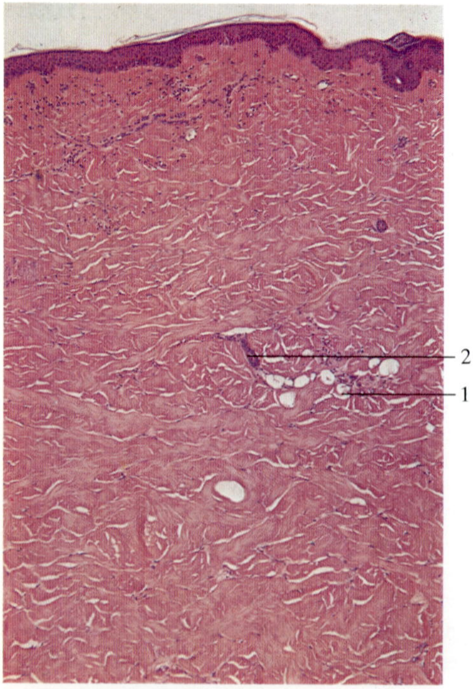

B. – Abb. 9.6. Sklerodermie; Fbg. HE

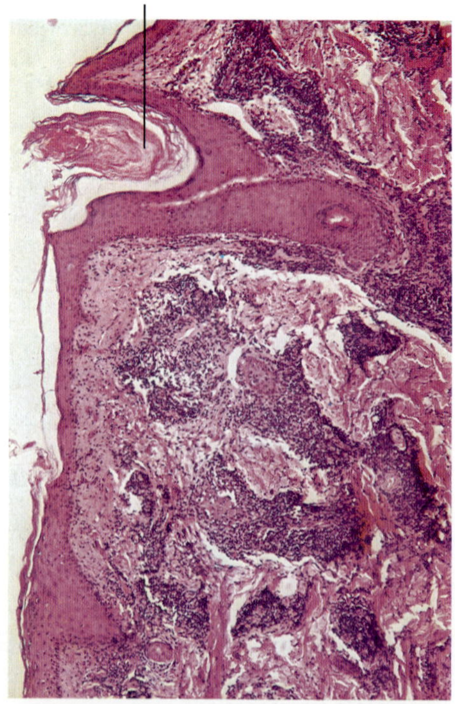

B. – Abb. 9.7. Chronischer Lupus erythematodes; Fbg. HE

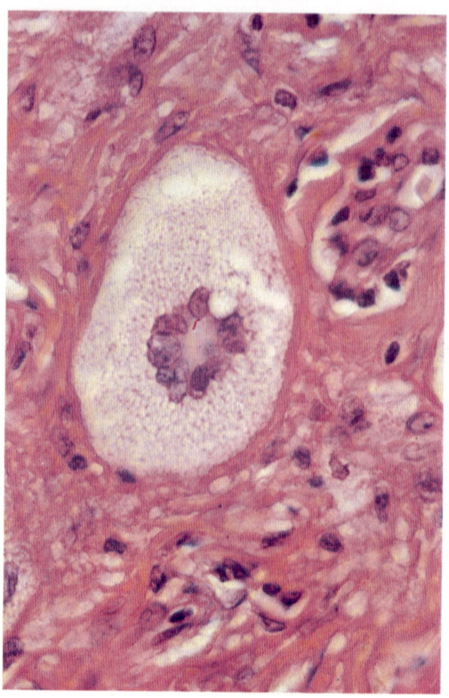

B. – Abb. 9.8. Toutonsche Riesenzelle bei Xanthom; Fbg. HE

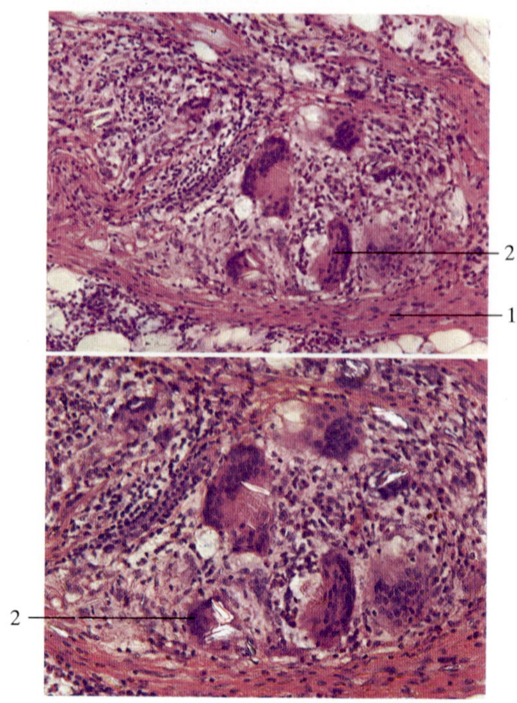

B. – Abb. 9.9. Oben: Fremdkörpergranulom; Fbg. HE. Unten: Doppelbrechende Fremdkörper im polarisierten Licht; Fbg. HE

Sklerodermie (Abb. 9.6): *Isoliert oder generalisiert vorkommendes Krankheitsbild, das zum Formenkreis der »Kollagenosen« gehört und klinisch durch die Koriumverdickung infolge einer Kollagenfaservermehrung gekennzeichnet ist.* Histologisch erkennt man eine deutlich verschmälerte Epidermis. Das darunterliegende Korium zeigt die verdickten, vermehrten und sklerotischen, zu breiten Bündeln angeordneten kollagenen Fasern. Die Fibroblasten sind zahlenmäßig vermindert, die Hautanhangsgebilde fehlen (Atrophie). Der Nachweis von eingeschlossenen Fettzellen (→1) und Schweißdrüsen (→2) weist darauf hin, daß das Korium auf Kosten des Panniculus adiposus verbreitert ist.

Klinisch unterscheidet man eine *zirkumskripte, lokalisierte, gutartige Sklerodermie* von einer *progressiven, diffusen, generalisierten Form,* die mit Beteiligung innerer Organe (Herzmuskel, Darm, Ösophagus, Niere) einhergeht. Übergänge zwischen beiden Formen kommen nicht vor. Durch die histologische Untersuchung allein lassen sie sich nicht unterscheiden. *Makroskopisch* handelt es sich um unregelmäßig geformte Hautherde, die sich durch Verdickung und Retraktion manifestieren, besonders an den Händen und im Gesicht *(Akrosklerose).*

Auch der **Lupus erythematodes** (Abb. 9.7) gehört zu dem Formenkreis der Kollagenosen. Er kann sich als akutes, generalisiertes oder als chronisches, auf die Haut beschränktes Leiden manifestieren. Übergänge und Zwischenformen kommen vor. Beim **chronischen diskoiden Lupus erythematodes** treten folgende Hautveränderungen auf: 1. In der *Epidermis* erkennt man eine Hyperkeratose, Hypergranulosis (Vermehrung der Keratohyalingranula), eine Atrophie des Stratum spinosum (es fehlen die Reteleisten) und eine fokale Liquefaktion (ödematöse Auflösung) der Basalmembran. 2. Die *Hautanhangsgebilde* zeigen eine Atrophie der Talgdrüsen und Haarfollikel sowie konische, keratotische Pfröpfe (→). 3. Im *Korium* lassen sich lymphozytäre Infiltrate nachweisen, die auf Epidermis und Haarfollikel übergreifen. Ferner kommen noch Teleangiektasien, Ödeme und eine Zerstörung elastischer Fasern vor.

Beim akuten Lupus erythematodes steht die fibrinoide Degeneration der kollagenen Fasern im Bereich der inneren Organe (Herz, Niere, Milz u. a.), seltener der Haut im Vordergrund.

Toutonsche Riesenzellen (Abb. 9.8) sind mehrkernige »Schaumzellen« (infolge Verfettung feinvakuolisiertes Zytoplasma). Typisch für diesen Zelltyp sind die zentral kranzförmig angeordneten Kerne, die ein homogenes, eosinrotes Zytoplasma einschließen.
Schaumzellen kommen bei zahlreichen stoffwechselbedingten, entzündlichen, traumatischen und tumorartigen Krankheiten vor, so z. B. bei der primären hypercholesterinämischen Xanthomatose, bei Xanthomen und Xanthofibromen, Histiozytomen, Riesenzellentumoren der Gelenke, bei lokalen Fettablagerungen (Xanthelasmen der Augenlider) und bei verfetteten (xanthomatösen) Entzündungen der Gallenblase, des Nierenbeckens u. a. Organe.

Bei dem **Fremdkörpergranulom** (Abb. 9.9) *handelt es sich um eine granulomatöse, in der Peripherie vernarbende* (→1) *und im Zentrum zellreiche* (Lymphozyten, Histiozyten, Gefäße) *Entzündung mit typischen mehrkernigen Riesenzellen vom »Fremdkörpertypus«.* Diese lagern sich um unterschiedlich große »Fremdkörper« (→2). Doppelbrechende Fremdkörper (z. B. Talkumkristalle) lassen sich im polarisierten Licht (Abb. 9.9 unten) besonders deutlich darstellen.
Als *Fremdkörper* kommen sowohl *körpereigene* (auskristallisiertes Cholesterin, ausgetretener epithelialer Schleim, Hornschüppchen eines geplatzten Atheroms) sowie *körperfremde Stoffe* (Holz, Talkum, Metalle, ölige Stoffe, Paraffin) in Frage. Fettlösliche Fremdstoffe sind oft nur noch als »Kristallücken« darstellbar.

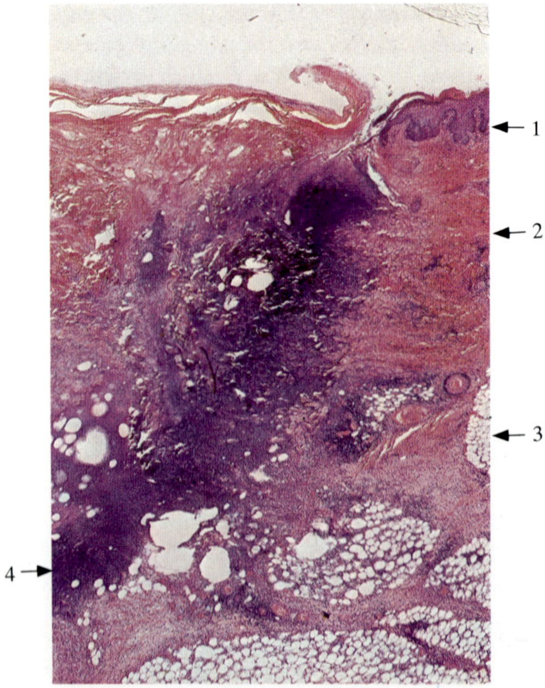

B. – Abb. 9.10. Dekubitus; Fbg. HE

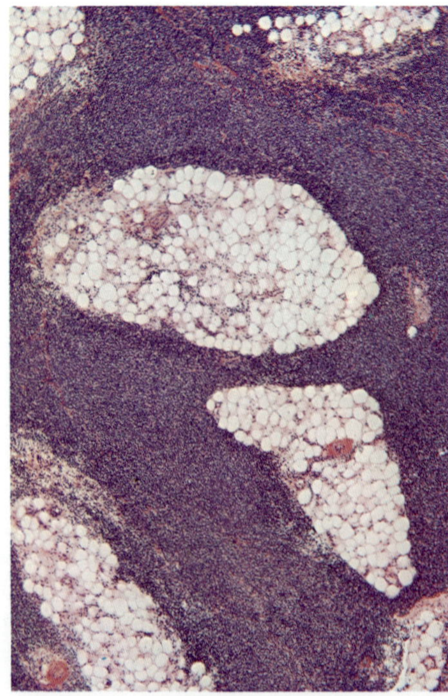

B. – Abb. 9.11. Phlegmone des subakuten Fettgewebes; Fbg. HE

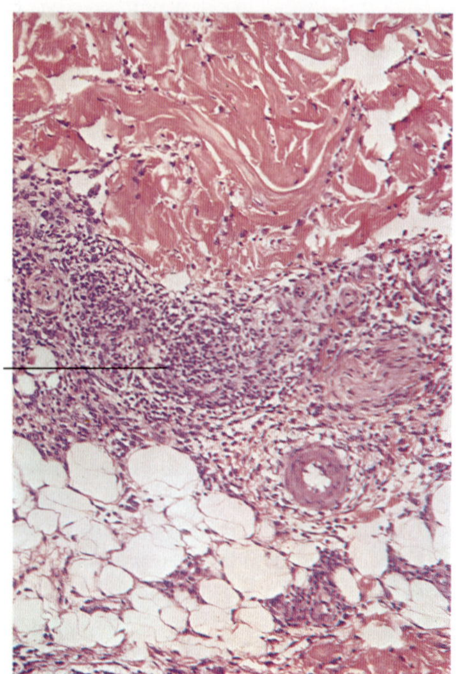

B. – Abb. 9.12. Anaphylaktoide Purpura; Fbg. HE

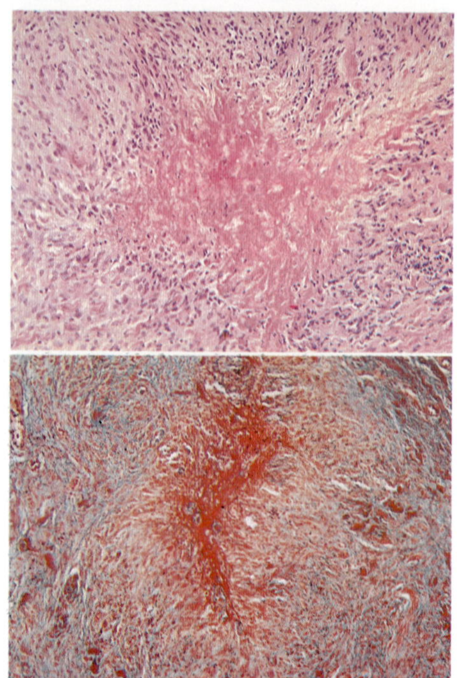

B. – Abb. 9.13. Rheumatismus nodosus; Fbg. HE (oben) und Azan (unten)

Dekubitus (Abb. 9.10): Als Beispiel einer Hautnekrose wird der Dekubitus besprochen. *Dabei handelt es sich um einen örtlichen Gewebstod infolge einer lang dauernden Druckeinwirkung (Mangeldurchblutung durch Gefäßkompression).* Derartige Hautnekrosen kommen häufiger bei älteren, bettlägerigen Kranken und bei Querschnittgelähmten vor. Histologisch sieht man rechts im Bild die noch erhaltene Epidermis (→ 1) mit Korium (→ 2) und Subkutis (→ 3). Quer durch das Bild zieht eine bläuliche Zone, die aus Leukozyten und Kerntrümmern besteht (→ 4). Daran schließt sich links oben die kernlose Nekrosezone an. Später wird diese Nekrose durch Granulationsgewebe demarkiert und abgestoßen, so daß ein Ulkus entsteht.

Phlegmone des subkutanen Fettgewebes (Abb. 9.11): *Es handelt sich um eine sich schrankenlos ausbreitende, aus segmentkernigen Leukozyten bestehende entzündliche Infiltration des subkutanen Fettgewebes, die meist durch Streptokokken hervorgerufen wird.* Im histologischen Bild sieht man das streifenförmig angelegte dunkelblaue entzündliche Infiltrat, das vereinzelte noch erhaltene Fettzelleninseln einschließt.

Anaphylaktoide Purpura Schoenlein-Henoch (Abb. 9.12): *Entzündliche Vaskulitis der Haut auf infektiöser oder medikamentös-allergischer Basis, nicht selten unbekannter Genese, die mit Hämorrhagien (Petechien und Ekchymosen) – häufiger auch mit Beteiligung innerer Organe (Darm, Niere, Gelenke) – einhergeht.* In einem **frischen Herd** sieht man histologisch die geschwollenen Endothelzellen, Nekrosen der Gefäßwand und in der Umgebung der Gefäße (→) dichte Ansammlungen von segmentkernigen Leukozyten (seltener Eosinophile oder Lymphozyten). Typisch sind auch die zahlreichen Kerntrümmer, die durch den Zerfall der Neutrophilen entstehen *(Leukozytoklasis).* Die älteren Herde sind durch den Austritt von Erythrozyten gekennzeichnet.

Die entzündliche Purpura kommt bei verschiedenen bakteriellen Erkrankungen (z. B. bei der Meningokokkensepsis oder bei der subakuten bakteriellen Endokarditis) vor. Die durch Arzneimittelallergie hervorgerufene Purpura zeigt das gleiche histologische Bild wie die anaphylaktoide Purpura.

Rheumatismus nodosus (Abb. 9.13): *Sowohl beim akuten fieberhaften Rheumatismus (s. S. 71) als auch bei primär chronischer Polyarthritis (s. S. 305) vorkommende Hautknötchen, die durch eine zentrale fibrinoide Nekrose und palisadenartig gestellte Histiozyten gekennzeichnet sind.* Im Hämatoxylin-Eosin-gefärbten Schnitt (Abb. 9.13 oben) erkennt man die zentrale, eosinrote, kernlose Nekrose, die von wallartig aufgebauten Histiozyten mit einem langgestreckten Kern umgeben werden. Typisch für die fibrinoide Nekrose ist ihr roter Farbton in der Azan-Färbung (Abb. 9.13 unten).

Die rheumatischen Hautknötchen kommen bevorzugt am Ellenbogen, Kniegelenk und am Fußknöchel vor. Sie können einen Durchmesser von 2 und mehr cm erreichen. Der Rheumatismus nodosus tritt vorwiegend in den tieferen Hautschichten, d. h. im Panniculus adiposus auf. Das Granuloma anulare ist im Korium, also oberflächlicher lokalisiert, sonst liegt eine weitgehende Übereinstimmung im feingeweblichen Bild vor.

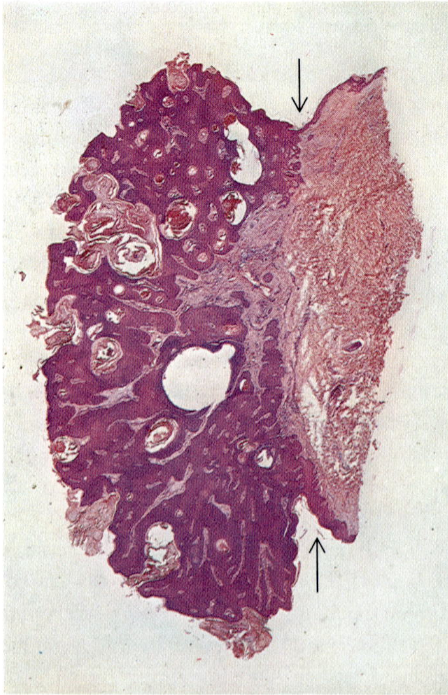

B. – Abb. 9.14. Seborrhoische Hautwarze;
Fbg. HE

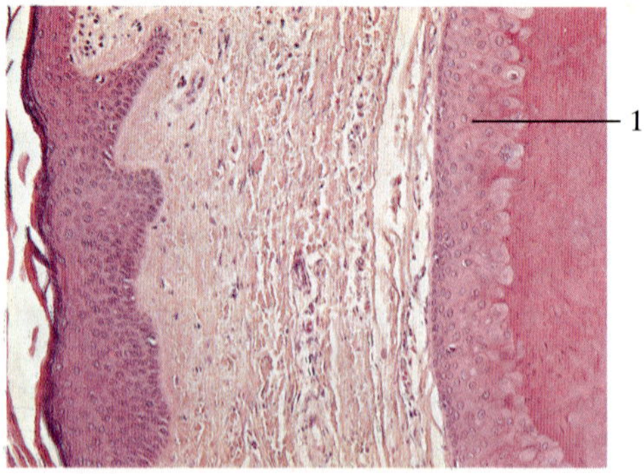

B. – Abb. 9.15. Piläre Hautzyste;
Fbg. HE

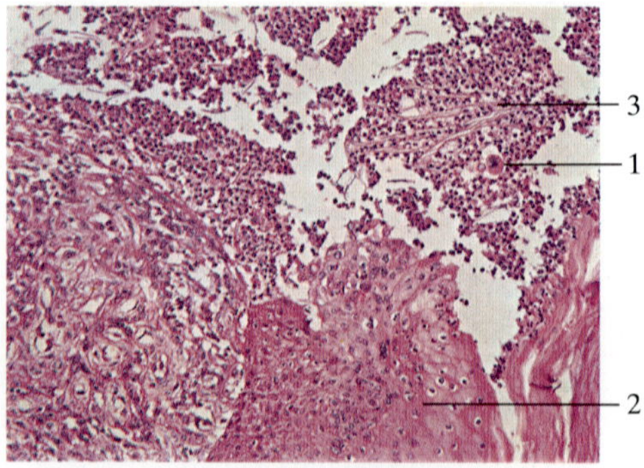

B. – Abb. 9.16. Geplatzte Epidermiszyste;
Fbg HE

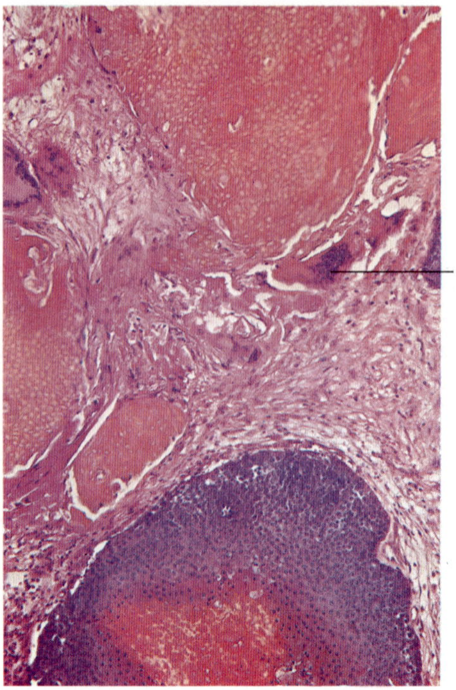

B. – Abb. 9.17. Pilomatrixom;
Fbg. HE

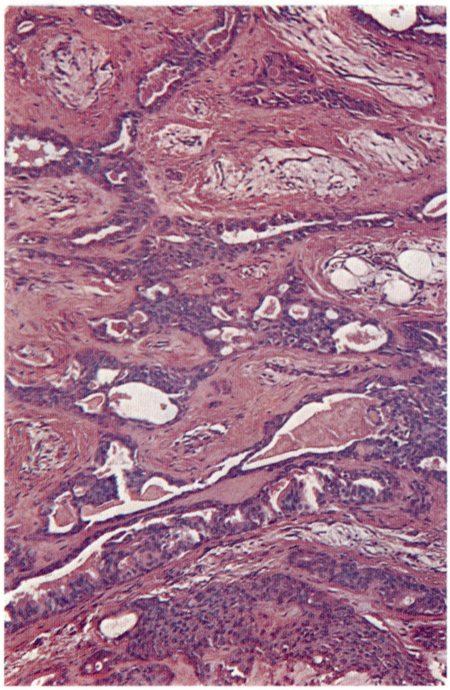

B. – Abb. 9.18. Schweißdrüsenadenom;
Fbg. HE

Seborrhoische Keratose (Abb. 9.14): Synonyma: seborrhoische Hautwarze, senile Warze, Basalzellenpapillom): *Es handelt sich um ein häufiger bei älteren Menschen im Bereich der nicht belichteten Hautpartien vorkommende gutartige Neubildung, die durch eine Proliferation von basaloiden Zellen und eine orthokeratotische Verhornung gekennzeichnet ist.* Im histologischen Übersichtsbild sieht man eine der Hautoberfläche (← →) kappenartig aufsitzende Geschwulst, die aus basalzellähnlichen Zellen besteht (daher die starke Basophilie). An der Oberfläche und zwischen den Zellen erkennt man eine Verhornung, die über eine Granulosazellschicht erfolgt. Die basalen Anteile des Tumors sind stärker melaninpigmentiert. Eine entzündliche Stromainfiltration kommt nur nach chronischer Reizeinwirkung vor.

Die seborrhoische Keratose gehört – nach den Atheromen – zu den häufigsten Neubildungen der Haut. Bei jüngeren Menschen sieht man oft kleine eingeschlossene Stachelzelleninseln *(Basal-Stachelzellenakanthom)*. Differentialdiagnostisch ist die seborrhoische Keratose vom Basalzellenkarzinom abzugrenzen, das die Tiefe infiltriert und selten verhornt.

Die **Hautzysten** werden unter dem klinischen Sammelbegriff *Atherom* zusammengefaßt. Dabei kommen vorwiegend zwei Typen vor: 1. die **piläre Hautzyste** (Abb. 9.15 oben), die von der äußeren epithelialen Haarwurzelscheide abgeleitet wird. Histologisch erkennt man einen Hohlraum, der von einem mehrschichtigen Epithel (→ 1) ausgekleidet wird und in seiner Lichtung amorphe, azidophile, häufiger zentral verkalkte Massen mit Cholesterinlücken einschließt. 2. Im Gegensatz zur pilären Zyste zeigt die **epidermale Zyste** (Abb. 9.16 unten) ein orthokeratotisch verhornendes Epithel als Auskleidung und geschichtete Hornlamellen als Inhalt. Nach Ruptur einer Hautzyste kommt es zu einer ausgeprägten *Fremdkörperreaktion* mit Entzündungszellen und Riesenzellen (→ 1), die sich um Reste des Epithels (→ 2) und um Hornlamellen (→ 3) lagern.

Hautzysten gehören zu den häufigsten Neubildungen der Haut. Echte Dermoidzysten sind – abgesehen vom *Pilonidalsinus* – selten. Als *Sakraldermoid* oder *Pilonidalsinus* bezeichnet man die Fremdkörperreaktion der Haut, die durch eingepreßte und abgebrochene Haare im Korium hervorgerufen wird.

Das **Pilomatrixom** (Abb. 9.17. Synonym: Epithelioma calcificans Malherbe) *ist ein gutartiger Tumor, der von dem Haarmatrixepithel ausgeht.* Histologisch besteht er aus zum Teil noch erhaltenen, basophilen Epithelverbänden (unten im Bild), zum Teil sind diese bereits nekrotisch, d. h. kernlos (sog. Schattenzellen: oben im Bild). Diese Nekrosen können verkalken, gelegentlich sogar verknöchern. Typisch ist ferner die Fremdkörperreaktion im Stroma mit mehrkernigen Riesenzellen (→).

Die **Schweißdrüsentumoren** können einen sehr verschiedenen feingeweblichen Aufbau aufweisen. Als Beispiel sei das **Syringom** (Abb. 9.18) aufgeführt, das aus Spalträumen besteht, die von einem zweireihigen Epithel umgeben werden. Das Stroma ist faserreich, das Zellbild insgesamt regelmäßig.
Unter den *gutartigen Schweißdrüsentumoren* kommen zahlreiche Varianten vor, die hier lediglich aufgezählt werden können: das papilläre Syringadenom, das ekkrine Spiradenom (Myoepitheliom), das ekkrine Akrospirom (hellzellige Myoepitheliom), das chondroide Syringom mit einem knorpelähnlichen Stroma, das ekkrine dermale Zylindrom und das Hidrokystom. Als besondere maligne Variante der Schweißdrüsentumoren ist das muzinöse Adenokarzinom der Haut zu nennen.

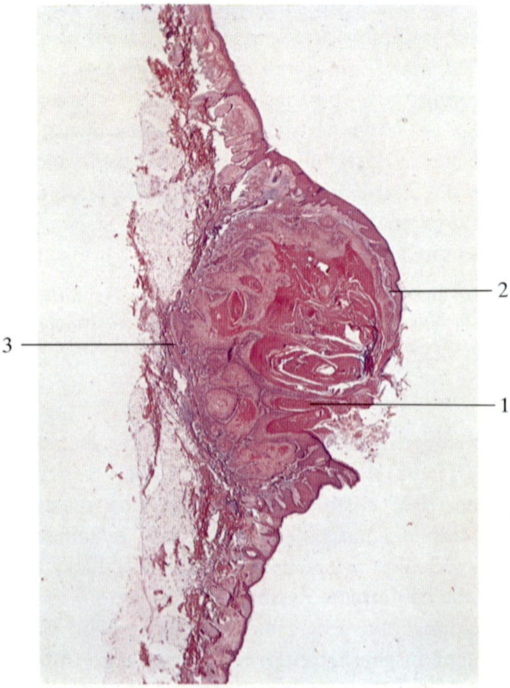

B. – Abb. 9.19. Keratoakanthom;
Fbg. HE

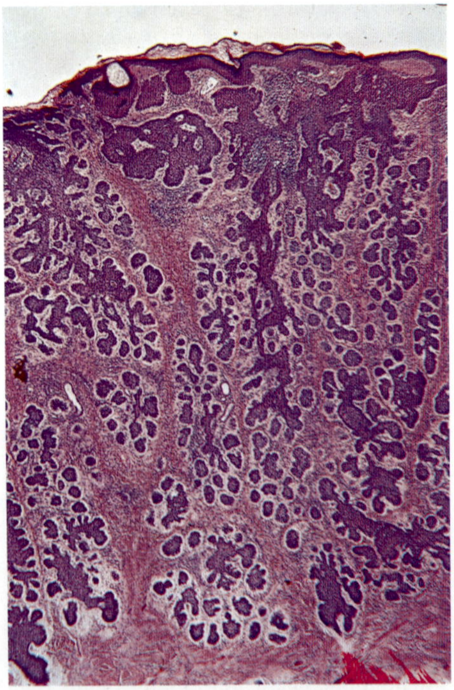

B. – Abb. 9.20. Basalzellenkarzinom;
Fbg. HE

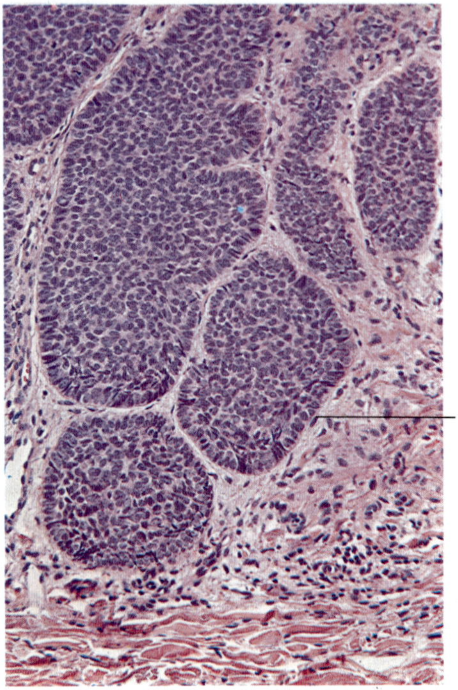

B. – Abb. 9.21. Basalzellenkarzinom;
Fbg. HE

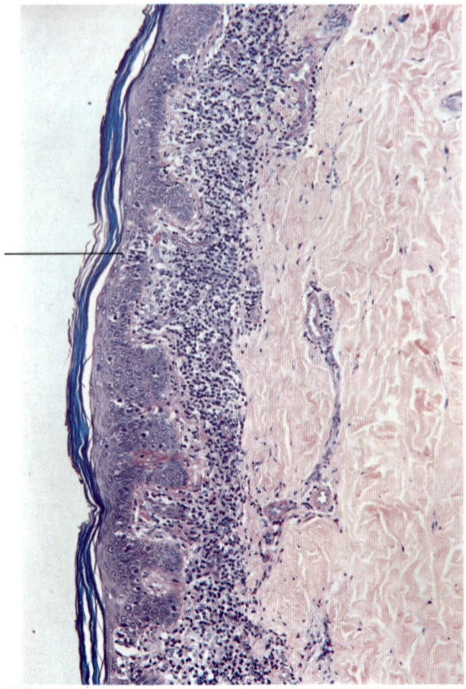

B. – Abb. 9.22. Mycosis fungoides;
Fbg. Giemsa

Das **Keratoakanthom** (Abb. 9.19 Synonyma: Molluscum pseudocarcinomatosum, »selbstheilender Stachelzellenkrebs«, »tumor-like keratosis«) *ist eine gutartige, schnellwachsende, wahrscheinlich virusbedingte Neubildung der Haut, die bevorzugt bei älteren Menschen im Bereich des Gesichts vorkommt.* Das histologische Übersichtsbild ist sehr typisch. Man erkennt einen umschriebenen, an der Oberfläche sich vorwölbenden Tumor, der aus proliferierten Stachelzellen besteht. Die Oberfläche ist muldenförmig eingezogen (→1) und zeigt eine stärkere Hyperkeratose, die teilweise von einer lippenartig ausgezogenen Epidermis (→2) überkleidet wird. Zur Tiefe hin (→3) zeigt das Keratoakanthom ein deutliches invasives Wachstum.

Keratoakanthome kommen vorwiegend isoliert vor, entwickeln sich innerhalb eines Monats und bilden sich dann wieder spontan zurück. Liegt nur ein Teil des Tumors zur histologischen Untersuchung vor, dann kann die Differentialdiagnose gegenüber einem hochdifferenzierten Plattenepithelkarzinom sehr schwierig sein!

Das **Basalzellenkarzinom** (Abb. 9.20 u. 9.21; Synonyma: Basaliom, Ulcus rodens, Basalzellenepitheliom) *ist eine lokal destruierend wachsende, extrem selten metastasierende Neubildung der Haut, die histologisch aus basaloiden Zellen besteht.* Histologisch handelt es sich um einen Tumor, der vorwiegend unter dem Hautniveau lokalisiert ist und ein ausgeprägtes Tiefenwachstum zeigt (Abb. 9.20). Bei **stärkerer Vergrößerung** (Abb. 9.21) weisen die Geschwulstinseln einen soliden, dunkelzelligen Aufbau (zytoplasmaarme Zellen) auf und zur Peripherie hin eine typische palisadenartige Differenzierung, die an das Stratum basale der Epidermis erinnert (→). Das umgebende Stroma ist häufiger fibrosiert und entzündlich infiltriert.

Basalzellenkarzinome (moderne Bezeichnung der WHO für das Basaliom) kommen bevorzugt bei älteren Menschen im Bereich der licht- und wetterexponierten Haut vor. Sie werden auch bei jüngeren Patienten mit chronischer Arsenintoxikation, beim Xeroderma pigmentosum und beim nävoiden Basalzellenkarzinom-Syndrom (Gorlin-Goltz-Syndrom: multiple pigmentierte Basalzellenkarzinome, von Plattenepithel ausgekleidete Kieferzysten und andere nicht obligat auftretende Anomalien oder Mißbildungen) beobachtet. *Histologische Sonderformen des Basalzellenkarzinoms:* Man unterscheidet solide, zystische, fibroepitheliale (Pinkus-Tumor) und oberflächlich-multizentrische Formen. Von klinischer Bedeutung ist lediglich die Abgrenzung der sklerosierenden Form (Morphaeatyp), die nicht bestrahlt werden sollte. Das mit Verwilderung, Stachelzelldifferenzierung und Verhornung einhergehende »metatypische Basaliom« wird heute als eigenständige Tumorform *(intermediäres Karzinom)* geführt, da es gelegentlich metastasiert.

Die **Mycosis fungoides** (Abb. 9.22) *ist eine lympho-histiozytäre, in Stadien ablaufende Erkrankung der Haut, die heute zu den Nicht-Hodgkin-Lymphomen (»lymphoma low-grade malignancy«) gezählt wird, also zu den echten Neoplasien.* Im ersten, erythematösen oder prämykosiden Stadium ist das Krankheitsbild sowohl klinisch als auch histologisch noch uncharakteristisch. Lediglich der Nachweis von Infiltraten in den tieferen Koriumschichten kann von diagnostischer Bedeutung sein. Im zweiten, infiltrativen Plaquestadium (Abb. 9.22) kommen bereits typische feingewebliche Veränderungen vor. Die akanthotisch verbreiterte und hyperkeratotische Epidermis schließt kleine Ansammlungen von lympho-histiozytären Zellen ein (→), die als *Pautriersche Mikroabszesse* bezeichnet werden. Im subepidermalen Korium erkennt man ein dichtes, bandförmiges Infiltrat, das durch die Pleomorphie seiner Zellzusammensetzung und die Polymorphie der atypischen lymphoiden Zellen gekennzeichnet ist. Diese sog. *Mycosis-fungoides-Zellen* weisen unterschiedlich große, chromatindichte Kerne auf (s. a. Abb. 36).

Die Mycosis fungoides kommt bevorzugt jenseits des 40. Lebensjahrs vor. Nach einer längeren Verlaufsdauer von 5–10 Jahren geht die Krankheit von dem 2. infiltrativen Plaquestadium in das 3. Tumorstadium über. Dabei nimmt die Zahl an atypischen Zellen und Mitosen zu, auch das tiefere Korium und die Subkutis werden infiltriert. In etwa 60–80% der Fälle kommt eine Beteiligung der subkutanen Lymphknoten, aber auch der inneren Organe (Leber, Lunge, Milz, Nieren) vor.

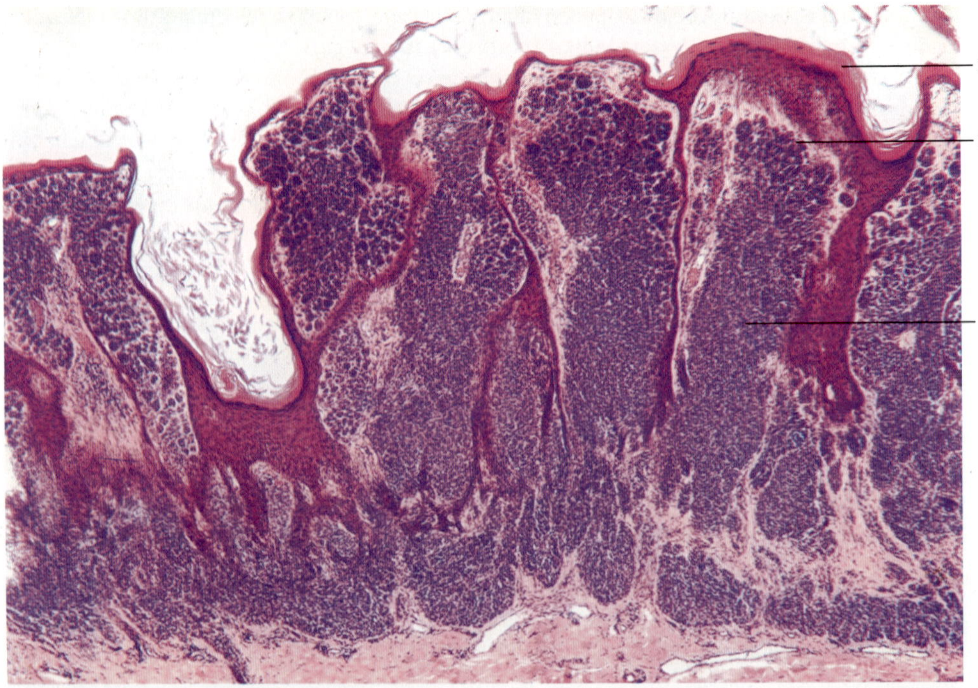

B. – Abb. 9.23. Intradermaler Nävuszellnävus (Pigmentnävus); HE-Fbg.

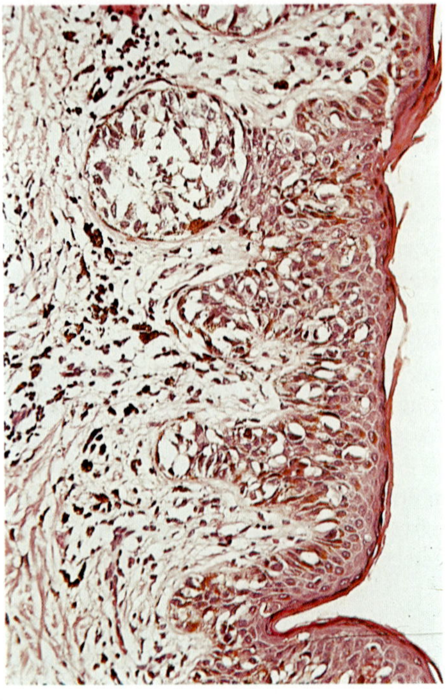

B. – Abb. 9.24. Dysplastischer Nävus; HE-Fbg.

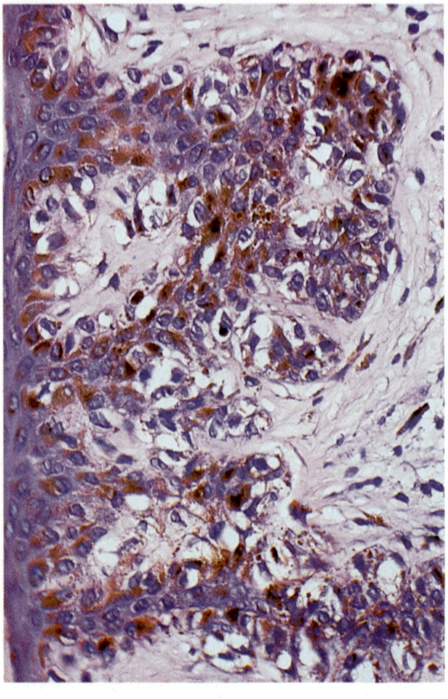

B. – Abb. 9.25. Spitznävus; HE-Fbg.

Pigmenttumoren

Der Begriff Nävus (Mal) umfaßt verschiedene, z. T. tumorartige Fehlentwicklungen (Hamartome) der Haut. Zu den Nävi gehören die Pigmentnävi sowie organoide Nävi, bei denen ein gestörtes Mischungsverhältnis von Hautbestandteilen (Naevus sebaceus, lipomatosus, vasculosus, verrucosus, flameus und pilosus) vorliegt. Bei den Pigmentzellnävi handelt es sich klinisch meist um fleckförmige Hyperpigmentierungen, die auf einer erhöhten Zahl oder Aktivität von Melanozyten beruht. Nävuszellnävi bestehen aus Nävuszellen, die als differenzierte und zur Melaninsynthese befähigte Melanozyten angesehen werden.

Die **kongenitalen Nävuszellnävi** finden sich bei 1 bis 2% aller Neugeborenen. Diese überwiegend makulösen, selten papulösen Nävi sind oft behaart und zeigen histologisch verschiedene Nävuszellpopulationen von der Epidermis über das Korium bis zum subkutanen Fettgewebe reichend, wobei der Schwerpunkt im Korium liegt. Die im oberen Korium gelagerten Nävuszellen sind ballenförmig angeordnet, größer und pigmentreich. Im mittleren und unteren Korium findet man kleinere, pigmentlose Nävuszellen.

Die **erworbenen Nävuszellnävi** treten in früher Kindheit auf und machen eine recht charakteristische Entwicklung durch, die vom **Junktionsnävus,** über den **Compound-Nävus** zum **intradermalen Nävus** führt. Die *Melanozyten* (spindelzelliger Typ) und die *Nävuszellen* (epitheloidzelliger Typ) liegen beim flachen, dunkelbraun gefärbten Junktionsnävus intraepidermal oder im Bereich der Junktionszone. Durch das Abtropfen von Nävuszellen in das Korium entstehen Compound-Nävi, bei denen Nävuszellen sowohl intraepidermal als auch im Papillarkörper und Korium vorkommen. Beim **intradermalen Nävus** (Abb. 9.23) liegen die Nävuszellen im Korium, wobei die tieferliegenden Zellen häufiger von fibrosiertem kollagenen Bindegewebe umgeben sind. Bei diesen Nävusformen sind die ballenförmig angeordneten Zellen von der Epidermis durch einen faserreichen und zellarmen Bindegewebsstreifen getrennt. Das Zellbild ist regelmäßig, der Kern groß, das Zytoplasma hell. Mitosen oder Atypien kommen nicht vor.

Sonderformen der Nävuszellnävi: Der Ballonzellnävus weist stark aufgetriebene (ballonierte) Nävuszellen auf. Der desmoplastische Nävus läßt eine besonders starke bindegewebige Reaktion erkennen. Der Halo-Nävus (Sutton-Nävus) zeigt makroskopisch eine periphere Depigmentierung als Ausdruck einer Nävusinvolution (dichte lymphozytäre Infiltration).

Dysplastische Nävi (Abb. 9.24) sind durch ein persistierendes, intraepidermales melanozytäres Wachstum gekennzeichnet. Histologisch sieht man verlängerte Reteleisten mit Ansammlungen atypischer Melanozyten, außerdem besteht eine lamelläre dermale Fibroplasie sowie ein lympho-histiozytäres Infiltrat im Papillarkörper und im oberen Korium. Diese Nävusform gilt als Vorläufer des malignen Melanoms. Kommt er bei einem Patienten gehäuft vor, dann spricht man von einem dysplastischen Nävus-Syndrom.

Der Spitznävus (Abb. 9.25) (Spitz-Allen-Nävus, juveniles gutartiges Melanom) tritt bevorzugt bei Kindern in der Gesichtsregion auf. Histologisch ähnelt er einem Compound-Nävus mit intradermal liegenden Bündeln und Strängen von spindel- und epitheloidzelligen Melanozyten mit deutlicher junktionaler Aktivität. Typisch sind die mehrkernigen Riesenzellen; auch Mitosen können vorkommen, so daß ein malignes Melanom durchaus vorgetäuscht werden kann.

Der **blaue Nävus** *stellt ein rundes, umschriebenes Hautknötchen von dunkelblauer Farbe dar und besteht aus langgestreckten, stark melaninpigmentierten Zellen.* Histologisch erkennt man unter einer normalen Epidermis im Bereich des mittleren Koriums langgestreckte Zellen, die ein bräunliches, grobgekörntes Pigment speichern. Dieses Pigment ist eisennegativ und läßt sich durch eine **Versilberung nach Masson** als schwarze intrazytoplasmatische Ablagerung darstellen.

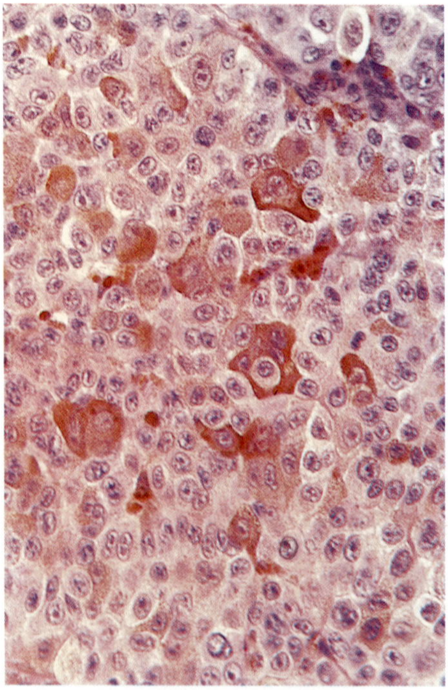

B. – Abb. 9.26. Malignes Melanom; HE-Fbg.

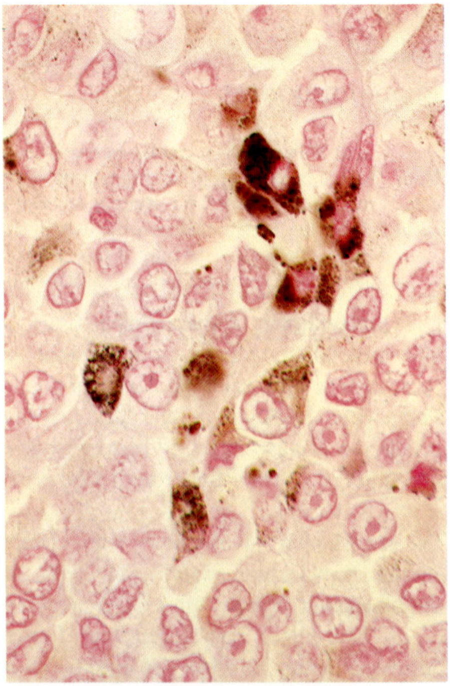

B. – Abb. 9.27. Malignes Melanom.
Oben: Versilberung nach Masson-Hamperl.
Unten: Immunhistochemie S-100

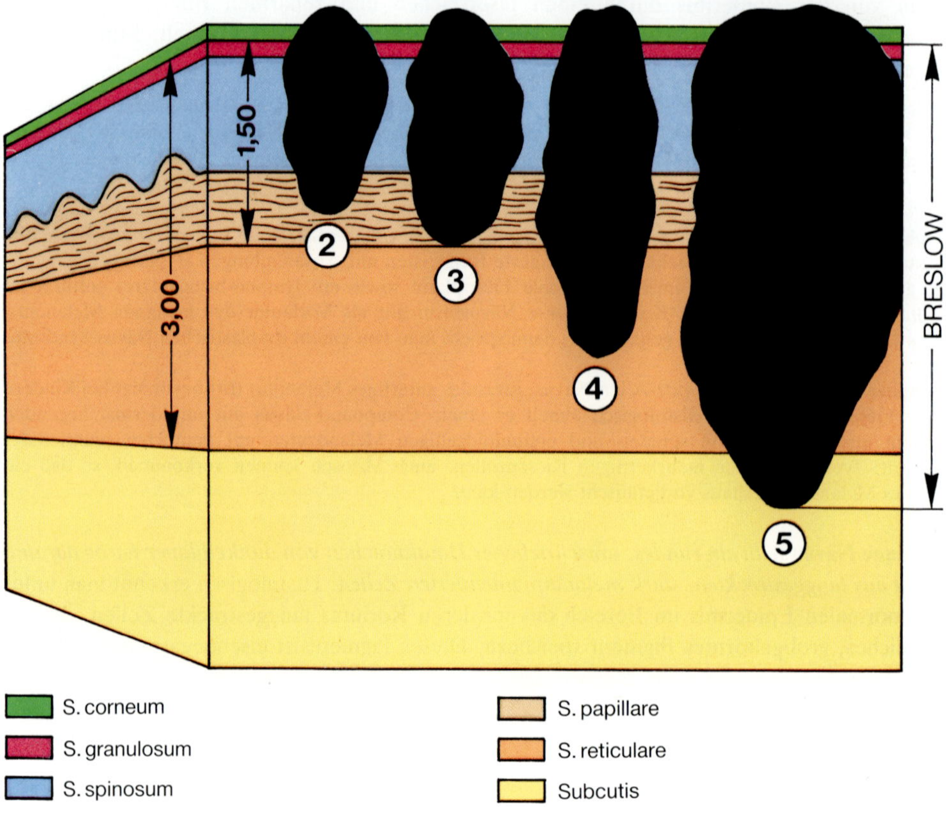

B. – Abb. 9.28. Mikrostadien des malignen Melanoms und Infiltrationstiefe nach Breslow.

Malignes Melanom

Maligne Melanome stellen 3% aller bösartigen Hauttumoren dar und weisen mit einer durchschnittlichen 5-Jahres-Überlebensrate von 74% bei Frauen bzw. 56% bei Männern auch die schlechteste Prognose auf. Der Häufigkeitsgipfel liegt zwischen dem 30. und dem 50. Lebensjahr mit Ausnahme des Lentigo-maligna-Melanoms, das ein Altersmelanom darstellt. Bei Frauen kommt der Tumor zweimal häufiger als bei Männern vor. Aufgrund der Klinik und der Histologie unterscheidet man folgende Untergruppen:

1. Das Lentigo-maligna-Melanom entsteht auf dem Boden einer Lentigo maligna *(Melanosis circumscripta praeblastomatosa Dubreuilh)* nach jahrelangem Verlauf. Die Lentigo maligna zeigt in der Basalzellenschicht einer atrophischen Epidermis mit seniler Elastose deutlich atypische Melanozyten. Kommt es zu einer Invasion der Epidermis und/oder des Koriums, dann liegt das Bild eines Lentigo-maligna-Melanoms vor.

2. Das oberflächlich spreitende Melanom stellt den häufigsten Melanomtyp dar. In einer ersten Phase zeigt er eine horizontale Ausbreitung der atypischen, meist spindelzelligen Melanomzellen unter Benutzung der gesamten Epidermis als Leitschiene. Nach unterschiedlich langer Verlaufsdauer (Monate oder Jahre) kommt es zu einem vertikalen Wachstum, das sich klinisch durch eine Knotenbildung manifestiert.

3. Beim nodulären Melanom findet sich nur ein knotenförmiges Tiefenwachstum, mit Invasion der Epidermis, häufiger auch mit Ulzeration einhergehend.

4. Das akral-lentiginöse Melanom entspricht histologisch dem SSM-Typ. Infolge der physiologischen Hyperkeratose der Handinnenfläche und Fußsohle steht das endophytische Wachstum im Vordergrund.

5. Unklassifizierbare Melanome lassen sich nicht in eine der oben genannten Gruppen einordnen. Häufiger handelt es sich um amelanotische Formen.

Histologische Kriterien (Abb. 9.26): Von diagnostischer Bedeutung ist das infiltrative Wachstum, insbesondere die Durchsetzung der oberflächlichen Epidermisschichten. Das Korium zeigt eine unterschiedlich starke entzündliche Rundzellinfiltration. Das zytologische Bild eines Melanoms entspricht einem Karzinom (ballenförmig angeordnete Zellen) oder einem Sarkom mit spindelzelligem Aufbau. Kernatypien, Mitosen und auch atypische Kernteilungsfiguren kommen häufiger vor. Die Melaninpigmentierung ist manchmal nur durch Versilberung darstellbar (Abb. 9.27). Diagnostische Schwierigkeiten treten besonders bei den amelanotischen Formen auf. In diesen Fällen ist der immunhistochemische Nachweis von *S-100-Protein* hilfreich.

Prognostische Kriterien eines malignen Melanoms: Der histologische Tumortyp und die Stadienbestimmung sind von prognostischer Relevanz. Das pTNM-System berücksichtigt Infiltrationstiefe: Level II = Infiltration des Papillarkörpers, Level III = Stratum papillare, Level IV = Stratum reticulare und Level V = Infiltration der Subkutis. Diese pT-Befunde lassen sich auch quantifizieren: Es wird die Infiltrationstiefe vom Stratum granulosum bis zur tiefsten Melanomzelle gemessen (Breslow). Als kritische Grenze wird eine Infiltrationstiefe von 0,75 mm angenommen. Bei einem Tiefenwachstum von mehr als 2,8 mm ist die Prognose besonders ungünstig.

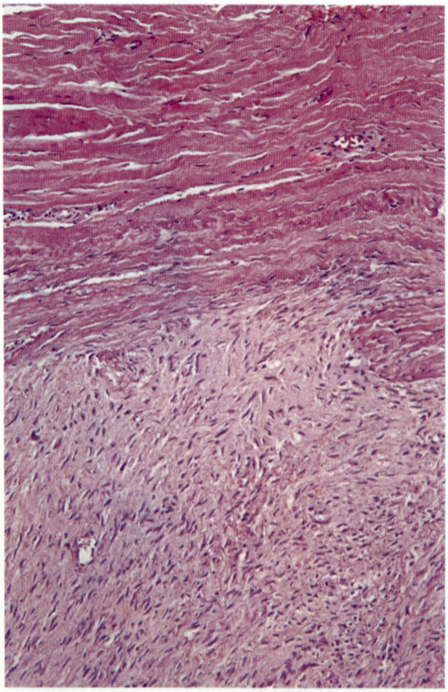

B. – Abb. 9.29. Palmarfibromatose; Fbg. HE

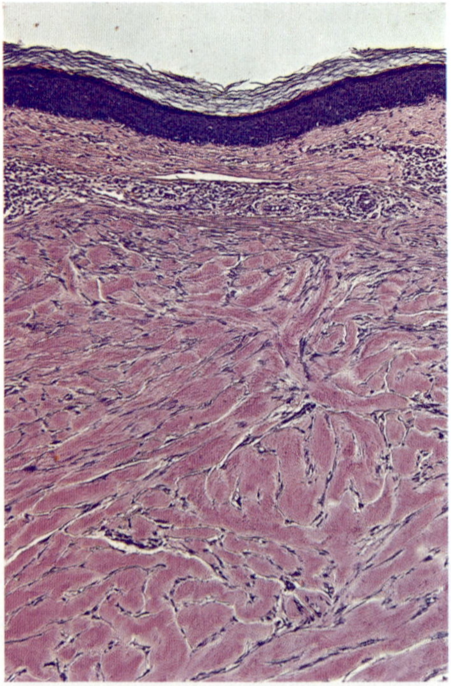

B. – Abb. 9.30. Keloid; Fbg HE

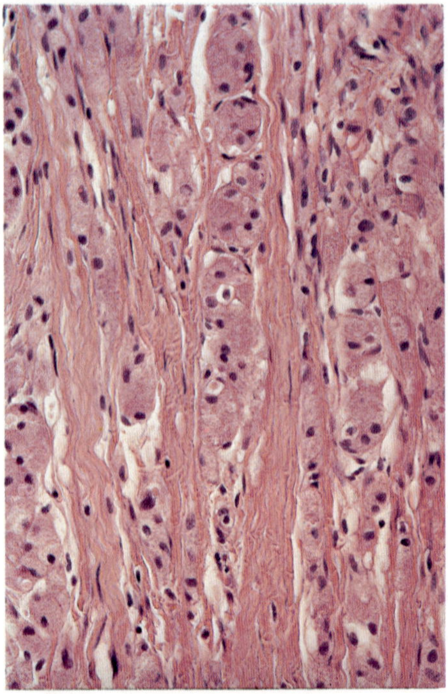

B. – Abb. 9.31. Myoblastenmyom; Fbg. HE

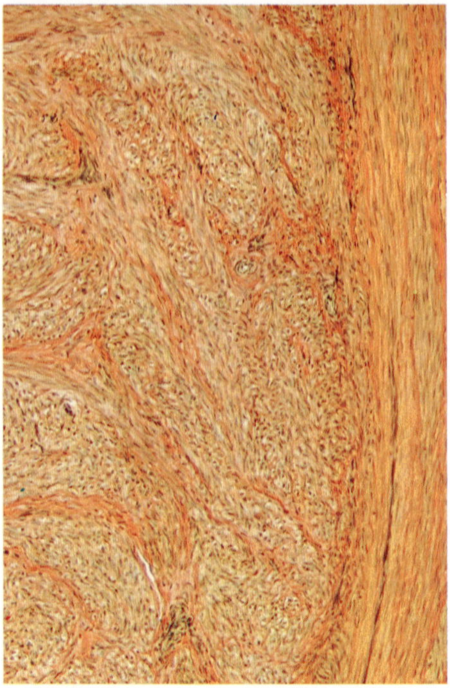

B. – Abb. 9.32. Leiomyom des Uterus; Fbg. van Gieson

Fibromatosen

Vorbemerkungen: Fibromatosen sind diffuse Bindegewebsvermehrungen, die aus proliferierten Fibroblasten und neugebildeten kollagenen Fasern bestehen. Fibromatosen kommen in jedem Organ und in allen Altersklassen vor. Die Bezeichnung ist heute ein Sammelbegriff für 12 verschiedene Krankheitsbilder: Narben-, Strahlen-, Penis-, Palmar-, Plantar-, abdominale und extraabdominale Fibromatosen, noduläre Fasziitis, Keloid, Fibromatosis colli, nasopharyngeales Fibrom und die kongenitale generalisierte Fibromatose. Fibromatosen zeigen ein lokales, invasives Wachstum, das sich über Jahre erstrecken kann. Dabei kommt es zu häufigen Rezidiven, aber nicht zur Metastasierung.

Palmarfibromatose Dupuytren (Abb. 9.29). *Es handelt sich um eine gutartige fibröse, teils diffuse, teils knotige Proliferation der Palmaraponeurose, die letztlich zu einer Beugekontraktur der Finger führt.* Histologisch sieht man ein straffes, kollagenfaserreiches Bindegewebe (obere Bildhälfte) sowie herdförmige, dichte Ansammlungen von Fibrozyten, die in einem leicht aufgelockerten Stroma liegen.

Dieses Krankheitsbild kommt bevorzugt bei Männern im Alter von 50–60 Jahren vor. Der Prozeß verläuft schubweise und führt im Endstadium zu einer Retraktion der Palmarfaszie.

Beim **Keloid** (Abb. 9.30) *handelt es sich in den meisten Fällen nicht um eine echte Geschwulst (Keloidfibrom), sondern um eine oberflächliche, knotenförmige, fibröse, überschießende Vernarbung.* Histologisch sieht man einen umschriebenen, aber nicht abgekapselten Knoten, der aus breiten, glasigen, eosinophilroten Kollagenfaserbündeln besteht. Dazwischen erkennt man nur vereinzelte Fibroblastenkerne und Entzündungszellen. Die Oberfläche zeigt eine atrophische Epidermis (kein Retazapfen).

Keloide kommen besonders nach Traumen im Gesichtsbereich vor und neigen zum Rezidiv.

Mesenchymale Tumoren

Vorbemerkungen: Man unterscheidet gut- und bösartige mesenchymale Tumoren. Die weitere Einteilung dieser Geschwülste wird nach histogenetischen Gesichtspunkten vorgenommen, d. h. unter Berücksichtigung des Muttergewebes, aus dem die Tumoren hervorgehen. **Gutartige mesenchymale Tumoren** weisen eine hohe Gewebsreife auf, zeigen ein langsames, expansives Wachstum und setzen keine Metastasen. Die **bösartigen mesenchymalen Tumoren** werden unter dem Sammelbegriff »Sarkom« zusammengefaßt. Sie können unreif sein oder eine hohe Gewebs- und Zelldifferenzierung aufweisen, die eine histogenetische Zuordnung ermöglicht (z. B. Myo-, Lipo- oder Osteosarkom).

Myoblastenmyom (Granularzelltumor, Abrikosoff-Tumor, Abb. 9.31): *Gutartiger mesenchymaler Tumor, der aus strangförmig angeordneten Zellen mit einem rundlichen zentralen Kern und einem feingranulierten Zytoplasma besteht.* Das Zytoplasma schließt feinste PAS-positive Granula ein.

Myoblastenmyome sind in zahlreichen Organen, insbesondere in der Zunge und im Kehlkopf, beobachtet worden. Ihre Pathogenese ist noch umstritten. Da sie elektronenmikroskopisch eine gewisse Ähnlichkeit mit den Schwannschen Zellen zeigen, nimmt man an, daß die Abrikosoff-Tumoren neurogenen Ursprungs sind.

Leiomyome (Abb. 9.32) *sind die gutartigen Tumoren der glatten Muskulatur* und kommen besonders häufig im Myometrium vor. Histologisch handelt es sich um geflechtartig gestaltete, glatte Muskelfasern mit einem langgestreckten, am Ende walzenförmig abgestumpften Kern und einem van-Gieson-gelben Zytoplasma. Zwischen den glatten Muskelfasern erkennt man ein unterschiedlich dichtes Kollagennetz, das sich van-Gieson-rot darstellt.

Leiomyome zeigen ein verdrängendes Wachstum. Hyalinisierung, Verkalkung und Verknöcherung sind Zeichen einer regressiven Veränderung. Die maligne Entartung ist sehr selten. Leiomyome des Retroperitoneums (z. B. der Gefäßwand) sind dagegen potentiell maligne.

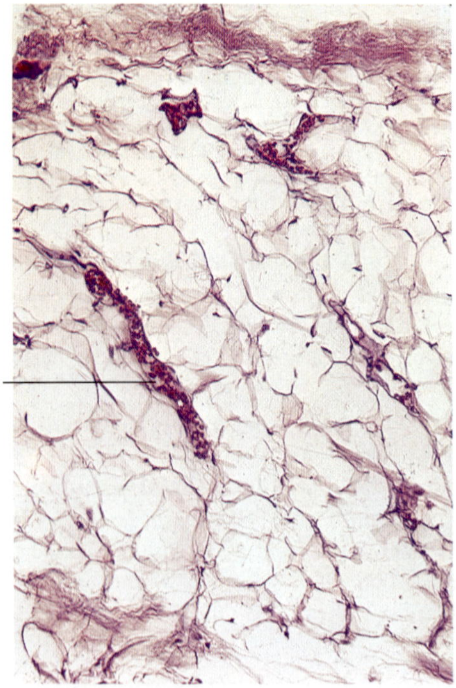

B. – Abb. 9.33. Lipom; Fbg. HE

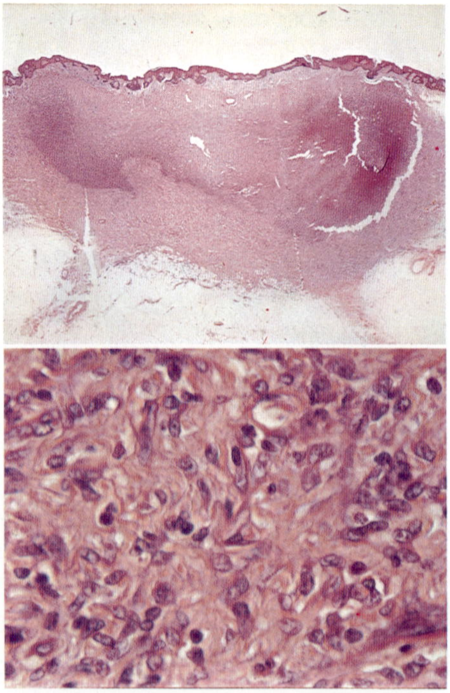

B. – Abb. 9.34. Histiozytom. Oben: Übersichtsbild, unten stärkere Vergrößerung; Fbg. HE

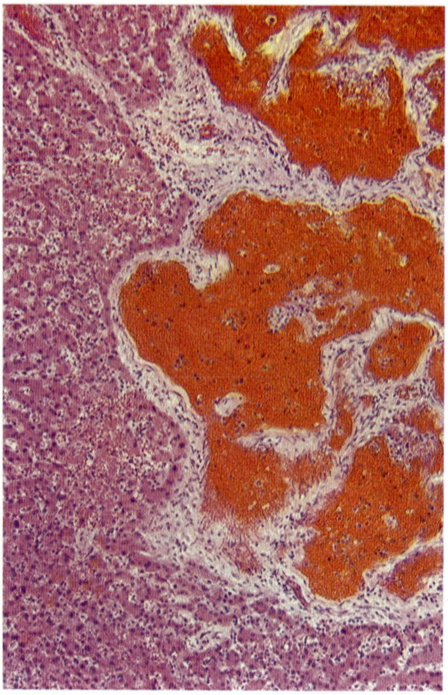

B. – Abb. 9.35. Kavernöses Leberhämangiom; Fbg. HE

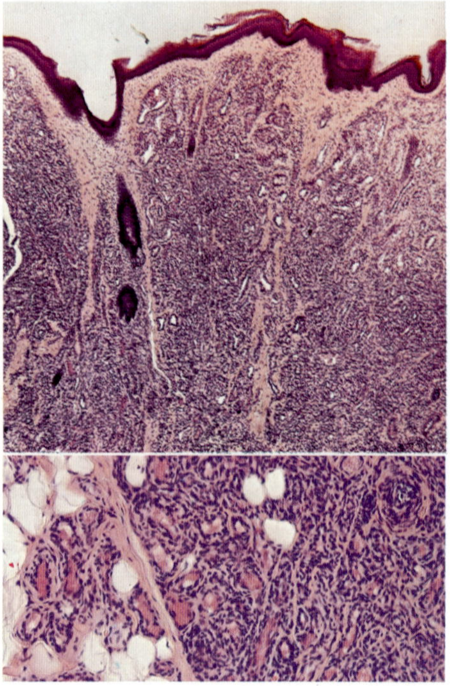

B. – Abb. 9.36. Kapilläres Hämangiom in der Übersicht (oben) und bei stärkerer Vergrößerung (unten); Fbg. HE

Lipom – Histiozytom – Hämangiom

Lipom (Abb. 9.33). *Gutartiger, läppchenförmig aufgebauter Tumor, der vom reifen Fettgewebe abgeleitet wird.* Histologisch besteht er aus Zellen, die sich von den normalen Fettzellen nur durch ihre unterschiedliche Größe abgrenzen. Sie zeigen deutliche Zellgrenzen, einen peripheren, abgeflachten Kern und ein optisch leeres Zytoplasma (bei der Paraffineinbettung wird das Fett herausgelöst). Die Oberfläche des Lipoms wird von einer Faserkapsel (oben im Bild) überzogen. Zwischen den Fettzellen erkennt man reichlich Kapillaren (→).

Lipome kommen im subkutanen Fettgewebe, seltener im Retroperitoneum oder in anderen Organen vor. Sie zeigen ein langsames Wachstum. Eine besondere Variante der Lipome stellt das *Hibernom* dar, das aus »fötalen Fettzellen« besteht (kleine, kubische Zellen mit einem feinstvakuolisierten bzw. verfetteten Zytoplasma).

Histiozytom (Abb. 9.34. Sklerosiertes Hämangiom Wolbach). *Es handelt sich um einen umschriebenen, aber nicht abgekapselten Tumor, der aus proliferierten Histiozyten besteht und im subepidermalen Korium liegt.* Bei schwacher Vergrößerung (Abb. 9.34 oben) sieht man einen bläulichen Tumor, der von einer erhaltenen Epidermis überzogen wird. Bei stärkerer Vergrößerung erkennt man die bizarren Kerne der Histiozyten und die z. T. wirbelartig angeordneten neugebildeten kollagenen Fasern. Auch vereinzelte fett- oder hämosiderinhaltige Makrophagen kommen vor. Die bedeckende Epidermis ist z. T. pseudoepitheliomatös verdickt, z. T. eingezogen, atrophisch und wird vom Histiozytom durch einen schmalen, zellarmen Koriumstreifen getrennt.

Angiome *sind gutartige Gefäßtumoren, die in den meisten Fällen als Hamartome, d. h. als tumorartige Fehlbildungen des ortsständigen Gewebes, zu deuten sind.* Sie können von Blutgefäßen *(Hämangiom)*, von den Lymphgefäßen *(Lymphangiom)* oder von dem neuromyoepithelialen Gewebe *(Angiomyom* oder *Glomustumor)* abgeleitet werden.

Das **kavernöse Hämangiom** (Kavernom, Abb. 9.35) kommt häufiger in der Leber vor. Es besteht aus mehreren größeren Hohlräumen, die prall mit Erythrozyten angefüllt sind, von bindegewebigen Septen durchzogen und von Endothelzellen ausgekleidet werden. Das benachbarte Leberparenchym kann druckatrophisch sein.

Die häufigste Geschwulstform unter den Gefäßtumoren stellt das **kapilläre Hämangiom** (Abb. 9.36) dar. Es handelt sich um eine unscharf begrenzte, in Läppchen aufgeteilte Neubildung, die bei schwacher Vergrößerung (Bild oben) sehr zellreich erscheint. Sie erstreckt sich vom subepidermalen Korium bis in die Subkutis. Bei mittlerer Vergrößerung (Bild unten) sieht man spaltförmige oder ovale Hohlräume, die von Endothelzellen begrenzt werden und nur selten Erythrozyten einschließen. Fettzellen werden von den neugebildeten Kapillaren umgeben bzw. eingeschlossen. Da es sich um eine tumorartige Fehlbildung handelt, die sich gleichzeitig mit dem ortsständigen Fettgewebe entwickelt, wird eine Tumorinfiltration nur vorgetäuscht.

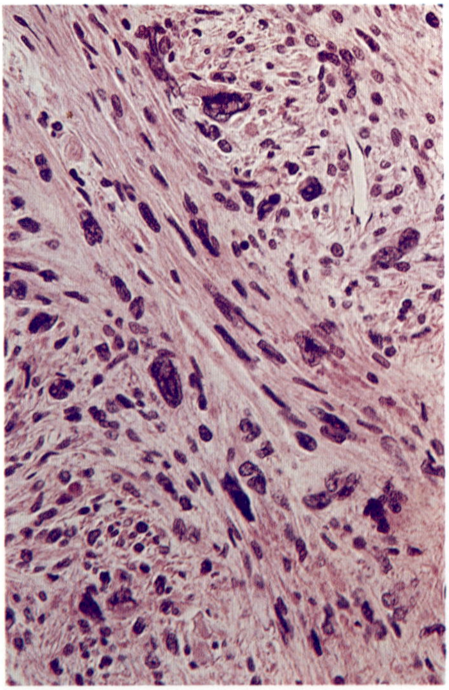

B. – Abb. 9.37. Leiomysarkom; Fbg. HE

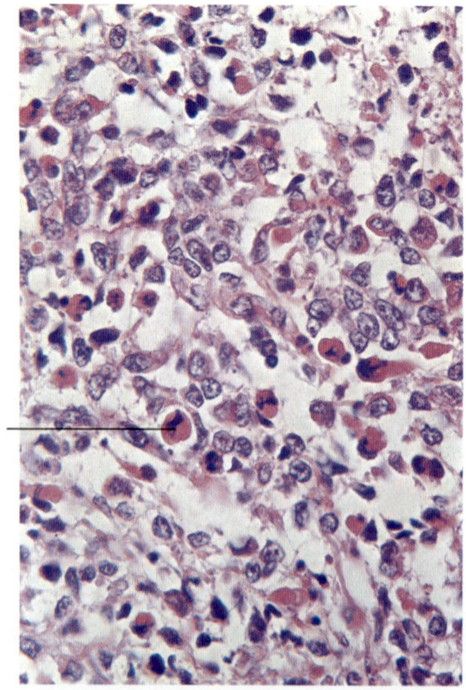

B. – Abb. 9.38. Embryonales Rhabdomyosarkom; Fbg. HE

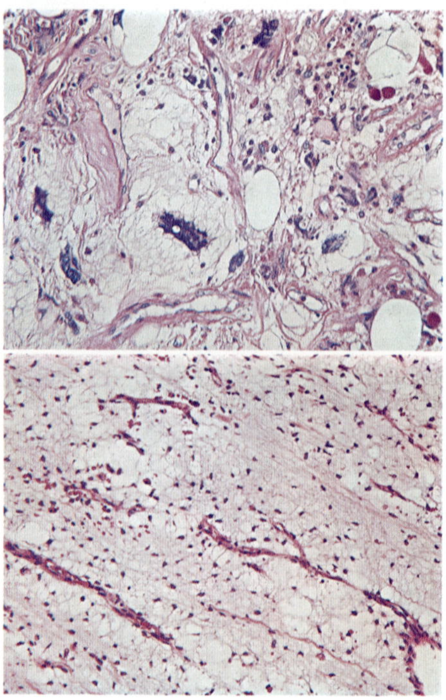

B. – Abb. 9.39. Liposarkom. Oben: polymorphzelliges Liposarkom mit Lipoblasten. Unten: myxoides Liposarkom; Fbg. HE

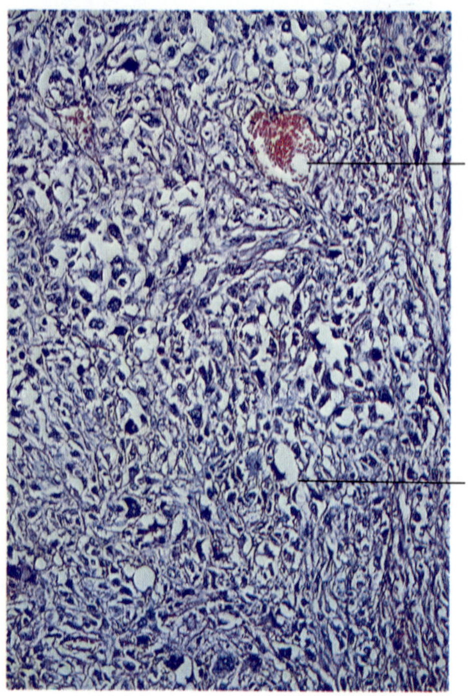

B. – Abb. 9.40. Malignes Hämangioendotheliom; Fbg. HE

Leiomyosarkom – Liposarkom – Rhabdomyosarkom – malignes Hämangioendotheliom

Leiomyosarkom (Abb. 9.37): *Maligner Tumor der glatten Muskelfasern.* Histologisch handelt es sich um ein spindelzellig aufgebautes Sarkom mit langgestreckten, bündelförmig angeordneten Tumorzellen, die im Schnitt teils längs (Bildmitte), teils quer getroffen sind. Die Zellen sind zytoplasmareich und weisen sehr polymorphe, d. h. unterschiedlich große und hyperchromatische Kerne auf. Von diagnostischer Bedeutung ist nur der Nachweis von Mitosen, da Zellkernatypien auch bei regressiv veränderten Uterusmyomen auftreten.

Uterusmyome entarten nur selten. Leiomyosarkome beobachtet man besonders im Bereich der Extremitäten, der Darm- und Gefäßwand (Retroperitoneum). Sie setzen frühzeitig Fernmetastasen und sind somit – im Gegensatz zum reifen Fibrosarkom – besonders bösartig. *Leiomyoblastome* sind gutartige Neubildungen, die in der Magendarmwand sowie im Mesenterium und Retroperitoneum nachgewiesen werden. Sie bestehen aus polygonalen Zellen mit einem hellen Zytoplasma.

Rhabdomyosarkom (Abb. 9.38): *Maligner Tumor der quergestreiften Muskulatur.* In den meisten Fällen handelt es sich um ein polymorphzellig aufgebautes Sarkom. Der Nachweis einer Querstreifung im Zytoplasma der Tumorzellen ist zwar pathognomonisch für diese Geschwulstart, kommt aber nur selten vor. Recht typisch für das **embryonale Rhabdomyosarkom** (Abb. 9.38) sind die ziegelroten Tumorzellen mit dem hyperchromatischen, zentral eingezogenen Kern (→).

Rhabdomyosarkome gehören zu den bösartigsten Geschwülsten. Eine besondere Tumorvariante ist das *Sarcoma botryoides,* das paravaginal bei jüngeren Mädchen vorkommt. Die Diagnose eines Rhabdomyosarkoms kann letztlich nur durch den Nachweis von Rhabdomyofibrillen gestellt werden. Diese lassen sich häufiger nur elektronenmikroskopisch als rudimentäre Sarkomeren darstellen (Abb. 40). *Rhabdomyome* sind gutartige, sehr seltene Tumoren der quergestreiften Muskulatur bzw. des Myokards. Die Zellen zeigen perinukleäre Glykogenvakuolen, einen spinnenförmig ausgezogenen Kern und eine Querstreifung im Zytoplasma.

Liposarkom (Abb. 9.39): *Maligner Tumor des Fettgewebes.* Die typischen Liposarkome zeigen große, polymorphe Tumorzellen (Lipoblasten, Abb. 9.39 oben) mit einem hyperchromatischen, bizarren Kern und mehreren fetthaltigen Zytoplasmavakuolen. Daneben treten unterschiedlich große, reife Fettzellen auf sowie Zellen mit einem feinstvakuolisierten Zytoplasma (unreife oder »fetale« Fettzellen). Am häufigsten kommt die **myxoide Variante** des Liposarkoms (Abb. 9.39 unten) vor. Diese Tumoren bestehen aus einer myxoiden Grundsubstanz, die sternförmig gestaltete Zellen bzw. Zellkerne einschließt. Mitosen und Lipoblasten sind selten, so daß das myxoide Liposarkom manchmal als gutartiges Myxom fehlgedeutet wird.

Alle Varianten des Liposarkoms sind bösartig. In den meisten Fällen entstehen sie *de novo,* das heißt, sie gehen in der Regel nicht aus einem präexistenten Lipom hervor. Bevorzugte Lokalisationen sind die Glutealregion, Oberschenkel, Mesenterium und Retroperitoneum.

Malignes Hämangioendotheliom (Abb. 9.40). *Relativ seltener maligner Tumor, der von dem Gefäßsystem abgeleitet wird.* Histologisch handelt es sich um ein polymorphzellig aufgebautes Sarkom mit kleinen Spalträumen, die von sehr atypischen Tumorzellen begrenzt werden und gelegentlich Blut einschließen (→). In den größeren Tumorzellen kann man manchmal phagozytierte Erythrozyten *(Erythrozytophagozytose* kommt bei Hämangioendotheliomen häufiger vor) finden.

Hämangioendotheliome treten besonders in der Leber (z. B. nach chronischer Arsenvergiftung oder nach Speicherung von Thorotrast) und in der Schilddrüse auf. Es handelt sich um sehr bösartige Geschwülste mit hoher Metastasierungsneigung. Zusammen mit dem Chorionepitheliom und dem malignen Hepatom stellen sie die blutreichsten Tumoren dar. Die maligne Geschwulst des Lymphgefäßsystems wird als *Lymphangiosarkom* bezeichnet. Lymphangiosarkome kommen beim Stewart-Treves-Syndrom vor: Sarkom auf dem Boden eines chronischen Armödems nach totaler Mastektomie und axillärer Lymphadenektomie wegen Mammakarzinoms.

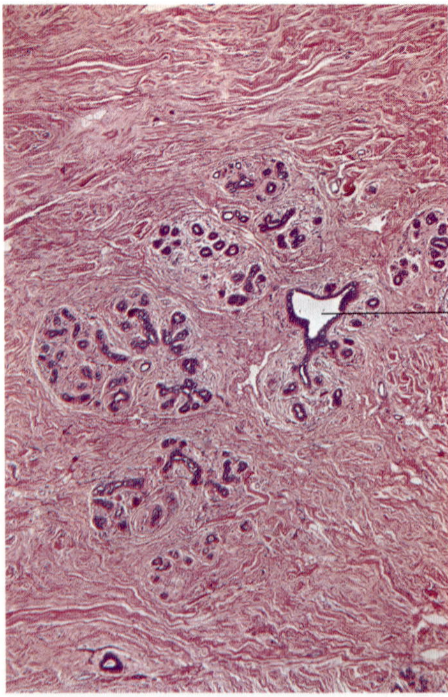

B. – Abb. 9.41. Fibröse Mastopathie; Fbg. HE

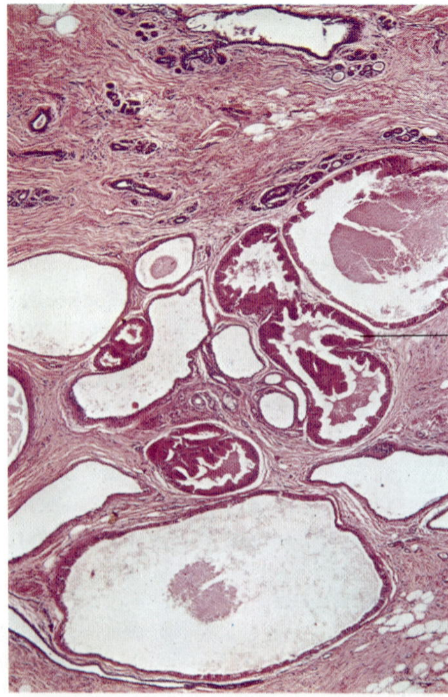

B. – Abb. 9.42. Fibrös-zystische Mastopathie; Fbg. HE

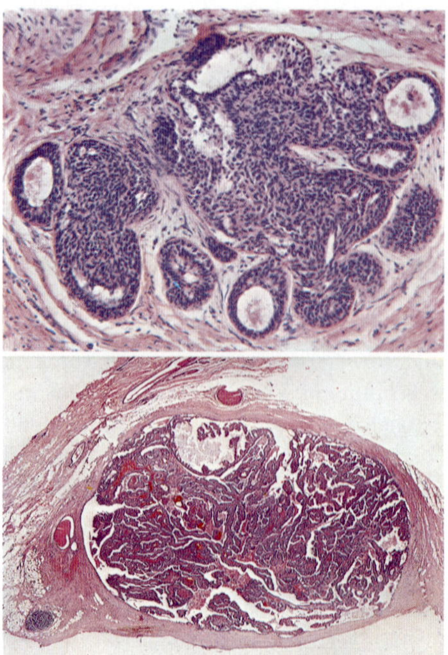

B. – Abb. 9.43. Oben: Mastopathie mit »Epitheliosis«; Fbg. HE. Unten: intraduktal proliferierende Mastopathie; Fbg. HE

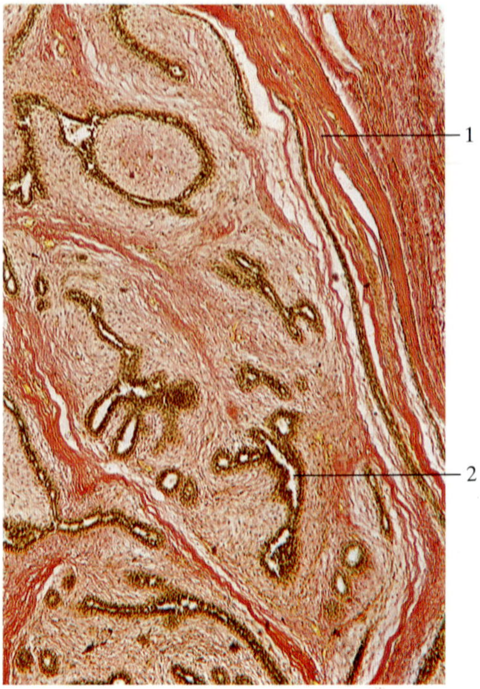

B. – Abb. 9.44. Intrakanalikuläres Fibroadenom; Fbg. van Gieson

Mamma

Vorbemerkungen: Die Mastopathie ist eine Erkrankung der weiblichen Brustdrüse, bei der Atrophie, Hyperplasie und Metaplasie gleichzeitig, mit unterschiedlicher Ausprägung vorkommen. Es handelt sich um eine Dysfunktion der Sexualhormone, die formale Pathogenese ist noch unbekannt. Aus prognostischen und therapeutischen Gründen unterscheidet man heute eine *einfache Mastopathie* von der *proliferierenden Mastopathie.*

Bei der *einfachen Mastopathie* kann eine intra- und perilobuläre Bindegewebsvermehrung deutlich im Vordergrund stehen: Man spricht dann von einer **fibrösen Mastopathie** (Abb. 9.41). Die Abbildung zeigt die in einem kollagenfaserreichen Stroma eingeschlossenen Mammaläppchen mit auseinandergedrängten Azini. Der Pfeil weist auf einen ausgeweiteten Ausführungsgang hin. *Bei der* **fibrös-zystischen Mastopathie** (Abb. 9.42) *wird das histologische Bild durch die Zystenbildungen beherrscht.* Es handelt sich um z. T. präexistente ausgeweitete Ausführungsgänge, z. T. um neugebildete Zysten, die von einem abgeflachten Epithel ausgekleidet werden. Einzelne Zysten zeigen ein eosinrotes, hohes Epithel mit apokriner Sekretion (von-Saarsches Epithel), das an Schweißdrüsenepithelien erinnert (daher die Bezeichnung *Schweißdrüsenmetaplasie* →). Im oberen Drittel des Bildes ist die fibröse Komponente der Mastopathie zu erkennen.

Bei der einfachen Mastopathie sind auch die Myoepithelien (Myothelien oder Korbzellen) hypertrophiert. Man erkennt sie in der Umgebung der Azinusepithelien als große, in einem blasig aufgetriebenen Zytoplasma eingeschlossene dunkle Kerne. Manchmal beobachtet man sie als umschriebene, solide Herde, die zentral sklerosiert sein können. Man bezeichnet diese Veränderung als *Adenosis* bzw. als *sklerosierende Adenosis.* Sie ist von diagnostischer Bedeutung, da man sie bei schwacher Vergrößerung oder im Gefrierschnitt mit einem szirrhösen Karzinom verwechseln kann.

Bei der **proliferierenden Mastopathie** (Abb. 9.43 unten) *kommt es zu einer stärkeren intraduktalen Wucherung der Gangepithelien mit Ausbildung von soliden, adenoiden oder papillären Formationen.*

Bei der **Epitheliosis** (Abb. 9.43 oben) werden kleinere Ausführungsgänge von gewucherten Epithelien ausgefüllt. Diese können auch einen **papillären Aufbau** (Abb. 9.43 unten) aufweisen, das heißt, sie bestehen aus einem verzweigten Stroma, das von Epithel überzogen wird *(pseudopapilläre Wucherungen* bestehen dagegen nur aus Epithelien). Von besonderer prognostischer Bedeutung ist der Nachweis von Zellatypien (polymorphe Zellen mit hyperchromatischen Kernen, vermehrte Mitosen), die bei der *atypisch proliferierenden Mastopathie* vorkommen.

Die *einfache Mastopathie* ist häufig, kommt praktisch in jeder Mamma nach dem 25. Lebensjahr vor und ist nicht als Präkanzerose zu werten. Bei der *atypisch proliferierenden Mastopathie* liegt dagegen ein erhöhtes Krebsrisiko vor: Diese Frauen erkranken bis zu 30mal häufiger an Mammakrebs als »normale Frauen«. Weitere Mammakrebs-Risikofaktoren sind: frühe Menarche, späte Menopause, keine oder nicht gestillte Kinder, langfristige Östrogentherapie sowie Mammakrebs bei Geschwistern.

Das **Fibroadenom der Mamma** (Abb. 9.44) *ist eine gutartige echte Mischgeschwulst mit einer epithelialen und einer mesenchymalen Tumorkomponente, die bevorzugt bei jüngeren Frauen vorkommt.* Die Abbildung zeigt ein **intrakanalikulär wachsendes Fibroadenom** mit den schlauchförmig angelegten, verzweigten, dunklen Epithelien, die eine spaltförmige Lichtung einschließen (→ 2). Das Bindegewebe in unmittelbarer Nachbarschaft des Epithels ist »myxomatoid« aufgelockert und färbt sich nicht so intensiv van Gieson-rot an wie das ortsständige Bindegewebe (→ 1). Bei einigen Fibroadenomen lagert sich das Bindegewebe konzentrisch um die tubulär differenzierten Epithelproliferationen *(perikanalikulär wachsendes Fibroadenom).*

Fibroadenome der Mamma sind solide, grauweiße, grobgelappte Knoten von fester Beschaffenheit. Sie lassen sich leicht ausschälen. Nur selten kommt es zu einer verstärkten und atypischen Zellproliferation insbesondere der mesenchymalen Tumorkomponente. Diese Neubildungen, die eine beträchtliche Größe erreichen können, werden als *Cystosarcoma phylloides* bezeichnet. Sie sind vorwiegend von örtlicher Malignität, da sie nur selten Fernmetastasen setzen.

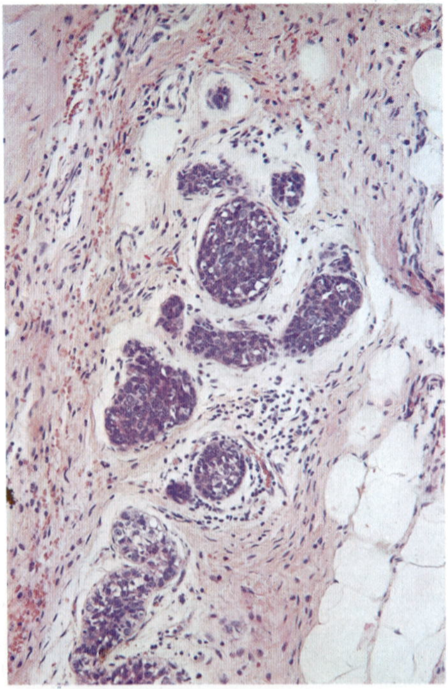

B. – Abb. 9.45. Carcinoma lobulare in situ der Mamma; Fbg. HE

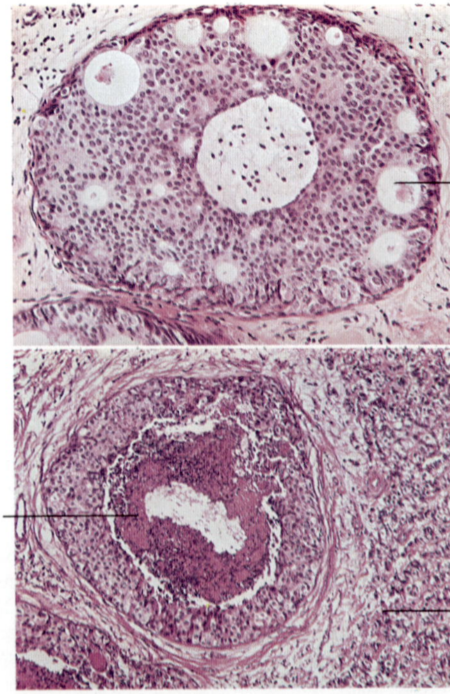

B. – Abb. 9.46. Oben: kribriformes Mammakarzinom; Fbg. HE
Unten: Komedokarzinom; Fbg. HE

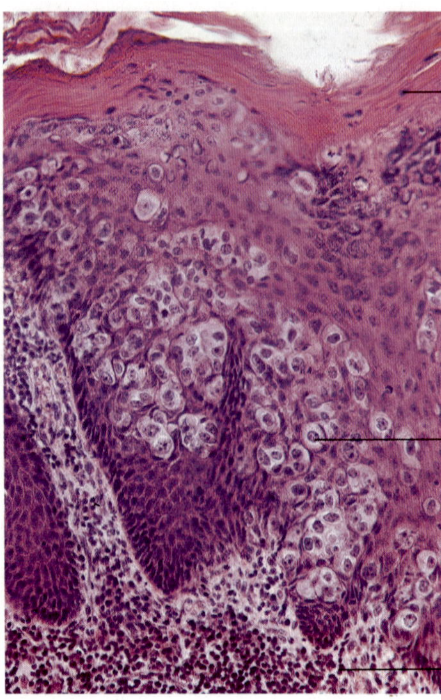

B. – Abb. 9.47. Morbus Paget der Mamma; Fbg. HE

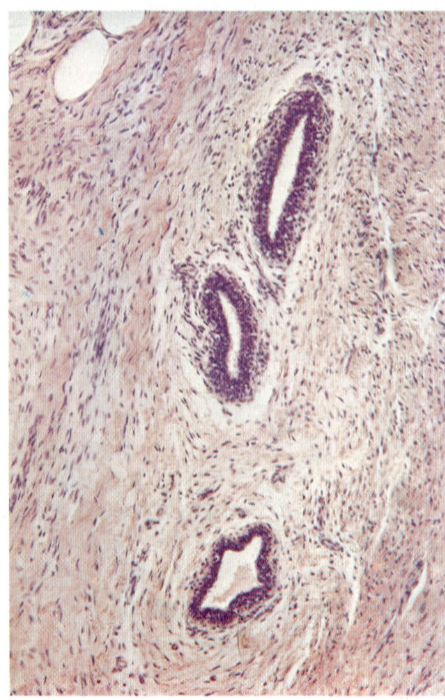

B. – Abb. 9.48. Gynäkomastie; Fbg. HE

Mammakarzinom – Gynäkomastie

Vorbemerkungen: Das Mammakarzinom gehört bei der Frau zu den häufigsten zum Tode führenden malignen Tumoren (etwa 22% aller bösartigen Neubildungen). Das Durchschnittsalter der erkrankten Frauen liegt bei 60 Jahren. Die internationale WHO-Systematik der Mammakarzinome unterscheidet folgende Gruppen. Gruppe I: intraduktale und lobuläre, nicht infiltrierende Karzinome. Gruppe II: infiltrierend wachsende Karzinome (Szirrhus, Carcinoma solidum simplex, medulläres Karzinom). Gruppe III: besondere Karzinomtypen (papilläre, kribriforme, verschleimende Karzinome, medulläre Karzinome mit lymphoider Stromainfiltration, Plattenepithelkarzinome, Morbus Paget, Karzinome auf dem Boden eines Fibroadenoms). Die Karzinome der Gruppe II machen etwa 92% aus, die beiden anderen Gruppen zusammen 8%.

Das **lobuläre Carcinoma in situ der Mamma** (Abb. 9.45) stellt in der Regel einen histopathologischen Zufallsbefund dar. In der Abbildung erkennt man die soliden, inselförmig aufgebauten atypischen Zellen, die einen Lobulus ausfüllen bzw. ersetzen. Die Basalmembran ist erhalten, das heißt, es liegt keine Stromainfiltration vor.

Die meisten Autoren sind heute der Meinung, daß es sich beim *lobulären Carcinoma in situ der Mamma* um eine Präkanzerose handelt und nicht um ein echtes, »in situ wachsendes Karzinom« (s. S. 53).

Zu den bevorzugt intraduktal wachsenden Mammatumoren gehören das papilläre, das kribriforme Karzinom und das Komedokarzinom. Das **kribriforme Mammakarzinom** (Abb. 9.46) besteht aus Geschwulstzellen, die größere und mittelgroße Ausführungsgänge ausfüllen und dabei kleinere Lichtungen bilden (→ »Drüsen in Drüsen«), die dem Tumor ein charakteristisches siebartiges Aussehen verleihen. Auch beim **Komedokarzinom** (Abb. 9.46 unten) liegt eine intraduktale Ausbreitung eines solid wachsenden Karzinoms vor. Typisch für diese Karzinomart sind die eosinroten, zentralen Nekrosen (→ 1) – gelegentlich mit körnigen Kalkablagerungen – und die ausgeprägte Tumorzellpolymorphie. Beim Komedokarzinom liegt häufiger eine Tumorinfiltration des Stromas (→ 2) vor.
Beim **Morbus Paget der Mamma** (Abb. 9.47) *handelt es sich um eine intraepidermale Ausbreitung eines Milchgangskarzinoms, die klinisch im Bereich der Mamille als Ekzem auftritt.* In der Abbildung erkennt man die großen, hellen Karzinomzellen (→ 1), die in allen Schichten der Epidermis zu finden sind. Sie weisen eine deutliche Polymorphie auf, Mitosen kommen häufiger vor. Die Oberfläche der Epidermis zeigt eine Hyperkeratose (→ 2), das darunterliegende Stroma eine chronische entzündlich-zellige Infiltration (→ 3).

Die therapieunabhängige Prognose des Mammakarzinoms: Die Prognose verschiedener maligner Tumoren (insbesondere des Mammakarzinoms) hängt entscheidend von dem pathologisch-anatomischen Befund ab. Das spätere Schicksal einer Frau mit Mammakarzinom wird nicht durch den Primärtumor bestimmt, sondern durch die lymphogenen (Achselhöhle, Supraklavikulargrube) und die hämatogenen (Lunge, Leber, Knochen) Fernmetastasen. Liegt eine Lymphknotenmetastasierung bereits vor, dann überlebt nur ein geringer Prozentsatz dieser Frauen die 5-Jahres-Grenze. Lymphknotenmetastasen kommen häufiger bei den über 2 cm im Durchmesser großen Primärtumoren vom infiltrativen Typ (Gruppe II) vor. Relativ hoch sind dagegen die 5- und 10-Jahres-Überlebensraten beim Gallertkarzinom, dem medullären Karzinom mit lymphoidzelligem Stroma und bei den nicht infiltrierend wachsenden Karzinomen der Gruppe I.

Die **Gynäkomastie** (Abb. 9.48) *ist eine hormonell bedingte Hyperplasie der männlichen Brustdrüse.* Histologisch erkennt man eine leichte Proliferation des duktalen Epithels. Das Bindegewebe ist vermehrt und in der Umgebung der Ausführungsgänge konzentrisch geschichtet sowie myxomatoid aufgelockert. Eine Ausbildung oder Differenzierung von Azini kommt praktisch nicht vor. Bei der *Pseudogynäkomastie* ist die Verdickung auf eine Fettzelldurchwachsung zurückzuführen.

Die Gynäkomastie wird regelmäßig am Beginn der Pubertät beobachtet und bildet sich spontan zurück. Ferner kommt sie auch bei Männern mit Leberzirrhose sowie nach langfristiger Östrogentherapie (z. B. bei Prostatakarzinom) vor. *Das Mammakarzinom des Mannes* ist eine Rarität (weniger als 1% aller Mammakarzinome). Es ist besonders nach Östrogenbehandlung und beim Klinefelter-Syndrom beobachtet worden.

B. – Tab. 10.1. Myopathien

Typ der Neuro- oder Myopathie	Ursache	Histologisch-histochemisches Erscheinungsbild	Krankheitsformen
Neurogene Atrophie	Störungen im 2. Motorneuron, genetisch bedingt oder erworben	Angularfasern Gruppenförmige Atrophie Felderförmige Atrophie	Polyneuropathien Spinale Muskelatrophien Amyotroph. Lateralsklerose
Progressive Muskeldystrophie	Unbekannt, Membrandefekt? Unterschiedlich genetisch bedingt	Erhöhte Durchmesser-Variabilität Binnenkerne Disseminierte Einzelfasernekrosen	Rezess. X-chromosomale PMD: – maligne Form (Duchenne) – benigne Form (Becker-Kiener) Rezess. autosomale Gliedergürtelform Dominante skapulohumerale Form
Myotonische Dystrophie	Unbekannt, autosom.-dominant, multiple phänotypische Ausprägung	Erhöhte Durchmesser-Variabilität Binnenkerne Typ-1-Faseratrophie Ringbinden Einzelfasernekrosen	Unterschiedliche Ausprägung der klinischen Erscheinungen Myotonie obligat!
Stoffwechselbedingte Myopathien	Enzymmangel Substrat-(z. B. Karnitin-)Mangel	Vakuoläre Degeneration Glykogenspeicherung in Muskelfaser Neutralfettspeicherung in Muskelfaser	1,4-Glykosidase-Mangel (Typ II, Pompe) Phosphorylasemangel (Typ V, McArdle) Karnitinmangel Karnitin-Palmityl-Transferase-Mangel
Strukturmyopathien	Unbekannt, neurogen? myogen?	Core-Strukturen in Typ-1-Fasern Nemalin-Strukturen Zentrale Kerne mit »Hof«	Central-Core-Krankheit Nemalinmyopathie Zentronukleäre Myopathie u. a.
Myositiden	Patholog. Immunabwehr u. a. (Kortisonwirksamkeit!)	Interstitielle, perivasale Infiltrate, perifaszikuläre Atrophie	Polymyositis Dermatomyositis Periarteriitis nodosa
Toxische Myopathien	Resochin® fluorierte Kortikosteroide	Interstitielle Zellinfiltrate, Einzelfasernekrosen	siehe bei Ursache

10. Muskulatur

Vorbemerkungen: Die morphologische Diagnostik von Muskelerkrankungen erfolgt überwiegend am Querschnittpräparat. Die chemische Fixierung (Formalin, Carnoy) und Paraffineinbettung von Exzisaten ist heute durch die Gefrierschnittechnik nach Schock-Tieffrierung mittels flüssiger Gase (Propan, Isopentan durch flüssigen Stickstoff auf $-160°$ C gekühlt) weitgehend abgelöst worden. Das rasche Durchlaufen der kritischen Frierzone verhindert die Bildung von Eiskristallen in den Zellen, deren Struktur damit optimal erhalten bleibt. Beim Kältesprung kommt es allerdings zu einer Hyperkontraktion der Sarkomeren. Dieses Verfahren ermöglicht die Herstellung lichtmikroskopisch optimal erhaltener, biologisch aktiver Gewebsschnitte, die in Serie Enzym- und Substrat-histochemisch sowie histologisch gefärbt werden können.

Technik: Histologische Färbungen für Muskelschnitte sind die *HE-*, die modifizierte *Trichrom-* und die *Verhoeff-van Gieson*-Fbg. Die wichtigsten histochemischen Reaktionen und Färbungen sind:
- die *Myosin-ATPase*-Reaktion zur Darstellung der Fasertypen 1, 2A und 2B
- die *NADH-Reaktion* zur Darstellung zytologischer Details (sarkoplasmatisches Retikulum, Mitochondrien)
- die *PAS*- und *Phosphorylase-Reaktionen* zum Nachweis von Glykogenstoffwechselstörung
- die *Öl-O-Färbung* zum Nachweis von Fettstoffwechselstörungen
- die *Saure-Phosphatase-Reaktion* zum Nachweis lysosomaler Prozesse.

Bei der **histologisch-histochemischen Diagnostik** an Muskelpräparaten beachtet man:
1. Das Verhältnis von Muskelfaser- zu Bindegewebsanteil.
2. Die Variabilität der Muskelfaserquerschnitte, Quantität und Lage der Muskelfaserkerne (Rand und Binnenlage).
3. Das Vorkommen von Einzelfasernekrosen.
4. Das Auftreten einer gruppierten, felderförmigen oder perifaszikulären Muskelfaseratrophie.
5. Das Auftreten entzündlicher Infiltrate und deren Beziehung zu Muskelgefäßen.
6. Zytologische Anomalien, z.B. basophile Massen, vakuoläre Muskelfaserveränderungen, Core- und Nemalin-Strukturen, Anomalien der histochemischen Reaktion, abnorme Myofibrillenanordnung, Dominanz der Fasern eines Typs, Typengruppierung, Typendysproportion, Substratanhäufung (Glykogen, Neutralfett).

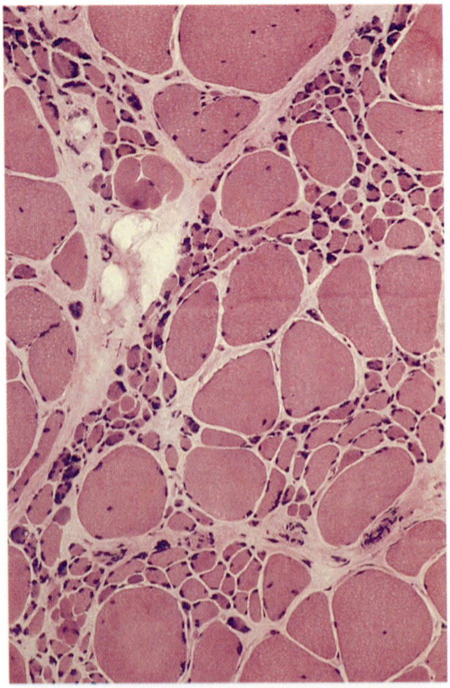

B. – Abb. 10.1. Neurogene Muskelatrophie. Nebeneinander von Feldern mit normalgroßen und kleinen, atrophischen Muskelfasern. Letztere weisen häufiger eine dreieckige (»anguläre«) Form auf; HE-Fbg.

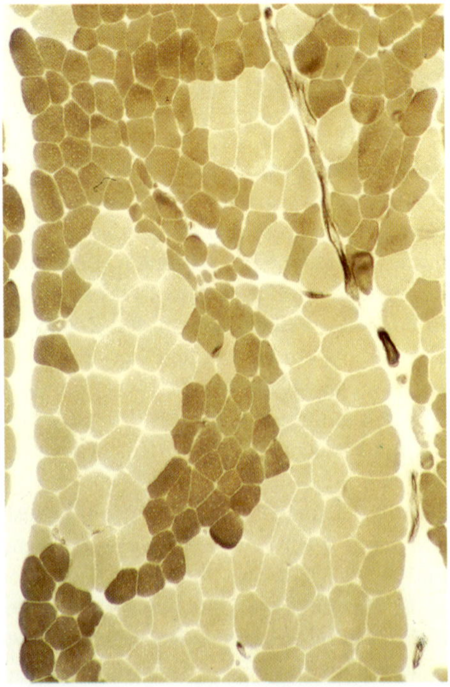

B. – Abb. 10.2. Länger bestehende neurogene Muskelatrophie. Durch Reinnervation wird das »Schachbrettmuster« der Muskelfasern Typ 1 und 2 zugunsten größerer Bezirke ersetzt. ATPase-Reaktion, pH 9,4

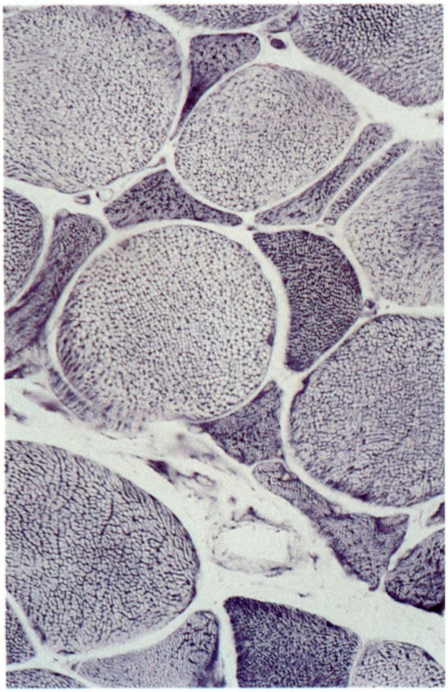

B. – Abb. 10.3. Neurogene Muskelschäden. Anguläre Fasern mit der charakteristischen Dreiecksform zwischen gesunden Muskelfasern. NADH-Reaktion

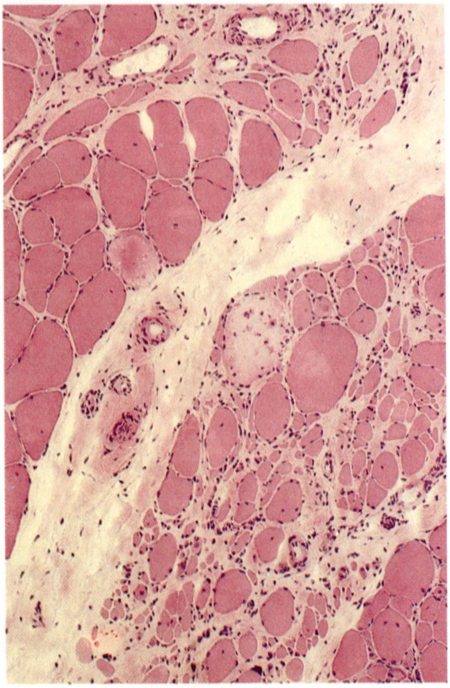

B. – Abb. 10.4. Myopathie. Atrophische, normale und kompensatorisch-hypertrophische Muskelfasern in »bunter Mischung«. Mittelständige Kerne; HE-Fbg.

Histochemische Methoden erlauben vielfach eine genauere Differenzierung der histologisch dargestellten Details. Die Verdachtsdiagnose einer **Stoffwechselmyopathie** aus dem histologischen Präparat kann nur durch die biochemische Untersuchung von Muskelgewebe gesichert werden, eine **Strukturmyopathie** nur durch eine elektronenmikroskopische Untersuchung.

Myopathische Prozesse sind genetisch bedingt und betreffen primär die Muskelfasern, so bei den Muskeldystrophien und Stoffwechselmyopathien. Hingegen unterliegt die Muskelfaser bei Erkrankungen des motorischen Neurons sekundär einer neurogenen Atrophie. Hier gibt es genetisch bedingte und erworbene Formen.

Bei den **Myositiden** finden sich entzündliche Veränderungen im Muskelbindegewebe und in der Umgebung der Muskelgefäße. Im Verlauf kommt es zur perifaszikulären Atrophie. Strukturmyopathien zeigen Anomalien verschiedener Zellorganellen. Ob die Veränderungen primär myopathischer oder sekundäre Folge unbekannter neurogener Prozesse sind, ist noch weitgehend unbekannt.

Neurogene Myopathien

Bei **neurogenen Prozessen (Polyneuropathien, spinale Muskelatrophien)** findet man die Muskelfasern unterschiedlich stark atrophiert (Abb. 10.1). Bei leichten Atrophien erkennt man zerstreut oder gruppiert liegende Angularfasern, bei mittelschweren Fällen gruppierte und felderförmige Faseratrophien und im Endstadium Kernanhäufungen in leeren Sarkolemmschläuchen *(nuclear clumps).* Charakteristisch ist das Bild der gruppen- und felderförmigen Atrophie von Muskelfasern. Die Streubreite der Faserdurchmesser ist erhöht, das Histogramm zweizipflig, entsprechend einer Population intakter Fasern mit relativ normalem oder vergrößertem Durchmesser und einer Population atrophischer Fasern. Die Kerne sind überwiegend randständig, Einzelfaser-Nekrosen selten. Faserhypertrophie ist bei Polyneuropathie wenig ausgeprägt. Histochemisch (ATPase-Reaktion) sind die Fasern aller Typen vom Prozeß betroffen.

Bei **chronischen Neuropathien,** z. B. bei der neuralen Muskelatrophie, tritt als Zeichen einer Regeneration des Muskels Typengruppierung auf. Diese entsteht durch Reinnervation denervierter Muskelfasern durch Aussprossung von Kollateralen intakter Axone (Abb. 10.2). Damit wird die jeweilige Muskeleinheit um den Anteil reinnervierter Fasern vergrößert. Der Fasertyp wird vom innervierenden Motorneuron bestimmt. Im histochemischen Bild verschwindet das »Schachbrettmuster« zugunsten größerer typenhomogener Areale: Fasertypengruppierung. Einzelfasernekrosen sind bei neurogenen Atrophien selten.

Spinale Muskelatrophien (Abb. 10.3, 10.4 u. Tab. 10.2) bieten je nach Prozeßstadium unterschiedliche Bilder. Durch den Ausfall einzelner Vorderhornmotoneurone dominiert in Frühstadien das Bild zerstreut liegender Angularfasern und atrophischer Fasergruppen. In späteren Stadien kommen Faserhypertrophie (bis ca. 150 µm), Typengruppierung mit Bildung relativ kleiner Fasergruppen sowie Faserlängsspaltungen hinzu, und vereinzelt treten myopathische Zeichen in Form von Binnenkernvermehrung und Einzelfasernekrosen auf; letztere sind häufig bei der »pseudomyopathischen« spinalen Muskelatrophie (KUGELBERG-WELANDER) anzutreffen.

Tab. 10.2. Spinale Muskelatrophien

Typ	Begriffsbestimmung	Manifestationsalter	Verlauf
Infantile Form Werdnig-Hoffmann	Erbliche Vorderhornzelldegeneration	Erstes Lebensjahr, oft schon bei Geburt	Rasch progredient, Tod <2 J.
Juvenile Form Kugelberg-Welander	Meist erbliche Vorderhornzelldegeneration	Schulalter oder frühes Erwachsenenalter	Progredient mehrere Jahre
Adulte distale Form Duchenne-Aran	Vorderhornzelldegeneration ohne Erblichkeitsnachweis	Mittleres Erwachsenenalter	Langsamer Verlauf, Lebenszeit normal
Adulte proximale Form Vulpian	Sporadische Vorderhornzelldegeneration	Mittleres Erwachsenenalter	Langsamer Verlauf

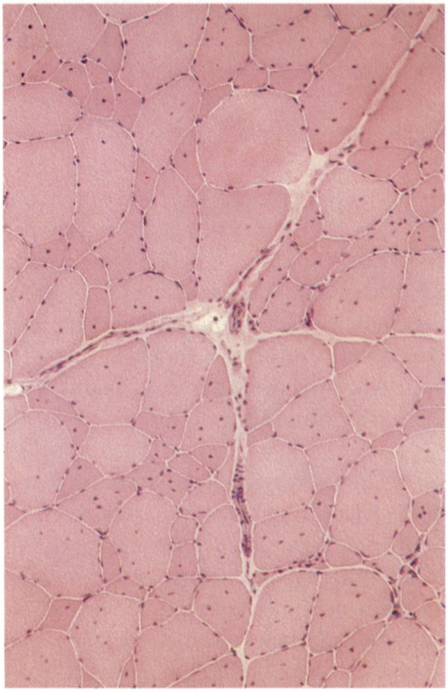

B. – Abb. 10.5. Myotone Dystrophie. Bevorzugung eines Fasertyps. Mittelständige Kerne; HE-Fbg.

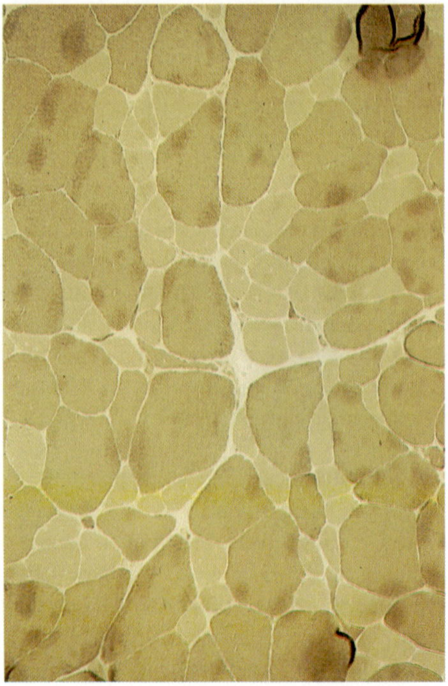

B. – Abb. 10.6. Myotone Dystrophie. Typ-1-Fasern (hell in der ATPase-Reaktion ph 9,4) sind bevorzugt befallen

Myopathien

Das Bild der **progressiven Muskeldystrophie** – einer primären, erblichen Myopathie – zeigt entsprechend dem unsystematischen Befall der Muskelfasern disseminiert-segmentäre Einzelfasernekrosen von der Kolliquation bis zur Phagozytose, erhöhte Variabilität der Muskelfaserdurchmesser (normal 40 bis 80 µm), binnenständige Kerne und Zeichen der Längsspaltung von Muskelfasern (Abb. 10.5).

Klinisches Leitsymptom bei der **myotonischen Dystrophie** ist die Myotonie. Einzelfasernekrosen beherrschen hier das histologische Bild weniger als bei den nichtmyotonischen Formen der Muskeldystrophie. Die Variabilität der Faserquerschnitte ist besonders für die Typ-2-Fasern erhöht (Abb. 10.6). In nicht zu weit fortgeschrittenen Fällen findet sich eine Dominanz des Fasertyps 1 mit selektiver Atrophie der Typ-1-Fasern. Häufig werden bei der myotonischen Dystrophie Ringbindenfasern beobachtet (Abb. 10.7). Es handelt sich dabei um Muskelfasern, bei denen einzelne Myofibrillen spiralartig zur Faserlängsachse liegen. Sie zeigen eine Querstreifung, besonders deutlich im polarisierten Licht. Die Anordnung der atrophischen Typ-1-Fasern erschwert gelegentlich die Unterscheidung von der neurogenen Atrophie. Ein bisher nur von der myotonischen Dystrophie bekannter Befund ist die Muskelspindel mit segmentärer Längsspaltung intrafusaler Fasern unter dem Bild der *»multifibre spindle«*. Bei nichtdystrophisch-myotonen Störungsformen **(Myotonia** und **Paramyotonia congenita)** wird dieser Befund nicht erhoben.

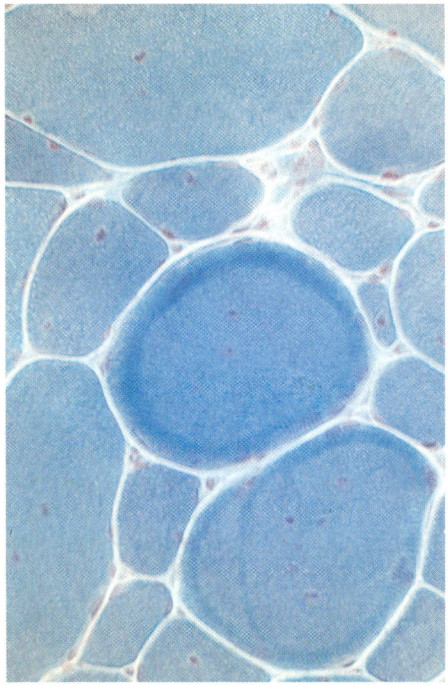

B. – Abb. 10.7. Ringbinde bei myotoner Dystrophie mit der charakteristischen Aufhellung der zentralen Faseranteile: Trichrom-Fbg.

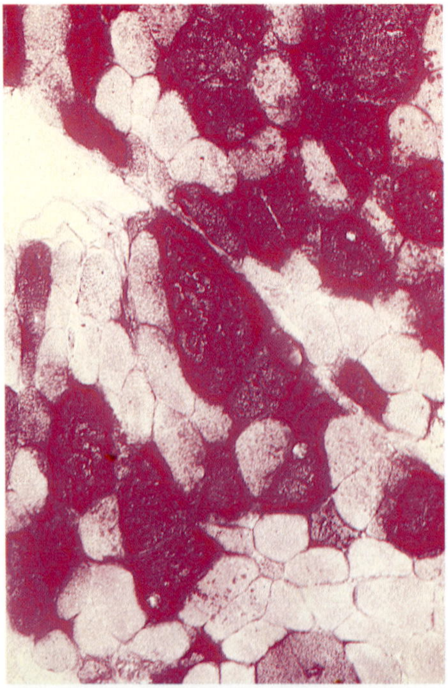

B. – Abb. 10.8. Glykogenose Typ II (Pompe). Glykogenspeicherung in den Muskelfasern infolge eines Mangels an saurer Maltase; PAS-Fbg.

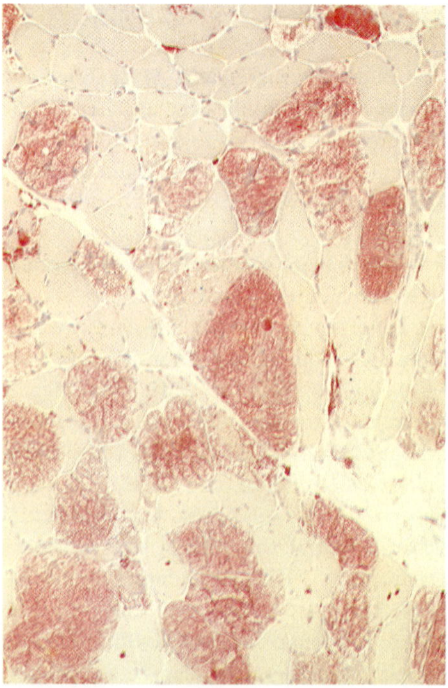

B. – Abb. 10.9. Glykogenose Typ II (Pompe). Positive Saure-Phosphatase-Reaktion

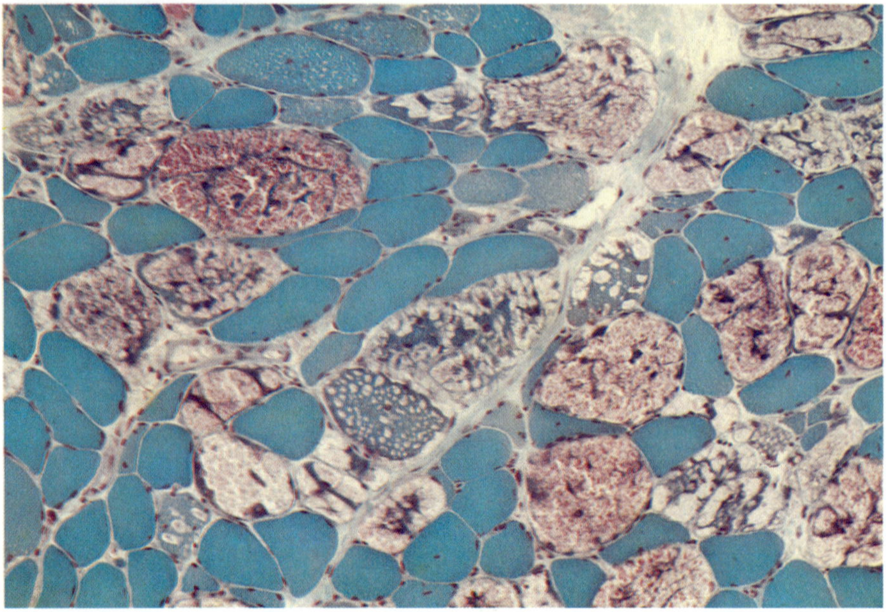

B. – Abb. 10.10. Glykogenose Typ II (Pompe). Vakuolisierung der Muskelfasern mit Schwund des Myofibrillenmusters; Trichrom-Fbg.

Stoffwechselmyopathien

Unter den **stoffwechselbedingten Myopathien** bietet vor allem die **Glykogen-Speichermyopathie** bei Mangel an 1,4-Glukosidase (»saure Maltase«) ein typisches Bild. Histologisch sieht man eine vakuoläre Degeneration von Muskelfasern. Mit der PAS-Reaktion läßt sich das in den Vakuolen gespeicherte Glykogen darstellen. Die Saure-Phosphatase-Reaktion fällt in diesem Bereich positiv aus und kennzeichnet einen lysosomalen Prozeß (Abb. 10.8–10.10).

Die **McArdlesche Erkrankung** (Mangel an Phosphorylase) zeigt histologisch nur geringe myopathische Veränderungen. Die Glykogenspeicherung ist diffuser, subsarkolemmal betont und weniger exzessiv. Histochemisch läßt sich ein Phosphorylasemangel nachweisen. Bei den Lipidspeichermyopathien (Karnitinmangel, Karnitin-Palmityl-Transferase-Mangel) findet man Anhäufungen von Neutralfett und die zentronukleäre Myopathie.

Zu den **Muskelkrankheiten mit Strukturanomalien** gehören die Central-Core-Krankheit, die Nemalin-Krankheit und die zentronukleäre Myopathie.

Bei der **Central-Core-Krankheit** (Abb. 10.11) hebt sich ein zentrales Faserareal markartig (core = Mark) gegen die Peripherie ab. In den Cores sind die Myofibrillen desorganisiert, Mitochondrien, Glykogen und glykolytische Enzyme (Phosphorylase) sind hier nicht nachweisbar. Die Anomalie betrifft Typ-1-Fasern; Typ-2-Fasern kommen nur spärlich vor.

Bei der **Nemalin-Krankheit** finden sich in Typ-1- und Typ-2-Fasern bis zu 7 µm lange basophile Stäbchen, die ultrastrukturell ähnlich wie Z-Streifen der Sarkomere aufgebaut sind.

Die typischen Befunde bei der **zentronukleären Myopathie** sind zentral gelagerte Kerne in bis zu 100% der Muskelfasern sowie Fehlen der Myofibrillen im perinukleären »Hof«, wo degeneratives Material, mitochondriale Aggregate und Glykogen eingelagert sind.

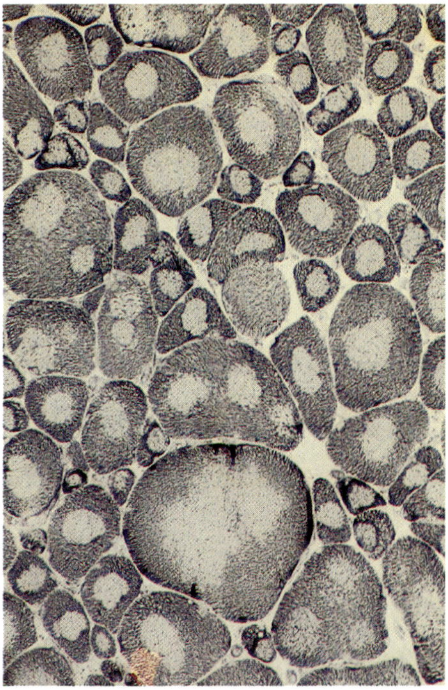

B. – Abb. 10.11. Central-Core-Erkrankung mit annähernd runden Vakuolen in den Muskelfasern. NADH-Reaktion

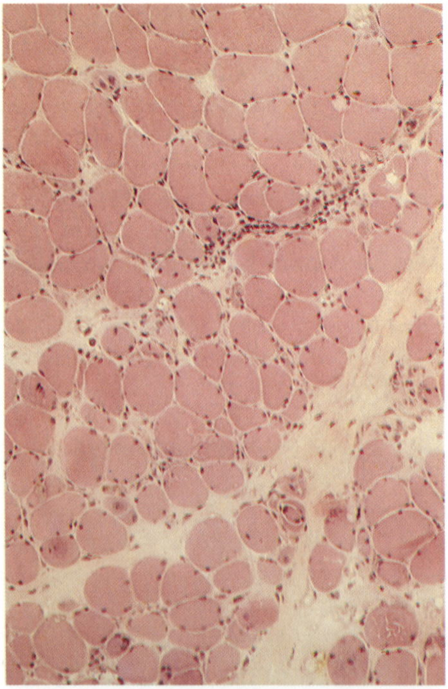

B. – Abb. 10.12. Myositis. Rundzelleninfiltrate und Zeichen der Muskelatrophie vom neurogenen oder myopathischen Typ; HE-Fbg.

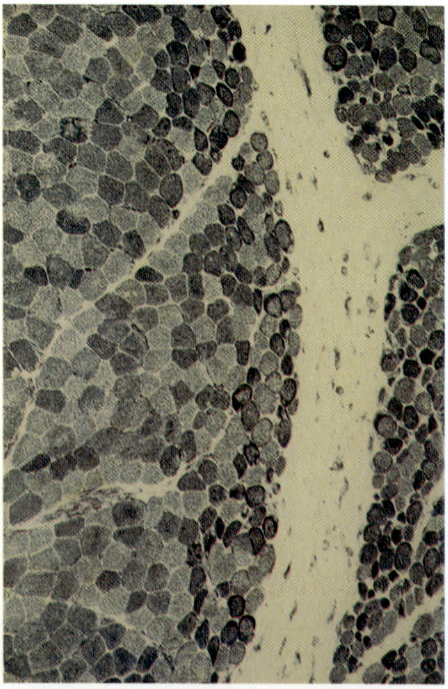

B. – Abb. 10.13. Muskelatrophie bei Myositis. Ringförmige, perifaszikuläre Anordnung der atrophischen Muskelfasern. NADH-Reaktion

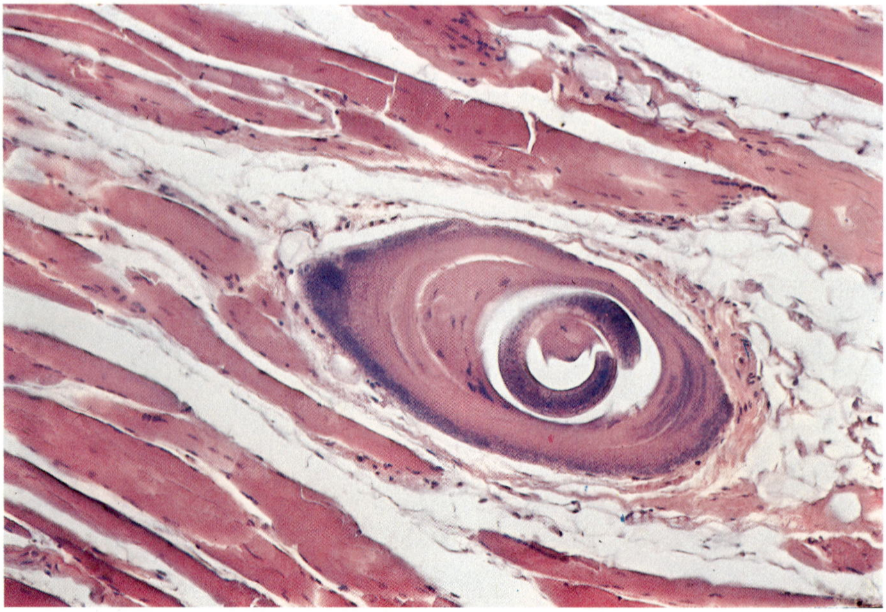

B. – Abb. 10.14. Muskeltrichinose. Trichinella-spiralis-Larven mit der typischen spiralförmigen Anordnung; HE-Fbg.

Die **Myositis** zeigt entzündliche, klein- oder großflächige Rundzellinfiltrate, vielfach im perivaskulären Bereich des Interstitiums, die sich unterschiedlich weit in das meist verbreiterte Endomysium erstrecken. Je nach Schnittebene können Infiltrate verfehlt werden, so daß dann diagnostisch der Nachweis der perifaszikulären Atrophie der Muskelfasern mit verstärkter Reaktion auf oxydative Enzyme entscheidet. Vereinzelt findet man Muskelfaserdegenerationen, bei der chronischen Myositis eine Vermehrung des Bindegewebes und ausgeprägte Atrophie der Muskelfasern (Abb. 10.12 u. 10.13).

Toxische Myopathien sind beschrieben bei Anwendung fluorierter Kortikosteroide und bei Langzeittherapie der Malaria mit Resochin® (Chlorochin). Das Zytostatikum Vincristin hat vorwiegend neurotoxische Nebenwirkungen, es erzeugt eine Neuromyopathie.

Muskeltrichinose: Sowohl endemisch als auch epidemisch weltweit vorkommende Myositis, die durch *Trichinella spiralis* nach Genuß von infiziertem Fleisch von Wild- und Hausschweinen hervorgerufen wird. Man unterscheidet 3 Subspezies: *T. spiralis spiralis* (wird vom Schwein auf den Menschen übertragen), *T. spiralis nativa* (kommt in Alaska vor und ist kälteresistent) und *T. spiralis nelsoni* (kommt bei Wildschweinen vor).

Pathogenese – Pathologie: Im Darm des Menschen entwickeln sich die geschlechtsreifen Würmer. Die jungen Larven durchbrechen die Darmwand und gelangen über das Lymph-Blut-System in die Skelettmuskulatur. Hier rollen sie sich spiralförmig ein und werden von einer eosinroten Kapsel umgeben (Abb. 10.14). Nach einer örtlichen Entzündung, die aus eosinophilen Leukozyten besteht, kommt es zu einer Verkalkung. Die benachbarten Muskelfasern können atrophisch sein. Bevorzugt befallen sind die Hals-, Thorax- und Zwerchfellmuskulatur, aber auch andere Organe (Gehirn, Myokard) können betroffen sein.

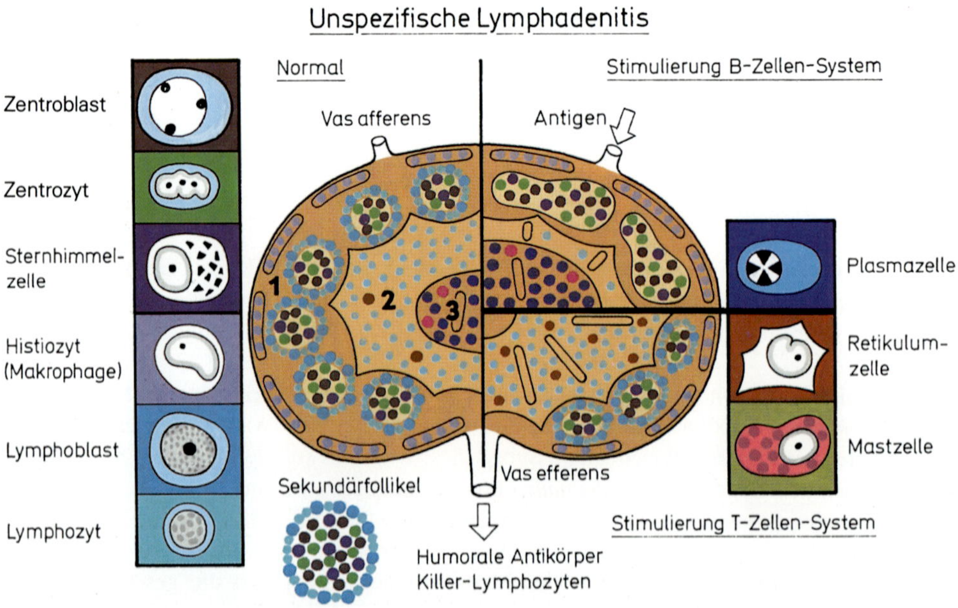

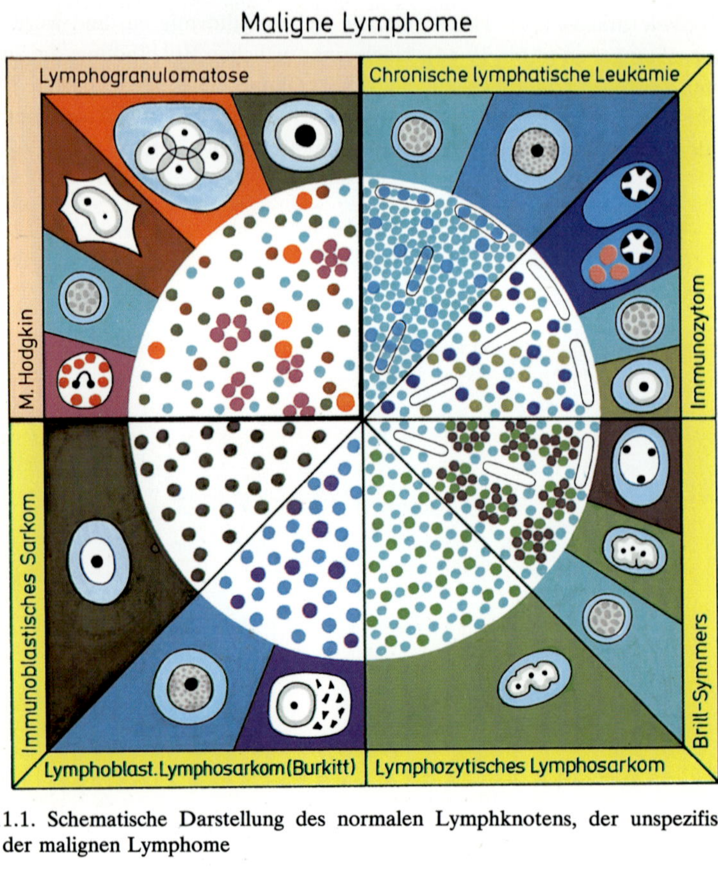

B. – Abb. 11.1. Schematische Darstellung des normalen Lymphknotens, der unspezifischen Lymphadenitis und der malignen Lymphome

11. Lymphknoten – Milz

Lymphknoten: Die Fortschritte der Immunologie haben zu der Erkenntnis geführt, daß der Immunantwort des Lymphknotens verschiedene Regionen zugeordnet werden müssen (Abb. 11.1 oben). Erreicht ein Antigen den Lymphknoten über das Vas afferens, so kann die *humorale Antikörperbildung* (**B-Zellen-System** = »bone marrow«-abhängiges System) oder das *zellgebundene Immunsystem* (**T-Zellen** = thymusabhängiges System) stimuliert werden. Das B-Zellen-System wird repräsentiert durch die Lymphknotenrinde mit den Sekundärfollikeln mit Keimzentren (1 in Abb. 11.1 oben) und das Lymphknotenmark (3 in Abb. 11.1 oben), das T-Zellen-System durch die Parakortikalzone (zwischen Mark und Rinde gelegen: 2 in Abb. 11.1 oben). Experimentell: Thymektomie bei neugeborenen Tieren. Parakortikalzone fehlt.

Bei **Stimulation des B-Zellen-Systems** (Abb. 11.1 oben rechts) führt die Antigenzufuhr zu einer Vergrößerung der Reaktions- bzw. Keimzentren der Sekundärfollikel, die riesenhaft groß werden können, mit Vermehrung von Zentroblasten und Zentrozyten sowie Kerntrümmerphagen (sog. Sternhimmelzellen). Man muß annehmen, daß das Antigen von Zellen des Keimzentrums aufgenommen und verarbeitet wird. Die Bildung humoraler Antikörper erfolgt durch Plasmazellen im Mark des Lymphknotens. Die Markzone ist dann verbreitert mit massenhaft Plasmazellen. Auf welche Weise die immunologische »Botschaft« von der Rinde ins Mark gelangt, ist unbekannt (zellulär, lymphogen?). Wird das **T-Zellen-System** (Abb. 11.1 unten rechts) durch ein Antigen stimuliert, so kommt es zu einer Verbreiterung der Parakortikalzone mit Vermehrung von T-Lymphozyten, Retikulumzellen und Mastzellen. In der Milz entsprechen die Follikel dem B-Zellen-System und die Pulpa dem T-Zellen-System. Diese verschiedenen Reaktionsformen des Lymphknotens haben in jüngster Zeit eine praktische Bedeutung erlangt: Wird im Drainagegebiet von Karzinomen (Mammakarzinom, Portiokarzinom) eine Stimulation der T-Zellen (Parakortikalzone) beobachtet, so besteht bei den Patienten eine bessere Prognose als bei der Aktivierung der B-Zellen-Region oder keiner Reaktion des Lymphknotens.

Bei **unspezifischer Lymphadenitis** wird eine Vermehrung der Sinushistiozyten beobachtet, die vielleicht als erste Station der Antigenaufnahme anzusehen sind. Das lymphatische Gewebe kann in Form der follikulären Hyperplasie (große Reaktionszentren), vergrößertes Mark (B-Zellen-Stimulation) oder in Form einer lymphatischen Hyperplasie (Verbreiterung der Parakortikalzone) reagieren. Auch beides zusammen kommt vor.

Spezielle Reaktionsformen des Lymphknotens: *Kleinherdige Epitheloidzellreaktion* (Piringer): Kleine, aus wenigen gruppiert stehenden Epitheloidzellen bestehende Herdchen mit unspezifischer Lymphadenitis findet man bei Toxoplasmose in der Lymphknotenrinde mit Sinushistiozytose. Wird auch bei Karzinomen beobachtet und in ganz frühen Stadien der Lymphogranulomatose. *Morbus Boeck:* Epitheloidzelliges Granulom (größer als bei Piringer). *Verkäsende Tuberkulose:* Verkäsung (Nekrose mit epitheloidzelliger Demarkation und Langhansschen Riesenzellen). *Pseudotuberkulose:* 1. *Pseudotuberkulose Masshoff* (Yersinia pseudotuberculosis), vorwiegend Mesenteriallymphknoten. 2. *Tularämie* (Pasteurella tularensis), von Wildbret übertragen (Pelzverarbeiter, Wildhändler). 3. *Katzenkratzkrankheit (Viren der Miyagawanella-Gruppe).* Alle Formen haben gleiches Erscheinungsbild. Zunächst herdförmige Retikulumzellwucherungen, sekundär zentrale Einschmelzungen, dann Begrenzung durch Epitheloidzellen bzw. Retikulumzellen.

Lymphknotentumoren (Abb. 11.1 unten): Die primären Lymphknotentumoren sind in der Regel maligne (Ausnahme: das gutartige *Lymphozytom Castleman,* das bevorzugt im Mediastinum vorkommt und Keimzentren mit zwiebelschalenartig gelagerten Lymphozyten zeigt) und werden unter dem Sammelbegriff **Lymphoma malignum** zusammengefaßt. Unter diesen Tumoren hat sich lediglich der **Morbus Hodgkin** als eigenständiges Krankheitsbild herauskristallisiert, die restlichen Tumoren werden als **Nicht-Hodgkin-Lymphome** (s. S. 264) bezeichnet.

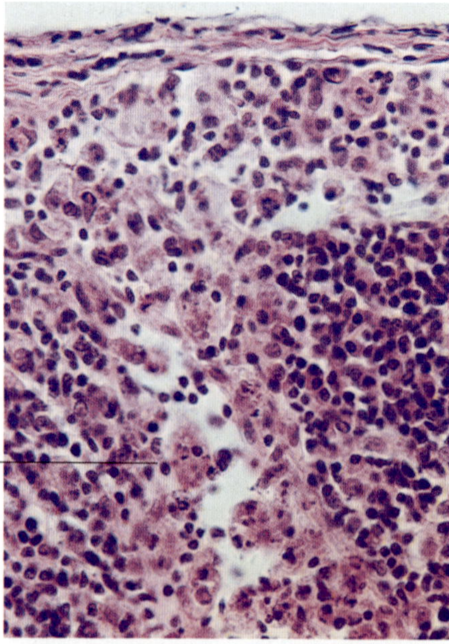

B. – Abb. 11.2. Sinuskatarrh des Lymphknotens; Fbg. HE

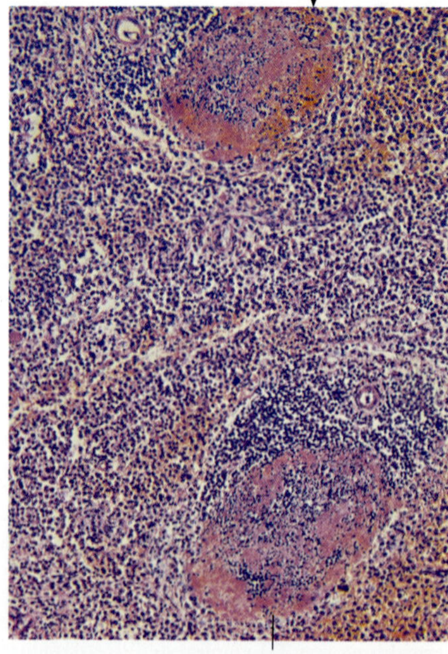

B. – Abb. 11.3. Follikelnekrosen bei Diphtherie; Fbg. HE

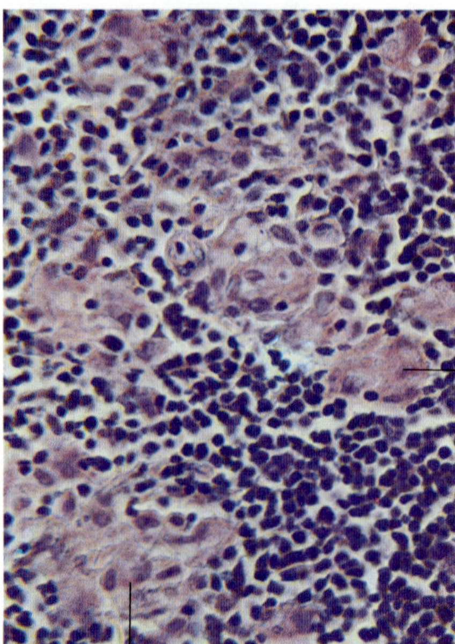

B. – Abb. 11.4. Piringersche Lymphadenitis (kleinherdige Epitheloidzellreaktion); Fbg. HE

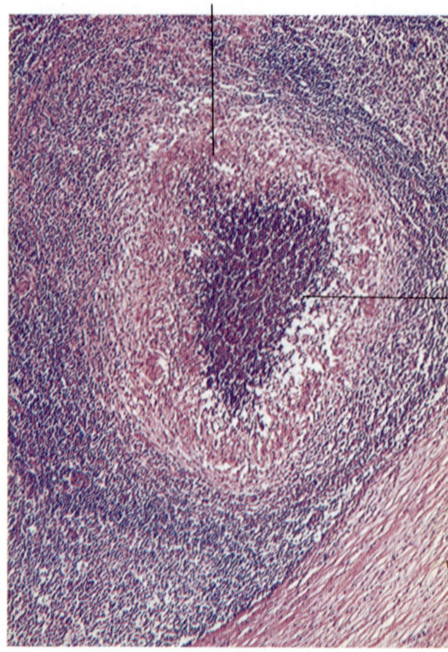

B. – Abb. 11.5. Retikulozytär abszedierte Lymphadenitis (Masshoff); Fbg. HE

Reaktionsformen des Lymphknotens

Der **Sinuskatarrh des Lymphknotens** (Abb. 11.2) ist eine Teilerscheinung der Lymphadenitis (vgl. S. 264). Das histologische Bild entsteht durch eine Proliferation der Retikulumzellen (Histiozyten) der Sinus, wenn in erhöhtem Maße zu resorbierende Substanzen (Eiweißabbauprodukte [z. B. bei Karzinomen im Quellgebiet], Bakterien, Toxine usw.) angeschwemmt werden. Diese vermehrten Retikuloendothelien (Retothelien) lösen sich in reichlicher Menge aus dem retikulären Zellverband und liegen dann isoliert als abgerundete, ovale Histiozyten mit leicht exzentrischem Kern in der Sinuslichtung: *Sinushistiozytose.* Unser Bild zeigt den Randsinus eines Lymphknotens bei einer unspezifischen Lymphadenitis mit Erweiterung der Sinus (→1 und →2: Grenze des Sinus), die mit großen zytoplasmareichen Zellen angefüllt sind. Es handelt sich um abgelöste Retikulumzellen, die in ihrem Zytoplasma Kerntrümmer gespeichert haben (→3). Außerdem sind einzelne Lymphozyten und Granulozyten nachweisbar.

Follikelnekrosen bei Diphtherie (Abb. 11.3). Eine besonders stark ausgeprägte Lymphadenitis mit Nekrosen in den Reaktionszentren der Sekundärfollikel findet man häufig bei Diphtherie (direkter toxischer Effekt). Auch bei akuter Enteritis bei Kleinkindern in den Mesenteriallymphknoten zu sehen. Histologisch sind die Zentren der Follikel in eine eosinrote Nekrose umgewandelt (→1), in der noch Kerntrümmer nachweisbar sind. In den Randpartien der Follikel ist ein schmaler Lymphozytenwall erhalten. Im übrigen Lymphknoten sieht man Zeichen der akuten Exsudation, häufig mit Blutungen (→2).

Kleinherdige Epitheloidzellreaktion (Piringer) (Abb. 11.4). *Die Piringersche Lymphadenitis ist in den meisten Fällen Ausdruck einer Lymphknotentoxoplasmose* (vgl. auch S. 313), *die bevorzugt (75%) in den Halslymphknoten auftritt.* Die charakteristischen histologischen Veränderungen sind eine kleinherdige Epitheloidzellreaktion, eine unreife Sinushistiozytose, Hyperplasie der Lymphfollikel mit Ausbildung großer Keimzentren und eine Perilymphadenitis. Unsere Abbildung zeigt mehrere Zellgruppen, die aus 4–8 großen, saftreich erscheinenden Epitheloidzellen mit hell eosinrotem Zytoplasma bestehen (→). Die Kerne dieser Zellen sind oval oder katzenzungenförmig und besitzen eine lockere Chromatinstruktur. Eine ähnliche kleinherdige Epitheloidzellreaktion in Lymphknoten findet man in Frühstadien der Lymphogranulomatose, bei der infektiösen Mononukleose und bei Tumorzerfall im Lymphknotenquellgebiet.

Retikulozytär abszedierte Lymphadenitis (Masshoff, Abb. 11.5). Die retikulozytär abszedierte Lymphadenitis wird durch verschiedene Infektionen hervorgerufen: durch *Yersinia pseudotuberculosis*[1] mit Befall der mesenterialen und ileozökalen Lymphknoten vorwiegend bei Kindern und Jugendlichen unter dem klinischen Bild einer Appendizitis; durch *Pasteurella tularensis* und Erreger der *Katzenkratzkrankheit* (Viren) mit Befall der regionären Lymphknoten der jeweiligen Eintrittspforte (Primärkomplex).

Diese verschiedenen infektiösen Lymphknotenerkrankungen zeigen ein gleichartiges histologisches Bild. Im vollausgebildeten Stadium findet man inmitten einer ausgedehnten herdförmigen Retikulumzellproliferation (→1) zentral eine Ansammlung polymorphkerniger Granulozyten mit Gewebseinschmelzung (Abszeß, →2). Der Abszeß wird von Retikulumzellen abgegrenzt. Außerdem erkennt man Sekundärfollikel mit deutlichen Reaktionszentren und sog. Sternhimmelzellen (Phagozyten, die Kerntrümmer gespeichert haben). Weitere Veränderungen bei dieser Erkrankung – auf dieser Abbildung nicht dargestellt – sind die meist erhebliche Perilymphadenitis und Endophlebitis sowie Endarteriitis benachbarter Blutgefäße.

[1] Alte Bezeichnung: *Pasteurella pseudotuberculosis.*

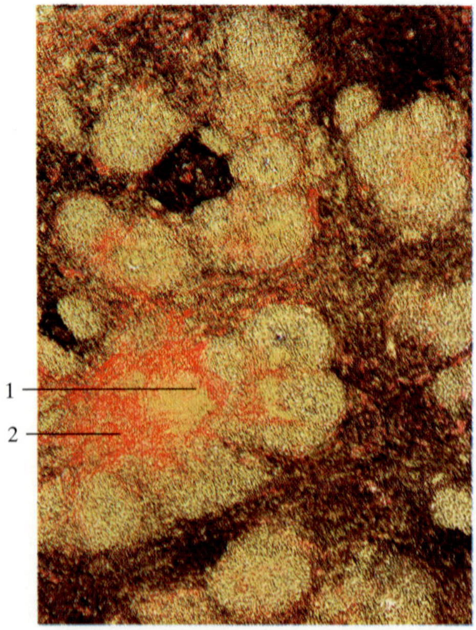

B. – Abb. 11.6. Epitheloidzellige Lymphknotentuberkulose; Fbg. v. Gieson

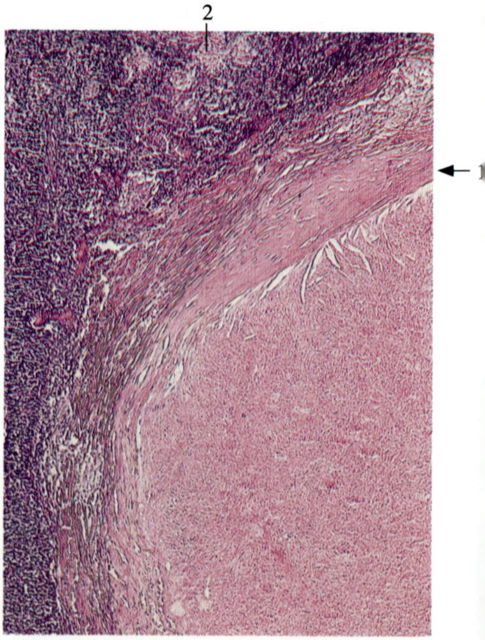

B. – Abb. 11.7. Verkäste Lymphknotentuberkulose; Fbg. HE

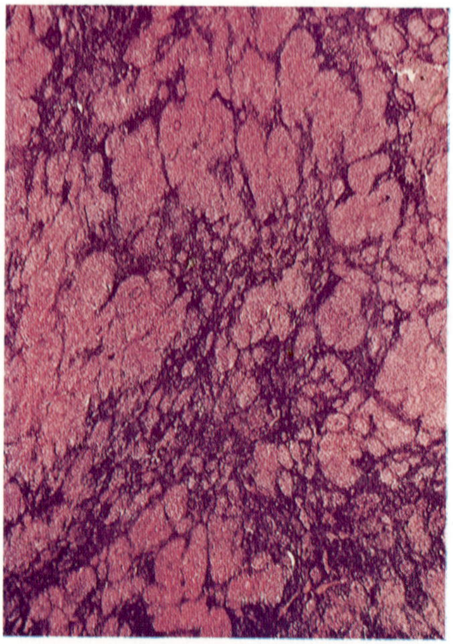

B. – Abb. 11.8. Sarkoidose eines Lungenhiluslymphknotens; Fbg. HE

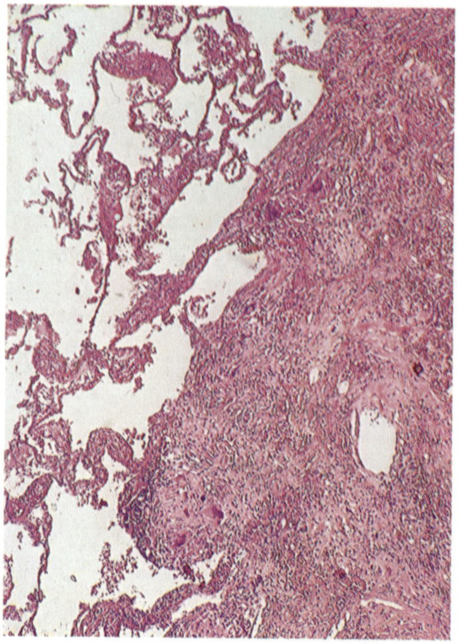

B. – Abb. 11.9. Vernarbende Sarkoidose der Lunge; Fbg. HE

Spezifische Lymphknotenentzündungen

Epitheloidzellige Lymphknotentuberkulose (Abb. 11.6). Man sieht mikroskopisch zahlreiche, dichtstehende Tuberkel, die lediglich aus Epitheloidzellen zusammengesetzt sind. Bei schwacher Vergrößerung treten diese runden, oft konfluierten Herde sehr deutlich hervor. Mit stärkerer Vergrößerung sind die typischen Epitheloidzellen zu sehen (vgl. S. 24). Vereinzelt kommen Langhanssche Riesenzellen vor. Im Zentrum der Epitheloidzelltuberkel können sich sekundär Nekrosen entwickeln (→1). In älteren Herden tritt zunehmend mehr hyalines Bindegewebe auf (→2), so daß schließlich eine Narbe resultiert.
Bei der **verkästen Lymphknotentuberkulose** (Abb. 11.7) beherrschen die Nekrosen ganz das histologische Bild, während das spezifische Granulationsgewebe nur als schmaler Saum sichtbar wird oder wie in dieser Abbildung zum größten Teil schon durch eine fibröse Kapsel (→1) ersetzt ist. Mit unbewaffnetem Auge sieht man anstelle des lymphatischen Gewebes große, homogene, eosinrote Massen (Verkäsung). Die mittlere und die stärkere Vergrößerung zeigen den ausgedehnten feinscholligen Nekrosebezirk ohne Reste der ursprünglichen Gewebsstruktur. Außerhalb des Käseherdes finden sich einige epitheloidzellige Granulome ohne Verkäsung (→2).

Makroskopisch: Gefelderte Schnittfläche mit herd- oder landkartenförmigen gelben, trockenen Bezirken.

Morbus Boeck (Sarkoidose) (Abb. 11.8, 11.9, 11.10): Die Sarkoidose stellt eine Krankheitseinheit sui generis unbekannter Ursache dar. Das morphologische Substrat ist der Epitheloidzelltuberkel ohne Verkäsung. Praktisch alle Organe können betroffen sein. Im Beginn der Erkrankung sind die Lungenhiluslymphknoten befallen (klinisch Stadium I, 40% heilen aus).

Abb. 11.8 zeigt in der Übersicht einen Lungenhiluslymphknoten, der dicht von z. T. zusammenfließenden epitheloidzelligen Granulomen durchsetzt ist. Bei stärkerer Vergrößerung bietet sich das gleiche histologische Bild wie in Abb. 3.41 auf S. 120: Dichtgelagerte, meist saftige Epitheloidzellen mit ovalen oder katzenzungenähnlichen Zellkernen sowie Langhanssche Riesenzellen bilden ein Granulom. Im Gegensatz zur Tuberkulose fehlt die Verkäsung, und die epitheloidzelligen Granulome neigen zur Fibrosierung, die von der Peripherie zum Zentrum hin fortschreitet. In den Epitheloidzellen werden häufig muschelschalenförmig verkalkte Körperchen, sog. »*Conchoid bodies*« (Schaumann-Körperchen, Abb. 11.10), beobachtet (Zelleinschlüsse: Verkalkter Inhalt von Lysosomen? in 80% der Fälle bei Sarkoidose nachweisbar; bei Tuberkulose nur in 6%). Unser Bild zeigt diese Körperchen im polarisierten Licht mit doppelbrechendem Zentrum.
Von den Lungenhiluslymphknoten greifen die Granulome lymphogen auf die Lunge über (interintraalveolär, perivaskulär und in der Bronchialwand). II. Stadium. 40% heilen aus. Abb. 11.9 zeigt schon ein beginnendes III. Stadium (Lungenfibrose. Tod in Dyspnoe) mit vernarbendem Granulomgewebe und einzelnen Riesenzellen vom Langhans-Typ. In den Randpartien besteht ein Narbenemphysem. Bei der hämatogenen Aussaat können alle Organe betroffen sein. Vorwiegend junge Frauen betroffen. Häufigkeit 1:1000.

Beachte: Epitheloidzellige Granulome kommen vor bei Tuberkulose, Sarkoidose, Berylliumeinwirkung, Kunststoffen, in den Lymphknoten des Drainagegebietes von malignen Tumoren, bei Ileitis terminalis, Toxoplasmose usw. Es handelt sich also um eine relativ unspezifische Reaktion des Gewebes bei den verschiedensten Einwirkungen. Die Diagnose eines Morbus Boeck muß klinisch abgesichert werden.

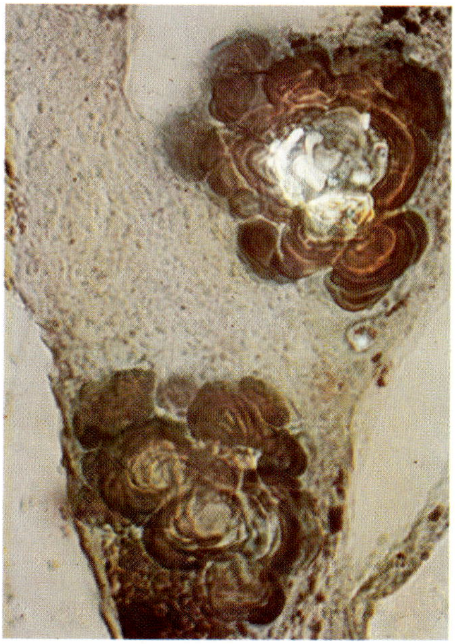

B. – Abb. 11.10. Schaumann-Körperchen bei Sarkoidose (polarisiertes Licht); Fbg. Hämatox.

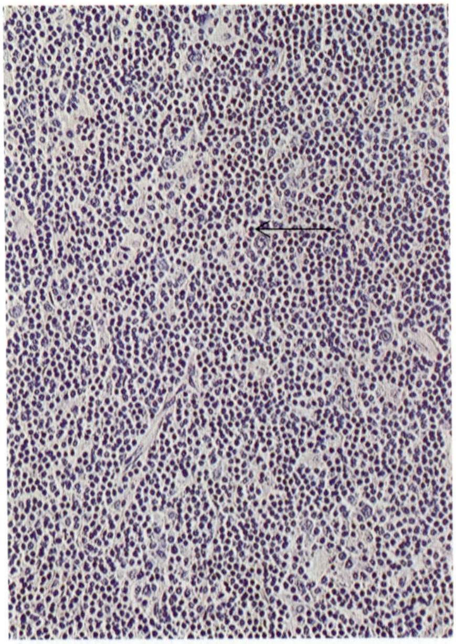

B. – Abb. 11.11. Morbus Hodgkin, lymphozytenreiche Form; Fbg. HE

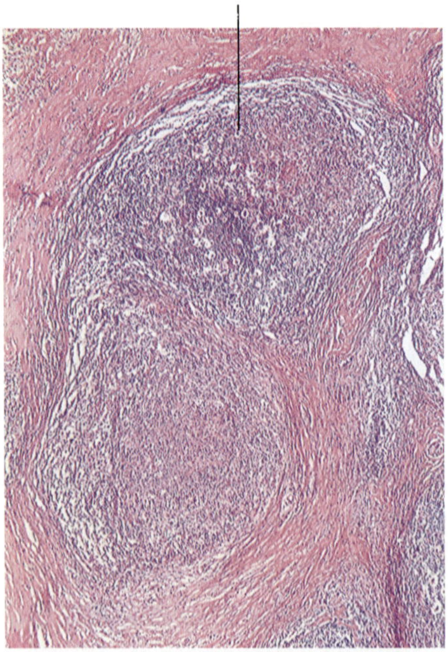

B. – Abb. 11.12. Morbus Hodgkin, noduläre Sklerose; Fbg. HE

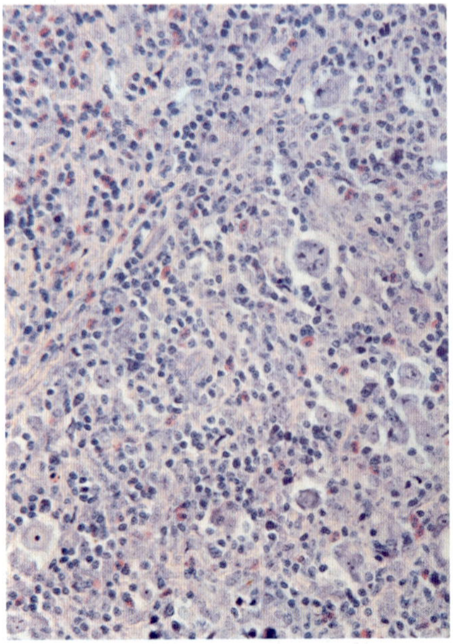

B. – Abb. 11.13. Morbus Hodgkin, gemischte Form; Fbg. Giemsa

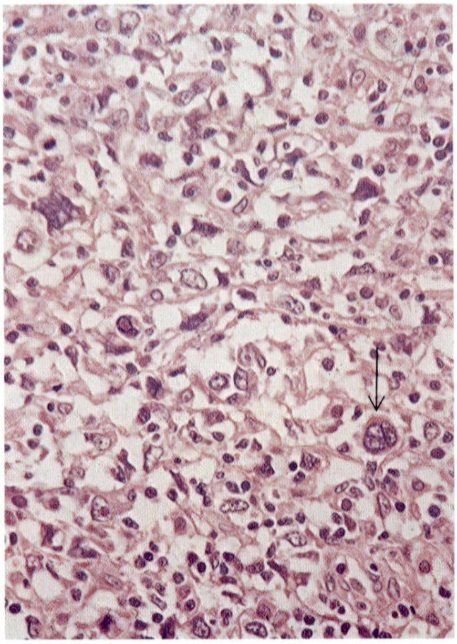

B. – Abb. 11.14. Morbus Hodgkin, retikuläre Form; Fbg. HE

Morbus Hodgkin (Lymphogranulomatose)

Das **Lymphoma malignum Hodgkin** (Lymphogranulomatose. Abb. 11.11–11.15) *ist die häufigste bösartige Erkrankung des Lymphknotens* (50% der primären Lymphknotentumoren). *Es handelt sich um ein destruierend wachsendes Granulom von spezifischem Gewebscharakter.* Das typische histologische Bild wird von folgenden Kriterien bestimmt: Zerstörung der normalen Struktur des Lymphknotens durch ein Granulom, bestehend aus atypischen Retikulumzellen (evtl. Epitheloidzellen), Lymphozyten, eosinophilen Granulozyten, Hodgkin- und Sternbergschen Riesenzellen (s. a. Abb. 11.15). Der für dieses Krankheitsbild charakteristische Zelltyp, die Hodgkin-Zelle, entsteht aus Retikulumzellen oder Lymphoblasten (× u. →1 in Abb. 11.15). Die Hodgkin-Zellen haben einen auffallend hellen, blasigen Kern mit deutlicher Kernmembran inmitten eines schmalen, bei Giemsa-Färbung blaß basophilen, unscharf begrenzten Zytoplasma. Von solchen Hodgkin-Zellen leiten sich die mehrkernigen Sternbergschen Riesenzellen ab. Ihre ebenfalls blasig beschaffenen Kerne überlappen sich teilweise, das Zytoplasma ist meist reichlich vorhanden (Abb. 11.15 →2). Man unterscheidet verschiedene Formen des Morbus Hodgkin mit unterschiedlicher Prognose:

1. **Lymphozytenreiche Form** (diffus oder nodulär): Früher als Paragranulomatose bezeichnet. Abb. 11.11 zeigt, daß Lymphozyten vorherrschen, während nur wenig atypische Retikulumzellen und Hodgkin-Zellen (→) vorhanden sind. Eosinophile Granulozyten fehlen meistens. Meist junge Männer betroffen (30–40 Jahre). Sehr gute Prognose (50–60% leben länger als 6 Jahre). Übergang in gemischte Form und retikuläre Form aber möglich.

2. **Nodulär-sklerosierende Form:** Sonderform, die selten in eine andere Art der Lymphogranulomatose übergehen soll. Abb. 11.12 zeigt den typischen Befund: Der Lymphknoten ist von breiten Bändern kollagenen Bindegewebes (im polarisierenden Licht doppelbrechend) durchsetzt, die sich ringförmig anordnen. Das Granulomgewebe besteht vorwiegend aus Lymphozyten, einigen atypischen Retikulumzellen und sog. »lacunar cells« (Histiozyten mit feingranulärem Zytoplasma), die in Abb. 11.12 als kleine helle runde Zellen zu sehen sind (→). Reichlich Hodgkin- und Sternbergzellen. Meist junge Frauen betroffen. 60% leben länger als 6 Jahre.

3. **Gemischte Form** (Abb. 11.13): Typisches Granulomgewebe wie oben im Text beschrieben mit atypischen Retikulumzellen, Lymphozyten, eosinophilen Granulozyten, Sternbergschen Riesenzellen und Hodgkin-Zellen. Überlebensrate: 25% leben länger als 6 Jahre. Bei Männern und Frauen gleich häufig vorkommend.

4. **Lymphozytenarme Formen:**
a) **Diffuse Fibrose:** Kollagenes Narbengewebe mit nur noch wenig Granulomgewebe. Spärlich Lymphozyten, reichlich atypische Retikulumzellen und Sternbergsche Riesenzellen.
b) **Retikuläre Form** (Hodgkin-Sarkom): Abb. 11.14 zeigt, daß die Zellwucherung vorwiegend aus atypischen Retikulumzellen und Hodgkin-Zellen bzw. Sternbergschen Riesenzellen (→) besteht. Lymphozyten fehlen fast vollständig. Hämatogene Metastasierung. Beide Geschlechter sind gleich häufig betroffen. Verlauf: Nur 20% leben länger als 2 Jahre.

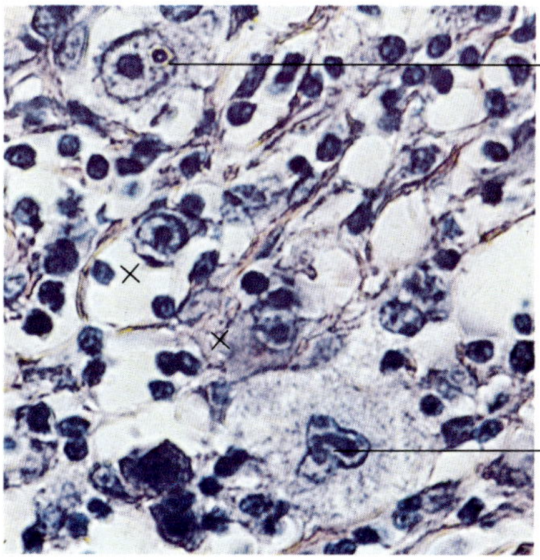

B. – Abb. 11.15. M. Hodgkin; Hodgkinzelle →1, Sternbergsche Riesenzelle →2; Fbg. Giemsa

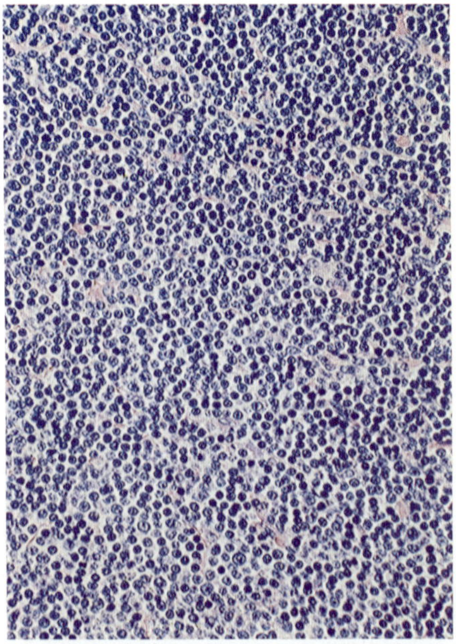

B. – Abb. 11.16. Chronische lymphatische Leukämie; Fbg. HE

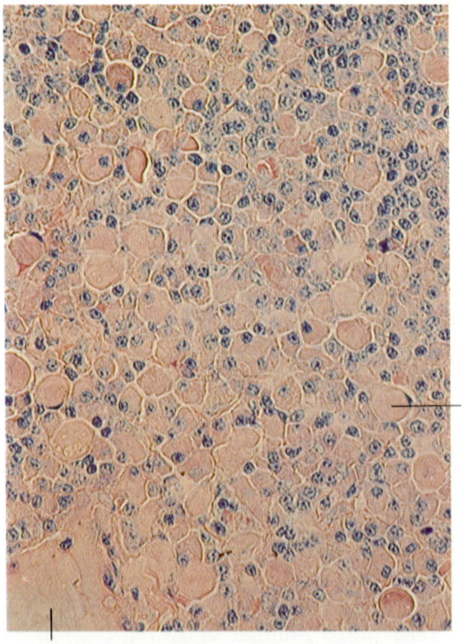

B. – Abb. 11.17. Immunozytom; Fbg. Giemsa

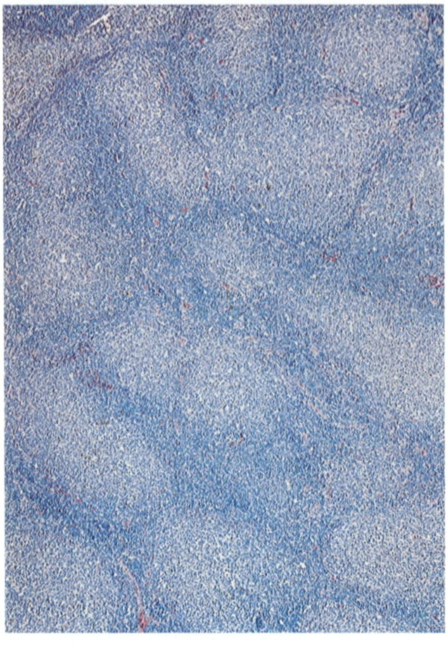

B. – Abb. 11.18. Morbus Brill-Symmers; Fbg. Giemsa

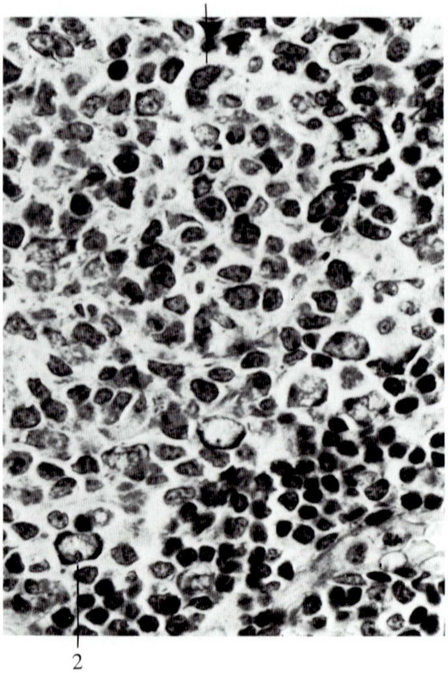

B. – Abb. 11.19. Morbus Brill-Symmers; Fbg. Giemsa

Nicht-Hodgkin-Lymphome

Maligne Lymphome *(Nicht-Hodgkin-Lymphome)* (vergl. Schema S. 264). In der Klassifizierung der malignen Lymphome hat sich durch eine subtilere Untersuchungstechnik (Giemsa-Färbung, Elektronenmikroskopie) und durch die Fortschritte auf dem Gebiet der Immunologie ein grundlegender Wandel angebahnt, wobei auch durch retrograde klinische Studien Aussagen über die Prognose möglich sind. Leider ist die Nomenklatur noch nicht einheitlich. Man unterscheidet heute maligne Lymphome mit *niedriger Malignität* (Verlauf im Mittel 5–15 Jahre: Chronisch-lymphatische Leukämie, Immunozytom, lymphozytisches Lymphosarkom, Morbus Brill-Symmers), von solchen mit *hoher Malignität* (Verlauf bis 3 Jahre: Immunoblastisches Sarkom, lymphoblastisches Lymphosarkom).

Chronisch-lymphatische Leukämie (*CLL.* Abb. 11.16). Mit aleukämischem, subleukämischem oder leukämischem Blutbild auftretend. Histologisch (Abb. 11.16) sieht man eine diffuse Wucherung typischer Lymphozyten und nur wenig Lymphoblasten (→). Die Sinus des Lymphknotens sind meist erhalten. In der Milz sind die Follikel infiltriert, in der Leber die Periportalfelder. Auch Knochenmarksbefall.

Häufigste aller Leukosen. Alter 60–70 Jahre, ♂: ♀ = 2:1. Verlauf 3–10 Jahre. Im Gewebe lassen sich Immunoglobuline (IgM) nachweisen.

Immunozytom (*lympho-plasmozytoides Immunozytom.* Abb. 11.17). Diese Fälle liefen früher unter der Bezeichnung *Morbus Waldenström*, der ein etwas anderes Gewebsbild bietet (lymphoide Plasmazellen, Mastzellen, Eiweißseen) und immer mit einer Vermehrung von IgM im Blut einhergeht. Unsere Abbildung zeigt die typische Vermehrung von Plasmazellen, die in ihrem Zytoplasma Russellsche Körperchen (→) aufweisen (Sekretionsstörung von Immunglobulin). Außerdem sieht man lymphoide Elemente, die teilweise lymphoide Plasmazellen darstellen. Auch Immunoblasten kommen vor, ähnlich wie in Abb. 11.21. Bei →2 Teil eines Eiweißsees. IgM und IgG lassen sich im Gewebe nachweisen, nicht immer im Blut.

Höheres Lebensalter: Männer häufiger betroffen als Frauen. Langer Verlauf. Kortikoidtherapie.

Großfollikuläres Lymphoblastom (Synonyma: zentrozytisch-zentroblastisches Lymphom, *Morbus Brill-Symmers*, »follicle center cell tumor«. Abb. 11.18, 11.19). Unsere Abbildung zeigt, daß der Lymphknoten dicht von heller erscheinenden »Keimzentren« durchsetzt ist, die meistens kleiner sind als bei unspezifischer Lymphadenitis. Bei starker Vergrößerung (Abb. 11.19) sieht man Zellen des Keimzentrums: Germinozyten mit ovalen Zellkernen (→1) und Germinoblasten mit randständigen Nukleolen sowie basophilem Zytoplasma (→2). Makrophagen mit Kerntrümmern wie bei unspezifischer Lymphadenitis fehlen.

Alter: 20–30jährige und 60jährige. Häufiger Männer betroffen. 60% leben länger als 5 Jahre. 50% der Fälle gehen in ein Sarkom über (germinoblastisches Sarkom). IgM oder IgG im Gewebe vermehrt.

Lymphozytisches Lymphosarkom: Diffuse Wucherung von lymphozytenähnlichen Zellen, deren Zellkerne aber heller sind als die von Lymphozyten, nicht rund, sondern mehr gekantet erscheinen, ohne deutliches Zytoplasma. Nach LENNERT handelt es sich um Germinozyten (diffuses Germinozytom). Auch leukämische Ausschwemmungen. Alle Altersklassen betroffen. Prognose wird unterschiedlich angegeben (Monate–Jahre). IgM im Gewebe nachweisbar.

Lymphoblastisches Lymphosarkom (Abb. 11.20): Bekanntester Vertreter dieser Gruppe ist der *Burkitt-Tumor* (s. S. 36), der meist in Afrika, heute in zunehmendem Maße aber auch außerhalb Afrikas beobachtet wird. Es handelt sich um eine Wucherung großer Lymphoblasten mit runden Zellkernen und 1–2 Nukleolen sowie einem basophilen Zytoplasma, die von B-Lymphozyten abgeleitet werden. Sehr charakteristisch sind zahlreiche Histiozyten (→), die Kerntrümmer gespeichert haben.

Es sind vorwiegend Kinder betroffen. ♂ : ♀ = 3:1. Beim Burkitt-Lymphom konnte Epstein-Barr-Virus bzw. dessen Genom nachgewiesen werden, wie beim Nasopharyngealkarzinom der Chinesen.

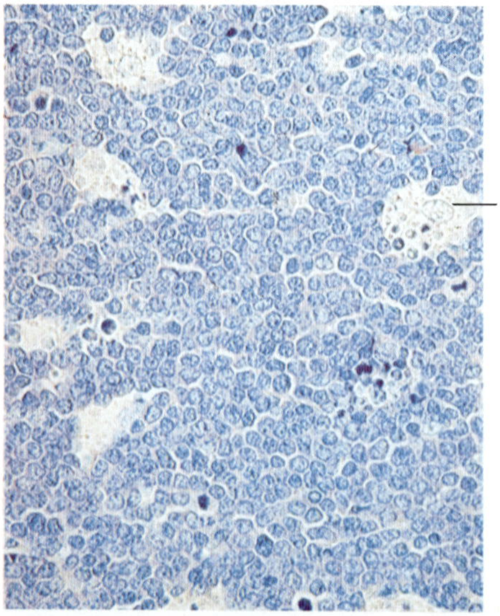

B. – Abb. 11.20. Lymphoblastisches Lymphosarkom; Fbg. Giemsa

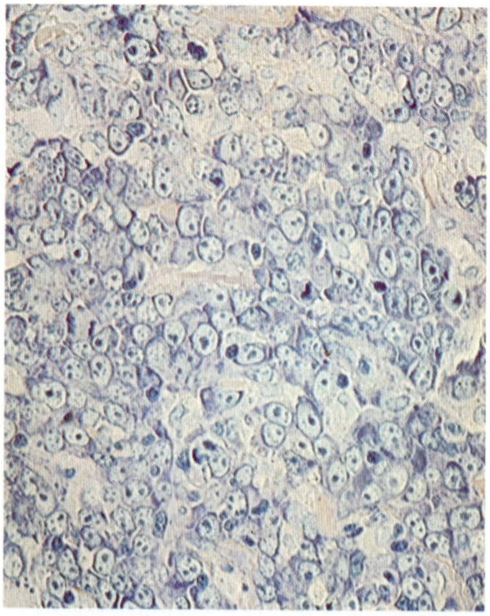

B. – Abb. 11.21. Immunoblastisches Sarkom; Fbg. Giemsa

Immunoblastisches Sarkom (frühere Bezeichnung *Retikulosarkom*): Abb. 11.21 zeigt eine diffuse Wucherung großer Zellen mit basophilem Zytoplasma und runden bis ovalen Zellkernen mit deutlicher Kernmembran und einem großen Nukleolus. Elektronenmikroskopisch lassen sich im Zytoplasma reichlich Poly- und Ribosomen nachweisen. Gitterfasern, die früher als typisch für das Retikulosarkom angesehen wurden, lassen sich manchmal darstellen. IgM kann im Tumorgewebe fast immer nachgewiesen werden. Alter 60–70 Jahre. Verlauf $^1/_2$–1 Jahr.

Beispiele zur Immunologie

Wie auf S. 264 dargestellt, unterscheidet man im Lymphknoten eine B- und T-Zellen-Region. Die Immunantwort des Organismus kann die **B-Zellen** betreffen (= »bone marrow lymphocytes«) mit Stimulierung der Lymphozyten (Abb. 11.23: Vergrößerung und Auflockerung des Zellkernes, Ausbildung eines breiten Zytoplasmas mit reichlich rauhem endoplasmatischem Retikulum und Mikrovilli an der Zellmembran) zu **Immunoblasten** (Vermehrung aller Organellen, vor allem Ribosomen) bis zur Ausdifferenzierung von **Plasmazellen** (Bildung humoraler Antikörper = Immunglobuline). Gleichzeitig setzt eine Zellvermehrung durch Mitosen ein.

Wird das **T-Zellen-System** (thymusabhängige Lymphozyten) stimuliert, so entwickeln sich die gleichen zellulären Vorgänge (stimulierter Lymphozyt, Immunoblast). Die weitere Differenzierung führt aber zu Lymphozyten, die als »Killer-Lymphozyten« bezeichnet werden, da sie die Fähigkeit haben, fremde, nicht dem Organismus zugehörige Zellen zu erkennen und mittels Lymphotoxinen zu vernichten (z. B. Zerstörung von Tumorzellen). Bei Autoimmunerkrankungen können auch körpereigene Zellen angegriffen werden. Die Killer-Lymphozyten sind morphologisch nicht von »ruhenden«, noch nicht mit Antigen in Berührung gekommenen Lymphozyten und sog. »Memory-Zellen« zu unterscheiden. »Memory-Zellen« sind mit einem Antigen schon einmal in Berührung gekommen und besitzen ein immunologisches Gedächtnis für dieses Antigen, so daß eine Antikörperbildung bei neuem Antigenkontakt sofort wieder erfolgen kann (s. a. Allgemeine Pathologie).

Man ist heute der Ansicht, daß Antigene zuerst von Makrophagen aufgenommen und von diesen verarbeitet werden und daß eine spezifische immunologische Botschaft an die Lymphozyten weitergegeben wird. Abb. 11.22 zeigt, daß Lymphozyten spezifische Antigenrezeptoren (Immunglobuline) an ihrer Oberfläche tragen, die das Antigen (hier Schaferythrozyten) durch Immunadhärenz binden können.

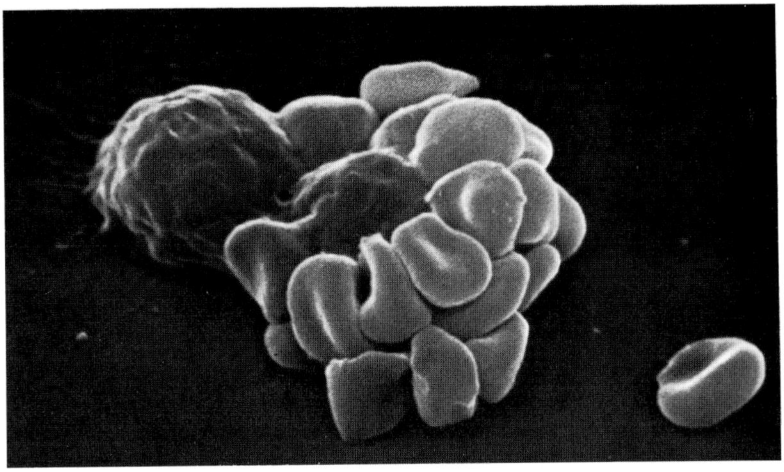

B. – Abb. 11.22. Antigenbindung durch Lymphozyten (Maus): Rasterelektronenmikroskopische Aufnahme zur Immunadhärenz des Antigens (Schaferythrozyten) an einen Lymphozyten mit antigenspezifischen Oberflächen, Immunglobulin-Rezeptoren (Rosettentest nach BIOZZI). Vergr. 4700×. (BRÜCHER, GUDAT u. VILLIGER)

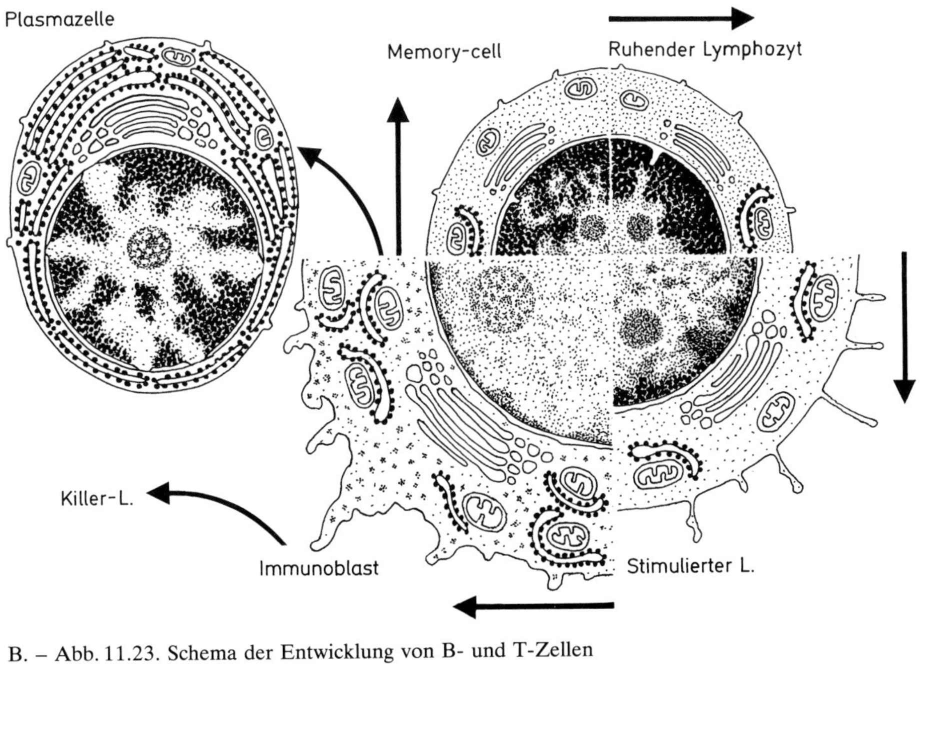

B. – Abb. 11.23. Schema der Entwicklung von B- und T-Zellen

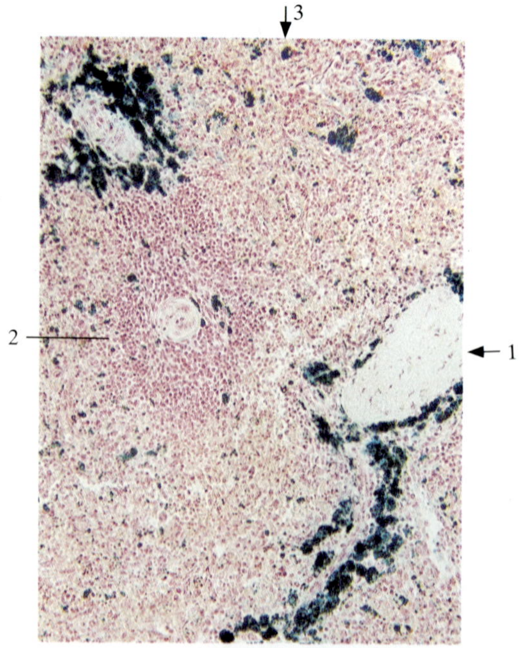

B. – Abb. 11.24. Siderose der Milz; Fbg. Berliner-Blau-Reaktion

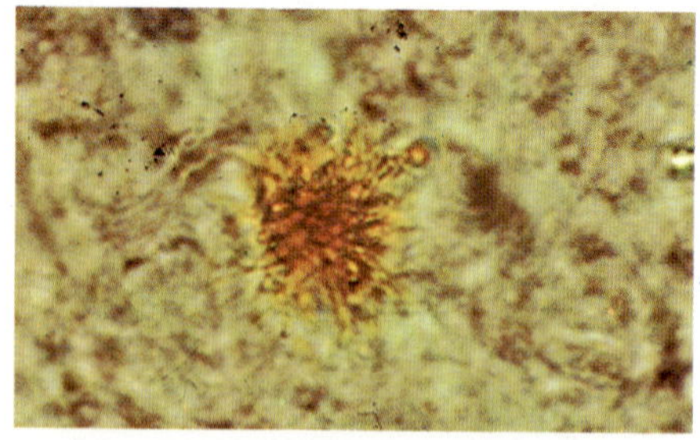

B. – Abb. 11.25. Hämatoidinkristalle in einem Milzinfarkt; Fbg. HE

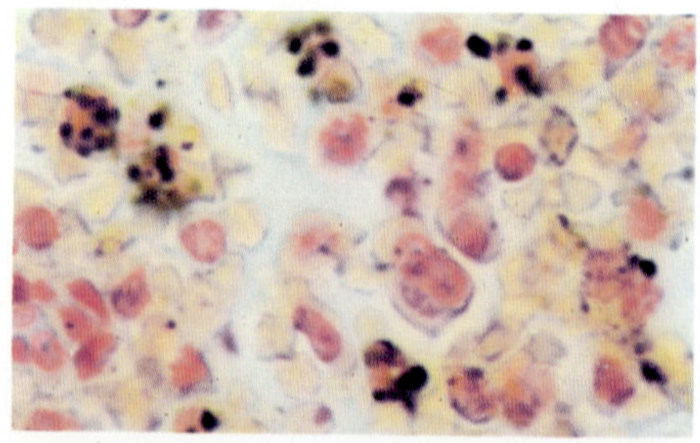

B. – Abb. 11.26. Formalinpigment in der Milz; Fbg. Kernechtrot

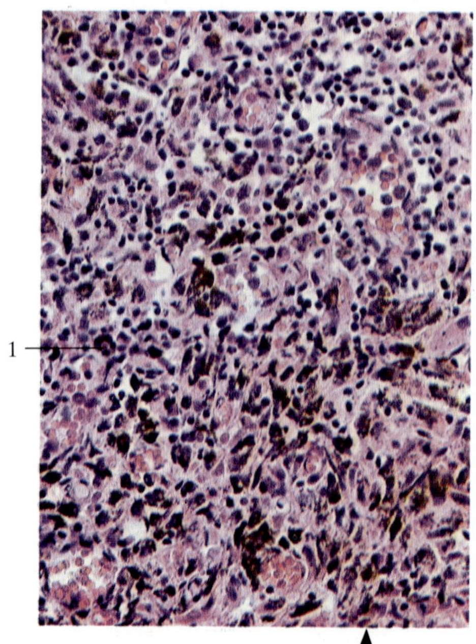

B. – Abb. 11.27. Anthrakose eines Lymphknotens; Fbg. HE

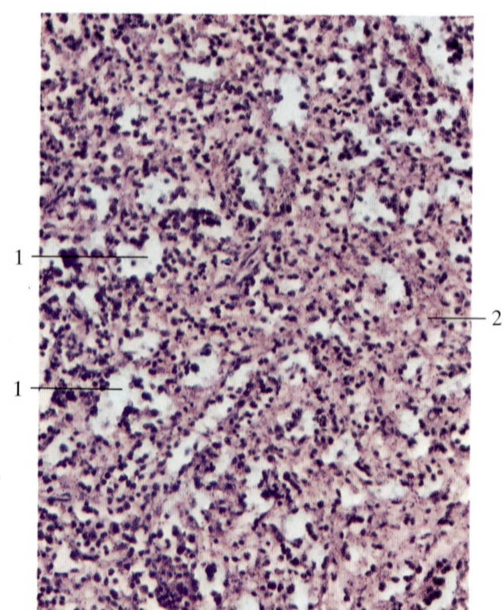

B. – Abb. 11.28. Fibroadenie der Milz; Fbg. HE

Milz

Bei pathologischen Veränderungen ist in der Milz darauf zu achten, inwieweit die Architektur der Trabekel, der Sinus der roten Pulpa sowie die weiße Pulpa erhalten sind. Insbesondere sind zu beurteilen: Blutgehalt, Fasergerüst, Art und Zahl der Zellen und fremde Ablagerungen.

Siderose der Milz (Abb. 11.24). *Bei vermehrtem Erythrozytenzerfall (hämolytischen Anämien, häufigen Bluttransfusionen) und bei parenteraler Eisenzufuhr in größerer Menge wird in den Retikulumzellen der Milz Eisenpigment gespeichert* (vgl. S. 10). Histologisch sieht man bei schwacher Vergrößerung nach Berliner-Blau-Reaktion grünblaue, schollige Massen herdförmig in der roten Pulpa und in der Umgebung der Trabekel (→1), (→2: Follikel). Die starke Vergrößerung zeigt, daß das Siderin in braunen, bei Berliner-Blau-Reaktion in blauen Schollen im Zytoplasma von Retikulumzellen liegt. Man muß dazu allerdings eine Stelle aufsuchen, in der das Pigment nicht so dicht liegt, und eine gut abgrenzbare Einzelzelle einstellen (→3).

Hämatoidinkristalle in einem Milzinfarkt (Abb. 11.25). Hierbei handelt es sich um kristallisiertes Bilirubin, das in Form von roten bis gelbroten Nadeln oder rhombischen Tafeln vorliegt. Bei Blutzerfall ohne zelluläre Resorption, z. B. im Zentrum von Hämatomen oder, wie im dargestellten Beispiel, im Innern eines Milzinfarktes, bildet sich dieses eisenfreie Pigment aus dem aus Erythrozyten freigewordenen Hämoglobin (vgl. S. 10).

Formalinpigment (Abb. 11.26) ist ein Kunstprodukt. Die dunkelbraunen, körnigen, doppelbrechenden, vielfach in Gruppen angeordneten Ablagerungen entstehen durch Reaktion des Formaldehyds mit freigesetztem Hämoglobin (wahrscheinlich Protoporphyrin). Sie geben eine positive Benzidinprobe und sind in schwachen Säuren löslich (Kadasewitsch-Reaktion).

Makroskopisch: In Formalin fixiertes Blut erscheint braun bis schwarzbraun.

Anthrakose eines Lymphknotens (Abb. 11.27): Von der Lunge aufgenommenes Kohlepigment gelangt über die Lymphbahnen in die regionären Lymphknoten des Lungenhilus, kann aber auch weiter in die paraaortalen Lymphknoten verschleppt werden. Bei Einbruch von stark anthrakotischen Lymphknoten in Blutgefäße des Lungenhilus wird das Kohlepigment auch auf dem Blutweg verbreitet, und es können in verschiedenen Organen sog. Pigmentmetastasen entstehen. Das den Hiluslymphknoten zugeführte körnige Kohlepigment wird zunächst von den Sinushistiozyten phagozytiert. Bei weiterem Pigmentangebot findet man es auch in Histiozyten der Pulpa von Rinde und Mark, bevorzugt perifollikulär. Bei starker Vergrößerung erkennt man die Kohlepigmentkörnchen in den einzelnen Histiozyten, wobei der Zellkern eine Aussparung in den Ablagerungen bedingt (→1). In fortgeschrittenen Stadien kommt es zu einem Schwund des lymphatischen Gewebes und zu einer Fibrosierung des Lymphknotens. Abb. 11.27 zeigt diese Verarmung an Lymphozyten bei →2.

Makroskopisch: Anfangs diffuse oder fleckige graue Verfärbung der Lymphknoten, später einheitlich schwarze Farbe (feuchte Schnittfläche im Gegensatz zur Silikose).

Fibroadenie der Milz (Abb. 11.28): *Man versteht darunter die chronische Stauungsinduration der Milz bei portaler Hypertonie, z. B. bei Leberzirrhose.* Nach einer Erweiterung der Sinus bei akuter Stauung entwickelt sich mit zunehmender Dauer zwischen den Sinusoiden eine Retikulumzell- und Retikulumfaservermehrung. Nach Kollagenisierung dieser vermehrten Gitterfasern werden die Sinusoide, die in dieser Abbildung weitgehend frei von Erythrozyten sind (→1), von starren verbreiterten Wänden umgeben (→2). Gleichzeitig kommt es zur Atrophie der weißen Pulpa.

Makroskopisch: Starke Milzvergrößerung. Milzgewicht häufig über 500 g. Fibröse Verdickung der Milzkapsel, oft mit Kapselhyalinose. Ausbildung einer zäh-elastischen Konsistenz. Schnittfläche dunkelrot. Nach Verblutung, z. B. Ösophagusvarizen, hellrot, derb-elastisch.

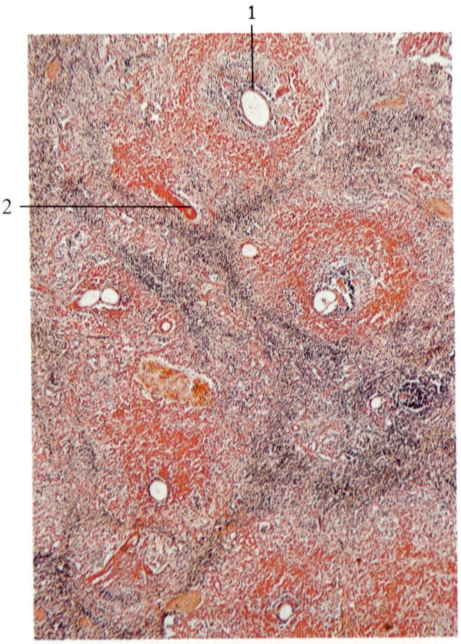

B. – Abb. 11.29. Follikelamyloidose der Milz; Fbg. Kongorot

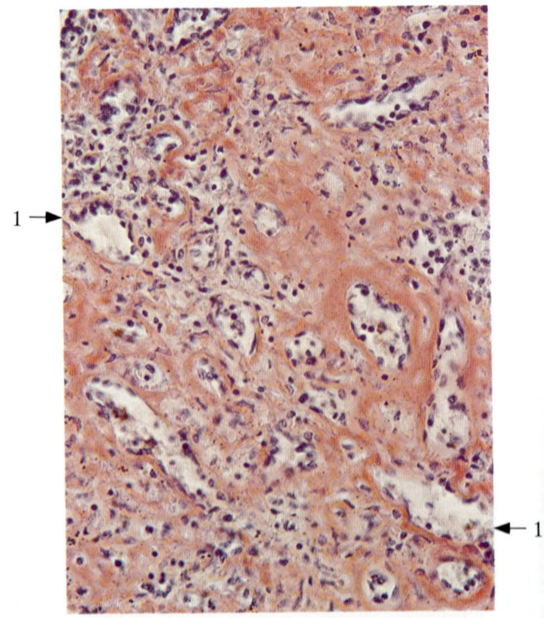

B. – Abb. 11.30. Pulpaamyloidose der Milz; Fbg. Kongorot

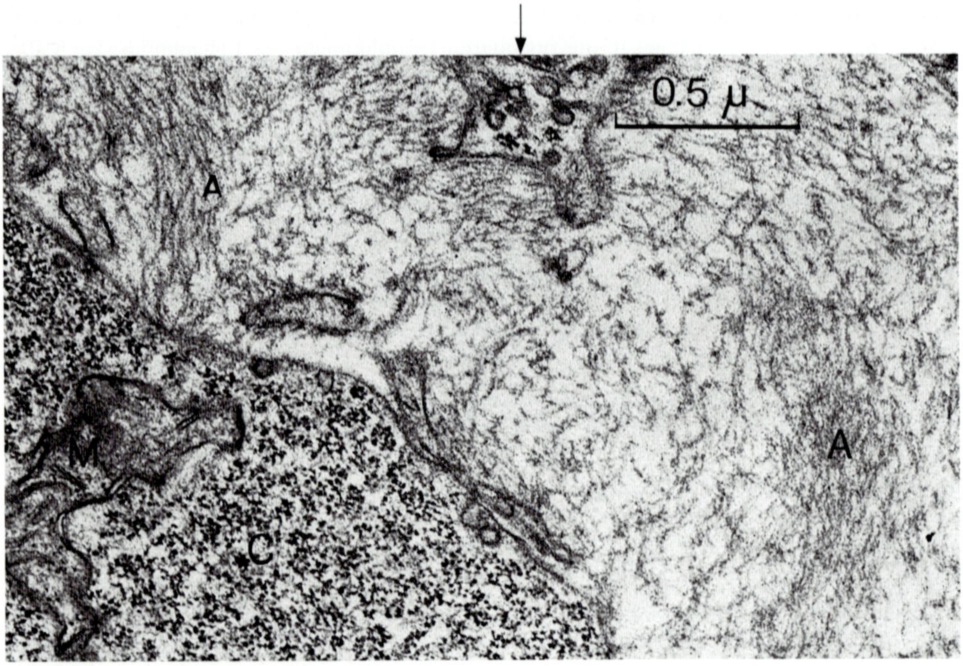

B. – Abb. 11.31. Experimentelle Amyloidose der Maus nach Gabe von Natriumkaseinat. A = faseriges Amyloid außerhalb des Zytoplasmas (C) einer Retikulumzelle der Milz. Im Zytoplasma massenhaft aggregierte Ribosomen (Polysomen) als Zeichen einer hohen Proteinsynthese. M = Verschmelzung von Mitochondrien (Riesenmitochondrien), → = Teile einer Nachbarzelle. Vergr. 49000×. (Caesar)

Amyloidose

Beim Amyloid handelt es sich um eine glasig-durchscheinende, homogene Substanz von fester Konsistenz, die sich mit Eosin rot anfärbt und eine positive Kongorotprobe gibt (vgl. S. 12). Amyloid besteht zu 90% aus Eiweiß (Aminosäuresequenz häufig wie Immunglobuline). Amyloidfibrillen bestehen aus den variablen Fragmenten von »light chains« von Antikörpermolekülen und 1% Kohlenhydraten (Chondroitinsulfat und Neuraminsäure). Die Bindung des Kongorots erfolgt wahrscheinlich an die Kohlenhydratkomponente des Amyloids, wobei ein Abstand von 10 Å der reaktiven Gruppen des Farbstoffs gefordert wird (ähnlich bei Zellulose). Als Beweis für die gerichtete Einlagerung des Farbstoffs an die Amyloidfasern kann die Tatsache angesehen werden, daß nach Kongorotfärbung das Amyloid doppelbrechend ist. Elektronenmikroskopisch liegt Amyloid in Fasern von etwa 80 Å (50–150 Å) Dicke vor (Abb. 11.31 u. 11.32), die gewöhnlich keine Innenstruktur aufweisen. Mit besonderen Techniken wurde beobachtet, daß die Fasern aus 2 Fibrillen von je 25 Å Durchmesser bestehen, die eine Doppelhelix bilden mit 25 Å Zwischenraum. Die beiden Fibrillenstränge sind umeinandergewickelt, so daß eine Querstreifung mit 40 Å Periodik sichtbar wird. Es gibt zudem globuläre Untereinheiten von 30–37 Å Durchmesser. Amyloid wird von Mesenchymzellen (Zellen des RES, Endothelzellen) gebildet, deren hoher Gehalt an Ribosomen für eine starke Proteinsynthese spricht (vgl. Abb. 11.31).

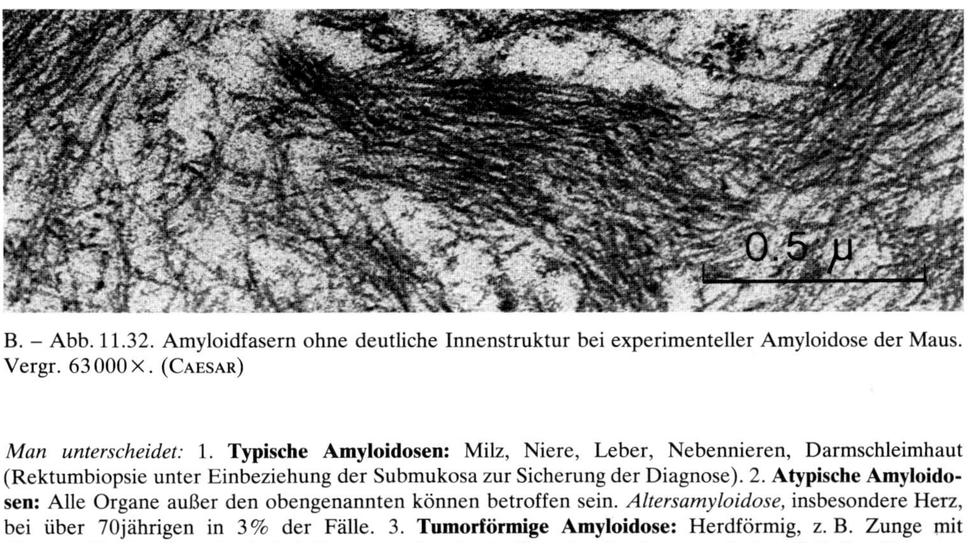

B. – Abb. 11.32. Amyloidfasern ohne deutliche Innenstruktur bei experimenteller Amyloidose der Maus. Vergr. 63000×. (Caesar)

Man unterscheidet: 1. **Typische Amyloidosen:** Milz, Niere, Leber, Nebennieren, Darmschleimhaut (Rektumbiopsie unter Einbeziehung der Submukosa zur Sicherung der Diagnose). 2. **Atypische Amyloidosen:** Alle Organe außer den obengenannten können betroffen sein. *Altersamyloidose,* insbesondere Herz, bei über 70jährigen in 3% der Fälle. 3. **Tumorförmige Amyloidose:** Herdförmig, z. B. Zunge mit Plasmazellinfiltration. Auch bei Tumoren der Inselzellen des Pankreas und den C-Zellen-Tumoren (calcitoninproduzierende Zellen) der Schilddrüse. *Einteilung nach der Ätiologie:* 1. **Primäre erbliche Amyloidosen,** z. B. familiäres Mittelmeerfieber (typische Amyloidose), neuropathische Amyloidose (atypische Amyloidose). 2. **Sekundäre erworbene Amyloidosen (typische Amyloidosen):** bei chronischen Entzündungen [Tuberkulose 50% der Amyloidosen, Osteomyelitis 12%, chronische Entzündungen der Lunge 10%, andere chronische Entzündungen 12% (Hyperimmunisierung)]. Bei primär-chronischer Polyarthritis wird in 20% der Fälle eine Amyloidose beobachtet. *Experimentiell:* wiederholte Gabe von Fremdeiweiß.

Follikelamyloidose (Abb. 11.29): Schon bei schwacher Vergrößerung erkennt man bei Kongorot-Färbung die rotgefärbten Follikel als rote Kreise oder Scheibchen, evtl. mit einer Follikelarterie im Zentrum (→1). →2: Amyloidose einer Arterie der Pulpa. Die Follikel sind frei von Lymphozyten, die Pulpa ist zellarm.

Makroskopisch: Multiple glasige Knötchen = Sagomilz.

Pulpaamyloidose (Abb. 11.30): Hier sieht man bei schwacher Vergrößerung rote, homogene Bezirke mit ausgeprägten runden, hellen Kreisen, die den Follikeln entsprechen. Die mittlere und die starke Vergrößerung zeigen, daß das Amyloid zwischen den Sinus liegt, die teilweise erweitert sind und vergrößerte Endothelien aufweisen (→1).

Makroskopisch: Vergrößerte, feste Milz, holzartige Konsistenz, schinkenartige glasige Schnittfläche.

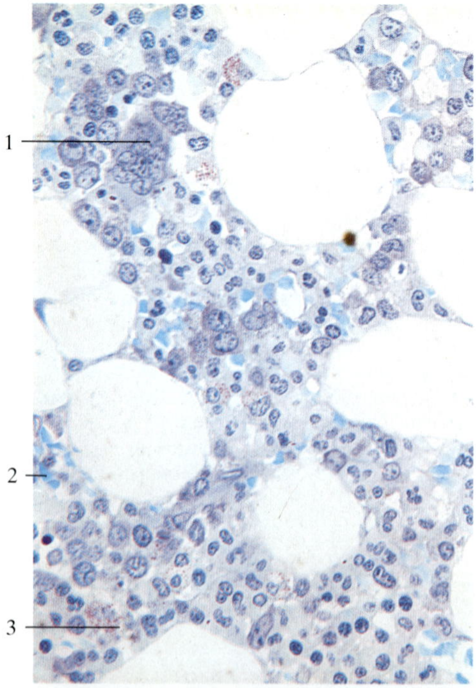

B. – Abb. 12.1. Normales Knochenmark; Fbg. Giemsa

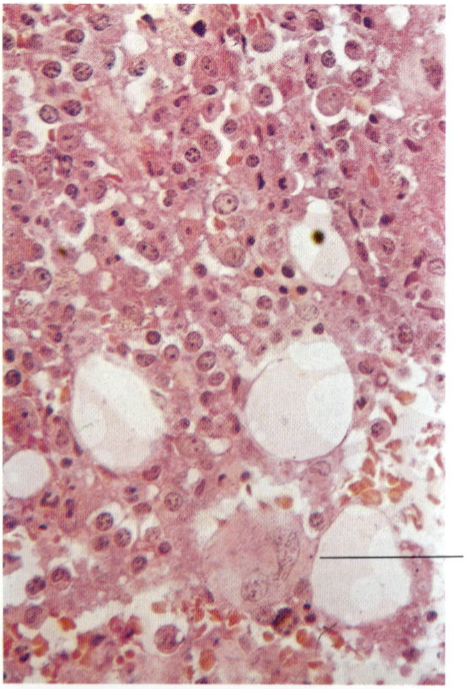

B. – Abb. 12.2. Polycythaemia vera; Fbg. Ladewig

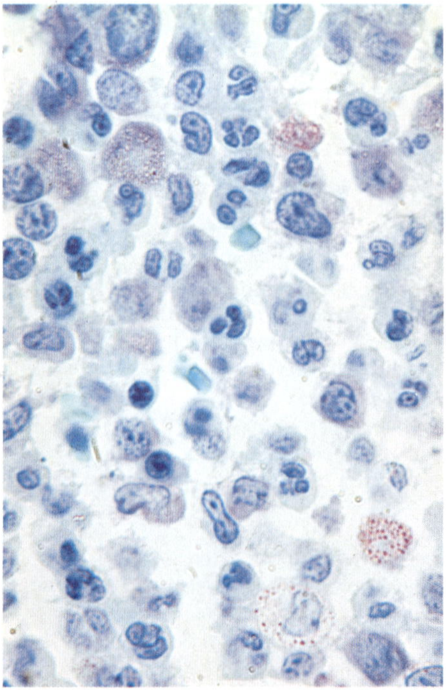

B. – Abb. 12.3. Chronische (reifzellige) myeloische Leukämie; Fbg. Giemsa

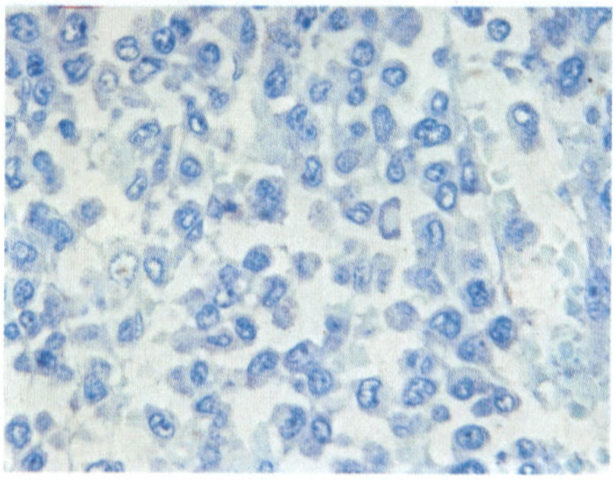

B. – Abb. 12.4. Akute (unreifzellige) myeloische Leukämie; Fbg. Giemsa

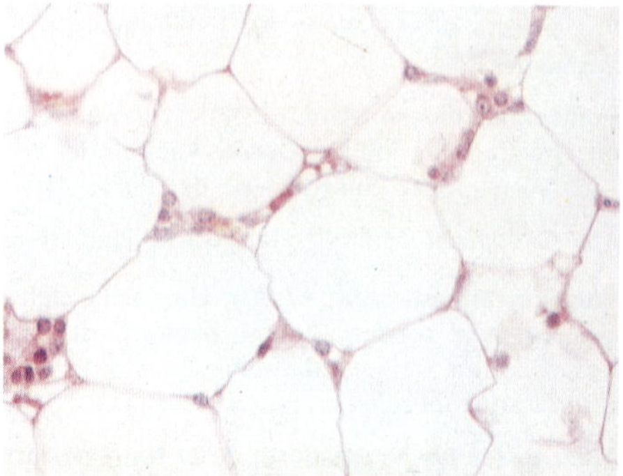

B. – Abb. 12.5. Knochenmarksaplasie; Fbg. Ladewig

12. Blut – Knochenmark

Vorbemerkungen: Die Diagnose einer Bluterkrankung wurde an Ausstrichen des peripheren Blutes und des Knochenmarkes gestellt und war in der Regel eine Aufgabe der Hämatologie, also der Inneren Medizin. Mit der Einführung der Knochenmarksbiopsie und der Anwendung pathologisch-anatomischer Untersuchungsmethoden (Paraffineinbettung, histologische Färbungen, histochemische Reaktionen und Elektronenmikroskopie) sieht sich heute auch der Pathologe immer häufiger mit der Erfassung und Interpretation hämatologischer Befunde konfrontiert. Die Knochenmarksbiopsie (Beckenkamm) zeigt gegenüber dem Ausstrich deutliche Vorteile, ohne ihn jedoch zu ersetzen: Die Zellen werden im Verband und nicht isoliert beurteilt, ferner lassen sich auch andere Bestandteile des Knochenmarkes erfassen, so z. B. Knochenbälkchen, Osteoblasten, Osteoklasten und Gefäße. Besonders vorteilhaft erweist sich die Biopsie gegenüber dem Ausstrich bei der Beurteilung des *zellarmen Knochenmarks*, das durch Fettzellen (z. B. bei der **Knochenmarksaplasie,** Abb. 12.5) oder durch Bindegewebe (bei der *Osteomyelofibrose)* ersetzt wird. Der größte Nachteil der Knochenmarkshistologie war bis jetzt die schwierige zytomorphologische Zelldifferenzierung an den über 5 μm dicken Paraffinschnitten. Dieser Nachteil konnte erst durch die Einführung der Kunststoffeinbettung behoben werden. Heute lassen sich von dem im Methakrylat eingebetteten Material 0,1–2 μm dicke Semidünnschnitte anfertigen, an denen sich Routinefärbungen (HE, Giemsa, Ladewig, Gomori) oder histochemische Reaktionen (PAS, Berliner Blau) durchführen lassen, ohne daß es zu störenden Zell- und Kernüberlagerungen kommt.

Das **normale Knochenmark** (Abb. 12.1) ist zelldicht und sehr bunt in seiner Zusammensetzung. Im Semidünnschnitt kann man die einzelnen Vorstufen der Myelo- und Erythrozytopoese differenzieren. Besonders deutlich lassen sich die mehrkernigen Megakaryozyten (→1), die dunkelblauen Erythrozyten (→2) und die Granula der Eosinophilen (→3) darstellen. Im Knochenmark eingeschlossen finden sich große Fettzellen (optisch leere Hohlräume).

Bei der **Polycythaemia vera** (Abb. 12.2) *liegt eine Vermehrung aller blutbildenden Vorstufen vor: also eine Polyglobulie, eine Leukozytose und eine Thrombozytose.* Besonders typisch ist der Nachweis der vermehrten Megakaryozyten (→), die sich häufiger um Marksinus lagern.

Die Polycythaemia vera kommt bevorzugt zwischen dem 50. und 60. Lebensjahr vor. Sie geht nach längerer Verlaufsdauer in eine Osteomyelosklerose oder in eine chronische Myelose (etwa 10% der Fälle) über. Die reine Hyperplasie der Erythrozytopoese, bei der die peripheren Erythrozyten Werte von über 10 Mio/mm^3 erreichen, wird als *Polyglobulie* bezeichnet. Neben der *idiopathischen Form* kommt sie *sekundär*, d. h. als Folge anderer Grundleiden (chronische Lungenerkrankungen, bei hypernephroiden Nierenkarzinomen [durch vermehrte Erythropoetinbildung]) vor.

Die **Leukämie** (besser **Leukose**) *ist eine neoplastische Erkrankung mit abnormen, autonom schnell oder langsam proliferierenden Zellen des blutbildenden Systems.* Dabei können alle Reihen der Hämopoese betroffen sein (*myeloische, lymphatische, monozytäre, Erythro-, Megakaryoblasten-* oder *Plasmazellenleukämien*). Unter Berücksichtigung des Reifegrades und der Verlaufsdauer unterscheidet man *reifzellige (chronische)* und *unreifzellige (akute) Leukämien.* Die chronischen Formen gehen in der Regel mit einer Ausschwemmung in das periphere Blut einher, so daß Leukozytenwerte von 500000 bis über 1000000 Zellen/mm^3 gezählt werden. Bei den akuten Leukämien treten häufiger normale oder subnormale *(aleukämische)* Formen auf. Infolge der Vermehrung der Leukämiezellen kommt es im Knochenmark zu Verdrängungserscheinungen, die zu einer Herabsetzung der Erythrozytopoese (→ Anämie) und der Thrombozytopoese (→ Thrombozytopenie → hämorrhagische Diathese) führen.

Bei der **reifzelligen chronischen myeloischen Leukämie** (Abb. 12.3) zeigt der Giemsa-gefärbte Semidünnschnitt des Knochenmarkes ein zelldichtes und buntes Bild. Neben reifen, polysegmentierten Granulozyten erkennt man unreife Formen, insbesondere Pro- und Metamyelozyten. Bei der **unreifzelligen**, sog. **akuten myeloischen Leukämie** überwiegt dagegen ein isomorphes Zellbild. Es finden sich vorwiegend Paramyeloblasten (Abb. 12.4). Im Ausstrich des peripheren Blutes lassen sich Paramyeloblasten sowie segmentierte Leukozyten finden, aber keine Zwischenformen *(Hiatus leucaemicus).*

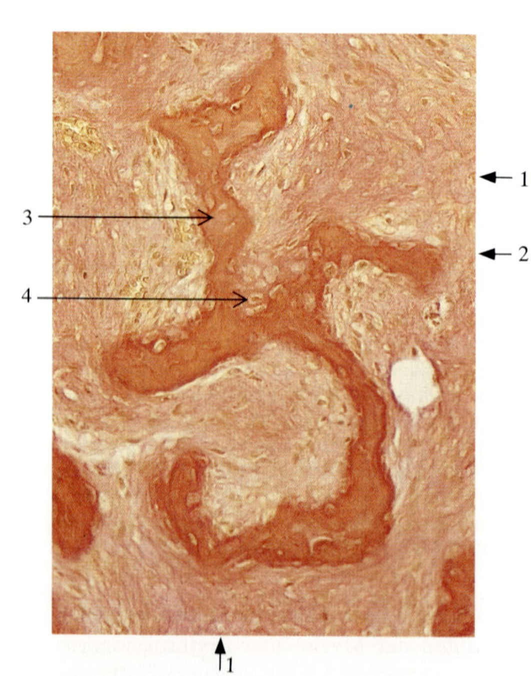

B. – Abb. 13.1. Faserknochenbildung; Fbg. v. Gieson

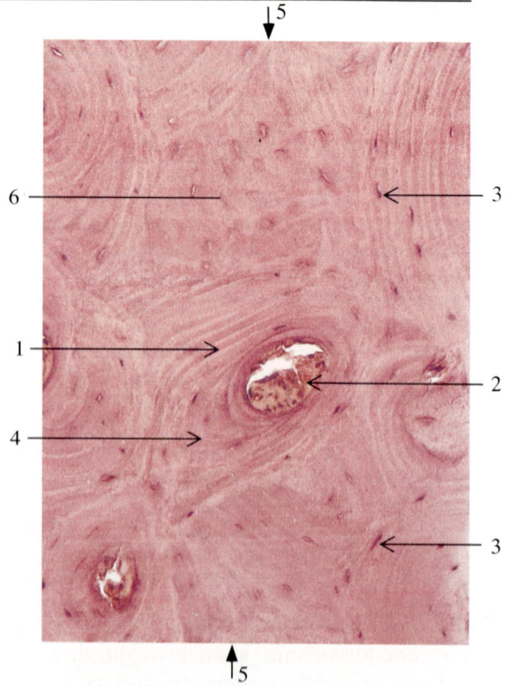

B. – Abb. 13.2. Reifer Lamellenknochen mit Haversschen Osteonen; Fbg. HE

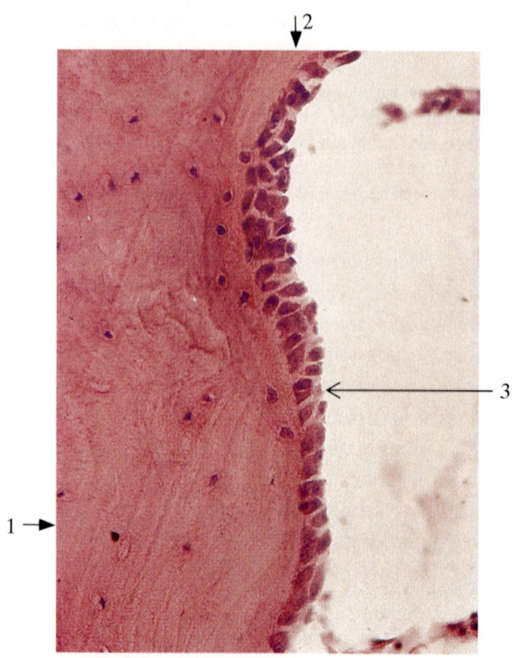

B. – Abb. 13.3. Endostale Knochenneubildung; Fbg. HE

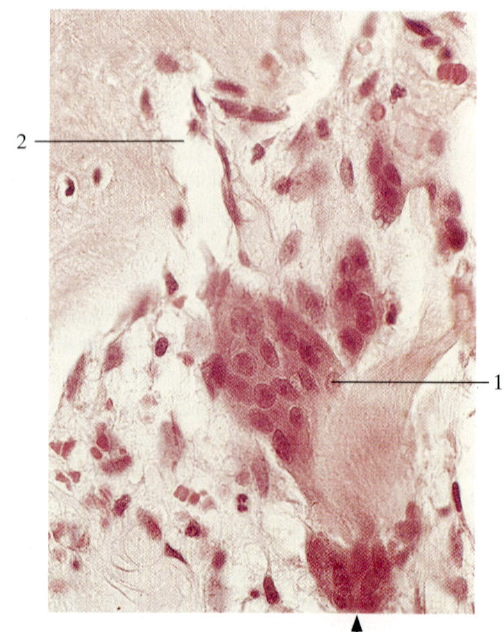

B. – Abb. 13.4. Osteoklastärer Knochenabbau durch lakunäre Resorption; Fbg. HE

13. Knochen – Gelenke

Bei der mikroskopischen Beurteilung von Knochenpräparaten ist die *Art des Knochengewebes* (lamellärer Knochen, Faserknochen) zu beachten. Weiterhin ist das *quantitative Verhältnis von Spongiosa zu Markraum* abzuschätzen (z. B. weiter Markraum bei Osteoporose, enger Markraum bei Osteosklerose). Es müssen die im *Markraum vorkommenden Zellen* beurteilt werden. An den Knochenbälkchen selbst ist darauf zu achten, ob die Osteozyten angefärbt sind (leere Lakunen = Knochennekrose. *Cave:* Negative Kernfärbung auch bei zu starker Entkalkung!). Die Zahl der Osteoblasten, die Breite der osteoiden Säume und die Zahl der Osteoklasten geben Anhaltspunkte über den Knochenaufbau bzw. Knochenabbau. Die Reaktionen des Knochengewebes unter abnormen Einflüssen bestehen in einer Knochenneubildung oder einem Knochenabbau. Es ist von entscheidender Bedeutung, ob bestimmte Schädigungen das Skelett während seiner Entwicklung oder im ausgereiften Stadium treffen.

Die **Knochenneubildung** erfolgt durch Knochenzellen, die die Fähigkeit zur Proliferation und zur Differenzierung haben. Aus dem undifferenzierten Mesenchym entstehen die *Präosteoblasten,* die zu *Osteoblasten* differenzieren. Im Gegensatz zu den Präosteoblasten können sich Osteoblasten nicht mehr durch Zellteilung vermehren. Sie haben einen hohen Gehalt an *alkalischer Phosphatase,* was für den Verkalkungsprozeß des Knochengewebes erforderlich ist. *Osteoblasten* haben 3 Grundfunktionen zu erfüllen: 1. Bildung eines Mukopolysaccharid-(MPS-)Protein-Komplexes, 2. Kollagenfasersynthese, 3. Beteiligung an der Mineralisation. Die Kollagensynthese erfolgt in Vorstufen bereits intrazellulär; die endgültige Ausbildung und somit die Bildung von *Osteoid* (organische Knochenmatrix) findet außerhalb der Zelle statt. Ruhende Osteoblasten sind spindelig, aktive Osteoblasten sind epithelartig gestaltet. Jeder Osteoblast bildet täglich etwa eine 1 µm breite Osteoidschicht. Die Gesamtbreite des Osteoidsaumes beträgt 6 µm. Innerhalb von 3–4 Tagen werden 70% des Osteoids verkalkt (Restmineralisation innerhalb von 6 Wochen). Die schubweise Mineralisation des Osteoids ist im histologischen Bild durch *dunkle Kittlinien* (s. Abb. 13.2, →1) markiert. Man unterscheidet folgende Formen der Knochenneubildung: 1. *Periostale Knochenneubildung* (von Osteoblasten des Periosts ausgehend). Vorkommen unter pathologischen Bedingungen: Periostitis ossificans, Osteomyelitis, Spicula bei Knochentumoren. 2. *Endostale Knochenneubildung* (von Osteoblasten des Endosts ausgehend). Vorkommen unter pathologischen Bedingungen: Frakturkallus, Osteomyelitis, Ostitis deformans Paget. 3. *Knochenneubildung in Haversschen Osteonen* (von perivaskulären Osteoblasten ausgehend). Vorkommen unter pathologischen Bedingungen: Frakturkallus, Osteomyelitis, Osteom. 4. *Faserknochenbildung* (durch direkte Ausdifferenzierung von Knochenzellen aus dem Bindegewebe). Vorkommen unter pathologischen Bedingungen: Fibröse Dysplasie, ossifizierendes Fibrom. Eine typische **Faserknochenbildung** zeigt Abb. 13.1: Inmitten eines zellreichen kollagenen Bindegewebes (→1) können sich Fibroblasten zu Osteoblasten ausdifferenzieren und eine Interzellularsubstanz (Kollagen) bilden, die nachfolgend mineralisiert wird (→2). Es entstehen geflechtartige Faserknochenbälkchen (→3), deren Fasern sich im umgebenden Bindegewebe fortsetzen. Osteoblasten können vorhanden sein oder auch fehlen. Die Geflechtknochenbälkchen enthalten große Osteozyten (→4).

Die Kortikalis der Röhrenknochen besteht aus **Lamellenknochen**. Im 2. Lebensjahr entwickeln sich Haverssche Osteone, die den Knochen durchsetzen. Durch Abbau alter und Bildung neuer Osteone entsteht schließlich in der Kompakta ein Muster aus kompletten und angeschnittenen Osteonen. Diese Architektur ist aus Abb. 13.2. ersichtlich. Um englumige *Haverssche Kanälchen* (→2), die von einem Blutgefäß durchzogen werden, finden sich mehrere Ringschichten von Knochengewebe, die durch *Kittlinien* (→1) voneinander getrennt sind. Eingeschlossen sind die *Osteozyten* (→3), die für die Lebensfähigkeit des Knochens verantwortlich sind. Sie haben einen kleinen, länglichen Kern und liegen in kleinen Lakunen. Man erkennt nahezu vollständige, junge Osteone (→4) und ältere, unvollständige Osteone (→5). An einer Stelle (→6) befindet sich eine sog. Schaltlamelle.

Die **endostale Knochenneubildung** ist aus Abb. 13.3 ersichtlich. Man sieht ein lamellär geschichtetes Spongiosabälkchen (→1) mit eingeschlossenen Osteozyten. In der Außenschicht liegt ein hellerer Osteoidsaum (→2), dem eine Reihe von aktivierten Osteoblasten aufliegen (→3). Das Osteoid wird mineralisiert, wodurch das Spongiosabälkchen verbreitert wird.

Der **Knochenabbau** erfolgt durch mehrkernige *Osteoklasten,* die einen Bürstensaum haben, in dem reichlich saure Phosphatase gelegen ist. Diese Zellen bilden proteolytische Fermente, wodurch die Knochenresorption ermöglicht wird. Der Knochenabbau kann auf verschiedene Weise ablaufen: 1. *Lakunäre Resorption.* Wie in Abb. 13.4 zu erkennen ist, haben sich Gruppen von mehrkernigen Osteoklasten (→1) dem verkalkten Knochen angelagert und tiefe Howshipsche Lakunen (→2) in den Knochen genagt. Dadurch werden die Knochentrabekel wellig begrenzt. 2. *Glatte Resorption:* Schleichender Knochenabbau durch einkernige Zellen, wobei die Knochenbälkchen verschmälert werden (keine Howshipschen Lakunen). 3. *Perforierende Resorption*: »Tunnelierung« des verkalkten Knochengewebes von den Haversschen Kanälchen aus durch ein- oder mehrkernige Osteoklasten.

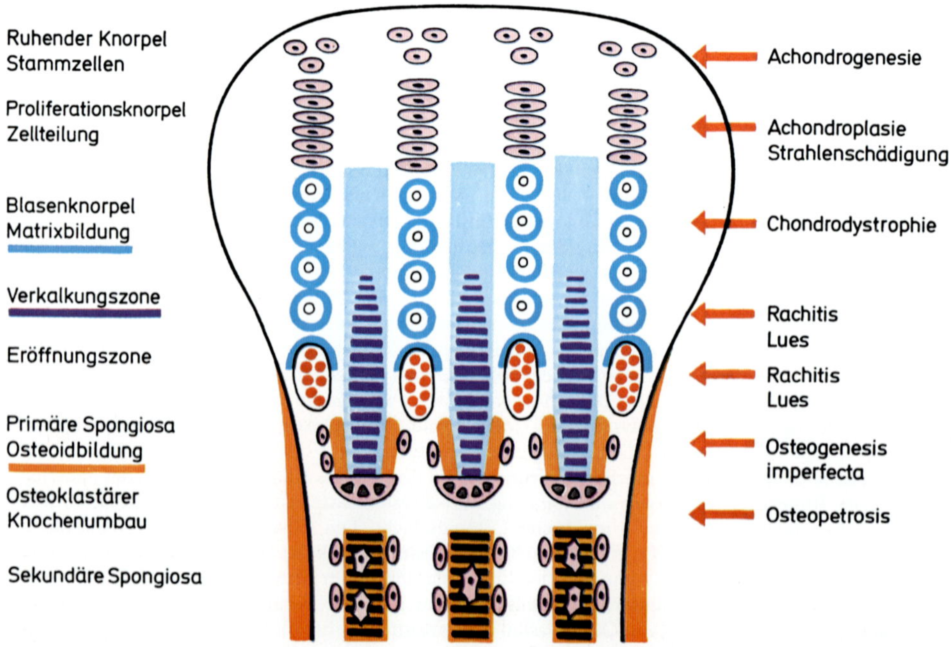

B. – Abb. 13.5. Schema der enchondralen Ossifikation und ihrer Störungen

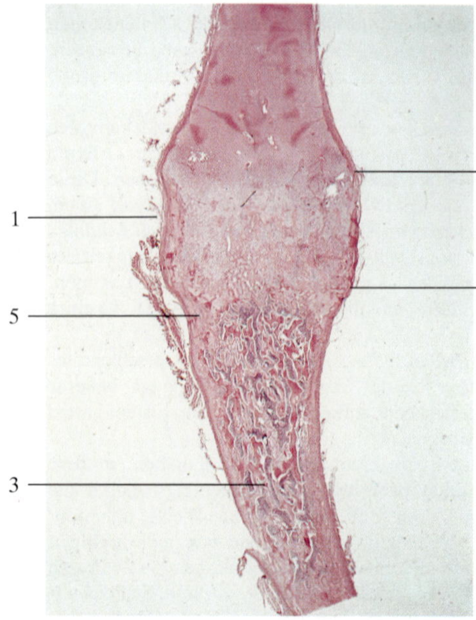

B. – Abb. 13.6. Rachitis; Fbg. HE

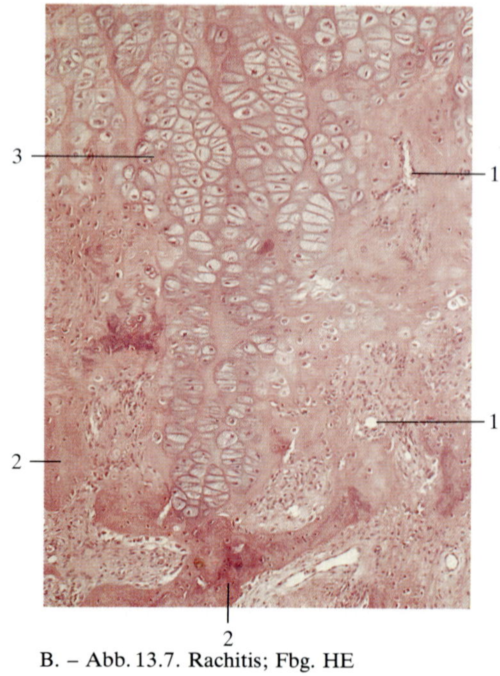

B. – Abb. 13.7. Rachitis; Fbg. HE

Entwicklungsstörungen des Knochens

Entwicklungsstörungen des Skeletts treten während der Skelettentwicklung in der Kindheit und im jugendlichen Alter auf. In Abb. 13.5 ist ein **Schema der enchondralen Ossifikation und ihrer Störungen** wiedergegeben. Links sind die einzelnen Zonen dargestellt, die normalerweise die Verknöcherungszone aufbauen: ruhender Knorpel, Säulenknorpel, Blasenknorpel, präparatorische Verkalkungszone, primäre und sekundäre Spongiosa. In jeder Stufe dieses komplizierten Prozesses kann eine Störung auftreten. Werden im ruhenden Knorpel keine Stammzellen ausdifferenziert, entsteht die *Achondrogenesie.* Die *Achondroplasie* weist eine Unterentwicklung des proliferierenden Knorpels auf. Ist die Bildung des Säulenknorpels mangelhaft, so entwickelt sich eine *Chondrodystrophie.* Bei Ausbleiben der Verkalkung der primären Verkalkungszone entsteht die *Rachitis.* Setzt keine Osteoidbildung ein, so resultiert daraus die *Osteogenesis imperfecta.* Bei Störung des Knochenumbaues im lamellären Knochen kommt es zur *Osteopetrosis.*

Rachitis (Abb. 13.6 u. 13.7). *Die Rachitis stellt eine enchondrale Ossifikationsstörung im wachsenden Skelett infolge mangelnder Knochenverkalkung dar, wobei in der präparatorischen Verkalkungszone große Mengen von unverkalktem Osteoid gebildet werden.* Ursachen sind ein Vitamin-D-Mangel oder eine Fehlfunktion der Nierentubuli (Phosphatdiabetes). Abb. 13.6 zeigt eine rachitisch veränderte Knorpel-Knochen-Grenze der Rippe. Diese ist verbreitert und aufgetrieben (*rachitischer Rosenkranz,* →1). Oberhalb dieser Zone findet sich normales Knorpelgewebe (→2), unterhalb davon normaler spongiöser Knochen (→3). In der verbreiterten Ossifikationszone ist die Säulenknorpelschicht verlängert (→4) und gefäßarm. Statt der typischen präparatorischen Verkalkungszone schließt sich an den Blasenknorpel eine Zone mit Chondroosteoid (→5) an. Eine Verkalkung von Osteoid oder Knorpelmatrix erfolgt nicht. Bei **stärkerer Vergrößerung** (Abb. 13.7) erkennt man in der primären Spongiosa zwischen den penetrierenden Markgefäßen (→1) unregelmäßige Knorpelzungen und breite Osteoidtrabekel (→2), die nicht mineralisiert sind. Darüber findet sich die Zone des Säulenknorpels (→3), dessen Knorpelgrundsubstanz ebenfalls nicht mineralisiert wird. Osteoid kann nicht von den Osteoklasten abgebaut werden, was zu einer verzögerten Transformation in die sekundäre Spongiosa führt. Dadurch kommt es zu einer Verdickung der Metaphysen. Da auch die perichondrale Ossifikation und die Bindegewebsknochenbildung gestört ist (Tab. 13.1), wird am Schädel das ursprünglich verkalkte Knochengewebe resorbiert und durch unverkalktes Osteoid ersetzt; es entstehen eine weiche Hinterhauptsschuppe und Scheitelbeine *(Kraniotabes).* Eine vermehrte Ablagerung von minderverkalktem Knochengewebe an den Ossa frontalia und parietales führt zum *Caput quadratum.* Thorax und Becken erleiden schwere Verformungen (»Hühnerbrust«, rachitisches Becken); es kommt zu Verkrümmungen der unteren Extremitäten (O-Beine, X-Beine). Durch die Vitamin-D-Prophylaxe ist das Vollbild einer Rachitis heute selten geworden.

B. – Tab. 13.1. Schema der verschiedenen Ossifikationsstörungen

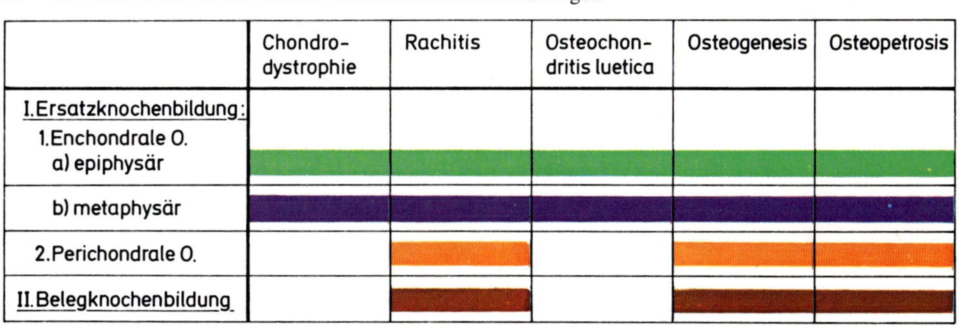

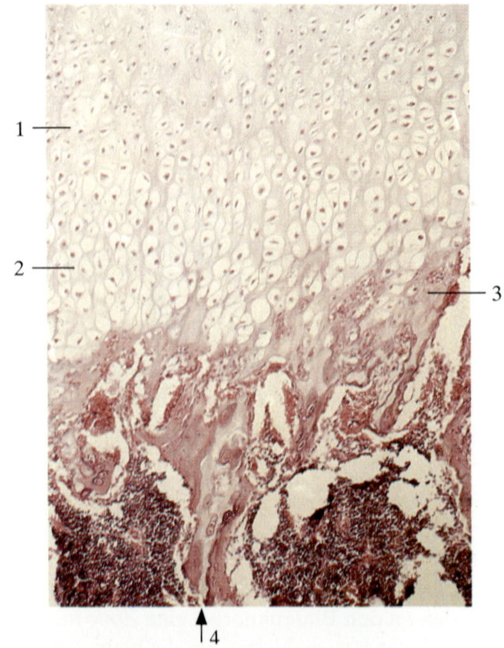

B. – Abb. 13.8. Chondrodystrophie;
Fbg. HE

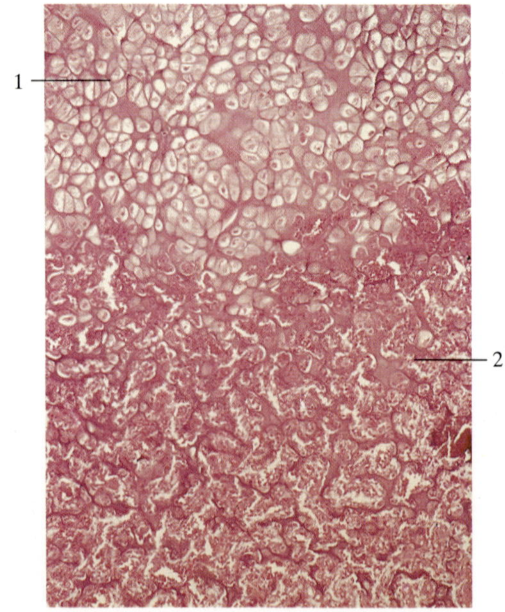

B. – Abb. 13.9. Osteogenesis imperfecta;
Fbg. HE

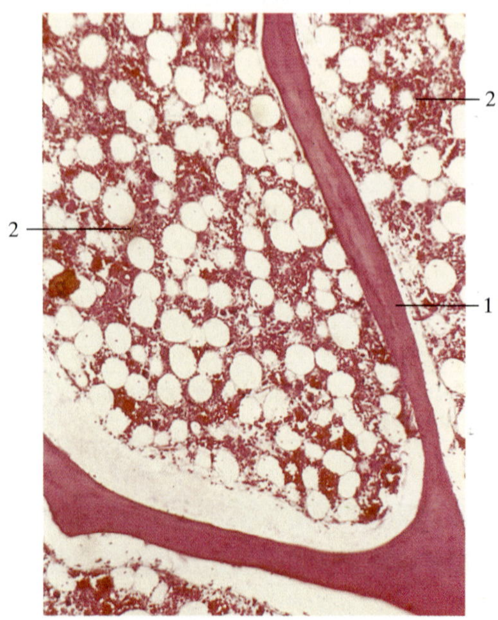

B. – Abb. 13.10. Involutionsosteoporose;
Fbg. HE

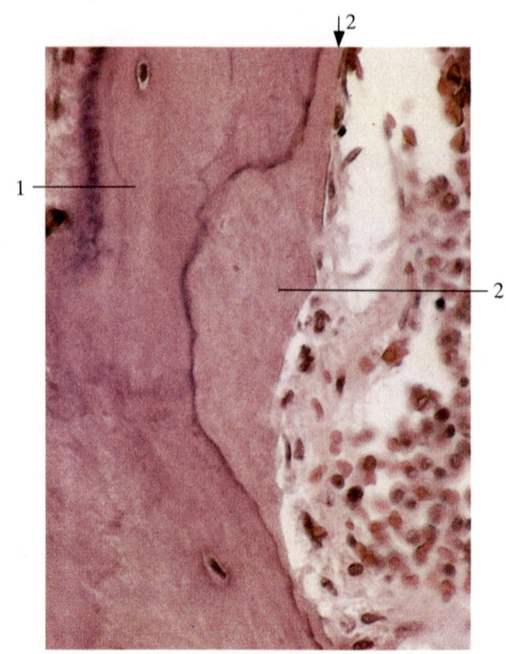

B. – Abb. 13.11. Osteomalazie;
Fbg. HE

Chondrodystrophie (Abb. 13.8). *Bei der Chondrodystrophie kommt es zum frühzeitigen Sistieren der enchondralen Ossifikation. Da die Chondrozyten keinen Säulenknorpel mehr bilden, resultiert ein vermindertes Längenwachstum des Knochens.* Die Bildung von periostalen und Belegknochen ist hingegen nicht gestört, so daß die Knochen relativ dicker erscheinen. Es entsteht der *chondrodystrophische Zwerg* (kurze, dicke Extremitäten bei normal entwickeltem Stammskelett). Der große Kopf ist durch die Wachstumsstörung der Schädelbasis (Ersatzknochen) wie eine »umgekehrte Birne« verformt. Die Störung liegt in den Metaphysen der langen Röhrenknochen. Wie in Abb. 13.8 zu erkennen ist, ist die *Proliferation der Knorpelzellen nur schwach ausgeprägt:* Die proliferierenden Knorpelzellen (→1) sind klein und haben kleine, runde Kerne; die Säulenknorpel (→2) haben nur 6–8 aneinandergereihte Knorpelzellen (statt normal 20 Knorpelzellen). Auch die Verkalkung der Knorpelmatrix und die Osteoidbildung sind vermindert. An die Knorpel-Knochen-Grenze schließt sich eine kaum entwickelte Osteoidschicht an (→3). Im unteren Bild finden sich Strukturen der sekundären Spongiosa (→4).

Osteogenesis imperfecta (Abb. 13.9). *Die Osteogenesis imperfecta ist eine erbliche Skeletterkrankung, die durch eine starke Knochenbrüchigkeit gekennzeichnet ist.* Ihr liegt eine fehlerhafte Kollagensynthese und unzulängliche Knochenbildung zugrunde. Die *Osteogenesis imperfecta congenita Vrolik* führt bereits intrauterin zum Tod; bei der *Osteogenesis imperfecta tarda Lobstein* treten zwar multiple Knochenfrakturen auf; die Patienten haben jedoch eine normale Lebenserwartung. Wie in Abb. 13.9 ersichtlich, sind in der Zone der enchondralen Ossifikation die Schichten der chondroplastischen Proliferation bis hin zum Säulenknorpel (→1) normal. In der präparatorischen Verkalkungszone beobachtet man jedoch weniger Osteoblasten und Osteoklasten als normal. Die Osteoidbildung an den Kalkspießen des Knorpels ist stark vermindert. In der primären Spongiosa finden wir lediglich ein dichtes Netz von Knorpelgrundsubstanzspangen (→2). Dadurch können die primäre und die sekundäre Spongiosa nicht voll ausgebildet werden; es resultiert das Bild einer hochgradigen Osteoporose mit starker Neigung zu Knochenbrüchen.

Osteoporosen und Osteopathien

Involutionsosteoporose (Abb. 13.10). *Unter einer Osteoporose verstehen wir eine Atrophie des Knochengewebes, wobei dieses vermindert ist und im Röntgenbild eine Aufhellung der Knochenstrukturen erfolgt.* Die Osteoporose ist die häufigste Skelettveränderung bei Erwachsenen. Ihr liegt eine negative Umbaubilanz als Ergebnis eines fortschreitenden Knochenabbaues bei reduziertem Knochenanbau zugrunde. Im histologischen Bild (Abb. 13.10) fallen hochgradig verschmälerte Knochenbälkchen auf, die lamellär geschichtet sind und kleine Osteozyten enthalten (→1). Da Osteoklasten und Resorptionslakunen fehlen, sprechen wir von einer *glatten Knochenresorption.* Der negative Knochenumbau spiegelt sich in dem relativ vergrößerten Markraum (mit Fettmark und Blutbildungszellen, →2) und erweiterten Haversschen Kanälchen der Kortikalis wider.

Osteomalazie (Abb. 13.11). *Die Osteomalazie stellt eine Verkalkungsstörung des Knochengewebes beim Erwachsenen dar und ist mit der Rachitis des Kindesalters vergleichbar.* Als Ursache kommen ein Vitamin-D-Mangel, ein Kalziummangel oder eine Nierenerkrankung in Frage. Im Knochen kommt es zu einer ungenügenden Verkalkung und Zunahme von Osteoid. *Im histologischen Bild* (Abb. 13.11) findet man rarefizierte mineralisierte Knochenbälkchen (→1) mit außerordentlich breiten Osteoidsäumen (→2; mehr als 10 μm breit), denen vereinzelte Osteoblasten angelagert sind. Die breiten Osteoidsäume sind als homogenes, blaßrotes Band erkennbar, das sich deutlich vom lamellär geschichteten, verkalkten Knochengewebe absetzt.

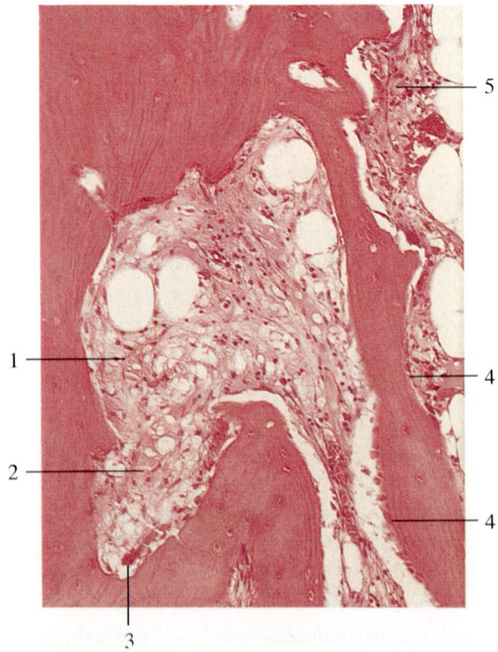

B. – Abb. 13.12. Osteodystrophia fibrosa v. Recklinghausen mit dissezierender Fibroosteoklasie; Fbg. HE

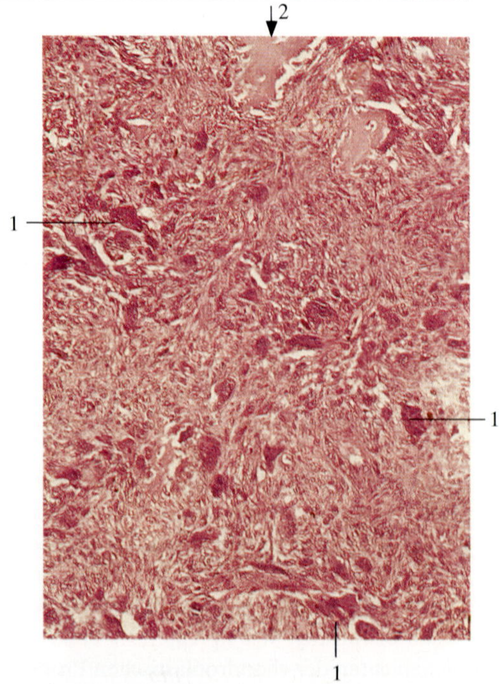

B. – Abb. 13.13. Sog. »brauner Tumor« bei Hyperparathyreoidismus; Fbg. HE

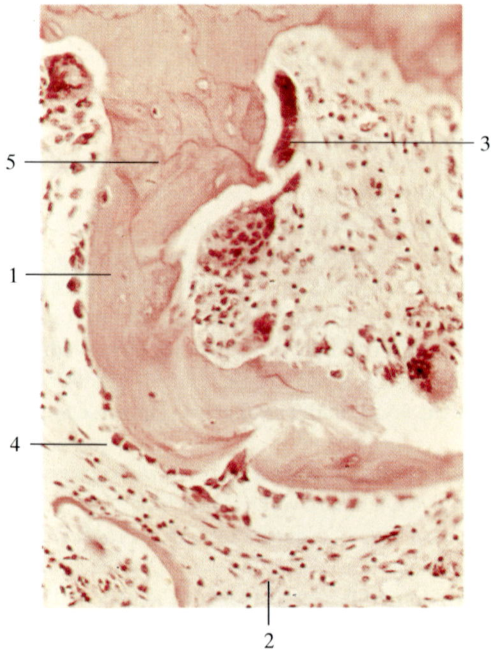

B. – Abb. 13.14. Ostitis deformans Paget; Fbg. HE

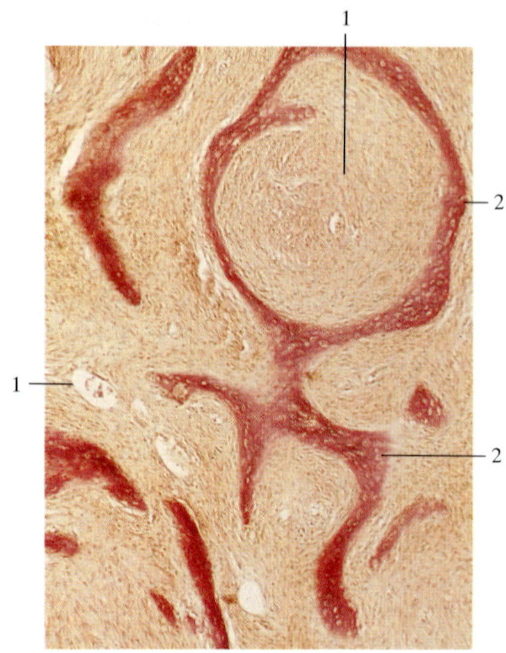

B. – Abb. 13.15. Fibröse Knochendysplasie Jaffé-Lichtenstein; Fbg. v. Gieson

Das Osteoid ergibt im Röntgenbild eine verwaschene Knochenstruktur. Der Knochen ist weich und verformbar, wodurch Skelettverkrümmungen (Kyphose der Brustwirbelsäule, Coxa vara, Schnabelbecken) entstehen.

Osteodystrophia fibrosa generalisata v. Recklinghausen (Abb. 13.12). *Es handelt sich um eine herdförmig lokalisierte, meist aber generalisierte osteoporotische Skelettveränderung, der eine erhöhte Parathormonsekretion zugrunde liegt.* Ursache dieses *primären Hyperparathyreoidismus* sind ein Epithelkörperchenadenom, eine Epithelkörperchenhyperplasie oder ein Epithelkörperchenkarzinom. Unter der verstärkten Parathormoneinwirkung werden Osteoklasten, Osteoblasten und Fibroblasten des Knochens aktiviert. *Im histologischen Bild* (Abb. 13.12) erkennt man ein Spongiosabälkchen, das unregelmäßig begrenzt ist und tiefe Resorptionslakunen aufweist. Auffällig ist eine *Tunnelierung* der Knochenbälkchen durch ein zell- und faserreiches Gewebe, das an Granulationsgewebe erinnert (→1). Die intratrabekulären Resorptionshöhlen werden von lockerem, gefäßhaltigem Bindegewebe mit kräftigen Fibroblasten (→2) ausgefüllt. Das angrenzende Knochengewebe zeigt wellige Fronten, in denen mehrkernige Osteoklasten liegen (→3). Außerdem erkennt man Reihen aktivierter Osteoblasten, die den Knochenstrukturen angelagert sind (→4). Vielfach wird auch am Übergang von Knochentrabekeln zum Markraum eine Endostfibrose (→5) beobachtet. Dieses histologische Bild, das für den primären Hyperparathyreoidismus pathognomonisch ist, wird als *dissezierende Fibroosteoklasie mit Markfibrose* bezeichnet.

Sogenannter **»brauner Tumor«** (Abb. 13.13). *Es handelt sich um keine echte Knochengeschwulst, sondern vielmehr um ein resorptives Riesenzellgranulom, das sich bei einem fortgeschrittenen Hyperparathyreoidismus entwickeln kann.* Die hormonell bedingte Osteolyse vermindert bei der *Osteodystrophia fibrosa generalisata* die Tragfähigkeit des Skeletts und führt zu Spontanfrakturen mit intraossären Blutungen. Die aktivierten Osteoklasten rufen eine lokal besonders ausgeprägte Osteolyse hervor, die röntgenologisch als Knochentumor imponieren kann. *Histologisch* (Abb. 13.13) besteht die Läsion aus einem lockeren, gefäßreichen Bindegewebe mit Blutungen und Hämosiderinablagerungen. Im lockeren bindegewebigen Stroma liegen in unregelmäßiger Verteilung große Gruppen von osteoklastären Riesenzellen (→1). Das spongiöse Knochengewebe ist weitgehend zerstört; nur am Rand erkennt man noch ein Knochenbälkchen (→2), das durch osteoklastären Abbau zackig begrenzt ist. Damit hat das Strukturbild große Ähnlichkeit mit einem Osteoklastom (s. S. 32, Abb. 13.29), von dem dieses Riesenzellgranulom unbedingt unterschieden werden muß.

Ostitis deformans Paget (Abb. 13.14). *Der Morbus Paget (»Knochen-Paget«) stellt eine Knochendysplasie unbekannter Ätiologie dar, die nur bei älteren Menschen auftritt.* In 81% der Fälle ist das achsiale Skelett (Schädel, Wirbelsäule, Becken, Femur, Tibia) betroffen. Das *histologische Bild* ist durch einen überstürzten Knochenumbau gekennzeichnet. In Abb. 13.14 sieht man ein grob verformtes Knochenbälkchen (→1). Der Markraum wird von einem lockeren Bindegewebe mit reichlich Blutgefäßen eingenommen (→2), worin sich eine seröse Entzündung zeigen kann. Das Knochenbälkchen wird auf einer Seite von vielen mehrkernigen Osteoklasten (→3) arrodiert. Auf der anderen Seite wird neues Knochengewebe von Osteoblasten (→4) angelegt. Durch den ständigen Knochenabbau und gleichzeitigen ungeordneten Knochenanbau entstehen neue Kittlinien (→5), die kurz und abgehackt sind und typische »*Mosaikstrukturen*« bilden. Dieser Knochenumbau führt zu Knochendeformierungen und zu einer verstärkten Frakturneigung.

Fibröse Knochendysplasie (Jaffé-Lichtenstein) (Abb. 13.15). *Die fibröse Dysplasie stellt eine Fehlentwicklung des knochenbildenden Mesenchyms dar, wobei das Knochenmark durch fibröses Mark ersetzt wird und Faserknochen bei ausbleibender Transformation in lamellären Knochen bestehen bleibt.* Dadurch entsteht im Röntgenbild eine Knochenzyste. *Histologisch* (Abb. 13.15) liegt in einem solchen Herd anstelle der normalen Spongiosa ein faserreiches

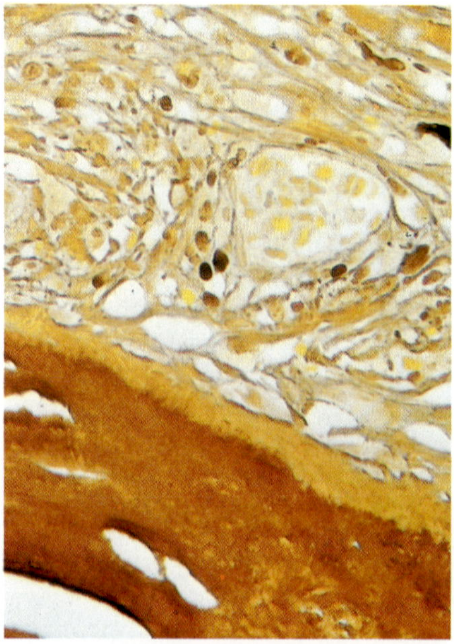

B. – Abb. 13.16. Osteomyelofibrose; Fbg. v. Gieson

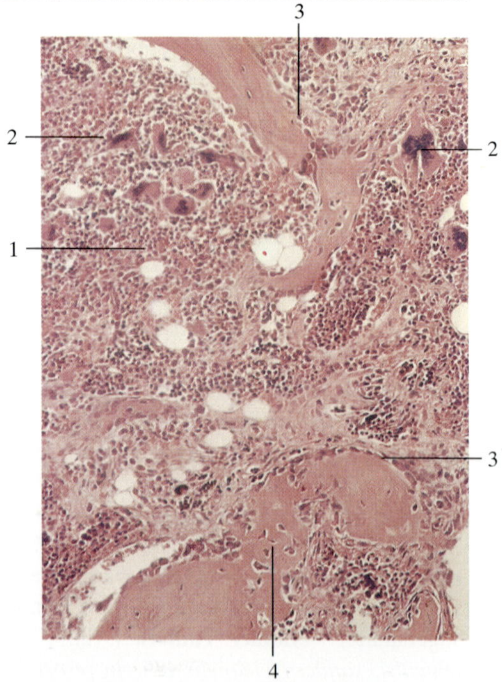

B. – Abb. 13.17. Osteomyelosklerose; Fbg. HE

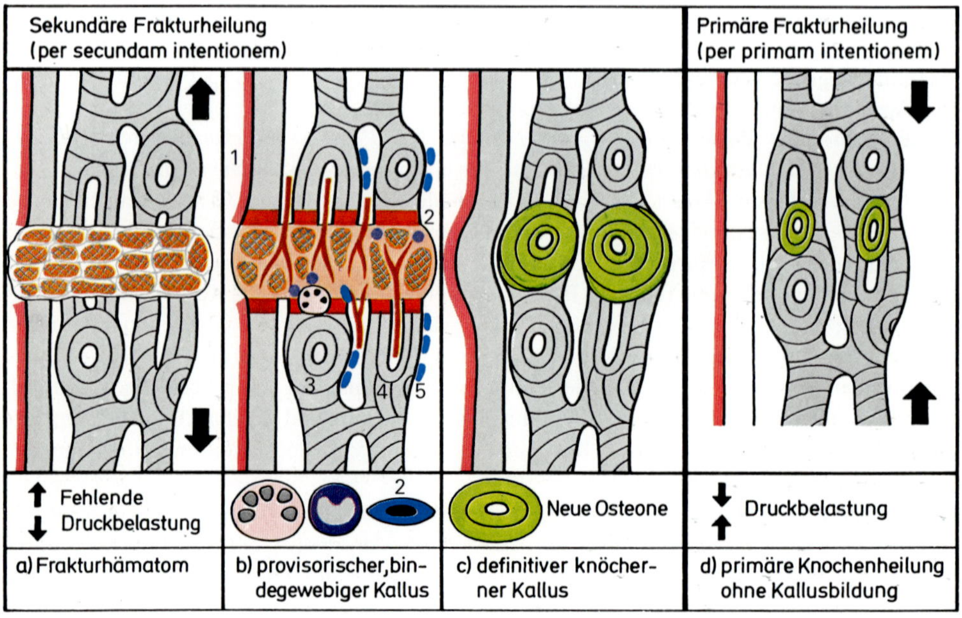

B. – Abb. 13.18. Schema der Frakturheilung

Bindegewebe vor, das in Strängen und Wirbeln angeordnet ist (→1). Auffällig sind darin zahlreiche, überaus schlanke Faserknochenbälckchen, die haken- und hufeisenförmig gestaltet sind (→2); sie werden nicht von Osteoblasten gesäumt. Diese relativ häufige Knochendysplasie führt zu lokalen Skelettverformungen und zu pathologischen Frakturen.
Osteomyelosklerose (Abb. 13.16 u. 13.17). *Bei der Osteomyelosklerose wird generalisiert das Knochenmark durch Bindegewebe und Faserknochengewebe ersetzt, wodurch eine fortschreitende Markverdrängung mit Markinsuffizienz* erfolgt. Es entwickeln sich extramedulläre Blutbildungsherde in Milz, Leber, Lymphknoten und anderen Organen und schließlich kommt es zu einer aplastischen Anämie. Histologisch sieht man in der *fibroosteoklastischen Initialphase* zunächst eine herdförmige Umwandlung des Knochenmarkgewebes in retikuläres Bindegewebe (sog. **Osteomyeloretikulose**). Später enwickelt sich ein unregelmäßiges Netzwerk aus kollagenen Fasern, das von zahlreichen Kapillaren durchzogen wird. Dieses Stadium der **Osteomyelofibrose** ist in Abb. 13.16 zu erkennen: Zwischen lamellär geschichteten Spongiosabälkchen (→1) ist der Markraum von einem lockeren Bindegewebe ausgefüllt, das aus verschieden dicken und langen, wirr durcheinanderliegenden Kollagenfasern besteht (→2). Dazwischen finden sich ausgeweitete Kapillaren und wenige Rundzellen. Während des Fibrosierungsprozesses werden die Knochentrabekel durch Osteoklasten abgebaut und sind deshalb zackig und wellig begrenzt (→3). In einer *Zwischenphase* bildet sich im Markbindegewebe ein Netz aus Osteoid, welches in der *Stabilisierungsphase* in Faserknochen umgewandelt wird. In Abb. 13.17 liegt das Vollbild einer **Osteomyelosklerose** vor. Der Markraum ist von dichtem, teils lockerem Bindegewebe ausgefüllt, in dem immer wieder Herde von erythro- und granulozytopoetischen Vorstufen anzutreffen sind (→1). Auffällig sind die sehr zahlreichen Riesenzellen mit dunklen, bizarren Kernen (→2), bei denen es sich um atypische Megakaryozyten handelt. Während im Stadium der Osteomyelofibrose die Osteoklasten einen Knochenabbau herbeiführen, finden sich bei der Osteomyelosklerose dichte Reihen von aktivierten Osteoblasten (→3) an den Knochentrabekeln, die einen Knochenanbau bewirken. Außerdem erkennt man neugebildeten, geflechtartig aufgebauten Faserknochen (→4), der an den Lamellenknochen angrenzt. Die Ätiologie der Osteomyelosklerose ist unbekannt; möglicherweise liegt eine toxische Knochenmarkschädigung zugrunde.

Knochenfraktur

Die Fraktur ist eine vollständige oder unvollständige Kontinuitätstrennung eines Knochens, die durch direkte oder indirekte Gewalteinwirkung zustande kommt. Sie löst eine gesetzmäßige Reaktion des Gewebes aus, die zu einer Wiederherstellung der Knochenkontinuität führen soll. Diese Reaktionsfolge des Gewebes wird in Abb. 13.18 schematisch dargestellt. Zunächst bildet sich zwischen den beiden Frakturenden ein **Frakturhämatom** aus. Am 2. Tag sprießt ein kapillarreiches Granulationsgewebe in das Hämatom ein. Die Fibroblasten bilden eine bindegewebige Überbrückung des Frakturspaltes, den sog. **provisorischen bindegewebigen Kallus.** Zwischen dem 7. und 9. Tag haben sich undifferenzierte Mesenchymzellen zu Osteoblasten umgewandelt, die jetzt Osteoid, die organische Knochenmatrix, produzieren. Aufgrund bestimmter chemischer Reaktionen entsteht eine lokal übersättigte Lösung von Kalzium- und Phosphationen, aus der das Mineralisierungsprodukt (sekundäres Kalziumphosphat, Hydroxylapatit) ausfällt. Es bilden sich Faserknochenbälkchen aus, die eine mechanische Verbindung zwischen den Frakturenden ermöglichen. Es ist jetzt ein **provisorischer knöcherner Kallus** entstanden, der noch nicht belastungsfähig ist. Nach etwa 4–5 Wochen entwickelt sich der **definitive Kallus**, indem durch schleichende Substitution der Faserknochen

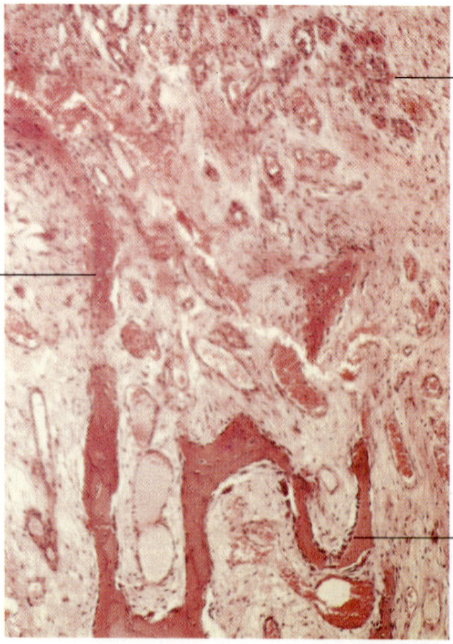

B. – Abb. 13.19. Provisorischer bindegewebiger Frakturkallus; Fbg. HE

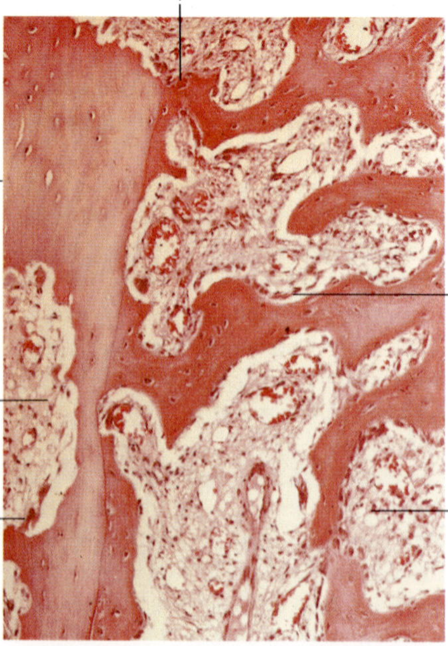

B. – Abb. 13.20. Provisorischer knöcherner Frakturkallus; Fbg. HE

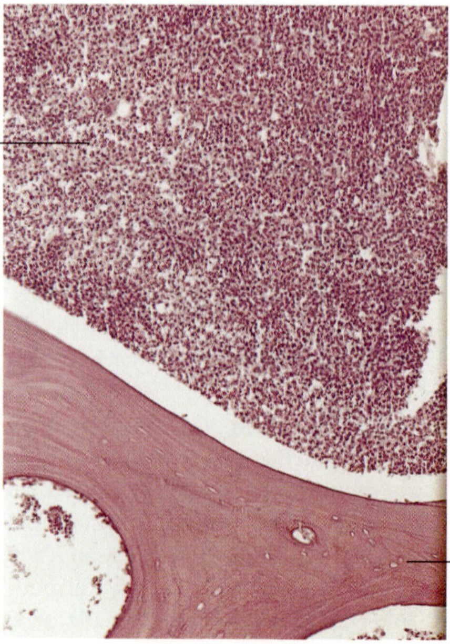

B. – Abb. 13.21. Akute eitrige Osteomyelitis; Fbg. HE

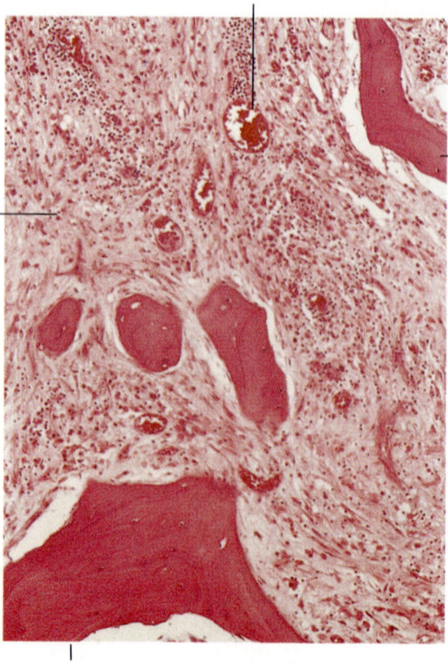

B. – Abb. 13.22. Chronische Osteomyelitis; Fbg. HE

allmählich abgebaut und durch lamellären Knochen ersetzt wird. Endostaler und periostaler Faserknochen werden ohne Ersatz abgebaut. Das neu entstandene Knochengewebe in der Kortikalis wird entsprechend den Kräftelinien ausgerichtet. Damit ist die Frakturheilung abgeschlossen und ein formgerechter und belastungsfähiger Knochen wiederhergestellt.
Folgende *Komplikationen* können durch die Fraktur und eine gestörte Frakturheilung auftreten: 1. *Fettembolie* (besonders bei Frakturen der langen Röhrenknochen). 2. *Infektion* des Frakturhämatoms (Osteomyelitis, besonders bei offenen Frakturen). 3. *Ungenügende Kallusbildung*; Interposition von Weichteilgewebe (Pseudarthrose). 4. *Überschießende Kallusbildung* (Callus luxurians; Druck auf Weichteile, Nerven usw.). 5. Bildung eines *knorpeligen Kallus* (bei Auftreten von Scherkräften, verzögerter Frakturheilung).

Provisorischer bindegewebiger Frakturkallus (Abb. 13.19). Wie in Abb. 13.19 zu sehen ist, hat ein lockeres Bindegewebe zwischen den Frakturenden den Frakturspalt überbrückt. Zum Teil handelt es sich um Granulationsgewebe mit zahlreichen Kapillaren und Kapillarsprossen sowie einigen Infiltraten von Lymphozyten, Plasmazellen und Histiozyten (→1). Innerhalb dieses Bindegewebes haben sich schlanke Faserknochenbälkchen (→2) ausgebildet, die geflechtartig aufgebaut sind und viele Osteozyten enthalten. In weiterer Entfernung sind die Faserknochenbälkchen stärker mineralisiert und von meist einkernigen Osteoklasten angelagert (→3). In den Rippen und im Jochbein wird in diesem Stadium der Frakturheilung häufig zusätzlich ein knorpeliger Kallus beobachtet (Einwirkungen der Bewegungen beim Atmen bzw. Kauen).

Provisorischer knöcherner Frakturkallus (Abb. 13.20). Im linken Teil der Abb. 13.20 erkennt man den ursprünglichen, lamellär geschichteten Knochen (→1), der nur wenige erhaltene Osteozyten aufweist. Im Granulationsgewebe des Frakturspaltes (→2) haben sich unregelmäßig breite Faserknochenbälkchen gebildet, die keine lamelläre Schichtung aufweisen, jedoch gut verkalkt sind. Wir erkennen deutlich die Zeichen der schleichenden Substitution: Auf der einen Seite der Knochenbälkchen liegen dichte Reihen von Osteoblasten (→3), die für einen Knochenanbau (Osteoidbildung) sorgen. Auf der anderen Seite der Knochenbälkchen findet ein Knochenabbau durch Osteoklasten statt (→4). Es wird hier auch das ursprüngliche Knochengewebe durch lakunäre Resorption abgebaut: Wir erkennen eine tiefe, wellig begrenzte Resorptionslakune (→5), die weit in den Knochen vorgedrungen ist und mehrere Osteoklasten enthält.

Entzündungen des Knochens

Akute eitrige Osteomyelitis (Abb. 13.21). *Die Osteomyelitis ist eine meist durch Bakterien verursachte Entzündung des Knochens, die sich primär im Markraum abspielt und sekundär auf die Tela ossea übergreift.* Die verschiedensten pathogenen Keime können eine Osteomyelitis auslösen. Einige Entzündungserreger lassen charakteristische histologische Strukturen entstehen; es handelt sich dabei um *spezifische Osteomyelitiden* (Tuberkulose, Typhus, Lues, Pilze). Am häufigsten tritt eine *histologisch unspezifische Osteomyelitis* auf, die meist durch Staphylococcus aureus hervorgerufen wird. Die Keime können direkt (per continuitatem) in den Knochen gelangen, z. B. im Bereich einer offenen Knochenfraktur. In den meisten Fällen handelt es sich jedoch um eine hämatogene Infektion, wobei die Eintrittspforte oft nicht nachweisbar ist. In Abb. 13.21 findet sich das typische *histologische Bild einer eitrigen Osteomyelitis*. Der gesamte Knochenmarkraum ist angefüllt von einem zellreichen Granulationsgewebe und durchtränkt von einer entzündlichen Ödemflüssigkeit (→1). Man erkennt dicht gepackte Ansammlungen von gelapptkernigen Leukozyten, die das ursprüngliche Markfettgewebe zerstört haben. Die Spongiosatrabekel sind nekrotisch (→2). Die lamelläre

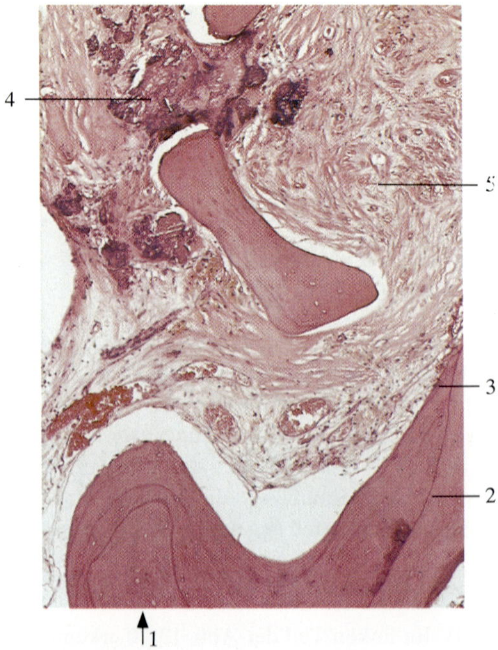

B. – Abb. 13.23. Primäre ischämische Hüftkopfnekrose; Fbg. HE

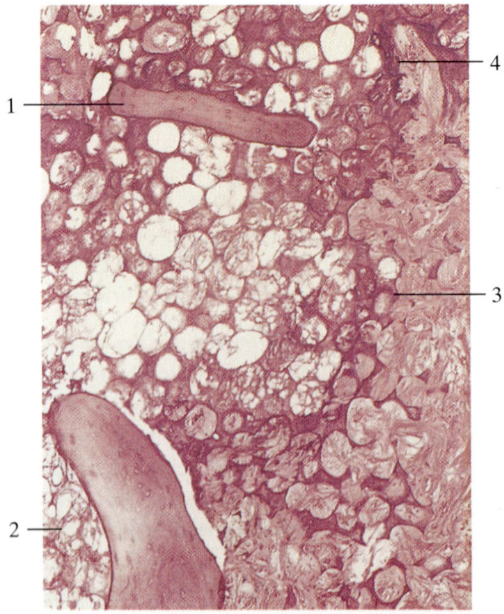

B. – Abb. 13.24. Anämischer Knocheninfarkt; Fbg. HE

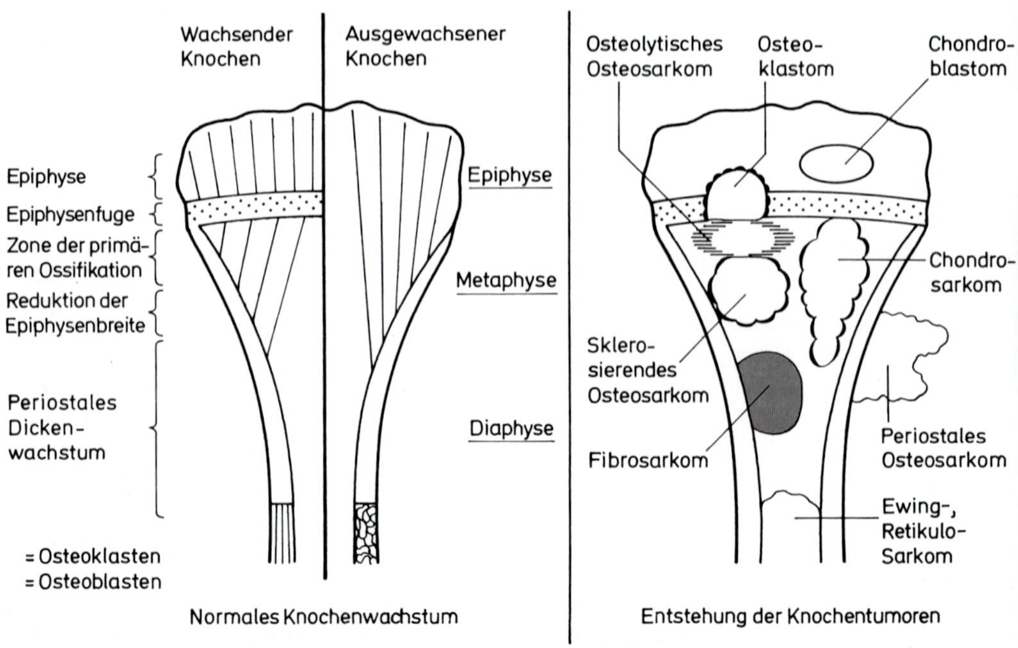

B. – Abb. 13.25. Schema der topographisch-funktionellen Gewebsdifferenzierungen (nach I. C. Johnson, 1953) im normalen wachsenden (linke Bildhälfte) und erwachsenen (rechte Bildhälfte) Knochen. Rechtes Bild: topographische Lokalisation einiger primärer Knochentumoren

Schichtung dieser Trabekel ist aufgehoben; die Osteozytenlakunen sind leer und enthalten keine Osteozyten mehr. Es handelt sich um spongiöse *Knochensequester*, die bei Verbleiben im Markraum die Entzündung aufrechterhalten und deshalb entfernt werden müssen. Manchmal kann man im Knochenmark regelrechte Markabszesse beobachten.

Chronische Osteomyelitis (Abb. 13.22). *Eine akute eitrige Osteomyelitis kann lange Zeit bestehenbleiben und großenteils vernarben, ohne daß es zur Ausheilung der fortschreitenden Entzündung kommt. Dieser bestehende Entzündungsprozeß, der mit einer fortschreitenden Knochenzerstörung und Markfibrose einhergeht, wird als chronische Osteomyelitis bezeichnet.* In Abb. 13.22 sehen wir, daß der Knochenmarkraum vollständig von Narbengewebe ausgefüllt ist (→1). Statt des ursprünglichen Spongiosagerüstes treffen wir unregelmäßige, plumpe Trabekel (→2) inmitten des Narbengewebes an. An einigen Stellen ist das medulläre Bindegewebe aufgelockert und wird von Kapillaren durchzogen (→3). Hier finden sich lockere Ansammlungen von Plasmazellen, Lymphozyten und Histiozyten sowie einige gelapptkernige Leukozyten, die den noch schwelenden Entzündungsprozeß anzeigen. Es können Fistelgänge durch die Kortikalis und durch Weichteile entstehen, und schließlich kann sich eine Amyloidose entwickeln.

Knochennekrosen

Wenn Knochengewebe abstirbt, entwickelt sich eine Knochennekrose. Als Ursache hierfür kommen in Frage: 1. Zirkulationsstörungen des Knochens. 2. Osteomyelitis. 3. Strahlenschäden (Radioosteonekrose). 4. Traumatische Schädigungen (z. B. Knochenfrakturen). 5. Hormonstörungen (z. B. Morbus Cushing). Histologisch ist die Knochennekrose durch das Fehlen von Osteozyten und eine verwaschene lamelläre Schichtung des Knochengewebes gekennzeichnet. Im benachbarten Markgewebe finden sich meistens reaktive entzündliche Veränderungen.

Ischämische Hüftkopfnekrose (Abb. 13.23). *Im Hüftkopf von Jugendlichen und Erwachsenen können aseptische Knochennekrosen auftreten, denen eine Durchblutungsstörung des Knochens zugrunde liegt. Häufige Ursachen sind eine traumatische Hüftluxation und mediale Schenkelhalsfraktur.* In Abb. 13.23 sieht man eine ältere aseptische Knochennekrose, wobei die Knochenbälkchen infolge reparativer Vorgänge stark verbreitert und plump sind (→1). Die lamelläre Schichtung ist stark verwaschen, die Osteozytenhöhlen sind leer. Deutlich sichtbar sind feine ausgezogene Kittlinien (→2), die reparative Anbaufronten darstellen. Stellenweise werden auch verbreiterte Osteoidsäume angetroffen (→3). Im Markraum liegt reichlich amorphes nekrotisches und verkalktes Material (→4) und faserreiches Bindegewebe (→5). Den Anbaufronten gegenüber sieht man eine breite Abbaufront mit Resorptionslakunen und Osteoklasten. Der nekrotische Knochen wird also resorbiert und insgesamt völlig umgebaut.

Knocheninfarkt (Abb. 13.24). *Es handelt sich um eine umschriebene Nekrosezone mit hämorrhagischem Randsaum, die innerhalb eines Knochens gelegen ist und meistens unter dem Einfluß von vermehrten Glukokortikoiden (Hyperkortizismus, Cortison-Therapie) entsteht.* Im histologischen Bild (Abb. 13.24) sieht man ein hochgradig verschmälertes Knochenbälkchen (→1), welches wellig begrenzt ist, ohne daß Osteoklasten anliegen. Das Fettmark ist nur zum Teil noch erhalten (→2). Teile des Fettgewebes sind jedoch nekrotisch, erkennbar an der Eosinophilie und Homogenisierung der Fettzellen (→3). Neben diesen frischen Fettgewebsnekrosen finden sich ältere nekrotische Bezirke (→4) mit Organisations- und Narbengewebe. Im Randgebiet eines solchen Knocheninfarktes können sich Kalkseifen bilden, wodurch im Röntgenbild ein zackiges Linienmuster entsteht.

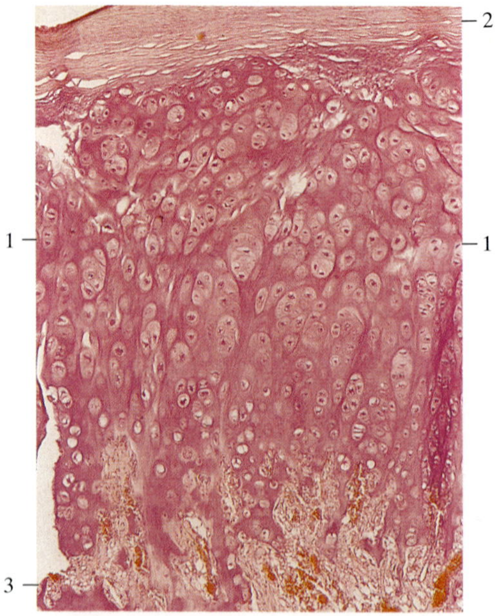

B. – Abb. 13.26. Osteochondrom;
Fbg. HE

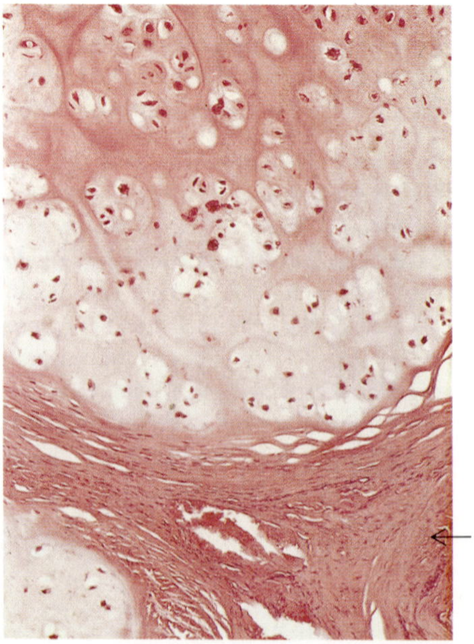

B. – Abb. 13.27. Enchondrom;
Fbg. HE

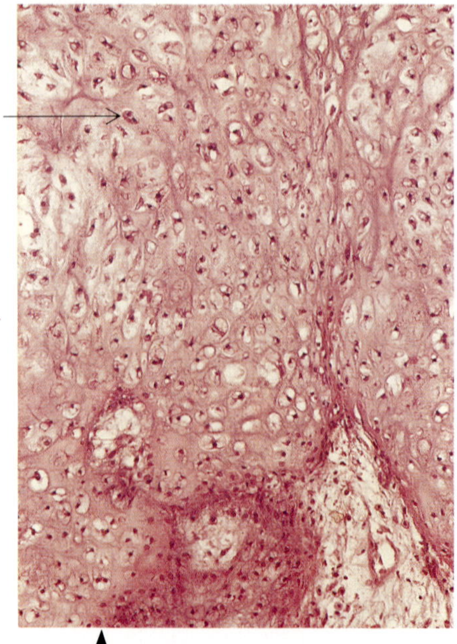

B. – Abb. 13.28. Chondrosarkom;
Fbg. HE

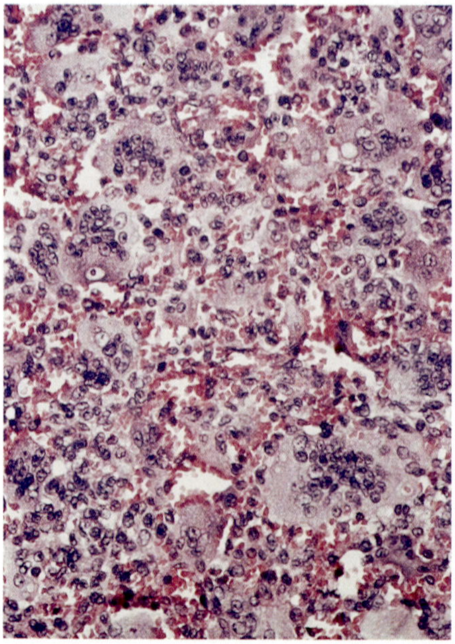

B. – Abb. 13.29. Osteoklastom (Grad I);
Fbg. HE

Knochentumoren

Osteochondrom (Abb. 13.26). *Es handelt sich um eine knöcherne Neubildung, die von einer Kappe aus hyalinem Knorpelgewebe überzogen ist und sich von der Knochenoberfläche pilzförmig in die umgebenden Weichteile vorwölbt.* In Abb. 13.26 sieht man die Knorpelkappe (→ 1), die 1–3 cm breit ist und außen von periostalem Bindegewebe (→ 2) überzogen wird. Das hyaline Knorpelgewebe enthält Gruppen oder Reihen von einkernigen Knorpelzellen, die dem Säulenknorpel der normalen Epiphysen ähnlich sind. Es strahlt fingerförmig in das daruntergelegene neugebildete Knochengewebe ein (→ 3). Oft finden wir innerhalb der knöchernen Strukturen Inseln von Knorpelgewebe, die verkalken können. Zwischen den plumpen, lamellären Spongiosabälkchen sieht man Fettgewebe, Bindegewebe und manchmal Blutbildungsherde. Entscheidend für die Beurteilung der Dignität ist das Strukturbild des Knorpelgewebes. Osteochondrome sind die weitaus häufigsten gutartigen Knochengeschwülste. Bei multiplen Osteochondromen ist allerdings in über 10% der Fälle mit einer sekundären malignen Entartung zu rechnen.

Enchondrom (Abb. 13.27). *Enchondrome sind Geschwülste, die zentral in der Markhöhle eines Knochens liegen und aus reifem hyalinem Knorpelgewebe bestehen.* Sie stellen wahrscheinlich Hamartome aus heterotopen Knorpelzellnestern dar. *Histologisch* sieht man in Abb. 13.27 ein lappig aufgebautes hyalines Knorpelgewebe mit Gruppen ballonierter Knorpelzellen, die gleichförmige, runde Kerne besitzen und in hellen Knorpelhöhlen (Brutkapseln) liegen. Gelegentlich werden zweikernige Knorpelzellen angetroffen. Die Chondrozyten sind ungleichmäßig verteilt. Mitosen fehlen. Degenerative Veränderungen (Kernpyknosen, Verschleimungen, Kalkablagerungen) kommen vor. Die Knorpelgrundsubstanz ist im HE-Präparat blau oder blaßrot gefärbt (saure Mukopolysaccharide). Die Knorpelläppchen werden von Bindegewebe oder neugebildetem Knochengewebe (→) begrenzt. Bei diesen Knorpelgeschwülsten ist die Lokalisation entscheidend: Enchondrome der Finger und Zehen sind gutartig, in den Rippen und langen Röhrenknochen fakultativ maligne und in den Beckenknochen fast immer maligne.

Chondrosarkom (Abb. 13.28). *Die maligne Form der Knorpelgeschwülste kann sich spontan und direkt aus ortsständigem Knorpelgewebe entwickeln* **(primäres Chondrosarkom)** *oder aus einer zunächst gutartigen Knorpelgeschwulst hervorgehen* **(sekundäres Chondrosarkom).** Die meisten Chondrosarkome entwickeln sich zentral im Knochen und behalten im wesentlichen ihren knorpeligen Charakter. In Abb. 13.28 sieht man ein lappig aufgebautes hyalines Knorpelgewebe mit ungleichmäßig verteilten Knorpelzellen, die in unterschiedlich großen, hellen Höfen gelegen sind. Es fallen vielfältige Zellatypien auf (→), wobei die Chondrozyten unterschiedlich groß sind und große, plumpe und hyperchromatische Zellkerne aufweisen. Mehrkernige Knorpelzellen und Riesenzellen sind häufig. Vereinzelt werden auch pathologische Mitosen beobachtet. Das Knorpelgrundgewebe ist blaß-bläulich; es kann Verkalkungen und Verknöcherungen enthalten. Die Tumorzellen bilden jedoch kein Osteoid. Das Chondrosarkom zeichnet sich im Gegensatz zum Osteosarkom durch ein relativ langsames Wachstum und späte Metastasierung aus.

Osteoklastom (Abb. 13.29). *Echte Knochentumoren, in denen Osteoklasten die eigentlichen Tumorzellen bilden, werden als Osteoklastome (Riesenzellgeschwülste) bezeichnet.* Von ihnen sind die sog. »braunen Tumoren« (s. Abb. 13.13) abzugrenzen. Osteoklastome gelten als semimaligne Tumoren fraglicher Dignität und haben eine starke Neigung zur malignen Entartung. In Abb. 13.29 erkennt man viele mehrkernige osteoklastäre Riesenzellen inmitten eines lockeren und gefäßreichen Stromas mit gleichförmigen Spindelzellen. Die Riesenzellen sind gleichmäßig im Tumor verteilt. Es wird kein Osteoid, Knochen- oder Knorpelgewebe angetroffen. Blutungen, Nekrosen und Schaumzellen kommen vor.

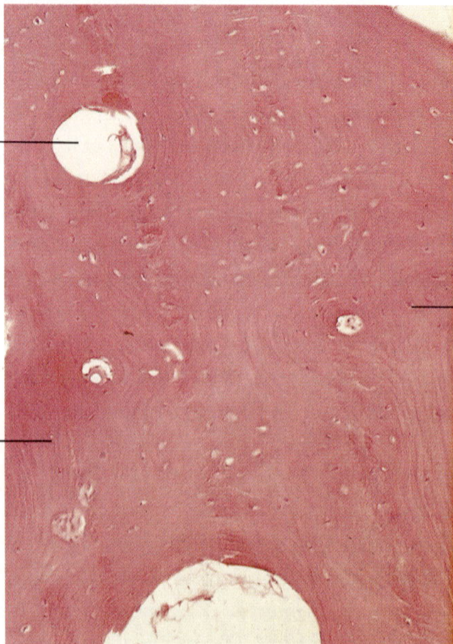

B. – Abb. 13.30. Osteoma eburneum;
Fbg. HE

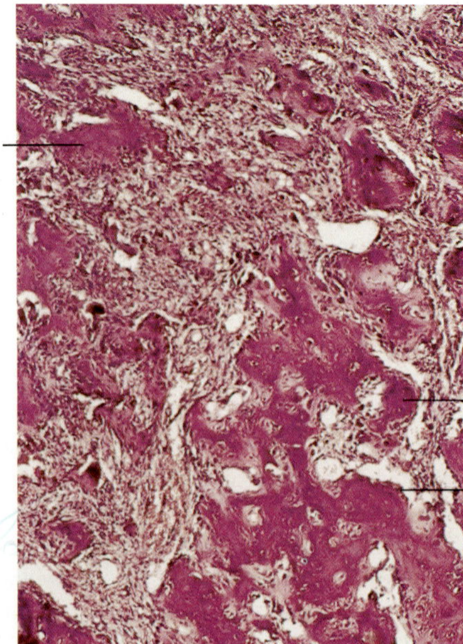

B. – Abb. 13.31. Osteoid-Osteom;
Fbg. HE

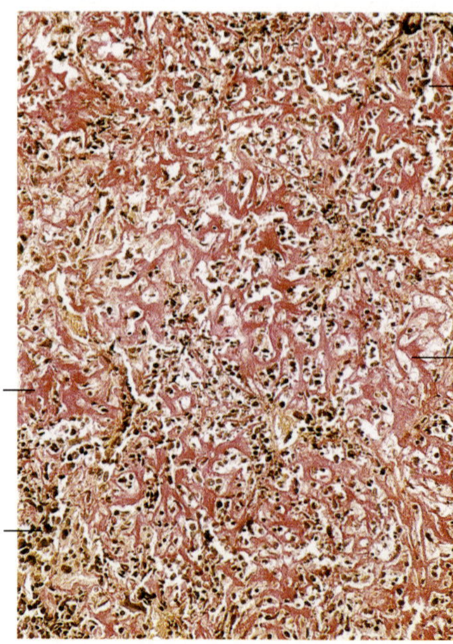

B. – Abb. 13.32. Osteosarkom;
Fbg. v. Gieson

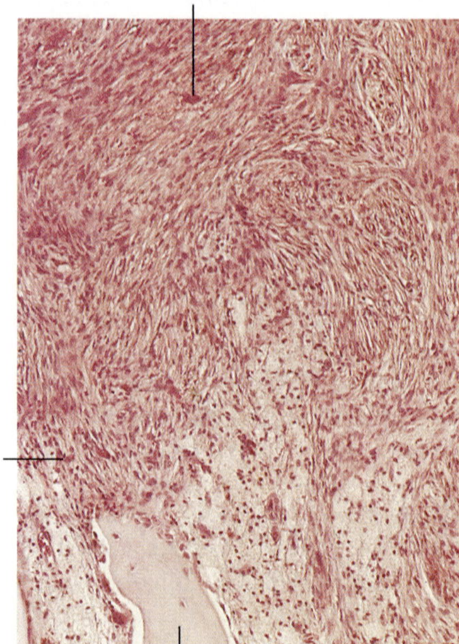

B. – Abb. 13.33. Nichtossifizierendes Knochenfibrom; Fbg. HE

Osteom (Abb. 13.30). *Beim Osteom handelt es sich um eine umschriebene Vermehrung von vollständig ausgereiftem Knochengewebe, die im periostalen Bindegewebe entsteht oder vom knochenbildenden Blastem der nicht knorpelig präformierten Knochen (Belegknochen) ausgeht.* Osteome werden am häufigsten in den Schädelknochen, vor allem im Bereich der Nebenhöhlen, angetroffen. Besteht das Tumorgewebe aus dichtem lamellären Knochengewebe, so liegt ein **Osteoma eburneum** vor; überwiegen spongiöse Strukturen, handelt es sich um ein **Osteoma spongiosum.** In Abb. 13.30 sieht man ein vollständig ausgereiftes Knochengewebe, das lamellär geschichtet ist und regelmäßige Osteozyten (→ 1) aufweist. Die im Tumor ausgebildeten Haversschen Kanälchen (→ 2) sind sehr eng und glatt begrenzt. Es handelt sich um ein Osteoma eburneum, das außen meist glatt begrenzt ist und im Röntgenbild einen dichten, rundlichen Tumorschatten abgibt.

Osteoid-Osteom (Abb. 13.31). *Das Osteoid-Osteom ist eine gutartige Knochengeschwulst, die gehäuft in den kurzen und langen Röhrenknochen beobachtet wird und sich röntgenologisch durch eine zentrale Aufhellung mit sklerotischem Randsaum, den sog. »Nidus«, auszeichnet.* Wie in Abb. 13.31 zu erkennen ist, besteht das Innere des Tumors aus einem unregelmäßigen, dichten Maschenwerk von Osteoidtrabekeln (→ 1), die unterschiedlich mineralisiert sind. Sie sind verschieden breit und werden teilweise von Osteoblasten (→ 2) gesäumt. Zwischen den Osteoidstrukturen liegt ein gefäßreiches Stroma mit dünnwandigen Kapillaren sowie eingestreuten Plasmazellen und Lymphozyten. Der Nidus wird von einem osteosklerotischen Knochenmantel umgeben.

Osteosarkom (Abb. 13.32). *Die eigentliche bösartige Geschwulst des Knochens ist das Osteosarkom. In diesem Tumor sind die vielfältigen Differenzierungen der Osteoblasten bezüglich der Osteogenese sowie der Osteolyse verwirklicht.* Charakteristisch für den histologischen Aufbau ist das schachbrettartig ineinandergefügte Auftreten von sarkomatösem Stroma, Knorpelherden, Verkalkungen, Schleim, Tumorknochen, Inseln von Riesenzellen und Tumorosteoid. Die Bildung von Tumorosteoid erfolgt direkt aus dem sarkomatösen Bindegewebe. In Abb. 13.32 sieht man zwischen den ortsständigen, lamellär geschichteten Knochenbälkchen ein polymorphzelliges Tumorgewebe mit einem dichten Netzwerk von schmalen und breiten Osteoidtrabekeln (→ 1), denen Osteoblasten mit dunklen, polymorphen Kernen (→ 2) angelagert sind. Zwischen den dichten Osteoidstrukturen liegt ein spindelzelliges, polymorphkerniges Stroma, das von vielen Blutkapillaren durchzogen wird. Herde von atypischem Knorpelgewebe können vorkommen. Die originären Knochentrabekel werden von dem Tumorgewebe zerstört. In manchen Osteosarkomen können auch zahlreich mehrkernige Riesenzellen auftreten. Beim *osteoplastischen Osteosarkom* stehen Tumorosteoid und Tumorknochen im Vordergrund des Geschwulstbildes; im *osteolytischen Osteosarkom* herrschen kernarme Riesenzellen, polymorphe Spindelzellen und Blutgefäße vor. Der Tumor tritt vorwiegend bei Jugendlichen in der Knieregion auf und hat eine schlechte Prognose.

Nichtossifizierendes Knochenfibrom (Abb. 13.33). *Es handelt sich um eine häufige gutartige Knochengeschwulst, die bei Jugendlichen in den Metaphysen der langen Röhrenknochen auftritt und röntgenologisch eine traubenförmige Osteolyse hervorruft, die von einer Randsklerose begrenzt wird.* Der Tumor stellt häufig einen Zufallsbefund dar, der ein solch typisches Röntgenbild hervorruft, daß eine histologische Abklärung nicht nötig ist. Wie in Abb. 13.33 erkennbar, besteht das Tumorgewebe aus einem faserreichen, wirbelig angeordneten Bindegewebe mit reichlich längsovalen Fibrozyten, die keine Mitosen aufweisen. Eingestreut sind kleine Riesenzellen (→ 1) und manchmal Gruppen von Schaumzellen. Das Gewebe ist gefäßarm und zeigt keine Knochenneubildung. Der Tumor wird außen von reifem Lamellenknochen begrenzt (→ 2).

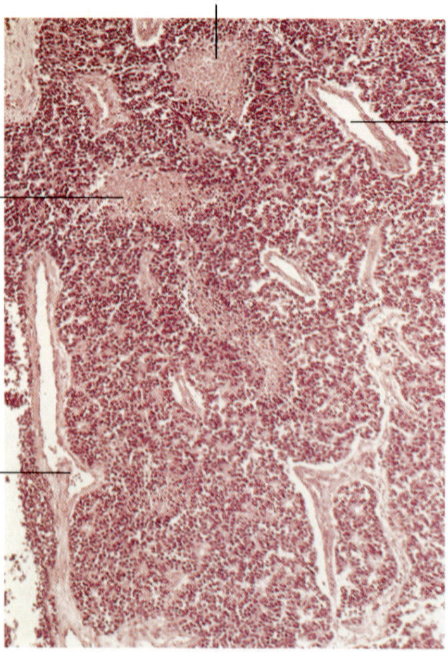

B. – Abb. 13.34. Ewing-Sarkom; Fbg. HE

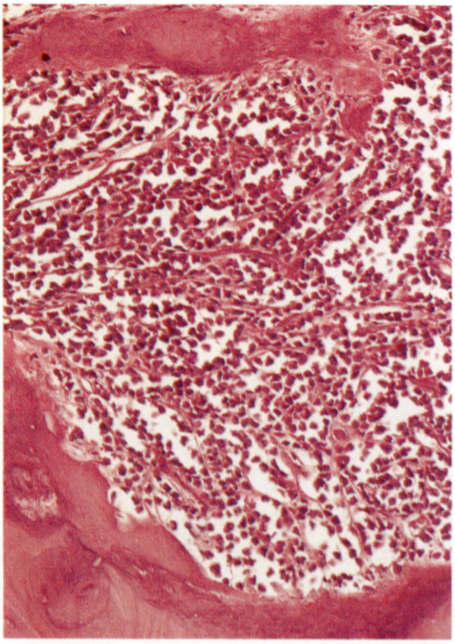

B. – Abb. 13.35. Immunoblastisches Sarkom (Non-Hodgkin-Lymphom des Knochens); Fbg. HE

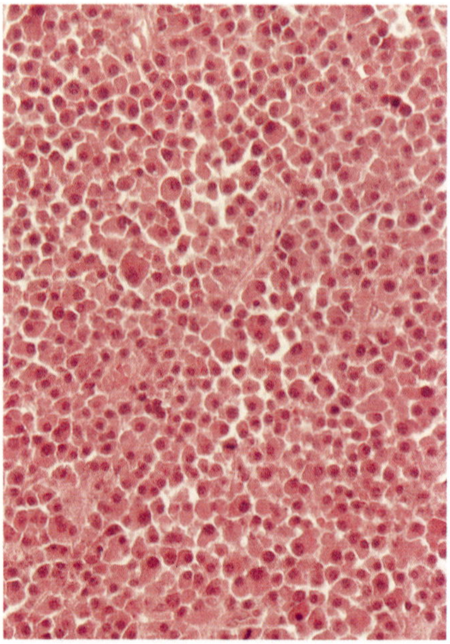

B. – Abb. 13.36. Medulläres Plasmozytom; Fbg. HE

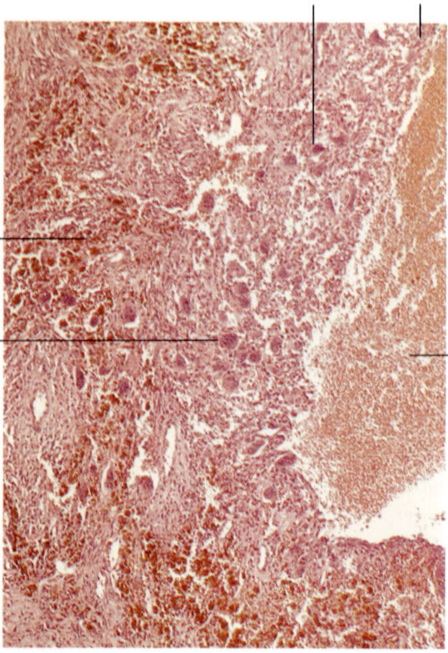

B. – Abb. 13.37. Aneurysmale Knochenzyste; Fbg. HE

Ewing-Sarkom (Abb. 13.34). *Das Ewing-Sarkom ist eine hochmaligne Knochengeschwulst des Kindes- und Jugendlichenalters, die von unreifen Retikulumzellen des Knochens ausgeht.* Es ist einer der am schwierigsten zu erkennenden Knochentumoren, da keine speziellen Strukturen ausgebildet werden. In Abb. 13.34 erkennt man ein sehr zellreiches Tumorgewebe aus kleinen Rundzellen mit bandartigen Nekrosen (→ 1). An den Rändern der Nekrosen werden zahlreiche Kernpyknosen beobachtet. Perivaskulär ist das Tumorgewebe am besten erhalten, wodurch Pseudorosetten entstehen (→ 2). Die kleinen, rundlichen, isomorphen Tumorzellen haben fast kein Zytoplasma und sind nacktkernig. Sie sind gleich groß und haben die zwei- bis dreifache Größe von Lymphozyten. Manchmal sind auch zytoplasmareiche Sternzellen vorhanden, so daß das Schnittbild an einen Sternenhimmel erinnert. Eine Zwischensubstanz fehlt. Die Zellkerne sind kugelig und besitzen ein lockeres Chromatingerüst und ein bis zwei dunkle Nukleolen. Mitosen sind selten. Im Zytoplasma können PAS-positive Granula nachgewiesen werden. Zwischen den Tumorzellen liegen keine Retikulinfasern. Der Tumor tritt fast ausschließlich bei Kindern und Jugendlichen auf und ergibt klinisch das Bild einer Osteomyelitis.

Immunoblastisches Sarkom (Non-Hodgkin-Lymphom) (Abb. 13.35). *Das immunoblastische Sarkom des Knochens ist eine mit dem Ewing-Sarkom eng verwandte bösartige Geschwulst.* Überwiegend ist das mittlere und höhere Lebensalter betroffen (3. und 7. Lebensjahrzehnt). *Histologisch* (Abb. 13.35) findet sich im Knochenmark ein gleichmäßiger Zellrasen aus polygonalen Zellen, die größer sind als beim Ewing-Sarkom. Es werden gewöhnlich keine Nekrosefelder beobachtet. Die Tumorzellen haben nur schlecht erkennbare Zellgrenzen und stehen durch Zytoplasmaausläufer untereinander in Verbindung. Die Zellen sind an zarten, netzartigen Gitterfasern (Retikulinfasern) aufgereiht, wodurch Spalträume entstehen. Die Kerne sind eingekerbt und oft blasig; Mitosen sind häufig. In den Tumorzellen läßt sich kein Glykogen nachweisen. Es kann im Tumor zu einer reaktiven Knochenneubildung (→) kommen.

Medulläres Plasmozytom (Abb. 13.36). *Es handelt sich um den häufigsten malignen Knochentumor, der solitär oder multipel im Knochenmark entsteht und mit einer Vermehrung von atypischen Plasmazellen einhergeht.* Im Blutplasma sind die Immunglobuline vermehrt (meist IgG, IgA, seltener IgE oder IgD, sog. monoklonale Immunglobuline; teils Heavy (H) oder Light (L) chain oder L und H von Antikörpern). In der Niere wird häufig ein pathologischer Eiweißkörper ausgeschieden (Bence-Jones-Eiweiß, »Light-chain«-Protein) mit hyalintropfiger Eiweißspeicherung in den Tubulusepithelien. Im Ausstrich oder Schnitt des Knochenmarks finden sich charakteristische atypische Plasmazellen mit exzentrisch gelegenen Zellkernen, die angedeutet die Radspeicherstruktur des Chromatins der Plasmazellen erkennen lassen. Es kommen mehrkernige Plasmazellen und Riesenzellen vor. Das Plasmozytom tritt fast nur bei älteren Personen jenseits des 50. Lebensjahres auf und ruft große Osteolyseherde in den befallenen Knochen (z. B. Schädeldach) hervor. Die Prognose ist schlecht.

Aneurysmale Knochenzyste (Abb. 13.37). *Hierbei handelt es sich um eine gutartige, tumorähnliche Knochenläsion, die aus einem intraossären Osteolyseherd und einem extraossären, aneurysmaähnlichen Zystenanteil besteht.* Sie kommt vorwiegend bei Jugendlichen im 2. Lebensjahrzehnt vor. *Histologisch* (Abb. 13.37) besteht der Herd aus großen Hohlräumen, die von einer flachen Zellschicht ausgekleidet und mit Blut gefüllt sind (→ 1). In der bindegewebigen Zystenwand hat die Innenschicht Spindelzellen (Fibrozyten, Fibroblasten; → 2); in der Außenschicht finden sich zahlreiche Osteoklasten (→ 3). Im lockeren Bindegewebe liegen viele Kapillaren, einige Entzündungszellen (Lymphozyten, Plasmazellen) und reichlich Hämosiderin (→ 4).

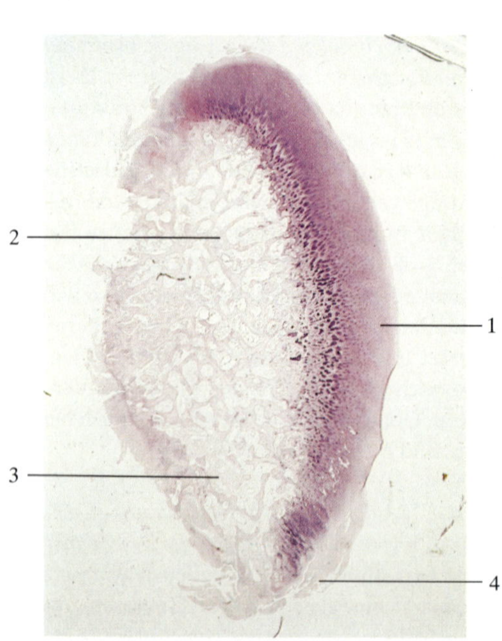

B. – Abb. 13.38. Osteochondrosis dissecans (Gelenkmaus); Fbg. HE

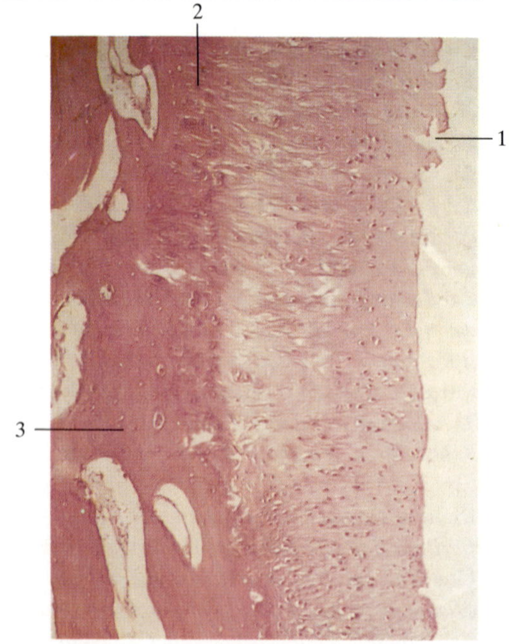

B. – Abb. 13.39. Arthrosis deformans; Fbg. HE

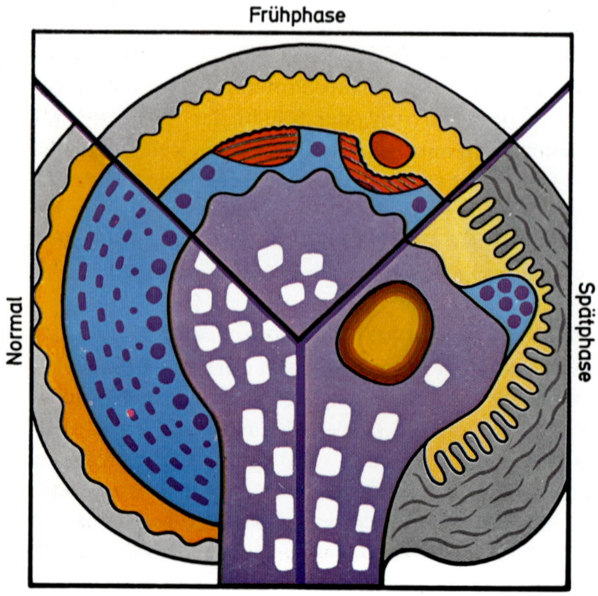

Chronologischer Ablauf der Gelenkveränderungen bei der Arthrosis deformans:

1. Normalgelenk
2. Frühphase: Asbestfaserung des Gelenkknorpels, Osteochondritis dissecans und subchondrale Spongiosahypertrophie
3. Spätphase: mit hyperplastisch fibrosierter Gelenkkapsel, subchondralen Geröllzysten und Knorpelregeneraten (="Brutkapseln")

B. – Abb. 13.40. Schema der Entstehung von Knochenveränderungen als Folge degenerativer Gelenkknorpelschädigungen

Degenerative Gelenkerkrankungen

Osteochondrosis dissecans (Abb. 13.38). *Die Osteochondrosis dissecans stellt eine umschriebene subchondrale Osteonekrose dar, die häufig in den großen Gelenken von Jugendlichen vorkommt und zu einer erheblichen Beeinträchtigung der Gelenkfunktion führen kann.* Ein lokales Trauma spielt bei ihrer Entstehung eine Rolle; eine andere Ursache ist eine Minderdurchblutung. Im konvexen Gelenkteil wird das Nekrosesegment vom übrigen Knochen und Knorpel abgegrenzt und herausgelöst. Es handelt sich um einen *freien Gelenkkörper* (»Gelenkmaus«) im Gelenkraum und in der Gelenkfläche um einen entsprechenden Defekt (»Mausbett«). Somit entwickelt sich eine Arthrose, die zu einer Bewegungseinschränkung führt. *Histologisch* (Abb. 13.38) finden wir ein Knochensegment, das von einer vitalen Knorpelschicht bedeckt ist (→ 1). Das subchondrale Knochengewebe, das von der Blutzufuhr gänzlich abgeschnitten ist, ist nekrotisch (→ 2). Zwischen den osteozytenfreien Knochentrabekeln ist auch das Markgewebe nekrotisch; hier findet sich oft noch Detritus (→ 3). Außen ist eine bindegewebige Kapsel sichtbar (→ 4).

Arthrosis deformans (Abb. 13.39). *Die Arthrosis deformans ist eine häufige degenerative Gelenkerkrankung, bei der primär die Schädigung des Gelenkknorpels erfolgt und sekundär ein Umbau und eine Deformierung des Gelenks stattfindet.* Es handelt sich um eine Abnützungskrankheit des Knorpels, der ursächlich eine Störung des Stoffwechsels im Gelenkknorpel zugrunde liegt *(primäre Arthrosen).* Den *sekundären Arthrosen* liegen verschiedene Schädigungen des Gelenkknorpels zugrunde. In Abb. 13.39 sieht man eine zerklüftete knorpelige Gelenkfläche, in der infolge des Verlustes von Grundsubstanz die Fibrillen demaskiert sind. Die Oberfläche weist unregelmäßige Einsenkungen *(sog. Usuren,* → 1) auf, die durch Reibungen entstanden sind (Schliffspuren). Zwischen diesen Degenerationszonen finden sich Gruppen ballonierter Knorpelzellen, die in großen »Brutkapseln« liegen (→ 2). Zur Abräumung dieses nekrotischen Gewebes sprießen Gefäße in den Knorpel hinein, was als *Tiefenvaskularisation des Knorpels* bezeichnet wird. Das subchondrale Knochengewebe ist osteosklerotisch verdichtet (→ 3); im Markraum findet sich faserreiches Bindegewebe. Innerhalb der Spongiosa können sich nach Mikrofrakturen sog. *Geröllzysten* ausbilden. Es treten meist Randwülste, eine Verschmälerung des Gelenkspaltes und eine irreguläre paraartikuläre Osteosklerose auf, die auch röntgenologisch nachweisbar sind.

Die Entwicklung einer Arthrosis deformans ist in Abb. 13.40 schematisch dargestellt: Gegenüber dem normalen Knorpelaufbau findet sich in der Frühphase als erste nachweisbare Veränderung eine mukoide oder **albuminoidkörnige Degeneration des Gelenkknorpels.** Im Stadium der **Demaskierung der kollagenen Fasern im Gelenkknorpel** sind die umgebenden Knorpelzellen noch intakt. Gehen auch noch die Knorpelzellen zugrunde, so spricht man von einer **Asbestfaserung** des Knorpels, wie sie besonders am Rippenknorpel vorkommt. In diesen so veränderten Knorpelpartien entstehen Zysten ohne nachweisbare Zellen. In diesen Zysten kann nach Einsprossen von Granulationsgewebe Knochen entstehen. Die Destruktion des Knorpelgewebes bewirkt eine Abnahme der Scherfestigkeit des hyalinen Gelenkknorpels. Dadurch wird vermehrt Druck, der nicht mehr voll in Schub transformiert werden kann, auf den Knochen direkt übertragen. Der Knochen schützt sich durch eine reaktive subchondrale Sklerose, wobei die Spongiosa pilosa fast kompakt wird. Die weniger belasteten Knorpelanteile an den Randpartien der Gelenkfläche wuchern durch Zellproliferation und werden im Zentrum ossifiziert. Es entwickelt sich ein charakteristischer Randwulst, der mit zur Deformation des Gelenks beiträgt. Auch die Gelenkkapsel wird durch die arthrotischen Veränderungen bindegewebig verdickt und starr. Durch diese sekundären Veränderungen werden die Gelenkbewegungen hochgradig eingeschränkt. Hierbei bleibt der Gelenkspalt – im Gegensatz zur Arthritis – erhalten.

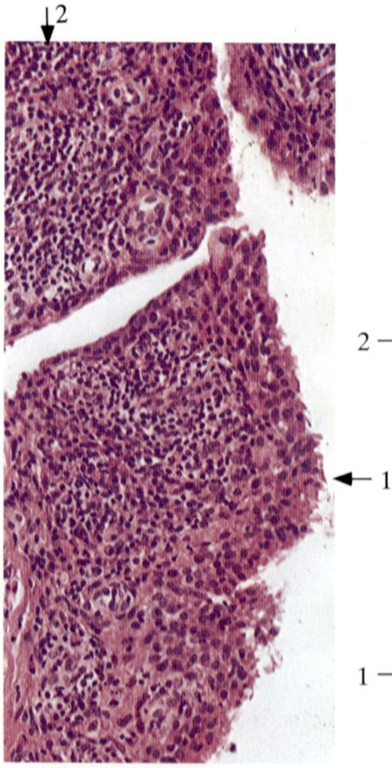

B. – Abb. 13.41. Primär-chronische Polyarthritis (Entzündung der Gelenkkapsel); Fbg. HE

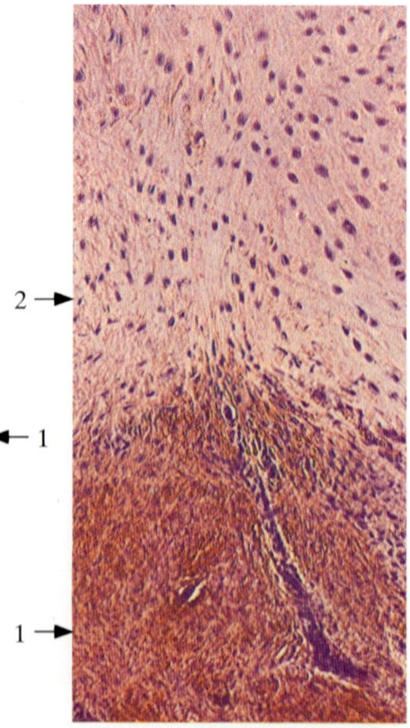

B. – Abb. 13.42. Primär-chronische Polyarthritis (Knorpelabbau durch Granulationsgewebe); Fbg. HE

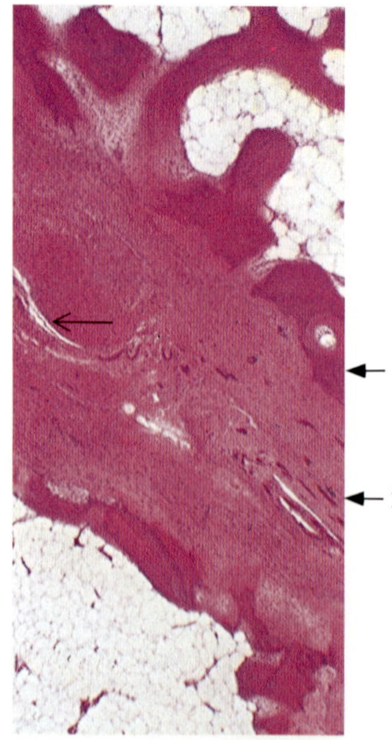

B. – Abb. 13.43. Primär-chronische Polyarthritis (fibröse Ankylose eines Fingergelenkes); Fbg. HE

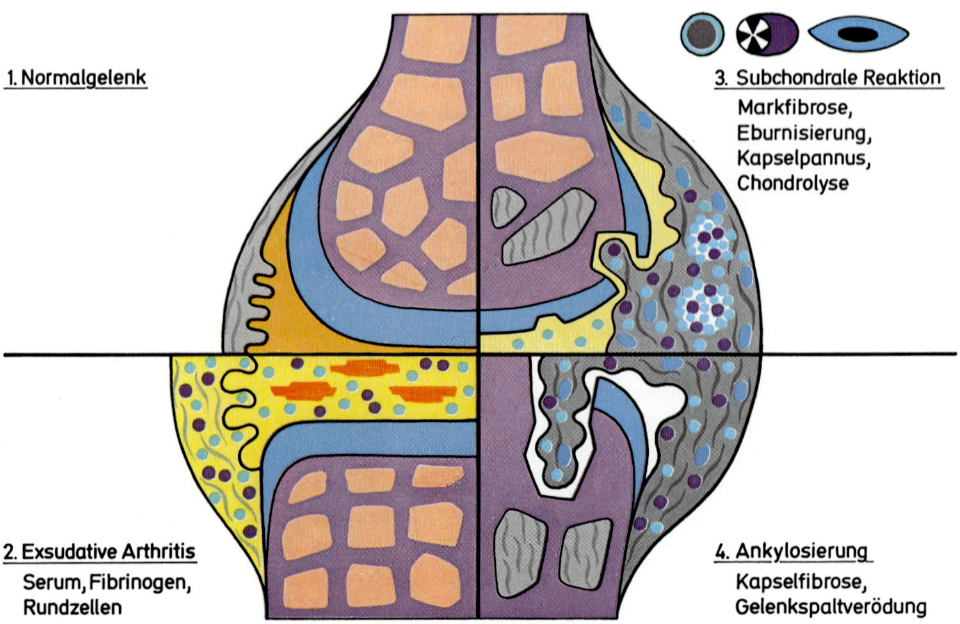

B. – Abb. 13.44. Schematische Übersicht des Ablaufes der Gelenkveränderungen bei primär-chronischer Polyarthritis

Entzündliche Gelenkerkrankungen

Beim **rheumatischen Fieber** findet man echte Aschoffsche Knötchen in dem lockeren Bindegewebe der Gelenkkapsel, besonders der großen Gelenke (vgl. Herz, S. 71 u. 243). Jugendliche erkranken bevorzugt.

Die **primär-chronische Polyarthritis** (Abb. 13.41–13.43) zeigt morphologisch das Bild einer unspezifischen chronischen Entzündung. Bevorzugt befallen werden die kleinen Gelenke (Finger, Zehen). Durch die schweren destruktiven Veränderungen kommt es an den Gelenken zu Ankylosen und Arthrosen.

Die **Spondylitis ankylopoetica (Morbus Bechterew)** beginnt mit nur spärlichen entzündlichen Lymphozyteninfiltraten in der Kapsel und den Bändern der kleinen Wirbelgelenke. Im Vordergrund steht bei dieser Erkrankung eine Knochenneubildung, die zur knöchernen Ankylose der Wirbelsäule führt.

Die **rheumatoide Arthritis** stellt eine unspezifische Gelenkerkrankung dar, wobei sich die Entzündung zuerst in der Gelenkkapsel entwickelt und sich dann sekundär auf den Gelenkknorpel und den subchondralen Knochen ausbreitet. Ursächlich können die verschiedensten Entzündungen (Ruhr, Tuberkulose, Colitis ulcerosa u. a.) in Frage kommen. Hierbei entstehen Gelenkveränderungen, die den echten rheumatischen Gelenkentzündungen sehr ähnlich sehen. Aus diesem Grund werden alle dem Gelenkrheumatismus morphologisch ähnlichen Gelenkveränderungen heute als »rheumatoide Arthritis« bezeichnet, ohne daß damit ein Hinweis auf die Ätiologie gegeben werden kann (Abb. 13.44).

Wie Abb. 13.41 zeigt, beginnt die Erkrankung mit einer **Entzündung der Gelenkkapsel.** Es kommt zu einer Exsudation von Blutplasma und Emigration von Zellen (Granulozyten mit zytoplasmatischen Einschlußkörpern, die den Rheumafaktor enthalten, Synovialzellen, Lymphozyten, Plasmazellen) in die Gelenkhöhle. Die Synovialzellen, die die Gelenkkapsel begrenzen, werden herdförmig zerstört. An diesen Stellen finden sich homogene Fibrinablagerungen; an anderen Stellen proliferieren die Synovialzellen (→ 1). Im Bindegewebe des Stratum synoviale finden sich dichte Infiltrate von Plasmazellen und Lymphozyten (→ 2), die oft kleine Lymphfollikel bilden. Stellenweise werden fibrinoide Nekrosen gefunden.

Abb. 13.42 zeigt den **Knorpelabbau durch Granulationsgewebe.** Vom Stratum synoviale und vom subkartilaginären Markraum des Knochens wächst ein gefäßreiches Granulationsgewebe (→ 1) in den Gelenkknorpel (→ 2) ein. Es erfolgt somit ein Angriff auf den Gelenkknorpel von zwei Seiten, nämlich von seiten der Gelenkhöhle (durch den fibrovaskulären Pannus) und von seiten des Knochenmarkraumes durch Granulationsgewebe, wodurch der Gelenkknorpel von der Oberfläche und vom Knochen her zerstört wird.

In Abb. 13.43 ist das Endstadium einer rheumatoiden Arthritis zu erkennen, nämlich die **fibröse Ankylose.** Die subchondralen Knochenanteile sind noch erhalten (→ 1). Vom Gelenkknorpel sind meist nur noch kleine Herde nachweisbar die sekundär degenerativ verändert sind (→ 2). Durch die Pannusbildung ist der Gelenkspalt verschlossen, was im Röntgenbild nachgewiesen werden kann. Bei einer bloßen Arthrose hingegen bleibt der Gelenkspalt erhalten. Wie in unserem Bild erkennbar, sind die beiden artikulierenden Gelenkflächen durch faserreiches Bindegewebe miteinander verbunden (→ 2).

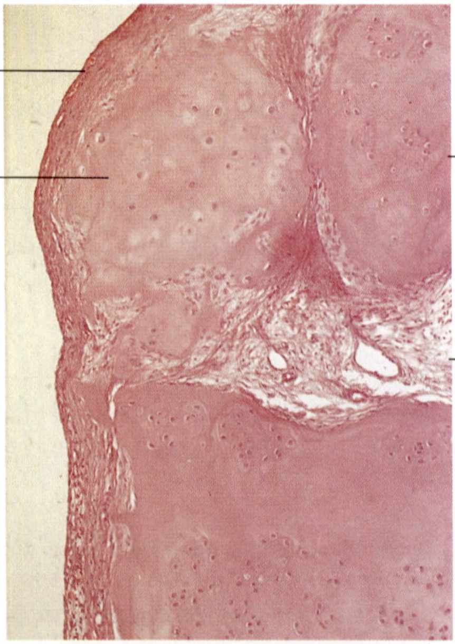

B. – Abb. 13.45. Gelenkchondromatose; Fbg. HE

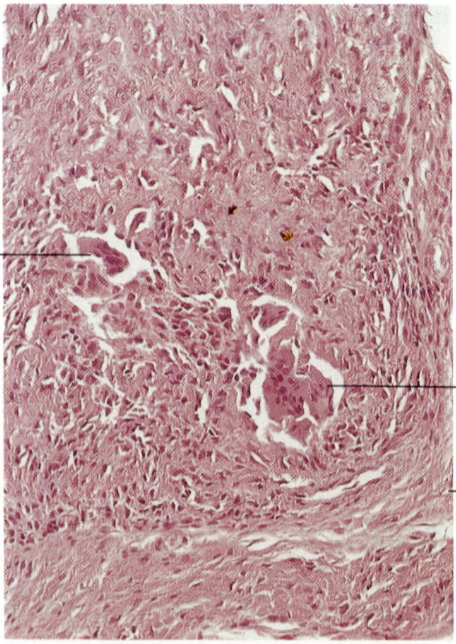

B. – Abb. 13.46. Gutartiger Riesenzelltumor der Sehnenscheide; Fbg. HE

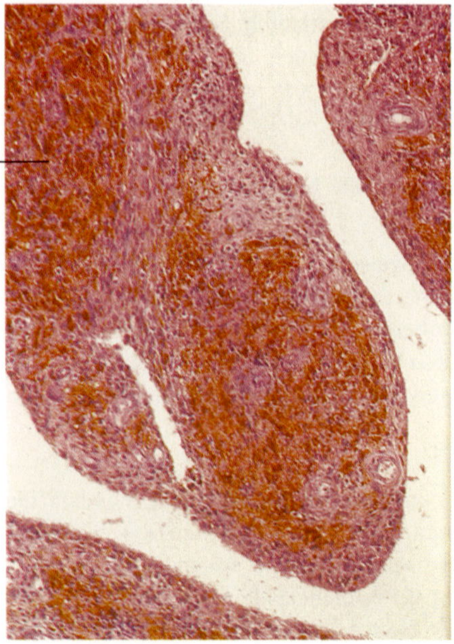

B. – Abb. 13.47. Pigmentierte villonoduläre Synovitis; Fbg. HE

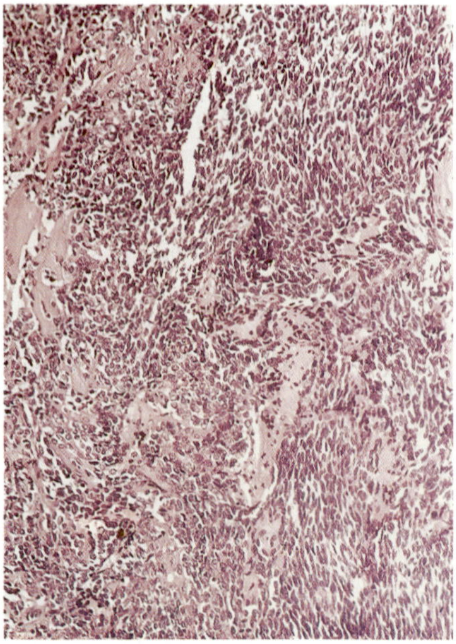

B. – Abb. 13.48. Synoviales Sarkom; Fbg. HE

Tumoröse Gelenkerkrankungen

Gelenkchondromatose (Abb. 13.45). *Hierbei handelt es sich um eine gutartige, tumorähnliche Veränderung des paraartikulären Gewebes, wobei in der Synovia durch Metaplasie Knorpel- und Knochenherde entstehen.* Derartige Veränderungen können gelegentlich auch in einer Sehnenscheide oder Bursa vorkommen. In über 50% der Fälle ist das Kniegelenk betroffen. Hier liegen oft abgelöste Knorpelknoten als »freie Gelenkkörper« im Gelenkraum. Abb. 13.45 zeigt eine verdickte Gelenkkapsel, in der verschieden große, runde Knoten aus proliferierendem Knorpelgewebe gelegen sind (→ 1), die von Bindegewebe kapselartig umschlossen werden (→ 2). Die knorpeligen Knoten enthalten ballonierte Knorpelzellen mit plumpen Kernen. Einige Knoten weisen Verkalkungen auf; es kann auch Knochengewebe ausdifferenzieren.

Gutartiger Riesenzelltumor der Sehnenscheide (Abb. 13.46). *Diese Veränderung stellt eine langsam wachsende Wucherung von histiozytären Zellen und kollagenem Bindegewebe dar und wird den fibrösen Histiozytomen zugeordnet.* Sie kann umschrieben in der Kniegelenkskapsel entstehen *(lokalisierte noduläre Synovitis),* ist jedoch in den Sehnenscheiden der Finger und Füße häufiger. In Abb. 13.46 erkennt man einen Knoten, der eng einer Sehne (→ 1) anliegt. Das Tumorgewebe besteht aus lockerem Bindegewebe mit vielen Fibroblasten, Histiozyten und häufig auch Schaumzellkomplexen. Auffällig sind eingelagerte mehrkernige Riesenzellen (→ 2), die den Fremdkörperriesenzellen entsprechen. Der gutartige Riesenzelltumor der Sehnenscheide hat keine Beziehung zu den Riesenzellgeschwülsten des Knochens (Abb. 13.29); er hat keine Neigung zur malignen Entartung. In benachbarten Knochen kann eine Arrosion hervorgerufen werden, die im Röntgenbild sichtbar ist.

Pigmentierte villonoduläre Synovitis (Abb. 13.47). *Es handelt sich um eine diffuse Proliferation des Synoviaepithels und synovialen Bindegewebes unter Bildung von braun gefärbten Zotten und Knoten. Die Läsion stellt das gutartige Gegenstück zum synovialen Sarkom dar und gilt als benigne Gelenkkapselgeschwulst.* Im *histologischen Bild* (Abb. 13.47) erkennt man breite Zotten, die von einem flachen Synoviaepithel überzogen werden. Das Zottenstroma besteht aus einem lockeren Bindegewebe, welches von dünnwandigen Blutgefäßen durchzogen wird. Es enthält Lymphozyten, Plasmazellen und Histiozyten. Makrophagen mit hellem Zytoplasma haben braunes Hämosiderinpigment gespeichert (→ 1), das in den Synoviaepithelien zu finden ist. Es sind zahlreiche Xanthomzellen (→ 2) eingestreut, die an ihrem hellen Zytoplasma erkenntlich sind. Manchmal beobachtet man auch mehrkernige Riesenzellen und Hyalinisierungen.

Synoviales Sarkom (Abb. 13.48). *Es ist praktisch die einzige, allerdings hochmaligne, echte Geschwulst, die primär in einer Gelenkkapsel entsteht.* Das Synoviom entsteht gewöhnlich im paraartikulären Gewebe und kann in die Synovia einbrechen. Es kann sich auch im Bereich einer Sehnenscheide oder Bursa entwickeln. Vorwiegend ist das jüngere Erwachsenenalter betroffen; Hauptlokalisation ist das Kniegelenk. Histologisch handelt es sich um ein sehr zellreiches Tumorgewebe, das biphasisch aufgebaut ist, d. h. aus zwei verschiedenen Gewebetypen besteht. Einerseits beobachtet man drüsenähnliche Strukturen, ausgekleidet von polygonalen oder zylindrischen, epithelartigen Zellen, die Spalten umschließen. Das Bild läßt an ein Adenokarzinom denken. Andererseits liegt ein fibrosarkomatöses Tumorgewebe vor. In Abb. 13.48 sieht man viele Spindelzellen mit ausgezogenen, dunklen Kernen und zahlreichen Mitosen. Zwischen den Spindelzellen liegen Kollagenfasern und Retikulinfasern. In einem Synoviom kann die eine oder andere Gewebeart stark überwiegen, so daß die Unterscheidung zu einem Fibrosarkom, Retikulumzellsarkom oder gar Adenokarzinom oft schwierig ist.

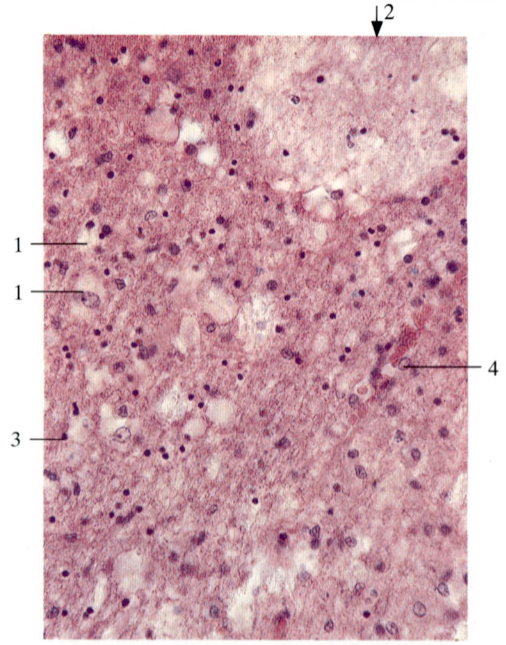

B. – Abb. 14.1. Frischer Hirnerweichungsherd; Erbleichung (Lückenfeld); Fbg. HE

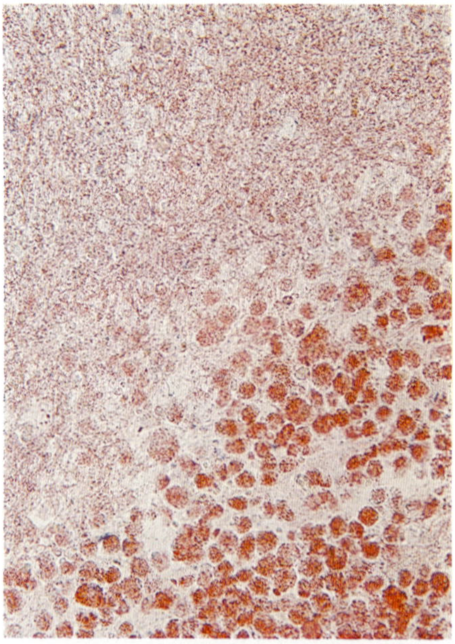

B. – Abb. 14.2. Hirnerweichungsherd mit Fettkörnchenzellen; Fbg. Sudan

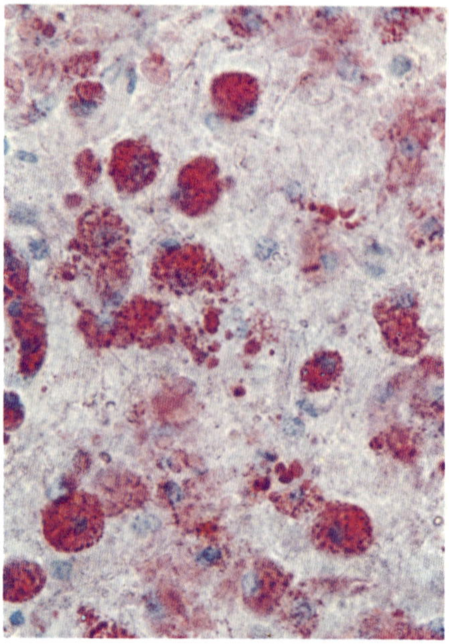

B. – Abb. 14.3. Fettkörnchenzellen; Fbg. Scharlachrot – Hämatoxylin

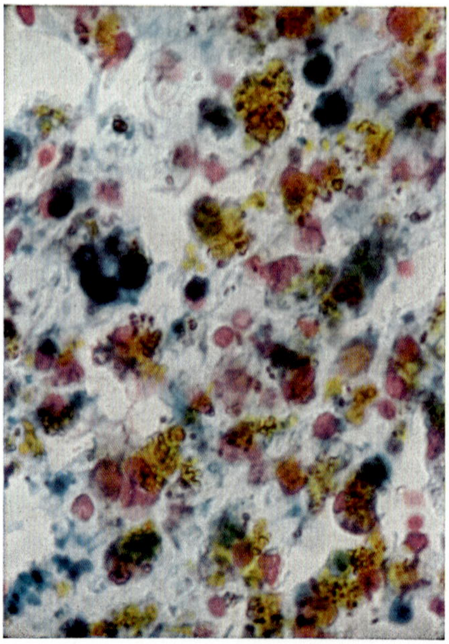

B. – Abb. 14.4. Pigmentkörnchenzellen bei Hirnerweichung; Fbg. Berliner-Blau-Reaktion

14. Gehirn – Rückenmark

Bei der histologischen Untersuchung von Gehirn und Rückenmark hat man sich zunächst über den Zustand der weichen Hirnhäute Klarheit zu verschaffen (Zellgehalt, Gefäßveränderungen, fremde Ablagerungen). Die Nervensubstanz gliedert sich in *Ganglienzellen mit ihren Fortsätzen* (Dendriten und Achsenzylinder mit der Markscheide – Spezialfärbungen!) sowie die *Gliazellen* (*Astrozyten* mit relativ großen runden Zellkernen und einem Zytoplasma, das sich nur mit Spezialfärbungen darstellen läßt, *Oligodendrogliazellen* mit kleinen runden Kernen und *Mikrogliazellen* mit kleinen spindeligen Zellkernen). Im wesentlichen hat man auf die erhaltene bzw. gestörte Struktur des gesamten Gewebes zu achten (z. B. Erweichungsherde, Entmarkungsherde). Infiltrate im Gewebe oder perivaskulär sind aufzusuchen und die Art der Zellen zu bestimmen. Für Makroskopie siehe Makropathologie.

Gehirnerweichung

Es handelt sich um eine *Nekrose* des Hirngewebes mit *Verflüssigung* und *sekundärer Höhlenbildung (Erweichungszyste)* nach Verschluß von Arterienästen (Arteriosklerose, Thrombose, Embolie) oder bei allgemeinem Sauerstoffmangel. Der Prozeß durchläuft verschiedene Stadien:
1. *Erbleichung* der Rinde mit ischämischen Ganglienzellveränderungen (Schrumpfung des Zelleibs und des Kernes der Ganglienzellen mit Verlust der Nissl-Schollen). Über ein interstitielles Ödem mit Faser- und Zellkerndegeneration (sog. *Lückenfeld*) kommt es schließlich zur vollständigen *Nekrose* mit Verlust der Zellkerne. 2. *Erweichung mit Fettkörnchenzellen* (Resorptionsstadium). 3. *Zyste oder Glianarbe* (Endstadium).
Als Beispiele für das *erste Stadium* **(frischer Hirnerweichungsherd; Erbleichung)** ist hier ein **Lückenfeld** gezeigt (Abb. 14.1) mit Ödem, das sich zwischen den Fasern und perizellulär herdförmig ausprägt (→1), mit Zerfall der Markscheiden bis zur vollständigen Auflösung (→2). Die Oligodendrogliazellen sind geschrumpft (→3), die Kerne der Makroglia schwach gefärbt (Beginn der Karyolysis, →4). Im oberen Bildrand (→2) ist ein hellroter Herd zu sehen, in dem der Prozeß schon weiter fortgeschritten ist. Die Zellkerne fehlen fast vollständig, die Markscheiden sind aufgelöst.

Makroskopisch: Gering weichere Beschaffenheit des Hirngewebes. Abblassung der grauen Substanz.

Das *zweite Stadium* ist durch die Resorption des zerfallenen Markscheidenmaterials (Lipide) gekennzeichnet (**Erweichungsherd,** Abb. 14.2). Schon mit unbewaffnetem Auge erkennt man bei Sudanfärbung einen roten Herd mit Auflockerung des Gewebes in dem blaurotgefärbten Hirngewebe. Die mittlere Vergrößerung läßt in diesem Bereich zahlreiche runde Zellen erkennen, deren Zytoplasmaleib mit roten, sudanophilen Granula vollgestopft ist. Bei starker Vergrößerung (Abb. 14.3) stellen sich **Fettkörnchenzellen** (= speichernde Mikrogliazellen bzw. Histiozyten von der Gefäßscheide) mit exzentrisch liegenden Zellkernen deutlich dar. Im Paraffinschnitt sind die Fetttröpfchen herausgelöst, so daß das Zytoplasma wabig erscheint. In vielen Fällen kommt es bei der Erweichung auch zu einer Blutung ins Gewebe (*hämorrhagische Erweichung,* häufig bei Embolien). Die ausgetretenen Erythrozyten und das Hämoglobin werden dann ebenfalls von Phagozyten aufgenommen und zu Hämosiderin verarbeitet. Diese Speicherzellen werden als **Pigmentkörnchenzellen** (Abb. 14.4) bezeichnet, da sie in ihrem Zytoplasma braune Hämosideringranula aufweisen (Eisenreaktion positiv). Daneben sind auch Fettkörnchenzellen sowie braune extrazelluläre Pigmentschollen zu erkennen [*Hämatoidin* = eisenfreies Hämoglobin (vgl. S. 10 u. S. 309)].

Makroskopisch: Erweichung des Hirngewebes mit Verflüssigung. Bei hämorrhagischer Erweichung punktförmige Blutungen oder braune Verfärbung bei älteren hämorrhagischen Erweichungen. Im ungefärbten Frischpräparat sind Fettkörnchenzellen reichlich nachweisbar (granuliertes Zytoplasma mit glänzenden Körnchen).

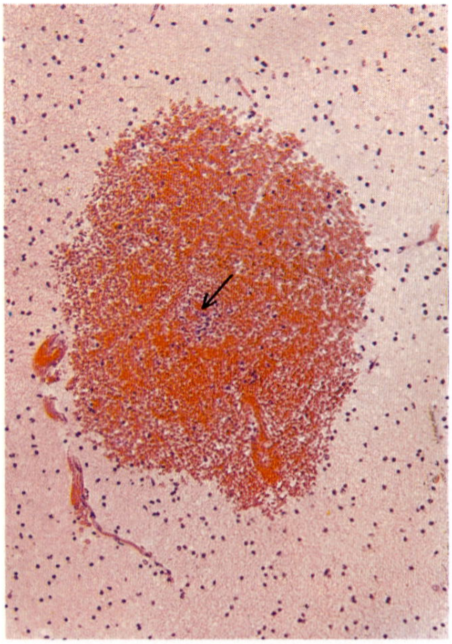

B. – Abb. 14.5. Kugelblutung des Gehirns; Fbg. HE

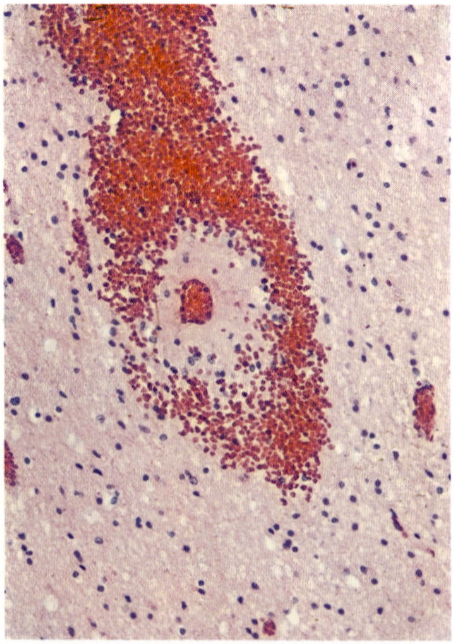

B. – Abb. 14.6. Ringblutung des Gehirns; Fbg. HE

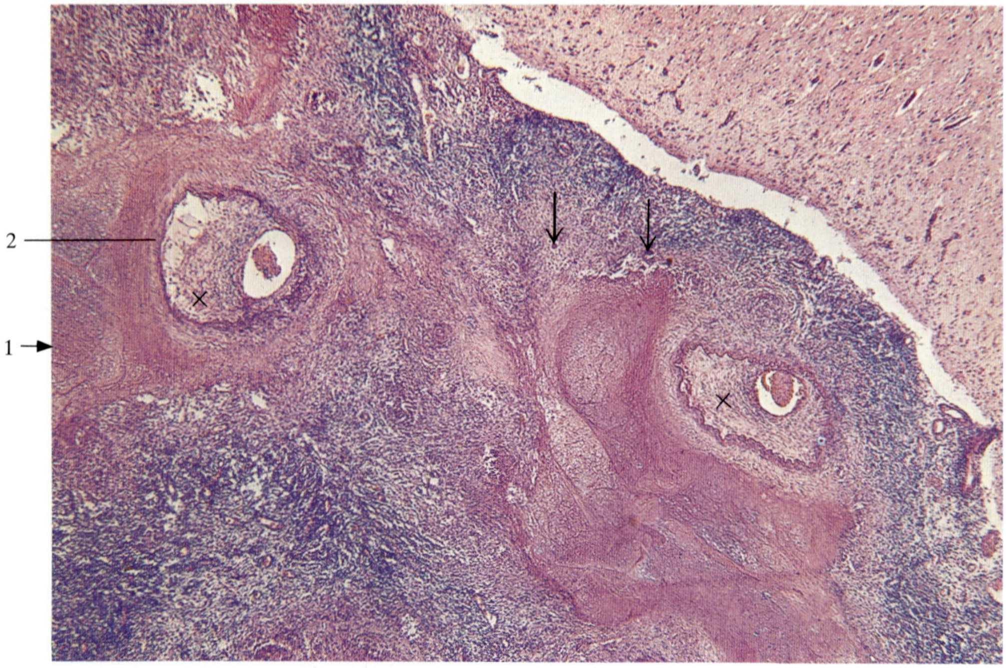

B. – Abb. 14.7. Tuberkulöse Meningitis; Fbg. HE

Kugel- und Ringblutungen des Gehirns (Abb. 14.5 u. 14.6). Die *Blutungen sind Folge von Kreislaufstörungen mit Gefäßwandnekrose.* Die **Kugelblutung** stellt sich als ein runder Herd mit dichtliegenden Erythrozyten dar, in dessen Zentrum angedeutet die nekrotische Wand einer Venole zu sehen ist (→ in Abb. 14.5). Bei der **Ringblutung** erkennt man im Zentrum das mit Erythrozyten vollgestopfte Gefäß. Dann folgt ein Ring nekrotischen Hirngewebes (in unserem Falle homogenisierte Markscheiden mit noch einzeln erhaltenen Zellkernen). Die Außenzone wird von einem Kranz von Erythrozyten gebildet.

Makroskopisch: Blutpunkte auf der Schnittfläche des Gehirns, die sich nicht abwischen lassen, z. B. bei Hypertonie, Luftembolien, Fettembolie, Sonnenstich und hämorrhagischer Enzephalitis.

Tuberkulöse Meningitis (Abb. 14.7). *Hämatogen entstehende tuberkulöse Entzündung der weichen Häute an der Hirnbasis, meist bei Kindern.* Im akuten exsudativen Stadium findet man ein fibrin- und eiweißreiches Exsudat mit polymorphkernigen Leukozyten, besonders perivaskulär. Die Verkäsung setzt in der Umgebung der Gefäße sehr rasch ein. Unser Bild zeigt die perivaskulären Nekrosen mit reichlich fädigem Fibrin (→ 1) und die dichte zellige Infiltration (vorwiegend Lymphozyten) in der Umgebung. An einzelnen Stellen wird die Nekrose schon von Epitheloidzellen demarkiert. Vereinzelt sieht man Langhanssche Riesenzellen (→ im Bild) *(subakutes proliferatives Stadium).* Von großer Bedeutung ist die Tatsache, daß die Verkäsung auch auf die Gefäße übergreift und die Arterienwände teilweise oder ganz nekrotisch werden (→ 2). Auch wenn die Verkäsung nur die Adventitia erreicht, entwickelt sich eine Arteriitis, die von außen nach innen fortschreitend eine ausgeprägte Endarteriitis (×) mit Intimaproliferation und hochgradiger Lumeneinengung zur Folge hat. Dadurch kommt es sekundär auch bei Ausheilung der tuberkulösen Meningitis zu Hirnerweichungsherden. Deshalb ist es besonders wichtig, die tuberkulöse Meningitis frühzeitig zu diagnostizieren.

Makroskopisch: Akut: basales, graues, salziges Exsudat. *Subakut-subchronisch:* gelbliche, grauweiße, glasige Knötchen. Im *Endstadium* bindegewebige Verödung mit grauweißer Verdickung der Hirnhäute.

Eitrige Meningitis (Abb. 14.8). *Hämatogen oder aus der Nachbarschaft fortgeleitete phlegmonöse Entzündung des Cavum leptomeningicum.* Mikroskopisch sieht man bei schwacher Vergrößerung die Leptomeninx dicht zellig infiltriert. Die mittlere und die starke Vergrößerung zeigen, daß es sich um dichtliegende polymorphkernige Leukozyten handelt. Dazwischen liegen Fibrinfäden. Häufig greift die Entzündung mit perivaskulären Infiltraten auf die Hirnrinde über (→) (Meningoenzephalitis).

Makroskopisch: Flächenhafter, gelblicher oder grünlicher Belag (meist über der Konvexität).

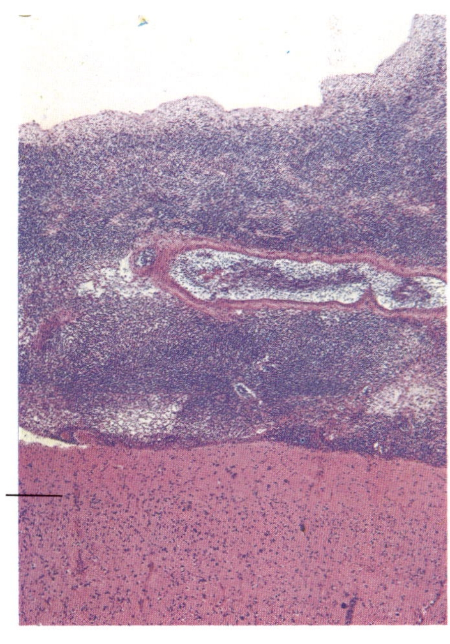

B. – Abb. 14.8. Eitrige Meningitis; Fbg. HE

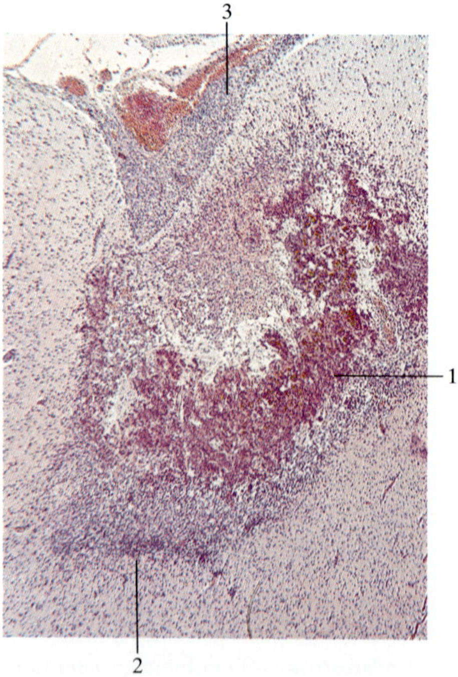

B. – Abb. 14.9. Enzephalitis bei Toxoplasmose; Fbg. HE

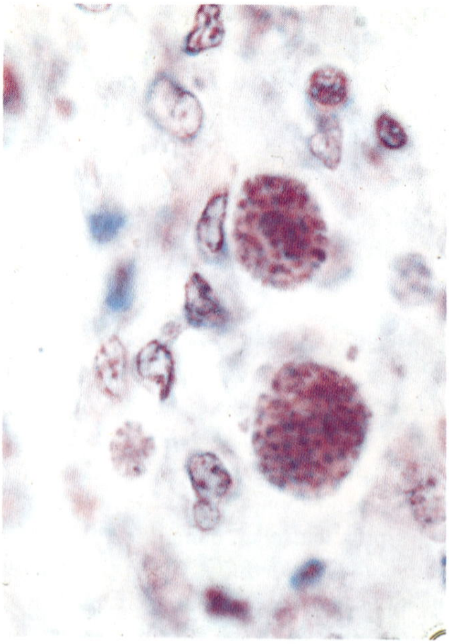

B. – Abb. 14.10. Pseudozyten bei Toxoplasmose des Gehirns; Fbg. Thionin

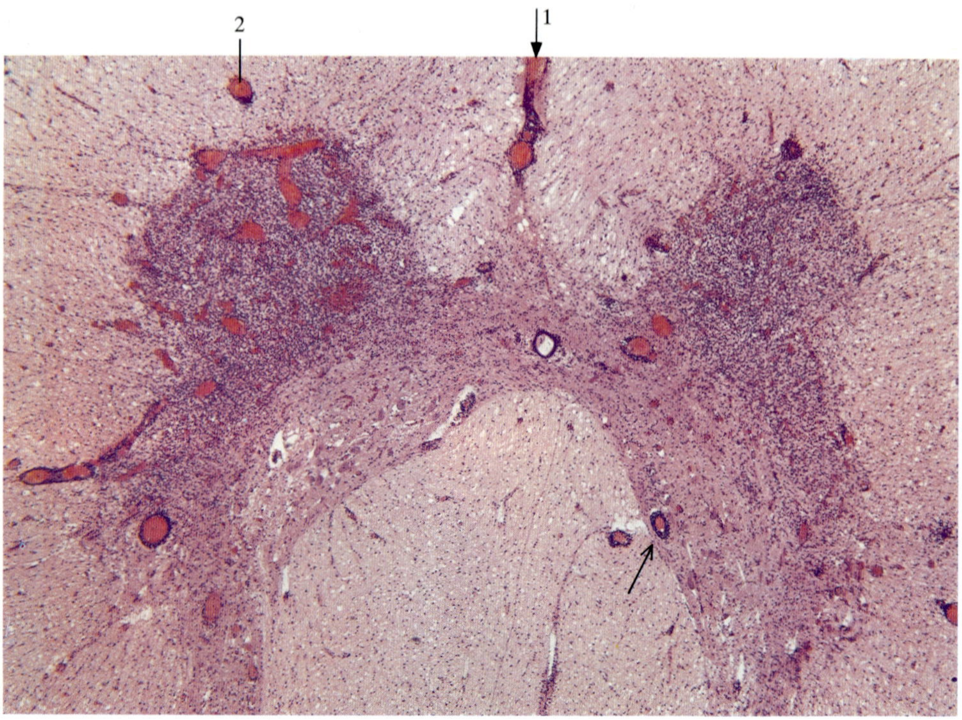

B.– Abb. 14.11. Poliomyelitis; Fbg. HE

Enzephalitis bei Toxoplasmose (Abb. 14.9). *Durch Toxoplasma gondii (Protozoon) hervorgerufene granulomatös-nekrotisierende und verkalkende Enzephalitis, bei Infektion des Feten nach dem 3. Schwangerschaftsmonat (Fetopathie).* In der Übersicht fallen im Mark und in der Rinde Zellknötchen und blaugefärbte Kalkherdchen auf, teilweise auch größere Nekrosen. Die Zellknötchen erweisen sich bei näherer Betrachtung als Granulome aus Lymphozyten, Plasmazellen und Histiozyten sowie Gliazellen. Unser Bild zeigt einen solchen Rindenherd mit zentral verkalkter Nekrose (blauviolett gefärbt, →1) und dem umgebenden zelligen Infiltrat (→2), mit vorwiegend Lymphozyten und Histiozyten. Auch die Leptomeninx (→3) ist lymphozytär infiltriert. In den Granulomen lassen sich bei stärkster Vergrößerung oft **Pseudozysten** (Abb. 14.10) nachweisen, bei denen es sich um intrazelluläre Erregerkolonien handelt. Man sieht runde, aufgetriebene Zellen, deren Plasmaleib mit den angedeutet bogenförmig gestalteten Toxoplasmen mit ovalen Innenkörperchen ausgefüllt ist. In der Umgebung stellen sich histiozytäre Zellelemente dar. Bei der Toxoplasmose des Erwachsenen kommt es zu Lymphknotenschwellungen mit kleinherdiger Epitheloidzellreaktion (s. S. 267).

Makroskopisch: Braungelbe Herdchen auf der Schnittfläche des Gehirns.

Poliomyelitis (Abb. 14.11 u. 14.12). *Virusinfektion mit bevorzugtem Befall der motorischen Ganglienzellen der Vorderhörner des Rückenmarkes mit Zelluntergang und Resorption.* In der Übersicht sieht man eine starke zellige Infiltration der Vorderhörner. Oben im Bild (Abb. 14.11) erkennt man die Fissura longitudinalis anterior mit der lymphozytär infiltrierten Leptomeninx (→1). Der Zentralkanal stellt sich deutlich dar. Die erweiterten Gefäße (→) zeigen auch in der weißen Substanz rundzellige perivaskuläre, mantelförmige Infiltrate (→2). Die lang ausgezogenen Hinterhörner sind frei von Veränderungen.
Bei **stärkerer Vergrößerung** (Abb. 14.12) sieht man eine herdförmige Infiltration von Granulozyten und gewucherten Gliazellen anstelle der zugrunde gegangenen Zellen *(Neuronophagie).* Zuweilen kann man noch schattenhaft den Zelleib von Ganglienzellen im Zentrum der Infiltrate erkennen (→1: erhaltene Ganglienzelle, →2: geschrumpfte Ganglienzellen).

Makroskopisch: Verwaschene Struktur der Vorderhörner.

Fleckfieberenzephalitis (Abb. 14.13). *Allgemeininfektion mit Rickettsia prowazeki mit knötchenförmiger Panenzephalitis.* Unser Bild zeigt die Olive der Medulla oblongata mit zwei Zellknötchen, die aus gewucherter Mikroglia bestehen. Die Gliaknötchen liegen perikapillär (als Reaktion auf die Rickettsientoxine). Die Ganglienzellen sind unverändert. Die Knötchen sind nicht spezifisch für Fleckfieber, sondern kommen auch bei anderen Enzephalitiden vor.

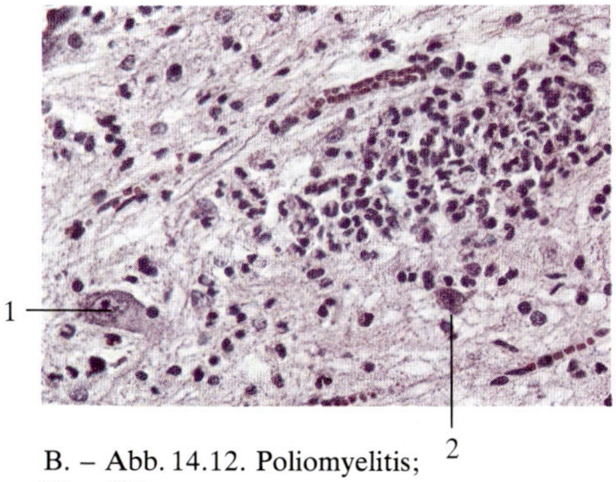

B. – Abb. 14.12. Poliomyelitis; Fbg. HE

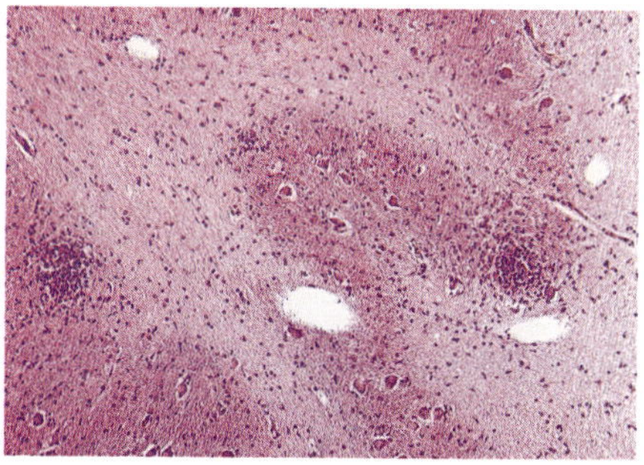

B. – Abb. 14.13. Fleckfieberenzephalitis; Fbg. HE

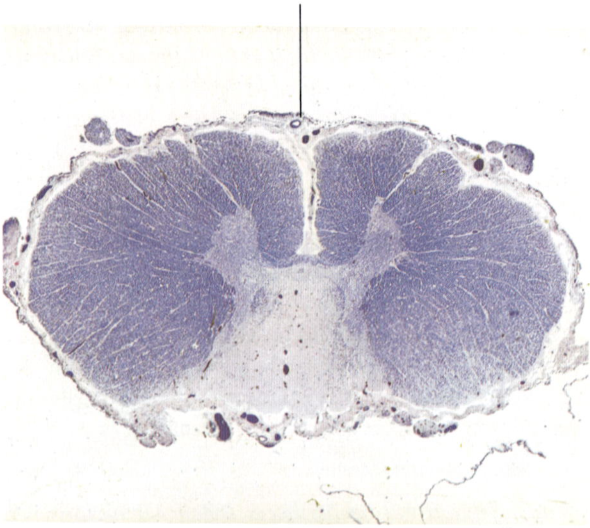

B. – Abb. 14.14. Tabes dorsalis; Markscheidenfärbung nach Heidenhain

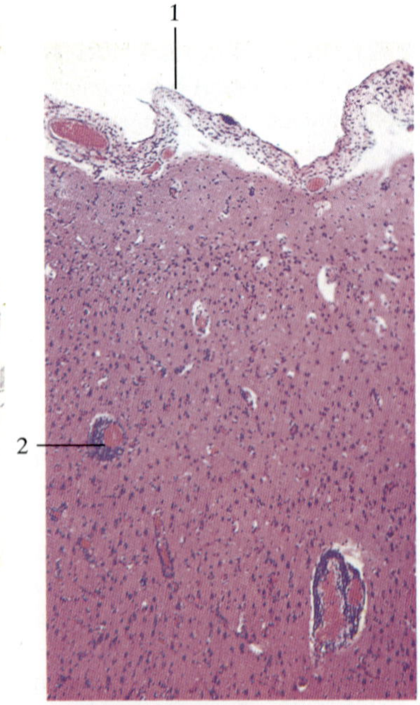

B. – Abb. 14.15. Progressive Paralyse; Fbg. HE

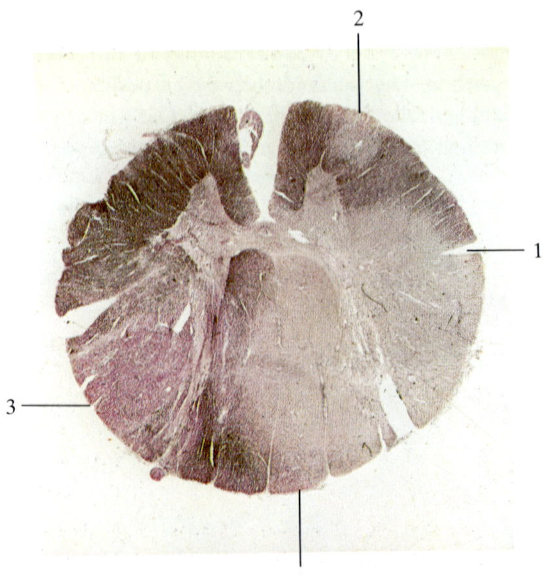

B. – Abb. 14.16. Multiple Sklerose; Fbg. Sudan

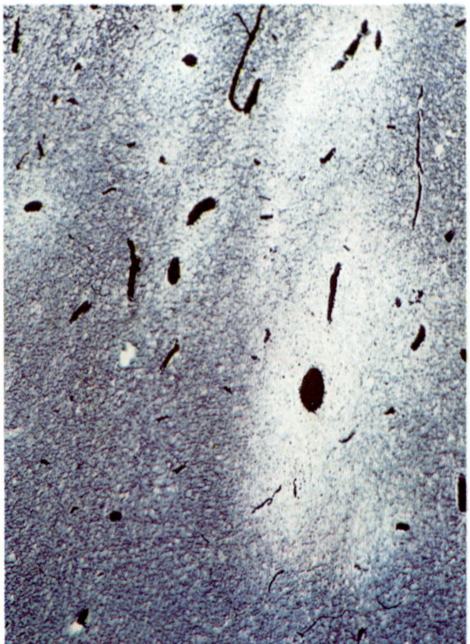

B. – Abb. 14.17. Multiple Sklerose; Markscheidenfärbung

Tabes dorsalis. (Abb. 14.14). *Im dritten Stadium der Lues auftretende chronische, verschwielende Meningitis spinalis mit Schädigung der hinteren Wurzel des Rückenmarks und sekundärer Degeneration der Hinterstränge.* Das mikroskopische Bild ist nach Markscheidenfärbung sehr typisch: Orientiert man das histologische Präparat nach der tief einschneidenden Fissura longitudinalis anterior (→), so fällt sofort die fehlende Markscheidenfärbung im Bereiche der Hinterstränge und hinteren Wurzeln auf. Die graue Substanz (Ganglienzellen und marklose Fasern der Vorderhörner) erscheint in fast gleichem Farbton. Mit stärkerer Vergrößerung kann man evtl. noch einzeln erhaltene oder schollig zerfallene Markscheiden erkennen. Bei Fettfärbung ist der Gewebsabbau mit Fettkörnchenzellen im floriden Stadium noch zu sehen. Die weichen Häute sind bindegewebig verdickt und lymphozytär infiltriert.

Makroskopisch: Trübung der weichen Hirnhäute, besonders im Brustmarkbereich mit Verschmälerung des Rückenmarks und grauer Verfärbung der Hinterstränge.

Progressive Paralyse (Abb. 14.15). *Chronische Encephalitis syphilitica mit Stirnhirnatrophie und Eisenablagerungen im Gewebe.* Im Gegensatz zur *Meningoencephalitis syphilitica* mit bevorzugtem Befall der Hirnbasis und sekundärem Übergreifen der Entzündung auf die Hirnrinde entlang der Gefäße, ist bei der *progressiven Paralyse* vorwiegend das *Stirnhirn* (Inselrinde und Schläfenlappen) betroffen und die Enzephalitis stärker ausgeprägt als die chronische Meningitis. Die Leptomeninx (→1) ist bindegewebig verdickt und gering von Lymphozyten und Plasmazellen infiltriert. Am auffälligsten sind die dichten lymphozytären und plasmazellulären Infiltrate der Adventitia der kleinen Gefäße (→2) in der Hirnrinde, die schon bei schwacher Vergrößerung als blaue Mäntel zu sehen sind. Außerdem sind Mikrogliazellen diffus vermehrt. Die Mikrogliazellen und die perivaskulär auftretenden Makrophagen enthalten Hämosiderin im Zytoplasma (sog. *Paralyseeisen,* aufzufassen als Infektsiderose des Gewebes mit Hyposiderinämie).

Makroskopisch: Atrophie der Stirnhirnwindungen mit Trübung und Verdickung der weichen Hirnhäute.

Multiple Sklerose (Abb. 14.16 u. 14.17). *Akut oder chronisch verlaufende herdförmig disseminierte Entmarkungskrankheit von Gehirn und Rückenmark unbekannter Ätiologie.* In der Bundesrepublik 100000 Kranke. Im Markscheidenpräparat oder bei der Sudanfärbung (Abb. 14.17) erkennt man sehr deutlich die Entmarkungsherde. Der Rückenmarksquerschnitt zeigt einen scharfbegrenzten, rundlichen, aufgehellten Herd vorwiegend im Bereiche der hinteren Wurzel (zwischen →1 in Abb. 14.16) und noch einzelne kleinere Herde (→2), die sich nicht an anatomisch vorgebildete Fasersysteme halten (vgl. dazu das Bild von der Tabes dorsalis, Abb. 14.14). Die Ausbreitung des Entmarkungsprozesses hat man mit einem Tintenklecks auf Löschpapier verglichen. In Abb. 14.16 ist zudem noch ein frischeres Stadium zu sehen mit Resorption des Markscheidenmaterials durch Fettkörnchenzellen (→3). Hier fällt schon bei schwacher Vergrößerung die hellrote Farbe der in Makrophagen gespeicherten Neutralfette auf, die sich bei stärkerer Vergrößerung als typische Fettkörnchenzellen erweisen (vgl. S. 308).

Die **Markscheidenfärbung** (Abb. 14.17) zeigt, daß dieser Entmarkungsprozeß von den Gefäßen aus fortschreitet, aber nicht dem Ausbreitungsgebiet der Gefäße entspricht. Die Achsenzylinder sind erhalten. Sekundär bildet sich eine Glianarbe, bestehend aus einem Gliafaserfilz und gering vermehrten Gliazellen (Sklerose). Bei der Markscheidenfärbung sind die Erythrozyten in den Gefäßen tiefdunkelblau gefärbt.

Makroskopisch: Alte Herde erscheinen grau, frischere lachsfarben. *Zur Pathogenese:* Man nimmt heute an, daß es sich um eine Virusinfektion (»slow virus«) oder Autoaggressionskrankheit (IgG im Liquor vermehrt) handelt. »Slow virus« = langsam verlaufende Virusinfektion; kommt bei Schafen in England, sog. »Scrapie«-Krankheit (chronische Prurigo) vor. Bei Eingeborenen in Neu-Guinea (Stamm der Kuru) Erkrankung wie bei Paralysis agitans. Genetische Komponenten spielen eine Rolle (familiär gehäuft).

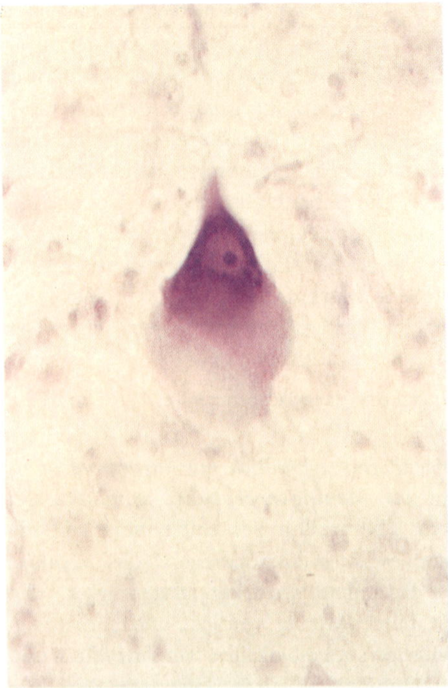

B. – Abb. 14.18. Tay-Sachssche Erkrankung. Stark geblähte Ganglienzelle mit inhomogenem Zytoplasma. Um den Kern mit deutlich sichtbarem Nukleolus angereicherte Nissl-Substanz, das übrige Zytoplasma durch Gangliosideinlagerung blaß; Kresylviolett-Fbg.

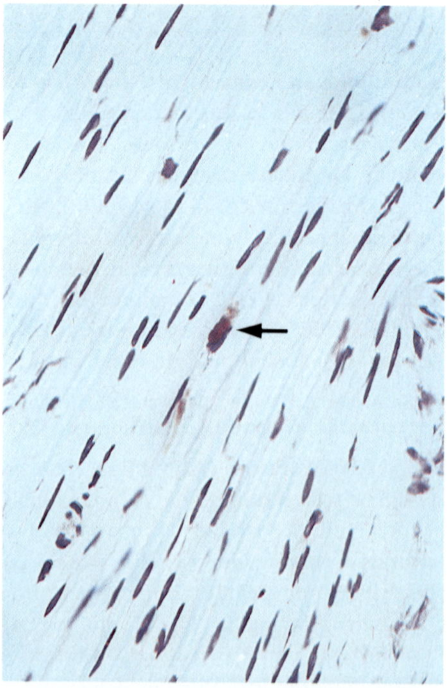

B. – Abb. 14.19. Metachromatische Leukodystrophie (peripherer Nerv). Nur die länglich ausgezogenen Schwannschen Zellkerne sichtbar. Metachromatisch angefärbte Prälipide schollig braun angefärbt; saure Kresylviolett-Fbg.

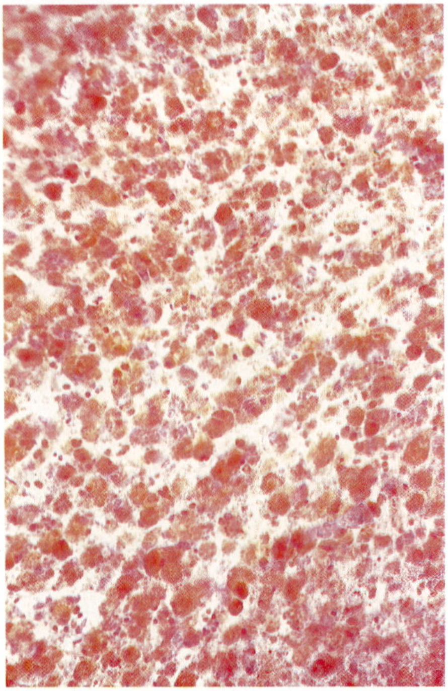

B. – Abb. 14.20. Metachromatische Leukodystrophie. Nur aus braunen Schollen bestehende weiße Substanz; saure Kresylviolett-Fbg.

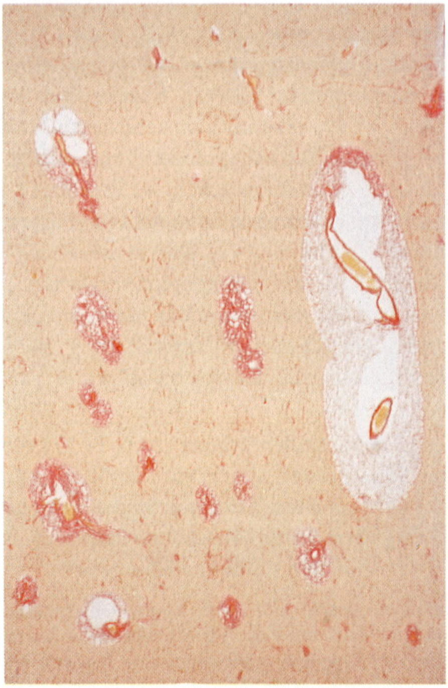

B. – Abb. 14.21. Sanfilipposche Erkrankung. Auflockerung und Verbreiterung des perivasalen Gewebes in Hirn und Meningen; Van-Gieson-Fbg.

Speicherungsdystrophien

Es handelt sich um Krankheiten, bei denen ein Enzymdefekt vorhanden oder anzunehmen ist. Die meisten dieser Erkrankungen sind erblich. Die Symptome entstehen entweder durch Speicherung von Vorstufen nicht regelrecht gebildeter Stoffwechselprodukte oder durch Fehlen der regelrechten Strukturen. Bei einigen Erkrankungen steht die Speicherung ganz im Vordergrund (Gangliosidosen), bei anderen Gruppen (Leukodystrophien) werden Symptomatologie und pathologisches Bild durch den Mangel, etwa an Markscheiden, bestimmt. Die Enzymdefekte betreffen Stoffwechselschritte, die nur im Nervensystem ablaufen (Neurolipidosen) oder solche, die sich in verschiedenen Geweben abspielen (neuroviszerale Lipidosen). Wir finden dementsprechend neben Veränderungen im zentralen und peripheren Nervensystem auch Störungen in der Muskulatur und in den inneren Organen (Leber).

Neurolipidosen *(Gangliosidose GM 2, Tay-Sachssche Erkrankung, sog. amaurotische Idiotie):* Musterbeispiel aus der Gruppe der Gangliosidosen, die verschiedene Typen und Verlaufsformen umfaßt. Histologisch findet man Gangliosidspeicherung in den Nervenzellen in Hirn, Rückenmark und vegetativem Nervensystem. Dadurch entsteht eine auffällige Ballonierung der Nervenzellperikarya. Ultrastrukturell zeigt sich diese Speicherung in Form charakteristischer Lamellenkörperchen. Die Krankheit betrifft meist Kinder, die entwicklungsretardiert und blind werden *(amaurotische Idiotie);* recht charakteristisch ist ein kirschroter Fleck am Augenfundus in der Makula (Abb. 14.18).

Neuroviszerale Lipidosen: Es handelt sich um die **Gauchersche** und die **Niemann-Picksche Erkrankung,** bei denen Substanzen des Sphingomyelinstoffwechsels in den Zellen des RES, des Mesenchyms und des Parenchyms verschiedener Organe sowie in Neuronen gespeichert werden. Entsprechend findet man wiederum Ballonierung der Nervenzellen, aber auch *Gaucherzellen* und Schaumzellen perivaskulär.

Leukodystrophien (Abb. 14.19 u. 14.20): Gruppe von Erbkrankheiten, bei denen die normale Markscheidenreifung ausbleibt; die Symptome entstehen demnach im Verlauf der Myelinisation. Je nach Schwere des Prozesses und der Art der Enzymschädigung gibt es verschiedene Gruppen und Verläufe. Nur bei der metachromatischen Leukodystrophie und der Globoidzell-Leukodystrophie sind die Enzymdefekte genau bekannt. Bei der **metachromatischen Leukodystrophie** lassen sich Speicherprodukte als braune Schollen mit saurem Kresylviolett in Nerv und Hirn nachweisen. Die **Globoidzell-Leukodystrophie** zeichnet sich durch perivaskuläre Ansammlung mehrkerniger mesenchymaler Riesenzellen in den Entmarkungsgebieten aus. Bei der Gruppe der orthochromatischen Leukodystrophien findet man Fettkörnchenzellen *(sog. Neutralfett-Typ).* Zu dieser Gruppe gehören auch die *sudanophile Leukodystrophie,* die *Adrenoleukodystrophie* mit zusätzlicher Nebennierenrindenatrophie, die *Alexandersche Leukodystrophie* mit Bildung Rosenthalscher Fasern und die *Pelizaeus-Merzbachersche Erkrankung* mit ausgesprochen fleckiger Entmarkung. Leukodystrophien wurden früher als *Schildersche diffuse Sklerosen* bezeichnet und gelegentlich als Sonderform der multiplen Sklerose angesehen. Diese Deutung ist inzwischen durch den Nachweis der Enzymdefekte bei einigen Formen hinfällig.

Lipoprotein-Stoffwechselstörungen: Diese seltenen Erkrankungen, die Abetalipoproteinämie *(Bassen-Kornzweig)* und die Analphalipoproteinämie (Tangier-Krankheit) führen aufgrund von Speicherungen in peripheren Nerven u. a. zu Polyneuropathien.

Glykogenspeichererkrankungen: Bei diesen erblichen Erkrankungen, bei denen sich eine Glykogenablagerung aufgrund des Enzymdefektes ausbildet, unterscheidet man sieben Typen. Das zentrale Nervensystem ist nur beim Typ II betroffen, die Muskulatur bei den Typen II, III, V und VII.

Glykosaminoglykan-Stoffwechselstörungen: Auch bei dieser Krankheitsgruppe werden verschiedene Formen und Unterformen unterschieden. Bei allen kommt es zu mehr oder weniger starken Skelettanomalien, deshalb früher auch *Gargoylismus* oder *Dysostosis multiplex* genannt. Bei den **Typen I** *(Hurler),* **II** *(Hunter)* und **III** *(Sanfilippo)* ist das Nervensystem mitbeteiligt. Es tritt wie bei den Gangliosidosen eine erhebliche Ballonierung der Ganglienzellen auf, aber auch eine perivaskuläre Bindegewebsvermehrung im intrakraniellen Raum (Abb. 14.21).

Zeroidlipofuszinosen: Krankheitsgruppe, bei der ultrastrukturell Einschlüsse ähnlich wie bei Gangliosidosen oder auch ähnlich dem Lipofuszin gefunden werden. Art des Enzymdefektes unbekannt.

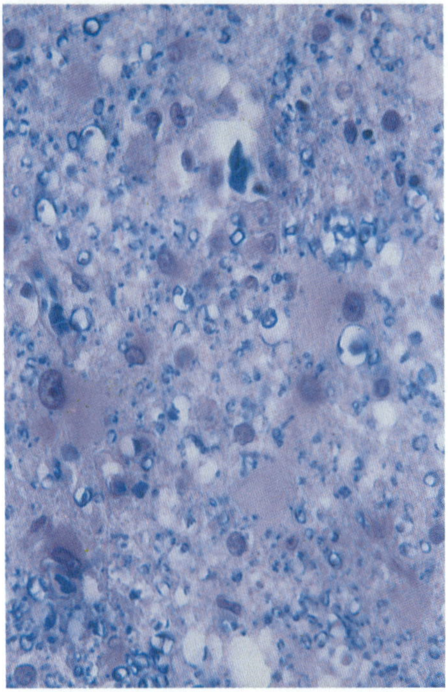

B. – Abb. 14.22. Amyotrophische Lateralsklerose. Durch geschwollene, faserbildende Astrozyten ersetzte zugrundegegangene Markscheiden im Bereich der Pyramidenbahn (blaue Kreise); Klüver-Barrera-Fbg.

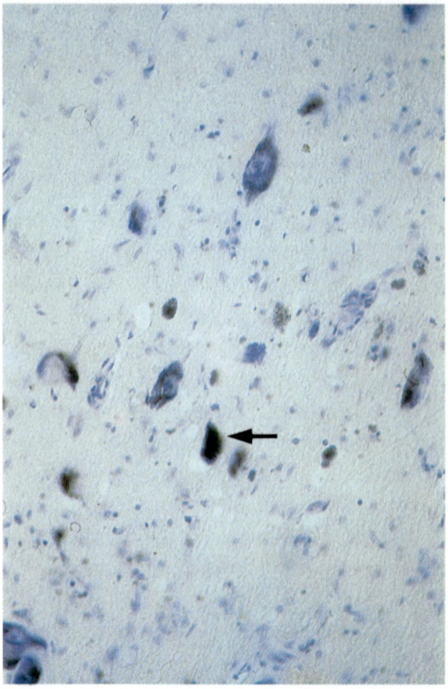

B. – Abb. 14.23. M. Parkinson. Degeneration der Nervenzellen der Substantia nigra. Extrazelluläres Melanin als Zeichen der untergegangenen Nervenzelle (Pfeil); Kresylviolett-Fbg.

Systematrophien

Begriffsbestimmung: Systematrophien sind Erkrankungen im Nervensystem, bei denen ein funktionell definiertes Untersystem degeneriert. Weitgehend synonym gebraucht werden die Ausdrücke Systemdegeneration oder heredodegenerative Erkrankungen. Die Kerngruppe dieser Krankheiten ist erblich. Alle Systematrophien verlaufen progredient, allerdings mit sehr unterschiedlicher Krankheitsdauer. Oft treten die einzelnen Gruppen oder Untergruppen mit charakteristischen Altersgipfeln auf. Die Ätiologie der Systematrophien ist unbekannt; man hat sie zutreffend als vorzeitiges Altern der betroffenen Funktion bezeichnet. Für einige Systematrophien hat man langsame Viren als ätiologisch bedeutsam diskutiert. Pathologisch weisen alle Systematrophien eine Degeneration umschriebener Neuronenverbände auf.

Degeneration des zweiten motorischen Neurons *(sog. spinale Muskelatrophien):* Bei dieser Krankheitsgruppe mit infantilen, juvenilen und adulten Verlaufsformen degenerieren die motorischen Vorderhornzellen. Die typische Folge ist eine neurogene Muskelatrophie.

Degeneration des ersten motorischen Neurons *(spastische Spinalparalyse):* Klinisch entwickelt sich bei dieser seltenen Erkrankung eine langsam zunehmende Spastik. Pathologisch findet man Ganglienzellausfälle im motorischen Kortex, die meist schwierig zu diagnostizieren sind; vor allem aber eine selektive Entmarkung beider Pyramidenbahnen in allen Höhen.

Kombinierte Degeneration des ersten und zweiten motorischen Neurons *(amyotrophische Lateralsklerose):* Diese Erkrankung kombiniert klinisch und pathologisch-anatomisch die Befunde der spinalen Muskelatrophien und der spastischen Spinalparalyse. Folglich findet man neurogene Muskelatrophien und Pyramidenbahnentmarkung. Als *progressive Bulbärparalyse* bezeichnet man eine Degeneration des ersten und zweiten motorischen Neurons, die im wesentlichen auf die Hirnnervenkerne beschränkt ist. Dort findet man dann Ganglienzelluntergänge und bei einem noch floriden Prozeß auch primäre Ganglienzellreizungen (Abb. 14.22).

Systematrophien des extrapyramidalmotorischen Systems: Hier sind neben selteneren Erkrankungen vor allem zwei Symptomenkomplexe zu nennen, die sich ergänzen: Eine Erkrankung hat als Hauptsymptom die *Minderbewegung* (Morbus Parkinson), die zweite *überschießende Bewegungen* (Chorea major Huntington). Beim **Morbus Parkinson** (Abb. 14.23) kommt es zu einem selektiven Untergang der Nervenzellen in der Substantia nigra. Dieser Untergang kann durch frei im Gewebe liegendes Pigment (Melanin) noch nachgewiesen werden, wenn die Nervenzellen selbst schon abgeräumt sind. Bei der **Chorea major Huntington** sind die Ganglienzellatrophien auf das Striatum beschränkt. Dadurch kommt es in voll ausgeprägten Fällen zu einer schon mit bloßem Auge sichtbaren Verkleinerung des Striatums und einer Verformung des Ventrikelsystems.

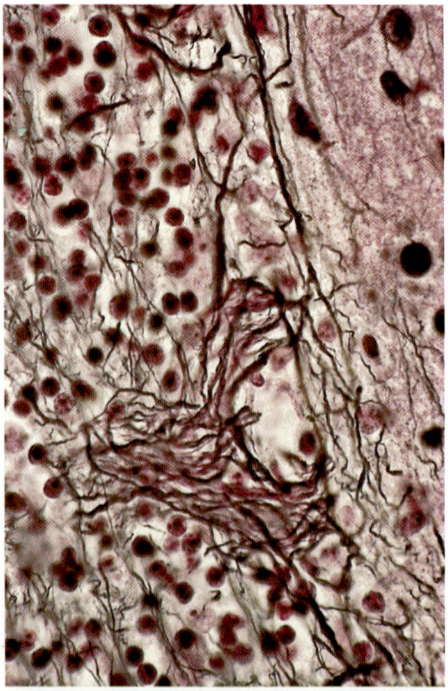

B. – Abb. 14.24. Spinozerebellare Heredoataxie Pierre-Marie. Aus umgebenden Axonen bestehende »leere Körbchen« als Folge des Unterganges von Purkinjezellen; Bodian-Fbg.

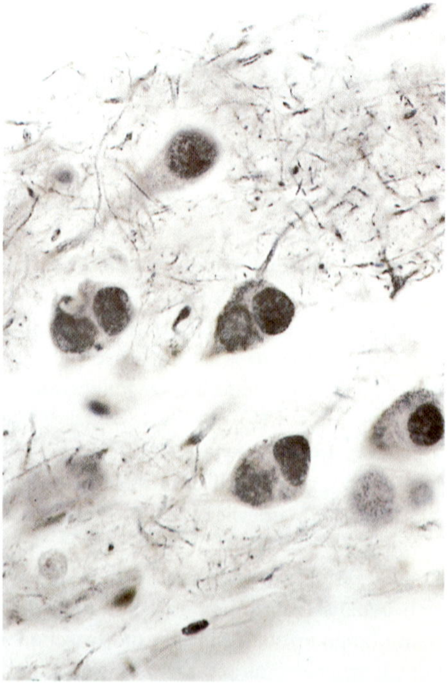

B. – Abb. 14.25. Picksche Stirnhirnatrophie. Einschlüsse (dunkle »Nebenkerne«) in den Ganglienzellen des Ammonhornes; Von-Braunmühl-Fbg.

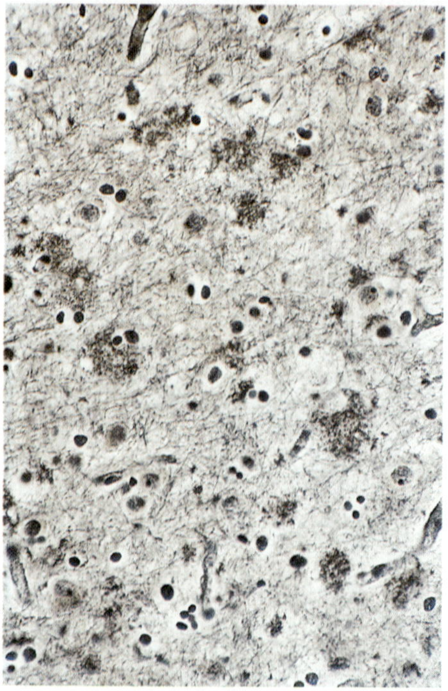

B. – Abb. 14.26. Alzheimersche Degeneration. In der Ammonsformation und in der Rinde diffus verteilte Alzheimersche Plaques (senile Drusen); Von-Braunmühl-Fbg.

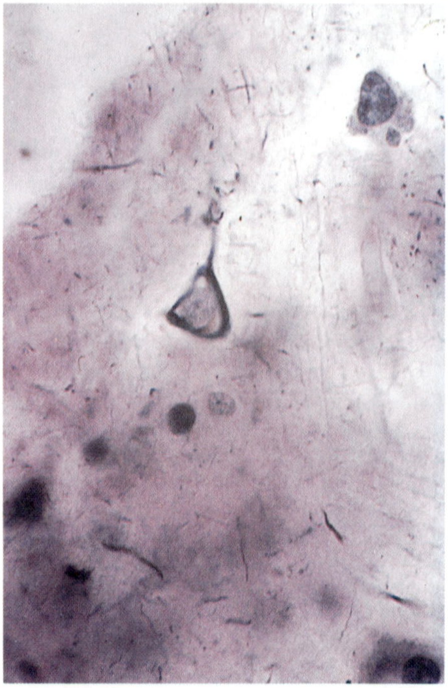

B. – Abb. 14.27. Alzheimersche Degeneration. In den Ganglienzellen durch Versilberung darstellbare sog. Alzheimersche Fibrillen, teils vom Flammentyp, teils als »Drahschlingen« (Pfeil); Von-Braunmühl-Fbg.

Spinozerebelläre Atrophien: Diese Systematrophien betreffen das Kleinhirn und die spinalen Afferenzen zum Kleinhirn. Man unterscheidet im wesentlichen zwei Formen: Bei der **Friedreichschen Ataxie** liegen die Früh- und Hauptschäden in den Hintersträngen und spinozerebellären Bahnen. Diese Erkrankung beginnt in der Kindheit. Die **Pierre-Mariesche zerebelläre Heredoataxie** beginnt mit Kleinhirnschäden. Die Purkinjezellen degenerieren und werden durch ein Geflecht von Axonen ersetzt, das sich mit entsprechender Technik darstellen läßt *(Phänomen des leeren Körbchens)* (Abb. 14.24). **Olivoponto-zerebelläre Atrophien** betreffen die genannten Strukturen. Es sind seltene, meist streng familiäre Erkrankungen.

Systematrophien im Großhirn: Hierher gehört strenggenommen die **Picksche Stirnhirnatrophie.** Bei dieser Erkrankung tritt eine selektive kortikale Atrophie des Frontalhirns und der Temporalpole auf. Makroskopisch sieht man die normalen Kortexstrukturen unvermittelt in das feine *Nußrelief* der atrophischen Rinde übergehen. Mikroskopisch lassen sich im Zytoplasma von Nervenzellen mit Silbermethoden *Picksche Einschlußkörper* (sog. Nebenkerne) nachweisen (Abb. 14.25).

Diffuse Atrophien: Zu den **diffusen Atrophien** rechnet man die **senile** und **präsenile Demenz vom Alzheimer-Typ.** Pathologisch-anatomisch unterscheiden sich diese Krankheiten nicht. Klinisch kommt es zu einem sog. psychoorganischen Syndrom, also zu psychischen Veränderungen der Intelligenz, des Gedächtnisses, der Affekte und der Persönlichkeit. Makroskopisch sieht man eine Verschmälerung der Rinde und eine Erweiterung der Furchen, oft auch einen *Hydrocephalus internus e vacuo.* Histologisch weist die **diffuse Atrophie vom Alzheimer-Typ** drei Charakteristika auf, die in unterschiedlicher Ausprägung vorhanden sein können:

1. Sog. senile Drusen (*Alzheimersche Drusen* oder *Plaques*): Fädig-körnige Gebilde, die sich mit Silbermethoden spezifisch darstellen lassen; sie liegen in der Rinde, hauptsächlich im Ammonshorn und sind schwach Amyloid-positiv (Abb. 14.26).

2. Sog. Alzheimersche Fibrillenveränderungen: Grobe, mit Silbersalzen darstellbare Fasern im Zytoplasma der Nervenzellen. Auch die Alzheimerschen Fibrillen treten gehäuft in der Ammonsformation auf (Abb. 14.27).

3. Amyloide Gefäßwandveränderungen kleiner kortikaler Gefäße: homogen eosinrote, Kongorot-positive subendotheliale Ablagerungen in den kortikalen Arteriolen. Formalpathogenetisch kein Zusammenhang mit der generalisierten Amyloidose. Die Ätiologie dieser diffusen Hirnatrophie ist unbekannt. Andere diffuse Atrophien (Hirnatrophie bei progressiver Paralyse und bei Creutzfeldt-Jakobscher Erkrankung) wurden aus der Gruppe ausgegliedert, nachdem deren entzündliche oder durch langsame Viren bedingte Genese aufgeklärt war.

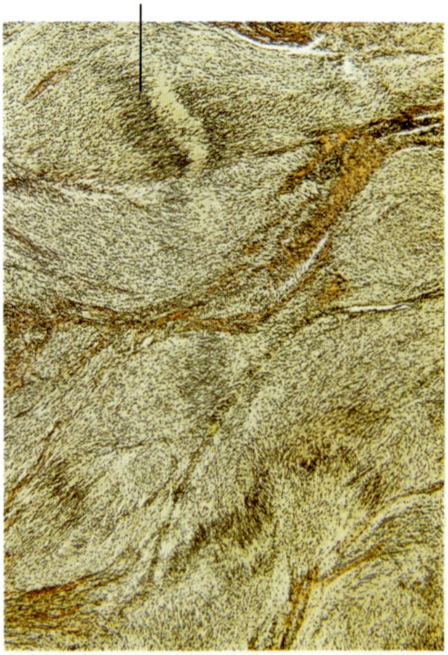

B. – Abb. 14.28. Neurinom; Fbg. v. Gieson

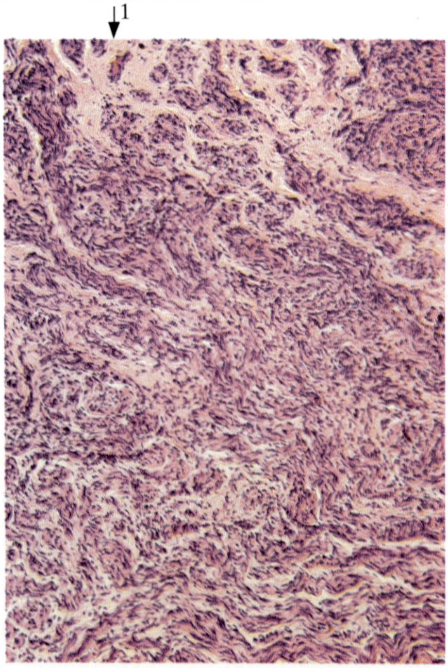

B. – Abb. 14.29. Neurofibrom; Fbg. HE

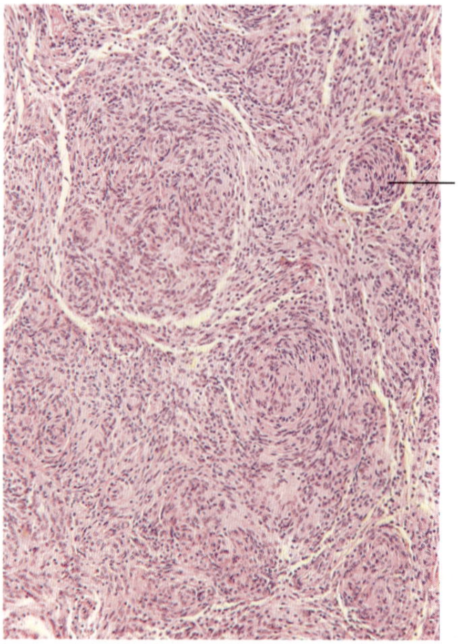

B. – Abb. 14.30. Meningeom; Fbg. HE

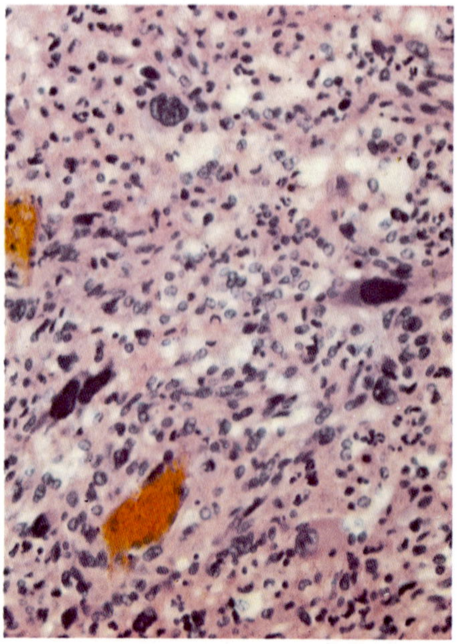

B. – Abb. 14.31. Glioblastoma multiforme: Fbg. HE

Tumoren des Nervengewebes

Die **Neurinome** (Abb. 14.28) bieten histologisch schon in der Übersicht ein typisches Bild: Es handelt sich um dichtgedrängte spindelige Zellen und Fasern, die in breiten Bündeln liegen. Die Zellkerne sind stiftförmig und ordnen sich rhythmisch an (sog. *Palisadenstellung der Zellkerne:* →). Die mittlere Vergrößerung zeigt bei v. Gieson-Färbung das gelbgefärbte, länglich ausgezogene Zytoplasma der Zellen, die ein Synzytium bilden. Die Zellen werden von den Schwannschen Zellen der Nervenscheide abgeleitet (»Schwannome«).

Makroskopisch: Runde, gut begrenzte Tumoren, z. B. im Kleinhirnbrückenwinkel.

Die **Neurofibrome** (Abb. 14.29) treten solitär oder multipel, manchmal systematisiert auf *(von Recklinghausensche Neurofibromatose)*. Sie unterscheiden sich nur durch die Menge des kollagenen Fasergewebes vom Neurinom. Es handelt sich um eine Wucherung von Schwannschen Zellen, die von Bündeln kollagener Fasern durchzogen sind. Die Nervenfaserbündel (v. Gieson gelb) werden durch die Wucherung des Bindegewebes (v. Gieson rot) aufgesplittert und auseinandergedrängt (→ 1). Die Bildung der kollagenen Fasern erfolgt durch die Schwannschen Zellen. Unsere Abb. 14.32 zeigt ein sog. **Amputationsneurom,** d. h. eine kolbenförmige Wucherung von Nervenfasern und Bindegewebe nach Verletzung oder Durchtrennung von Nerven. Meist besteht kein eigenständiges Wachstum, es handelt sich vielmehr um eine überschießende Regeneration.

Meningeom (Abb. 14.30). *Meningeome stellen makroskopisch meist kugelige, der Dura aufsitzende und das Hirngewebe verdrängende Tumoren dar. Sie werden von den Deckzellen der Arachnoidea abgeleitet (orthologisches Vorbild: Pacchionische Granulationen).* Bei schwacher Vergrößerung sucht man am besten zunächst die typischen Strukturen auf: Man sieht hier spindelige Zellen, die sich zwiebelschalenförmig anordnen (→). Im Zentrum findet man hyaline oder verkalkte Kugeln (nekrotische Zellen), die wiederum konzentrisch geschichtet erscheinen (sog. *Durapsammome*). Dazwischen findet man solide Partien der gleichen länglich-ovalen Zellen, die von einem kollagenen Fasergewebe umgeben sind. Überwiegen diese bindegewebigen Anteile, so kann daraus ein fibromartiges Gewebsbild resultieren.

Glioblastoma multiforme (Abb. 14.31). Das Glioblastoma multiforme ist der häufigste maligne Tumor des Gehirngewebes beim Erwachsenen. Histologisch sieht man ein von Nekrosen und Blutungen durchsetztes zellreiches Geschwulstgewebe, das infiltrierend in das normale Hirngewebe eingewachsen ist. Vorherrschend sind hochgradig polymorphe Zellen mit vielgestaltigem Plasmaleib und bizarren hyperchromatischen und polymorphen Zellkernen, die sich besonders perivaskulär anordnen. Dazwischen liegen kleinere runde Zellen sowie mittelgroße ovale oder polymorphe Zellelemente. Eine Identifizierung als Gliazellen oder Astrozyten ist nicht möglich.

Makroskopisch: Bunte Schnittfläche mit roten Partien (Blutungen), gelben Herden (Nekrosen) und grauen Teilen (Geschwulstgewebe). Häufig besteht ein Ödem des umgebenden Hirngewebes (gelbgrau, sulzig).

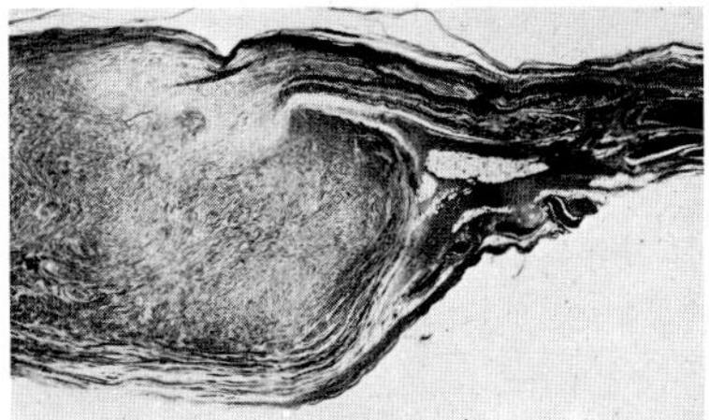

B. – Abb. 14.32. Kolbenförmiges Amputationsneurom an einem Nerven (rechts); Fbg. Markscheiden

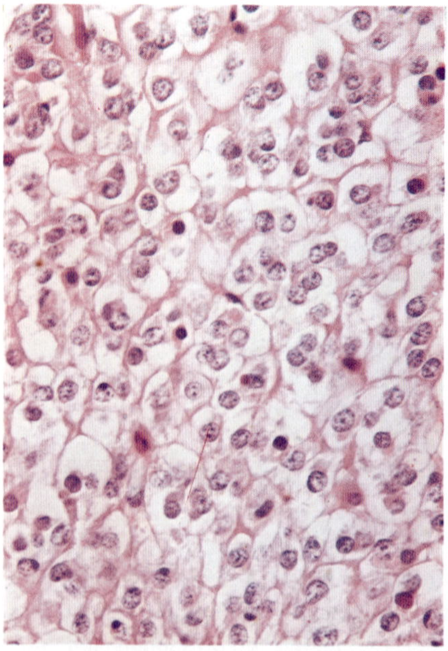

Abb. 14.33. Oligodendrogliom; Fbg. HE

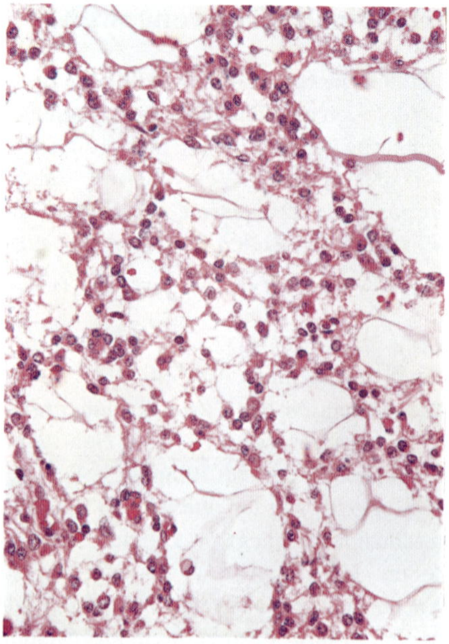

Abb. 14.34. Fibrilläres Astrozytom; Fbg. HE

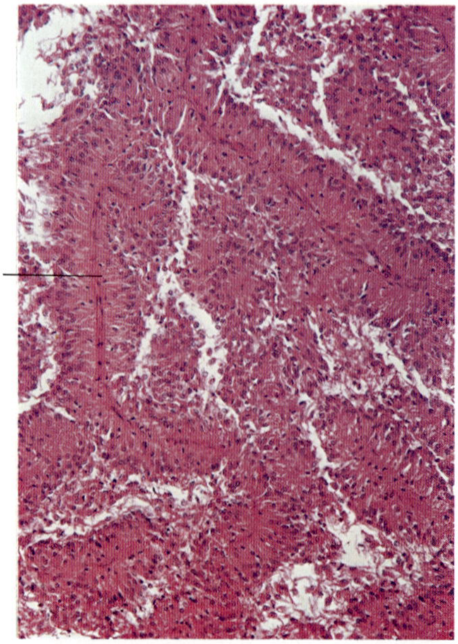

Abb. 14.35. Ependymom; Fbg. v. Gieson

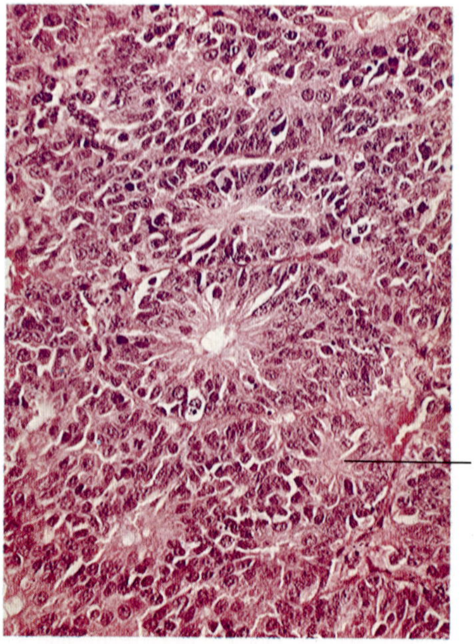

Abb. 14.36. Medulloblastom; Fbg. HE

Oligodendrogliom (Abb. 14.33): Es handelt sich um eine langsam wachsende Hirngeschwulst, die meist im Großhirn vorkommt. Unsere Abbildung zeigt, daß es sich um relativ gleichförmige Zellen mit runden Zellkernen mit dichtem Chromatingerüst und einem optisch leeren Zytoplasma handelt. Die Zellgrenzen sind wie bei Pflanzenzellen (vgl. hypernephroides Nierenkarzinom) deutlich zu sehen. Der Tumor ist arm an Gefäßen. Die Kapillaren, auch in der Umgebung des Tumors, weisen häufig Verkalkungen auf (Röntgen!).

Meist 30–50jährige. ♂ : ♀ = 3 : 7.

Fibrilläres Astrozytom (Abb. 14.34): Bei Erwachsenen im Großhirn, bei Kindern im Kleinhirn oder in der Brücke vorkommender Hirntumor, der diffus infiltrierend wächst und makroskopisch nur schwer abgrenzbar ist (Operation!). Man unterscheidet zwei Typen: a) das protoplasmatische Astrozytom mit »gemästeten« Astrozyten, d. h. großen runden Zellen mit homogenem, eosinroten Zytoplasma und exzentrisch gelegenen Zellkernen, nur im Großhirn vorkommend; b) das fibrilläre Astrozytom (Abb. 14.34), aus bipolaren faserreichen Astrozyten mit runden, nur mäßig polymorphen Zellkernen bestehend. Die faserigen Ausläufer der Zellen stehen miteinander in Verbindung und bilden so ein lockeres Netzwerk.

♂ : ♀ = 3 : 2.

Ependymom (Abb. 14.35): Die Ependymome leiten sich von den Ependymzellen der Ventrikel ab und kommen dementsprechend in der Nachbarschaft der Hirnventrikel (30% der Fälle, bes. Jugendliche), des 4. Ventrikels (45% der Fälle) oder im Rückenmark (25% der Fälle) vor. Sie wachsen vorwiegend verdrängend, auch in den Ventrikel hinein, und rezidivieren sehr häufig. Das histologische Bild ist unverwechselbar: Es bilden sich rosettenähnliche Strukturen »Strahlenkrone«: Im Zentrum ist eine Kapillare nachweisbar →, an deren Adventitia das längliche Zytoplasma der Ependymzellen angeheftet ist, während die Zellkerne am entgegengesetzten Ende in der Peripherie liegen. So entsteht ein kernfreier Hof um das zentrale Gefäß.

Medulloblastom (Abb. 14.36): Es handelt sich um den häufigsten Hirntumor im Kindesalter (6–14 Jahre), der vom Kleinhirnwurm oder den Kleinhirnhemisphären ausgeht. Es soll sich um eine embryonale Geschwulst handeln, ähnlich wie die embryonalen Nierentumoren. Histologisch sieht man ovale, »rübenförmige« Zellkerne, die häufig Pseudorosetten bilden (→) oder rhythmisch angeordnet sind. Durch Wachstum in den 4. Ventrikel kann sich ein Okklusionshydrozephalus entwickeln. Die Metastasierung kann innerhalb des Ventrikelsystems oder auch diffus in den weichen Hirnhäuten erfolgen.

Spongioblastome werden ebenfalls bevorzugt im jugendlichen Alter, besonders bei Mädchen beobachtet. Man findet sie am Sehnerven, in der Brücke, im Kleinhirn oder im Hypothalamus. Die länglichen Geschwulstzellen liegen in Faserzügen oder Wirbeln vor und bilden reichlich Gliafasern. Sie sind meist gut abgrenzbar, wegen ihrer Tiefenlage aber operativ schlecht zugänglich.

Die Hirntumoren nehmen eine Sonderstellung unter den Tumoren ein, da sie keine Metastasen außerhalb des Gehirns setzen und die zerebrale Symptomatik ganz im Vordergrund steht (keine Kachexie). Der häufigste intrakranielle Tumor ist das Meningeom (15–20% aller Tumoren); dann folgen das Glioblastoma multiforme mit 12%, Oligodendrogliom, Spongioblastom und Astrozytom mit 6–8% sowie Ependymom und Medulloblastom mit 4%.

15. Pathologie der Infektionskrankheiten

Der Begriff **Mykose** wurde im vorigen Jahrhundert von R. VIRCHOW für die durch Bakterien oder Pilze erzeugten Erkrankungen geprägt. Heute wird diese Bezeichnung nur für die Infektionen, die durch Pilze, das heißt Eumyzeten hervorgerufen werden, verwendet. Sie kommen als Oberflächenmykosen der Haut und der Schleimhäute vor, aber auch die inneren Organe können bei sog. tiefen Mykosen beteiligt sein. Oberflächliche und tiefe Mykosen gewinnen heute an Bedeutung, da opportunistische Infektionen bei abwehrgeschwächten Patienten immer häufiger werden. Außerdem muß im Rahmen des internationalen Tourismus auch mit »importierten Mykosen« gerechnet werden.

Die Bezeichnung **Myzeten** oder **mykotisch** bezieht sich nicht nur auf die Pilze. *Aktinomyzeten* und *Nokardien* sind Bakterien. *Mykotische Aneurysmen* kommen bei der Endocarditis lenta im Bereich der Hirnbasisarterien vor. Die *Mycosis fungoides* gehört in den Formenkreis der malignen Lymphome. Bei der *Botryomykose* (Aktinophytose oder Pseudomykose) handelt es sich um drusenähnliche Ansammlungen von Bakterien.

Pilze rufen nicht nur Infektionen hervor, sie können auch durch Myzetismus, Mykotoxikosen oder durch allergische Reaktionen Mensch und Tier beeinträchtigen. Beim **Myzetismus** liegt eine Vergiftung durch Makromyzeten vor. Am bekanntesten ist die Intoxikation durch *Amanita phalloides* des Knollenblätterpilzes. Durch Verunreinigung von Nahrungsmitteln mit meist thermoresistenten Toxinen verschiedener Pilzarten (*Aspergillus, Penicillium, Fusarium* und *Paecilomyces*) kommt es zu **Mykotoxikosen.** Allergische Reaktionen durch Pilze sind nicht selten Berufserkrankungen, sie werden durch die Gattungen *Cladosporium, Aspergillus, Ustilago, Alternaria* und *Penicillium* verursacht.

Pilze sind pflanzenähnliche Organismen, die zwar ein Kernäquivalent, aber kein Chlorophyll besitzen. Echte Pilze werden als **Eumyzeten** bezeichnet. Man unterscheidet *Makro-* und *Mikromyzeten.* Die großen Pilze, die wir z.B. als Speisepilze kennen, können für den Menschen im Rahmen einer Mykotoxikose pathogen sein. **Die Systematik** der Pilze folgt weitgehend den Regeln der Botanik, sie erweist sich jedoch für die Einteilung der menschlichen Mykosen als wenig praktikabel. Diese werden nach verschiedenen Gesichtspunkten aufgegliedert. So unterscheidet man oberflächliche (nur auf die Haut beschränkte) und tiefe Mykosen. International akzeptiert ist die Unterteilung in **DHS-Mykosen** (D = Dermatophytosen, H = Hefemykosen und S = sonstige Mykosen). Häufiger werden die Pilzinfektionen auch nach dem befallenen Organ bezeichnet: Onychomykose (Nagel), Otomykose (Gehörgang), Keratomykose (Kornea), nach dem Erreger (Trichophytie, Histoplasmose, Kryptokokkose usw.) oder nach dem Infektionsmodus (Verletzungsmykose = Maduromykose, Sporotrichose oder Chromomykose; Inhalationsmykose = Histoplasmose, Kokzidioidomykose, Parakokzidioidomykose).

Morphologie (Abb. 15.1 u. 15.2): Pilze kommen als rundliche oder als filamentöse Zellen vor. **Hefeähnliche Zellen** sind rund bis oval und weisen eine unterschiedliche Größe auf. Hierzu sind auch Konidien und Sporen zu rechnen. Gelegentlich werden sie von einer Schleimkapsel (z.B. *Cryptococcus neoformans*) umgeben. Die **filamentösen Zellen** (Hyphen) können verzweigt und septiert sein und ein Geflecht oder **Myzel** bilden. Bei einigen Arten entwickeln sich am Ende der Hyphen sog. Fruchtköpfe (Aspergillus). **Pseudohyphen** sind längliche, in Ketten angeordnete Hefezellen, die Hyphen vortäuschen. Sphärulen mit Sporangioblasten oder Endosporen kommen bei einigen Pilzarten *(Rhinosporidium seeberi, Coccidioides immitis)* vor. Letztlich sei noch erwähnt, daß einige Erreger eine braune bis schwarze Eigenfarbe besitzen (Phäohypho- und Chromomykosen).

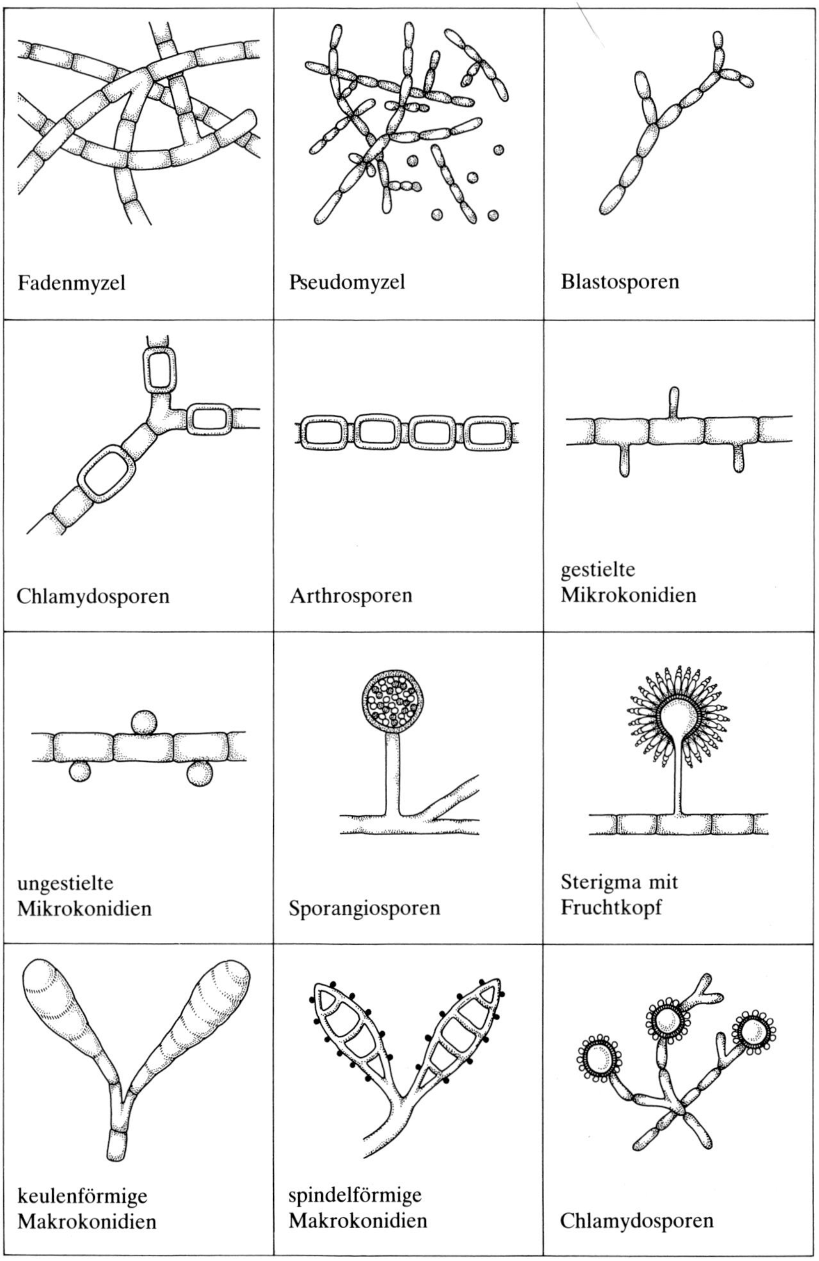

B. – Abb. 15.1. Allgemeine Morphologie der Pilze (siehe Glossar, S. 370).

Mykose	Erreger	Struktur*
Candidosis	*Candida albicans* 2–4 µm	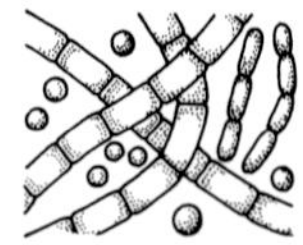
Aspergillose	*Aspergillus fumigatus* 3–6 µm	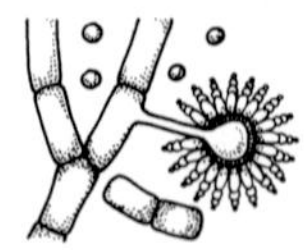
Zygomykose	*Mucor, Absidia, Rhizopus u. a.* 6–15 µm	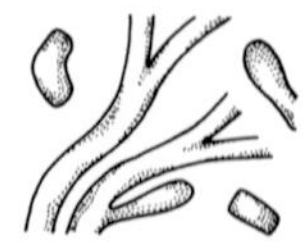
Torulopsidose	*Torulopsis glabrata* 2,5–5 µm	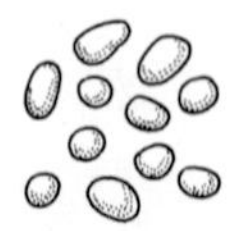
Phäohyphomykose	*Zahlreiche Arten und Gattungen* 2–12 µm (braune Farbe)	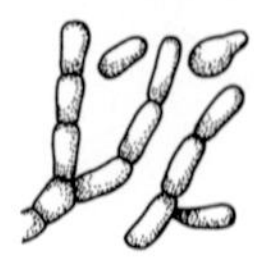
Kryptokokkose	*Cryptococcus neoformans* 4–20 µm	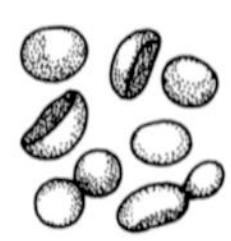
Klassische Histoplasmose	*Histoplasma capsulatum* var. *capsulatum* 2–5 µm	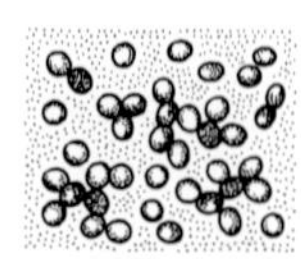
Afrikanische Histoplasmose	*Histoplasma capsulatum* var. *duboisii* 2–15 µm	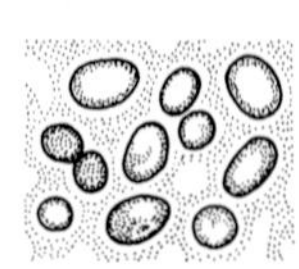

* Im Gewebe

B. – Abb. 15.2. Morphologie der wichtigsten humanpathogenen Pilze

Mykose	Erreger	Struktur*
Kokzidioidomykose	*Coccidioides immitis* 30–60 µm	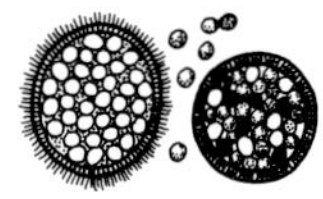
Blastomykose	*Blastomyces dermatitidis* 8–15 µm	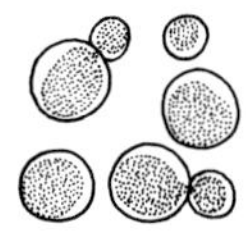
Parakokzidioidomykose	*Paracoccidioides brasiliensis* 5–30 µm	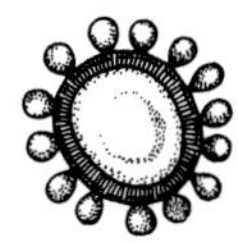
Sporotrichose	*Sporothrix schenckii* 2–8 µm	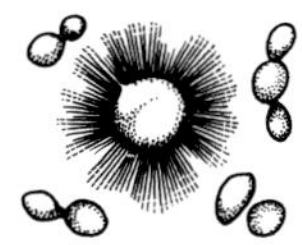
Rhinosporidiose	*Rhinosporidium seeberi* 10–200 µm	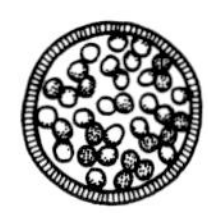
Lobomykose	*Loboa loboi* 8–12 µm	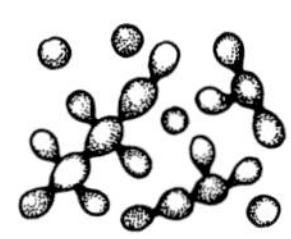
Chromoblastomykose	*Phialophora, Cladosporium, Fonsecaea* u. a. 6–15 µm (braune Eigenfarbe)	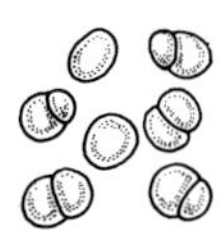
Myzetome	*Eumyzeten, Aktinomyzeten* Drusen bis 2 mm ∅	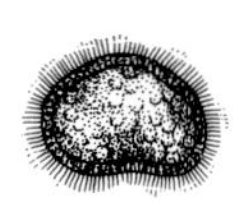
Adiaspiromykose	*Emmonsia parva, Emmonsia crescens* 20–700 µm	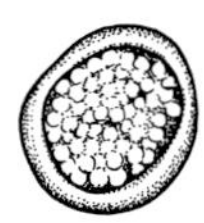

B. – Abb. 15.2. (Fortsetzung)

* Im Gewebe

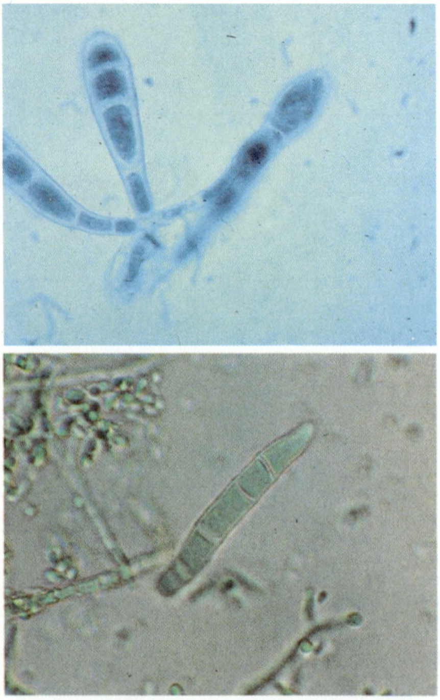

B. – Abb. 15.3. Makrokonidien. Oben: Epidermophyton floccosum. Unten: Trichophyton mentagrophytes

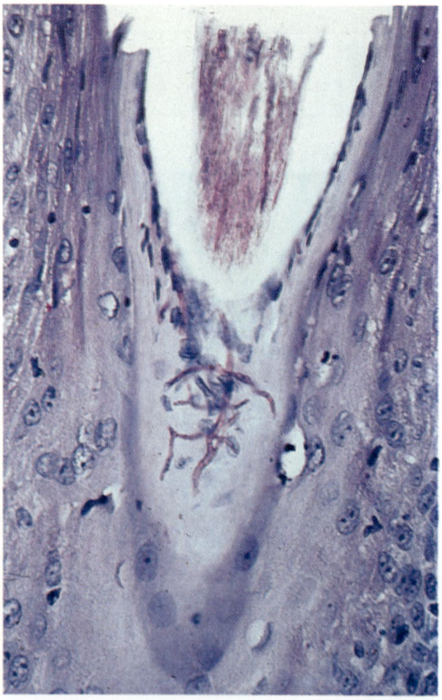

B. – Abb. 15.4. Trichophyton mentagrophytes in der Epidermis; PAS-Fbg.

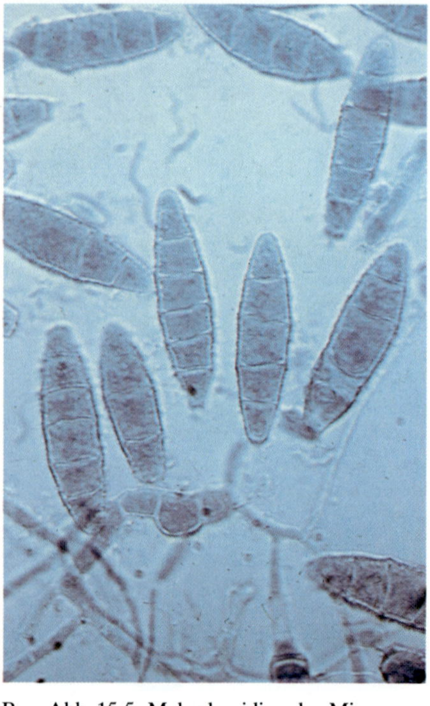

B. – Abb. 15.5. Makrokonidien des Microsporum canis

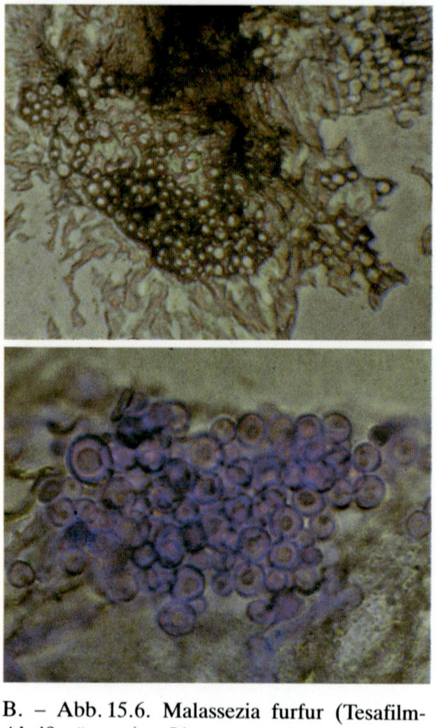

B. – Abb. 15.6. Malassezia furfur (Tesafilm-Abrißpräparat). Oben: ungefärbte Sporen. Unten: Methylenblau-Fbg.

A. Dermatophytosen

Epidermophytie (»Ekzema marginatum«, Tinea inguinalis): Oberflächliche, entzündliche, meist in der Inguinalregion lokalisierte Pilzerkrankung (*Epidermophyton floccosum* und *Trychophyton mentagrophytes)* (Abb. 15.3) mit gelegentlich typischer Randbetonung. Fadenpilze dringen in die obersten Epidermisschichten ein. Die Darstellung der Sporen erfolgt mit Hilfe des Diastase-Tests mit nachfolgender PAS-Färbung. Im Nativpräparat findet man Myzelien und Sporen. Mikroskopisch weisen die Makrokonidien eine zigarrenartige *(T. mentagrophytes)* oder eine keulenförmige Konfiguration *(E. floccosum)* auf.

Oberflächliche Trichophytie (Tinea mit Lokalisationsangabe): Oberflächliche, entzündliche und stark juckende Pilzerkrankung mit scharf begrenzter, meist scheibenförmiger Konfiguration. Häufigster Erreger in Mitteleuropa ist *T. mentagrophytes,* daneben kommen auch *T. verrucosum, T. tonsurans* und *T. violaceum* vor. Die PAS-positiven Myzelien und Sporen liegen in der Hornschicht (Abb. 15.4). Mikroskopisch wird der zigarrenartige Aufbau der Makrokonidien mit gegliederten Elementen deutlich, wobei zusätzlich Mikrokonidien vorhanden sind.

Tiefe Trichophytie (Tinea barbae, Kerion Celsi): PAS-positive Pilzfäden (Erreger der oberflächlichen Trichophytie) dringen in die Haarfollikel ein und verursachen eine eitrige Entzündung. Im Nativpräparat sind die leicht ausziehbaren Haare von Pilzfäden und Sporen umgeben und durchsetzt (ektothrix und endothrix).

Favus (Tinea favosa): Variante der tiefen Trichophytie, die einen chronischen, zur narbigen Alopezie führenden Verlauf zeigt. Der Erreger *Trichophyton schönleinii* ist in Mitteleuropa sehr selten geworden, weltweit kommen aber noch zahlreiche Endemiegebiete vor.

Mikrosporie (Abb. 15.5): Entzündliche und im Falle einer echten Mikrosporie hochkontagiöse Pilzerkrankung der Haarfollikel und der Haut. Die echte humanpathogene Mikrosporie wird durch das *Mikrosporum audouinii* hervorgerufen und ist wegen der endemischen Ausbreitung gefürchtet, jedoch in Mitteleuropa sehr selten geworden. Die derzeitigen Mikrosporieformen basieren auf den Infektionsquellen Hund, Katze und Pferd und werden durch die Erreger *Mikrosporum canis* oder *gypseum* verursacht.

Nagelmykose (Tinea unguium, Onychomykose): Pilzerkrankung des Nagelkeratins, die zur Nageldestruktion führt. Der Nachweis von Pilzfäden in der Nagelplatte gelingt mit der PAS-Färbung.

B. Hefemykosen

Pityriasis versicolor (Tinea versicolor, Kleieflechte): Oberflächliche, **nicht entzündliche**, an den seborrhoischen Prädilektionsstellen lokalisierte Pilzerkrankung (Erreger: *Malassezia furfur*) (Abb. 15.6), die durch eine fein lamellöse Schuppung gekennzeichnet ist.

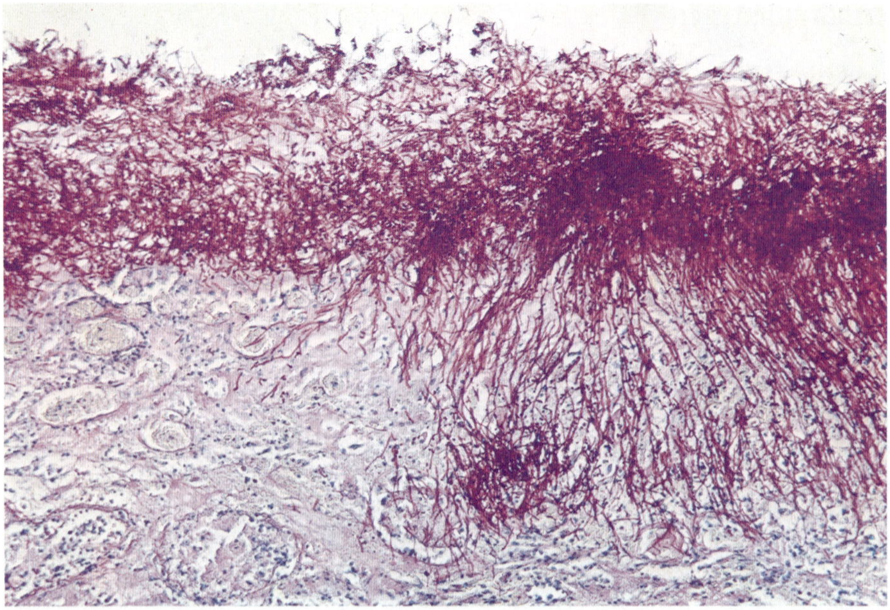

B. – Abb. 15.7. Ösophaguscandidosis; PAS-Fbg.

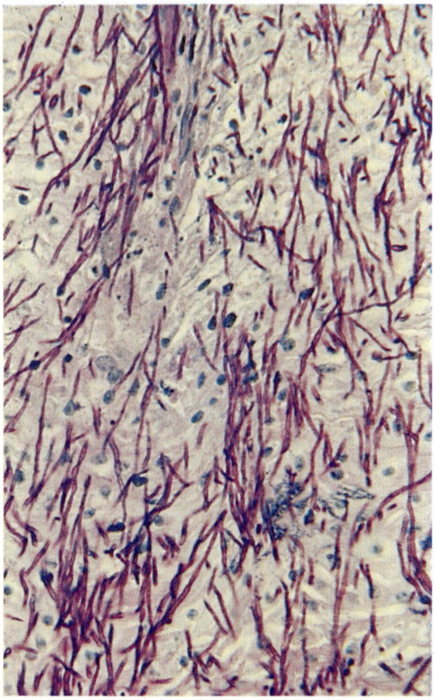

B. – Abb. 15.8. Candidamyzel; PAS-Fbg.

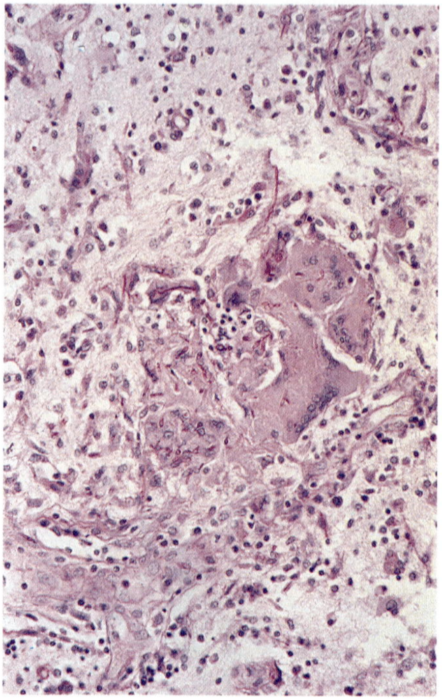

B. – Abb. 15.9. Candidagranulom im Gehirn; PAS-Fbg.

Candidosis (Soor, Candidiasis, Moniliasis) (Abb. 15.7–9): Teils oberflächliche, teils tiefe Hefepilzerkrankung der Haut und Schleimhäute, die hauptsächlich als Folgeerkrankung vorkommt.

Pathologie: Wichtigster Vertreter der humanpathogenen Hefepilze ist *Candida albicans,* der als Saprophyt im Respirations- und Gastrointestinaltrakt vorkommen und bei quantitativer Zunahme Krankheitserscheinungen im oberen Verdauungstrakt (Ösophagus), Genitale (Vulva, Vagina, Penis) und an der Haut verursachen kann. Die verstärkte Besiedlung der Halbschleimhäute und der Haut ist die Folge einer geänderten Abwehrlage, die durch verschiedene endokrine oder neoplastische Grundkrankheiten sowie durch Medikamente hervorgerufen wird. Ähnliche Krankheitsbilder werden auch von einer Vielzahl anderer Candidaarten wie z. B. *Candida tropicalis, Rhodotorula* und *Torulopsis* induziert. Die Sporen und Hyphen sind mit Hilfe der PAS-Färbung innerhalb der Hornschicht darstellbar. Im weiteren Verlauf können Entzündungen entstehen, gekennzeichnet durch Hyperkeratose und Papillomatose und durch ein zelluläres, aus Lymphozyten, Plasmazellen und neutrophilen Granulozyten bestehendes Infiltrat. Ganz vereinzelt können Pilzfäden dann auch im Korium gefunden werden.

Eine Aussaat von Pilzzellen in innere Organe erfolgt praktisch nur bei Fällen von Immunschwäche bzw. Immundefekt. Dabei kann eine Beteiligung aller Organe vorkommen. Bevorzugt befallen sind Lunge und Nieren. Makroskopisch manifestiert sich das Bild in Form von Abszessen, die oft nicht von septikopyämischen Herden zu unterscheiden sind. Im Gehirn kann der Befall in Form einer areaktiven oder einer granulomatösen Candidosis vorkommen.

Lungencandidosis: Sie tritt nach einer generalisierten Pilzinfektion oder als Komplikation einer Aspiration auf. Bei leichteren Fällen sind die Bronchien, bei schwereren auch die Alveolen befallen. Dabei ist hervorzuheben, daß der Nachweis von Pilzzellen im Sputum oder Bronchialsekret keinesfalls die Diagnose »Krankheit«, »Mykose« oder »Pilzinfektion der Lungen« erlaubt. **Candidaendokarditis:** Eine hämatogene Streuung (Fungämie) kann zu einer Endokarditis führen. Sie wird nach Verwendung von nicht sterilen Spritzen, Kanülen oder Kathetern sowie bei Drogensüchtigen beobachtet.

Bei Säuglingen und Kleinkindern können die Mundschleimhaut sowie die Perianalregion (»Windeldermatitis«) (Erwachsene mit einem schweren Grundleiden die Ösophagusschleimhaut) befallen sein: Das Plattenepithel wird von einem dichten Myzel durchzogen, das sich in der HE-Färbung als zartes, leicht basophiles Netz darstellt. In der PAS-Färbung sind die Pilzfäden als purpurrote Pilzzellen besonders deutlich zu erkennen. In einem fortgeschrittenen Stadium kann der Pilzbefall auch auf das darunterliegende Korium übergreifen und die Gefäße infiltrieren.

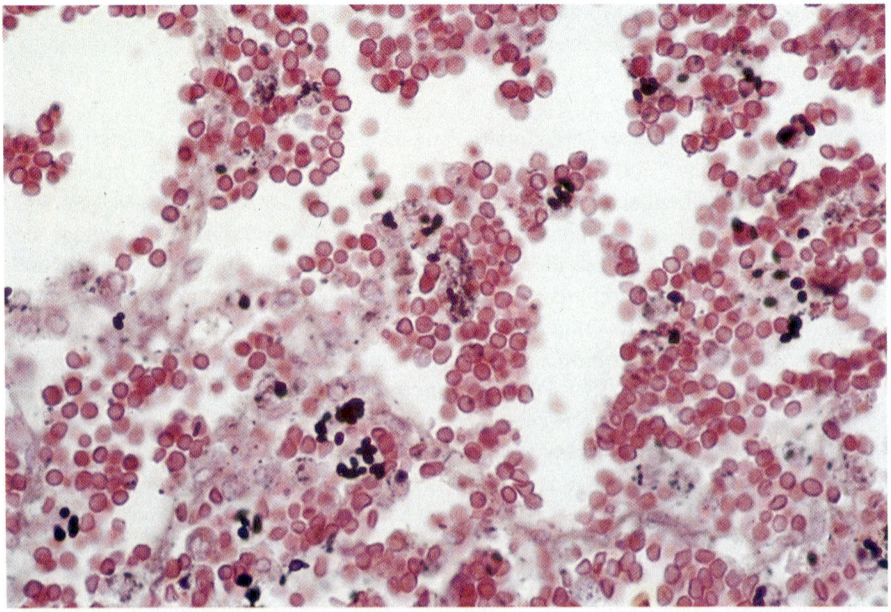

B. – Abb. 15.10. Torulopsidose; Grocott-Fbg.

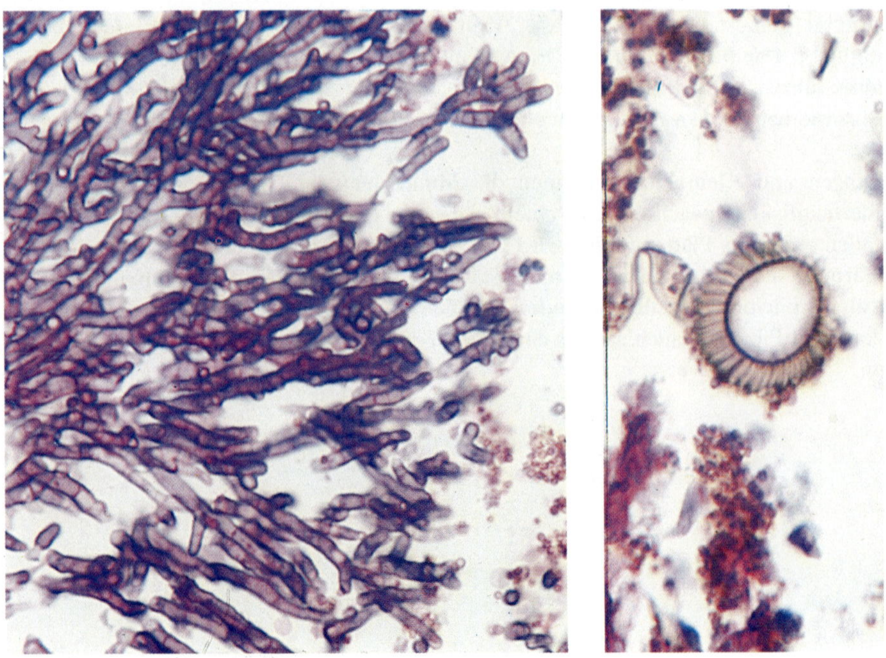

B. – Abb. 15.11. Aspergillose. Rechts: »Fruchtkopf«; HE-Fbg.

C. Sonstige Mykosen

Torulopsidose (Torulopsiose): Durch *Torulopsis glabrata* hervorgerufene opportunistische Pilzinfektion, die sich als oberflächliche, tiefe oder generalisierte Mykose manifestieren kann.

Pathologie: Der Pilz kommt im Boden sowie in stehendem Wasser, aber auch in Nahrungsmitteln vor. In den letzten 25 Jahren ist diese Pilzart mit steigender Häufigkeit beim Menschen isoliert worden. Diese Mykoseart kommt beim Menschen weltweit vor, ist aber bei Tieren nicht beobachtet worden. *Torulopsis glabrata* ist die einzige Art der Gattung Torulopsis, die eine gewisse Rolle beim Menschen spielt. Der Erreger wächst *in vitro* und *in vivo* nur als kleine, runde oder ovale hefeförmige Pilzzelle und wird 3 bis 5 µm groß (Abb. 15.10). Die Vermehrung erfolgt durch solitäre Sprossung. Differentialdiagnostisch ist dieser Erreger von den hefeförmigen Zellen von Candida und Histoplasma abzugrenzen. Candida kommt im Gegensatz zu T. glabrata nicht intrazellulär vor. Histoplasma ruft eine andere Gewebsreaktion hervor als *Torulopsis glabrata.* Die makroskopischen und histologischen Gewebsveränderungen sind uncharakteristisch.

Aspergillose: Wichtige opportunistische Pilzerkrankung, die in der Regel eine Begleiterkrankung eines schweren Leidens (z. B. eines Tumors oder eines malignen Lymphoms) ist.

Pathologie: Die Aspergillose tritt weltweit und nicht epidemisch auf. Früher wurde sie vorwiegend nach Kontakt mit Vögeln beobachtet. *Aspergillus fumigatus* ist die häufigste Art beim Menschen. Der Erreger wächst nur in Form von Hyphen, die ein Myzel bilden können. Sie sind etwa 3 bis 4 µm breit, septiert und verzweigt. Im allgemeinen erscheinen sie etwas breiter als die Candidahyphen und dünner als die Arten, die eine Zygomykose hervorrufen. Am distalen Ende der Hyphen entstehen im Gewebe (selten!) bei genügender Sauerstoffzufuhr die sogenannten »Fruchtköpfchen« (Abb. 15.11). Um eine Verdickung herum bilden sich kranzförmig angeordnet die Sterigmen, aus denen Ketten von Konidien wachsen. Diese können sich vereinzelt ablösen. »Fruchtköpfe« und Konidien haben eine gelbe Eigenfarbe. In der Grocott-Färbung sind die Konidien von Sporen oder kleinen hefeähnlichen Pilzzellen anderer Arten nicht zu unterscheiden. Die Arten der Gattung Aspergillus wachsen in der Natur vor allem in Pflanzen und organischem Material, das in Zersetzung begriffen ist.

Beim Menschen äußert sich die Pilzinfektion häufig als tumorähnliche Lungenveränderung (Aspergillom oder mykotischer Pseudotumor). Dabei handelt es sich um Pilzzellansammlungen in vorgebildeten Hohlräumen (»fungus balls«).

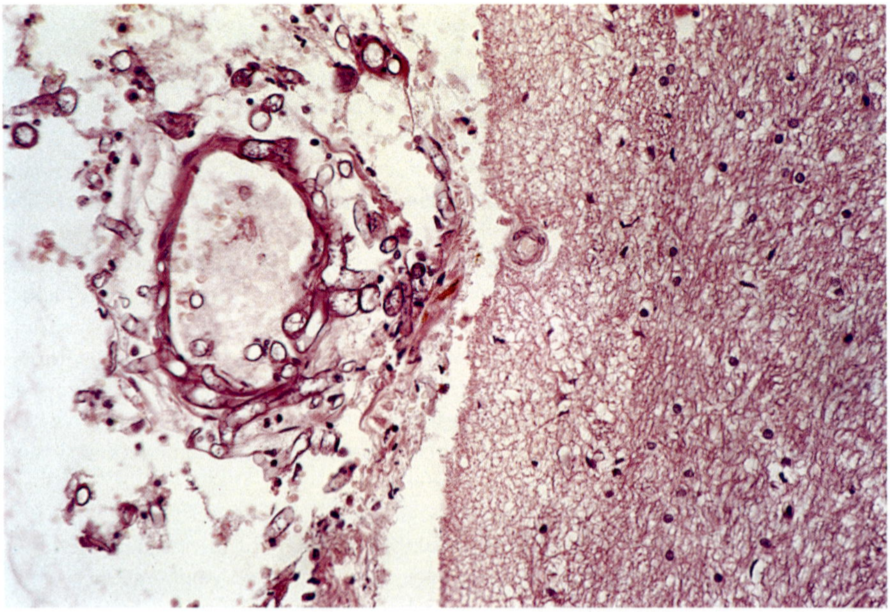

B. – Abb. 15.12. Zygomykose-Meningitis. Rechts im Bild Hirngewebe; HE-Fbg.

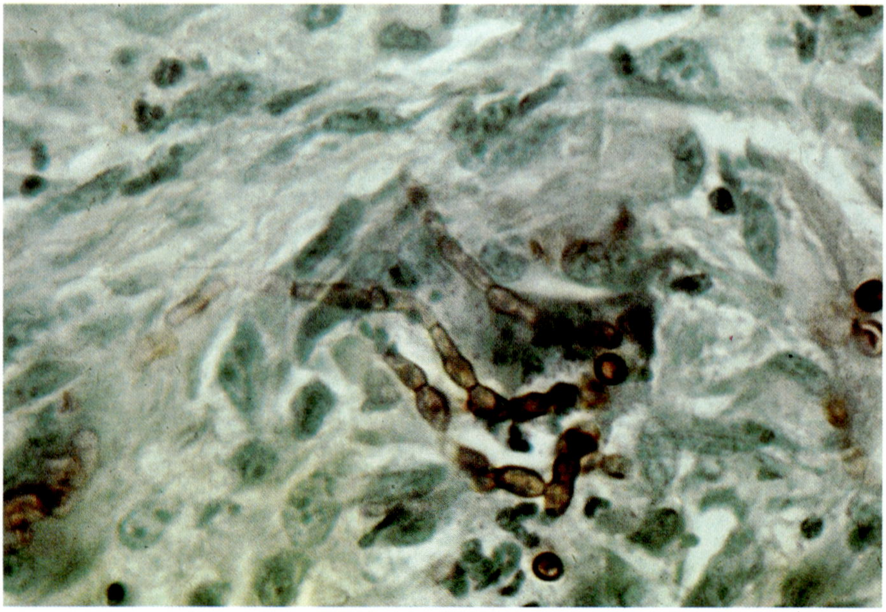

B. – Abb. 15.13. Phäohyphomykose; Grocott-Fbg.

Zygomykose (Phykomykose, Mukormykose, Basidiobolose, Entomophthorose usw.): Wichtige opportunistische Pilzerkrankung, die besonders bei chronischen, über längere Zeit bettlägerigen Patienten (Diabetikern) vorkommt und durch zahlreiche Arten verschiedener Gattungen hervorgerufen wird.

Pathologie: Die Pilzinfektion erfolgt in der Regel als Komplikation eines chronischen Leidens. In seltenen Fällen wird sie auch als sogenannte »Gelegenheitsmykose« in industrialisierten Ländern beobachtet; häufiger in Indonesien, Südasien, Afrika und Südamerika. Die **Basidiobolose** und die **Entomophthorose** sind vorwiegend in asiatischen Ländern bekannt geworden. Nur zwei Mykosen dieser Gruppen wurden auch bei Tieren beobachtet: *Hyphomykose* bei Pferden und *Saprolegniose* bei Fischen. Die zahlreichen Arten, die eine Zygomykose hervorrufen können, gehören zu den Gattungen *Absidia, Mucor, Rhizopus, Cunninghamella, Mortierella, Saksenaea, Basidiobolus* oder *Conidiobolus.* Sie sind morphologisch nicht zu differenzieren, wachsen im Gewebe als Hyphen, die bis zu 15 µm breit sein können oder sich in Form von Hyphenfragmenten im Gewebe darstellen lassen. »Fruchtköpfe« wie bei der Aspergillose entwickeln sich nur *in vitro.* In der freien Natur wachsen sie vor allem im humusreichen Boden, an Dungstätten und solchen Stellen, an denen eine Zersetzung von organischem Material stattfindet. Die Breite der Hyphen und die meist fehlende Septierung erlauben die Abgrenzung gegenüber den Hyphen der Candidose und der Aspergillose.

Mikroskopisch sind die Hyphen bereits in der HE-Färbung zu erkennen (Abb. 15.12). In der Grocott-Methode lassen sie sich normalerweise nur schwach darstellen, daher ist eine Überfärbung mit Silbernitrat zu empfehlen. Quergetroffene Hyphen können mit hefeähnlichen Pilzzellen oder Eiern von Parasiten verwechselt werden. Die Gewebsreaktion ist in der Regel unspezifisch. Granulome werden bevorzugt bei den durch Conidiobolus oder Basidiobolus hervorgerufenen Mykosen beobachtet. In diesen Fällen liegt auch eine eosinophilzellige Reaktion sowie das Hoeppli-Splendore-Phänomen um die Hyphen herum vor. Hyphen der humanpathogenen Pilzarten können die Blutgefäßwände (sowie andere feste Gewebsschranken, wie z. B. die Pleura) durchwachsen. Bei der Zygomykose ist die Gefäßwandpenetration besonders ausfällig.

Phäohyphomykose (Phäosporotrichose, Zerebral- und Hautcladosporiose, Dematiazetenmykose mit Hyphen): Zahlreiche Pilzarten, die zu mehreren Gattungen gehören, können die Phäohyphomykose hervorrufen, die durch Hyphen mit dunkler Eigenfarbe gekennzeichnet sind (Abb. 15.13).

Pathologie: Es handelt sich um eine opportunistische Infektion, die weltweit bei Menschen und Tieren vorkommt. Histologisch erkennt man dunkle Hyphen, die mehrere µm breit sind und verzweigt erscheinen. Die Gewebsreaktion ist (wie bei der Chromomykose) gemischt, d. h. man findet Abszesse mit granulomatöser Reaktion in der Peripherie. In der Umgebung der Hyphen kann eine Hoeppli-Splendore-Reaktion vorkommen.

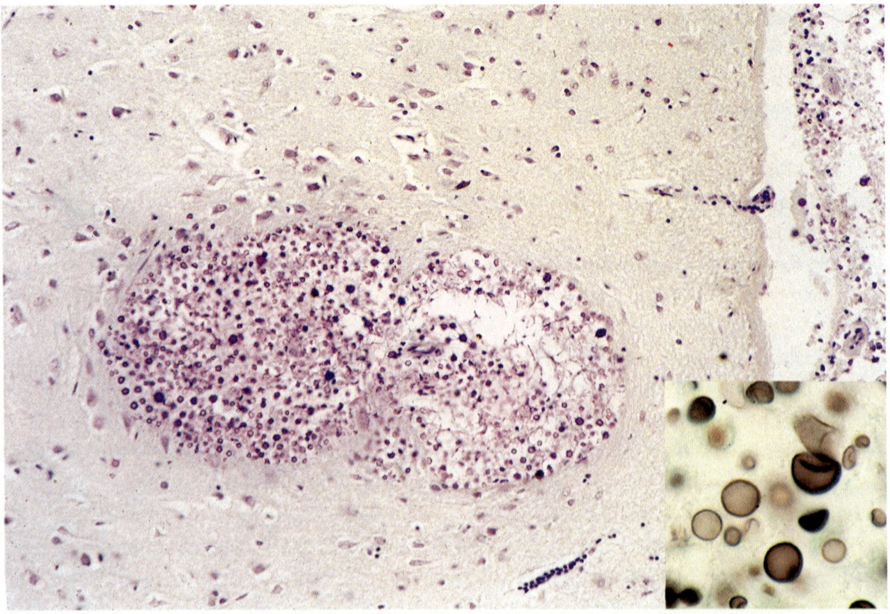

B. – Abb. 15.14. Kryptokokkose mit pseudozystischer Umwandlung des Großhirngewebes und Infiltration der weichen Hirnhäute. Kresylviolett-Fbg. Rechts unten: Crytococcus neoformans in der Grocott-Fbg.

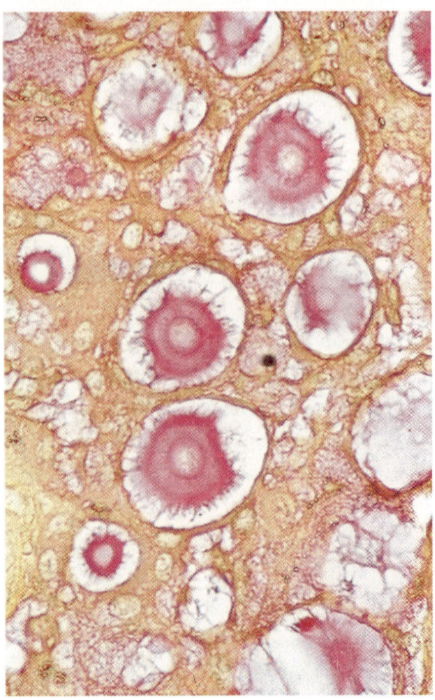

B. – Abb. 15.15. Cryptococcus neoformans Muzikarmin-Fbg.

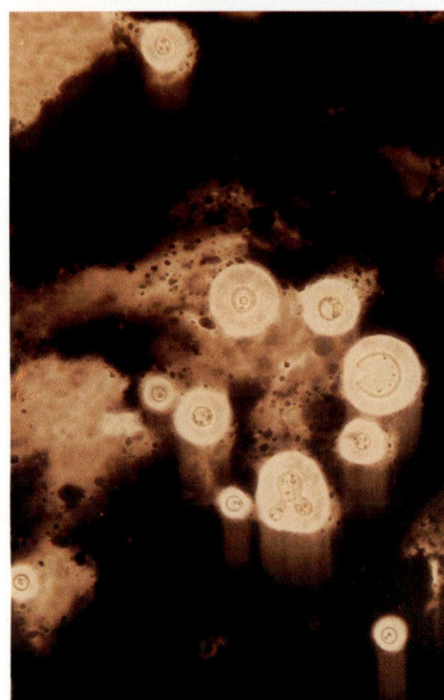

B. – Abb. 15.16. Cryptococcus neoformans (Tusche-Präparat-Ausstrich).

Kryptokokkose (Busse-Buschkesche Krankheit) (Abb. 15.14–15.16): Pilzerkrankung, die durch *Cryptococcus neoformans* hervorgerufen wird und auch unter den Bezeichnungen Torulose oder europäische Blastomykose bekannt ist, Synonyme, die allerdings heute nicht mehr gebraucht werden sollten.

Pathologie: Der *Cryptococcus neoformans* ist die einzige pathogene Art der Gattung Cryptococcus. Bei gesunden Menschen kommt er sehr selten vor, als Mykose tritt die Krankheit bevorzugt bei reduziertem Allgemeinzustand, insbesondere bei malignen Lymphomen auf. Die Kryptokokkose kommt weltweit vor und führt nach einer Generalisation zum Tode. Bemerkenswert ist der ausgeprägte Neutropismus. Zerebrale Symptome sind als prognostisch ungünstige Zeichen zu werten.

Beim *Cryptococcus neoformans* handelt es sich um runde, hefeartige Pilzzellen mit einem durchschnittlichen Durchmesser von 10 µm. Sie werden von einer Schleimkapsel umgeben, die unterschiedlich breit ist oder im Ausnahmefall auch fehlen kann. Pseudohyphen treten gelegentlich auf. Die Vermehrung erfolgt meist durch solitäre Sprossung. *In vitro* wächst der Pilz in wenigen Tagen, so daß die klinische Diagnose durch die Kultur bestätigt werden kann. In der freien Natur wächst der Pilz vorwiegend in Taubenexkrementen. Taubenzüchter sind daher besonders gefährdet. Makroskopisch weisen insbesondere die pneumonischen Prozesse eine erhebliche Ausdehnung auf und können ein myxomatöses oder gelatinöses Aussehen zeigen. Kleinere solide, isolierte oder multiple, grau-weiße Herde imponieren gelegentlich wie Tumorknoten. Auch im Gehirn und in den Hirnhäuten ist der gelatinöse Aspekt recht charakteristisch. Ferner kommt es im Großhirn zur Ausbildung kleinerer Hohlräume. Als Spätkomplikation kann sich ein Hydrozephalus internus entwickeln.

Histologisch lassen sich bei entsprechendem Krankheitsbild Pilzzellen im Liquor und im Gewebe nachweisen. Erleichtert wird die Identifikation durch Ausstriche mit chinesischer Tusche oder durch Anwendung der Muzikarminfärbung. In der HE-Färbung weisen die Pilzzellen einen leeren Hof auf, der der Schleimkapsel entspricht. Die Erreger sind in den myxomatösen oder gelatinösen Arealen sehr zahlreich vorhanden, in den soliden Knoten dagegen nur spärlich. Die entzündliche Gewebsreaktion fehlt fast vollständig in den gelatinösen Bezirken mit zahlreichen Pilzzellen. Lediglich bei den soliden Knoten finden sich die Zeichen einer granulomatösen riesenzellhaltigen Reaktion. Die Entzündungsherde können nekrotisieren, verkalken jedoch nur selten.

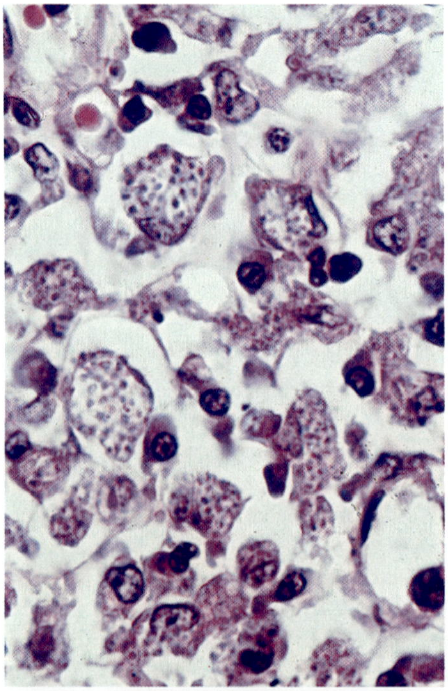

B. – Abb. 15.17. Histoplasma capsulatum var. capsulatum in Makrophagen; HE-Fbg.

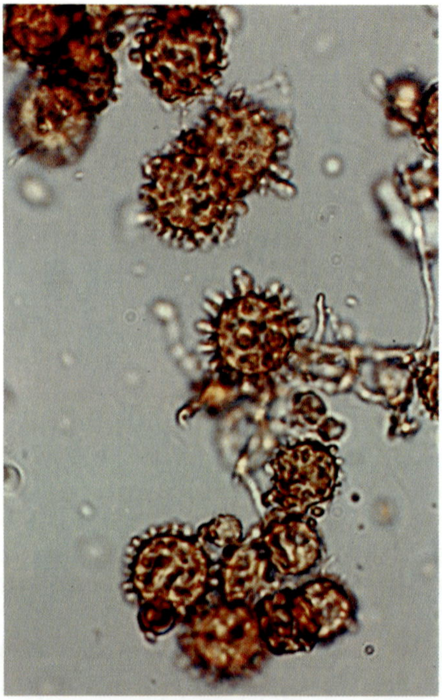

B. – Abb. 15.18. »Morgensterne«. Ausstrich einer H.-capsulatum-Kultur

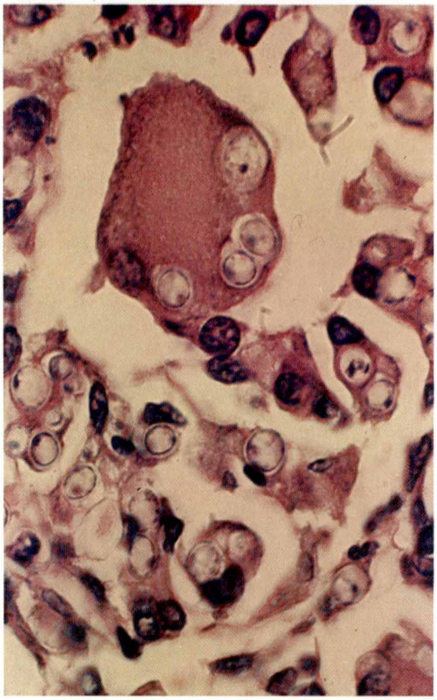

B. – Abb. 15.19. Histoplasma capsulatum var. duboisii; HE-Fbg.

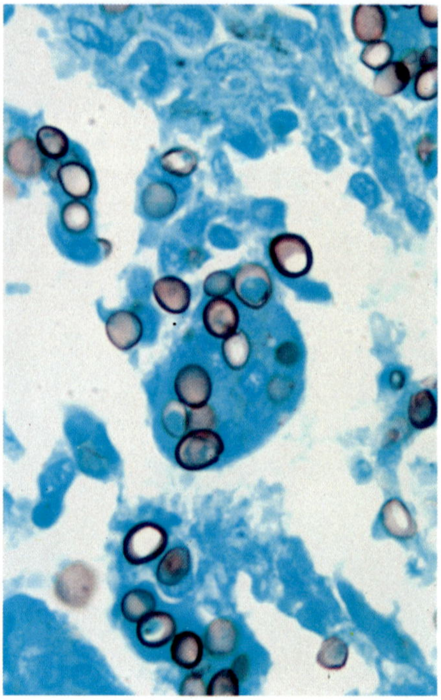

B. – Abb. 15.20. Histoplasma capsulatum var. duboisii; Grocott-Fbg.

Klassische Histoplasmose (Histoplasmosis capsulati, Darlingsche Krankheit, retikuloendotheliale Zytomykose): Weltweit, überwiegend endemisch vorkommende Mykose, die durch *Histoplasma capsulatum* var. *capsulatum* hervorgerufen wird und in den meisten Fällen einen asymptomatischen oder subklinischen Verlauf nimmt, gelegentlich jedoch als generalisierte, tödliche Form vorkommt.

Pathologie (Abb. 15.17 u. 15.18): Der biphasische Pilz tritt im Gewebe als kleiner hefeähnlicher Erreger mit einem Durchmesser von 3 bis 5 µm auf. Er vermehrt sich durch solitäre Sprossung und wird meistens intrazellulär in haufenförmiger Anordnung angetroffen. Die Pilzzellen weisen im Gewebe keine eigentliche Kapsel auf und wachsen in der Kultur bei Zimmertemperatur in der myzelären Phase mit den typischen Makrokonidien mit Fortsätzen (»Morgensterne«).

Die Histoplasmose kommt weltweit vor und tritt endemisch vor allem in den Ländern der Neuen Welt sowie in Südostasien auf. Eine natürliche Infektion ist auch bei mehreren Tierarten bekannt. Der Pilz wird in der freien Natur vorwiegend im Boden von Hühnerställen und in Höhlen, die oft von Fledermäusen bewohnt sind, nachgewiesen. Die Hühner selbst haben keine Pilzinfektion, dagegen beherbergen die Fledermäuse den Pilz. Charakteristisch ist die positive Grocott-Färbung, mit der sich der Erreger im Gewebe identifizieren läßt.

Histologisch lassen sich die Pilzzellen häufiger im Rahmen einer Routineuntersuchung mit der HE-Färbung nicht darstellen. Die Grocott-Methode ist die Färbung der Wahl. Gewebsreaktionen können sehr unterschiedlich sein, entsprechend dem Stadium der Infektion und des betroffenen Organs: Das Granulationsgewebe ist unterschiedlich stark ausgeprägt. Granulozyten fehlen in der Regel. Bei aktiven Prozessen ist die histiozytäre Reaktion recht charakteristisch, sie kann später in eine käsige Nekrose mit Verkalkung übergehen.

Afrikanische Histoplasmose (Histoplasmosis duboisii, Afrohistoplasmose, Histoplasmose mit großen Pilzen): Diese Mykose unterscheidet sich von der Darlingschen Histoplasmose durch den – gegenüber dem *Histoplasma capsulatum* var. *capsulatum* – größeren Erreger und durch die Tatsache, daß sie nur in Ländern des afrikanischen Kontinents vorkommt, Ländern, in denen auch die klassische Histoplasmose auftritt.

Pathologie (Abb. 15.19 u. 15.20): Die hefeähnliche Pilzzelle des *Histoplasma capsulatum* var. *duboisii* weist im Gewebe einen durchschnittlichen Durchmesser von 10 µm auf. In der Kultur wächst er wie *Histoplasma capsulatum* var. *capsulatum,* ist uninukleär, aber sonst in Form und Größe dem *Blastomyces dermatitidis* sehr ähnlich. Der Erreger weist einen ausgeprägten Tropismus für Haut, Knochen und Lymphknoten auf.

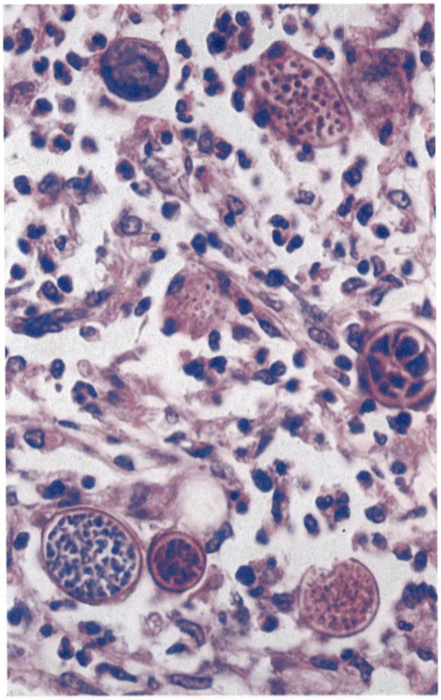

B. – Abb. 15.21. Coccidioides immitis; HE-Fbg.

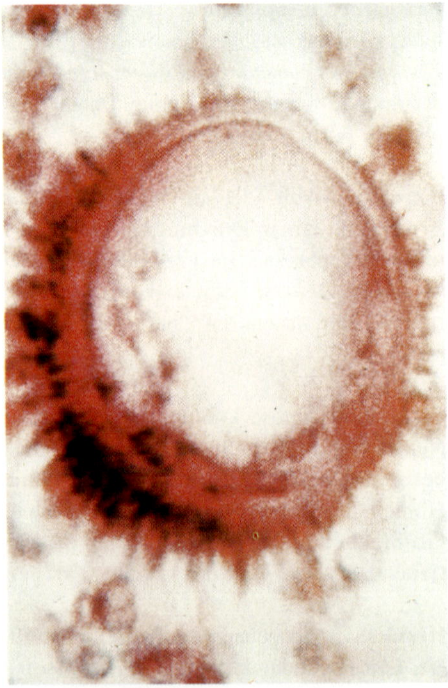

B. – Abb. 15.22. Hoeppli-Splendore-Phänomen um eine Sphaerula; HE-Fbg.

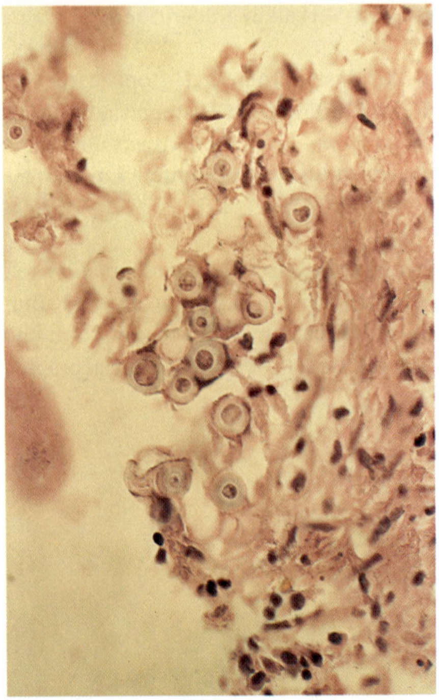

B. – Abb. 15.23. Blastomyces dermatitidis; HE-Fbg.

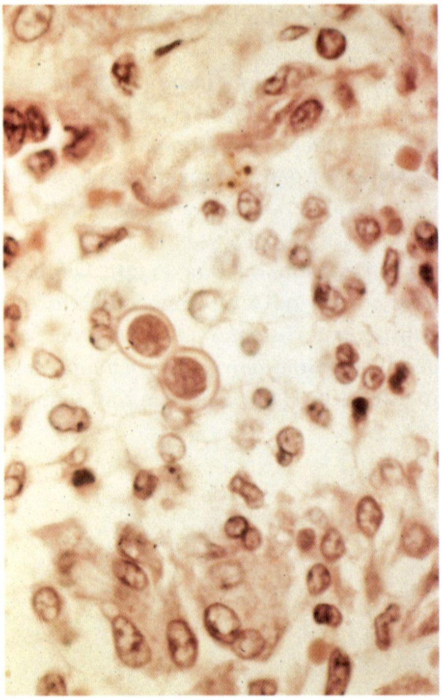

B. – Abb. 15.24. Blastomyces dermatitidis (Einzelsprossung); HE-Fbg.

Kokzidioidomykose (Wüstenrheumatismus, Posada-Wernickesche Krankheit): Krankheitsbild, das durch *Coccidioides immitis* hervorgerufen wird und in Wüstenregionen der Neuen Welt endemisch, bei Sandstürmen epidemisch vorkommt.

Pathologie (Abb. 15.21 u. 15.22): *Coccidioides immitis* ist ein biphasischer Pilz, der bei Zimmertemperatur in Kultur sowie im Sandboden in der myzelären Phase mit typischen Arthrosporen wächst. Er ist etwa 3 bis 6 µm lang und 3 bis 4 µm breit. Im Gewebe von Mensch und Tier wächst der Pilz in der hefeähnlichen Phase mit Sporangien, die auch Sphaerulae genannt werden: Sie erreichen einen Durchmesser von 30 bis 60 µm und enthalten zahlreiche 2 bis 5 µm große Endosporen. Morphologisch sind sie den großen zystischen Pilzzellen von *Rhinosporidium seeberi* ähnlich. Die Primärinfektion kommt in den oben genannten Regionen sehr häufig vor und weist einen gutartigen, häufiger asymptomatischen oder subklinischen Verlauf auf. Betroffen sind sowohl Menschen als auch Tiere. Die frühen Veränderungen kommen in der Lunge vor und entsprechen einem bronchopneumonischen Herd, der verkäst und zu zystenartigen Kavernen mit dünner Wand führen kann. Nach Streuung kommen kleine miliare Knötchen vor. Dabei können auch die Hirnhäute befallen sein. Nach einer bestimmten Krankheitsdauer entwickeln sie sich zu Pilzzellen, später zu Sphärulen. Nach der Ruptur einer Sphaerula. Nur bei intakten Sphärulen ist eine histologische Diagnose möglich. Als Gewebsreaktionen kommen ein unspezifisches Granulationsgewebe mit Exsudation und Abszessen sowie eine fibrohistiozytäre und riesenzellige granulomatöse Reaktion vor. Gekapselte Nekrosen, Narben mit Hyalinisierungen und Verkalkungen können den Restzustand darstellen.

Blastomykose (Nordamerikanische Blastomykose, Gilchristsche Krankheit): Erreger ist *Blastomyces dermatitidis,* der ein Krankheitsbild hervorruft, das endemisch im Osten der USA, sporadisch auch in Südamerika, Israel und Saudi-Arabien beschrieben wurde. Spontane Infektionen sind auch bei Tieren bekannt. Eintrittspforte ist das respiratorische System.

Pathologie (Abb. 15.23 u. 15.24): *Blastomyces dermatitidis* wird zu den biphasischen Pilzen gerechnet, die bei Zimmertemperatur in myzelärer Form mit dünnen Hyphen und kleinen terminalen und lateralen Konidien wachsen. Im Gewebe und unter entsprechenden Bedingungen *in vitro* bilden sich dagegen hefeähnliche Formen mit runden 8 bis 15 µm im Durchmesser großen Pilzzellen. Sie haben eine relativ dicke Kapsel und vermehren sich ausschließlich durch solitäre Sprossung. Histologisch typisch sind die größeren, gelegentlich in Ketten angeordneten Pilze, die sowohl in Makrophagen als auch frei im Gewebe zu finden sind. Nicht selten werden sie von Leukozytenansammlungen umgeben. Die Gewebsreaktion ist gemischt: Neben reinen Abszessen treten auch Granulome auf, die in der Haut von einer pseudoepitheliomatösen Hyperplasie begleitet werden.

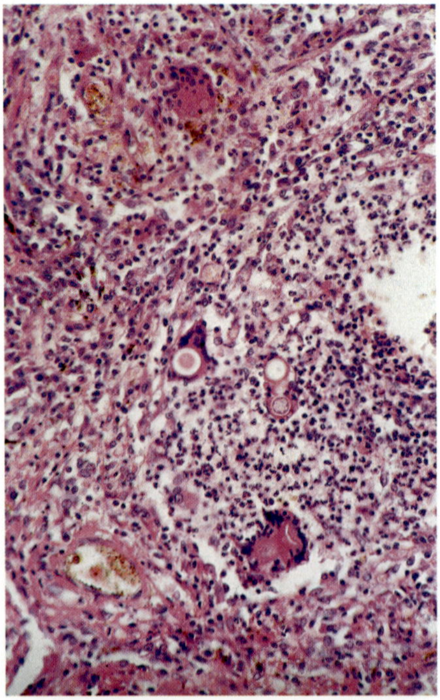

B. – Abb. 15.25. Paracoccidioides brasiliensis im Gewebe. HE-Fbg.

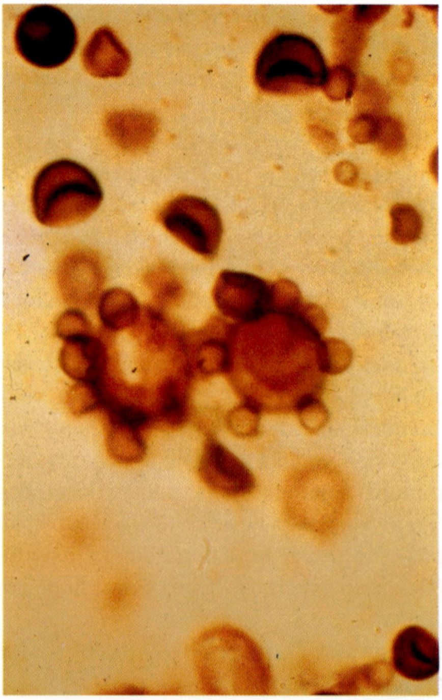

B. – Abb. 15.26. »Steuerradform« von Paracoccidioides brasiliensis im Gewebe; Grocott-Fbg.

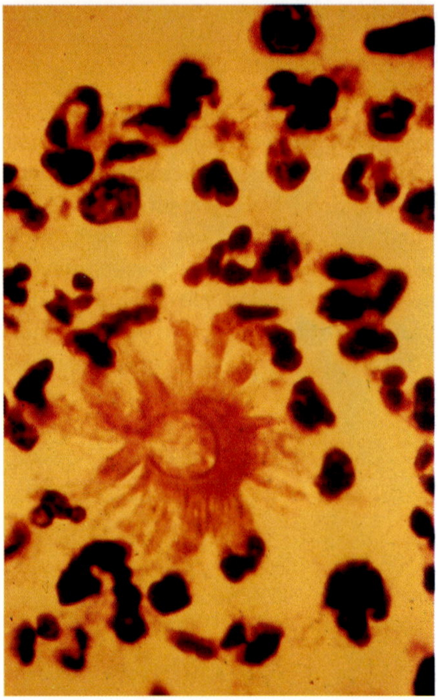

B. – Abb. 15.27. Sporothrix schenckii, Pilzzelle mit Asteroidkörperchen. Grocott-Fbg.

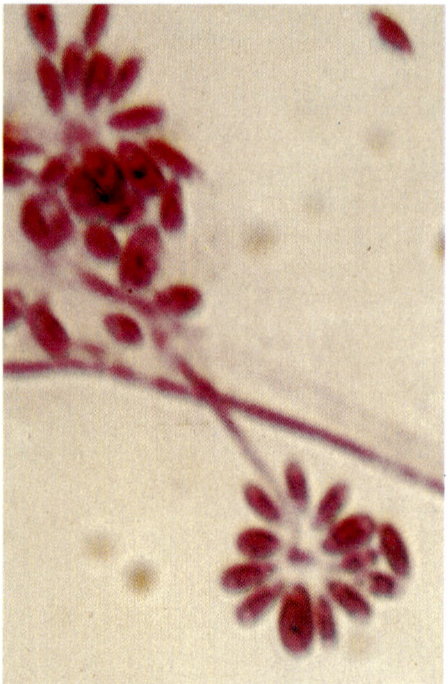

B. – Abb. 15.28. »Margeritenform« (Sporothrix schenckii) Ausstrich von Kultur.

Parakokzidioidomykose (südamerikanische Blastomykose, Lutz-Splendore-Almeidasche Krankheit): Nur in Süd-Zentralamerika (von Brasilien bis Mexiko) vorkommende und durch *Paracoccidioides brasiliensis* hervorgerufene Mykose mit bevorzugtem Befall der Haut und der Schleimhäute im Gesicht nach Primärinfektion des Respirationstraktes.

Pathologie (Abb. 15.25 u. 15.26): Der biphasische *Paracoccidioides brasiliensis* tritt bei Zimmertemperatur – wie *B. dermatitidis* – in myzelärer Form mit Konidien und im Gewebe als große runde hefeähnliche Pilzzelle auf. Im Gegensatz zu *B. dermatitidis* vermehrt sich jedoch der Erreger nicht nur durch solitäre, sondern auch noch durch multiple Sprossung und bildet dabei die typischen, sogenannten »Steuerradformen«. *Paracoccidioides brasiliensis* ist bis jetzt nicht in der freien Natur nachgewiesen worden. Die chronischen Gewebsveränderungen sehen der chronischen Tuberkulose sehr ähnlich, insbesondere die fibrosklerotischen Lungenläsionen mit Kavernen und ausgedehnten käsigen Nekrosen. Im Bereich der Haut und der Schleimhäute entstehen Ulzerationen, die an ein Karzinom erinnern. Histologisch erkennt man Abszesse, eine granulomatöse, fibrosierende Reaktion sowie eine pseudoepitheliomatöse Hyperplasie der Epidermis.

Sporotrichose: Mykose, die durch *Sporothrix schenckii* hervorgerufen wird und bevorzugt bei Gärtnern, Landwirten und Fischern auftritt, Berufsgruppen, die häufiger Hautverletzungen ausgesetzt sind. Ferner kommt die Sporotrichose auch spontan bei Tieren vor. Das Krankheitsbild ist heute in Europa selten. Vereinzelte Fälle werden in den USA beschrieben. Klassisch waren die Epidemien in den Minen Südafrikas. In vielen Ländern Asiens ist sie heute noch weit verbreitet.

Pathologie (Abb. 15.27 u. 15.28): Beim *Sporothrix schenckii* handelt es sich um einen biphasischen Pilz, der in der Kultur in myzelärer Form in wenigen Tagen wächst. An den Hyphen bilden sich Konidien in der typischen »Margeritenform«. Im Gewebe ist er dagegen hefeähnlich gestaltet. Die Pilzzellen sind klein, rund, oval oder länglich und messen 2 bis 5 µm im Durchmesser; die länglichen, auch »cigar-bodies« genannt, können bis zu 10 µm lang werden. *Sporothrix schenckii* var. *lurei* weist Pilzzellen von einem Durchmesser von 18 bis 20 µm auf. Die Gewebsreaktion ist gemischt: Abszesse mit umgebender granulomatöser Reaktion.

Die Pilze vermehren sich im Gewebe durch solitäre Sprossung und kommen in der freien Natur in humushaltigem Boden und an Pflanzen vor. In der Grocott-Färbung lassen sich Pilzzellen darstellen, während in der HE-Färbung häufiger nur die **Asteroidkörperchen** zu erkennen sind: Sie schließen in ihrem Zentrum eine oder mehrere Pilzzellen ein. Diese sind nur bei frischer Infektion nachweisbar.

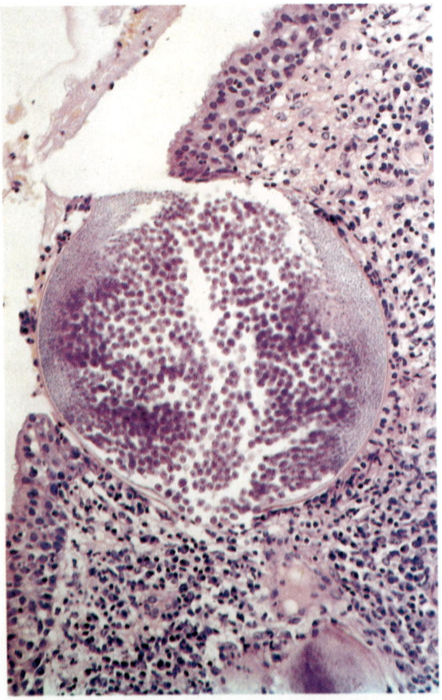

B. – Abb. 15.29. Rhinosporidium seeberi (reife Sphärule) im Gewebe; HE-Fbg.

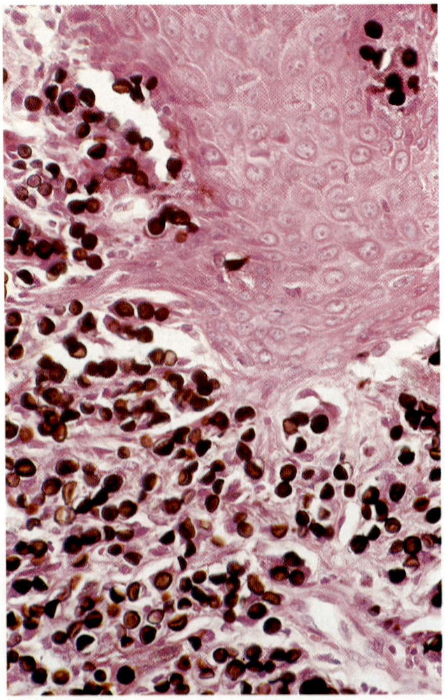

B. – Abb. 15.30. Loboa loboi in der Haut; HE-Fbg.

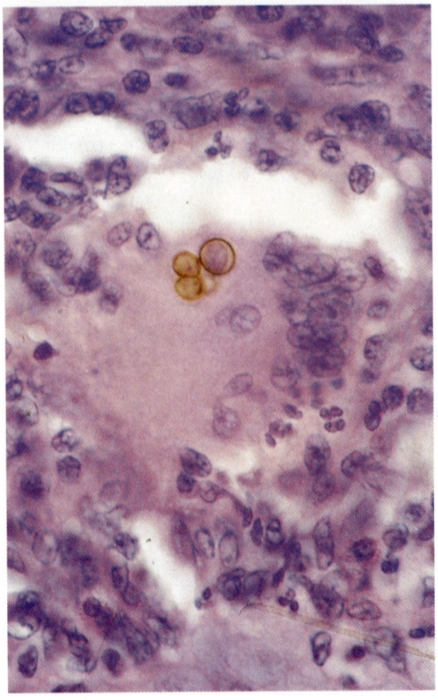

B. – Abb. 15.31. »Braune Pilze« bei Chromoblastomykose; HE-Fbg.

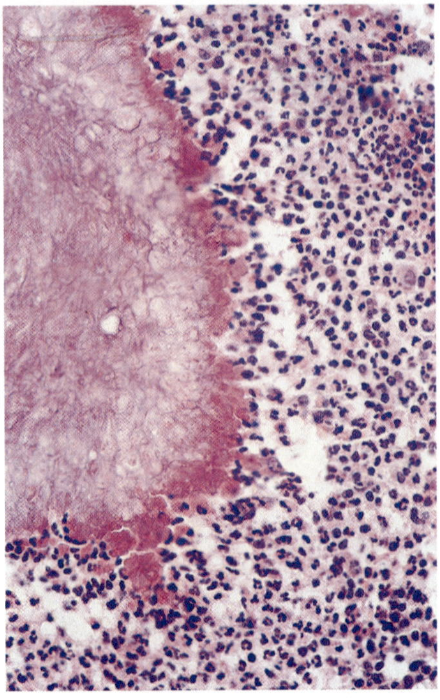

B. – Abb. 15.32. Drüse von Cephalosporidium sp. (Eumyzetom); HE-Fbg.

Rhinosporidiose: Spontan bei Mensch und Tier vorkommende Mykose, hervorgerufen durch *Rhinosporidium seeberi.* Der Erreger (Abb. 15.29) tritt im Gewebe in Form von kleinen, unreifen Zellen und großen, reifen zystischen Sporangien mit Endosporen auf. Die kleinen Formen wachsen langsam und erreichen einen Durchmesser von 10 bis 100 µm. Im Zentrum läßt sich ein kleiner Kern nachweisen. Endosporen bilden sich erst später. Mit der Zeit entwickeln sich diese kleinen Zellen zu großen Sporangien oder Sphärulen, die 100 bis 350 µm groß werden können. Die Kapsel ist bis zu 5 µm dick und enthält zahlreiche 6 bis 7 µm im Durchmesser große Endosporen.

Lobomykose (Lobosche Krankheit, Keloidblastomykose): Diese Mykose wird durch *Loboa loboi* hervorgerufen (8 µm im Durchmesser große, rundliche, hefeähnliche Pilzzellen mit einem oder mehreren Kernen und einer relativ dicken Kapsel). Im Gewebe kommen sie dicht gelagert, gelegentlich auch in Ketten angeordnet vor (Abb. 15.30). Im Korium kommen zahlreiche hefeförmige Pilze zusammen, die wie diffus angelegte hyaline Massen aussehen und den typischen Aspekt eines Keloids vortäuschen.

Chromoblastomykose (verruköse Dermatitis, Dematiazetenmykose mit rundlichen Pilzzellen): Hauptsächlich vier Arten der Gattung *Phialophora* und *Cladosporium carrionii* rufen die Chromoblastomykose hervor. Im Gewebe lassen sie sich als 5 bis 12 µm im Durchmesser große rundliche Pilzzellen mit einer relativ dicken Zellmembran nachweisen. Ihre gelbe bis braune Eigenfarbe ist auch im ungefärbten Schnitt zu erkennen und charakteristisch (Abb. 15.31). Die Vermehrung erfolgt durch Septierung (septierte Pilzzellen!). Als Gewebsreaktionen treten Abszesse auf, die in der Peripherie eine granulomatöse Reaktion aufweisen. Typisch ist auch die pseudoepitheliomatöse Hyperplasie der bedeckenden Epidermis.

Myzetome (Maduramykose, Madurafuß): Als **Myzetome** bezeichnet man umschriebene Hautveränderungen mit einer tumorartigen Schwellung und Fisteln. Unter Berücksichtigung der Ätiologie unterscheidet man **Eumyzetome** (echte Mykosen) und **Aktinomyzetome** oder **Pseudomyzetome,** die durch Bakterien hervorgerufen werden. Bis jetzt sind 16 Arten bekannt, die Eumyzetome hervorrufen können. Von Bedeutung sind: *Madurella grisea, M. mycetomatis, Exophiala jeanselmei, Leptosphaeria senegalensis, Neotestudina rosatii* und *Petroellidium boydii.* Pseudomyzetome werden hervorgerufen durch *Actinomadura madurae, A. pelletieri, Nocardia asteroides, N. brasiliensis, N. caviae* und *Streptomyces somaliensis.* Die Drusen sind Ansammlungen von filamentösen Mikroorganismen (Abb. 15.32). Im Falle der Eumyzeten handelt es sich um relativ breite Hyphen, bei den Aktinomyzeten um langgestreckte dünne Bakterien. Je nach Erregerart zeigen die Drusen der Eu- und Aktinomyzeten eine andere Eigenfarbe (weiß-gelb über rot bis dunkelbraun oder schwarz). Drusenartige Veränderungen im Gewebe kommen aber auch noch bei anderen Infektionen vor, so z.B. bei der Botryomykose (Aktinophytose oder bakterielle Pseudomykose).

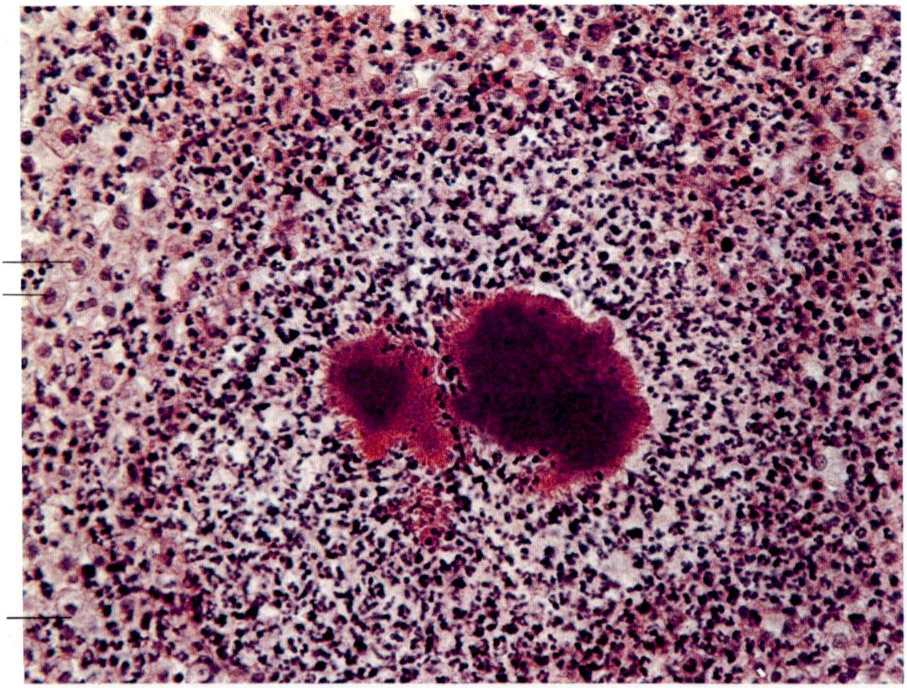

B. – Abb. 15.33. Aktinomykose; HE-Fbg. (Schaumzellen-)

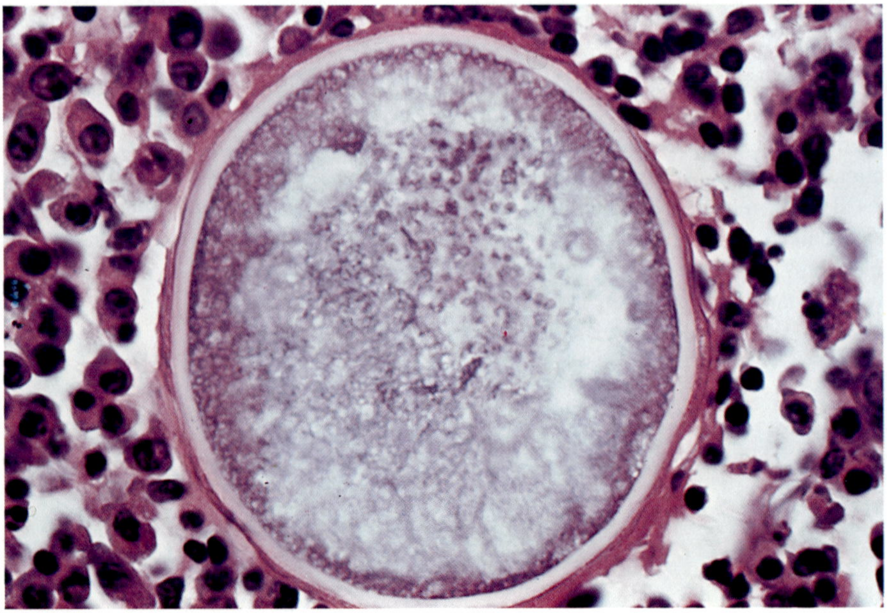

B. – Abb. 15.34. Adiaspora im histologischen Präparat; HE-Fbg.

Aktinomykose (Mykobacterium actinomyces): Es handelt sich um eine Erkrankung, die beim Menschen durch *A. israelii* und beim Rind durch *A. bovis* induziert wird. Diese Erreger zählen heute zu den Bakterien, die im Gewebe Konglomerate (Drüsen) bilden und in der Peripherie strahlenförmige Ausläufer (»Strahlenpilz«) zeigen. Das histologische Bild (Abb. 15.32) ist recht charakteristisch: Im Zentrum der Veränderung sieht man die (PAS-positiven) Bakerienhaufen (Drusen), die von Eiterzellen umgeben sind. Die Peripherie besteht aus einem Granulationsgewebe mit besonders zahlreichen Schaumzellen (Zellen mit einem hellen, verfetteten Zytoplasma). Die Herde konfluieren, bilden Fisteln und in einem Spätstadium ein kollagenfaserreiches Narbengewebe.

Seltene Mykosen: Weitere Mykosen sind die *Aureobasidiomykose, Basidiomykose, Beauveriose, Cephalosporiomykose, Geotrichose* (entspricht der Candidosis mit besonderem Befall des Darmtraktes, seltener der Lunge), *Penicilliose* und *Phomamykose.* Die *Adiasporomykose (Adiaspirosis, Haplomykose)* ist seit längerer Zeit bei Nagetieren, beim Menschen erst seit 1964 bekannt und weltweit verbreitet. Die bis jetzt veröffentlichten Beobachtungen wiesen alle einen gutartigen Verlauf auf. Als Erreger wird beim Menschen *Emmonsia crescens,* bei Tieren *Emmonsia parva* beschrieben. Synonyme Bezeichnungen der Gattung sind *Haplosporangium* und *Chrysosporium.*

Pathologie: Der Erreger weist eine dicke, aus mehreren Schichten bestehende Grocott-positive Membran auf und wird als *Emmonsia crescens* 200 bis 700 µm (Abb. 15.33), als *Emmonsia parva* 10 bis 40 µm groß. Die Pilzzellen wachsen in der Kultur, ihr Vorkommen in der Natur ist weitgehend unbekannt. In fibrosierten und verkalkten Granulomen lassen sich die großen Pilzzellen mit der dicken Grocott-positiven Membran nachweisen.

Algosen (Protothekose): Durch Algen hervorgerufene Krankheiten sind ungewöhnlich und selten. Sie werden meist mit den Mykosen abgehandelt, da ihre Erreger den Pilzen sehr ähnlich sind. Lediglich die Prototheca-Arten sind bis jetzt als für den Menschen pathogen beschrieben worden.

Pathologie: Die Arten der Gattung *Prototheca* entsprechen wahrscheinlich den chlorophyllosen Mutanten grüner Algen (*P. zopfii* und *P. wickerhamii*), die für den Menschen pathogen sind. Chlorella sp. gehört zu den unizellulären grünen Algen und ist morphologisch mit den Prototheca-Arten identisch. Die runden, ovalen oder polyedrischen Algenzellen sind etwa 2 bis 14 µm groß und farblos. Sie reifen aus, bilden Sporangien und entwickeln durch unregelmäßige Spaltung 2 bis 20 Endosporen. Wenn die reifen sphärulenähnlichen Zellen platzen, gelangen die Endosporen ins Gewebe und bilden hier wieder neu Sporangien. In der freien Natur kommen sie bevorzugt im Wasser, im Boden und in Stoffen, die in Zersetzung begriffen sind, vor. Sie wachsen schnell bei Zimmertemperatur auf den üblichen Nährböden.

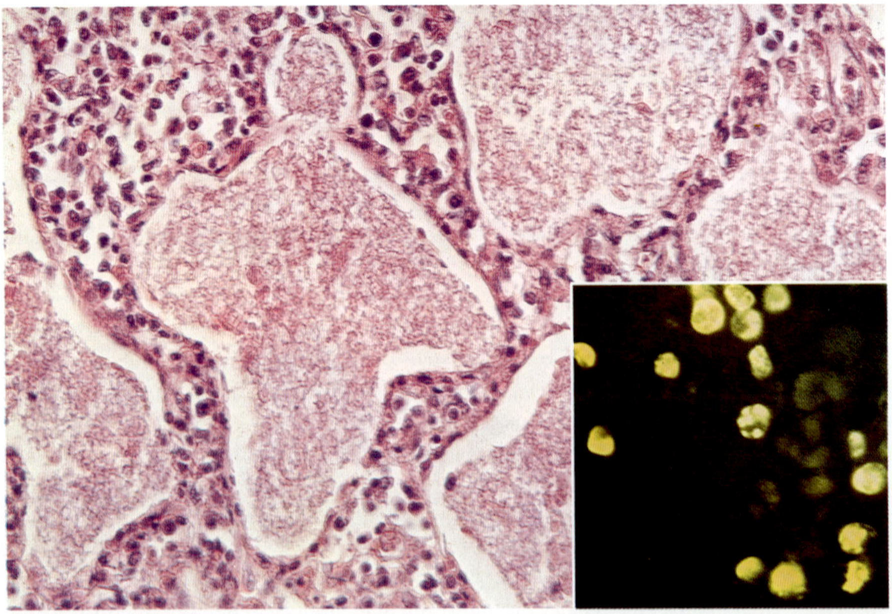

B. – Abb. 15.35. Pneumocystis-carinii-Pneumonie; HE-Fbg. Unten rechts: Erreger. Rhodamin-Auramin-Fluorochromierung

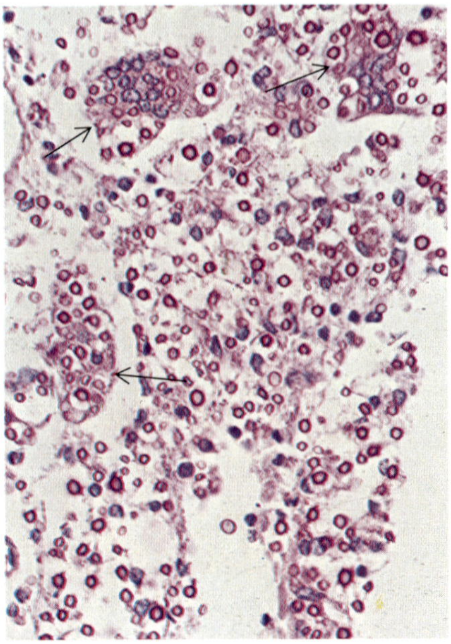

B. – Abb. 15.36. Amöbenruhr: Amöben in der Dickdarmsubmukosa; HE-Fbg.

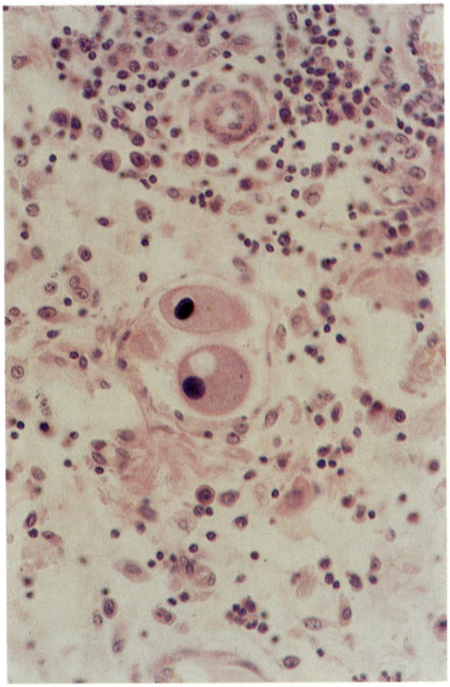

B. – Abb. 15.37. Balantidium coli in der Dickdarmschleimhaut; HE-Fbg.

Protozoonosen und Parasitosen

Pneumozystose: Durch das Protozoon *Pneumozystitis carinii* hervorgerufene, zunächst interstitielle, später auch intraalveoläre Pneumonie (Pneumozystitis-P., Säuglings-P., interstitielle plasmazelluläre P.). Die Erkrankung kommt bevorzugt bei Säuglingen (Frühgeborene) im Alter von 3 bis 4 Monaten und bei Erwachsenen mit einer Immunschwäche (besonders häufig bei AIDS-Kranken) vor.

Pathologie (Abb. 15.35): In der HE-Fbg. findet man ein wabig und körnig schaumiges, intraalveoläres PAS-positives Material. Der Erreger läßt sich selektiv in der Grocott-Fbg. (hefeähnlich, eingedellt, mit Falten) oder durch Rhodamin-Auramin-Fluorochromierung nachweisen. Die Alveolarlichtungen sind durch eine ausgeprägte zellige Infiltration (Plasmazellen, Lymphopzyten und Histiozyten) der Septen eingeengt. Dieser Befund kann eine Atelektase vortäuschen. Bei einer Immunschwäche ist das entzündliche Infiltrat nur schwach ausgebildet.

Amöbenruhr: Die Erkrankung kommt bevorzugt in warmen Zonen vor. Von diagnostischer Bedeutung ist der Nachweis von vegetativen Formen der *Entamoeba histolytica* im Gewebe. Das Vorhandensein von Zysten und vegetativen Formen im Darminhalt muß nicht unbedingt auf eine Krankheit hinweisen. Die Amöben dringen aktiv in die Dickdarmwand ein. Infolge ihrer zyto- und histolytischen Eigenschaften entstehen kraterförmige, unterminierte Ulzera. Im Geschwürsgrund findet man Detritus, Fibrin und Granulozyten. Die Erreger lassen sich nur nach sorgfältiger mikroskopischer Untersuchung darstellen: runde Gebilde, mit exzentrischem Kern und PAS-positivem, vakuolisiertem Zytoplasma (Abb. 15.36). Zu den Komplikationen zählen die Perforationsperitonitis sowie hämatogene Abszesse in Leber und anderen Organen.

Naegleriana-Infektion – Akanthamöbiasis: Durch die freilebende Amöbe der Gattung Naegleria hervorgerufene Infektion, die fast ausschließlich bei Wassersportlern vorkommt. Die Erreger dringen entlang der Fila olfactoria in das Zentralnervensystem vor. Hier rufen sie eine eitrige Meningitis hervor, die von einer hämorrhagisch nekrotisierenden Enzephalitis begleitet wird. Bei der **Akanthamöbiasis** *(Hartmanella)* sind die Meningitiszeichen gering, im Vordergrund stehen die multiplen Hirnabszesse. Beide Erreger weisen die gleiche Morphologie auf: Sie sind rund, der Kern ist groß und von einem Halo umgeben.

Balantidienruhr: Durch *Balantidium coli* hervorgerufene Dickdarmveränderungen, die denen der Amöbenruhr entsprechen. Der Erreger kommt unabhängig von klimatischen Bedingungen bei Mensch und Tier vor. Er weist keine histolytischen Eigenschaften auf, die Entzündung wird vorwiegend durch die in großer Zahl abgestorbenen Balantidien induziert. Die Balantidien sind Einzeller von 50 bis 100 µm Größe (Abb. 15.37). Charakteristisch sind der große nierenförmige Kern, das holotriche Ziliat und die Zytoplasmavakuolen.

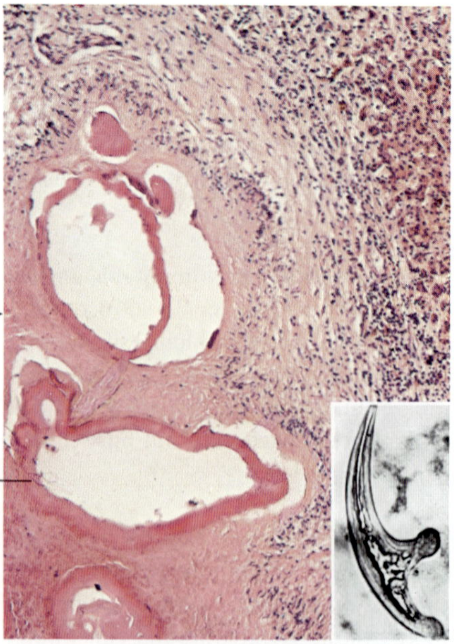

B. – Abb. 15.38. Echinokokkus der Leber. (1 → entzündliches Infiltrat, 2 → Kutikula). HE-Fbg. Rechts unten: Haken (Nativpräparat).

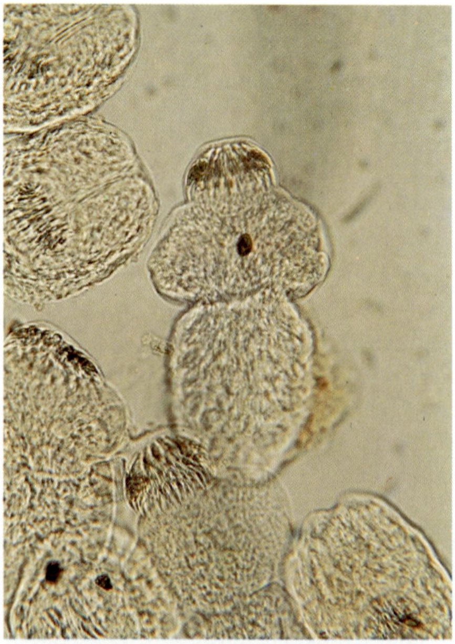

B. – Abb. 15.39. Skolex. Nativpräparat.

Echinokokkose: Die Larven der *Taenia echinococcus* (Hundebandwurm) gelangen – nach oraler Aufnahme von Parasiteneiern, intestinaler Entwicklung und transmuraler Passage – aktiv über das Pfortadersystem in die Leber und bilden hier und in anderen Organen Blasen. Diese sind beim *E. cysticus* oder *granulosus* (98% beim Menschen) groß und solitär, beim *E. alveolaris* oder *multilocularis* (2%) klein und besonders bindegewebsreich. 60% der Echinokokkus-Zysten sind in der Leber, 30% in der Lunge und die restlichen 10% in anderen Organen (Herz, Knochen, Nervensystem) lokalisiert.

Pathologie (Abb. 15.38 u. 15.39): Histologisch erkennt man Hohlräume, die von einem homogenen eosinroten PAS-positiven Streifen (Kutikula) begrenzt werden. Dieser weist bei stärkerer Vergrößerung einen lamellären Aufbau auf. Aktive Zysten zeigen an der Innenfläche der Kutikula Skolizes (Larvenkopf) mit einem Hakenkranz. Bei den abgestorbenen Parasiten führen die Kutikula und gelegentlich der Nachweis von einzelnen Haken zur Diagnose. Außerhalb der Kutikula findet man eine dichte, vorwiegend aus eosinophilen Granulozyten bestehende Infiltration und eine stärkere Bindegewebsreaktion.

Zystizerkose: Kleine Blasen mit eingeschlossenen Parasiten, die im Zentralnervensystem, Augen, Haut und Skelettmuskulatur vorkommen. Die Larven *(Cysticercus cellulosae)* des Schweinebandwurmes *(Taenia solium)* entwickeln sich nach peroraler Aufnahme von Eiern und hämatogener Ausbreitung. Sie bilden kleine Blasen (selten über 15 mm groß), die den Parasiten einschließen. Nach Absterben können sie verkalken oder eine Fremdkörperreaktion hervorrufen.

Darmwürmer: In tropischen Ländern kommen einige Würmer häufiger vor. Sie erzeugen meist keine charakteristischen Gewebsveränderungen und sind daher nicht Gegenstand einer histologischen Untersuchung. Zu den Hakenwürmern zählen Ankylostoma duodenale und Necator americanus. Ferner sind Ascaris lumbricoides, Trichuris trichiura, Strongyloides stercoralis u. a. zu nennen.

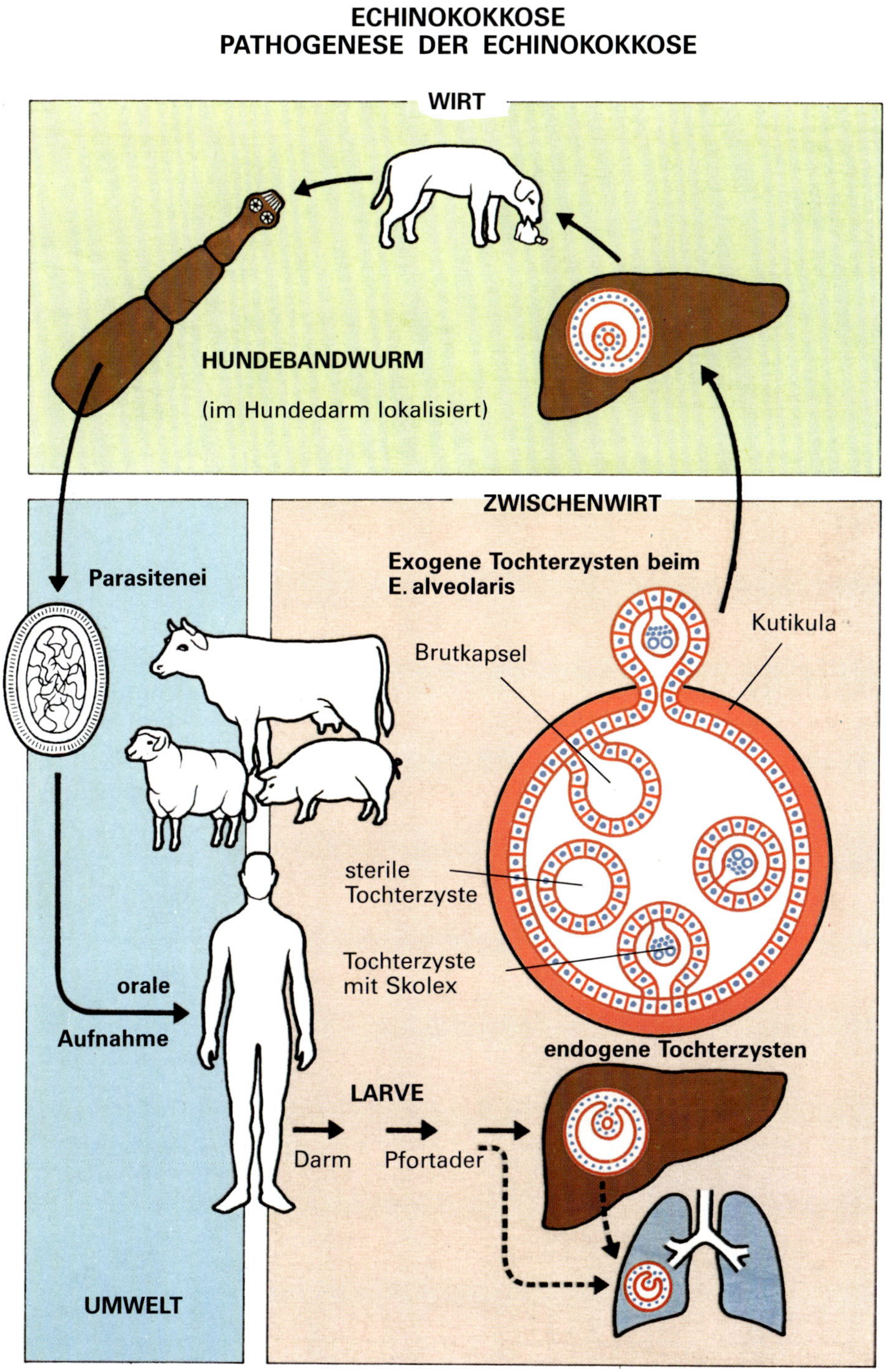

B. – Abb. 15.40. Schematische Darstellung der Pathogenese der Echinokokkose.

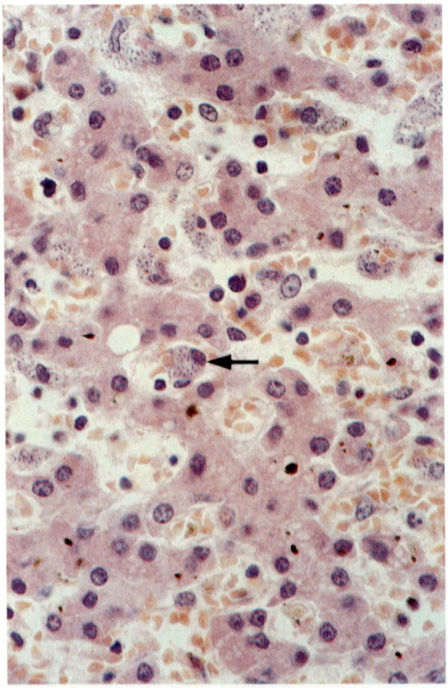

B. – Abb. 15.41. Kala-Azar: L. donovani in den Kupfferschen Sternzellen der Leber; HE-Fbg.

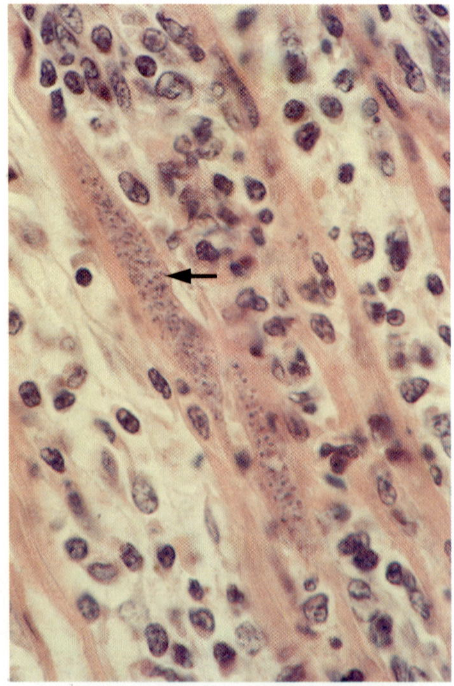

B. – Abb. 15.42. Chagas-Myokarditis. Erreger (Amastigoten) in Myokardfaser (→); HE-Fbg.

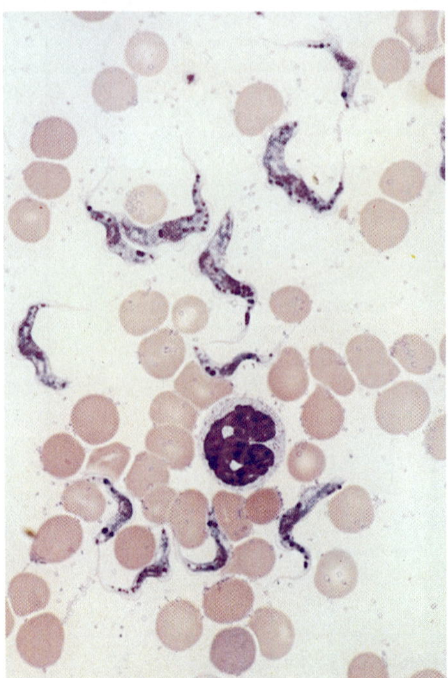

B. – Abb. 15.43. Trypanosoma gambiense im peripheren Blut; Giemsa-Fbg.

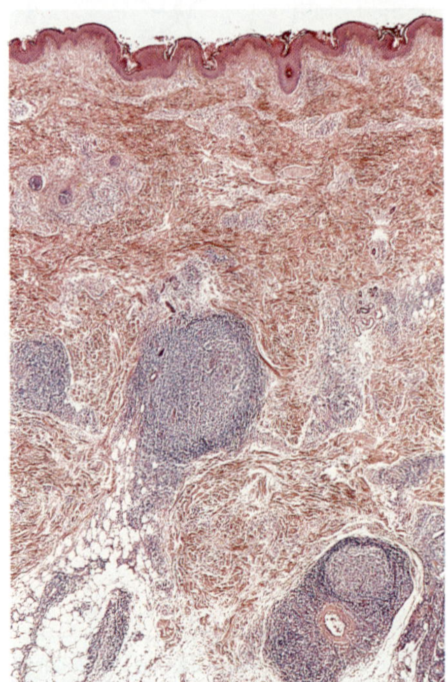

B. – Abb. 15.44. Lymphadenosis cutis benigna; HE-Fbg.

Kala-Azar (viszerale Leishmaniose, »schwarze Krankheit«): Viszerale Veränderungen werden durch *Leishmania donovani* induziert. Natürliche Infektionen kommen auch bei Hund, Fuchs und Schakal vor. Durch *Phlebotomen* (Sandfliegen) wird der Erreger auf den Menschen übertragen. Im Zytoplasma der Zellen des RHS (Leber und Milz) lassen sich die 2 bis 5 µm großen Parasiten nachweisen (Abb. 15.41). Die für Leishmanien typischen Kinetoplasten sind nur im Ausstrich zu erkennen.

Kutane und **mukokutane Leishmaniosen:** Die durch *L. tropica* bedingten Hautveränderungen werden als Orientbeule bezeichnet. In Südamerika kommt die mukokutane Leishmaniose *(L. brasiliensis)* vor mit Gewebsveränderungen in der Haut sowie in der Mund- und Nasenhöhlenschleimhaut. Der Erreger vermehrt sich im Bereich der Inokulationsstelle und ruft eine retikulo-histiozytäre Reaktion hervor. Es kommt zu granulomatösen Entzündungen mit ulzerierenden Nekrosen, in denen sich aber nur selten die Erreger nachweisen lassen. Strahlig eingezogene Narben stellen das Endstadium der Orientbeule dar. Die mukokutane Leishmaniose zeigt eine geringere spontane Heilungstendenz und führt zu einer Zerstörung des Nasenseptums, später der gesamten Nase.

Chagas-Krankheit (amerikanische Trypanosomiasis): Der Erreger *Trypanosoma cruzi* wird durch Raubwanzen *(Triatomae)* übertragen und tritt in dieser Geiselform nur im Blut auf. Im Gewebe verlieren die Parasiten ihre Geißel und sehen wie Leishmanien aus. Sie kommen als kapsellose Nester in den Myokardfasern vor (Abb. 15.42). Andere Lokalisationen sind seltener. Es wird angenommen, daß ein Befall des vegetativen Systems die Ursache von Megaösophagus und Megakolon sein kann.

Afrikanische Trypanosomiasis (Schlafkrankheit): Die Erkrankung manifestiert sich in einer akuten (Ostafrika, Erreger *T. rhodesiense*) und in einer chronischen Form (West-Zentralafrika, *T. gambiense*). Der Erreger wird durch die Tsetse-Fliege *(Glossinidae)* übertragen. Beide Flagellaten sind morphologisch identisch: Sie sind bis 15 µm lang und weisen eine membranartige, undulierte Geißel (Abb. 15.43) auf. Nach der Inokulation kommt es zu einer lokalen Hautreaktion (Primäraffekt). Es folgt eine lymphogene und hämatogene Aussaat mit Beteiligung von Lymphknoten, Milz und Leber. Im letzten Stadium stehen die ZNS-Veränderungen im Vordergrund: Meningoenzephalitis mit Entmarkungen und perivaskulären Infiltraten.

Lymphadenosis cutis benigna Bäfverstedt (Lymphozytom): Gutartige knotenförmige lymphoretikuläre Proliferation in den Kutis- und Subkutisschichten, die besonders nach Insektenstichen (Zeckenbiß) oder nach traumatischer Einwirkung entstehen kann. Bevorzugte Lokalisation ist das Gesicht (Ohrläppchen). Histologisch lassen sich rundliche, häufiger gefäßgebundene Infiltrate nachweisen, die aus Lymphozyten und Histiozyten bestehen. Typisch ist die knotenförmige Anordnung der Infiltrate und die Ausbildung von Keimzentren (Abb. 15.44).

Zoonosen

Als **Zoonosen** bezeichnet man die durch Parasiten hervorgerufenen Erkrankungen. Der Begriff wird häufiger i.e.S. verwendet, d.h. für die durch Gliedertiere (Arthropoden) induzierten Dermatopathien. Diese Erreger können nur der Hautoberfläche aufsitzen (Epizoonosen) oder in die Epidermis eindringen (Endozoonosen), dabei kann der Parasitenbefall temporär, permanent oder akzidentell sein. Durch Insektenstiche können verschiedene Krankheitserreger übertragen werden. Eine humanpathogene Bedeutung zeigen die Spinnentiere (Spinnen und Milben) sowie die Kerbtiere (Läuse, Wanzen, Bienen, Wespen, Hornissen, Mücken und Flöhe).

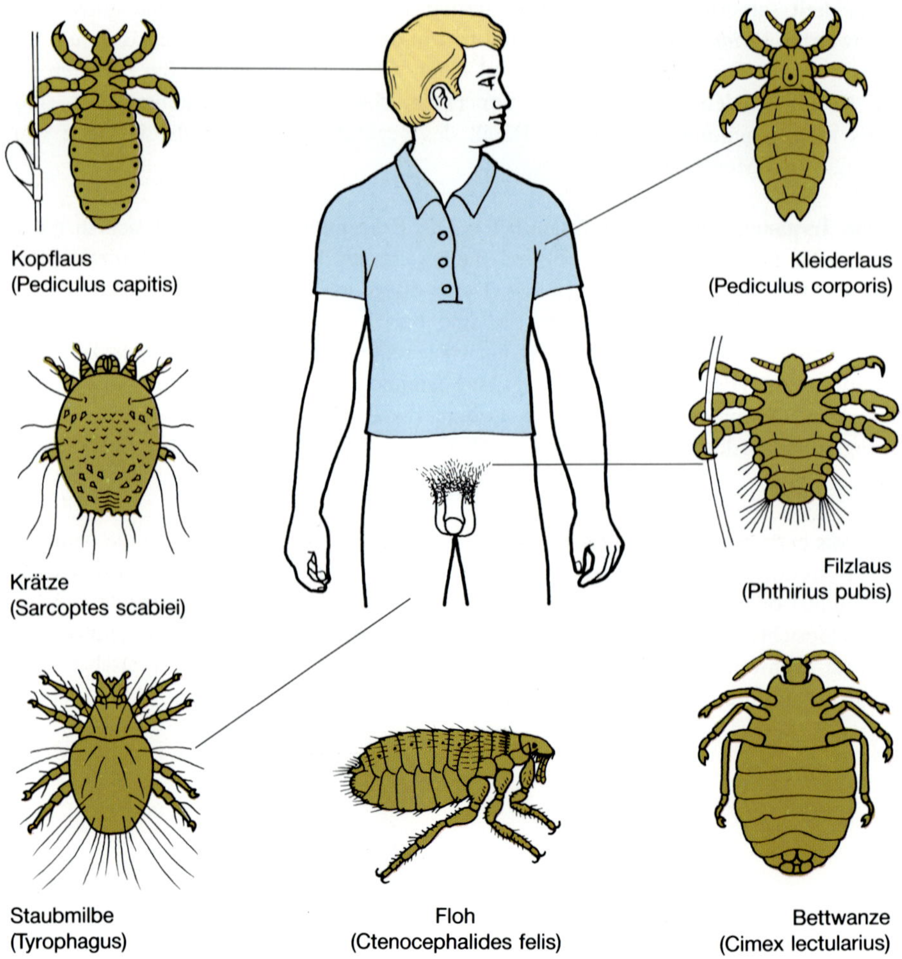

B. – Abb. 15.45. Schematische Darstellung der Epizoonosen

Epizoonosen: Arthropoden können permanent (z.B. Läuse) oder nur vorübergehend der Hautoberfläche aufsitzen. Zu den zufälligen Epizoonosen zählen Insektenstiche durch *Wespen*, Bremsen u.a. Die **Pulicosis** wird durch Flohstiche (Menschenfloh, *Pulex irritans*) erzeugt. **Cimicosis** ist durch die Bettwanze *(Cimex lectularius)* bedingt. Als **Pediculosis** bezeichnet man die chronischen Epizoonosen, bei denen ätiologisch verschiedene Läusearten und Nissen vorkommen. Filzläuse *(Phthirius pubis)* sind die Ursache der **Pediculosis pubis.** Die Insekten sitzen epikutan festgeklammert an den Haaren. Die Eier (Nissen) haften schräg an den Haarschäften. Bevorzugte Lokalisation ist die Schambehaarung, aber auch Achselhöhlen und Wimpern können beteiligt sein. **Pediculosis capitis:** Die Kopflaus *(Pediculus capitis)* sitzt an den wurzelnahen Partien der Kopfhaare. **Pediculosis vestimentorum:** Die Kleiderlaus *(Pediculus vestimenti, Pediculus humanus humanus, Pediculus corporis)* lebt in der Körperwäsche und legt hier die Eier. **Culicosis:** Durch Mückenstiche bedingte Hautveränderungen. **Trombidiose** (Heu- oder Erntekrätze) ist eine akute Epizoonose, die durch eine Bodenmilbe *(Trombicula autumnalis)* hervorgerufen wird.

Zu den **Endozoonosen** zählen Creeping eruption, Scabies, Filariosen, Myiasis externa und andere Leiden. **Creeping eruption** (Hautmaulwurf) wird durch wandernde Nematoden, die im Menschen üblicherweise nicht ausreifen, induziert. Die Hautwanderung stellt bei verschiedenen Parasiten (Hakenwürmer, Strongyloides, Ascaris) ein normales Entwicklungsstadium dar. Bei einem Fehlwirt (z.B. Mensch bei Ankylostoma-brasiliensis-Infektion) wandert die Larve über längere Zeit in der Haut und bildet wühlmausähnliche Gänge. Die **Scabies** (Krätze) ist eine chronische durch *Sarcoptes scabiei* hervorgerufene und durch kratzbedingte Sekundärinfektionen komplizierte Hauterkrankung. Ursache der primären Hautveränderungen sind die Milbenweibchen, die sich nach der Befruchtung in die Hornschicht eingraben, um hier die Eier zu legen. **Filariosen:** Die Filarien stellen eine Sondergruppe der Nematoden dar. Menschenpathogen sind *Wuchereria bancrofti, Brugia malayi, Loa loa* und *Onchocerca volvulus.* Sie unterscheiden sich durch den Sitz der erwachsenen Filarien bzw. Larven (Mikrofilarien). Die Infektion erfolgt über verschiedene Zwischenwirte (Mücken: *Anopheles, Aedes, Culex*), die für die geographische Verteilung der Filariosen verantwortlich sind. Bei **Wuchereria-** und **Brugia-Infektion** kommt es zu einem Befall der Lymphgefäße (Elephantiasis tropica). Bei der **Onchocerca-** und **Loa-loa-Infektion** bilden sich subkutane Knoten. Sie bestehen aus einem kollagenfaserreichen Bindegewebe, das die weiblichen erwachsenen Parasiten mit den knäuelartig eingeschlossenen Mikrofilarien zeigt. **Myiasis externa** (Hautmadenfraß): Die Larven verschiedener Fliegenarten *(Cyclorrapha)* leben als stationäre Parasiten bei Haus- und Wildtieren und befallen gelegentlich auch Menschen. Die Larven können sich fakultativ *(Musca domestica)* oder obligat *(Cochliomyia)* in Wunden eines lebenden Gewebes (Mensch oder Tier) entwickeln. Bei der furunkulösen Myiasis bohren sich die Larven der *Cordylobia anthropophaga* (südafrikanische Tumbufliege) oder der *Dermatobia hominis* (mittel- und südamerikanische Dasselfliege) aktiv in die gesunde Haut ein, um hier einen Teil der Entwicklung bis zur Verpuppung zu vollziehen.

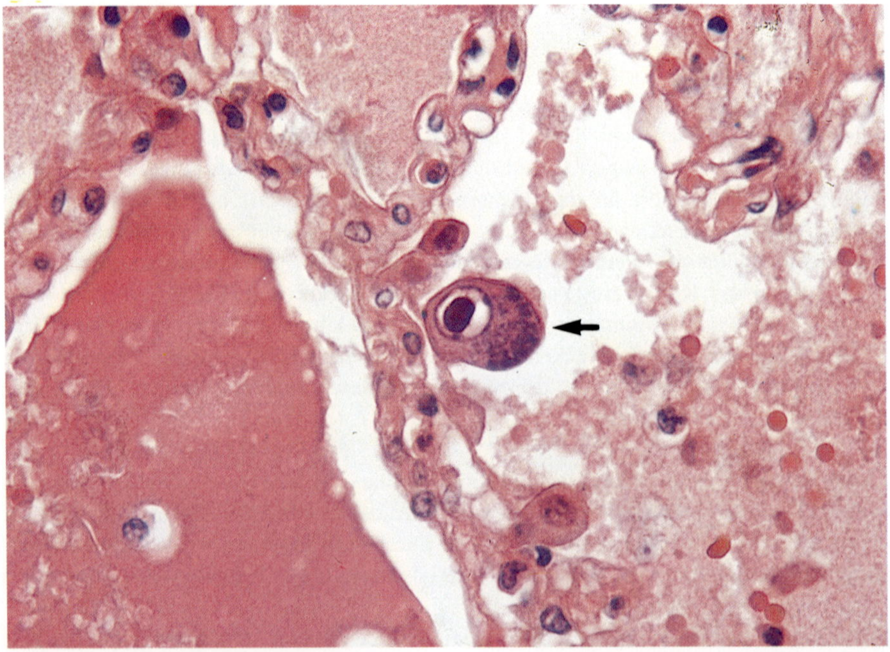

B. – Abb. 15.46. Zytomegalie (Lunge). »Eulenzelle« (←); HE-Fbg. Inset: Immunhistochemische Darstellung einer Zytomegalie-Zelle

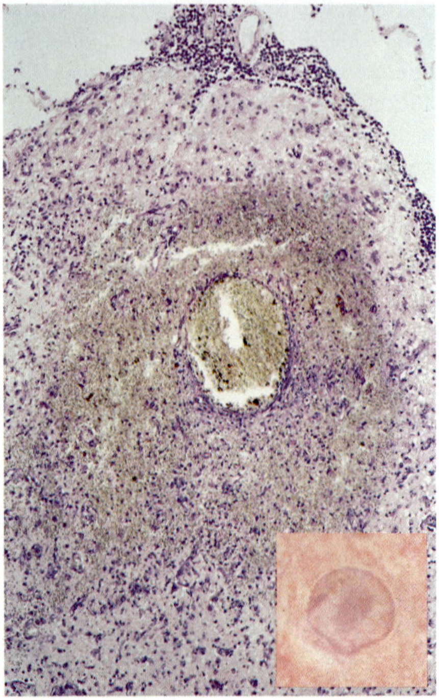

B. – Abb. 15.47. Herpes-Simplex-Virus-Enzephalitis. Entzündliches Exsudat. Kresylviolett-Fbg. Inset: Einschlußkörper; HE-Fbg.

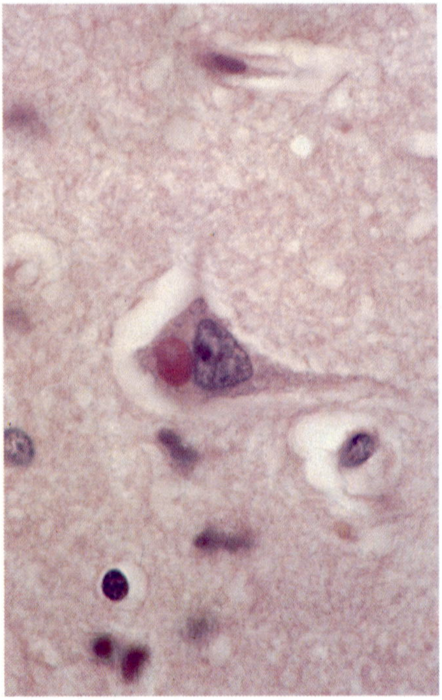

B. – Abb. 15.48. Negri-Einschlußkörperchen bei Rabies; HE-Fbg.

Virusbedingte Erkrankungen

Zytomegalie: Erkrankung durch Viren der Herpes-Gruppe, die bevorzugt bei Kleinkindern und bei Erwachsenen mit herabgesetzter Immunabwehr (Lymphome, Leukämien, Karzinome im fortgeschrittenen Stadium, Immunsuppressiva) vorkommt. Der Erreger kann transplazentar, *per inhalationem,* durch Bluttransfusion oder Organtransplantation übertragen werden.

Pathologie (Abb. 15.46): Sehr charakteristisch sind die vergrößerten Zellen (über 40 µm) mit einem Kern, der einen basophilen, DNS-haltigen (Feulgen-positiven) Einschlußkörper zeigt. Zytomegaliezellen lassen sich immunhistochemisch selektiv darstellen. Sie kommen in der Speicheldrüse, Leber, Niere, im Pankreas sowie in Darm und Lunge (besonders bei Erwachsenen) vor. Die entzündliche Reaktion kann sehr unterschiedlich sein oder fehlen. Eine intrauterine Infektion führt zu schweren Embryo- und Fötopathien (insbesondere Hirnschäden mit Enzephalitis und Hydrozephalus).

Viruspneumonien werden durch verschiedene Viren (*Myxo-, Paramyxo-, Respiratory-syncytial-, Masern-, Rubeola-* und *Varizellen-Virus*) hervorgerufen und sind durch eine interstitielle, lymphozytenreiche Infiltration gekennzeichnet. Gelegentlich lassen sich auch Einschlußkörper sowie mehrkernige Riesenzellen nachweisen.

Virusenzephalitis (Abb. 15.47): Es handelt sich um eine heterogene Gruppe von virusbedingten Hirnparenchymentzündungen. Eine große Anzahl von Viren kann neuropathogen sein. Sie gelangen – nach Überwindung der Blut-Hirn-Schranke – auf hämatogenem Wege oder durch perineurale Erregerausbreitung in das ZNS. Die akute, nekrotisierende Enzephalitis vom Herpes-simplex-Typ ist eine schwere, akute, häufiger tödlich verlaufende Entzündung als Folge einer Herpes-simplex-Infektion. Sie wird als häufigste sporadische Virusenzephalitis mit weltweiter Ausbreitung angesehen. Der Schwerpunkt der Veränderung liegt in beiden Temporallappen, im Hippocampus, im Cyrus cinguli und in der Inselrinde. Histologisch handelt es sich um eine akute hämorrhagisch nekrotisierende Entzündung. In den Ganglien-, Astro- und Oligodendrogliazellen lassen sich reichlich Einschlußkörper vom Typ A nachweisen.

Rabies (Tollwut, Lyssa): Weitverbreitete, primäre virale Zoonose, die über eine Verletzung (Bißwunde) auf Menschen übertragen werden kann. Der Erreger (Rabies-Virus) ist ein RNS-Virus aus der Gruppe der Rhabdoviren. Als Reservoir kommen infizierte, blutsaugende Fledermäuse, Füchse, Schakale, Dachse, Wölfe und andere Warmblüter in Frage. Sie sind Infektionsquellen für den Hund. Das viszero-neurotrope Virus befällt das Nervensystem und führt später zu einer Generalisation mit Organmanifestation. Die Ausscheidung erfolgt über den Speichel. Die wichtigste feingewebliche Veränderung wird in Ammonshorn (Hippocampus), Medulla und Kleinhirn beobachtet. Hier findet man im Zytoplasma der Ganglienzellen eosinrote, kugelige *Negrikörperchen* (Abb. 15.48). Nach Untergang der befallenen Zelle kommt es zur Neuronophagie und Gliawucherung.

B. – Tab. 15.1. Rickettsiosen

Erreger	Erkrankung
Fleckfiebergruppe	
R. prowazeki	epidemisches Fleckfieber (»typhus«)
R. typhi	murines Fleckfieber (endemisches F.)
Zeckenbißfieber-Gruppe	
R. rickettsii	Rocky Mountains spotted fever
R. sibirica	Nordasiatisches Zeckenbißfieber
R. conorii	Boutonneuse-Fieber, Zeckenbißfieber der alten Welt
R. australis	Queensland-Zeckenbißfieber
R. akari	Rickettsienpocken
Tsutsugamushi-Fieber	
R. tsutsugamushi	Tsutsugamushi-Fieber, Milbenfleckfieber, Scrub typhus
Rochalimaea quintana	Fünftagefieber, Wolhynisches Fieber, Trench-fever
Coxiella burnetii	Q-Fieber

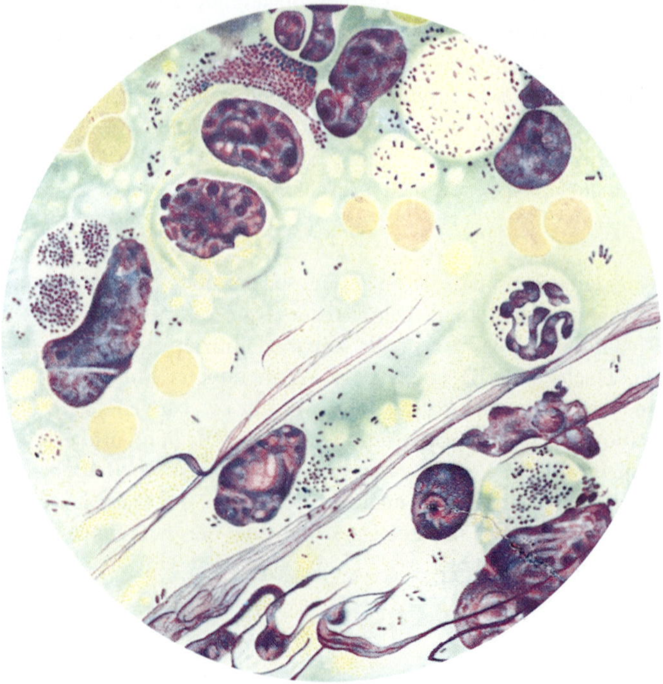

B. – Abb. 15.49. Rickettsien; Giemsa-Fbg.

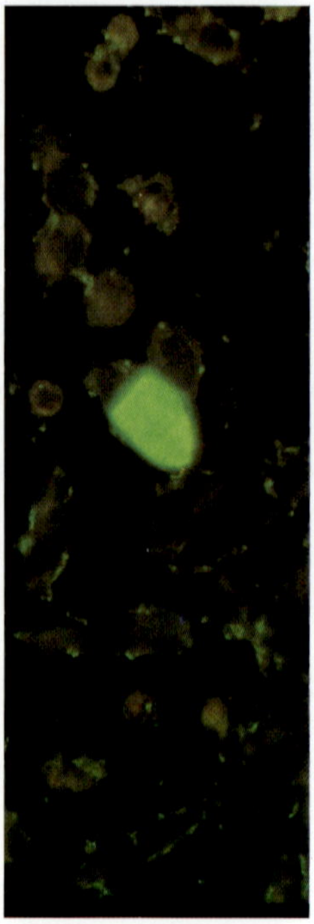

B. – Abb. 15.50. Elementarkörperchen bei Chlamydien-Infektion; Immunfluoreszenz

AIDS (erworbenes Immundefekt-Syndrom): Nach der Definition der amerikanischen *Centers for Disease Control* liegt eine AIDS-Erkrankung vor, wenn ein Patient an opportunistischen, rezidivierenden oder persistierenden Infektionen oder an bestimmten Neoplasien leidet, die auf einen Defekt der zellulären Immunabwehr hinweisen. Zu diesen Neoplasien gehören das Kaposi-Sarkom und die primären Lymphome des Gehirns. Als Infektionen kommen *Parasitosen* (Pneumocystis-carinii-Pneumonien, Toxoplasmose, Strongyloidose), *Mykosen* (Aspergillose, Candidosis, Kryptokokkose), *bakterielle Erkrankungen* (Nokardiose, atypische Mykobakterien) sowie *Virusinfektionen* (chronische Herpes-simplex-Infektion, disseminierte Zytomegalie, progressive multifokale Leukodystrophie) in Frage.

Pathogenese: Das *HTLV-III*(humanes T-lymphotropes)- oder *LVA* (Lymphadenopathie)-Virus wurde im Serum, Speichel und Lymphgewebe von AIDS-Patienten nachgewiesen. Der Erreger schädigt selektiv die T-Helferzellen (Quotient T-Helfer/T-Suppressorzellen geht von Normalwerten 1,4–2,0 auf 0,01 zurück). Die Übertragung erfolgt bevorzugt durch Sexualkontakt. Risikogruppen sind Homosexuelle, Bisexuelle mit hoher Promiskuität, Drogenabhängige, Hämophile und Kinder von AIDS-infizierten Müttern. Bestimmte Kofaktoren müssen eine Rolle spielen, da es nur bei 10 bis 15% der Infizierten zum Krankheitsausbruch kommt. Von diagnostischer Bedeutung ist der Nachweis von HTLV-III-Antikörpern.

Rickettsiosen (Tab. 15.1): Rickettsien sind mit Ausnahme von *R. quintana* obligat intrazelluläre Bakterien, die einen eigenen Stoffwechsel sowie DNS- und RNS-Gehalt aufweisen. Es handelt sich um kurze, kokkoide, gramnegative, mit Giemsa gut darstellbare Stäbchen von 0,3–2 µm Größe (Abb. 15.49). Sie kommen als Parasiten verschiedener blutsaugender Arthropoden (Läuse, Zecken, Flöhe) vor, die beim Menschen zu schweren Erkrankungen führen können. Die inokulierten Erreger vermehren sich zunächst in den Endothelzellen der Hautkapillaren und breiten sich später aus. Bevorzugt befallen sind Lungen und Zentralnervensystem. Das morphologische Substrat ist eine Vaskulitis: Knötchen mit einem zentralen Gefäß und einem rundzelligen Infiltrat bestehend aus Makrophagen, Gliazellen und Lymphozyten.

Chlamydien: Chlamydien sind obligat intrazelluläre Bakterien. Die Elementarkörperchen stellen die infektiösen Partikeln dar: Sie sind 0,3 µm groß und durch Immunfluoreszenz nachweisbar (Abb. 15.50). Wirtszellen nehmen über einen phagozytoseähnlichen Prozeß die Elementarkörperchen auf, die sich zu Großzellen *(»Reticulate bodies«)* entwickeln und später wieder in Elementarkörperchen zerfallen. Nach Platzen der infizierten Wirtszellen werden sie erneut freigesetzt.

Zu den wichtigsten Arten von Chlamydien zählen: *C. psittaci* (Ornithose, Psittakose), *C. trachomatis* (Trachom, nichtgonorrhoische Urethritis, postgonorrhoische Urethritis, Epididymitis, Prostatitis, Zervizitis, Salpingitis, Konjunktivitis, Säuglingspneumonie, Lymphogranuloma venereum).

Glossar

Adiaspore: Asexuelle Pilzspore, die sich im Gewebe des Menschen oder Tieres vergrößert, aber nicht mehr vermehrt.

Arthrospore: Längliche, rundliche oder eckige Spore, die durch das Abbrechen einer Hyphe an den Septen gebildet wird. Sie ist als asexuelle Dauerform anzusehen.

Ascus: Längliches Fruktifikationsorgan bei Askomyzeten mit eingeschlossenen Askosporen, die sich durch Teilung bilden.

Askospore: In einem Askus (sackähnliche Pilzzellen) gebildete, geschlechtliche, runde oder ovale Sporen, die häufiger in Gruppen zu acht gebildet werden.

Autochthon: Eingeboren oder bodenwüchsig. Für ein Land oder eine Region charakteristische Infektion, also nicht »importiert«.

Basidiosporen: Auf einem Basidium gebildete Sporen.

Basidium: Reproduktionsorgan der Basidiomyzeten, bestehend aus verdickten Myzelfäden, die dünne Sterigmen mit Basidiosporen bilden.

Blastosporen: Asexuelle Hefesporen, die durch Sprossung entstehen und durch eine Membran von der Mutterzelle getrennt werden.

Botryomykose: Ursprünglich wurde der Begriff für eine Pferdeinfektion durch *Micrococcus ascoformans* verwendet. In der Humanpathologie eine Bezeichnung für Bakterienhaufen (z. B. Staphylokokken), die drusenartig angeordnet sind und mit echten Pilzen verwechselt werden können. Wird auch als *Aktinophytose* oder *bakterielle Pseudomykose* bezeichnet.

Chlamydosporen: Aus Hyphen hervorgehende, asexuelle, große, runde Sporen mit dicker, doppelter Membran. Sie sind zwischengeschaltet oder terminal.

»Coin lesions«: Englische Bezeichnung für röntgenologisch nachweisbare Rundherde in den Lungen, die wie eine Münze aussehen. Siehe auch Pseudotumor.

Dimorphismus: Fähigkeit verschiedener Erreger *(Blastomyces dermatitidis, Paracoccidioides brasiliensis, Histoplasma capsulatum)* im parasitären Zustand als Sproß-(Hefe-)Pilz und im saprophytären Zustand als Fadenpilz vorzukommen. In der Kultur sind beide Formen in Abhängigkeit von der Zusammensetzung des Nährbodens und der Temperatur reproduzierbar.

Druse: Haufen von Bakterien *(Aktinomyzeten)* oder Pilzfäden *(Hyphen),* die ein umschriebenes Myzelium bilden. Im Zentrum häufiger eingeschlossene Kokken und Detritus (Gewebsreste nach Zelluntergang).

Ektosporen: siehe Konidien.

Ekto- und endothrix: Anordnung der Pilze auf der Haaroberfläche (z. B. bei Mikrosporie) bzw. im Innern (Trichophytie).

Endosporen: Sporen, die in Pilzzellen (Sporenbehälter) gebildet werden.

Eumyzeten: Begriff für echte Pilze.

Fungämie: Im Blut extra- oder intrazellulär in Makro-/Mikrophagen zirkulierende Pilzzellen.

Fungus ball: Ansammlung von Pilzzellen (meist Hyphen), Exsudat und Gewebsresten, die in natürlichen Körperhöhlen (Harnblase) oder in pathologischen Hohlräumen (Lungenkavernen, Bronchiektasen) entstehen und in der Regel eine sekundäre Besiedelung darstellen.

Granulom: Umschriebene Gewebsreaktion, bestehend aus Epitheloidzellen, Lymphozyten und mehrkernigen Riesenzellen. Im Zentrum können Nekrosen vorkommen. Die Granulome können in einem späteren Stadium fibrosieren oder verkalken. Die Riesenzellen sind häufiger vom Langhans-Typ.

Hefeähnliche Pilzzelle: Einzellige Pilzzelle, die im Gewebe oder in der Kultur eine rundliche oder ovale Form aufweist und sich durch Sprossung (Spore, Konidie) fortpflanzt.

Hoeppli-Splendore-Phänomen: Homogene, eosinophile Eiweißmassen, die kranz- oder strahlenförmig um Drusen oder Hyphen angeordnet sind. Sie entstehen wahrscheinlich als Folge einer lokalen Antigen-Antikörper-Reaktion.

Hyphe: Pilzfaden, bestehend aus einer Zelle *(Phykomyzeten)* oder aus septierten Zellen *(Askomyzeten, Basidiomyzeten)*.

Keloid: Umschriebene, aber nicht abgekapselte tumorförmige Vernarbung der Haut, die nach Infektionen (Lobomykose) Verbrennungen und anderen lokalen Schädigungen vorkommt, auf dem Boden einer besonderen Disposition.

Konidien: Asexuelle Sporen, die sich exophytisch aus einer Hyphe entwickeln und nach Reifung durch Abschnürung trennen.

Konidiophore: Teil der Hyphe, an deren freiem Ende sich Konidien oder Sterigmen bilden.

Luftmyzel: Hyphen, die sich an der Oberfläche entwickeln und Fruktifikationsorgane bilden können.

Makrokonidien: Dickwandige, längliche (häufiger kahnförmige, z. B. bei Dermatophytosen) Sporen, die durch Septen kammerartig aufgeteilt sind.

Mikrokonidien: Asexuelle, kleine Sporen.

Mykotisation: Pilzbesiedelung eines pathologisch veränderten Gewebes durch opportunistische Pilze (zerfallende Tumoren, infektiöse Kavernen, Brandwunden, chronische Hautulzera).

Myzel(ium): Umschriebene Ansammlung von verzweigten Hyphen.

Pseudoepitheliomatöse Hyperplasie: Reaktiv verdickte Epidermis mit tiefen Plattenepithelzapfen, die ein Plattenepithelkarzinom vortäuschen. Kommt bei lokalen chronischen Reizeinwirkungen (Infektionen: Chromomykose) vor.

Pseudohyphe: In Ketten angeordnete längliche Pilzzellen, die morphologisch einer Hyphe entsprechen. Insgesamt bilden sie ein Pseudomyzel (Sproßmyzel).

Pseudotumoren: Umschriebener, infektiös bedingter Entzündungsherd mit makroskopischem und/oder röntgenologischem Tumoraspekt. Kommt bevorzugt in den Lungen und im Gehirn vor.

Racket-Formen: Kolbige Verdickung des Hyphenendes.

Sklerotien: Multizelluläre, inaktive Pilzformen, die dem Überleben dienen.

Sphaerulae (Sphärulen): Große, zystische Pilzzellen, die Endosporen einschließen (Sporangium mit Sporangiosporen).

Sporangium: siehe Sphaerulae.

Sproßpilze: Pilze, die sich durch Sprossung und nicht durch Querteilung vermehren.

Sterigma: Schmale, längere Vorwölbungen, die von einer Pilzzelle (Hyphe) ausgehen und Sporen tragen. Diese sind oft kranzförmig angeordnet (Fruchtköpfe).

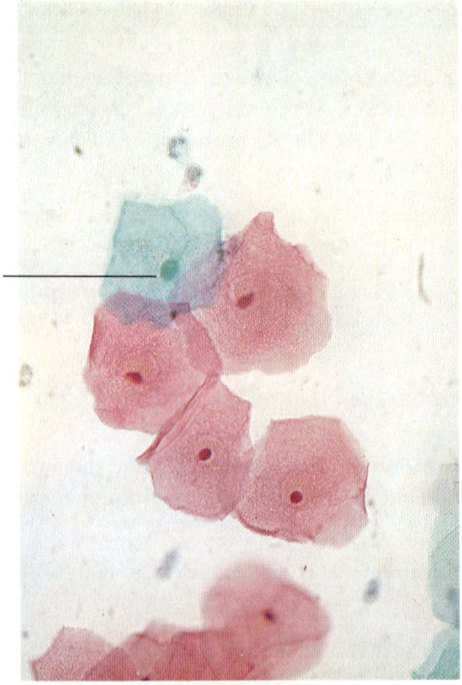

B. – Abb. 16.1 Papanicolaou-Färbung (Vaginalabstrich: Proliferationsphase)

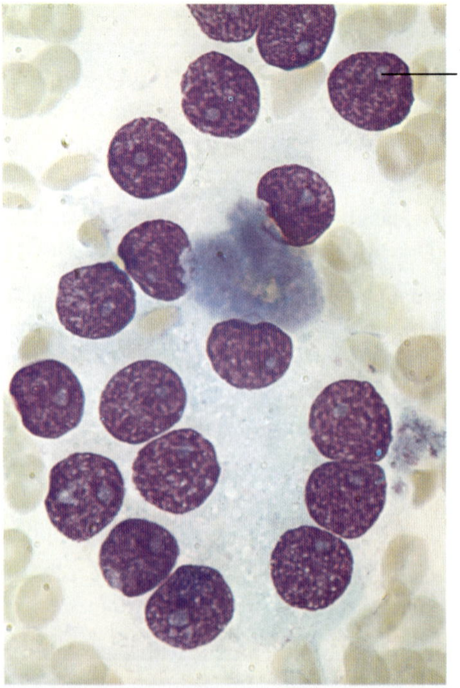

B. – Abb. 16.2. May-Grünwald-Giemsa-Färbung (normale Schilddrüsenepithelien)

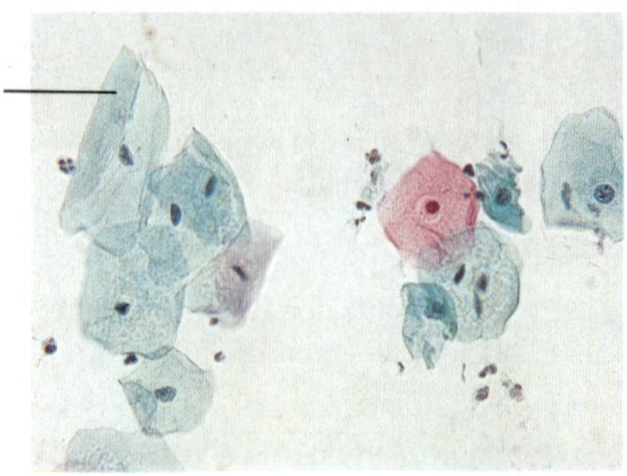

B. – Abb. 16.3. Sekretionsphase (Vaginalabstrich); Pap-Fbg.

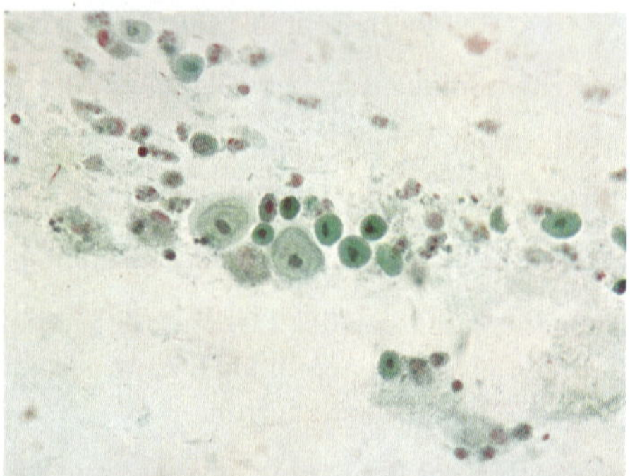

B. – Abb. 16.4. Senile Schleimhautinvolution (Vaginalabstrich); Pap-Fbg.

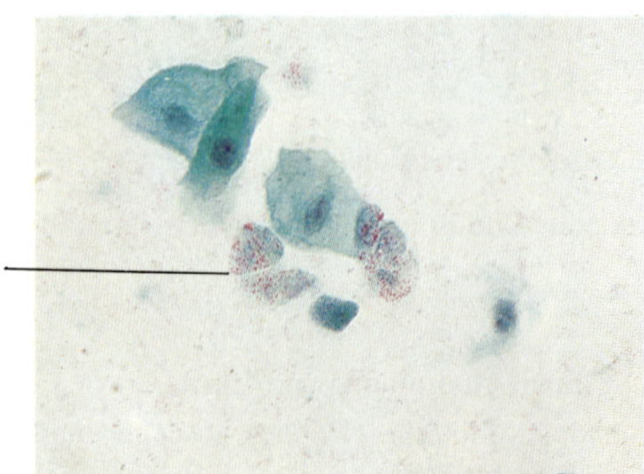

B. – Abb. 16.5. Trichomonaden im Vaginalabstrich; Pap-Fbg.

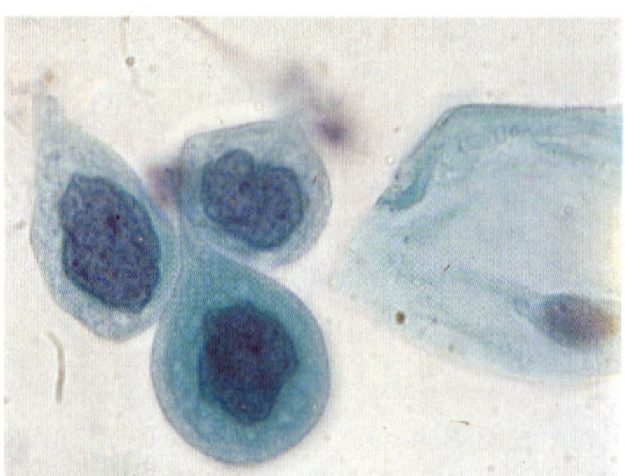

B. – Abb. 16.6. Dyskaryosen im Zervixabstrich; Pap-Fbg.

16. Zytodiagnostik

Vorbemerkungen: Die Zytodiagnostik ist eine Untersuchungsmethode, die heute immer häufiger angewendet wird, besonders bei der Abgrenzung eines Tumors von einem entzündlichen oder degenerativen Leiden. Der Vorteil dieser Methode liegt sicher in der einfachen Gewinnung des Materials (ambulant, ohne Anästhesie) und in der zeitlich und apparativ wenig aufwendigen technischen Aufarbeitung (Ausstrich → Färbung → Beurteilung). Diese Vorteile erlauben auch bei einem größeren Patientenkollektiv wiederholte Kontrolluntersuchungen, so z. B. im Rahmen der Krebsvorsorge. Bei entsprechender Erfahrung und guter Technik weist die Zytodiagnostik eine hohe Treffsicherheit auf.

Unter Berücksichtigung der Art der Materialgewinnung unterscheidet man:

1. die **Exfoliativzytologie:** Zellen einer Organoberfläche haben sich bereits abgelöst oder werden mit Hilfe eines Instrumentes (Holzspatel) abgestrichen. Abgeschilferte Zellen lassen sich auch aus Ergüssen (z. B. Aszites) oder Ausscheidungssekreten (z. B. Sputum oder Harn) gewinnen.
2. Bei der **Punktionszytologie** wird eine Kanüle in einen soliden oder zystisch umgewandelten Organknoten eingeführt. Durch einen starken Saugunterdruck werden Zellen aus dem Gewebsverband gelöst und aspiriert.

Zytologische Technik: Das durch Exfoliativ- oder Punktionsmethode gewonnene Material wird auf Objektträgern ausgestrichen. Präparate, die nach *Papanicolaou* gefärbt werden sollen, müssen mit Alkohol (Spray) fixiert werden. Sollen die Ausstriche nach *May-Grünwald-Giemsa* (MGG-Fbg.) gefärbt werden, so muß man sie lufttrocknen.

Die **Papanicolaou-Färbung** (Pap-Fbg. Abb. 16.1) ist zu bevorzugen, wenn zytoplasmatische Strukturen dargestellt werden sollen. Unsere Abbildung zeigt einen Portioausstrich einer geschlechtsreifen Frau **(Proliferationsphase)** mit überwiegend *Superfizialzellen,* die ein azidophiles Zytoplasma und einen pyknotischen Kern zeigen. Die einzelne *Intermediärzelle,* die aus den mittleren Zellschichten der Schleimhaut stammt, hat ein zyanophiles (grünliches) Zytoplasma und einen bläschenförmigen Kern (→).

Die **May-Grünwald-Giemsa-Färbung** (MGG-Fbg. Abb. 16.2) läßt besonders deutlich die Einzelheiten im Zellkern erkennen, d. h. Chromatinstruktur und Nukleolen. Die Abbildung zeigt eine Gruppe von normalen Schilddrüsenepithelien *(Thyreozyten)* mit einem feinscholligen hellgrauen Chromatin und einem blau-grauen Nukleolus (→).

Die **Zervixzytologie** (Abb. 16.3–16.6). Es handelt sich um eine Exfoliativzytologie, bei der Plattenepithelien der Portio (Ektozervix) und Zylinderepithelien aus dem Zervikalkanal (Endozervix) beurteilt werden. Sie erlaubt eine Aussage über den Status der Sexualhormone *(Funktionsdiagnostik: Zyklus und Hormonaktivität),* über die vaginale Flora (*Erregernachweis* bei *Entzündungen*), über die Krebsvorstufen (*Dysplasie* und *Carcinoma in situ*) bzw. über die malignen Tumoren *(Plattenepithelkarzinom).*

Abb. 16.3 zeigt den Vaginalabstrich einer geschlechtsreifen Frau in der **Sekretionsphase**. Typisch sind die in Gruppen liegenden Superfizial- und Intermediärzellen mit der deutlichen Zytoplasmafältelung (→). Bei der Greisin liegt eine **Schleimhautinvolution** (Abb. 16.4) vor. Hier zeigt der Ausstrich atrophische Epithelien aus den tieferen Zellschichten. Dabei handelt es sich um wesentlich kleinere Zellen (vgl. Abb. 16.3, die mit gleicher Vergrößerung aufgenommen wurde).

Durch die zytologische Untersuchung kann häufiger die Ursache, d. h. der Erreger einer Entzündung nachgewiesen werden. In diesem Fall handelt es sich um **Trichomonaden** (Abb. 16.5) mit charakteristischen rötlichen Granula (→). Neben den Erregern erkennt man zyanophile Intermediärzellen. **Dyskaryosen** (Abb. 16.6): Zellen mit großen, hyperchromatischen und polymorphen Kernen bei noch erhaltenen Zytoplasmastrukturen. Ihr Nachweis spricht für das Vorliegen einer Dysplasie oder eines Carcinoma in situ, also einer Präkanzerose. Dieser Befund muß durch weitere diagnostische und therapeutische Maßnahmen ergänzt werden, z. B. durch eine Konisation der Portio. Die präventive Zytologie hat im Rahmen der Krebsvorsorge zu einem Rückgang der Häufigkeit des Portiokarzinoms geführt, das heute bereits seltener vorkommt als das Korpuskarzinom.

Die zytologische Diagnostik der Zervixabstriche wird nach einer von Papanicolaou vorgeschlagenen Gruppeneinteilung vorgenommen: Dabei sind die *Gruppen Pap I und II* unverdächtig, *Gruppe III* zweifelhaft, die Gruppen IIId, IVa und IVb umfassen die verschiedenen Schweregrade der Dysplasien sowie das Carcinoma in situ und die *Gruppe V* das invasive Karzinom.

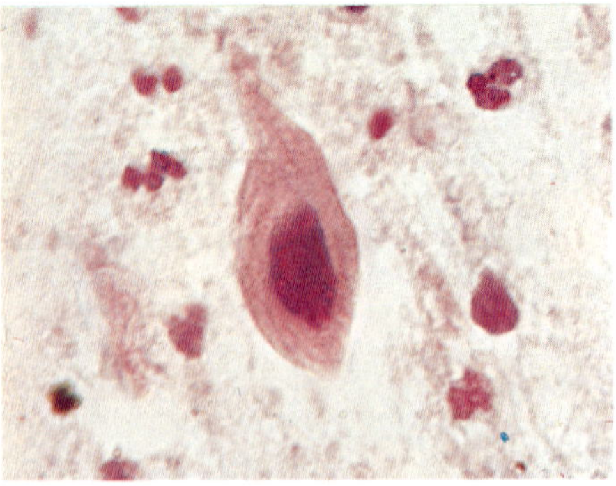

B. – Abb. 16.7. Plattenepithelkarzinomzelle (Sputum); HE-Fbg.

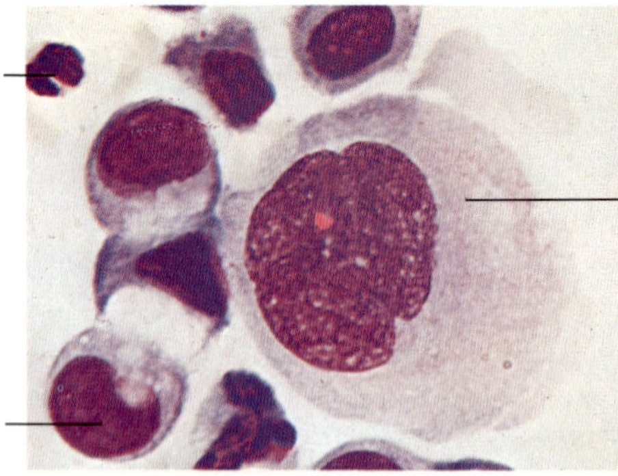

B. – Abb. 16.8. Karzinomzelle aus Aszitessediment; MGG-Fbg.

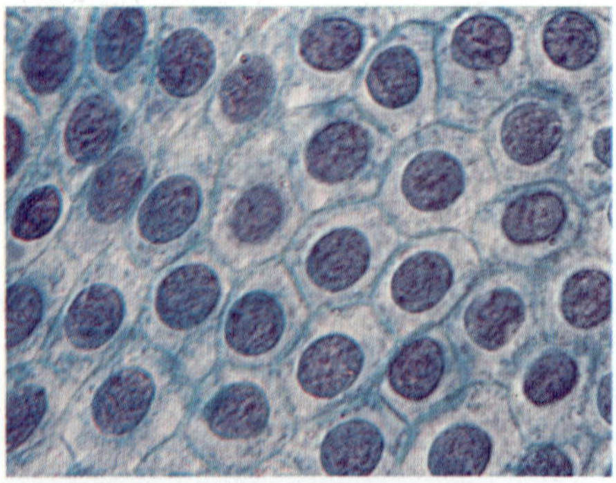

B. – Abb. 16.9. Normale Prostata; Pap-Fbg.

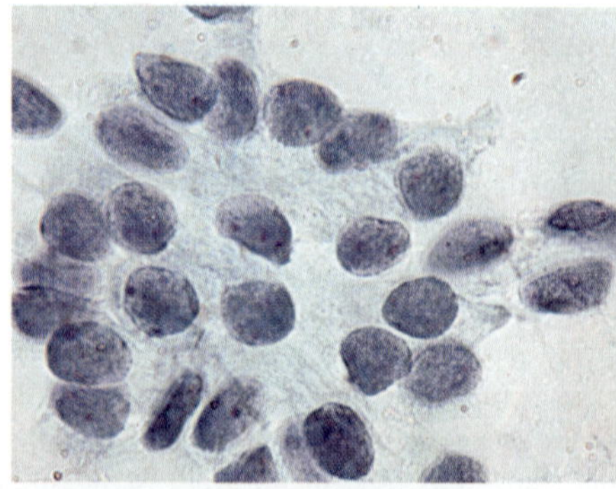

B. – Abb. 16.10. Hochdifferenziertes Prostatakarzinom; Pap-Fbg.

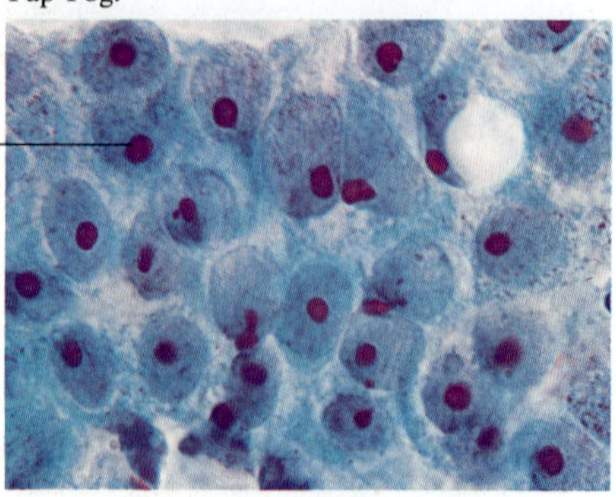

B. – Abb. 16.11. Mittelhochdifferenziertes Prostatakarzinom; Pap-Fbg.

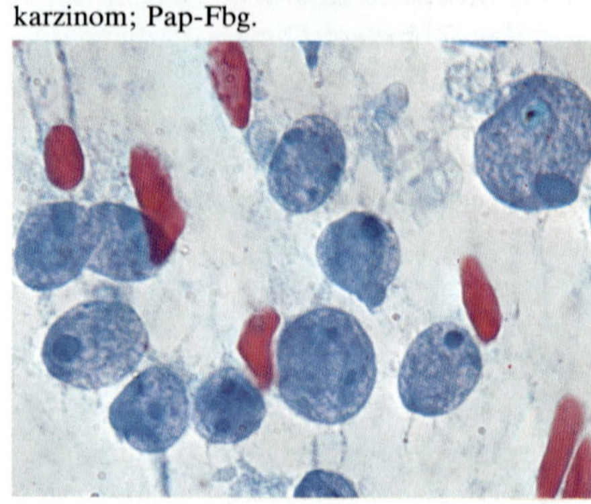

B. – Abb. 16.12. Entdifferenziertes Prostatakarzinom; Pap-Fbg.

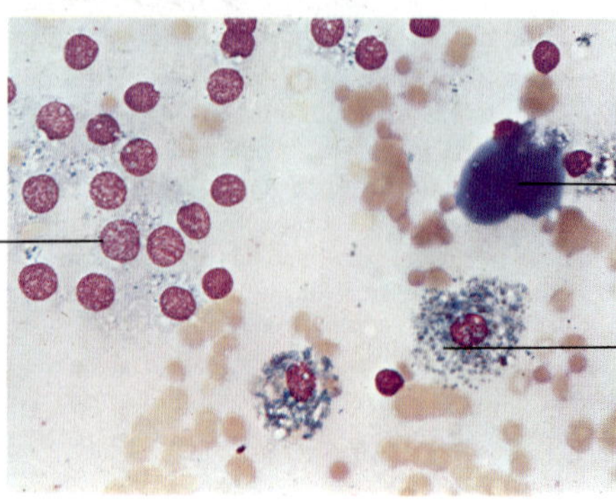

B. – Abb. 16.13. Kolloidstruma mit zystischen Veränderungen; MGG-Fbg.

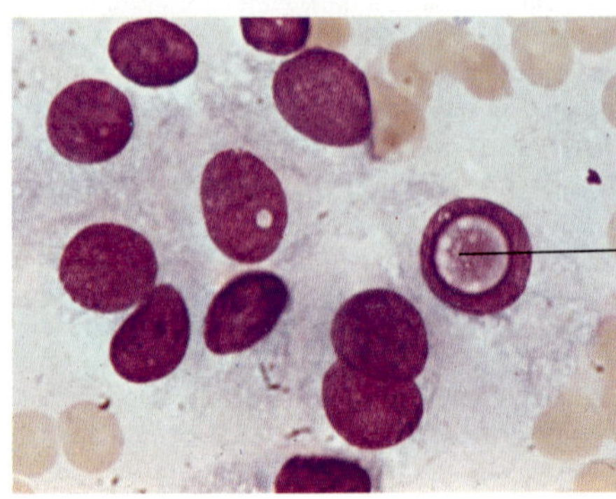

B. – Abb. 16.14. Schilddrüsenkarzinom (papillärer Typ); MGG-Fbg.

Sputumzytologie (Abb. 16.7). Die zytologische Untersuchung des Sputums wird vorwiegend zur Erfassung des Bronchialkarzinoms eingesetzt. Mit einer hohen Trefferquote ist bei den Geschwülsten des zentralen Bronchialsystems zu rechnen. Die Abbildung zeigt eine **Tumorzelle eines Plattenepithelkarzinoms** (Abb. 16.7): Sie weist einen besonders großen und chromatindichten Kern auf. Die Kern-Zytoplasma-Relation ist zugunsten des Kerns verschoben.

Die **Exfoliativzytologie der Ergüsse** (Abb. 16.8). Sehr häufig stellt sich die klinische Frage nach der Ursache eines Ergusses. Dabei geht es um den Nachweis oder Ausschluß eines malignen Tumors. Die Abbildung zeigt eine **Karzinomzelle** (→1), die aus dem Sediment einer Aszitesflüssigkeit gewonnen wurde. An der Struktur und Größe des Kernes kann man die Karzinomzellen von den gutartigen Peritonealdeckzellen (→2) und Leukozyten (→3) abgrenzen.

Die **Punktionszytologie der Prostata** (Abb. 16.9–16.12). Sie gehört heute zu den diagnostischen Methoden der Wahl, insbesondere bei der Erfassung eines größeren Patientenkollektivs (Krebsfrüherkennung). Durch die transrektale Aspirationsbiopsie (Materialentnahme aus mehreren Stellen der Prostata) wird häufiger eine höhere diagnostische Treffsicherheit erzielt als mit dem histologisch aufgearbeiteten einzelnen Stanzzylinder. Die zytologische Untersuchung eines Prostatakarzinoms erlaubt auch die für die Prognose und Therapie so wichtige Feststellung des Reifegrades der Neubildung.

Abb. 16.9 zeigt Zylinderepithelien aus einer **normalen Prostata.** Die Zellen und Zellkerne sind – als Ausdruck der Gutartigkeit – gleichmäßig groß und weisen deutliche Zellgrenzen auf (*sog. Bienenwabenstruktur:* kommt auch bei der Adenomyomatose vor). Beim **hochdifferenzierten Prostatakarzinom** (Abb. 16.10) treten die sog. *mikroadenomatösen Komplexe auf:* Es handelt sich um kreisförmig angeordnete Zellen ohne wesentliche Kernveränderungen, aber mit verwaschenen Zellgrenzen. Bei dem **mittelhochdifferenzierten Prostatakarzinom** (Abb. 16.11) wird das Bild durch die Zellkernveränderungen beherrscht. Die Kerne sind unterschiedlich groß, liegen dicht nebeneinander und weisen große Nukleolen auf (→). Beim **entdifferenzierten Prostatakarzinom** (Abb. 16.12) liegen die Zellen isoliert, die Kerne weisen ausgeprägte Größenunterschiede auf. *Zelldissoziation* und *Zellkernpolymorphie* stehen im Vordergrund.

Punktionszytologie der Schilddrüse (Abb. 16.2, 16.13 und 16.14). Die zytologische Untersuchung der Schilddrüse ist zur morphologischen Abklärung jedes szintigraphisch »kalten Knotens« der Schilddrüse unerläßlich geworden. Zytologisch können dabei unterschieden werden: Kolloidstruma mit und ohne regressive Veränderungen, Entzündungen und die verschiedenen Karzinomformen. In Abb. 16.13 **(Struma mit regressiv-zystischen Veränderungen)** sieht man typische Thyreozyten (→1, vgl. a. Abb. 16.2), eine Kolloidflocke (→2), die sich in der MGG-Fbg. homogen dunkelblau darstellt, und Makrophagen (→3). Abb. 16.14 zeigt **Tumorzellen eines papillären Schilddrüsenkarzinoms,** die an den typischen intranukleären Zytoplasmaeinstülpungen (→) erkannt werden können.

Exfoliativ- und Punktionszytologie finden auch in anderen Organen ihre Anwendung, so z. B. im Magendarmtrakt. Durch die Materialentnahme mit einer »Zellbürste« können größere Organflächen zytologisch erfaßt werden. Kombiniert man diese Untersuchungsmethode mit der histologischen Magensaug- oder -knipsbiopsie, dann erreicht sie eine fast 100%ige Treffsicherheit. Eine hohe Aussagekraft besitzt auch die Punktionszytologie der Mamma, besonders wenn sie zusammen mit der Mammographie eingesetzt wird. Sie erlaubt nicht nur eine Abgrenzung der gut- und bösartigen Tumoren, sondern auch eine Differenzierung der Geschwülste.

Sachregister